Minimally Invasive Bariatric Surgery

微创减肥外科学

注　意

医学在不断进步。虽然标准安全措施必须遵守，但是由于新的研究和临床实践在不断拓展我们的知识，在治疗和用药方面做出某种改变也许是必需或适宜的。建议读者核对本书所提供的每种药品的生产厂商的最新产品信息，确认推荐剂量、服用方法与时间及相关的禁忌证。确定诊断、决定患者的最佳服药剂量和最佳治疗方式以及采取适当的安全预防措施是经治医师的责任，这有赖于他（她）们的个人经验和对每一位患者的了解。在法律允许的范围内，出版商和编著者对于因本书所包含的资料而引起的任何人身损害或财产损失，均不承担任何责任。

出版者

Minimally Invasive Bariatric Surgery

微创减肥外科学

原　著　Philip R. Schauer
Bruce D. Schirmer
Stacy A. Brethauer
主　译　董光龙　张能维　张　鹏
主　审　郑成竹　王存川

北京大学医学出版社

WEICHUANG JIANFEI WAIKEXUE

图书在版编目 (CIP) 数据

微创减肥外科学 / （美）肖尔（Schauer, P. R.），（美）希尔默（Schirmer, B. D.），（美）布勒瑟尔（Brethauer, S. A.）原著；董光龙，张能维，张鹏译. — 北京：北京大学医学出版社，2014.11

书名原文：Minimally invasive bariatric surgery

ISBN 978-7-5659-0779-1

Ⅰ. ①微… Ⅱ. ①肖…②希…③布…④董…⑤张…⑥张… Ⅲ. ①显微外科学－减肥 Ⅳ. ①R622

中国版本图书馆CIP数据核字 (2014) 第024789号

微创减肥外科学

主　　译：董光龙　张能维　张鹏
出版发行：北京大学医学出版社（电话：010-82802230）
地　　址：（100191）北京市海淀区学院路 38 号　北京大学医学部院内
网　　址：http://www.pumpress.com.cn
E － mail：booksale@bjmu.edu.cn
印　　刷：北京强华印刷厂
经　　销：新华书店
责任编辑：王楠　董丹娜　　责任校对：金彤文　　责任印制：李啸
开　　本：889 mm×1194 mm　1/16　印张：29.5　字数：906 千字
版　　次：2014 年 11 月第 1 版　　2014 年 11 月第 1 次印刷
书　　号：ISBN 978-7-5659-0779-1
定　　价：360.00 元

译校者名单

主　译　董光龙（中国人民解放军总医院　普通外科）
张能维（首都医科大学附属北京世纪坛医院　普通外科）
张　鹏（上海市浦东医院暨复旦大学附属浦东医院　普通外科）

主　审　郑成竹（第二军医大学长海医院　普通外科）
王存川（暨南大学附属第一医院　胃肠外科）

译校者名单（按姓名汉语拼音排序）：

陈韵岱（中国人民解放军总医院　心脏内科）
董光龙（中国人民解放军总医院　普通外科）
窦京涛（中国人民解放军总医院　内分泌科）
韩　岩（中国人民解放军总医院　整形修复科）
何　丽（中国人民解放军总医院　麻醉手术中心）
季　刚（第四军医大学第一附属医院　胃肠外科）
令狐恩强（中国人民解放军总医院　消化内科）
刘　林（中国人民解放军总医院　普通外科）
刘尚军（中国人民解放军总医院　医学心理科）
米卫东（中国人民解放军总医院　麻醉手术中心）
童卫东（第三军医大学大坪医院　普通外科）
王宏光（中国人民解放军总医院　肝胆外科）
吴国强（沈阳军区总医院　普通外科）
杨仕明（中国人民解放军总医院　耳鼻咽喉头颈外科）
杨雁灵（第四军医大学西京医院　肝胆胰脾外科）
杨云生（中国人民解放军总医院　消化内科）
印　慨（第二军医大学长海医院　普通外科）
于健春（北京协和医院　基本外科）
张　鹏（上海市浦东医院暨复旦大学附属浦东医院　普通外科）
张能维（首都医科大学附属北京世纪坛医院　普通外科）
周岩冰（青岛大学附属医院　普通外科）

秘　书　刘兢文（中国人民解放军总医院 普通外科）

统　筹　王云亭
策　划　黄大海

主译简介

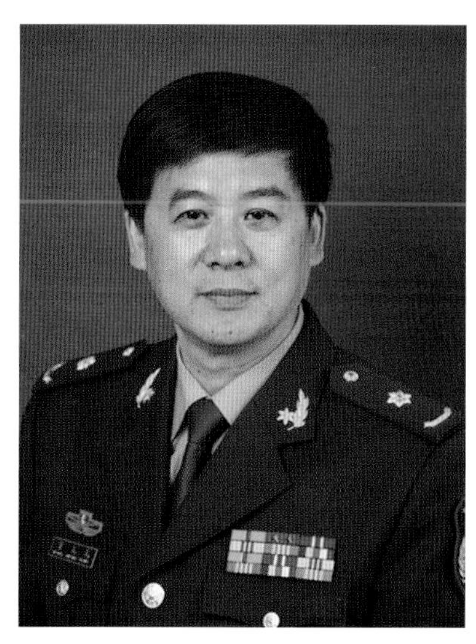

董光龙，著名胃肠外科专家，中国人民解放军总医院普通外科副主任，主任医师，教授，博士研究生导师，美国伊利诺伊大学医学中心博士后，访问学者。现任全军普外腹腔镜与机器人外科学组副组长，国际代谢手术卓越联盟（IEF）中国区执委，中国医师协会外科医师分会肥胖和糖尿病专业委员会、全军普通外科学会糖尿病外科治疗学组委员等学术任职10项；创建国内首家肥胖与糖尿病多学科专家门诊，担任首席专家；创新开展国内首例腹腔镜可调节胃束带全胃折叠治疗病态肥胖症，西部地区首例、北京地区首例腹腔镜袖状胃切除治疗病态肥胖症和糖尿病。为解放军总医院“百位名医”培育对象。获军队及省部科技进步和医疗成果二等奖3项，三等奖1项。主持包括三项国家自然科学基金在内的科研基金13项。2010年获得中国人民解放军院校育才奖银奖。

主译简介

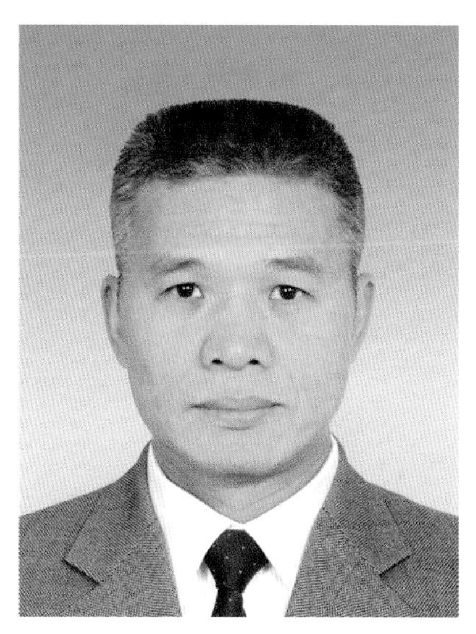

张能维，主任医师，教授，博士生导师。现任首都医科大学附属北京世纪坛医院副院长，兼肿瘤外科、普外科、腹腔镜中心、肥胖及糖尿病外科、卫生部内镜技术培训中心主任。

在国内率先开展了腹腔镜及代谢外科技术，1993 年开展了全国首例腹腔镜下直肠癌根治术;2004 年开展了北京首例内镜甲状腺手术，获得卫生部的十年百项推广项目，帮助全国数十家医院开展了此项技术; 2005 年开展了北京首例腹腔镜肥胖及糖尿病手术，每年举办两届学习班，2012 年担任中国医师协会外科医师分会肥胖和糖尿病专业委员会副主任委员。还在北京率先开展了特殊腹腔镜技术，如：单孔腹腔镜技术、完全无瘢痕腹腔镜胃肠手术、无孔腹腔镜技术(经肛门腹腔镜技术，TEM)。

发表专业学术论文数十篇，获得两项国家专利，获得多项基金支持，现任中国医师协会外科医师分会肥胖和糖尿病专业委员会副主任委员、全国医师定期考核内镜专业编辑委员会副秘书长、中国医师协会内镜分会委员、卫生部内镜临床诊疗督查委员会委员、中华医学会外科专业委员会内分泌专业组委员、中华医学会北京分会外科专业委员会委员。《中国内镜杂志》《中国微创外科杂志》《中华胃肠外科杂志》《中华普外科手术学杂志》《中华消化外科杂志》编委。

主译简介

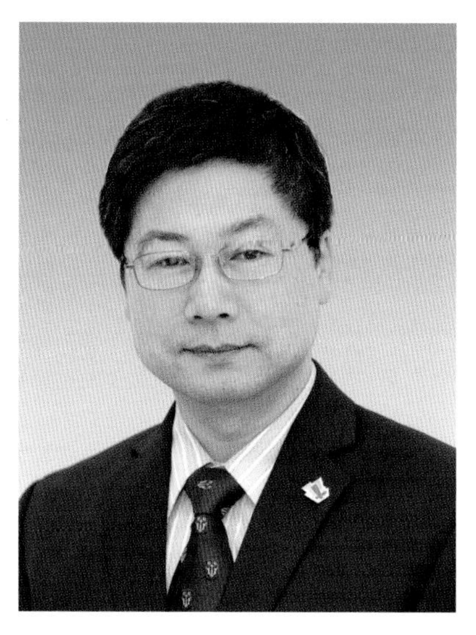

张鹏，医学博士，研究生导师。现任上海市浦东医院暨复旦大学附属浦东医院医学科研与创新中心主任，普外科副主任，国际医疗部副主任。复旦大学以及上海市浦东新区卫生系统糖尿病与肥胖外科方向学科带头人。1999 年毕业于上海医科大学，获外科学博士学位，之后留美 13 年，先后在美国肯塔基大学（University of Kentucky）医学中心外科系、旧金山加利福尼亚大学（University of California at San Francisco）医学中心外科系、美国强生公司（Johnson & Johnson）、美国杜克大学(Duke University)糖尿病与肥胖外科中心分别担任博士后、外科助理、资深医学科学家及访问专家等，学习和研究微创外科手术学以及代谢性疾病和肥胖症的治疗。2012 年经全球招聘，归国加盟上海市浦东医院暨复旦大学附属浦东医院，创建国际化的糖尿病与肥胖外科中心和创新中心，致力于糖尿病与肥胖外科治疗的推广、研究和国际交流，并举办国家级继续教育项目“浦东医院 - 杜克大学糖尿病与肥胖微创外科大师班”。

序一

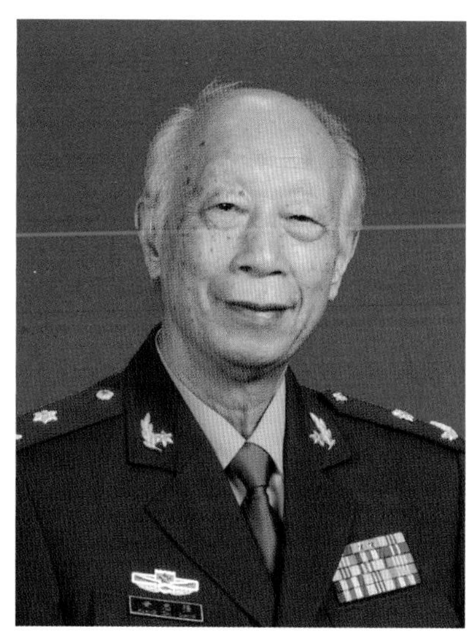

黄志强
中国工程院院士
英国爱丁堡皇家外科学院荣誉院士
全军优秀教师
总后勤部“科学技术一代名师”
中国人民解放军总医院、医学院主任医师、教授、特级专家
全军肝胆外科研究所所长
获国家、军队科技进步一等奖
获何梁何利奖、军队科学与技术重大贡献奖
全军“十五”重大医药卫生成果奖获得者
荣立一等功一次，二等功二次，三等功二次

《微创减肥外科学》(Minimally Invasive Bariatric Surgery)一书是由 Philip R. Schauer 等主持编撰，汇集70多位国际减肥外科专家多年的研究成果和临床经验，是微创减肥外科的经典著作。该书对减肥外科学进行了全面系统的阐述，蕴含和传递了大量生动、丰富的临床知识和经验。每一章均由多位专家根据其临床经验和研究成果，并参考最新的研究进展，围绕一个临床问题或着眼于减肥相关学科，深入浅出地进行展示和描述。书中包含了大量生动精致的减肥外科手术图片和精细准确的减肥外科表格，图文并茂、生动传神，是有志于减肥外科的临床医师不可多得的一本好书。

在董光龙教授的主持下，由一支汇集多学科的专家队伍历经一年多的研读、翻译，使《微创减肥外科学》中文版得以呈现在读者面前。本书的译者队伍中既有来自解放军总医院、首都医科大学附属北京世纪坛医院、上海市浦东医院等多年从事减肥外科的临床医师，也包括从事内分泌科、消化内科、麻醉科、医学心理科以及整形修复科等减肥外科相关科室的临床专家，从而保证了翻译的专业性、可读性，极大地忠实于原著。在译文的字里行间，洋溢着译者们的热忱和心血，我相信这本书的出版将为中国的减肥外科医师提供更为丰富的知识，带来新的临床理念，促进中国减肥外科诊疗水平的提高，并为肥胖患者带来福祉。

在此，谨向本书的译者们的辛劳和热忱表达敬意和慰问，并对本书的中文译本的面世表示祝贺，相信本书能成为减肥外科医师的良师益友。

黄志强

2014年10月

序二

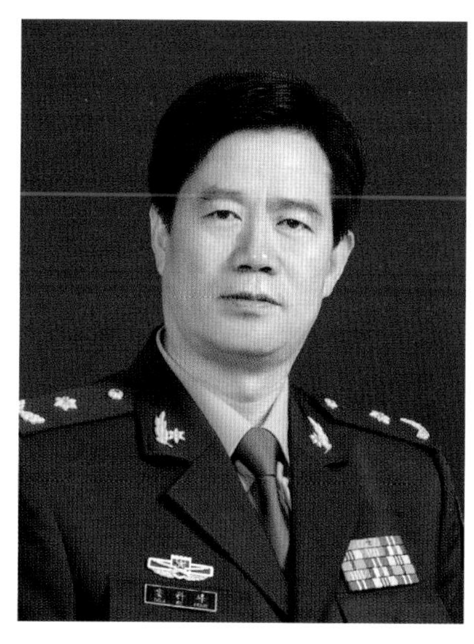

窦科峰

主任医师，教授

中华医学会外科学分会副主任委员

中华医学会器官移植学分会常务委员

全军普通外科学专业委员会主任委员

全军器官移植学专业委员会副主任委员

全军普通外科学专业委员会糖尿病外科学组组长

陕西省普通外科学专业委员会主任委员

第四军医大学西京医院肝胆胰脾外科主任

减肥外科学是一门新兴的学科，腹腔镜等微创技术的发展和普及使得近十年来减肥外科学取得了飞速的发展。自20世纪80年代起，在一个趋于和平、稳定且经济高速发展的全球环境下，富足的物质生活使得肥胖逐渐被认知为一种疾病。如何有效地治疗病态的肥胖及由肥胖导致的其他相关疾病，已成为关乎人类健康生存的重大医学问题。这一部在美国、欧洲等诸多国家广受关注的减肥外科学著作的翻译和成功引进，填补了我国医学界在微创减肥治疗专业领域的空白。可以预见这部译著的问世，将会极大促进我国微创减肥外科专业的发展。

该部译著的翻译和校对工作历时一年有余，它集中体现了我国普通外科、肝胆外科、内分泌科、麻醉科、消化科等近20位专家骨干对国外减肥外科学的理解和对我国减肥外科的深度思考。该译著遵从“信、达、雅”的原则，文辞畅达，表达内容精准，在保证原著严谨的科学性和专业性的同时，不拘泥于文字形式，力求通过通俗、详实的语言而让更多的国内专业读者完整领悟该著作的内涵和真谛。通读全书便可发现，各类示意图、手术图片以及器械图片的使用多于文字，不仅避免了冗繁的文字说教，更使得该译著变得生动、易懂。相信广大的减肥外科资深医师、住院医师，甚至其他相关领域的医师均能从中获益。

能为此书作序，我本人荣幸之至。相信这样一部高视角、高质量的《微创减肥外科学》译著，定会受到广大外科医生的欢迎。同时也衷心希望本书能够给予那些有志从事减肥外科专业的医师更多、更大的帮助。祝愿我国的减肥外科事业取得更好、更快的发展！

窦科峰

2014年10月

译者前言

肥胖严重影响患者的生活和健康，引起多种致命性的并发症。在欧美等国减肥手术已经经历了数十年的快速发展，日臻成熟、完善，国内的减肥外科也已悄然兴起。《微创减肥外科学》是一部全方位展示肥胖发病机制和腹腔镜减肥手术的各个方面、系统建立腹腔镜减肥手术指导方案的经典专著。该书由 Philip R. Schauer 教授领衔，70 多位国际减肥外科专家参与编写，视角新颖，思维独特，脉络分明，内容全面充实，从多学科、多角度、多层面对微创减肥外科进行阐述和说明，是精英团队集体智慧的结晶。该书专门开辟一章节讨论法学在减肥外科中的地位，结合我国国情，给人极大的启发。主译在阅读了该书后收获极大，在两位主审郑成竹教授、王存川教授的鼓励和支持下，联合国内微创减肥外科、内分泌科、消化内科、麻醉科、医学心理科以及整形修复科等专家组成的多学科团队，将该书翻译出版，期望该书不仅解决新老外科医生感兴趣的问题，更使所有参与到肥胖患者治疗过程中的内科、外科医生以及研究人员都能从本书中获益。

感谢两位主审、全体参译专家、《海外优秀医学专著引进项目》编辑部和北京大学医学出版社的多位编辑为本书出版所付出的巨大心血。在本书定稿之前，我们所有译者进行了多次的修改和讨论，在忠于原著的原则下，使本书符合汉语的语言习惯。然而译者水平有限，书中不当之处望同道们海涵并予以批评指正。大量的译校工作让我们感到辛苦并快乐着，我们非常希望您在阅读这本书的时候，与我们感受到同样的快乐。

董光龙 张能维 张鹏

2014 年 10 月

原著前言

减肥外科学还是一门相对年轻的学科。相比于发展伊始的前 50 年，最近的十年里，减肥外科医师们见证了减肥外科学的飞速发展。自 20 世纪 70 年代起，肥胖症开始流行，对有效治疗重度肥胖和其合并症的需求无疑推动了减肥外科的发展。更标准，更为安全、有效，效果更持久的手术逐渐开展起来，如“Y”型胃旁路术（Roux-en-Y Gastric Bypass，RYGB）、胆胰转流术（BPD）、十二指肠转位术和可调节胃绑带术等，促成了减肥外科过去十年发展的第一次高潮。最近，在 20 世纪 90 年代中期出现的微创外科正推动着减肥外科发展的第二次高潮。

在 50 年前，美国每年开展的减肥手术只有不到 15 000 例（其中多为垂直胃绑带术），而且都是开腹手术，住院时间通常需要 1 周，术后恢复时间将近 6 周。术后死亡率超过 2%，而且术后主要并发症的发病率超过 25%。其后的研究表明，开腹手术是造成减肥手术高并发症发生率的主要原因。它常促成术后患者的心肺功能障碍，进而导致肺不张、肺炎、呼吸衰竭、心力衰竭以及一些严重的患者在重症监护病房中的监护时间延长。此外，手术切口并发症包括感染、血肿、切口疝和切口裂开也都在意料之中。那时候切口疝非常常见（20% ~ 25%），以至于常被看作是减肥手术的第二阶段。

如今，在美国每年开展的减肥手术超过 200 000 例，几乎是世界其他地区同种手术量的 2 倍。所有的胃束带术，大约 75% 的 RYGB 术和一部分 BPD 术都是在腹腔镜下开展的，这表明腹腔镜技术已经被广泛地应用于减肥手术中。术后疼痛大幅减少，住院时间只需 1 ~ 3 天，术后恢复时间只需 2 ~ 3 周，术后 ICU 住院率小于 5%，同时心肺并发症和伤口并发症的发生率显著下降，这些都归功于腹腔镜技术的应用。现今，减肥手术正常的死亡率小于 1%，这也许同样应归功于腹腔镜技术的应用。腹腔镜技术的应用使减肥手术变得更加安全，更加令人满意。

这本《微创减肥外科学》编写的目的是向读者提供关于现阶段减肥外科的概述，强调了现今腹腔镜技术在减肥外科中的重要地位。我们的目的不仅是向富有经验的减肥外科医生或初学者阐述其感兴趣的话题，更是面向广大致力于减肥外科的卫生保健工作者。我们特别期望外科住院医师、同道以及相互合作的内科医师能从本书中受益。在本书的起始页，我们邀请了我们认为最权威的、贡献卓著的作者编写了减肥外科医生名人录。读者将会发现这些作者都具有相当丰富的临床经验，他们的国籍多样化，提出的观点可谓百家争鸣。我们更是加入一章开放性减肥外科的内容，以此来平衡编辑们热衷于微创外科的情况。此外，我们非常感激有幸能够招聘到一直站在专业技术改进和教学工作一线的作者。尽管本意不是作为一本减肥外科的图谱，该书着实提供了常见术式的详细图解和描述以及一些专家公开提出的宝贵临床经验。

然而，腹腔镜减肥手术带来的益处与其面临的培训的重大挑战是相平衡的。可以看到整本书都在特别强调学习曲线和培训的重要性。书中纳入了一章关于培训和证书的内容，以使读者跟进最新的指南。

为了对读者更有启示，我们也编写了有关专题和有争议话题的章节，包括腹腔镜仪器和可视化设备、病房和门诊使用的减肥设备、肥胖的药物治疗、手助手术、疝气修补、糖尿病外科治疗、术前准备、妊娠和妇产科问题以及体重下降后的整形手术。第 24 章所述的“腹腔镜减肥手术的风险和获益分析”是极其有用的，因为它一对一地比较了所有主要术式的风险和效益。最后，我们编写了有关章节，关注新的和未来的术式，如袖状胃切除术、胃起搏术和腔内 / 自然腔道手术——或许这些是下一波微创外科新术式。

随着 20 世纪 90 年代腔镜手术革命的到来，微创理念几乎贯穿所有的腹部手术，许多胸科手术也因此得以改进。然而事实上，仅有一部分常见手术以腔镜手术作为标准术式（约 50%）。腹腔镜胆囊切除术、Nissen 胃底折叠术和减肥手术代表了腔镜手术革命以来主要的成功术式。或许减肥手术代表了微创手术的最佳应用，因为避免对高危肥胖患者广泛的剖腹探查能带来相对最大的益处。我们希望您能够满怀欣喜地阅读这本《微创减肥外科学》，如同我们编写这本书时的感受一样。现在，让我们向着减肥外科新的革命前进！

Philip R. Schauer, MD
Bruce D. Schirmer, MD
Stacy A. Brethauer, MD

原著者名单

Jeffrey W. Allen, MD
Associate Professor, Department of Surgery and the Center for Advanced Surgical Technologies, University of Louisville, Louisville, KY, USA

Iselin Austrheim-Smith, BS
Senior Research Associate, Department of Internal Medicine, University of California at Davis Medical Center, Sacramento, CA, USA

F. Merritt Ayad, PhD
Assistant Clinical Professor, Department of Psychiatry, Louisiana State University School of Medicine, New Orleans, LA, USA

Gianluca Bonanomi, MD
Assistant Professor, Department of Surgery, University of Pittsburgh Medical Center, Pittsburgh, PA, USA

Franklin A. Bontempo, MD
Associate Professor, Department of Medicine, Magee-Women's Hospital, University of Pittsburgh Medical Center, Pittsburgh, PA, USA

Keith Boone, MD, FACS
Associate Clinical Professor, Department of Surgery, University of California at San Francisco, Fresno Medical Program, Fresno, CA, USA

Enzo Bortolozzi, MD
Attending, Department of Surgery, Regional Hospital,Vicenza, Italy

Stacy A. Brethauer, MD
Staff Surgeon, Advanced Laparoscopic and Bariatric Surgery, Department of General Surgery, The Cleveland Clinic Foundation, Cleveland, OH, USA

Luca Busetto, MD
Faculty, Obesity Center, University of Padova, Padova, Italy

J.K. Champion, MD, FACS
Clinical Professor, Department of Surgery, Mercer University School of Medicine, Director of Bariatric Surgery, Department of Surgery, Emory- Dunwoody Medical Center, Atlanta, GA, USA

Bipan Chand, MD
Director of Surgical Endoscopy, Department of Bariatric and Metabolic Institute, The Cleveland Clinic Foundation, Cleveland, OH, USA

Ricardo Cohen, MD
Co-Director, Center for the Surgical Treatment of Morbid Obesity, Hospital Sao Paulo, Sao Paulo, Brazil

Maurizio De Luca, MD
General and Oncological Surgeon, Department of General Surgery, San Bortolo Regional Hospital,Vicenza, Italy

Eric J. DeMaria, MD, FACS
Chief of Endoscopy and Vice Chairman of Network General Surgery, Department of Surgery, Duke University Medical Center, Durham, NC, USA

John B. Dixon, MBBS, PhD, FRACGP
Faculty, Department of Surgery, Monash University, Alfred Hospital, Melbourne,Victoria,Australia.

Liza Eden Giammaria, MD, MPH
Fellow, Department of Surgery, Beth Israel Deaconess Medical Center, Boston, MA, USA

Daniel Edmundowicz, MD, MS, FACC
Associate Professor, Director of Preventive Cardiology and Outpatient Services, Department of Cardiology, University

of Pittsburgh Medical Center, Pittsburgh, PA, USA

George M. Eid, MD

Assistant Professor, Department of Surgery, Magee-Women's Hospital, University of Pittsburgh Medical Center, Pittsburgh, PA, USA

Franco Favretti, MD

Attending, Department of Surgery, Regional Hospital, Vicenza, Italy

George A. Fielding, MD

Associate Professor, Department of Surgery, New York University Program for Surgical Weight Loss, New York, NY, USA

Michel Gagner, MD, FRCS, FACS

Professor and Chief, Laparoscopic and Bariatric Surgery, Department of Surgery,Weill Medical College of Cornell University, New York-Presbyterian Hospital, New York, NY, USA

Scott F. Gallagher, MD

Research Fellow, Department of Surgery, University of South Florida Health Sciences Center, Tampa, FL, USA

Victor F. Garcia, MD

Professor, Department of Pediatric Surgery, Cincinnati Children' s Hospital Medical Center, Cincinnati, OH, USA

Rachel J. Givelber, MD, FCCP, D, ABSM

Assistant Professor, Department of Pulmonary,Allergy and Critical Care Medicine/Sleep Medicine Center, University of Pittsburgh, Pittsburgh, PA, USA

Carolina Gomes Goncalves, MD

Clinical Fellow, Department of General Surgery, The Cleveland Clinic Foundation, Cleveland, OH, USA

Rodrigo Gonzalez, MD

Fellow, Advanced Laparoscopic Gastrointestinal and Bariatric Surgery, Department of Surgery, University of South Tampa College of Medicine, Tampa, FL, USA

William Gourash, MSN

CRNP, Department of Minimally Invasive Bariatric and General Surgery, Magee-Women's Hospital, Pittsburgh, PA, USA

Giselle Hamad, MD

Assistant Professor, Medical Director of Minimally Invasive General Surgery and Bariatrics, Department of Surgery, Magee-Women's Hospital, University of Pittsburgh Medical Center, Pittsburgh, PA, USA

Kelvin Higa, MD, FACS

Assistant Clinical Professor, Department of Surgery, University of California at San Francisco, Fresno Medical Program, Fresno, CA, USA

Dennis Hong, MD, MSc, FRCSC

Surgeon, Department of Surgery, Good Samaritan Hospital, Portland, OR, USA

Dennis Hurwitz, MD

Clinical Professor of Surgery (Plastic), Department of Surgery, University of Pittsburgh Medical School, Pittsburgh, PA, USA

Sayeed Ikramuddin, MD, FACS

Associate Professor, Co-Director, Center for Minimally Invasive Surgery, Department of Surgery, University of Minnesota, Minneapolis, MN, USA

Thomas H. Inge, MD, PhD

Assistant Professor, Department of Pediatric Surgery, Cincinnati Children's Hospital Medical Center, Cincinnati, OH, USA

Mohammad K. Jamal, MD

Assistant Professor, Department of Surgery, University of Iowa Carver College of Medicine, Iowa City, IA, USA

Jay C. Jan, MD
Bariatric Surgeon, Department of Surgery, Good Samaritan Hospital, Portland, OR, USA

Daniel B. Jones, MD, MS, FACS
Associate Professor, Department of Surgery, Harvard Medical School; Director, Bariatric Program; Chief, Section of Minimally Invasive Surgery, Beth Israel Deaconess Medical Center, Boston, MA, USA

Kenneth B. Jones, Jr., MD, FACS
Medical Director, Bariatric Surgery Center, Department of Surgery, Christus Schumpert Medical Center, Shreveport, LA, USA

Timothy D. Kane, MD
Assistant Professor, Department of Surgery, Division of Pediatric General and Thoracic Surgery, Children's Hospital of Pittsburgh, Pittsburgh, PA, USA

Sangeeta Kashyap, MD
Associate Staff, Department of Endocrinology, Diabetes and Metabolism, The Cleveland Clinic Foundation, Cleveland, OH, USA

Julie Kim, MD
Assistant Professor, Department of Surgery, Tufts University School of Medicine, Tufts–New England Medical Center, Boston, MA, USA

Tommaso Maccari, MD
Attending, Department of Endoscopic and Gastrointestinal Medicine, Hospital Sant Antonio, Padova, Italy

Alessandro Magon, MD
Attending, Department of Surgery, Regional Hospital,Vicenza, Italy

Vicki March, MD
Clinical Instructor, Department of Medicine, University of Pittsburgh School of Medicine, Pittsburgh, PA, USA

Louis F. Martin, MD
Professor, Department of Surgery, Louisiana State University School of Medicine, New Orleans, LA, USA

Samer G. Mattar, MD
Medical Director, Clarian Bariatric Center, Indianapolis, IN, USA

Ronald Matteotti, MD
Research Fellow, Department of Surgery, Weill Medical College of Cornell University, New York-Presbyterian Hospital, New York, NY, USA

Kathleen M. McCauley, JD
Partner, Department of Medical Litigation, Goodman,Allen, and Filetti, Glen Allen,VA, USA

Carol A. McCloskey, MD
Assistant Professor, Department of Surgery, University of Pittsburgh Medical Center, Magee-Women's Hospital, Pittsburgh, PA, USA

W. Scott Melvin, MD
Professor, Division of General and Gastrointestinal Surgery, Department of Surgery, Ohio State University Hospital, Columbus, OH, USA

Dean J. Mikami, MD
Assistant Professor, Division of General and Gastrointestinal Surgery, Department of Surgery, Ohio State University Hospital, Columbus, OH, USA

Edward C. Mun, MD, FACS
Assistant Professor, Department of Surgery; Director, Bariatric Surgery, Harvard Medical School, Beth Deaconess Medical Center, Boston, MA, USA

Michel M. Murr, MD, FACS
Director of Bariatric Surgery,Tampa General Hospital,Tampa, FL,USA

Ninh T. Nguyen, MD
Chief, Division of Gastrointestinal Surgery, Department of Surgery, University of California, Orange, CA, USA

Paul E. O'Brien, MD, FRACS
Chairman, Department of Surgery, Monash University, Alfred Hospital, Melbourne,Victoria,Australia

Ariel Ortiz Lagardere, MD, FACS
Professor, Department of Surgery, UABC School of Medicine, University of Baja California, Tijuana, Mexico

Emma J. Patterson, MD, FACS, FRCSC
Medical Director, Bariatric Surgery Program, Department of Surgery, Legacy Health System, Portland, OR, USA

Kim M. Pierce, MD
Clinical Instructor, Department of Medicine, University of Pittsburgh Medical Center, Magee-Women's Hospital, Pittsburgh, PA, USA

Ramesh C. Ramanathan, MD, FRCS
Assistant Professor, Department of General Surgery, University of Pittsburgh, Magee-Women's Hospital, Pittsburgh, PA, USA

Christine J. Ren, MD
Assistant Professor, Department of Surgery, New York University School of Medicine, New York, NY, USA

Tomasz Rogula, MD
Staff Surgeon, Bariatric and Metabolic Institute, Department of General Surgery, Cleveland Clinic, Cleveland, OH, USA

James C. Rosser, Jr., MD
Chief, Minimally Invasive Bariatric Surgery, Beth Israel; Director, Advanced Medical Technology Institute, Beth Israel, New York, NY, USA

Vivian M. Sanchez, MD
Instructor, Harvard Medical School, Section of Minimally Invasive Surgery, Beth Israel Deaconess Medical Center, Boston, MA, USA

Mark H. Sanders, MD, FCCP, D, ABSM
Professor, Departments of Medicine and Anesthesiology, Division of Pulmonary, Allergy and Critical Care Medicine/Sleep Medicine Center, University of Pittsburgh, Pittsburgh, PA, USA

Michael G. Sarr, MD, FACS
Masson Professor of Surgery, Department of Surgery, Mayo Clinic College of Medicine, Rochester, MN, USA

Philip R. Schauer, MD
Professor of Surgery, Lerner College of Medicine; Director, Advanced Laparoscopic and Bariatric Surgery, Bariatric and Metabolic Institute, The Cleveland Clinic Foundation, Cleveland, OH, USA

Bruce R. Schirmer, MD
Stephen H. Watts Professor of Surgery, Department of Surgery, Health Sciences Center, University of Virginia Health System, Charlottesville, VA, USA

Crystal T. Schlösser, MD, FACS
Attending Surgeon, Department of Surgery, Abbott Northwestern Hospital/ Minneapolis Bariatric Surgeons, Minneapolis, MN, USA

Benjamin E. Schneider
Instructor, Department of Surgery, Beth Israel Deaconess Medical Center, Harvard Medical School, Boston, MA, USA

Gianni Segato, MD
Attending, Department of Surgery, Regional Hospital,Vicenza, Italy

Saraswathy Shekar, MB, BS, FFARCS(I)
Clinical Assistant Professor, Department of Anesthe-

siology, University of Pittsburgh Medical Center Presbyterian Hospital, Pittsburgh, PA, USA

Vadim Sherman, MD, FRCS(C)

Fellow, Department of General Surgery, The Cleveland Clinic Foundation, Cleveland, OH, USA

Scott Shikora, MD

Professor, Department of Surgery, Tufts University School of Medicine, Tufts–New England Medical Center, Boston, MA, USA

Mark Stephens, MB, BS, FRACP

Attending, Chesterville Day Hospital, Melbourne, Victoria, Australia

Harvey Sugerman, MD

Emeritus Professor of Surgery, Department of Surgery, Virginia Commonwealth University, Richmond,VA, USA

Michael Tarnoff, MD

Assistant Professor, Department of Surgery,Tufts–New England Medical Center, Boston, MA, USA

Paul A. Thodiyil, MD

Fellow, Department of Surgery, The Cleveland Clinic Foundation, Cleveland, OH, USA

Michael Williams, MD

Chief, Department of Surgery, Emory-Dunwoody Medical Center, Atlanta, GA, USA

Alan Wittgrove, MD, FACS

Medical Director,Wittgrove Bariatric Center, Scripps Memorial Hospital, La Jolla, CA, USA

Bruce M. Wolfe, MD

Professor, Department of Surgery, Division of General Surgery, Oregon Health and Science University, Portland, OR, USA

Panduranga Yenumula, MD

Assistant Professor, Department of Surgery, Michigan State University, Lansing, MI, USA

目　录

第 1 章　肥胖相关合并症的病理生理学：慢性腹内压增高对机体的影响

Harvey J. Sugerman

重度肥胖可以导致多种合并症，可使患者的预期寿命缩短、生活质量明显降低。病态肥胖可分为中央型（男性）肥胖或外周型（女性）肥胖以及混合型肥胖。外周型肥胖与退行性骨关节病、下肢静脉淤滞的发生有关。中央型肥胖因其相关的代谢综合征（又名 X 综合征）以及腹内压（IAP）增高可引起多种疾病，因而死亡风险最高。代谢综合征与胰岛素抵抗、高血糖、2 型糖尿病（DM）有关，并同非酒精性肝病（NALD）、多囊卵巢综合征以及系统性高血压关系密切 [1-7]。IAP 增高可能完全或部分地参与肥胖性低通气、静脉淤滞性疾病、假性脑瘤、胃食管反流病（GERD）、压力性尿失禁以及系统性高血压的发生和发展。中央型肥胖同颈围增加、睡眠呼吸暂停也十分密切。

以往的临床研究表明，肥胖性低通气综合征（hypoventilation syndrome）患者心脏充盈压（肺动脉和肺毛细血管楔压）极高，相当于甚至超过充血性心力衰竭（CHF）患者，但大多数患者并不出现心力衰竭。初步推测，这可能继发于低氧血症所引起的肺动脉收缩，尽管胃肠减肥手术后进行机械通气、纠正低氧血症和高碳酸血症，但是压力仍保持较高水平，直到术后 6 ~ 9 个月才恢复正常 [8]。腰椎脑脊液（CSF）压力升高可见于肥胖合并假性脑瘤（也被称为特发性颅内压增高）的女性患者。研究发现胃旁路术（GBP）后 34 ± 8 个月后，患者头痛缓解、CSF 压明显下降 [9]（图 1-1）。究其原因，直到压力溢出性尿失禁的女性患者 GBP 手术后数月内症状缓解，通过患者减肥手术前及术后 1 年进行的膀胱压力（UBPS）测定才找到答案 [10]。这些患者术前的 UBPS 非常高，接近甚至高于急性腹腔间隔室综合征需急症手术减压的危重患者的 UBPS [11-12]。据推测，

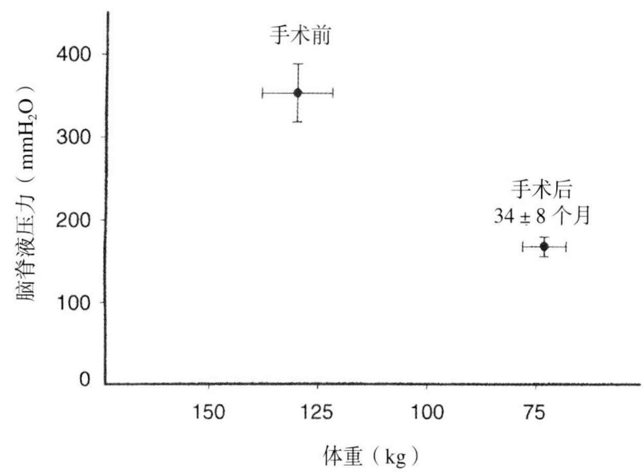

图 1-1　重度肥胖合并假性脑瘤患者脑脊液压力术前升高，胃肠减肥手术治疗 34 ± 8 个月后明显下降（P<0.001）(Sugerman 等 [9], with permission.)

中央型的重度肥胖患者患有以高 UBPS（反映腹内压升高）为特点的慢性腹腔间隔室综合征，这与肥胖引起的各种合并症有关。

动物实验

多项研究通过腹腔灌注等渗聚乙二醇清肠液 (Go-Lytely®) 或腹腔内植入气球建立猪急性 IAP 升高模型，来观察腹内压升高对心血管、肺和中枢神经系统的影响。由于聚乙二醇渗透性不高，并且不会被大量吸收进入中央循环系统，也不导致血容量明显下降，常被用于建立动物模型。该模型显示膀胱压力与直接测定的腹内压具有良好的相关性（r=0.98，P<0.0001）。急性 IAP 升高所造成的血流动力学特征性改变包括心输出量减少、充盈压升高和全身血管阻力增加（图 1-2）。对肺功能的影响表

现为缺氧、高碳酸血症、吸气压增加和胸腔压力升高[13]，这与肥胖症低通气综合征患者肺部病理生理学特征变化一致。由于IAP增加，胸腔内压、中心静脉压和颅内压也会增加（图1-3）。在对预防胸腔内压上升所采取的胸骨正中切开术、胸膜和心包切开后，除了IAP上升所造成的心输出量下降未改善外，其对心血管、呼吸（肺）和中枢神经系统的影响随之消退[14]。急性IAP升高可引起血浆肾素活性（PRA）和醛固酮水平升高[15]（图1-4和图1-5）。

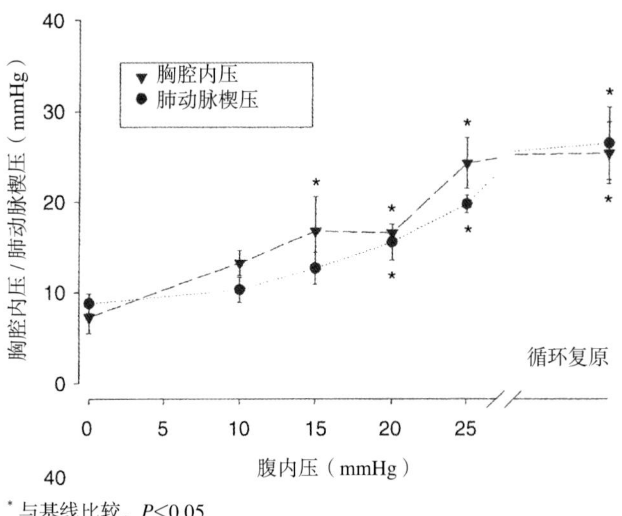

图1-2　腹腔灌注等渗聚乙二醇，造成急性腹内压升高的猪模型，胸腔和肺动脉（钳闭）楔压逐步增加 (Ridings等[13], with permission.)

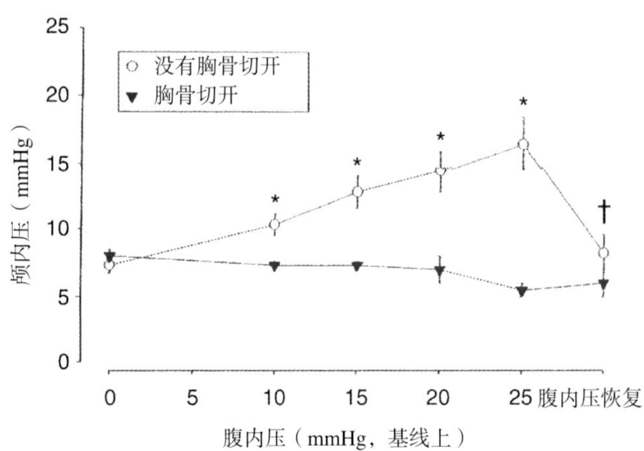

图1-3　腹腔灌注等渗聚乙二醇造成急性腹内压升高的猪模型，直接测量显示颅内压逐步增加，正中切开胸骨和切开胸膜心包可以预防压力升高 (Bloomfield等[14], with permission.)

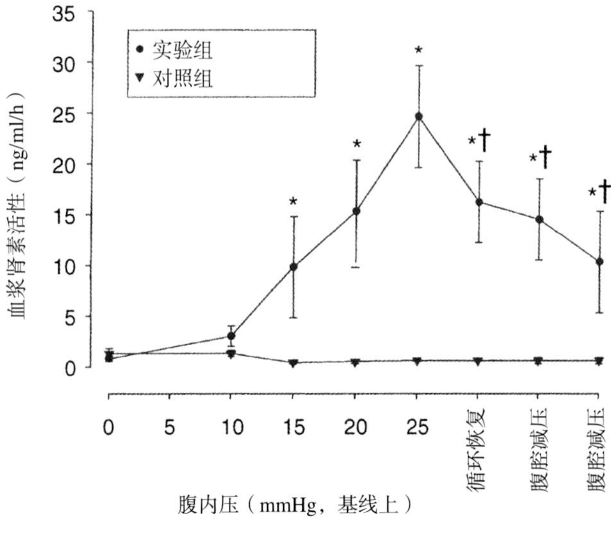

图1-4　与对照组相比（IAP无升高），腹腔灌注等渗聚乙二醇造成腹腔压力升高的急性猪模型，伴有血浆肾素活性逐步增加；循环血容量恢复和腹腔减压（AD)30和60分钟后血浆肾素活性的变化（Bloomfield等[15], with permission.）。* 与基线和对照组动物比较，$P<0.05$；† 与循环血容量恢复前比较，$P<0.05$

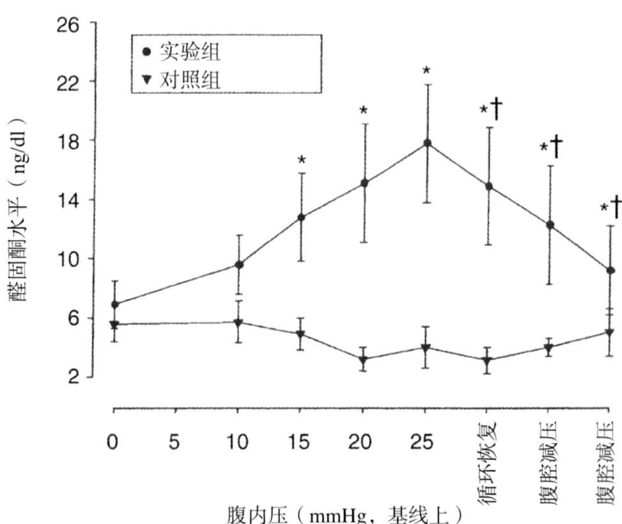

图1-5　与对照组（腹内压正常）比较，腹腔灌注等渗聚乙二醇造成腹腔高压的急性猪模型血清醛固酮水平逐步增加；循环血容量恢复和腹腔减压（AD）30和60分钟后血清醛固酮水平的变化（Bloomfield等[15], with permission.）。* 与基线和对照组动物比较，$P<0.05$；† 与循环血容量恢复前比较，$P<0.05$

临床研究

临床研究发现，妊娠、腹腔镜气腹、腹水等造成IAP升高的因素，同病态肥胖症患者中出现的病理变化，如胃食管反流、腹部疝、压力溢出性尿失禁以及下肢静脉淤滞等也是相关的[16-20]。因此，在肥胖患者中，可能继发于IAP升高的合并症包括充血性心力衰竭、肺换气不足、静脉淤血性溃疡、胃食管反流病（GERD）、压力性尿失禁、切口疝、假性脑瘤、蛋白尿以及系统性高血压。

一项针对84例GBP手术前的重度肥胖患者和5例结肠切除术前的非肥胖溃疡性结肠炎患者的研究发现，前者较后者UBP明显升高（分别为 $18 \pm 0.7cmH_2O$ 和 $7 \pm 1.6cmH_2O$，$P<0.001$），UBP增高与腹部矢状径（SAD）增加有关（$r=0.67$，$P>0.001$，图1-6），并且在有因IAP升高引发的合并症患者中（相比于没有合并症的患者）UBP更高（$P>0.05$）（图1-7）[21]。男性腰围/臀围比（WHR）与UBP相关（$r=0.6$，$P>0.05$），女性则无关（$r=-0.3$），说明SAD比WHR能够更好地反映中央型肥胖程度。对15例患者接受GBP之前和手术后1年的研究发现，术后1年体重由 $140 \pm 8kg$ 降至 $87 \pm 6kg$，体重指数（BMI）由 $52 \pm 3kg/m^2$ 降至 $33 \pm 2kg/m^2$，SAD由 $32 \pm 1cm$ 降至 $20 \pm 2cm$（图1-8），UBP由 $17 \pm 2cmH_2O$ 降至 $10 \pm 1cmH_2O$（图1-9），多余体重减轻69% ±4%，肥胖合并症也明显减少[11]。

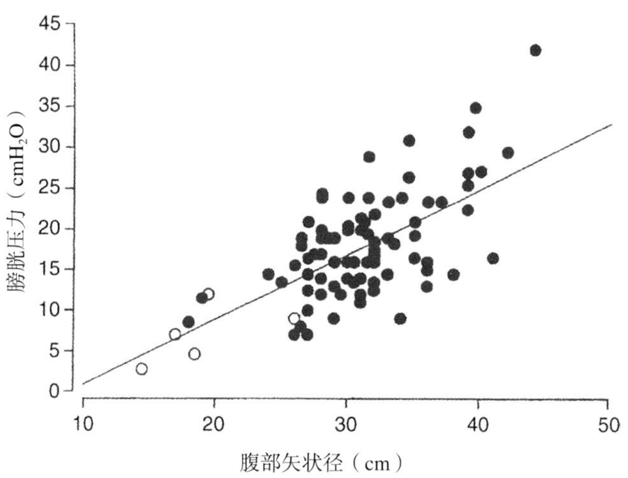

图1-6　84例病态肥胖患者(●)、5例非肥胖溃疡性结肠炎患者(○)的膀胱压力和腹部矢状径相关性（$r=0.67$，$P<0.0001$）（Sugerman等[21], with permission.）

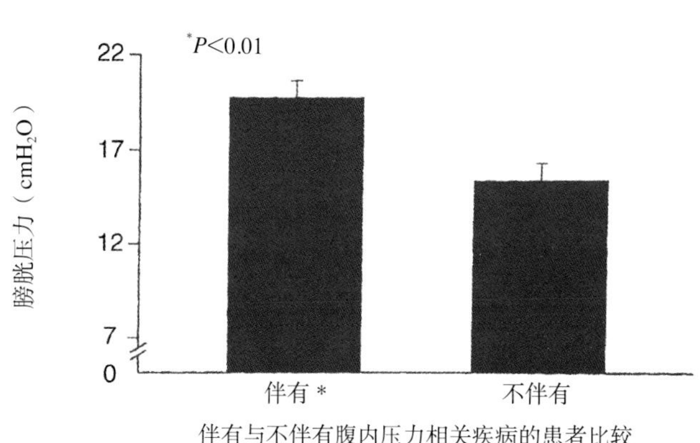

图1-7　在67例合并有与腹内压相关疾病的患者和17例无此类疾病的患者中膀胱压力升高(Sugerman等[21], with permission.)

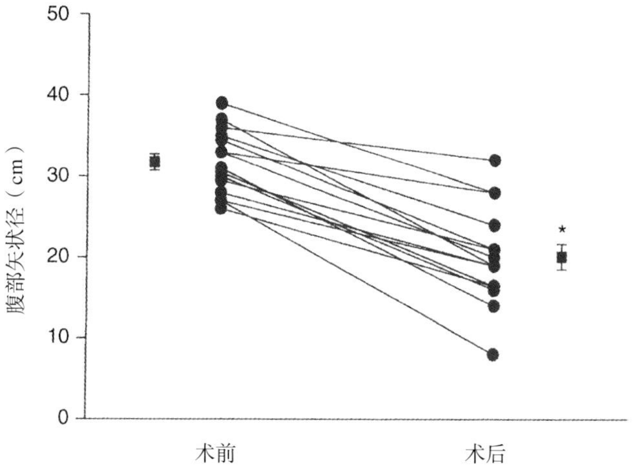

图1-8　减肥手术前及术后1年腹部矢状径改变。●单个患者，■=均数±标准差。*$P<0.0001$(Sugerman[11], with permission.)

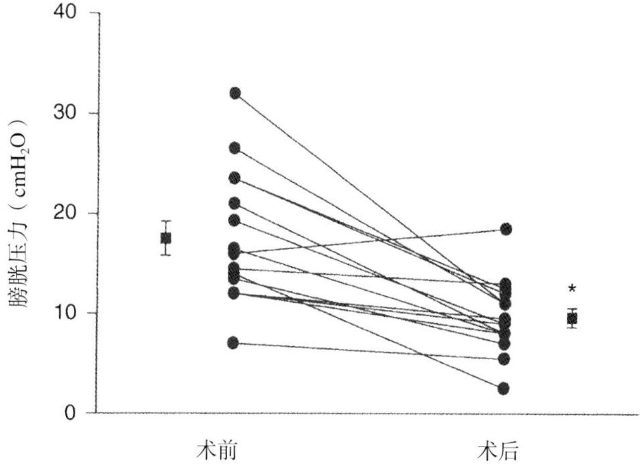

图1-9　减肥手术前及术后1年膀胱压力变化。●单个患者，■均数±标准差。*$P<0.0001$(Sugerman等[11], with permission.)

讨论

中央型肥胖与统称为代谢综合征的一系列健康问题之间的关系非常明确[3, 7]。然而，这仍然被认为是由于腹部内脏脂肪代谢异常所致。UBP升高所代表的IAP升高可以作为手术后急性腹腔间隔室综合征急诊再探查、腹部减压的手术指征，从而纠正患者少尿，提高机械通气吸气压力峰值等[12, 22]。如果UBP≥25cmH_2O，就可以决定急诊进行腹部减压术。在先前的一项研究中发现，肥胖患者在GBP手术前有11例UBP≥25cmH_2O，4例UBP≥30cmH_2O，1例UBP≥40cmH_2O。我们以前的研究发现严重肥胖伴有压力溢出性尿失禁的女性患者UBP显著升高[10]，而这些中央型肥胖患者显然也可出现慢性腹腔间隔室综合征。我们也发现肥胖症患者手术后罹患切口疝风险（20%）比绝大多数无肥胖的溃疡性结肠炎患者（4%）明显升高（$P<0.001$），而后者中三分之二的患者服用波尼松，且手术切口更长[19]。在7例结肠炎手术后发生切口疝的患者中，其中4例患者BMI≥30。因而肥胖患者IAP升高可能增加罹患切口疝的风险。

合并腹内压升高相关病症的患者，相比于合并肥胖相关病症，但非继发于腹内压增高的患者，膀胱压显著增高。和肥胖症患者一样，腹腔压力升高相关合并症也见于妊娠和肝硬化腹水患者，这包括通气不足、静脉淤滞性疾病、GERD、尿失禁、假性脑瘤及切口疝。我们也发现，患假性脑瘤的肥胖症女性SAD增加，经食管测量的胸腔内压增加，心脏充盈压升高[23]。此外，高血压可能与IAP升高有关，相关机制包括：①肾静脉压升高；②肾直接受压[24]；③胸内压增加导致静脉回流下降，心输出量减少。这些因素均可能会引起肾素—血管紧张素—醛固酮系统的激活，导致钠水潴留和血管收缩。肾静脉压升高可能导致肾小球病变、蛋白尿。目前推测，病态肥胖症患者合并的高血压是继发于胰岛素诱导的钠再吸收。然而，病态肥胖的系统性高血压可能与高胰岛素血症无关，这些患者肾血流量（RBF）降低、肾小球滤过率（GFR）下降，并出现蛋白尿[25]。

虽然患者是在取仰卧位、麻醉、松弛状态下测量UBP，直立等体位改变都可以造成压力的变化，但是我们相信所测得的数据仍然与患者的临床征象有关。首先，在对压力性尿失禁的研究中发现，患者取坐姿或站立时UBP进一步上升[10]。其次，如果肌肉没有松弛，压力可能会更高。再者，大多数患者通常在仰卧或侧卧位睡眠6～8个小时。许多重度肥胖患者，特别是那些患有睡眠呼吸暂停和通气不足者，他们必须取坐姿睡眠，这样做可能是为了减少增加的IAP对胸腔造成的影响。也正因如此，假性脑瘤患者在早晨醒来时，可以出现更严重的头痛。

即使WHR（腰围/臀围比）增加是中央型肥胖和代谢并发症公认的指标，但是我们发现女性患者WHR和UBP的相关性较差，而男性患者则相关性较好。这可能是由于周围型肥胖（通常见于女性）测量结果弱化了中央型肥胖的评价引起的。尽管与女性BMI相同，男性中央型肥胖带来的健康问题随着SAD（腹部矢状径）和UBP的增加而更加严重[11]。与WHR不同，无论男性和女性，SAD与UBP呈良好的正相关性，Kvist等[26-27]通过计算机体层摄影（CT）所提供的数据证实了SAD比WHR能更好地反映中央型肥胖。

在对GBP手术后患者的UBP进行研究时发现，除了切口疝和需要切除胆囊，体重明显减少以后，与腹腔内压力相关的合并症以及与腹腔内压不相关的合并症均得以好转。大部分合并症的改善是基于患者的主观感受，而不是多导睡眠监测仪发现的睡眠呼吸暂停（呼吸紊乱）相关指数或24小时pH监测胃酸反流次数等客观指标。这种改善可能随着患者体重明显减少所带来的愉悦和他们有意对医疗团队心存的感激而被夸大。目前在美国的医疗管理环境下，获得这些患者客观的随访数据昂贵且困难。许多研究已经证明外科手术减肥可以改善患者某些合并症，如尿失禁[10]、睡眠呼吸暂停和通气不足等呼吸功能不全[8, 28]、2型糖尿病[29]、GERD[30]、假性脑瘤[9]、高脂血症[31]、女性性激素功能障碍[32]、高血压[31, 33]及心功能不全[8]等。

IAP增加所引起的病理生理学改变（高血压，外周水肿，蛋白尿，脑脊液压力、心脏充盈压以及肝静脉压升高等）都提示慢性腹腔间隔室综合征可能和妊娠毒血症发生有关。因为这些病理生理学改变也见于初产妇子痫前期（腹部容积未曾扩大过）、双胎妊娠、病态肥胖等可导致IAP增高的病症，且在分娩之后，这些病理生理改变即消失。我们正在研发一种体外使用的可以降低IAP的装置，准备用来治疗那些伴有系统性高血压、静脉淤滞性疾病、

GERD、肥胖性通气不足和假性脑瘤的严重肥胖患者。此项目研究结果将进一步评估“IAP增加与肥胖导致的并发症有关”这一假说的真实性。此外，该设备可能成为治疗先兆子痫/子痫有效方法。

（周岩冰　译）

参考文献

1. Eckel RH, Grundy SM, Zimmet PZ. The metabolic syndrome. Lancet 2005;365(9468):1415–1428.
2. Grundy SM, Brewer HB Jr, Cleeman JI, et al. Definition of metabolic syndrome: Report of the National Heart, Lung, and Blood Institute/American Heart Association conference on scientific issues related to definition. Circulation 2004;109(3):433–438.
3. Third Report of the National Cholesterol Education Program (NCEP) Expert Panel on Detection, Evaluation, and Treatment of High Blood Cholesterol in Adults (Adult Treatment Panel III) final report. Circulation 2002;106(25):3143–3421.
4. Ong JP, Elariny H, Collantes R, et al. Predictors of nonalcoholic steatohepatitis and advanced fibrosis in morbidly obese patients. Obes Surg 2005;15(3):310–315.
5. Mattar SG, Velcu LM, Rabinovitz M, et al. Surgically-induced weight loss significantly improves nonalcoholic fatty liver disease and the metabolic syndrome. Ann Surg 2005;242(4):610–617; discussion 618–620.
6. Escobar-Morreale HF, Botella-Carretero JI, Alvarez-Blasco F, et al. The polycystic ovary syndrome associated with morbid obesity may resolve after weight loss induced by bariatric surgery. J Clin Endocrinol Metab 2005;90(12):6364–6369.
7. Johnson D, Prud'homme D, Despres JP, et al. Relation of abdominal obesity to hyperinsulinemia and high blood pressure in men. Int J Obes Relat Metab Disord 1992;16(11):881–890.
8. Sugerman HJ, Baron PL, Fairman RP, et al. Hemodynamic dysfunction in obesity hypoventilation syndrome and the effects of treatment with surgically induced weight loss. Ann Surg 1988;207(5):604–613.
9. Sugerman HJ, Felton WL 3rd, Salvant JB Jr, et al. Effects of surgically induced weight loss on idiopathic intracranial hypertension in morbid obesity. Neurology 1995;45(9):1655–1659.
10. Bump RC, Sugerman HJ, Fantl JA, McClish DK. Obesity and lower urinary tract function in women: effect of surgically induced weight loss. Am J Obstet Gynecol 1992;167(2):392–397; discussion 397–399.
11. Sugerman H, Windsor A, Bessos M, et al. Effects of surgically induced weight loss on urinary bladder pressure, sagittal abdominal diameter and obesity co-morbidity. Int J Obes Relat Metab Disord 1998;22(3):230–235.
12. Ertel W, Oberholzer A, Platz A, et al. Incidence and clinical pattern of the abdominal compartment syndrome after “damage-control” laparotomy in 311 patients with severe abdominal and/or pelvic trauma. Crit Care Med 2000;28(6):1747–1753.
13. Ridings PC, Bloomfield GL, Blocher CR, Sugerman HJ. Cardiopulmonary effects of raised intra-abdominal pressure before and after intravascular volume expansion. J Trauma 1995;39(6):1071–1075.
14. Bloomfield GL, Ridings PC, Blocher CR, et al. A proposed relationship between increased intra-abdominal, intrathoracic, and intracranial pressure. Crit Care Med 1997;25(3):496–503.
15. Bloomfield GL, Blocher CR, Fakhry IF, et al. Elevated intra-abdominal pressure increases plasma renin activity and aldosterone levels. J Trauma 1997;42(6):997–1004; discussion 1004–1005.
16. Dent J, Dodds WJ, Hogan WJ, Toouli J. Factors that influence induction of gastroesophageal reflux in normal human subjects. Dig Dis Sci 1988;33(3):270–275.
17. Fantl JA. Genuine stress incontinence: pathophysiology and rationale for its medical management. Obstet Gynecol Clin North Am 1989;16(4):827–840.
18. Nagler R, Spiro HM. Heartburn in late pregnancy. Manometric studies of esophageal motor function. J Clin Invest 1961;40:954–970.
19. Sugerman HJ, Kellum JM Jr, Reines HD, et al. Greater risk of incisional hernia with morbidly obese than steroid-dependent patients and low recurrence with prefascial polypropylene mesh. Am J Surg 1996;171(1):80–84.
20. Skudder PA, Farrington DT. Venous conditions associated with pregnancy. Semin Dermatol 1993;12(2):72–77.
21. Sugerman H, Windsor A, Bessos M, Wolfe L. Intra-abdominal pressure, sagittal abdominal diameter and obesity comorbidity. J Intern Med 1997;241(1):71–79.
22. Kron IL, Harman PK, Nolan SP. The measurement of intra-abdominal pressure as a criterion for abdominal re-exploration. Ann Surg 1984;199(1):28–30.
23. Sugerman HJ, DeMaria EJ, Felton WL 3rd, et al. Increased intra-abdominal pressure and cardiac filling pressures in obesity-associated pseudotumor cerebri. Neurology 1997;49(2):507–511.
24. Harman PK, Kron IL, McLachlan HD, et al. Elevated intra-abdominal pressure and renal function. Ann Surg 1982;196(5):594–597.
25. Scaglione R, Ganguzza A, Corrao S, et al. Central obesity and hypertension: pathophysiologic role of renal haemodynamics and function. Int J Obes Relat Metab Disord 1995;19(6):403–409.
26. Kvist H, Chowdhury B, Grangard U, et al. Total and visceral adipose-tissue volumes derived from measurements with computed tomography in adult men and women: predictive equations. Am J Clin Nutr 1988;48(6):1351–1361.
27. Kvist H, Chowdhury B, Sjostrom L, et al. Adipose tissue volume determination in males by computed tomography and 40K. Int J Obes 1988;12(3):249–266.
28. Sugerman HJ, Fairman RP, Sood RK, et al. Long-term effects of gastric surgery for treating respiratory insufficiency of obesity. Am J Clin Nutr 1992;55(2 suppl):597S–601S.
29. Pories WJ, MacDonald KG Jr, Morgan EJ, et al. Surgical treatment of obesity and its effect on diabetes: 10–y follow-up. Am J Clin Nutr 1992;55(2 suppl):582S–585S.
30. Deitel M, Khanna RK, Hagen J, Ilves R. Vertical banded gastroplasty as an antireflux procedure. Am J Surg 1988;155(3):512–516.
31. Gleysteen JJ, Barboriak JJ, Sasse EA. Sustained coronary-

risk-factor reduction after gastric bypass for morbid obesity. Am J Clin Nutr 1990;51(5):774–778.
32. Deitel M, To TB, Stone E, et al. Sex hormonal changes accompanying loss of massive excess weight. Gastroenterol Clin North Am 1987;16(3):511–515.
33. Foley EF, Benotti PN, Borlase BC, et al. Impact of gastric restrictive surgery on hypertension in the morbidly obese. Am J Surg 1992;163(3):294–297.

第 2 章　肥胖症的内科治疗

Vicki March, Kim Pierce

虽然医务人员通常没有接受过内科治疗肥胖症的培训，但是他们对肥胖症所引起合并症的处理得心应手，如冠状动脉粥样硬化性心脏病（冠心病）、高血压、2 型糖尿病、阻塞性睡眠呼吸暂停、退行性关节疾病、肿瘤（子宫内膜癌、结肠癌、肾细胞癌、乳腺癌以及前列腺癌等）、痛风、非酒精性脂肪肝（NASH）、多囊卵巢综合征以及其他产科疾病（表 2-1）。

在美国，尽管患有超重和肥胖这一流行病的人数占人口的多数[1]。超重和肥胖已经超过吸烟，成为可预防的致死原因之首[2-3]，但是临床工作中对肥胖症的处理仍遇到很多困难。首先，大多数医务人员缺乏必要的培训，难以应对肥胖症的处理；此外，那些饮食控制未能成功的超重患者大多放弃临床随访；更重要的是，治疗肥胖的专科医生没有足够的时间应对患者就诊。除此之外，医疗保险公司对肥胖症作为主要诊断的病例常常拒绝支付。不幸的是，内科综合减肥治疗的高额自付开销也令患者望而却步。本章将主要介绍成人肥胖症非手术治疗的概况。虽然儿童和青少年肥胖症的增多及肥胖合并症正引起人们的注意[4]，不过这部分内容超出了本章范围，将在本书其他章节进行详细介绍。

表 2-1　肥胖相关合并症

心血管系统	泌尿生殖系统
冠心病	先兆子痫
充血性心力衰竭	多囊卵巢综合征
高血压	不孕
心脏舒张功能异常	闭经
肺源性心脏病	功能性子宫出血
外周血管疾病外周性水肿	月经过多
淋巴性水肿	尿失禁
呼吸系统	睾丸萎缩
阻塞性睡眠呼吸暂停	泌尿系统
肺源性心脏病	慢性肾衰竭
哮喘	原发性肾病综合征蛋白尿
外周性水肿	皮肤
淋巴性水肿	静脉淤滞
失眠	蜂窝织炎
内分泌系统	体癣
血脂异常	多毛症
1、2 型糖尿病	脱发
妊娠糖尿病	化脓性汗腺炎
胰岛素抵抗	黑棘皮病
代谢综合征	毛细管扩张
多囊卵巢综合征	妊娠纹
男性乳房发育	肿瘤
睾丸萎缩	乳腺癌
血液系统	结直肠癌
肺栓塞	子宫内膜癌
静脉血栓性高凝状态	前列腺癌
血管内膜功能异常	肾细胞癌
胃肠道	精神、心理
非酒精性脂肪肝	抑郁症
胆石症	焦虑
反流性疾病	人格障碍
食管裂孔疝	暴食症
食管运动异常	厌食症
便秘	饮食失调症
肠易激综合征	躯体变形综合征
肌肉骨骼系统	失眠
退行性骨关节病	神经系统
痛风	脑血管意外
腰痛	假性脑瘤
肌纤维痛	感觉异常性股痛

肥胖患者的治疗方法

治疗概览

肥胖症的治疗方法非常多，包括各种饮食控制、营养教育、运动、认知–行为治疗、药物治疗、团队支持、行为自律以及外科手术等。患者体重指数（BMI）测定有助于治疗方法的选择，BMI 等于患者体重（kg）除以身高（m）的平方，正常 BMI 为 18.5 ~ 24.9，超重者 BMI 为 25 ~ 29.9，一度肥胖 BMI 为 30 ~ 34.9，二度肥胖 BMI 为 35 ~ 39.9，三度肥胖 BMI≥40（表 2-2）。在考虑采取何种治疗方法

表 2.2 体重指数（BMI）

BMI	正常						超重					肥胖										极度肥胖															
	19	20	21	22	23	24	25	26	27	28	29	30	31	32	33	34	35	36	37	38	39	40	41	42	43	44	45	46	47	48	49	50	51	52	53	54
身高（英寸）																	体重（磅）																			
58	91	96	100	105	110	115	119	124	129	134	138	143	148	153	158	162	167	172	177	181	186	191	196	201	205	210	215	220	224	229	234	239	244	248	253	258
59	94	99	104	109	114	119	124	128	133	138	143	148	153	158	163	168	173	178	183	188	193	198	203	208	212	217	222	227	232	237	242	247	252	257	262	267
60	97	102	107	112	118	123	128	133	138	143	148	153	158	163	168	174	179	184	189	194	199	204	209	215	220	225	230	235	240	245	250	255	261	266	271	276
61	100	106	111	116	122	127	132	137	143	148	153	158	164	169	174	180	185	190	195	201	206	211	217	222	227	232	238	243	248	254	259	264	269	275	280	285
62	104	109	115	120	126	131	136	142	147	153	158	164	169	175	180	186	191	196	202	207	213	218	224	229	235	240	246	251	256	262	267	273	278	284	289	295
63	107	113	118	124	130	135	141	146	152	158	163	169	175	180	186	191	197	203	208	214	220	225	231	237	242	248	254	259	265	270	278	282	287	293	299	304
64	110	116	122	128	134	140	145	151	157	163	169	174	180	186	192	197	204	209	215	221	227	232	238	244	250	256	262	267	273	279	285	291	296	302	308	314
65	114	120	126	132	138	144	150	156	162	168	174	180	186	192	198	204	210	216	222	228	234	240	246	252	258	264	270	276	282	288	294	300	306	312	318	324
66	118	124	130	136	142	148	155	161	167	173	179	186	192	198	204	210	216	223	229	235	241	247	253	260	266	272	278	284	291	297	303	309	315	322	328	334
67	121	127	134	140	146	153	159	166	172	178	185	191	198	204	211	217	223	230	236	242	249	255	261	268	274	280	287	293	299	306	312	319	325	331	338	344
68	125	131	138	144	151	158	164	171	177	184	190	197	203	210	216	223	230	236	243	249	256	262	269	276	282	289	295	302	308	315	322	328	335	341	348	354
69	128	135	142	149	155	162	169	176	182	189	196	203	209	216	223	230	236	243	250	257	263	270	277	284	291	297	304	311	318	324	331	338	345	351	358	365
70	132	139	146	153	160	167	174	181	188	195	202	209	216	222	229	236	243	250	257	264	271	278	285	292	299	306	313	320	327	334	341	348	355	362	369	376
71	136	143	150	157	165	172	179	186	193	200	208	215	222	229	236	243	250	257	265	272	279	286	293	301	308	315	322	329	338	343	351	358	365	372	379	386
72	140	147	154	162	169	177	184	191	199	206	213	221	228	235	242	250	258	265	272	279	287	294	302	309	316	324	331	338	346	353	361	368	375	383	390	397
73	144	151	159	166	174	182	189	197	204	212	219	227	235	242	250	257	265	272	280	288	295	302	310	318	325	333	340	348	355	363	371	378	386	393	401	408
74	148	155	163	171	179	186	194	202	210	218	225	233	241	249	256	264	272	280	287	295	303	311	319	326	334	342	350	358	365	373	381	389	396	404	412	420
75	152	160	168	176	184	192	200	208	216	224	232	240	248	256	264	272	279	287	295	303	311	319	327	335	343	351	359	367	375	383	391	399	407	415	423	431
76	156	164	172	180	189	197	205	213	221	230	238	246	254	263	271	279	287	295	304	312	320	328	336	344	353	361	369	377	385	394	402	410	418	426	435	443

来源：http://www.nhlbi.nih.gov/guidelines/obesity/bmi_tbl2.htm.

时，重要的是医生必须清楚随着患者的BMI增加，其并发症发生率和死亡率也随之增加[5-6]。随着患者的BMI增加，治疗措施也应更加积极。这不仅仅是由于BMI增加导致患者并发症发生率和死亡风险更高，而且会增加减肥治疗的难度。虽然减肥手术适合于BMI大于35且患有合并症，以及BMI超过40的单纯性肥胖患者，但是许多接受手术的患者BMI远远超过40。这些重度肥胖的患者手术风险明显增加，所以许多外科医生试图在手术前通过其他办法使BMI降低一些[7-8]。

现已表明，大多数肥胖患者体重下降以后重新反弹，甚至增至更高[9-10]。包括饮食调整、运动、行为调整、团队支持等在内的综合减肥治疗模式，可以产生最佳减肥维持效果[9-10]。患者在体重减轻后，继续接受随访，通常体重维持得更好[9-10]。

门诊检查

病史

在普通门诊或者减肥外科门诊对患者进行评估时，医生需获得与体重相关的信息，包括患者对饮食和运动的知识、以往减肥治疗情况和运动方式等。从对饮食、运动方式、社会心理因素以及焦虑等情况的详细问卷调查作为开始。医生需要留意引起患者体重增加的药物，评价肥胖相关合并症、潜在的遗传或激素分泌紊乱、存在的精神异常，尤其是饮食失调症，如神经性厌食、暴食症、贪食症等。由于目前对于肥胖治疗路径的循证医学基础仍然缺乏，所以治疗应该因人而异。

体格检查

患者初诊时，需测量身高和体重，计算或在图表上查找BMI，随诊过程中应不断监测体重及BMI变化。如果患者年龄在20岁以下，需根据年龄和性别确定BMI百分比。若患者超过第85百分位数则考虑为“超重风险”或“超重”，若超过第95百分位数则考虑为“超重”或“肥胖”。由于担心“肥胖症”诊断这一术语对儿童会带来社会压力，因此针对儿童的诊断术语与成人略有不同[11]。

对于BMI小于35的成年患者，可通过测定腰围来判断心血管疾病危险因素，由于测量简单且结果可靠，已基本替代腰臀比（WHR）。女性腰围超过35英寸（1英寸≈2.54厘米），男性超过40英寸提示存在代谢综合征，代谢综合征特征包括高血压、腹型肥胖、胰岛素抵抗、高密度脂蛋白（HDL）偏低以及三酰甘油升高、心血管疾病风险增加。

有人发现体脂测量分析有助于超重个体的健康情况评定，但是测量结果有时候不一致，所以，并不建议将其作为超重或肥胖患者常规检查。患者每次就诊时均要测量血压和脉搏。体格检查经常发现潜在和尚未确诊的疾病。肥胖相关体格检查也应该包括颈围指标，以评估阻塞性睡眠呼吸暂停（女性超过16英寸，男性超过17英寸提示风险增加）以及黑棘皮病（AN）的风险。另外，多囊卵巢综合征（PCO）和库欣综合征的症状和特征也有诸多相似之处。PCO女性患者通常表现为多毛症、月经稀少、不孕、痤疮。皮纹、水牛背、肌肉萎缩和满月脸是皮质醇增多症的特征性表现。近期体重迅速增加、甲状腺扪及肿物、双眉外侧稀疏以及皮肤改变往往提示甲状腺功能减退可能。

实验室检查

相关基础检查包括空腹血脂水平、空腹血糖、肾功能、肝功能、甲状腺功能等。如果空腹血糖超过100mg/dl（空腹血糖受损最新标准），需重新检查以确认，并进行糖耐量试验。糖化血红蛋白、空腹胰岛素浓度和C肽水平可以用于指导代谢综合征和2型糖尿病的治疗。如果患者存在糖尿病，需要监测尿微球蛋白浓度和糖化血红蛋白。并应进行心电图检查，可能发现体重相关性心血管系统异常，如左室肥厚、右室劳损、缺血或心律失常等。

治疗方式

一般事项

妊娠或哺乳期的妇女不适合减肥治疗，其他禁忌证包括不稳定的精神疾病、免疫系统疾患、恶性肿瘤等，后两者会因限制热量摄入可能导致病情恶化。对于在成年期体重增加不足20磅（1磅≈0.45千克），无其他合并症且BMI为25～25.9的患者应给予鼓励，以避免体重继续增加，并指导他们如何做，或许仅仅鼓励他们增加运动量即可。

对于大多数寻求减肥的患者，初步治疗目标是减少基础体重的10%。这样除了对健康有益，而且通常可在 6 个月左右达到这个目标 [13]。一旦 10%的目标达到后，临床医生和患者可以决定是否需要进一步减肥治疗。

饮食控制

减轻体重需要限制能量摄入，这可以通过饮食调整和运动来实现。1 个单位的能量用 1 千卡（kcal）表示，相当于将 1kg 水的温度升高 1℃所需的能量。为了维持体重，大多数人每天需要摄入 1500 ~ 2500 千卡（以前俗称“大卡”）。如果要在一周内减掉 1 磅体重，这一周必须额外减少 3500 千卡的热量摄入，或连续 7 天每天减少至少 500 千卡的摄入。通过饮食控制减轻体重的方法包括完全禁食、极低热量饮食（VLCD）、低热量饮食（LCD）、均衡亏空饮食（balanced deficit diets）以及时尚饮食（fad diets）。完全禁食和几乎完全禁食可用于快速减肥，每日摄取的热量少于 400 千卡。上述“饥饿疗法”由于引起瘦体重丢失、水和电解质异常、基础代谢率下降、心律不齐以及营养不足等严重后果，所以很少推荐 [14]。VLCD 每天把饮食摄入严格控制在 400 ~ 800 千卡，热量摄入显著下降，适合于 BMI 大于 30 或 BMI 大于 27 且伴有合并症、传统饮食控制减肥失败者。保留蛋白质的改良禁食（PSMF）一词常指这种方法。VLCD 适用于迅速、明显减肥以改善肥胖相关的威胁生命的合并症 [14]，这种方法已被用于减肥手术前准备，术前减肥可能会明显降低手术风险 [15]。

VLCD 往往是商业化生产的膳食替代品（如牛奶冰淇淋混合饮料、热饮料、营养棒和汤等），将每天推荐的维生素等必需营养素加以混合，配制成完全膳食替代品。VLCD 的另一种方法是一天两餐食用膳食替代品（通常为饮料或营养棒），第三餐则富含高品质瘦肉蛋白质和蔬菜。另外一种膳食替代方法是由营养师采用真正的食物设计饮食方案，方案包括每周食谱、食物种类以及维生素和矿物质的补充。在后两种膳食中，蛋白质的摄入量应为每天每千克理想体重 1 ~ 1.5 克，补充多种维生素防止机体摄入不足。通过门诊访视和实验室评估对患者进行密切监测。VLCD 潜在的并发症有症状性胆石症、心律失常以及基础疾病恶化。其他常见的副作用包括体位性低血压、便秘、皮肤干燥、指甲变脆、脱发以及月经不调等。

LCD 方案可以每周平均减肥 1 ~ 2 磅，适合于多数超重和肥胖者 [6]。其提供的热量每天在 800 ~ 1500 千卡。目前还不清楚哪种类型的 LCD 饮食方案效果最好或者是最健康。传统的 LCD 是一种脂肪含量较低的配方，包括瘦肉蛋白、复合糖类和低于 30%的脂肪。成人治疗小组Ⅱ（ATPⅡ，成人高胆固醇血症检测、评估和治疗专家小组的第二次报告）已经提出了“第一步”LCD（每天 500 ~ 1000 千卡的能量缺乏）配方：脂肪占总热量的 30%或以下，蛋白质占总热量的 15%左右，糖类占总热量的 55%或更多 [15]。其他包括每天摄入 20 ~ 30g 纤维素，1000 ~ 1500mg 的钙，钠每天摄入不超过 2400mg。建议每天进食 5 ~ 9 份水果和蔬菜，因为这些密度更高、热量更低的食物易于令患者接受。除了有助于减轻体重，水果、蔬菜和纤维比例高的饮食可以降低某些癌症和 2 型糖尿病的发病率。目前，只有 1%的美国儿童符合所有的每日营养推荐量（RDA）指南标准，只有 30%达到水果和蔬菜的推荐量 [16-17]。在一项对儿童和家长进行的研究中，仅仅强调更多进食水果和蔬菜的家庭，在研究结束时超重儿童百分比有所下降 [18]。

一些 LCD 配方，要求患者避免进食某些食物，如甜食。然而，最近有关 LCD 的研究则倡导完全型饮食，仅对其构成比例进行调整。低估食物份量往往影响减肥的效果。虽然摄入鱼、禽或牛肉的数量只有 3 盎司（扑克牌盒大小，1 盎司≈ 28.35 克），而餐厅提供的份量往往是其几倍之多。因此，注意食物的份量每天可能减少几百千卡的热量摄入。通过在家吃饭时对不同食物目测或称重，患者在外就餐时就能够掌握合适食物量。这些均衡亏空饮食是对 LCD 的改良，对每日热量摄入限制较少。

虽然医学界对低糖类饮食提出异议，但是最近的许多研究表明，在体重减轻和维持方面，它并不比传统的 LCD 差，但有关这种饮食方案目前并未达成共识 [19-22]。该方案不需要计算热量，而对蛋白质摄入量不加限制，“诱导”阶段容许摄入最少量糖类（20 克 / 天，或 80 千卡），并对脂肪摄入量也有限制。

健康专业人员应该劝谕大家抵制那些所谓的“时尚”饮食，如加入咖啡灌肠剂以“清洁肠道”为目的的食物，和以卷心菜汤或葡萄柚减肥为代表的单一或两种类型的减肥食物，都可能存在潜在的风险。这些饮食方法不仅可以引起营养缺乏、脱水以及电解质紊乱等，且味道差，使人难以坚持，造成体重反弹。

运动

在诸多减肥方案中，运动所带来的益处毋庸置疑，如果每周运动 4～7 天、每天 60 分钟就会产生最大的健康效果，也有证据表明即便运动量少些也会使人受益。不控制食物热量摄入的中等强度持续运动似乎并不产生减肥效果，但被证明这是一个维持体重的关键因素。在减轻体重期间，逐渐增加运动量可通过改善心血管功能和脂质代谢、增加骨密度、预防或延缓 2 型糖尿病的发生、增加瘦体重和肌力、控制抑郁症和焦虑、提高幸福感、增加抗感染能力、改善能量水平和睡眠质量、减轻退行性骨关节病等来增进健康[23-25]。

对患者进行运动调查问卷可以帮助临床医生建立安全、切合实际的锻炼目标，并确定患者的运动爱好。临床医生的作用是评估患者体能状态，巩固锻炼带来的效果，并帮助患者建立安全的运动计划。

心肺功能异常可能会限制患者的运动耐受性。影响运动减肥的疾病包括高血压、静脉淤滞、退行性骨关节病以及其他肥胖合并症。对于这些患者，如果推荐严格的锻炼计划是不合适的，从医学角度讲也是不安全的。建议全面评估这些患者的心肺功能，对那些没有症状的糖尿病或伴有心血管风险因素的患者应考虑进行运动强度测试[26]。

行为和认知治疗策略

行为是可以被学习的，且指导行为的思维可被改变，根据这一理论，通过各种各样的技术，可指导超重和肥胖患者认识其饮食和运动方面不太健康的行为模式，并将其改变为有利于体重减轻、维持和改善体质的更健康的行为模式。行为和认知治疗是目标导向性的，通常采用集体治疗或者单人治疗的模式。即使是商业化减肥项目也采用这些方法，融合多种策略，包括患者教育、患者支持和解决问题等方面。最终的难题是如何持久性地改变患者的固有想法和行为方式。有证据表明，在减肥和维持体重治疗时，各种辅助的行为治疗是有效的，但是长期的效果取决于对新的思维和行为习惯进行持续、专业性的强化，甚至在减肥完成和维持减肥过程中仍需要坚持[6, 27]。

改变行为的第一步是患者接受改变的愿望。因此，临床医生必须首先评估患者是否已经做好准备。尤其是在治疗时期，这时患者的主要期望各不相同。在思想准备阶段是无意识的，患者甚至没有想到要对行为进行转变；意向阶段时，患者开始考虑要进行一些转变，但仍未准备付诸行动；在准备阶段，患者已做好行动的准备；行动阶段，已经开始采取必要措施进行转变；最后一步是对行为改变的维持阶段。行动阶段往往由某个关键时刻所引发，在此期间患者顿悟并开始改变其行为。

积极的医患关系有助于加强患者减肥的努力，尤其是对那些已经受到歧视或排斥的患者。肥胖患者可能感觉被疏远，这可能导致自卑、羞耻和不愿寻求帮助。医生通过使用如下方式可改善医患关系：站在患者立场与患者进行沟通；与患者建立医患合作关系；了解自己和患者在健康、文化方面，价值观以及有关体重和饮食的健康观念等方面差异；尊重、支持和接纳这些患者。患者教育和行为矫正可以由家庭医生、行为治疗师、营养师和运动生理学医师等健康专业人士进行。

体重维持往往比减肥更富有挑战性。诸多证据表明，大部分患者达到或接近目标体重后，如果放弃这种改变的生活方式，疏于监管，体重通常可恢复到甚至高于既往水平[6, 27-28]。很多人不知道如何维持已经减轻的体重，认为即便恢复以往生活方式，也不会造成体重反弹。即使减肥手术改变患者胃肠解剖结构，对饮食产生限制，但患者可以学会如何规避这些限制，导致体重反弹。

证据表明，在减肥成功后，健康专业人士仍需继续发挥作用[6]，虽然一旦体重减轻，患者通常认识到了健康饮食和行为模式，但这并不能预测体重维持是否能够成功。上文所提到的相同评价和策略应当坚持和加强，最好有医疗监督。每天平均摄入 1580 千卡的热量（24%的脂肪，19%蛋白质，56%糖类）、每天进食 5 次、吃早饭、每周外出吃饭不超过 3 次、每周至少称重一次以及坚持体能锻炼的方案，这样可能突现理想的远期减肥效果。其他预测减肥成功的因素包括连续自我监测，不断与健康专业人士联系。通常体重反弹的患者更钟爱特定或花样繁多的膳食模式，产生消极的应对方式，经历过不同寻常的生活压力和持续的神经性贪食症[29-32]。

药物治疗

由于我们对肥胖症的病理生理及发病机制认识越来越深入，可利用分子生物学技术研究机体能量平衡，目前已有150多种新药处于研发阶段，在本书成文时有44个药物在进行人体临床试验[33]。因为正常体重和肥胖者其食欲和体重之间极其复杂的激素调节机制已被研究清楚，新的药物可以更精确地针对这些调节通路发挥作用。

药物减肥并不推荐单独使用，更多是作为饮食控制、运动和行为矫正疗法的辅助治疗。适合药物干预的理想患者BMI应当等于或大于30，或者BMI等于或大于27且有肥胖相关合并症[6]，有些专家推荐药物治疗仅限于非药物治疗6个月后减肥效果不理想者[6]。一项随机安慰剂–对照试验显示，服用减肥药物结合生活方式改变比服用安慰剂组可以取得更加显著的体重减轻效果，虽然差异并不非常巨大[6]。

药物短期治疗的效果可以预测长期治疗效果。如果患者在用药第一个月体重减轻2kg或更多、用药3个月体重下降5%或明显低于基线，提示药物干预最有可能成功（治疗12个月后体重降低10%或更多）[6, 34]。药物减肥最终的满意效果为体重减少10%，效果显著为15%或更多。减肥药物不能治愈肥胖症，一旦停药，体重反弹是可以预见的，即使继续服药，疗效可能会逐渐降低。

美国食品和药品管理局（FDA）只批准少数几个药物可以长期使用。然而，许多减肥专家不按使用方法长期使用某些药物，发现他们既安全又有效。有些专家报告药物治疗在体重降低和维持期间歇使用，疗效显著且副作用少[33-37]。但是绝大多数减肥处方药物是否可以长期或者间歇使用，仍缺乏临床证据支持。

过去一些减肥药物临床应用并不安全，可以造成临床风险。现已禁止使用的药物包括：芬氟拉明即为芬特明/芬氟拉明的复合体，有引起瓣膜性心脏病和肺动脉高压的风险[38-39]；右芬氟拉明（芬氟拉明的异构体），也有引起瓣膜性心脏病及肺动脉高压增高的风险[9, 40]；苯丙醇胺是一种非处方药，可以增加女性患者脑出血风险[41]。由于其他原因，其他多种减肥药物也不再使用，这包括甲状腺素、二硝基苯酚、右苯丙胺、苯丙胺、洋地黄类、彩虹丸、人绒毛膜促性腺激素、右酚氟拉明、阿米雷司和对氯苯丁胺等。

目前，常用的药物包括纯拟交感神经制剂，其中包括原型药物芬特明以及安非拉酮、苯甲曲秦、苄非他明和麻黄碱等，这些均属于去甲肾上腺素类药物，促进去甲肾上腺素的释放，可以结合到下丘脑–肾上腺素受体，较小程度地释放多巴胺。这些药物通过某种尚未清楚的机制可以引起厌食（降低食欲）。芬特明和安非拉酮均由FDA批准用于短期治疗肥胖症（最多12周），需静脉注射用药，虽然有成瘾可能，但风险极低[33]。此类减肥药中最常用的处方药是芬特明，一项36周的安慰剂对照试验证明该药减肥效果确切。需要提醒的是，当临床医生在批准的药物适应证以及FDA批准的用途以外使用这些药物时，应仔细跟踪观察，与每个患者签署除适应证外用药的知情同意书[9, 33]。

西布曲明已经被FDA批准可以长期使用[9]，它是5-羟色胺和去甲肾上腺素再摄取抑制药，起到抑制食欲的作用，在啮齿类动物中，似乎有产热效应（在人类中尚未发现）。其他多个临床试验已经证实这种药物的疗效。西布曲明可产生明显的减肥效果，甚至改善机体的其他生化指标，如低密度脂蛋白（LDL）、总胆固醇和糖化血红蛋白，其主要不良反应是引起舒张压升高[42-43]。

FDA批准其他种类可以长期使用的药物是以奥利司他为代表的，针对脂肪进行干预。奥利司他是胰脂酶抑制药，通过阻止将摄入的脂肪水解为脂肪酸和甘油，从而降低33%摄入脂肪的吸收，以改变脂肪代谢[44]。由于这种药物可以影响脂溶性维生素的吸收，建议补充复合维生素。安慰剂对照研究已经明确其疗效[45]。奥利司他的另一优势是改善血脂水平，而这一现象不能单纯通过减肥来解释[46]。其主要不良反应包括粪便污渍、油腻感以及大便失禁等。事实上，摄入的脂肪量增加所带来的不良反应本身可能避免患者进食高脂、高热量的食物。除此之外，目前正在对奥利司他在超重青少年中的应用情况进行评价[9]。

二甲双胍对代谢综合征、多囊卵巢综合征、胰岛素抵抗和2型糖尿病患者而言，是一种理想药物。因为它不像其他口服降糖药物，不仅不引起体重增加，反而可能造成一定程度体重减轻。也可提高胰岛素的敏感性，改善血脂谱，并可能延迟显性糖尿病的发病。

正在研发的减肥药物

一些新的、具有应用前景、但尚未被FDA批准的药物为内源性肽。瘦素是由脂肪细胞分泌的一种激素，其缺乏可能导致小鼠肥胖症，一旦给予瘦素则造成体重下降，它的发现着实让研究人员和媒体为之兴奋。然而，当发现人类肥胖症患者瘦素水平增加、且其机制涉及瘦素抵抗以后，情形令人沮丧。极大剂量的瘦素似乎能够克服瘦素抵抗[47]。胰高血糖素样肽（胰高血糖素的一个片段）可能会使人类食物摄入量减少[48]。肽 YY 是一种人类内脏产生的多肽，虽然有关它的减肥作用数据存在争议，但是现已被证明能够引起正常体重和肥胖患者食欲下降、食物摄入量减少。通过减少血清饥饿激素 Ghrelin(一种食欲刺激素)的水平，受试者的热量摄取减少多达 30%[49]。

阿索开（Axokine）是重组人修饰睫状神经营养因子（ciliary neurotrophic factor，CNTF）变体类药物，用于治疗肌萎缩性脊髓侧索硬化症，无意间发现具有减肥作用。随即启动了一项对肥胖患者进行的随机临床试验，发现它能够产生剂量相关性减肥效果[50]。在另一项试验中，发现许多患者对该药可以产生抗体而失去减肥效果。但是，对于不出现抗体应答反应的患者仍然有效[50]。

利莫那班（Rimonabant）属于大麻素受体 -1 拮抗药，在拮抗大麻素样贪食症小鼠中，其可减少食物摄入量，并在摄食量恢复正常后，维持减轻的体重，表明此类药物可以增加机体代谢率[51]。

有关绿茶、瓜尔胶、羟基柠檬酸等草药添加剂的研究尚未发现明显的减肥效果。因为严重的不良反应，FDA 最终禁止麻黄类植物（Ephedra）的使用[52]。

结论

目前超重和肥胖已经影响到美国绝大多数人口，超过吸烟成为导致死亡的主要原因，并已演变成为流行病。尽管各种媒体广泛关注以及减肥产品和项目迅猛发展，这个趋势并未得到扭转。虽然减肥从业者的数量不断增加，但是仍然非常缺乏有效的医学减肥项目和接受肥胖症培训的医疗专业人员。要从根本上扭转这一趋势，将需要整个社会、医学界、保险公司、学术机构、学校管理人员、企业、政治家和家庭共同承诺并付诸行动。

（周岩冰 译）

参考文献

1. Hedley AA, Ogden CL, Johnson CL, Carroll MD, Curtin LR, Flegal KM. Prevalence of overweight and obesity among US children, adolescents, and adults, 1999–2002. JAMA 2004;291:2847–2850.
2. Mokdad A, Marks J, Stroup D, Gerberding J. Actual causes of death in the Unites States, 2000. JAMA 2004;291:1238–1245.
3. Fontaine KR, Redden DT, Wang C, Westfall AO, Allison DB. Years of life lost due to obesity. JAMA 2003;289:187–193.
4. Dietz WH. Overweight in childhood and adolescence. N Engl J Med 2004;350:855–857.
5. Overweight, obesity, and health risk. National Task Force on the Prevention and Treatment of Obesity. Arch Intern Med 2000;160:898–904.
6. Lenfant C. Clinical Guidelines on the Identification, Evaluation, and Treatment of Overweight and Obesity in Adults: The Evidence Report. Bethesda: National Institutes of Health, 1998.
7. Savel RH, Gropper MA, Macura JM, Lazzaro RS. Management of the Critically Ill Obese Patient. www.uptodate.com, 2004.
8. Brolin RE. Gastric bypass. Surg Clin North Am 2001;81:1077–1095.
9. Yanovski SZ, Yanovski JA. Obesity. N Engl J Med 2002;346:591–602.
10. Methods for voluntary weight loss and control. NIH Technology Assessment Conference Panel. Consensus Development Conference, 30 March to 1 April 1992. Ann Intern Med 1993;119:764–770.
11. Roldan EO. Childhood and Adolescent Obesity—Treatment of the Obese Patient. American Board of Bariatric Medicine Review Course, Scottsdale, Arizona, May 5, 2004.
12. Grundy SM, Brewer HB Jr, Cleeman JI, Smith SC Jr, Lenfant C. Definition of metabolic syndrome: Report of the National Heart, Lung, and Blood Institute/American Heart Association conference on scientific issues related to definition. Circulation 2004;109:433–438.
13. Blackburn G. Effect of degree of weight loss on health benefits. Obes Res 1995;3(suppl 2):211s–216s.
14. National Task Force on the Prevention and Treatment of Obesity NIH. Very low-calorie diets. JAMA 1993;270:967–974.
15. National Cholesterol Education Program. Second Report of the Expert Panel on Detection, Evaluation, and Treatment of High Blood Cholesterol in Adults (Adult Treatment Panel II). Circulation 1994;89:1333–1445.
16. Munoz KA, Krebs-Smith SM, Ballard-Barbash R, Cleveland LE. Food intakes of US children and adolescents compared with recommendations. Pediatrics 1997;100:323–329.
17. Food and Nutrition Intakes by Children 1994–1996, 1998. U.S. Department of Agriculture, Agricultural Research Service, 1999:Table Set 17.
18. Epstein LH, Gordy CC, Raynor HA, Beddome M, Kilanowski CK, Paluch R. Increasing fruit and vegetable intake and decreasing fat and sugar intake in families at risk for childhood obesity. Obes Res 2001;9:171–178.
19. Daniels SR. Abnormal weight gain and weight management: are carbohydrates the enemy? J Pediatr 2003;142:225–227.

20. Brehm BJ, Seeley RJ, Daniels SR, D'Alessio DA. A randomized trial comparing a very low carbohydrate diet and a calorie-restricted low fat diet on body weight and cardiovascular risk factors in healthy women. J Clin Endocrinol Metab 2003;88:1617–1623.
21. Samaha FF, Iqbal N, Seshadri P, et al. A low-carbohydrate as compared with a low-fat diet in severe obesity. N Engl J Med 2003;348:2074–2081.
22. Foster GD, Wyatt HR, Hill JO, et al. A randomized trial of a low-carbohydrate diet for obesity. N Engl J Med 2003; 348:2082–2090.
23. Slentz CA, Duscha BD, Johnson JL, et al. Effects of the amount of exercise on body weight, body composition, and measures of central obesity: STRRIDE—a randomized controlled study. Arch Intern Med 2004;164:31–39.
24. Ross R, Dagnone D, Jones PJ, et al. Reduction in obesity and related comorbid conditions after diet-induced weight loss or exercise-induced weight loss in men. A randomized, controlled trial. Ann Intern Med 2000;133:92–103.
25. Jakicic JM, Marcus BH, Gallagher KI, Napolitano M, Lang W. Effect of exercise duration and intensity on weight loss in overweight, sedentary women: a randomized trial. JAMA 2003;290:1323–1330.
26. Gibbons RJ, Balady GJ, Bricker JT, et al. ACC/AHA 2002 guideline update for exercise testing: summary article. A report of the American College of Cardiology/American Heart Association Task Force on Practice Guidelines (Committee to Update the 1997 Exercise Testing Guidelines). J Am Coll Cardiol 2002;40:1531–1540.
27. Wadden TA, Foster GD. Behavioral treatment of obesity. Med Clin North Am 2000;84:441–461, vii.
28. Methods for Voluntary Weight Loss and Control. Proceedings of NIH Technology Assessment Conference. Bethesda, Maryland, 30 March–1 April 1992. Ann Intern Med 1993; 119:641–770.
29. Fletcher AM. Thin for Life. Boston, Houghton Mifflin, 1994.
30. Klem ML, Wing RR, McGuire MT, Seagle HM, Hill JO. A descriptive study of individuals successful at long-term maintenance of substantial weight loss. Am J Clin Nutr 1997;66:239–246.
31. Shick SM, Wing RR, Klem ML, McGuire MT, Hill JO, Seagle H. Persons successful at long-term weight loss and maintenance continue to consume a low calorie, low fat diet. J Am Dietetic Assoc 1998;98:408–413.
32. McGuire MT, Wing RR, Klem ML, Seagle HM, Hill JO. Long-term maintenance of weight loss: do people who lose weight through various weight loss methods use different behaviors to maintain their weight? Int J Obes 1998;22:572–577.
33. Hendricks EJ. Pharmacotherapy—Treatment of the Obese Patient, 2004 American Board of Bariatric Medicine Review Course, Scottsdale, Arizona, 2004.
34. Obesity National Task Force on the Prevention and Treatment of Obesity. Long-term pharmacotherapy in the management of obesity. JAMA 1996;276:1907–1915.
35. Munro JF, MacCuish AC, Wilson EM, Duncan LJ. Comparison of continuous and intermittent anorectic therapy in obesity. Br Med J 1968;1:352.
36. Stallone DD. Long-term use of appetite suppressant medications: rationale and recommendations. Drug Dev Res 1992;26:1–20.
37. Stafford RS, Radley DC. National trends in antiobesity medication use. Arch Intern Med 2003;163:1046–1050.
38. Jick H, Vasilakis C, Weinrauch LA, Meier CR, Jick SS, Derby LE. A population-based study of appetite-suppressant drugs and the risk of cardiac-valve regurgitation. N Engl J Med 1998;339:719–724.
39. Khan MA, Herzog CA, St Peter JV, et al. The prevalence of cardiac valvular insufficiency assessed by transthoracic echocardiography in obese patients treated with appetite-suppressant drugs. N Engl J Med 1998;339:713–718.
40. Weissman NJ, Tighe JF Jr, Gottdiener JS, Gwynne JT. An assessment of heart-valve abnormalities in obese patients taking dexfenfluramine, sustained-release dexfenfluramine, or placebo. Sustained-Release Dexfenfluramine Study Group. N Engl J Med 1998;339:725–732.
41. Kernan WN, Viscolli CM, Brass LM, et al. Phenylpropanolamine and the risk of hemorrhagic stroke. N Engl J Med 2000;343:1826.
42. Bray GA, Blackburn GL, Ferguson JM, et al. Sibutramine produces dose-related weight loss. Obes Res 1999;7:189–198.
43. Fujioka K, Seaton TB, Rowe E, et al. Weight loss with sibutramine improves glycaemic control and other metabolic parameters in obese patients with type 2 diabetes mellitus. Diabetes Obes Metab 2000;2:175–187.
44. Guerciolini R. Mode of action of orlistat. Int J Obes Relat Metab Disord 1997;21(suppl 3):S12–23.
45. Heck AM, Yanovski JA, Calis KA. Orlistat, a new lipase inhibitor for the management of obesity. Pharmacotherapy 2000;20:270–279.
46. Tonstad S, Pometta D, Erkelens DW, et al. The effect of the gastrointestinal lipase inhibitor, orlistat, on serum lipids and lipoproteins in patients with primary hyperlipidaemia. Eur J Clin Pharmacol 1994;46:405–410.
47. Hukshorn CJ, Saris WH, Westerterp-Plantenga MS, Farid AR, Smith FJ, Campfield LA. Weekly subcutaneous pegylated recombinant native human leptin (PEG-OB) administration in obese men. J Clin Endocrinol Metab 2000;85: 4003–4009.
48. Flint A, Raben A, Astrup A, Holst JJ. Glucagon-like peptide 1 promotes satiety and suppresses energy intake in humans. J Clin Invest 1998;101:515–520.
49. Batterham RL, Cohen MA, Ellis SM, et al. Inhibition of food intake in obese subjects by peptide YY3–36. N Engl J Med 2003;349:941–948.
50. Ettinger MP, Littlejohn TW, Schwartz SL, et al. Recombinant variant of ciliary neurotrophic factor for weight loss in obese adults: a randomized, dose-ranging study. JAMA 2003;289:1826–1832.
51. Cota D, Marsicano G, Tschop M, et al. The endogenous cannabinoid system affects energy balance via central orexigenic drive and peripheral lipogenesis. J Clin Invest 2003; 112:423–431.
52. Bent S, Tiedt TN, Odden MC, Shlipak MG. The relative safety of ephedra compared with other herbal products. Ann Intern Med 2003;138:468–471.

第 3 章　微创减肥外科的发展历史

Iselin Austrheim-Smith, Stacy A. Brethauer, Tomasz Rogula 和 Bruce M.Wolfe

当代微创减肥外科是减肥外科和微创外科这两个既独立又相辅相成的领域共同发展的结果，最终两者融为一体。因此，在微创减肥外科技术的建立和推广之前，微创外科历经了从早期萌生到先进的腹腔镜手术应用的演变过程。同样，微创减肥外科学的建立，是应用先进的微创技术进行传统减肥外科手术的结果。

历史沿革

目前，人们已经认识到病态肥胖属于一种致命性疾病，能够引起多种并发症，不过这一认识过程却来之不易。在当代医学发展之前，超重被视为富裕和权威的象征。在现代医学发展过程中，早期治疗肥胖症的方法是以上下颌固定术（jaw wiring）为代表的[1]。虽然理论上可行，但是手术后患者仍可摄入高热量流质食物，其减肥效果极差。此外，牙齿不能长期承受上下颌固定，因而迟早要移除固定。其他问题还包括难以保持口腔卫生、牙齿感染、呕吐造成的各种危险、上呼吸道感染、局部疼痛、缝线脱落以及体重反弹率高等问题[1]。因此，人们认识到需要一个永久的减肥手术，且可长期保持减肥效果而不复发。

限制营养吸收性手术的萌生

当代肥胖症外科始于 20 世纪 50 年代，其原理是通过外科手术造成短肠综合征以缩短小肠长度，导致继发性吸收不良，起到治疗病态肥胖并维持减轻的体重的理想效果[2-3]。空肠 – 结肠旁路术(图 3-1)最先被采用，因其所引起严重的吸收不良和难以控制的腹泻、脱水、电解质紊乱和肝功能异常等并发症，该术式已经被废弃，而被空肠 – 回肠旁路术所取代(图 3-2)。尽管对其作用机制和相对较高的并发症发生率缺乏科学研究，但是该术式在 20 世纪 60 年代末期及 70 年代初仍然大为流行[4]。虽然长期体重减轻个体差别大，但是 65% 的患者可以维持在平均减少≥50% 多余体重的水平[4]。空肠 – 回肠旁路术不仅奠定了限制营养吸收性手术的基础，而且为减肥外科学开辟了先河[5]。

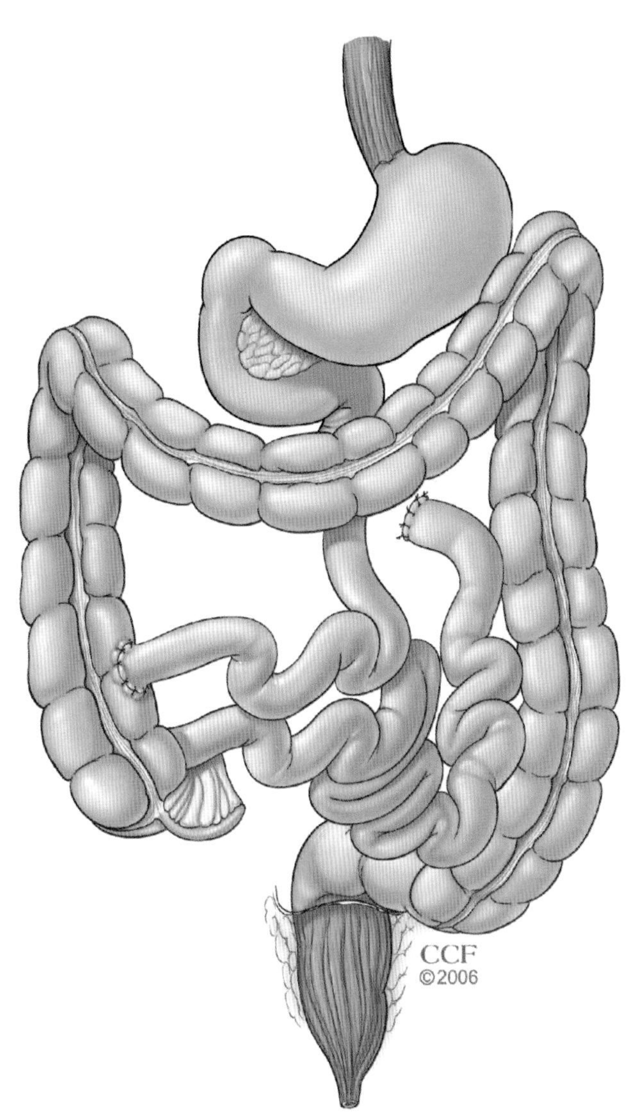

图 3-1　空肠 – 结肠旁路术
(Courtesy of the Cleveland Clinic Foundation.)

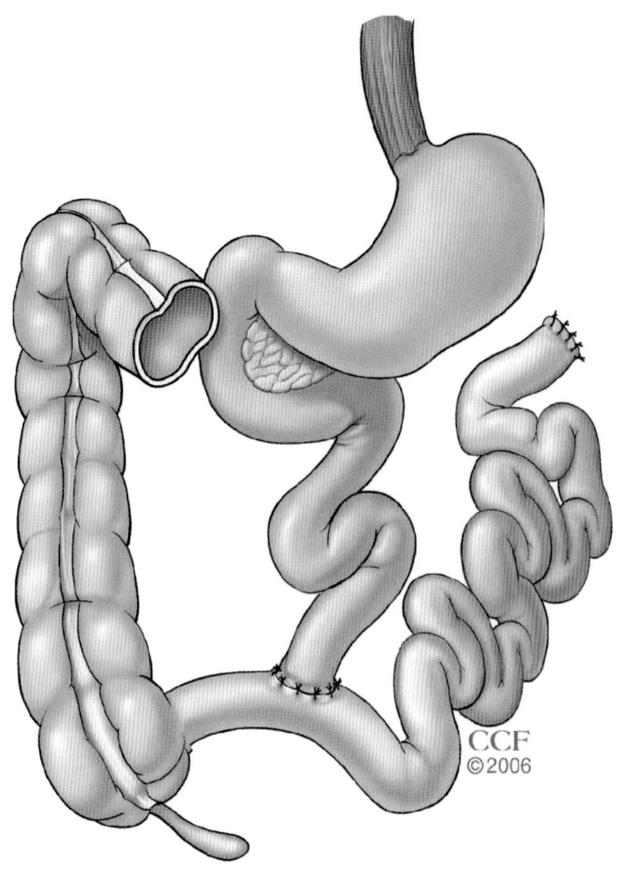

图 3-2 空肠 – 回肠旁路术
（Courtesy of the Cleveland Clinic Foundation.）

手术减肥的机制

通过手术造成的短肠综合征，限制了营养在肠道的吸收，因而最初认为其导致的腹泻是体重减轻的原因。但是，考虑到直肠并发症和强烈的肛门刺激，人们逐步认识到造成体重减轻的真正原因是患者为缓解其腹泻症状减少热量的摄入 [6]。这个推测在 20 世纪 70 年代中期通过严谨的代谢平衡研究得到证实，其中在这些小肠旁路的患者中，食物摄入量的减少是体重减轻的最主要原因 [7-8]。这种摄入量减少不仅由腹泻引起，也和患者通过自我适应所建立的新的进食习惯有关 [6]。患者很快就意识到，如果要控制腹泻并足以使他们能够参加各种社会活动，在有勇气迈出家门之前，应尽量减少脂肪和其他营养物质摄入。此外，总摄入量减少，特别是在脂肪摄入减少的过程中，需要避免电解质和矿物质的严重丢失，以避免致命的低血钾、低血钙及其他物质缺乏。虽然由远端肠道腔内营养素引起的神经内分泌信号的作用机制尚不明确，但是它可能有效促进减少摄食量。

并发症

频繁的腹泻和胃肠胀气是影响患者社交活动的主因。实际上，术后严重并发症的发生是人们放弃单纯性限制营养吸收性手术的主要原因，尤其是钾、钙、镁的丢失是一种持续存在的风险，经常导致患者再次住院处理。由这些电解质丢失引起患者死亡的病例也见诸报道。其他营养素缺乏往往发生在术后较长时间内，包括维生素缺乏所引起的继发性神经病变、骨质脱钙（骨质疏松）和蛋白质营养不良。还有一些并发症似乎一定程度上与旷置肠道内细菌的活性有关，如肝溶解和关节炎。肠腔内钙、脂肪酸和草酸盐吸收改变导致摄入的草酸盐被过度吸收，引起继发性肾结石或慢性肾衰竭 [6]。Scopinaro 等 [9] 的研究显示，绝大多数空肠 – 回肠旁路术后不良副作用的产生是由于旷置肠道内细菌过度生长产生的毒素引起的。尽管持续存在某些营养物质的吸收不良、肝溶解、关节炎以及肾结石，但随着机体对短肠综合征的进一步适应，对糖类的消化和吸收能力明显增加，患者体重将会停止减轻，出现不同程度反弹，甚至可以重返到原先水平 [6]。所以，当我们设计新的减肥手术方式时，绝不能忘记这种单纯性限制营养吸收性手术的失败经历。

限制胃容量性手术

为了应对肠道旁路术治疗病态肥胖的广泛应用，及其存在的并发症和死亡率问题，爱荷华大学的 Mason 和 Ito 在 1966 年着手设计一种概念全新的减肥手术方法，通过限制胃容量起到减肥效果 [10]。他们曾观察到接受胃部分切除术治疗消化性溃疡病的女性患者术后体重难以增加，且能够维持低体重状态这一现象。最初他们的方式是重建一个容积为 100 ~ 150ml 的小胃囊，进行毕Ⅱ袢式胃空肠吻合（图 3-3）。在 20 世纪 70 年代后期，他们又把空肠毕Ⅱ式吻合改为 Y 型吻合，并成为一种主流术式，这种术式具有抗胆汁反流性食管炎和胃炎的作用 [11]。1979 年，Mason 开始进行胃旁路术，这包括建立更小的胃囊、胃横断、采取不同长度的空肠袢进行 Y 型吻合。

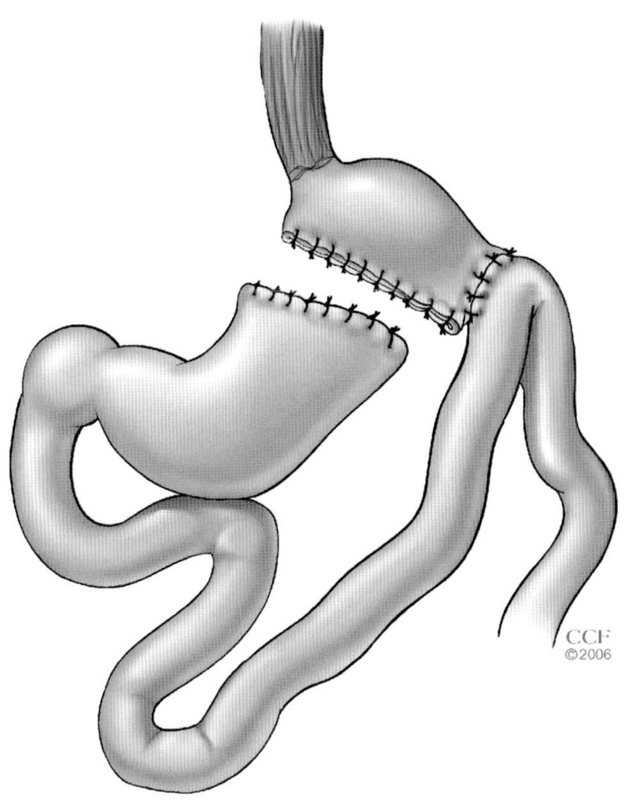

图 3-3　Mason 和 Ito 所开展的袢式胃－空肠吻合胃旁路术 [10]
（Courtesy of the Cleveland Clinic Foundation.）

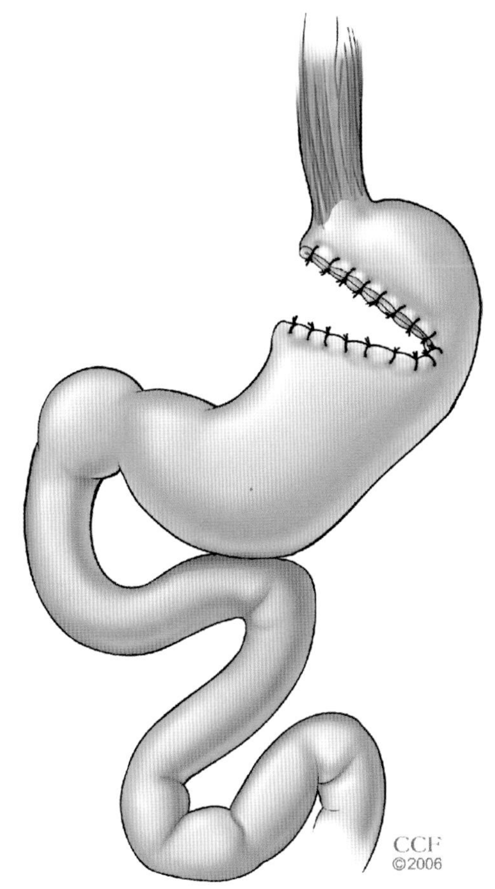

图 3-4　水平部分横断胃成形术
（Courtesy of the Cleveland Clinic Foundation.）

胃成形术

Mason 等在他们早期临床实践中，已经开始关注胃旁路术后早期发生的各种并发症。因此，他们采用不同类型的胃成形术，尝试建立胃容量限制性手术的方法。设计各种相对简单的术式，并对胃进行分割（图 3-4）[12-13]。在 20 世纪 70 年代后期，因为限制胃容量性手术相对安全，被证明普遍有效（至少手术后短期内有效），该术式便成为大多数减肥外科医生的选择 [11]。

该术式于 1971 年被推出，其治疗理念是在胃上部建立小胃囊以限制食物和液体的摄入，小的流出道可以控制食物和液体注入小肠的速度 [6]。胃成形术确实比胃旁路术更具优势，如操作简单、相对安全。但是，胃成形术患者需要倍加小心地选择食物，因为它缺少胃旁路术吸收不良的肠道 [6]。分割的胃囊和胃体间通道的扩张，被认为是手术迅速失败的原因。由于胃成形术后减肥效果差，再次进行修正性手术很普遍。对此，Mason 等设计了垂直胃绑带术（VBG）（图 3-5），他们使用人工网片环或硅胶环对分割胃和胃体间的通道进行加固。

垂直胃绑带术（VBG）

20 世纪 80 年代中后期，垂直胃绑带术 (VBG) 在美国已成为一种普遍采用的减肥手术方法，因为这种减肥方法远期效果不理想，因此开展了多项 VBG 与胃旁路术疗效比较的随机临床试验 [14-15]。这些研究共同显示，胃旁路术比 VBG 具有更优的减肥效果，使得 20 世纪 90 年代中期 Y 型胃旁路术逐渐成为一种主流减肥术式。

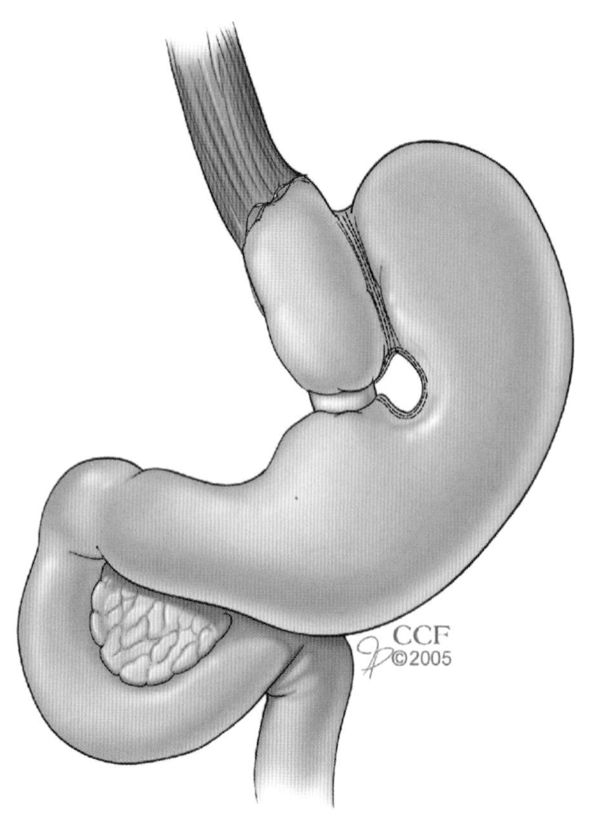

图 3-5　垂直胃绑带术
（Courtesy of the Cleveland Clinic Foundation.）

胃绑带（Gastric Banding）

20 世纪 80 年代初，Wilkinson、Peloso、Kolle、Molina 和 Oria 首先开展该手术（图 3-6）[5]。最初的手术方法是使用固定的捆绑带创建一个狭窄的胃流出道。目前，该手术过程包括放置一个可充盈的硅胶带，包绕胃上部使其与皮下的储液泵连接，允许对捆绑带进行调节（图 3-7）。

限制营养吸收和限制胃容量相结合的手术

新型的限制营养吸收性手术主要包括胆－胰转流术（BPD）和十二指肠转位术（DS）。Scopinaro 等 [9] 首创了胆－胰转流术，并借鉴了限制胃容量性手术与限制营养吸收性手术的优点，形成这种新的减肥术式，且比胃旁路术减肥效果更加明显。他们推测通过预防旁路肠道的废用，让旁路肠道内的胆、胰液持续向前流动，可避免肠旁路术后难以控制的各种并发症。Scopinaro 等 [16] 首先用狗进行实验，设计出这种新的治疗病态肥胖的限制营养吸收性手术方法，避免了空肠－回肠旁路术后并发症。基于实验研究，这种新的胆－胰转流术需进行胃部分切除和摄入的营养物质与胆、胰液在肠道的远处混合。在通过胃部分切除术限制胃容量的基础上，所摄入食物消化吸收的延迟，起到了限制营养吸收的作用（图 3-8）。

Marceau[17]、Hess DS 和 Hess DW 等 [18] 对 BPD 进行了改良，手术包含十二指肠转位术（DS），通过吻合幽门下十二指肠与空肠 Y 型长袢，保留胃部分切除的幽门（图 3-9）[17-18]。

此类减肥手术产生和维持体重减少的作用机制需要进一步研究明确。限制胃容量性手术可以机械性地

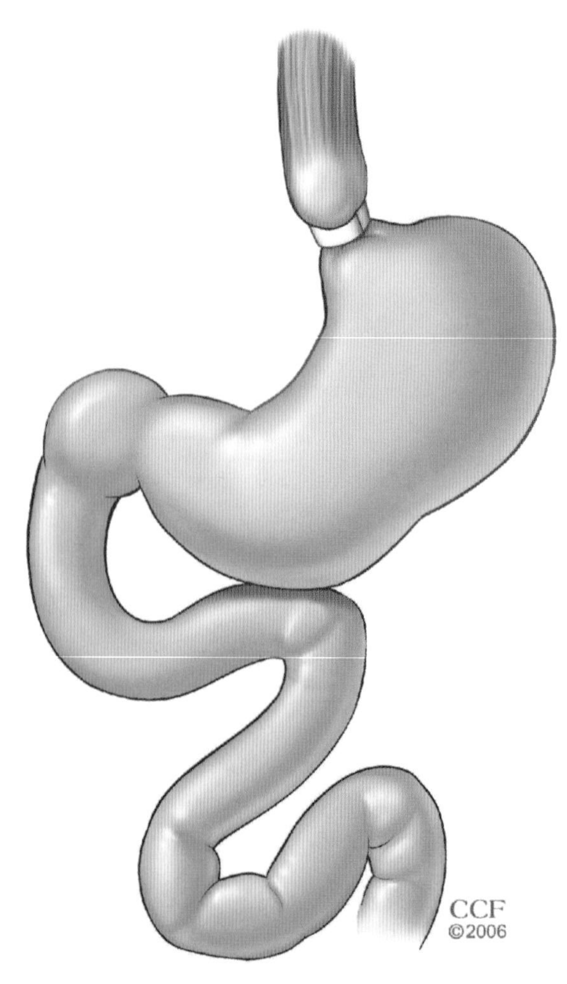

图 3-6　非调节性胃绑带术
（Courtesy of the Cleveland Clinic Foundation.）

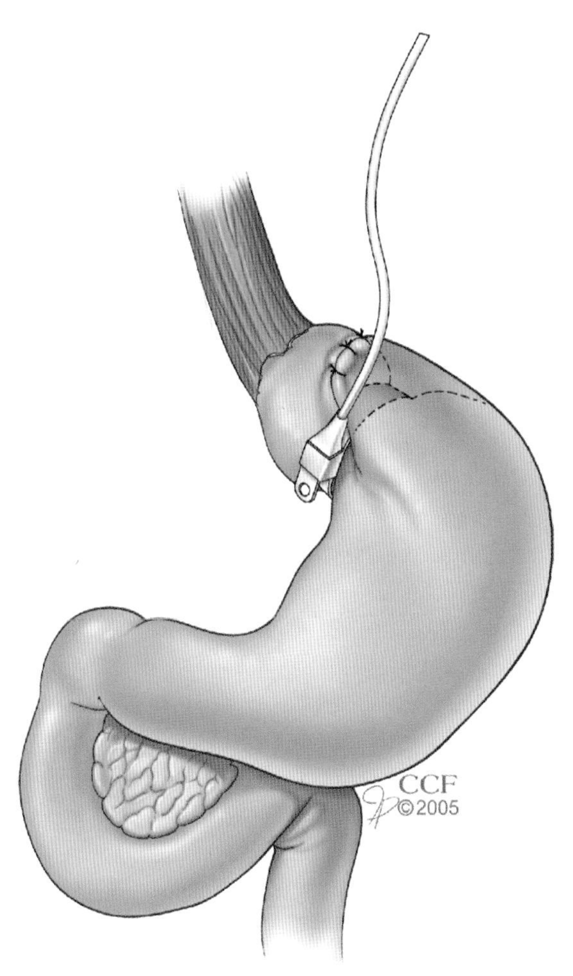

图 3-7　腹腔镜可调节性胃绑带术
（Courtesy of the Cleveland Clinic Foundation.）

限制每次食物摄入量，如果小胃囊过度膨胀或发生呕吐这种令人不快的经历可形成负反馈调节，激发患者习得性行为改变，减少食物摄入，另外，倾倒综合征和腹泻同样可刺激与改变进食行为。大分子营养物质的吸收不良可通过中枢神经系统食欲和饱腹感中心的神经内分泌信号刺激，起到减肥作用。

微创减肥外科手术

20 世纪 90 年代初微创技术开始用于减肥外科治疗，早期的腹腔镜减肥手术是限制胃容量性手术。1993 年最初的报道是放置一个固定的硅橡胶胃捆绑带 [19]，之后则是腹腔镜下放置可调节性胃绑带术 [20]。腹腔镜手术效果可以与开腹手术相媲美，但在技术上需进行必要的调整，以减少捆绑带位置不当、脱相关的等并发症。自早期报告以来，临床上对腹腔镜可调节性胃绑带术（LAGB）的经验已相当丰富，目前采用部分松弛技术以减少胃脱垂的发生 [21]。2001 年美国 FDA 批准 LAGB 临床应用，与胃旁路术相比，由于其技术难度稍低、并发症发生率及死亡率更低，正变得越来越流行。

过去的 40 年中，曾有许多不同的旁路术式在临床使用，但是 Y 型胃旁路术被誉为最有效和减肥效果最稳定的术式。由于腹腔镜技术在进行其他普通外科手术时所显示的优越性，因此，采用腹腔镜微创外科方法进行减肥手术也是情理之中的事。1994 年，Wittgrove 等 [22] 证明腹腔镜胃旁路术的可行性。之后进行的小规模研究报告了通过腹腔镜技术进行减肥手术，减肥效果和对肥胖合并症的治疗效果与

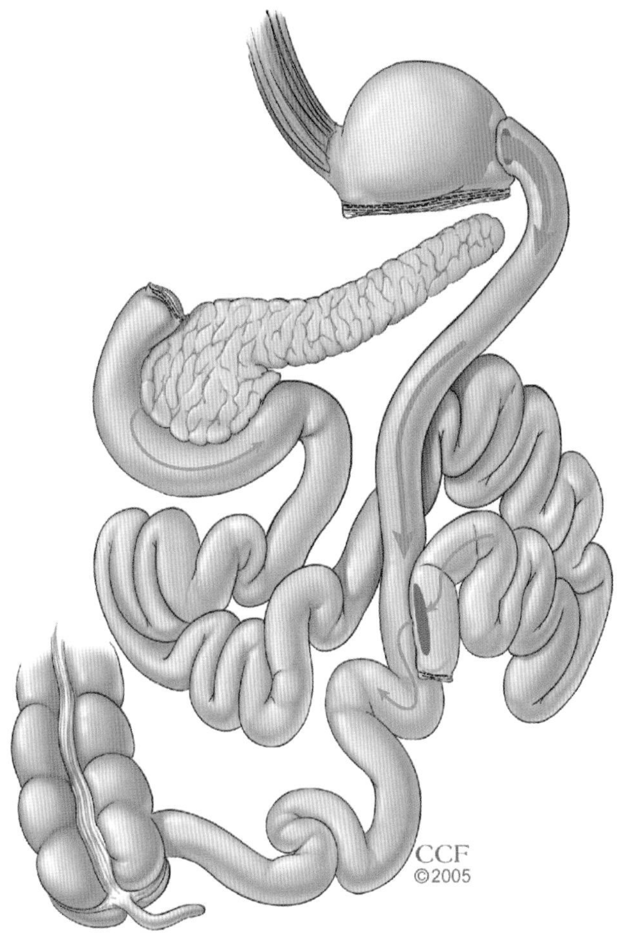

图 3-8　胆—胰转流术
（Courtesy of the Cleveland Clinic Foundation.）

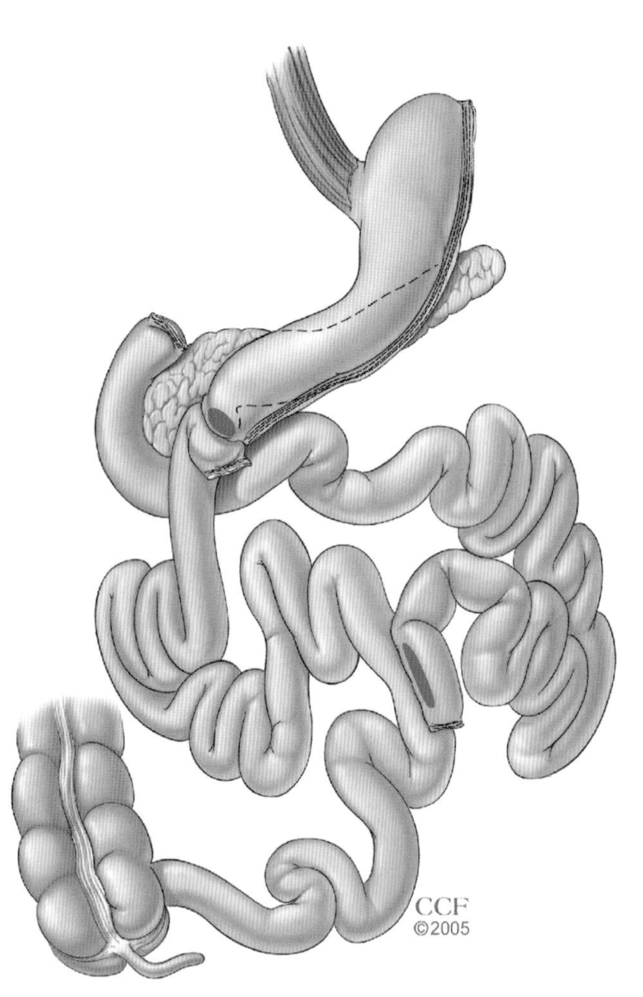

图 3-9　十二指肠转位术
（Courtesy of the Cleveland Clinic Foundation.）

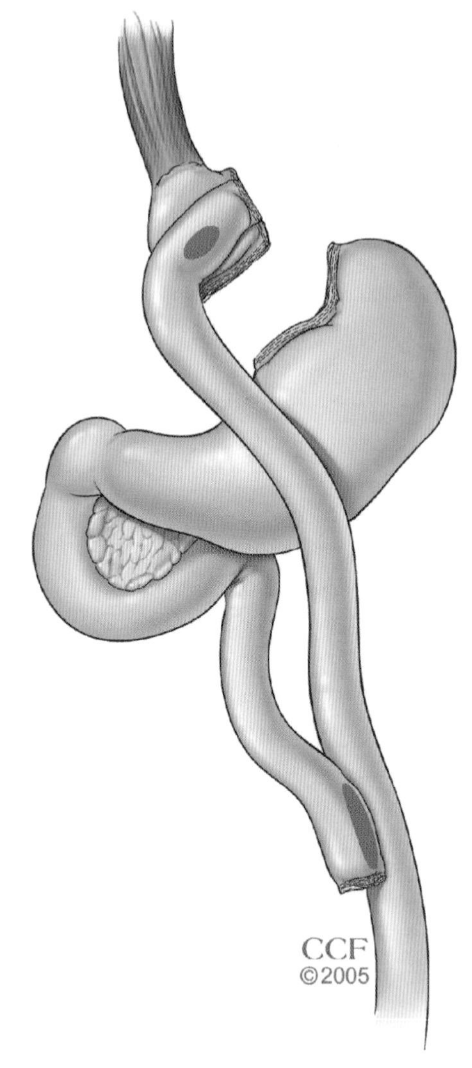

图 3-10　Y 型胃旁路术
（Courtesy of the Cleveland Clinic Foundation.）

开腹手术相同[23-24]。自此，已经有许多大型临床研究证明了腹腔镜 Y 型胃旁路术（RYGB）的安全性和有效性[25-29]，其中包括三个比较腹腔镜与开腹两种方式下 Y 型胃旁路术的随机临床对照试验[30-32]。一些学者主张使用手辅助腹腔镜进行胃旁路术以克服难以逾越的学习曲线[33-35]。虽然这些研究所涉及的特殊部分的手术技术大相径庭，但是从解剖学角度讲，腹腔镜 RYGB 与开腹 RYGB 手术一致（图 3-10）。胃空肠吻合技术的方法可以有所不同，但主要包括三个常用技术。Wittgrove 等仍然使用最初描述的经口放置管状吻合器钉砧进行吻合的方法，其并发症发生率低。现还有其他方法（包括手工缝合或应用线性缝合器），但是对外科医生的偏好和经验而言，没有发生划时代的演变。

Gagner 于 1999 年开展了第一例腹腔镜 BPD/DS，目前有七个共包括 467 例患者的系列报道证明腹腔镜 BPD 或 DS 的可行性[36]。这个手术在技术上相当困难，只有少数有丰富开腹经验的外科医生才能胜任。Rabkin 等[37]报告的例数最多，共 345 例，他采用手辅助腹腔镜技术。与胃旁路术或胃绑带术比较，腹腔镜BPD/DS并发症发生率更高，死亡率高达5% [36]。在与其他腹腔镜减肥手术进行充分比较之前，还需对这种手术积累更多的经验。

除此之外，还有其他一些微创减肥手术方法。美国和欧洲已经对腹腔镜胃起搏导线安置术进行过评估，这种手术后2年，平均多余体重平均降低大约20%，对于经过严格挑选的患者，效果更加明显 [38]。内镜胃内球囊放置与饮食调整结合除了可以作为主要减肥方法使用外 [39]，还可在减肥手术前或其他手术前应用，以短期减轻患者体重 [40]。

未来10年，减肥外科领域更多新的发展将会层出不穷。目前微创减肥外科仍然处于相对初级的阶段，仍存在许多机会来完善目前所使用的手术方法，并进一步设计研发新的术式。随着新技术的涌现，自然腔道内和经胃手术将会进一步发展，并将取得良好的减肥效果并降低并发症的发生。

（周岩冰　译）

参考文献

1. Rodgers S, Burnet R, Goss A, et al. Jaw wiring in treatment of obesity. Lancet 1977;1:1221–1222.
2. Kremen AJ, Linner JH, Nelson CH. An experimental evaluation of the nutritional importance of proximal and distal small intestine. Ann Surg 1954;140:439–448.
3. Rucker RD Jr, Chan EK, Horstmann J, Chute EP, Varco RL, Buchwald H. Searching for the best weight reduction operation. Surgery 1984;96:624–631.
4. Deitel M. Overview of operations for morbid obesity. World J Surg 1998;22:913–918.
5. Buchwald H. Overview of bariatric surgery. J Am Coll Surg 2002;194(3):367–375.
6. Mason EE. Surgical Treatment of Obesity. Philadelphia, London, Toronto: WB Saunders, 1981.
7. Bray GA, Barry RE, Benfield JR, Castelnuovo-Tedesco P, Rodin J. Intestinal bypass surgery for obesity decreases food intake and taste preferences. Am J Clin Nutr 1976; 29:779–783.
8. Condon SC, Janes NJ, Wise L, Alpers DH. Role of caloric intake in the weight loss after jejunoileal bypass for obesity. Gastroenterology 1978;74:34–37.
9. Scopinaro N, Gianetta E, Civalleri D, Bonalumi U, Bachi V. Bilio-pancreatic bypass for obesity: II. Initial experience in man. Br J Surg 1979;66:618–620.
10. Mason EE, Ito C. Gastric bypass in obesity. Surg Clin North Am 1967;47(6):1345–1351.
11. Deitel M. Surgery for the Morbidly Obese Patient. Philadelphia: Lea & Febiger, 1989.
12. Gomez CA. Gastroplasty in the surgical treatment of morbid obesity. Am J Clin Nutr 1980;33(2 suppl):406–415.
13. Pace WG, Martin EW Jr, Tetirick T, Fabri PJ, Carey LC. Gastric partitioning for morbid obesity. Ann Surg 1979;190: 392–400.
14. Sugerman HJ, Londrey GL, Kellum JM, et al. Weight loss with vertical banded gastroplasty and Roux-Y gastric bypass for morbid obesity with selective versus random assignment. Am J Surg 1989;157:93–102.
15. Hall JC, Watts JM, O'Brien PE, et al. Gastric surgery for morbid obesity. The Adelaide Study. Ann Surg 1990;211: 419–427.
16. Scopinaro N, Gianetta E, Civalleri D, Bonalumi U, Bachi V. Bilio-pancreatic bypass for obesity: I. An experimental study in dogs. Br J Surg 1979;66(9):613–617.
17. Marceau P, Hould FS, Potvin M, Lebel S, Biron S, Biliopancreatic diversion (duodenal switch procedure). Eur J Gastroenterol Hepatol 1999;11(2):99–103.
18. Hess DS, Hess DW. Biliopancreatic diversion with a duodenal switch. Obes Surg 1998;8:267–282.
19. Catona A, Gossenberg M, La Manna A, Mussini G. Laparoscopic gastric banding: preliminary series. Obes Surg 1993; 3(2):207–209.
20. Catona A, La Manna L, La Manna A, Sampiero C. Swedish adjustable gastric banding: a preliminary experience. Obes Surg 1997;7(3):203–205; discussion 206.
21. O'Brien PE, Dixon JB, Laurie C, Anderson M. A prospective randomized trial of placement of the laparoscopic adjustable gastric band: comparison of the perigastric and pars flaccida pathways. Obes Surg 2005;15(6):820–826.
22. Wittgrove AC, Clark GW, Tremblay LJ. Laparoscopic gastric bypass, Roux-en-Y: preliminary report of five cases. Obes Surg 1994;4(4):353–357.
23. Wittgrove AC, Clark GW. Laparoscopic gastric bypass, Roux-en-Y: experience of 27 cases, with 3–18 months follow-up. Obes Surg 1996;6(1):54–57.
24. Wittgrove AC, Clark GW, Schubert KR. Laparoscopic gastric bypass, Roux-en-Y: technique and results in 75 patients with 3–30 months follow-up. Obes Surg 1996;6(6):500–504.
25. DeMaria EJ, Sugerman HJ, Kellum JM, et al. Results of 281 consecutive total laparoscopic Roux-en-Y gastric bypasses to treat morbid obesity. Ann Surg 2002;235(5):640–645; discussion 645–647.
26. Higa KD, Ho T, Boone KB. Laparoscopic Roux-en-Y gastric bypass: technique and 3-year follow-up. J Laparoendosc Adv Surg Tech A 2001;11(6):377–382.
27. Papasavas PK, Hayetian FD, Caushaj PF, et al. Outcome analysis of laparoscopic Roux-en-Y gastric bypass for morbid obesity. The first 116 cases. Surg Endosc 2002; 16(12):1653–1657.
28. Schauer PR, Ikramuddin S, Gourash W, et al. Outcomes after laparoscopic Roux-en-Y gastric bypass for morbid obesity. Ann Surg 2000;232(4):515–529.
29. Wittgrove AC, Clark GW. Laparoscopic gastric bypass, Roux-en-Y—500 patients: technique and results, with 3–60 month follow-up. Obes Surg 2000;10(3):233–239.
30. Lujan JA, Frutos MD, Hernandez Q, et al. Laparoscopic versus open gastric bypass in the treatment of morbid obesity: a randomized prospective study. Ann Surg 2004; 239(4):433–437.
31. Nguyen NT, Goldman C, Rosenquist CJ, et al. Laparoscopic versus open gastric bypass: a randomized study of outcomes, quality of life, and costs. Ann Surg 2001;234(3): 279–289; discussion 289–291.
32. Westling A, Gustavsson S. Laparoscopic vs open Roux-en-Y gastric bypass: a prospective, randomized trial. Obes Surg 2001;11(3):284–292.

33. Rodriguez DI, Jackson JD Jr, Delcambre JB, et al. Hand-assisted laparoscopic (HAL) gastric partition with roux-en-Y intestinal bypass. Surg Technol Int 2004;12:87–102.
34. Gould JC, Needleman BJ, Ellison EC, et al. Evolution of minimally invasive bariatric surgery. Surgery 2002;132(4):565–571; discussion 571–572.
35. Sundbom M, Gustavsson S. Hand-assisted laparoscopic Roux-en-Y gastric bypass: aspects of surgical technique and early results. Obes Surg 2000;10(5):420–427.
36. Gagner M, Matteotti R. Laparoscopic biliopancreatic diversion with duodenal switch. Surg Clin North Am 2005;85(1):141–149, x–xi.
37. Rabkin RA, Rabkin JM, Metcalf B, et al. Laparoscopic technique for performing duodenal switch with gastric reduction. Obes Surg 2003;13(2):263–268.
38. Shikora SA. "What are the Yanks doing?" the U.S. experience with implantable gastric stimulation (IGS) for the treatment of obesity—update on the ongoing clinical trials. Obes Surg 2004;14(suppl 1):S40–48.
39. Hodson RM, Zacharoulis D, Goutzamani E, et al. Management of obesity with the new intragastric balloon. Obes Surg 2001;11(3):327–329.
40. Doldi SB, Micheletto G, Di Prisco F, et al. Intragastric balloon in obese patients. Obes Surg 2000;10(6):578–581.

第4章 减肥外科医师成功的三要素：技能、学识、公道

James C. Rosser, Jr. 和 Liza Eden Giammaria

现代美国社会正面临着成年人（20～74岁）超重和肥胖症高发病率的巨大挑战。1976—1980年，在对20～74岁成年人进行的第二次国家健康与营养调查研究（NHANESⅡ）结果表明，47%的成年人超重（BMI≥25），15%达到肥胖症标准（BMI≥30）；而1988—1994年的第三次调查（NHANESⅢ）显示56%成年人为超重，而肥胖症发病率达到23%；第四次调查（NHANESⅣ，1999—2000）结果更表明超重人口比重为64%，肥胖症发病率更达到31%。新近一些统计结果表明，超重和肥胖症的发病率在未来仍然呈上升趋势[1]。

肥胖症的发病率在一些少数族群普遍较高，尤其是非裔、墨西哥裔、北美土著、太平洋群岛、波多黎各和古巴裔的妇女。这些少数族群人口的数量在美国越来越多，这也是造成肥胖症发病率逐渐增高的原因之一。因此，应尽快重视和解决肥胖问题。肥胖问题不只是美国面临的问题，它也是世界多个国家面临的问题，这是社会进步和发展的代价。长期饮食控制和运动是战胜人类肥胖问题的重要对策，不过，这些措施的短期效果也许不显著。而对于已患肥胖症的人群，通过饮食控制和运动往往并不奏效，他们需要寻求其他的治疗方法。

目前，已具有减肥手术指征的人口数目巨大。美国有1400万人的BMI为36～39，只有同时合并肥胖并发症的人符合目前的手术指征。尽管有这个限制，但仍然有相当多的人满足目前手术治疗的指征。此外，有800万人的BMI达到40以上[1]。显然现在美国需要接受减肥手术治疗的人数众多。随着一些备受瞩目的名人公开透露他们也选择了手术来治疗肥胖，这项治疗带来的公众羞耻感也减轻了。随后，减肥手术迅速普及，并产生巨大的需求效应，手术量从2000年的5500例增长到2001年的77000例。2002年共进行了116000例手术，其中有15000例为腹腔镜可调节性胃束带术。2004年的手术量为140000例，约有25000例腹腔镜可调节性胃束带手术。最近的统计显示手术量仍然呈增长趋势，在2006年共进行了20万例以上的手术。

具备资格并能安全施行这类手术的外科医师数量的增长无法像需求增长得那样快。在2000年，有将近500位普外科医师将减肥手术作为他们的主要工作。在2001年，这个数量增长到696位，2002年有865位，2003年有1143位，2004年有1500多位。很多人认为大型医学中心可以扩大手术量以满足需求，然而实际上并不这样，这些大型医学中心的平均病例增长率每年仅为33%。同时，以腹腔镜进行此类手术已成趋势。Schauer等报道[2]，减肥手术的学习曲线在目前所有的微创手术中最为漫长，对于手术技巧的高要求，使得培养优秀减肥外科医师变得较为困难。手术风险的增加和医疗保险支付的减少也同时造成了可以安全进行这项手术的合格外科医师的短缺。这个现状部分是由于许多保险公司不为这个治疗提供保险造成的。

所有这些因素都使医学院校和教学医院在培训此类外科医师时承受着巨大压力，因为传统教育模式并不能高效地培养出所需要的人才数量。外科医师必须掌握高超的手术技能和知识基础，才能为患者提供全面的治疗并以微创的方式进行这些手术。同时，有志向的减肥外科医师其动力不能仅仅是为了增长经验和挣钱。他们还必须给予那些缺乏社会认同感的患者以支持，这些患者不仅承受着来自于身体上过量脂肪组织的负担，而且还会在社会上和工作中被歧视[3]。应该不断寻找新的手段来帮助这些患者。

技能

成功且安全地进行腹腔镜减肥手术所需要的技能包括定位准确性、二维空间操作灵巧性以及双手

的精确协调性，对于这些基本技能的要求不应是基本掌握，而应是高超水平。此外，外科医师不应该只依靠科技来达到手术的高效和患者的安全。他们必须具有在设备故障时也能够保护患者安全并成功完成手术的技能。他们能够在内镜引导下熟练地进行体内缝合，尽管这在腹腔镜下是最难完成的。但是如果想达到与开放手术一样的安全性，那么这项技能绝对是必不可少的。

过去认为缝合技术的学习与掌握需要长期的、高强度的训练。对于需求日益增加的减肥手术，缝合是一项必需的技能，而非辅助技术。目前已经建立了许多培训课程和设施来培训微创技术。加拿大McGill 的 Gerald Fried 等建立了 McGill 腹腔镜模拟培训和评价系统（MISTE），该体系已成为了美国胃肠内镜手术协会（SAGES）的腹腔镜外科基本技术（FLS）课程的基础，并且现在被美国外科医师学院和腹腔镜外科学会所采用。这些杰出的外科培训项目着重于外科基本技能的培训，而不仅仅是体内缝合的培训。

Rosser 腹腔镜技术和缝合技术精英培训项目是一个极具竞争力的互动培训课程，已证实它能有效且快速地培训腹腔镜技术和缝合技巧。对于这个培训项目的具体细节，一些文献中已有详细报道[4]。这个培训项目的组织结构良好，学生 / 教师比例推荐为 4∶1。Ⅰ级水平能在 1.5 天内达到。通过有效的预备性操练，学员可以获得进行体内缝合所需要的基本技能。随课程附送一张 CD-ROM 光盘，包括所有课件和缝合过程的详细指导。另外，该课程的一个显著特点是其所具有的大型数据库，该数据库可告诉学习者其技能在同行中所处的位置。其远程教学平台及在线继续学习功能也便于学员进一步提升自己的技能[5]。该培训项目提供难度渐增的系列课程，从Ⅰ级水平（基本技能和缝合课程），再到Ⅱ级水平（精通课程），再到Ⅲ级水平（吻合术课程）。

早期的微创培训项目，采用已接受培训的时间长短来作为量化评价标准。后来的培训实践显示，时间并不是唯一的培训效果评判标准，因为接受培训时间的长短并不能代表操作的准确性[6]。另外，像前文介绍的精英培训项目，为了达到良好的、无误的培训效果，要求较高的教师 / 学员比例，该限制使其不能培训大量学员[4]。而传统的电脑培训项目由于没有操作精确性的量化评价体系，所以不能体现培训所需要花费的代价。为了接受完整的培训，学员需要参加多个培训项目，从而培训的成本花费也随之增加，另外，学员的工作忙碌，使得自学的积极性大大减低[7]。

电脑训练项目的不足之处包括较低的可信度和对虚拟现场系统的依赖，这使得发明一种腹腔镜仪器设备和视频显示器的一体化培训系统成为必需。这个系统兼备视觉信息和触觉反馈，从而改善了外科医师的电脑训练项目[8]。一体化的培训系统也整合了一些可以解决计算机训练项目主要不足的方法，也就是不能评价外科医师操作精确度和操作有效性的问题。

Rosser 智能培训系统（RIP）提供给学员以复杂的器械操作培训，以及按大纲进行内镜外科技能和缝合技术的学习。从 2001 年起，它已成为 Rosser 精英培训项目的一个组件。该系统对学员技能的评价，已被证明可体现其外科经验和技能水平[4, 9]。该系统不仅仅测试学员所掌握的解剖知识，同时对学员对于操作的判断和意向也进行了评价。该系统对于每项技能的培训可进行细化，这迫使其在执行操作任务时可认识到其错误操作，因为每一个错误的操作都会被自动记录下来。这个系统还有一个声光系统，当有操作失误发生时即可提醒学员。这个系统是独立的培训系统的代表，它可极大减少培训过程中的人力成本。另外，该系统也包含有与精英培训项目类似的数据库，显然，这个系统是精英培训系统的升级，也是其他培训系统所需要努力的方向。

总的来说，必须强调的是，微创操作技能的学习、维持和熟练化是深化腹腔镜减肥手术和其他高级腹腔镜手术能力的基础。掌握这些技能对于一个外科医师减少在初始阶段手术并发症尤为关键，对减肥外科医师更是如此，一般认为减肥外科手术的学习曲线为 100 例手术[2]，这是所有微创外科当中最为漫长的。无论采用何种方式进行微创外科技能培训，初学和经验丰富的减肥外科医师均应做好为不断提升自己外科技能付出辛苦努力的准备。

知识

外科治疗营养状况紊乱的患者所需要的知识基础往往被低估。非本专业的人士认为减肥外科是基本胃肠外科的扩展延伸，不管是手术操作还是术后护理均与一般胃肠外科无异。但是如果一个人立志要成为一名成功的减肥外科医师，那么事实并非如此。减肥外科50多年的发展历程应该成为外科医师经常回忆的一部分，当评估一个新的手术方法时，需要把减肥手术的科学进化考虑进去。外科技能不是培训的唯一主旨，良好的手术结果需要优秀的外科判断力。优秀的外科医师不仅要知道怎样做，还要知道做什么和何时做。对于减肥外科医师的另外一个特别要求就是注重细节和技巧的习惯。这对于腹腔镜胃旁路手术尤其重要。一个人必须不断学习了解这些复杂的细节和它们的发生顺序。

此外，还需要掌握各种减肥手术的机制、手术效果和长期结果。所选择的手术方法不同，对长期治疗方案也需要进行相应调整。这不仅对首次接受手术的患者来说是必须的，对于那些之前做过手术并有过并发症或者要求修复手术的患者也很重要。外科医师必须了解手术并发症并知道怎样去治疗并发症，例如吻合口漏和继发于长时间极度扭转体位而无足够保护导致的术后脚底挤压综合征。

外科医师的知识不应止步于手术过程和围术期的治疗方面，应该理解肥胖和其并发症的病理生理改变。另外，有效掌握这些知识对于同患者和非外科同事进行教育和沟通至关重要。外科医师还必须纠正患者和非外科同事们对于减肥手术的许多误解。

对于一名成功的减肥外科医师，通过传统教育资源很难获得要求的全部技能和知识。目前的住院医师培训项目不可能在一定时期内在需求急剧扩大的减肥外科领域培养出足够多可胜任的外科医师。患者的需求和肥胖的快速流行为我们传统外科培训体系带来了挑战。同腹腔镜胆囊切除术的发展一样，医学院校对于临床需求变化的反应过慢，还没开始全力发展减肥外科教育。尽管存在这些问题，我们也不能重复过去的教育错误，即通过简易的、有限的动物课程来试图满足患者需求。

为期一年的专科临床培训历来着重于在某个专科领域进行专门和大量的培训。通过这个为期一年的培训，一名外科医师能够专业化学习减肥手术的知识和提高手术技巧。这是一个有效的、传统的培训系统，这些项目也获得越来越多的资助。但是该培训系统受限于、并将长期受限于培训基地数目的有限性，不可能满足目前将普通外科医师培训成减肥外科医师的大量需求。它也不能为那些想要转入到微创手术领域的有经验的减肥外科手术医生提供机会。对大多数外科医师来说，离开工作而接受一年的培训在经济上较难承担。

因此，应该考虑其他选择。不仅要符合传统培训的价值观，而且要足够灵活，以考虑到已工作的外科医师的实际情况。面对这些要求，短期培训体系是最切实可行的选择。在技术快速进步的情况下，骨科为应对快速增长的需求也有类似的调整（例如，手、肩膀、运动重建的短期培训项目）。当前减肥外科的短期培训项目所存在的一些不足之处必须得到解决。它应该增加与专家一起在临床工作的机会，培训课程和评价系统应更加完整，以对学员的技能和临床决断能力进行量化评价。

目前推荐的短期培训体系包含两个互为补充的单元：核心能力单元和临床能力单元。每个单元需要3周时间，但核心能力单元培训对于利用业余时间接受培训的外科医师，可能需要更长一些时间。核心能力单元是一个高度结构化的知识和技能发展项目，它能建立和提高一个人在微创环境下进行手术操作的能力。这个单元用客观评判参数来密切监测学员的进步。它包括正式讲座、相关材料复习、相关研究、实验室练习，以及通过手术现场见习和观看手术视频回放等。进一步的临床学习是观看顶尖外科医师手术技巧的系统性录像带，并同时配有该领域内其他外科医师的点评和解析。

该课程可灵活设计培训的侧重点。例如，核心能力单元可根据学员的专业领域，譬如减肥外科、结肠外科、胃肠外科等，对培训的重点进行相应调整。该项目局限于一小部分外科医师，因此，能给予每个参与者密切指导和关注。对每一个学员进行详细评价，对其提供反馈，并可作为未来培训合格的记录。该记录系统的基本体系与飞行员达标体系相类似。能否驾驶某种类型飞机的资格取决于两个主要因素，即知识和经验，而这两者又取决于花在飞行模拟器和实际飞机上的时间。经验可通过参与实际飞行上的时间来量化，而当中指导员的直接指导也是非常重要的。例如，要想成为一名合格的单引擎非商业飞机飞行员，必须有大约40小时的飞行记录。要想驾驶更先进的飞机，必须有驾驶比其稍简单飞机的一定的飞行时间。

航空训练的理念已被外科医师短期培训项目所采用。表4-1列出了需花在短期培训项目核心能力单元上每个部分的时间，总共有300多个学时。Rosser在1997年发起了这个项目，在那之后教授了6个课程，共培训了共38个学员。当时在同一时期内，只有6个学员完成了传统的1年专科培训项目。该培训项目有潜力培训出大量的学员，也有望成为许多外科医师更为现实的培训选择。但一个必须回答的问题是，这样的培训课程可否培养出优秀的微创外科医师。然而由于目前的现状是缺乏更好的培训体系、学员临床培训的不足以及传统的为期1年的专科培训体系缺乏有效的培训评价标准，短期培训项目的培训内容可补充学员接受培训时间的不足。该培训项目的另一个特点是学员更进一步被培养成培训老师，并且掌握本领域最新的知识和技能。这种"训练培训者"的方法使每一个完成短期培训项目的学员不仅能进行手术，而且能够培训其他人。

一旦完成了核心能力单元的学习，外科医师可继续进行为期6周的临床能力短期培训项目。

表4-1 每个部分平均需花费的时间

核心能力单元的组成部分	总小时数
基本、高级和精通水平层次的为床操作技能和缝合技术	94.0
9次动物操作	61.0
23次临床讲座	29.5
11次现场案例	29.0
18次光盘和录像案例	24.0
先进设备的了解和学习	21.25
11次高级微创手术过程的视频观摩学习	19.5
课程指导	15.0
多媒体和特殊训练	5.5
5次特殊手术过程解析	4.5
总计	303.25

Schauer医生之前在匹兹堡大学，并且最近又在克利夫兰医学中心发起了这样的培训项目，为学员提供临床实践操作的机会。然而，该培训项目引起了执照和诉讼问题。Schauer很好地解决了这些潜在问题，且他的项目是遵照当地和国家医学管理规章制度建立的。同时，该短期临床培训项目教授学员一些新兴的手术方法，并有效地缩短了学习曲线。未来也许有越来越多这样的培训项目，然而此类项目的数量将会受限于各地方、州和国家的规章制度。或许不是所有的州都允许开展这种创新的外科培训方法。不过，在其他国家开展类似的培训项目和建立培训中心也许是另一个可行的选择。这些国家具有稍简单的行医环境、出色的教学设施和独特的临床资料。但是学员在开始短期临床培训项目时需要谨慎，因为如果他没有完成核心能力培训单元的学习，临床学习的成效将会打折扣。核心能力单元的学习对学员知识和能力的提升将有助于临床培训的最大收益。

在完成了短期培训项目之后，外科医师就可开始为患者提供尖端的临床服务。但一开始如条件允许，应由一名经验丰富的外科医师对其进行指导，必要时与其一起完成手术。考虑到患者安全问题，应建立指南用以规定一个外科医师在何时才可以进行复杂的手术。培训和指导已成为资质认证的主要组成部分。例如，美国减肥外科协会（ASBS）已经出版了《减肥手术授权指南》，里面就要求强化外科培训和指导，因为在帮助外科医师进行一项新手术前，需要做很多事情，并且需要对这些新的手术方法进行论证，以达到预定的目标。

不幸的是，可开展培训的导师不多，该如何增加可提供培训的机会呢？远程医疗是一个潜在的解决方法。它使用远程交流互动的方法，由一个异地的医生来提供医疗服务。远程培训是远程医疗的一个主要部分，由一个异地的资深医师利用声频、音频和其他通讯技术为现场的医师提供实时指导和培训。通过采用临床教育机会（ECEO）拓展，不论患者和手术医师位于何处，一个资深的外科医师可通过远程培训和辅导帮助化解手术风险问题。

然而，除非有一个设计合理的培训方法和后继的培训效果评价体系，否则远程培训也不能达到预期的目标。Rosser提出了这样一个方法，其组成部分包括：①手术前评估和手术技能加强；②标准化手术方法的建立；③进行实际操作；④远程培训模拟实验室的使用；⑤远程医疗的应用。这个体系使得远程培训辅导的应用得到拓宽，患者的安全也得到加强[10]。

公道

尽管采用上述所有项目和策略，为确保营养状况紊乱的患者手术治疗成功，还需要加入另一个元素。仅拥有出色的外科技能不够，外科医师还必须支持和同情病态肥胖的患者，并为他们主持公道。许多外科医师更倾向于只做技术的佼佼者，但手术仅仅是治疗的第一步。外科医师必须注意到社会对于肥胖人群的漠视。这些营养状况紊乱的患者与肥胖的斗争是终生的，且必须每天都不断地坚持。减肥外科团队的其他成员可能更有资格去帮助患者解决这些问题，但外科医师必须是领导解决所有问题的核心人物。

作为一名为肥胖患者主持公道的人，其首先要意识到该疾病患者面临着独特的治疗挑战。这类患者有一些特殊的要求。例如，肥胖患者接待室里不应有带扶手的椅子；体检时要提供大号和超大号的纸质隔离衣；厕所的马桶要带基座，而不是悬挂在墙上，因为悬挂式马桶在患者坐下时会被压断而从墙上掉下来；空调温度要调到足够低，这样肥胖患者才不会大量流汗；工作人员在和肥胖患者交流时要很小心，避免直接或者暗示患者是肥胖的。他们应该考虑到，并且对这些患者的活动受限和动作缓慢表示尊重。工作人员也要认识到许多患者对自己的体重极度敏感，因此，秤要放在隐蔽的地方，所有的检查都要在单独的房间进行。工作人员在和患者以及其他同事说话时要谨慎小心，患者对不小心听到的评价会断章取义，而使得其不愿透露一些对于成功治疗非常关键的信息。

为患者主持公道就需要认识到肥胖患者所受到的社会歧视，社会公众认为肥胖不是一种病，而是自我摧残和自我约束能力差的表现。然而根据美国国立卫生研究院（NIH）和其他的医学团体的声明[11]，肥胖的确是一种病，而且病态肥胖最可靠的治疗手段就是手术。尽管这样，许多人仍然认为肥胖的人仅仅是缺乏意志力，因此不值得关注，不需像其他疾病一样去接受治疗。目前现状是，滥用药物成瘾者比病态肥胖的人更受尊重和受到更好地对待。对体型的歧视是制度化偏见的最后壁垒。在我们的社会中，肥胖患者承受着不人道的嘲笑、歧视和不公对待。在电视和电影中，肥胖被作为讽刺性喜剧的基础。胖人经受着工作歧视、公共设施缺乏、语言讽刺、社会排斥和孤立。由于医疗保险的限制，患有肥胖这个已知疾病的患者无法系统性地接受恰当医学治疗。因为这些患者在受到公正的医疗待遇前还有很长的路要走，减肥外科医师应当成为他们的盟友，以及正义与公道的积极倡议者。

（杨玲 译 张能维 审校）

参考文献

1. Weighing the options: criteria for evaluating weight-management programs (1995). In: Thomas PR ed. Washington, DC: National Academy Press, 1995.
2. Schauer P, Ikramuddin S, Hamad G, Gourash W. The learning curve for laparoscopic Roux-en-Y gastric bypass is 100 cases. Surg Endosc 2003;17:212–215.
3. Melcher J, Bostwick GJ Jr. The obese client: myths, facts, assessment and intervention. Health Soc Work 1998;23(3):195–202.
4. Rosser JC, Rosser LE, Savalgi RS. Skills acquisition and assessment for laparoscopic surgery. Arch Surg 1997;132:200–204.
5. Rosser JC, Rosser LE, Savalgi RS. Objective evaluation of a laparoscopic surgical skill program for residents and senior surgeons. Arch Surg 1998;133(6):657–661.
6. Smith CD, Farrell TM, McNatt SS, Metreveli RE. Assessing laparoscopic manipulative skills. Am J Surg 2001;181:547–550.
7. Bridges M, Diamond DL. The financial impact of teaching surgical residents in the operating room. Am J Surg 1999;177:28–32.
8. Hamilton EC, Scott DJ, Fleming JB, et al. Comparison of video trainer and virtual reality training systems on acquisition of laparoscopic skills. Surg Endosc 2002;16:406–411.
9. Pearson AM, Gallagher AG, Rosser JC, Satava RM. Evaluation of structured and quantitative training methods for teaching intracorporeal knot tying. Surg Endosc 2002;16:130–137.
10. Rosser JC, Gabriel NH, Herman B, Murayama M. Telementoring and Teleproctoring. World J Surg 2001;11:1438–1448.
11. Livingston E, Fink A. Quality of life cost and future of bariatric surgery. Arch Surg 2003;138:383–388.

第 5 章　减肥外科的要素

Tomasz Rogula, Samer G. Mattar, Paul A. Thodiyil 和 Philip R. Schauer

肥胖已经演变为当今社会的流行病[1]。这个惊人的趋势受到了新闻媒体的关注，并且不断有政界人士呼吁对肥胖采取行动[2]。家庭医生和普外科医生面对着为不断增长的肥胖患者提供医疗服务的工作压力，大量的肥胖患者在寻求有效且持久的减肥治疗方法。病态肥胖症的患者有多种合并症，从事减肥的外科医生迅速意识到综合性多学科团队协作是治疗这类患者最安全和有效的策略。

本章将阐述肥胖治疗的多学科团队策略。我们在此介绍一个成功的、完整的多学科减肥项目，包括关键团队成员、相关辅助人员、物质基础以及患者教育和支持策略。

减肥手术的患者选择标准

一些认为自己超重的患者可能要求进行减肥手术，但需要达到特定的标准才可进行。患者要认识到减肥手术并不主要是为了美观，而是为了阻止病态肥胖症所带来的其他病症。彻底的术前评估会发现很多患者合并有并发症，但先前并没有确诊，这些合并症在手术前都应该得到妥善治疗。

BMI≥40 或者 BMI≥35 且有合并症的患者通常可符合减肥手术指征。但是他们过去应曾尝试过通过有指导的饮食控制、运动或者药物治疗来减轻体重。患者还应主动遵照术后饮食方案和运动方法，并能按期接受随访。美国国立卫生研究院（NIH）的共识建议接受减肥手术的患者年龄应为 18～60 岁。然而，在我们的经验看来，减肥手术对于年龄更大的患者同样安全和有效。尽管仍存在争议，很多专家认为对于仔细挑选的患有病态肥胖症的青少年，也可考虑进行减肥手术。

一般情况下，那些由于心脏、肺或肝疾病而不能经受全身麻醉，以及不愿意或不能够遵从术后生活方式改变、照规定饮食、补充微量元素或定期随访需求的患者，不适宜接受减肥手术。

密切的术后随访和多学科协作是减肥外科项目成功所必须的。居住地距离大型减肥外科中心较远的患者，较难接受长期随访，以及不能定期参加外科中心所举办的患者教育和支持团队活动[6]。对于这些患者，术后应争取定期联系。

肥胖患者通常由家庭医生推荐进行减肥手术。家庭医生不仅需要清楚现代减肥外科手术的风险和益处，他们还要熟悉患者术后必须要改变的生活方式和饮食习惯。要达到这些目的，就要由减肥外科医生或内科专家定期接触家庭医生，并为他们做培训和讲座。这些教育机会能让家庭医生更好地认识专科医师，从而建立良好的合作关系和患者介绍渠道。其结果就是家庭医生完整认识到肥胖所引起的健康问题、有效的内科和外科治疗方法以及持久保持治疗效果的要求。很明显，知识更全面的家庭医生反过来又能让患者合作，并遵照推荐的术后指导[7]。

减肥项目的组成

专业的减肥外科团队

与多学科团队，包括营养科、麻醉科、心内科、呼吸科、骨科、内分泌科、精神科和康复科的密切合作非常关键。营养师能帮助患者适应术后的饮食方案和食物选择。患者可参加由专业人士指导的日常行为调整、运动康复治疗和患者支持小组[8]。

病态肥胖症的治疗由简单的饮食方式改变开始。家庭医生通常最先诊断出病态肥胖症及其合并症。最初的治疗方案可能是运动和药物治疗。

由多学科团队对患者可否接受手术治疗进行评判至关重要。除了饮食指导以外，根据合并症情况，患者可能还需要由精神科医生、心理医生、心内科医生、呼吸科专家或内分泌科医生进行评估。最为理想的是，这些相关专业人士对减肥项目感兴趣，且把自己当成减肥团队的一部分。

饮食评估

因为减肥手术能显著改善代谢紊乱，减肥外科医生通常认为自己是代谢外科医生。减少营养吸收的减肥手术可造成严重的蛋白质吸收不良。所有减肥手术的目标都是造成机体能量的负平衡，且不伴有蛋白质和微量元素吸收量的不足。

不同类型的减肥手术（限制摄食量型、减少营养吸收型或同时限制摄食量和减少营养吸收型）可达到不同程度的体重降低和营养不良的平衡。不管是何种类型的手术，必须进行完善的术前营养教育和术后营养随访。减肥手术众所周知的一个结果是进食量的减少，至少在术后 5～6 个月内如此。患者和家属要认识到这个副作用，要确保患者术后摄取足够的蛋白质和水分。胃旁路手术的患者由于倾倒综合征而导致对甜食的厌恶。患者要认识到这个现象，理解它的原因，更重要的是，学会避免诱发因素。

患者的饮食要达到他们每日对于蛋白质的需求。营养指导师可帮助患者选择富含蛋白质的食物，以及如何准备膳食使患者更易于接受。他们也会建议患者如何正确咀嚼和吞咽食物，以及如何进食固态和液态食物。患者要知道液体摄入不足的危害，也要被告知全天都要饮水，但在饭前不要饮水。维生素和微量元素的日常管理对于减肥手术患者的也很关键，外科医生有责任对患者强调维生素和微量元素的补充。外科医生对于患者术后维生素缺乏并发症，尤其是由于摄入不足导致的神经系统症状，应负有责任。营养咨询师的指导和定期的血清营养成分检查可减少一些可预防的并发症发生。

营养咨询师也要对患者遵照减肥手术饮食方案的能力进行评估，要教育患者主动接受和严格遵从饮食指导。患者必须明白不能坚持遵从营养指导可造成体重反弹。除了向患者提供饮食建议外，多学科减肥团队中的营养师还可向外科医生提供关于患者是否存在潜在的依从性问题的信息。

心理评估

有些减肥项目并不把心理医生纳入其团队中，仅仅让患者到其他中心进行心理评估。这样的做法并不理想，因为对于病态肥胖症患者的心理支持尤为重要。这些患者通常合并有抑郁、焦虑或其他由精神压力所导致的精神心理疾病。他们通常有一些自我认知和自尊心的问题。除了为患者提供有效的支持外，心理医生还评估患者的精神状态，对患者减肥手术后需要终生坚持的一些改变给出忠告。用于病态肥胖症患者术前和术后心理评估的一些手段已经被临床证明有效，且被广泛使用。Moorehead-Ardelt 问卷表就是这类评估手段的一个例子[9]。

减肥项目中要强调患者教育。例如，掌握“进食规则”和“呕吐规则”的知识对于限制摄食量型手术的良好预后很关键[10]。患者的知识、社会心理适应和积极性对于术后取得良好预后至关重要。要让患者明白其对于体重减轻量的心理期盼与手术所能达到的体重减轻量之间存在差异。目前能够指导选择减肥手术患者（或者根据患者具体情况选择某个手术方法）的资料有限，同时也需要开展一些设计合理的研究，以使心理因素为手术提供更好的指导[10]。

术后恶心、抑郁甚至自责在手术后几个月内相当常见。患者和外科医生都要意识到这些症状，医生要分清这些症状是心理因素还是生理问题。完整的术前评估和细致的患者选择也不能识别和消除所有潜在的问题。心理干预有时可帮助患者获得身心稳定和良好情绪状况。这说明了精神心理医生在患者整个治疗过程中的重要作用[11]。

专家咨询

病态肥胖症常合并有心血管、呼吸、内分泌、代谢、血液以及其他系统的疾病（详见第 2 章），所以这些领域的专家参与术前准备和咨询非常关键。这些专家应当接受过病态肥胖症的病理生理学培训，对本领域非常熟悉和了解。一般来说，他们的角色是准确判断患者的身体状况是否可以接受手术并顺利度过术后恢复期。术前咨询的主要目的是帮助患者为麻醉做好充分准备，尤其是要考虑到其心肺功能。此外，有睡眠呼吸暂停综合征的患者在术前应当由一个专门的治疗师对其进行呼吸训练。有严重的心肌缺血患者应在减肥手术前进行血管成形术。无论是在术前还是术后的长期治疗过程当中，相关领域的专家都应该参与其中。

每一位患者在减肥手术前都需要进行详细评估。完整的病史采集和临床检查能指导医生诊断出先前没有被诊断出的疾病。应当建立一个详细的诊断计划，以发现可能会增加手术风险的所有合并症。

减肥手术的麻醉

对肥胖患者进行麻醉的麻醉师应当对会导致或者可能导致危险情况的处理有一定经验，例如呼吸困难、低通气综合征、睡眠呼吸暂停、充血性心力衰竭、肾功能不全和静脉血栓等。进行腹腔镜手术时，麻醉师要了解由于长时间气腹而造成的肺部和血液动力学改变。在进行这些手术时应该有不止一个有经验的麻醉工作人员。病态肥胖症患者心肺功能储备不足，气道或心脏的任何异常情况会导致状况迅速恶化。即使是有经验的麻醉师，在需要为这些患者紧急气管插管时也会感到困难，所以当进行气管插管、拔管以及将患者转移到术后恢复室等情况时，外科医师必须在场。

高血压、左心室肥大、心肌缺血和动脉粥样硬化在病态肥胖症患者中比在正常体重人群中更常见。在这些患者中，围术期心肌梗死是一个主要的潜在风险。术前心血管系统评估应该彻底，应对手术患者的心脏风险进行评估。

术前实验室检查包括血红蛋白和血小板计数、葡萄糖、血尿和电解质，并应进行心电图和胸部 X 线检查，对于有心肌缺血病史的患者要进行有创性心脏检查。

病态肥胖症患者麻醉的主要问题是典型的气道狭窄。气道狭窄常伴有肺功能受损。肥胖症患者的补呼气量（ERV）、深吸气量（IC）、肺活量（VC）和功能残气量（FRC）均较正常值低。同时，病态肥胖症患者的药物代谢动力学也与正常体重的人群不同。药物分布容积的改变包括全身水分比例比正常更低、脂肪组织更多、蛋白质结合改变和血容量增加。在肥胖患者给药时要考虑到其可能的肾和肝功能不全。

由于潜在的术后呼吸和血栓栓塞并发症的发生，围术期的风险相对较高。可行胸椎硬膜外麻醉以进行术中或者术后辅助止痛，尤其是对于开腹手术的患者。精心准备和执行的麻醉计划可以将大多数患者的手术风险降低到可以接受的水平 [12]。

术前宣教和支持小组

支持小组是减肥外科项目的重要部分。在这个由医护人员和患者组成的小组中，患者之间以及患者与医护人员之间可自由交流手术的效果和一些担心的问题。这通常是患者了解手术的最有效渠道，并能进一步坚定患者接受手术的态度。家庭成员在这些小组中也扮演着重要角色，为了促进参与率，这些会议要保持一种随意轻松的氛围。有效的小组活动包括术前情况说明和宣教，以及定期举行的术后支持小组。

在术前宣教会议上，患者可从减肥外科医护人员和其他患者那里获得自己需要的信息。这种沟通对于患者和医护人员都有益，一方面患者可以此熟悉治疗过程、医护人员以及术后应遵循的生活方式改变，医护人员也可借此机会为患者讲解手术的好处和风险，以及术后营养调整和锻炼的重要性。医护人员可以观察患者的反应，并对患者进一步了解。所以应该认真组织这类支持小组和宣教会议，提供给患者的多媒体资料和书面资料应该清楚简要，在宣教之后，留足够的时间让患者提问，并回答与讨论患者的问题。

支持小组会议主要提供给那些已进行过减肥手术的患者以及正在恢复期的患者。不过，我们也邀请考虑接受减肥手术的患者参加支持小组，这将使他们能与那些已取得减肥效果的术后患者讨论他们也将经历的戏剧性的体重改变。这些支持小组会议主要讨论和解答术后患者的治疗、营养、心理和社会问题。一些有经验的患者通常会给其他患者提出很多建议。一些进行正式发言的人可能会介绍更多的经验和看法。在这些会议上，减肥项目医护人员的任务就是促进讨论并确保错误信息不被传播。

术后支持小组活动能够提供以下支持：①鼓励患者遵照术后医嘱，并对成功遵医嘱者加以表扬；②对手术后的生活，包括营养、心理调整、以及运动和饮食方式进行指导；③培养新的生活观；④为患者互相交流提供平台；⑤为家庭成员和其他亲友营造一个友好、安全的氛围，让他们也能够理解和认识到患者减肥所面对的问题；⑥为患者创造一个受到真正照顾和关心的氛围，以利于他们的长期健康（表 5-1）[13]。

表 5-1　**术前患者教育的目标**

鼓励患者遵照医嘱，并对成功遵医嘱者加以表扬。
帮助患者为术后的新生活方式做好准备，包括营养、运动和饮食认识到患者的问题。
认识并帮助患者建立新的生活观。
鼓励患者参加情况说明会或支持小组，以分享其面对术后相关改变的挑战和困难（不论是积极的或消极的改变）。
营造一个友好、安全的氛围，使患者能把他们的配偶、父母和其他亲友带来；需要强调的是，患者的配偶也要意识到患者生活正在发生的巨大变化给他们自己带来的问题。
为术前患者提供一个向术后患者咨询、并获得术后患者鼓励的机会。

对医院的要求

减肥外科项目的建立需要得到医院的倾力支持和重视。对于尚没有建立肥胖治疗学科的医院来说，通常需要对该项目大力倾斜。医院的每个层面和机构都必须接受减肥外科项目。通常，第一个目标是要说服那些管理部门和相关学科的专家，让他们相信病态肥胖症是一种危及生命的疾病，且能够通过减肥手术进行有效治疗。一旦医院的管理部门和相关医护人员接受了这个观点，那么就能开始计划必需学科的构建和基础设施建设。下一步，由外科医生领导的特别小组或团队就要评估医院具备的可用资源，并决定如何为肥胖症患者提供便利、舒适和安全的就医环境。

病态肥胖症患者在医院里应该是受欢迎的。候诊室和检查室所选用的家具尺寸要适合肥胖患者。特定器材包括体重秤、血压绑带、患者移动轮床和轮椅的大小都要合适。病房应为肥胖患者特别设计，以提供最大的安全性和舒适度。第 6 章将详细描述肥胖患者需要的就医环境和设备。

减肥外科数据库

电子数据库是减肥外科项目的关键部分，它是有价值的临床和研究资源。它能很容易地查询到患者多年的资料，且能快速找到所需要的特定信息。一个减肥外科项目成与否功应通过治疗效果，例如体重减轻情况、并发症和死亡率以及接受长期随访的患者比例来衡量，而这些能轻易地通过各种数据库来实现。一个设计优良的数据库能快速分析患者治疗效果并找出需要改进的地方。一些减肥外科中心使用商业化数据库软件，还有一些中心针对其临床和研究需要而专门设计软件。

减肥外科项目的网站

建立减肥外科的网站，可让患者快速了解该项目的优势、医护人员以及所在的医疗机构。它也能通过常见问题解答、友情链接和更多信息等部分给患者提供大量的信息。它也给外科医生提供了一个平台，介绍该减肥外科项目的使命、术前和术后需了解的问题以及各种手术方法。

网站也为患者提供联系减肥外科中心的渠道，患者能在网站上完成筛查问卷，如果他们符合手术指征，那么他们将被自动邀请参加宣教会。一些减肥外科中心提供网上聊天室和论坛，在那里患者能够彼此交谈、联系相关医护人员或者请求开处方药。这种交流方式比传统的通过电话联系更有效和实用。

未来展望

美国在未来几年内减肥手术的实施数量将会迅速增长。减肥手术很可能成为普外科培训和工作的主要部分，从开放手术到腹腔镜手术的转变也吸引着越来越多的外科医生进入到这个领域。

除了这些改变，推行实施与减肥相关的医疗政策以及建立包括内、外科综合治疗的减肥项目越来越有必要。针对减肥外科的研究课题也非常多，包括体重减轻的机制、机体葡萄糖代谢、手术效果持久性以及基于患者 BMI、并发症、心理状态和饮食习惯的手术方法的选择 [14]。

公共卫生政策应该在肥胖演变成为一个严重的公共卫生问题和卫生经济危机之前就遏制其流行趋势。这些工作包括建立预警和帮助项目来促进减肥外科的普及，因为现在只有 1% 左右的符合手术指征的肥胖患者得到减肥治疗。这些政策也要强调病态肥胖症人群中的社会经济学和种族差异。开展减肥外科的医疗集团和医疗中心也要解决大量符合减肥手术指征患者的就医和面对的经济困难问题 [15]。

总结

随着肥胖在世界范围内的流行继续以几何级数

形式增长，对于能安全有效进行减肥手术的外科医生的需求也随之增加。由于病态肥胖症几乎可影响身体每一个系统，应当由一组多学科的专科医生来治疗这种危及生命的疾病。要想充分治疗这些患者，必须建立一个综合治疗项目，对患者进行全面评估，并让他们从精神和身体上为手术和终生改变的生活方式做好准备。这样的综合性项目需要一个多学科团队、坚实的基础条件以及医院各层面的重视。

（廉东波 译 张能维 审校）

参考文献

1. Mokdad AH, et al. Prevalence of obesity, diabetes, and obesity-related health risk factors, 2001. JAMA 2003; 289(1):76–79.
2. International Food Information Council Foundation, Trends in Obesity-Related Media Coverage, November 2003: http://www.ific.org/research/obesitytrends.cfm
3. Livingston EH. Obesity and its surgical management. Am J Surg 2002;184(2):103–113.
4. Gastrointestinal surgery for severe obesity: National Institutes of Health Consensus Development Conference Statement. Am J Clin Nutr 1992;55(2 suppl):615S–619S.
5. Kuczmarski RJ, et al. Increasing prevalence of overweight among US adults. The National Health and Nutrition Examination Surveys, 1960 to 1991. JAMA 1994;272(3): 205–211.
6. Shikora SA, Abrahamian GA, Gaines CE. Can a bariatric surgery program succeed without close patient proximity? The experience in a military medical center. Obes Surg 1994;4(3):238–243.
7. Choban PS, et al. Bariatric surgery for morbid obesity: why, who, when, how, where, and then what? Cleve Clin J Med 2002;69(11):897–903.
8. Walen ML, Rodgers P, Scott JS. The multi-disciplinary team. Obes Surg 2001;11(1):98.
9. DiGregorio JM, Moorehead MK. The psychology of bariatric surgery. Obes Surg 1994;4(4):361–369.
10. Kral JG. Selection of patients for anti-obesity surgery. Int J Obes Relat Metab Disord 2001;25(suppl 1):S107–S112.
11. Higa KD, et al. Narcotic withdrawal syndrome following gastric bypass—a difficult diagnosis. Obes Surg 2001;11(5): 631–634.
12. Munsch Y, Sagnard P. [The anesthetist's point of view in the surgical treatment of morbid obesity.] Ann Chir 1997;51(2): 183–188.
13. Algazi LP. Transactions in a support group meeting: a case study. Obes Surg 2000;10(2):186–191.
14. Buchwald H. Overview of bariatric surgery. J Am Coll Surg 2002;194(3):367–375.
15. Livingston EH, Ko CY. Socioeconomic characteristics of the population eligible for obesity surgery. Surgery 2004; 135(3):288–296.

第 6 章 必要的减肥外科设备配置：让你的设备更适合减肥外科患者

William Gourash, Tomasz Rogula 和 Philip R. Schauer

病态肥胖和超级肥胖的患者有特殊的人体工学需求，而传统医院的设备和装置是不能满足的。开展减肥医疗项目的医院，有义务为肥胖患者在住院期间提供舒适和安全的就医环境。预先估计肥胖患者的需求需要一些经验和知识，知道哪些设施可满足肥胖患者的特殊需求。此外，应不断优化资源配置，明确哪些是必需的，哪些是不重要的，并对这些配置方案进行评价。

这一章将解决这些问题：什么是减肥外科设备？为什么减肥外科需要特殊设备？减肥外科的设备怎样才能满足肥胖患者的需求？减肥外科的关键设备有哪些？

定义

什么是减肥外科设备？广义来讲，它是用于为病态肥胖群体提供医疗服务的所有技术产品。技术就是为了达成特定目标而生产物品所需要的知识和产品的应用技能 [1]。

本章我们仅讨论与减肥外科相关的设备，尽管所涉及的大部分设备也可被用在有肥胖患者的其他临床科室。按照功能，将设备分为诊断性和治疗性设备两大类。这些设备可能专用于术前、术中或术后。这一章着重于介绍术前和术后所需设备，术中所需设备和器材将在第 10 章中介绍。

基本原理

弗罗伦斯·南丁格尔认为治疗应在“患者的治疗环境”中，通过“使患者处于最自然的状态下”进行 [2]。肥胖与病态肥胖的流行从本质上要求各个级别的医疗机构针对肥胖患者庞大的体形及其合并症所产生的特殊需求而建立安全有效的设施 [3]。要顺应肥胖患者体型庞大和活动不便的特点。对安全因素的考虑是医疗机构必须满足病态肥胖患者特殊需求的主要原因 [4-5]。提前计划和满足患者需求可有助于达到更好的诊断和治疗效果 [3，6]。安全地加强活动量还可预防合并症 [7]。医护人员的主要职业病是肌肉骨骼损伤，这些损伤与帮助移动和照顾肥胖患者有直接关系。许多这类事故和损伤都和使用传统的不合适的设备有关，尤其是在移动和转送患者时 [8，10]。

减少合并症，尤其是减少与缺乏运动有关的合并症，将有助于提高患者的治疗效果。与缺乏活动相关的并发症有肺功能不全、肺不张、肺炎、深静脉血栓、肺栓塞、褥疮、感染性皮肤病以及跌伤 [4-5]。设备的改善也能有助于缩短住院时间、降低同样患有肥胖症的家人发生事故的概率，以及减少由于特殊的设备缺乏或空间不足而临时花在肥胖患者身上的护理时间 [11]。

诊断检查也会由于设备不足而无法进行。因为患者体型庞大而无法进行常规检查会使肥胖患者处于风险之中。由于没有合适的工具，简单的血压或体重测量都会遇到问题。为了准确进行上消化道检查、计算机断层扫描、多导睡眠图检查和心脏负荷试验，这些相关检查设备需要满足患者的体型、体重和移动不便等特殊要求。

具有合适的针对肥胖患者的医疗设备也可提高医疗服务的效率。医疗工作人员及设备配备不足，会导致运送患者时等待时间过长，不仅浪费时间，还浪费精力和金钱。具备合适的设备可增加患者、家属和员工的满意度。患者如果得到安全、高效、恰当且及时的治疗，那么他会认为设施和医护人员是合格的。医护人员也就能更关注患者的临床和个人需求，而不必为受伤风险的增高而分心甚至抱怨 [7，9-12]。康复需要依靠专业化设备来进行，包括助步机或平行木，这些设备能提供所需要的额外空间和持久性。

调查和规划

根据我们的经验，协调配置减肥外科相关设备的最好的策略是建立一个“减肥外科工作小组（BTF）”。该小组最初可能是为了解决一些问题而临时建立的，但最后它可能会变成一个长期的机构，发挥着不断评估减肥外科患者需要和问题的作用。设备和就医场所的安排布置也需要不断地调整（包括评估、改进和新建等）。在建立BTF之前，应由本专业专家或小组向相关专家和部门管理人员展示并介绍有关肥胖患者情况、设备、手术过程以及手术结果，从而让医院可以理解和长期支持BTF的工作。BTF应当由多个部门的代表组成，包括管理、停车、环境服务、患者转送、采购、护理（例如ICU、一般护理、病房、门诊、住院、家庭护理、患者联系人、病案管理员、胃肠治疗师、门诊手术室、术后苏醒室、手术室和急诊室等）、营养、社会工作、物理治疗、放射科、心内科、呼吸科以及外科医生及其助理。

BTF首先要对现有硬件设施的摆放以及已具备的设施及其局限性进行评估[3-4]。需要考虑以下问题：如何管理这些设备才能满足病态肥胖症患者的需要？哪些医护人员会对肥胖患者更感兴趣（如护士、胃肠治疗师、理疗师、呼吸科医生）？当前设备和家具的重量和宽度参数是多少（包括候诊室的椅子和医院病床）？目前的设备由哪家公司提供？关于减肥外科设备使用的当前政策有哪些？患者从诊所和急救护理区到达诊断检查区域要走多远的距离？该委员会也要系统性地审查患者住院期间的每一个细节。

调查的第二个方面是关注哪些设备可以购买到。有很多关于产品和经销商的可靠信息来源，最常用的一个是来自美国减肥外科协会（ASBS）的减肥外科设备目录。经销商通常都有网站，上面陈列着带有链接的大量减肥外科相关产品信息（如www.sizewiserentals.net）。

调查的第三个方面是根据医院之前接待病态肥胖症患者的经验，了解将要服务的肥胖人群的一些特征。减肥外科医生应对患者群的最大体重、平均体重、体重指数（BMI）有一定的预期和估计。在我们的患者中，前500名患者体重范围为190～473磅（86～215千克），BMI范围为35～69。对于那些体重超过500磅（227千克）和BMI超过70的患者需要有一个应对方案，尽管这样的患者相对较少。

这些调查的目标是对需要购买的设备和环境改善根据其重要性进行排序。BTF也要为新设备的使用设立标准。例如，我们医院没有专门的减肥外科病区，病床也是各种各样的型式和型号。标准的医院病床有不同的体重限制［350～500磅（159～227千克）］和宽度限制［34～36英寸（86～91厘米）］，这些体重限制中的最低值应成为使用标准病床允许的最大值。类似的，床垫也有325～400磅（147～182千克）的重量限制。这导致所有体重超过325磅（147千克）或BMI大于55（决定所需床垫宽度）的患者需要用肥胖患者特殊病床[13]。建立标准化的方案有助于有效地利用医院资源，并且当患者群体改变时，可以有助于提前制订计划。

减肥外科基本设备

应用针对肥胖患者设计的设备并不能确保恰当的医疗服务，但却能极大改善护理和治疗的质量和安全[7]。患者和医护人员都应接受关于如何恰当使用这些设备的培训，从而能充分享受到这些设备带来的益处。

这些减肥外科所需家具和设备的配备综合了大量文献和笔者4000多名手术患者的经验[3,5-6,8,13-18]。下面的讨论围绕患者的整个住院过程，分为术前、术中和术后三个阶段。由于在第10章将会详细讨论术中阶段，这一章只关注术前和术后病态肥胖症患者需要的设备。表6-1列出了减肥外科设备以及一些经销商的联系信息。

术前阶段

一些患者不能独立来到医院，他们需要救护车运送。医疗团队应该收集周边地区救护车服务的信息以及救护车的设备配备。必要时，可对其设备配备和运送方案做一些修改，从而确保能为肥胖患者提供安全、高效、舒适和被尊重的服务[12]。

表 6-1　减肥外科设备信息

患者转运设备（最常使用的型号：34 英寸；体型巨大的患者用 39 英寸）		
Hovermatt 公司	网址：www.hovermatt.com	电话：1-800-471-2776
AirPal 公司	网址：www.airpal.com	电话：1-800-633-4725
Invacare 公司	网址：www.invacare.com	电话：1-800-333-6900
病床（病床和床垫承重 1000 磅，39 英寸的床垫）		
轮椅（宽度 26、28 和 30 英寸，座位深度 22 英寸，承重 750 磅）		
坐便器（宽度 30 英寸，承重 750 磅，座位深度 23 英寸）		
Invacare 公司	网址：www.invacare.com	电话：1-800-333-6900
KCI(BariKare) 公司	网址：www.kcil.com	电话：1-888-275-4524
淋浴凳（宽度 30 英寸，承重 750 磅，座位深度 23 英寸）		
Hill-Rom 公司	网址：www.hill-rom.com	电话：1-800-433-6245
KCI 公司	网址：www.kcil.com	电话：1-888-275-4524
SIZEWise Rentals 公司	网址：www.sizewise.net	电话：1-800-814-9389
Invacare 公司	网址：www.invacare.com	电话：1-800-333-6900
磅秤（承重 600 ~ 880 磅）		
Scale-Tronix 公司	网址：www.scale-tronix.com	电话：1-800-873-2001
Tanita 公司	网址：www.tanita.com	电话：1-800-TANITA8
Health O Meter 公司	网址：www.sunbeam.com	（Sunbeam 子公司）
医疗家具		
Nemschoff 公司	网址：www.nemschoff.com	电话：1-800-203-8916
Sauder 公司	网址：www.saudermanufacturing.com	电话：1-800-537-1530
Folding Chair-Lifetime 公司	网址：www.lifetime.com	电话：1-800-225-3865
体检床		
Midmark 公司	网址：www.midmark.com	电话：1-800-MIDMARK
United Metal Fabricators 公司	网址：www.umf-exam.com	电话：1-800-638-5322
Hausmann 公司	网址：www.hausmann.com	电话：1-800-428-7626
患者转运担架床		
Stryker 公司	网址：www.med.stryker.com	电话：1-800-STRYKER
Hill-Rom 公司	网址：www.hill-rom.com	电话：1-800-433-6245
Gendron 公司	网址：www.gendron.com	电话：1-800-537-2521
最新测血压技术		
Vasotrac 公司	网址：www.vasotrac.com	
Medwave 公司	网址：www.medwave.com	电话：1-800-894-7601
检查衣 / 裤		
尺码 10XL 和 3XL		
Superior Pad Outfitters 公司	网址：www.superiorpad.com	电话：1-888-855-7970

运送器材：轮椅和担架床

运送器材，尤其是轮椅和运送担架床，是必须的。在过去，一些机构引进超大的轮椅，因为一个型号不能满足所有人的要求。起初，制造商依然采用标准轮椅的设计，仅仅是将此轮椅加宽来满足体型巨大患者的需求。然而，一个合适的肥胖患者轮椅是针对巨大的体重和体型而专门设计的。其宽度范围应为 24 ~ 30 英寸（60 ~ 76 厘米），可至少承重 750 磅（340 千克）的体重（图 6-1）。

同样，过去转运担架的设计也没有考虑病态肥胖症患者的需要，这些年来的担架承重上限也不断提高。对于肥胖患者来说，一个合适的担架应该有恰当的承重范围以及头枕部和整体高度的可调节性。担架的宽度也是一个关键因素。在成功通过电梯、走廊和门廊时，担架的宽度影响患者的舒适度，并可能引起挤压合并症。许多医院使用 Stryker M 系列担架（Kalazoo, MI），承重 500 ~ 700 磅（227 ~ 317

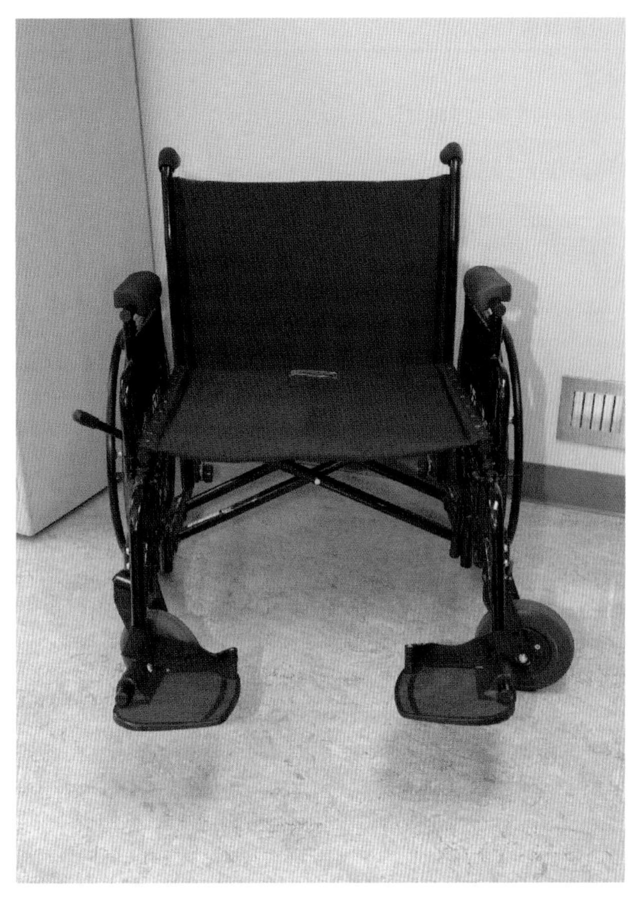

图 6-1 供肥胖患者使用的轮椅
（Courtesy of Invacare Corp.,Elyria, OH, and Bariatric and Metabolic Institute, ClevelandClinic Foundation, Cleveland, OH.）

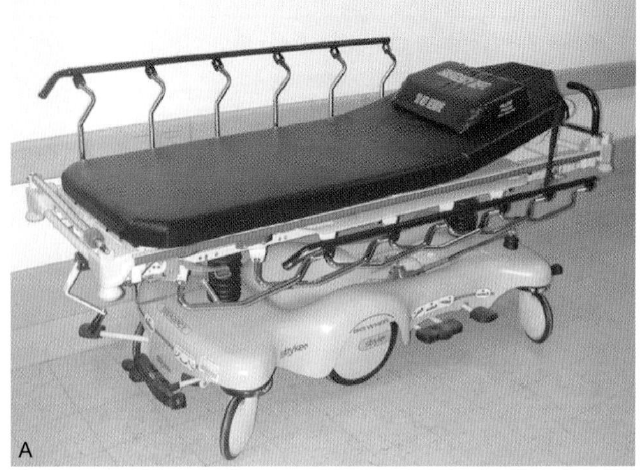

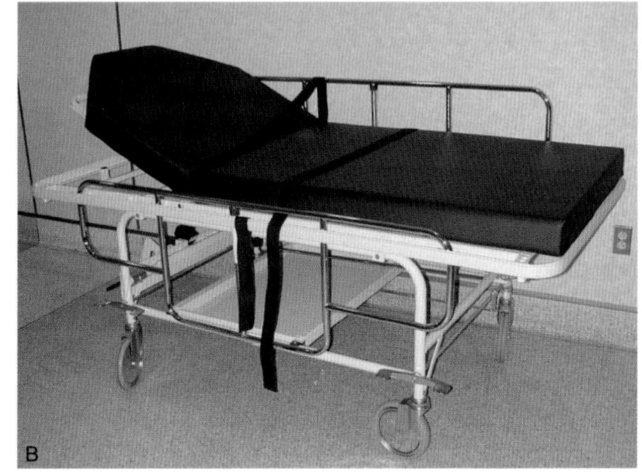

图 6-2 （A）标准担架；（B）供肥胖患者使用的担架
（Courtesy of Stryker, Kalazoo, MI.）

千克），高度为 20.75 ~ 34.5 英寸（53 ~ 87 厘米），患者表面宽度 26 ~ 30 英寸（66 ~ 76 厘米），加上侧挡板宽度为 33.5 ~ 37 英寸（85 ~ 94 厘米）（图 6-2A）。如果不是长时间使用，这个担架床对于大多数患者来说就足够了。所有医院都应该有一台备用的担架，以应付个别超出担架承重能力的患者。供肥胖患者使用的担架其重量限制应为 1000 磅（454 千克），宽度为 39 英寸（99 厘米）（图 6-2B）。这些担架的尺寸会使得患者在狭窄的走廊、电梯、房间以及到其他医疗区域的过道上转弯难度增大，应该提前测试好。

座椅

病态肥胖症患者的一个普遍担忧是他们会压坏家具，尤其是座椅，或者是卡在椅子里，使他们极度尴尬甚至受伤。候诊室和诊室一般的座椅都没有特别的重量定额或最多只能承受 300 磅（136 千克）的重量，宽度通常是 20 ~ 24 英寸（50 ~ 60 厘米）且有扶手。一个供肥胖患者使用的座椅宽度应该有 28 ~ 44 英寸（72 ~ 112 厘米），承重 600 ~ 750 磅（272 ~ 341 千克）（图 6-3）。另外一个重要因素是椅子的高度。一些病态肥胖症患者通常身材矮小。一些型号的座椅可调节高度。这些座椅可以放在候诊室、病房、康复室和走廊。

患者宣教会议和支持小组会议用便携式和价格相对便宜的折叠椅比较合适。这些椅子能承重 500 磅（227 千克），没有扶手，并且在讨论时安排和调整座位也很灵活方便（图 6-4）。

坐便器

另外一个重要的设施是坐便器。标准挂墙式坐便器是不安全的（图 6-5A），因为当一个肥胖患者

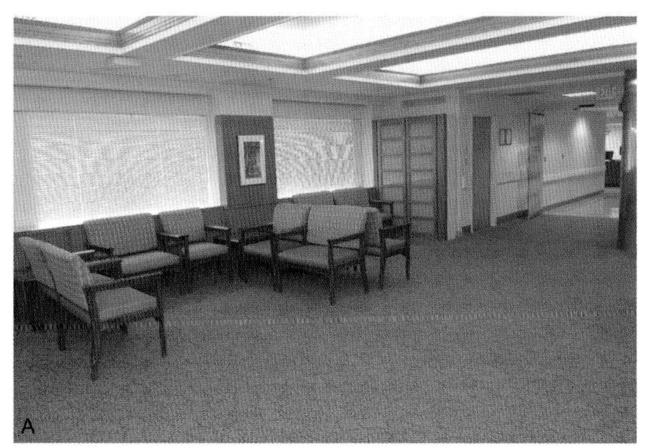

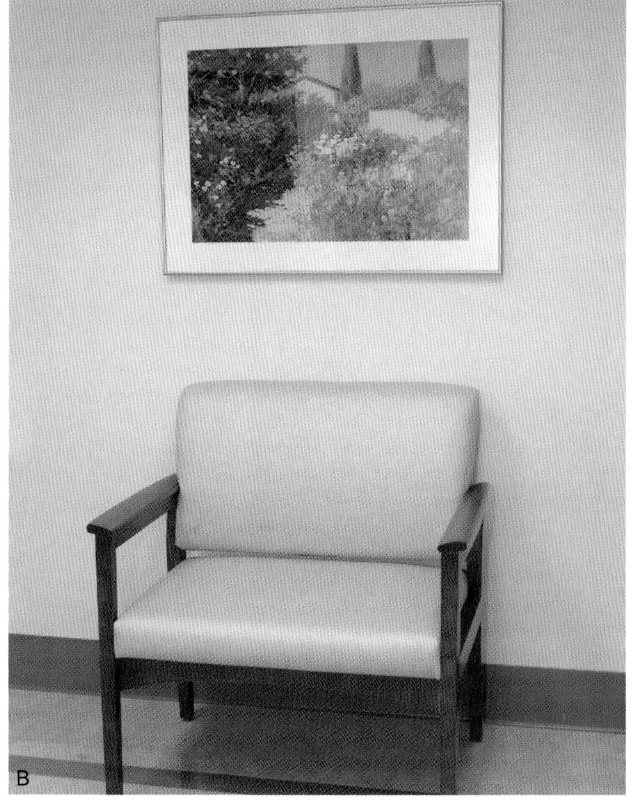

图 6-3 （A）减肥外科候诊室；（B）一般检查区的座椅（A, B: Courtesy of Bariatric and Metabolic Institute, Cleveland Clinic Foundation, Cleveland, OH; B: Courtesy of Sauder Manufacturing, Archbold, OH.）

坐在上面时，它可能会从墙上折断。可以在标准挂墙式坐便器的下面加上一个额外的支撑结构，从而使其能承载更多的重量，不过装在地面上的基座坐便器更合适。从 2000 年 4 月开始，美国国家标准研究所（ANSI）将基座坐便器的承重标准提高到 500 磅（227 千克）（图 6-5B）。同时，对于病态肥胖症患者，坐便器周围还要有足够的空间（图 6-5C）。

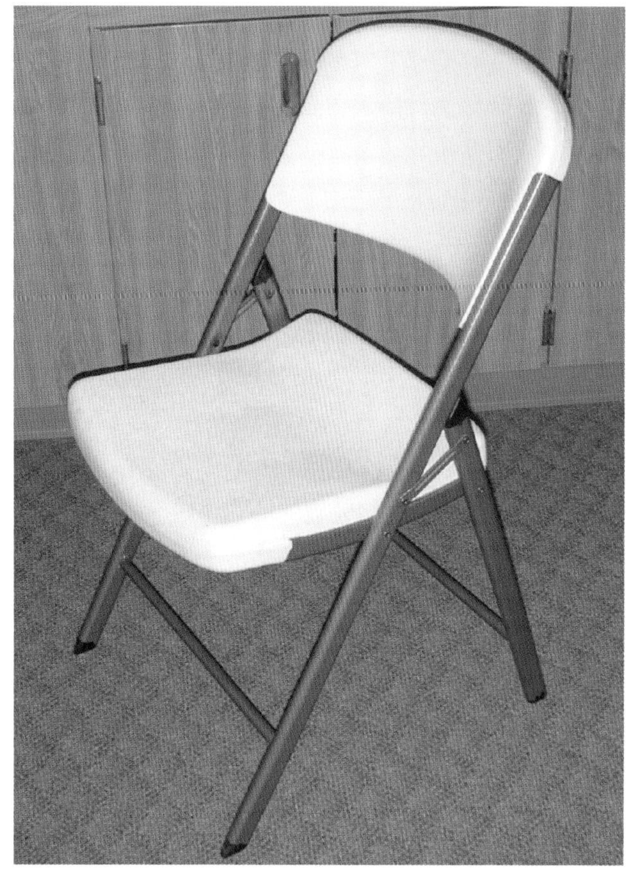

图 6-4 限重 500 磅的折叠椅
（Courtesy of Lifetime Products, Inc., Clearfield, UT.）

磅秤和身高测量装置

简单并准确地测量肥胖患者的体重和身高对于计算 BMI 和跟踪记录体液量改变所引起的临床表现相当关键。许多制造商为医疗者设计了一些产品来解决这个问题。我们的团队使用了两种秤，Scale-Tronix 公司的 5002 型（图 6-6A）和 6702W 型电子秤（图 6-6B）。肥胖患者使用的磅秤的应具有测量准确、稳定、较大的站立台、重量上限至少在 750 磅（340 千克）、便携性、附带有身高测量以及可与轮椅接驳的特点。这两个型号的磅秤测重上限是 880 磅（400 千克）。许多磅秤还可同时测量身高。通常情况下，一个磅秤不会同时满足便携性和可测量坐轮椅患者体重这两个要求。

血压监测（标准血压袖带和新技术）

病态肥胖症患者显然需要一个更大的血压袖带才能准确测量血压，这需要特别设计的血压计。应该配备大号成人尺寸或大腿尺寸的血压袖带（图 6-7）。即使用尺寸适当的血压袖带，与动脉导管测量同时进行对比，结果还是有明显差别。总的来说，在过去的 100 年中，无创性血压测量法几乎没有变化。然而最近，通过测量桡动脉波形和搏动来测量血压的方法开始出现，可能会被越来越多地用于病态肥胖症患者[19]，譬如 Medwave 公司的 Vasotrac 血压测量仪器。这些仪器使用相当简单，无创、无不适，且测量准确（图 6-8）。

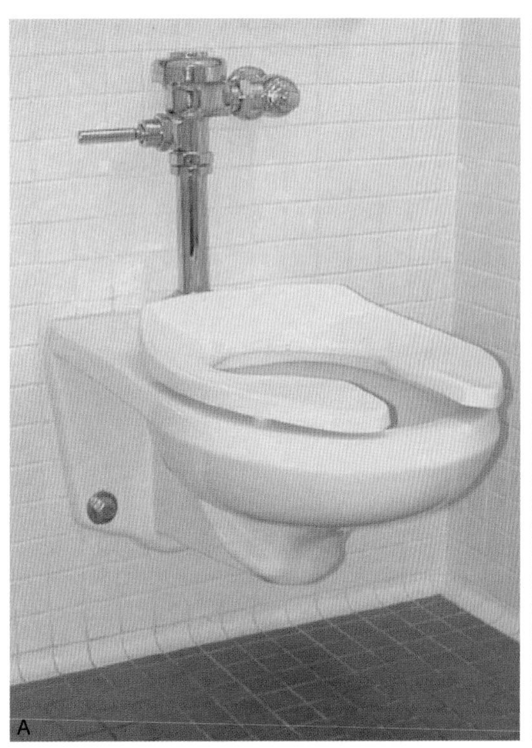

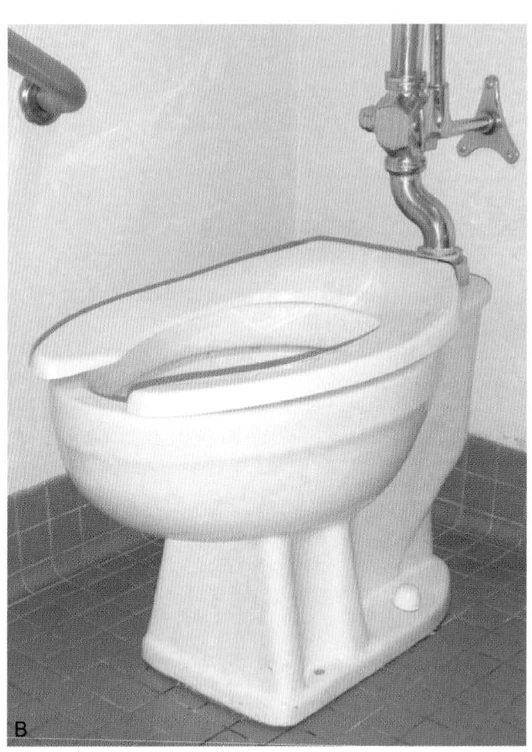

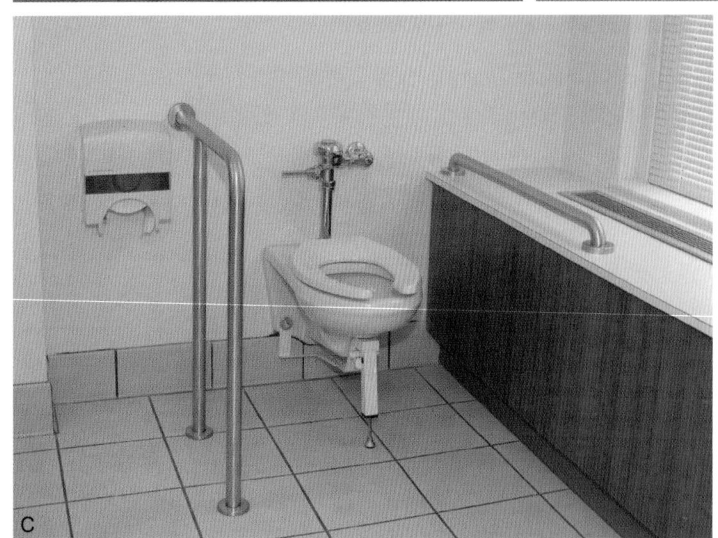

图 6-5 （A）挂墙式坐便器；（B）基座式坐便器；（C）坐便器周围应有扶手和充足空间（Courtesy of Bariatric and Metabolic Institute, Cleveland Clinic Foundation, Cleveland, OH.）

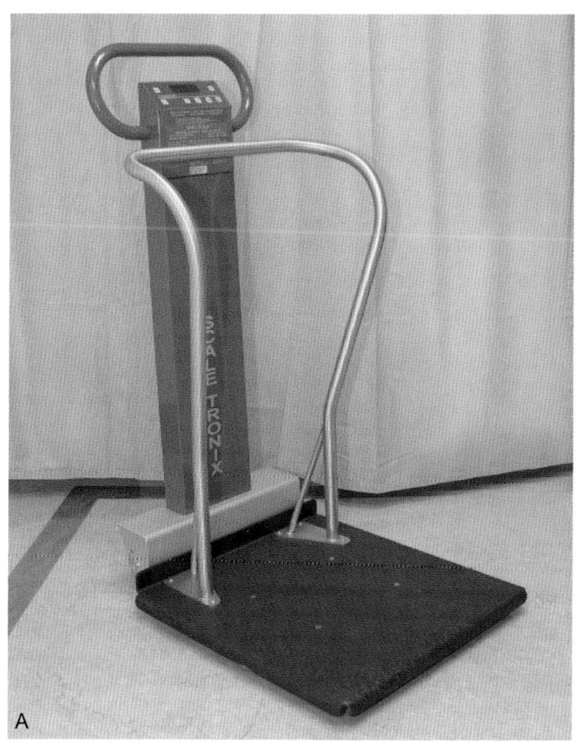

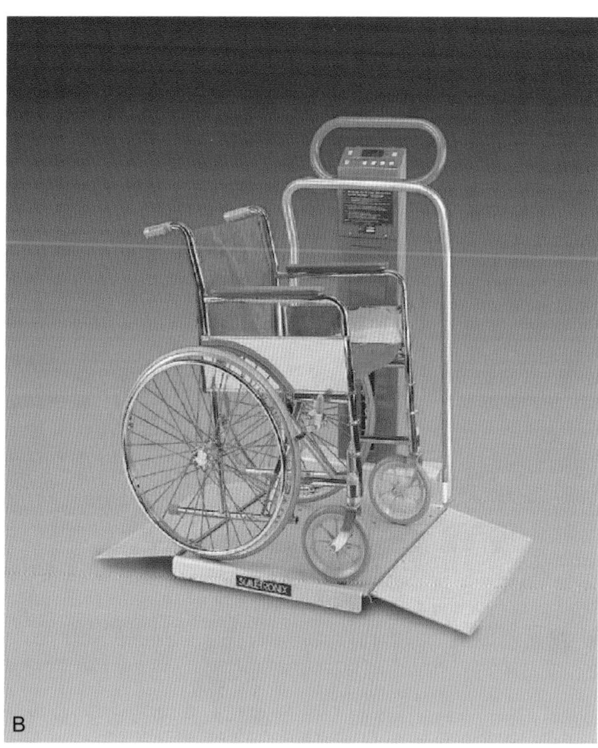

图 6-6 （A）限重 800 磅的可移动磅秤（Courtesy of Bariatric and Metabolic Institute, Cleveland Clinic Foundation, Cleveland, OH.)；（B）可承载轮椅的磅秤（Courtesy of Scale-Tronix, White Plains, NY.）

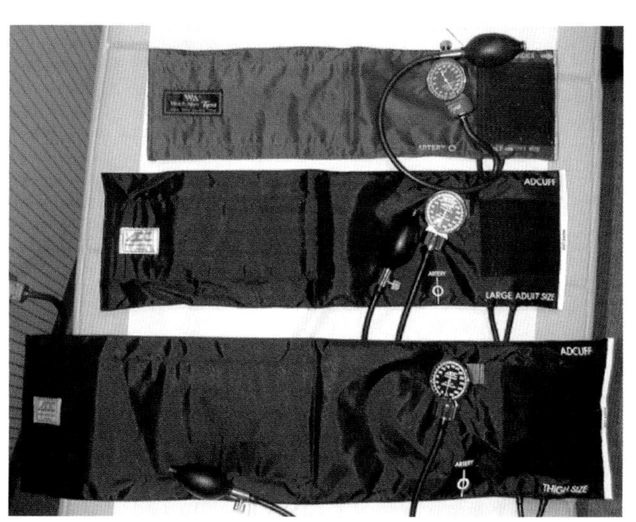

图 6-7　多种不同尺寸的血压袖带
上方 ,Welch Allyn, Skaneateles Falls, NY; 中间和下方 , American Diagnostic Corporation, Hauppauge, NY.）

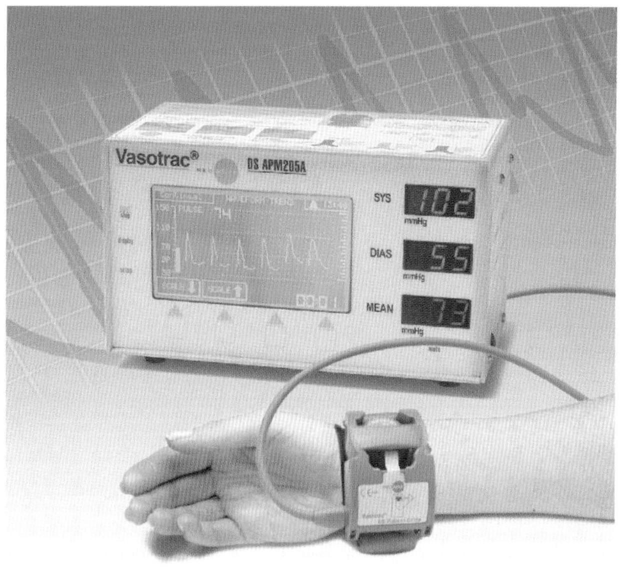

图 6-8　Vasotrac 无创性桡动脉血压监测仪
（Courtesy of Medwave, Inc., Arden Hills, MN.）

检查床

病态肥胖症患者可能很难自己爬上检查床，应用脚凳会影响检查床的稳定性。标准检查床通常高度固定在 33 英寸（84 厘米），有一个 7 英寸（18 厘米）的脚凳。为了给肥胖患者找一张合适的床，床的高度和稳定性都要考虑进去。Ritter Barrier-Freetm 公司的 223 型检查床可满足大多数肥胖患者的要求，它的高度能通过动力装置在 18 ~ 37 英寸（45.7 ~ 94 厘米）的范围内调节，重量限制为 400 磅（181 千克），宽度 28 英寸（72 厘米）（图 6-9）。然而，动力升举功能只能承受 400 磅（181 千克）的重量。对于超级肥胖的患者，Ritter 244 型检查床会更合适，它重量限制为 850 磅（386 千克），动力高度调节范围为 18 ~ 34 英寸（45.7 ~ 86.4 厘米），宽度 32 英寸（81.3 厘米），动力靠背能达到 65°。

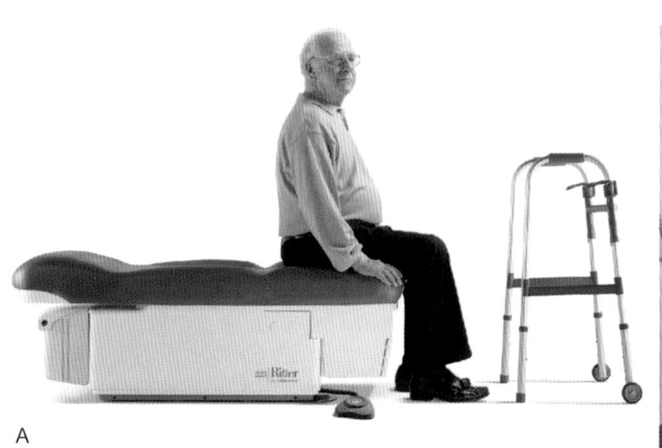

A

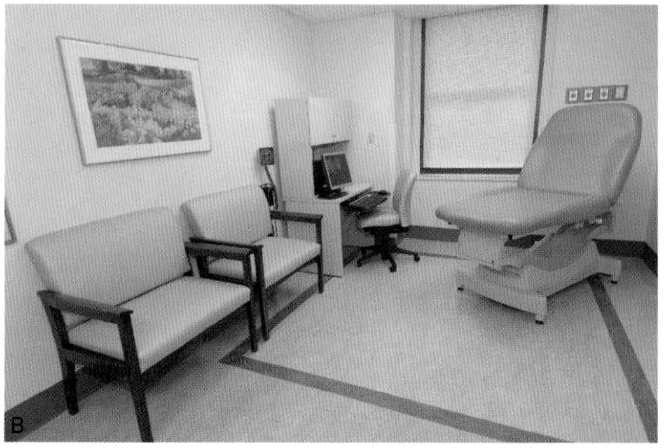
B

图 6-9 （A）标准检查床（Courtesy of Midmark Corp, Versailees, OH.）;（B）肥胖患者检查室和检查床（Courtesy of Bariatric and Metabolic Institute, Cleveland Clinic Foundation, Cleveland, OH.）

上消化道检查和计算机体层扫描

术前和术后经常需要使用上消化道检查以及腹部计算机体层扫描（CT）来评估合并症、解剖变异和并发症，例如吻合口瘘[20]。就算在最好的情况下，这些检查的质量对于肥胖患者来说可能是很低的，但诊断装置和设备能适应患者的体型很重要[21]。

X 线检查设备的限制有图像质量问题和检查台承重问题。大多数影像仪器设备的检查台重量限制是 300 磅（137 千克），根据型号而异，站立平台的重量限制在 300 ~ 350 磅（136 ~ 159 千克）。更大体型的患者检查就只能采取站姿（站在地上），从而无法得到最佳的图像结果。

肥胖患者腹部 CT 扫描的局限在于动力床的承重限制、扫描架入口尺寸以及整体成像效力。现在，我们使用 GE 公司的 Discovery ST16 型体层扫描仪，它能承重 450 磅（204 千克），扫描架入口直径为 70 厘米，周长 220 厘米（86.5 英寸）。GE 公司生产的更新的 Light-speed VCT 型 CT 具有同样的参数，但成像效率得到了进一步改善。

心脏风险评估设备

在对高风险肥胖患者准备减肥手术时，心脏风险的评价分级有许多局限性。最常使用的以单光子发射计算机断层扫描（SPECT）进行心肌灌注检查，由于成像设备的限制只能进行 300 磅（136 千克）以下患者的扫描检查。单平面扫描可对 400 磅（181 千克）的患者进行检查，但体重越高，假阳性的风险也越高。多巴酚丁胺负荷超声心动图检查可应用于病态肥胖症患者，但解剖变异和操作的难度又降低了其准确性和可靠性。心脏风险评价分级的金标准——心脏导管检查由于进入血管的难度增加以及检查台重量限制在 350 磅（159 千克）而难以进行。此时可以选择性在肥胖患者的担架上进行有限的导管检查。这些设备的承重能力和其他限制使得肥胖患者的心脏风险分级不能很好地进行，尤其对于那些体重超过400磅（181千克）的患者，他们有一些检查是完全不能做的。

术后阶段

病床和床垫

在手术室，患者转运装置能帮助把患者转移到病床上（见第10章）。医院标准的病床承重范围为350～500磅（159～227千克），核实每一个类型和型号的病床的承重范围是很重要的。目前大多数类型的病床都能承重到500磅（227千克），这可满足大部分患者。病床上的标准床垫也有一个承重范围，通常是300～500磅（136～227千克），床垫的面积和尺寸也各有不同。通常需要常规使用减压床垫，因为肥胖患者背部受压易产生皮肤溃烂[7, 22]。

还需要考虑患者和病床的宽度。医院标准病床一般宽34～36英寸（86～91厘米），特护病床是最窄的。制造商建议的参数通常是以患者平躺为依据，这在手术前通常是不实际的。我们通常用BMI来估计患者的宽度[23]。我们对于针对肥胖患者使用的病床和轮椅所定的标准为承重超过325磅（150千克），或者可适用于BMI达到并超过55的患者。

在购买或租用特殊肥胖病床时还有一些其他方面的选择。病床通常有两种上床方式：从侧面上床（就像标准病床那样）（图6-10A），或者从底边上床（图6-10B）。一些病床可以有两种方式。从侧边上床的病床看起来更像医院标准病床，对于大多数肥胖患者来说更熟悉、更容易。从底边上床的病床通常可以调整成椅子的形状，有利于患者转运，同时能减少因转送患者引起的工作人员受伤。其他要考虑的特征有病床护栏的调整、轮子和轮锁、高度调整参数、床上吊架、内置磅秤以及手动控制使用的复杂性和易用性。另外一个重要的考虑因素就是病床必须能轻易地调整成至少45°的半卧位，因为很多患者都伴有通气障碍合并症（阻塞性睡眠呼吸暂停、肥胖性通气不足综合征和限制性肺疾病），甚至在一些情况下需要气管切开和通气支持，而这样的体位对他们最有利[24]。

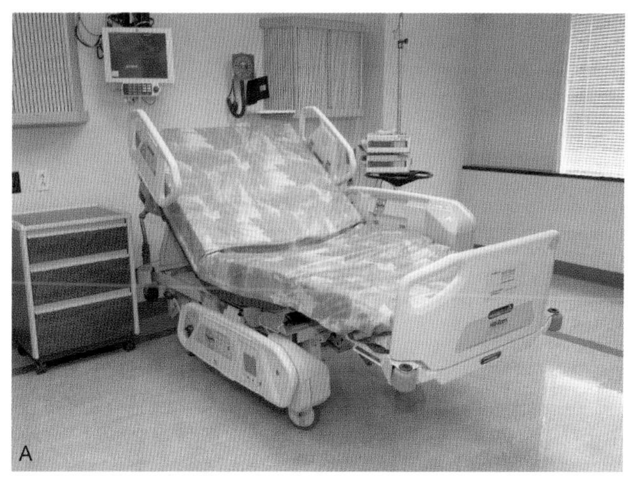

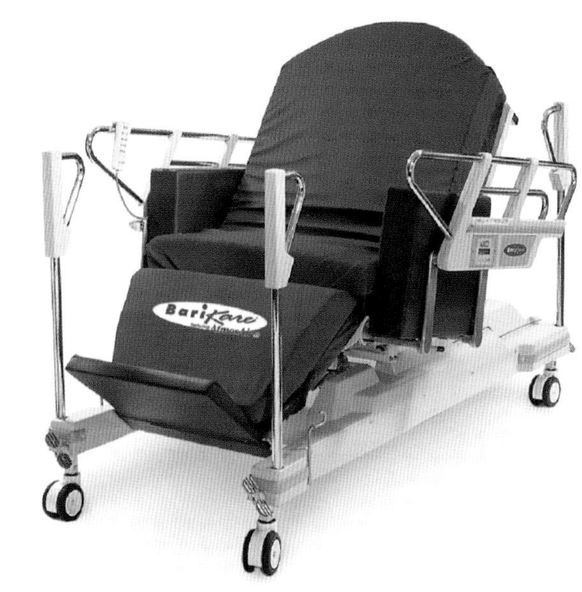

图6-10 （A）侧边上床的病床（Courtesy of Hill-Rom. © 2006 Hill-Rom Services, Inc. Reprinted with permission. All rights reserved; and Bariatric and Metabolic Institute, Cleveland Clinic Foundation, Cleveland, OH.）（B）底边上床的病床（Courtesy of BariKare, KCI, San Antonio, TX.）

病房布局、必备设备和固定装置

减肥外科病房的基本布局是将肥胖患者的病房、护理区和术后管理集中在一起。专门的病房再配上专门的工作人员是最受推荐的方式，但当前却并不常见。病房设计布局的主要决定因素是，因为患者的体型庞大，需要一些超大型号且持久耐用的设施设备，以保证患者和工作人员的安全。

在建立行业标准时，Hill-Rom公司建立了减肥外科病房设计专家委员会（BRDAB），为建立该行业的标准作了大量的工作。他们对病房空间、病房内设备和固定装置的最大承重度目标以及病房应该配备的设备给出了许多建议[11]。这个委员会建议在病床周围留出 5 英尺（152 厘米）的空间来作为超大号设备的通道（图 6-11A），这就要求房间的总尺寸至少有 13 英尺（4 米）宽和 15 英尺（4.6 米）深。房门宽度 60 英寸（152 厘米），配有不对称分割的双叶门，其中一叶门扇为 42 英寸（107 厘米）。BRDAB 为病房内设备和固定装置设定的最大承重目标为 1000 磅（454 千克）。现在很多医院还达不到这个要求。指南建议其他要考虑的房间设备还有在床边配备一个椅子（在本章前面部分中特别提到过）和一个起重机。起重机很关键，因为在抬起和转移患者时很多员医护人员和患者会受伤[25]。指南还建议可移动的便携式起重机最为适合，因为它移动灵活，能在房间里的任意地方使用。移动式起重机的一个例子是 Invacare 公司的 Reliant 600 型起重机，它安装有一个电动机，能举起 660 磅（300 千克）的重量（图 6-11C）。

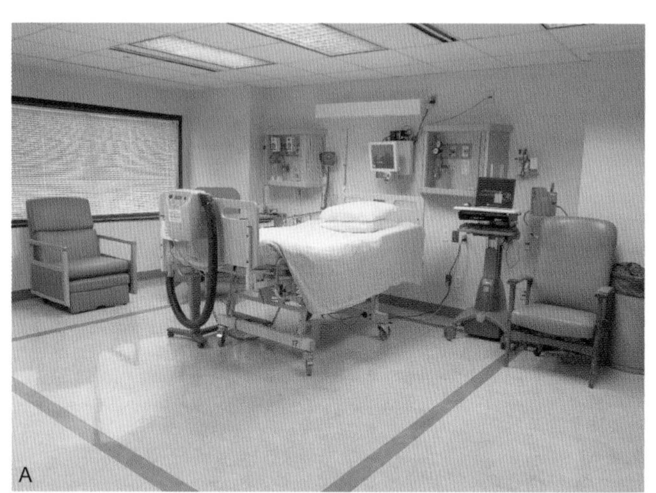

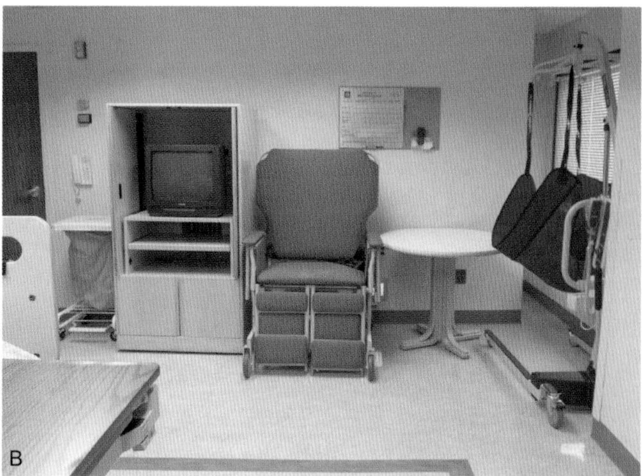

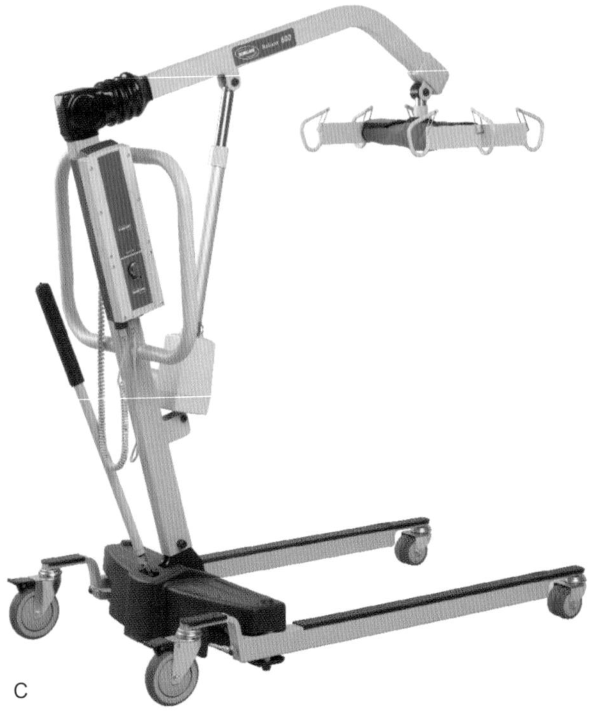

图 6-11 （A）减肥外科病房的病床周围留有足够空间（Courtesy of Bariatric and Metabolic Institute, Cleveland Clinic Foundation, Cleveland, OH.）；（B）住院病房里的斜靠背座椅和患者起立辅助设施（右）（Courtesy of Bariatric and Metabolic Institute, Cleveland Clinic Foundation, Cleveland, OH.）；（C）带有发动机并能承重 600 磅的可移动式患者起重机（Courtesy of Invacare Corp., Elyria, OH.）

个人卫生需求：卫生间、淋浴、衣服或裤子

对于肥胖患者来说，由于空间限制、活动受限以及设施限制，个人卫生较难保持。洗手间的门宽需要 60 英寸（152 厘米），这样最宽的轮椅才能通过。坐便器需要扶手，从而患者才能自己站立起来。对于那些活动极度受限的患者，但可承受自身重量进行自我挪位的患者来说，床边坐便器比床上便盆更可取，因其具有更好的安全性、舒适度和自尊感。其坐便器的宽度至少是 30 英寸（76 厘米），至少可承重 750 磅（341 千克）。

BRDAB 建议淋浴空间至少有 45 平方英尺（4.17 平方米），足够容下两个照顾者和轮椅。每个病房可能没有足够的空间，因此，可以利用共用洗澡间。我们的中心就是这样设计，而且患者的反馈也很好。BRDAB 还建议使用防水墙面和地面，以及不妨碍下水的具有坡度的排水地面，亦不妨碍轮椅进入（图 6-12A）。便携式淋浴椅或淋浴凳也是必须的，不论是与坐便器结合在一起还是单独配置（图 6-12B）。

合适的医院病号服对维护患者的安全、卫生和尊严非常关键。因为病态肥胖症患者也不全是同一体型或体形，所以应提供几个不同尺码的衣服（3X 到 10X）和裤子（X 到 4X）。衣服的设计应考虑到静脉输液的方便。

许多严重肥胖的患者合并有慢性关节炎，影响他们的背、臀和膝盖功能。术后以及出院时，这些患者可能需要助步器以预防在术后恢复期不慎摔倒。

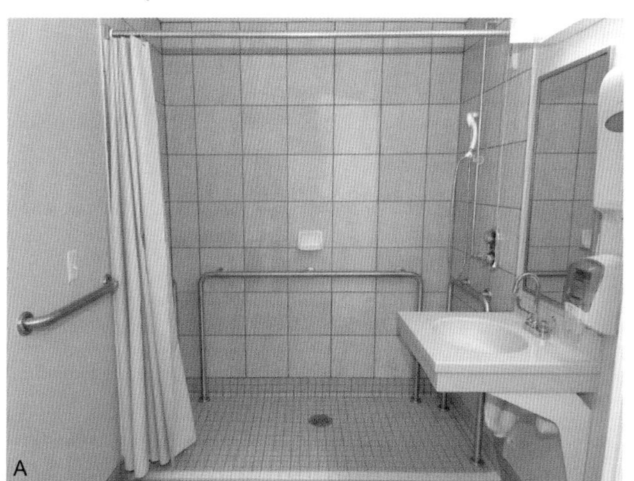

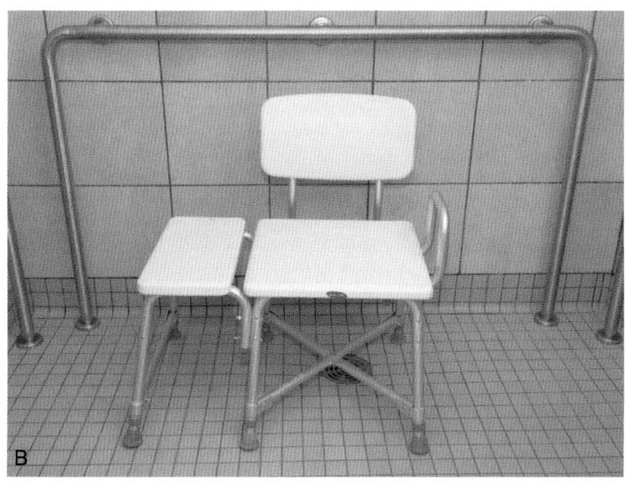

图 6-12 （A）无障碍型大淋浴间（Courtesy of Bariatric and Metabolic Institute, Cleveland Clinic Foundation, Cleveland, OH.）;（B）淋浴凳（Courtesy of Sizewise Rentals, www.sizewise.net.）

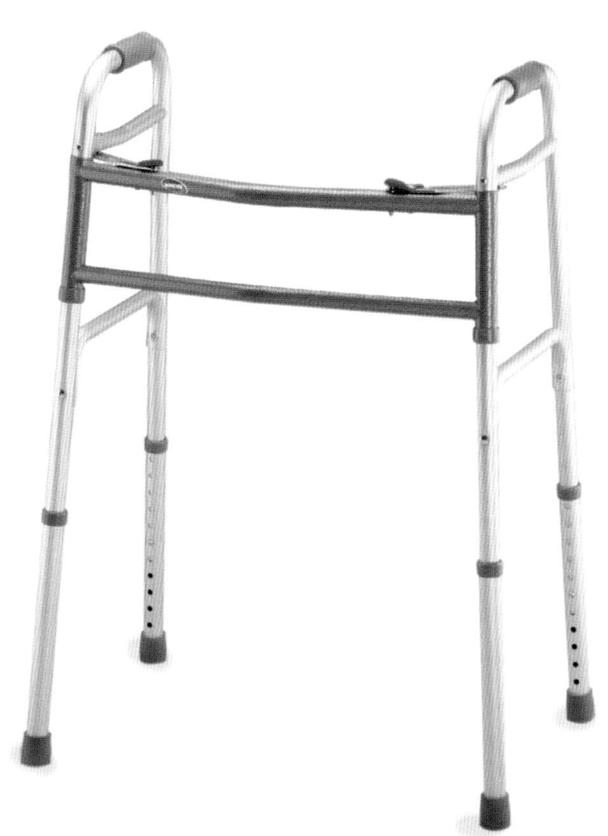

图 6-13　为肥胖患者设计的助步器，有深且宽的框架，高度可调节，能支撑 700 磅（318 千克）的重量。根据需要，还可以加一组移动轮（Courtesy of Invacare Corp., Elyria, OH.）

助步器应该为肥胖患者专门设计。它应有一个宽的基底部，高度可调节，能承载700磅（318千克）的重量（图6-13）。还可额外安装移动轮，以便于患者移动。

定期重新评估

应该不断重新评估患者的体型测量数据、设备使用次数、移动不便引起的合并症、患者发生的事故或者不慎跌倒、工作人员工伤情况以及完整的手术效果数据。由外科医生、相关医护人员、患者和设施设备构成的减肥外科项目，会不断成长，需要不断重新评估设备需求和所需要的设备参数。

总结

减肥外科的设备包括所有用来为病态肥胖症患者提供医疗服务的技术。这些设备对于为患者提供高质量的医疗服务、保障患者安全、减少并发症、增强患者的活动能力，从而提高治疗效果非常重要。此外，大尺寸的医疗设备和设施有助于使诊断检查更准确，减轻临床压力和时间的浪费。这有利于增强患者自尊心，增加患者及其家属和医务工作人员的满意度。为了达到这些目标，医疗机构必须调研其当前治疗肥胖患者的资源、局限性和患者特点，并调查肥胖患者医疗设备市场情况。减肥外科工作小组是协调这些工作的有效组织机构。最后，要拟订一个方案，以设定参数来指导设备资源的利用和配置。随着减肥临床项目的不断发展和技术进步，设施设备的配置应该不断修订调整。在这个过程中需要临床医生、管理人员和医疗设备制造商之间的不断沟通，以不断改进现有设备和研发新的设备，为肥胖患者提供更好的医疗服务[3, 6]。

致谢：William Gourash 在此感谢匹兹堡大学医学院 Magee Women 医院的 Judy Myers 和其同事们出色的护理工作及对护理工作的创新；并感谢 Susan Gallagher 数年来对于病态肥胖症患者护理做出的巨大贡献；感谢 Laura Smolenak 分享她关于病态肥胖症的观点；也感谢 Amy Haller 分享她关于减肥外科设备的知识；还要感谢自己的家人，尤其是妻子 Linda Gourash，对本章进行了仔细审校和文字编辑。

（樊庆 译　张能维 审校）

参考文献

1. Gallagher S. Ethics: the human element of advanced technology. Ostomy Wound Management 2003;49(4):24–28.
2. Nightingale F. Notes on Nursing: What It Is and What It Is Not. New York: Dover, 1860.
3. Foli MB, Collier MS, MacDonald KG, Pories WF. Availability and adequacy of diagnostic and therapeutic equipment for the morbidly obese patient in an acute care setting. Obes Surg 1993;3:153–156.
4. Barr J, Cunneen J. Understanding the bariatric client and providing a safe hospital environment. Clin Nurse Specialist 2001;15(5):219–223.
5. Sarr MG, Gelty CL, Hilmer DM, et al. Technical and practical considerations involved in operations on patients weighing more than 270kg. Arch Surg 1995;130(1):102–105.
6. Gallagher SM, Arzouman J, Lacovara J, et al. Criteria-based protocols and the obese patient: planning care for a high-risk population. J Ostomy Wound Manag 2004;50(5):32–44.
7. Gallagher SM. Restructuring the therapeutic environment to promote care and safety for the obese patient. J Wound Ostomy Continence Nurs 1999;26(6):292–297.
8. Nguyen NT, Moore C, Stevens M, Chalifoux S, Mavandadi S, Wilson SE. The practice of bariatric surgery at academic medical centers. J Gastrointest Surg 2004;8(7):856–860.
9. Retsas A, Pinikahana J. Manual handling activities and injuries among nurses: an Australian hospital study. J Adv Nurs 2003;31(4):875–883.
10. Gallagher S. Caring for the overweight patient in the acute care setting: Addressing caregiver injury. J Healthcare Safety, Compliance Infect 2000;4(8):379–382.
11. Harrell JW, Miller B. Big challenge. Designing for the needs of bariatric patients. Health Facil Manag 2004;17(3):34–38.
12. Weiss J, Perham D, Forrest J. Build you own bariatric unit: Southwest ambulance creates a better way to transport obese patients. J EMS 2003;28(12):36–45.
13. Gourash W. Bariatric equipment: making your facility more accommodating for the morbidly obese. Presented at the University of Pittsburgh School of Medicine and the Minimally Invasive Surgery Center of the University of Pittsburgh Medical Center, February 2001.
14. Hilmer D. Technical considerations of bariatric surgery in the Super obese. Surg Technol 1994;26(7):8–13.
15. AORN Bariatric Surgery Guideline. AORN J 2004;79(5):1026–1052.
16. Recommendations for facilities performing bariatric surgery. Bull Am Coll Surg 2000;85:20–23.
17. Martin LF, Burney M, Faitor-Stampley V, Wheeler T, Raum WJ. Preparing a hospital for bariatric patients. In: Martin LF, ed. Obesity Surgery. New York: McGraw-Hill, 2003:161–172.
18. Martinez-Owens T, Lindstrom W. Special needs of the bariatric surgical office. In: Martin LF, ed. Obesity Surgery. New York: McGraw-Hill, 2003:111–132.
19. Helmut H, Mandadi G, Eagon C, Pulley D, Kurz A. Intraoperative blood pressure measurement on the wrist is more accurate than on the upper arm in morbidly obese patients. Abstract presented at the American Society of Anesthesia

2004 annual meeting.
20. Blachar A, Federle MP, Pealer K, Ikramuddin D, Schauer PR. Gastrointestinal complication of laparoscopic Roux-en-Y gastric bypass surgery: clinical and imaging findings. Radiology 2002;23(3):625–632.
21. Uppot PN. How obesity hinders image quality and diagnosis in radiology. Bariatrics Today 2005;1:31–33.
22. Brown SJ. Bed surfaces and pressure sore prevention: an abridged report. Orthop Nurs 2001;20(4):30–40.
23. Fruto LV, Malancy K, Forbis J, Cochran J. Development of decision guidelines for specialty bed/mattress selection for obese patients. Ostomy Wound Manag 1997;43(3):66.
24. Burns SM, Egloff MB, Ryan B, Carpenter R, Burns JE. Effect of body position on spontaneous respiratory rate and tidal volume in patients with obesity, abdominal distention and ascites. Am J Crit Care 1994;3(2):102–106.
25. Evanoff B, Wolf L, Aton E, Canos J, Collins J. Reduction in injury rates in nursing personnel through introduction of mechanical lifts in the workplace. Am J Ind Med 2003;44:451–457.

第 7 章　减肥外科医师培训

Stacy A. Brethauer，Philip R. Schauer

在过去十几年中，世界范围内进行的减肥手术数量急剧增长[1]。造成这个增长的因素包括：①工业化社会中肥胖的流行；②这种流行病造成的社会负担得到更多关注；③微创减肥手术技术的发展；④越来越多的文献和研究支持减肥手术的安全性、有效性和持久性。美国是世界上成人和儿童肥胖发病率最高的国家[2]，在过去十几年中，减肥手术数量的增长反映了这种流行趋势（表 7-1）。

在 20 世纪 90 年代末起步的腹腔镜减肥手术对治疗肥胖人群做出了重要贡献。这种微创手术方法吸引了很多对高级腹腔镜技术感兴趣的外科医师以及寻求更小手术创伤的患者。随着减肥手术量的快速增长，对减肥外科医师进行专业培训和资格认证也成为必需。美国胃肠和内镜外科医师学会（SAGES）以及美国减肥外科学会（ASBS）联合推出了减肥外科医师的资格认定程序指南[3]。另外，ASBS 还建立了减肥外科专科培训项目指南，以确保受训者能接受到关键的和多样化的临床培训[4]。以前，外科医师通过自己练习或短期学习后即可施行减肥手术，目前该方法基本上已被住院医师阶段或专科培训阶段的正式培训所替代。这一章会介绍目前存在的各种减肥外科培训方式、资格认定程序、专科培训以及未来的发展方向。

表 7-1　美国减肥外科手术估计数量

年份	每年的减肥手术数量
1992—1996	15000 ~ 20000
1997—1999	20000 ~ 30000
2000	38000
2001	48000
2002	63000
2003	104000
2004	140000

数据来自美国减肥外科学会

学习曲线

外科培训遵循各种各样的学习曲线，学习曲线主要表现在手术技巧的获得和患者管理的经验，这两方面的学习曲线也适用于减肥外科培训。为了胜任该减肥外科的工作，手术技巧和患者管理能力均应该过关。关于某个特定手术的学习曲线的概念起源于 20 世纪 80 年代末，那时候开腹行胆囊切除术的外科医师在进行腹腔镜手术的早期阶段，手术并发症发生率较高。从那以后，新开展的每一项腹腔镜手术都会有大量描述该手术特定学习曲线的文献和研究[5-8]。学习曲线通常代表要达到与开放手术相等的并发症发生率所要求练习的病例数量。

腹腔镜可调节胃绑带术比胃旁路手术的技术要求低一些，但在外科医师早期生涯阶段所施行的病例中也会发生一些与该手术相关的并发症。在 O'Brien 和 Dixon's[9] 的 1120 例应用 Lap-Band 进行腹腔镜胃绑带手术病例研究总结中，早期的部分病例手术并发症发生率更高些。以发生在绑带部位的胃黏膜脱垂为例，在前 500 名患者中发生了 125 例（25%），但在后 600 名患者中只发生了 28 例（4.7%）；绑带固定处胃壁糜烂并穿孔至胃共有 34 例（3%），均发生在前 500 名患者中。意大利 Lap-Band 合作研究小组发现，在 1863 位患者中，有 5% 的患者发生了胃小囊扩大[10]，其中 2/3 发生在该中心的前 50 个病例中，随着外科医师手术经验的积累，胃小囊扩大的发生率也不断减少。

腹腔镜胃旁路手术是一项高级的腹腔镜手术，它的学习曲线更长。这项手术要求医师具有优秀的腹腔镜技术，包括体内缝合、在腹部不同部位进行吻合、复杂的暴露技术、胃肠道切割闭合以及双手分离技术。病态肥胖症患者的腹腔内解剖特点（大量的内脏脂肪堆积、肝大、既往手术造成的粘连）给该手术的操作带来了困难。关于腹腔镜胃旁路手术的学习曲线，有研究发现，外伤感染、吻合口瘘、手术时间和技术相关并发症在完成了100例手术后会显著减少[11]。Oliak等[12]发现在经过75例手术之后，手术时间和并发症都显著减少了，其他研究也发现，手术经验越多，发生并发症的概率就越低。

手术技巧的获得

在外科住院医师培训阶段，很少有人能完成达到进行腹腔镜减肥手术所需要的手术数量（表7-2）[14-15]。在2004年，住院总医师阶段完成的减肥手术（开腹及腹腔镜）数量平均为5.8例，这已经多于2000年的平均2.8例，但仍然与最低要求（35例）[16]或克服学习曲线（75～100例）所需要的手术数量还差很远。除了在手术室训练以外，用动物模型练习腹腔镜技术也能显著增加各级外科医师的手术经验[17]。腹腔镜培训设备也能客观评估外科技能，克服不足之处，监测手术操作水平的进步[18-19]。

医师们可从课堂式培训和动物手术练习的短期课程或周末研讨班中得到特定手术培训[20]。这些课程通常针对那些有高级腹腔镜技术但还想要学习减肥手术的外科医师。同时，那些做开腹减肥手术的外科医师也可通过这些短期培训开始接触腹腔镜减肥手术方法。然而，这些短期课程所提供的培训不足以使受训学员达到独立进行手术的能力。

表7-2　美国住院医师培训阶段完成的减肥手术和高度腹腔镜手术数量

手术名称	1999－2000	2000－2001	2001－2002	2002－2003	2003－2004
减肥手术*					
所有住院医师完成的平均数量	5.0	6.7	9.5	11.2	12.1
全国由住院医师完成的总手术数	4960	6871	9560	11 027	12.384
腹腔镜胃底折叠术					
所有住院医师完成的平均数量	5.4	6.2	5.9	5.9	8.1
全国由住院医师完成的总手术数	5341	6334	5944	5740	5230
腹腔镜结肠切除术					
所有住院医师完成的平均数量	1.9	2.3	3.1	3.9	4.6
全国由住院师生完成的总手术数	1815	2366	3186	3850	4689

* 包括开腹和腹腔镜手术
数据来自普外科住院医师项目评审委员会的全国报告，www.acgme.org

短期临床培训是指进行有针对性的短期减肥外科临床培训，是外科医师开始开展减肥外科的最好选择。短期临床培训是一项6～12周的培训，它是为那些有高级腹腔镜技术但想要获得减肥手术经验的外科医师而设计的。其目标是为了获得ASBS所要求的减肥手术授权所要求的必需经验[21]。受训者要在他们接受培训的医疗机构所在的州获得行医许可。接受短期临床培训的学员可学习到减肥手术的各个方面，包括术前评估、开腹和腹腔镜手术过程、术后常规和并发症管理以及长期术后治疗护理。短期临床培训的理论学习可通过课本复习、参加论文讨论会和临床会议的方式进行。同时，受训者还接触到减肥外科项目的组织架构、人员要求、设备和医院设施的特殊要求以及减肥手术独特的管理问题。

患者管理

与减肥手术相关的第二年学习曲线涉及病态肥胖症患者的全面管理。这包括理解肥胖的病理生理基础、减肥手术的指征、发现并治疗减肥手术特有的并发症以及患者术后的长期管理。这些经验很难在住院医师培训阶段获得，因为那个阶段接触到的减肥手术患者数量非常有限。在一个大型减肥外科中心接受传统的专科培训是学习减肥手术和患者管理技能的最好方式。

美国减肥外科学会关于减肥手术授权的建议指南

第一份ASBS指南在2000年发表[3]。需指出的是 SAGES 和 ASBS 都不是授权机构，医师所在的医院或医疗机构才可颁发手术授权。然而大多数医疗机构的手术授权委员会都采用专业机构或专业协会提出的建议和指南。

当前的指南是由 ASBS 颁布的第一份指南修改而来的，分为五个部分[21]，在这里将依次进行讨论。

资格认证的总体要求

资格认证的总体要求如下：

1. 申请者必须有在合法医疗机构进行胃肠道和胆道手术的资格。

2. 申请者必须证明他 / 她正在参与肥胖多学科治疗项目，该项目为肥胖患者提供专业化护理、饮食指导、咨询和支持小组等医疗辅助服务。

3. 申请者应证明有一个项目去预防、监测和管理短期及长期并发症。

4. 申请者应证明有一个系统对患者进行随访，并鼓励患者按期接受术后随访。

术后随访应该由减肥外科医师或者接受过正规培训的多学科项目中其他专业人士进行。如果申请者不能保证患者会配合随访，他们应该证明有对患者进行术后随访重要性的充分教育以及为患者接受随访提供方便的措施。

作为培训导师需要的经验

ASBS 建议那些想要作为培训导师的资深减肥外科医师除了要达到资格认证的总体要求，另外，作为某类型减肥手术的培训导师，还应至少完成 200 例该类型减肥外科手术。新指南也将手术经验定义得更为广泛，不仅包括完成手术，还包括患者的全面治疗护理，包括术前和术后管理。

涉及胃肠道切割闭合和分离的开腹减肥手术授权

外科医师除了应该达到资格认证的总体要求以外，还需证明具有在住院医师或者之后的阶段由资深医师指导成功完成至少 15 例开腹减肥手术（或胃大部切除术及重建）的经验且效果满意。进行腹腔镜减肥手术的外科医师如想获得开腹减肥手术授权，需在资深减肥外科医师的指导下，完成 50 例腹腔镜减肥手术和至少 10 例开腹手术。

涉及胃肠道切割闭合和分离的腹腔镜减肥手术授权

外科医师除了应该达到资格认证的总体要求以外，还需要：①拥有在合法医疗机构实施开腹减肥手术的授权；②拥有在合法医疗机构进行高级腹腔镜手术的授权；③在住院医师培训阶段或之后的阶段，在一位资深减肥外科医师指导下成功完成 50 例手术，且效果满意。

不涉及胃肠道切割闭合和分离的减肥手术授权

外科医师除了应该达到资格认证的总体要求以外，还需要：①拥有在合法医疗机构进行高级腹腔镜手术的授权；②在住院医师培训阶段或之后的阶段，在一位资深减肥外科医师指导下成功完成 10 例手术，且效果满意。

美国减肥外科学会关于完整的减肥外科专科培训的指南

ASBS 提出了一个正规课程要求来标准化减肥外科专科培训计划（表 7-3）。该课程为那些计划在专科培训后把减肥手术作为工作的一部分的普外科医师们提供理论知识、临床和技术经验的基础。在组织架构上还成立了“微创外科专科培训项目专家委员会”，以规范该专科培训项目的申请和录取过程[22]。减肥外科占该正规课程要求的大部分，ASBS 提出的指南也为这个培训项目提供了标准化框架。

最后，对减肥外科基础的考试会成为减肥外科医师获得手术授权的一部分。同时，专科培训学员和培训项目主管也要努力完善现有的培训项目。减肥外科学界这种自我管理和质量管理体系将为本学科带来更多的信任度，并使患者、保险公司和家庭医师们对减肥外科更加放心。

结果的继续评估

ASBS 建议医疗机构应在一个新项目开始 6 个月内以及外科医师完成 50 台手术（独立完成）之后审查外科医师的临床效果，其后还要进行定期审查来确保患者安全。同时，外科医师在与医疗机构续约时也应达到资格认证的总体要求。

表格 7-3　ASBS 关于完整的减肥外科专科培训的指南[4]

基础知识

- 由专科培训学员及至少一个资深医师参加的定期举办的教育会议
- 形式包括书本复习、文献研讨会、专业会议或教学查房
- 需覆盖如下内容：
  1. 肥胖症的流行病学
  2. 减肥手术的历史
  3. 病态肥胖症的生理和作用机制
  4. 减肥手术的术前评估，包括合并疾病
  5. 病态肥胖症患者的心理
  6. 减肥外科的要素
  7. 减肥患者的术后管理
  8. 开腹和腹腔镜减肥手术的比较
  9. 限制食物摄入量的手术
  10. 胃旁路手术
  11. 减少营养吸收的手术
  12. 修整性减肥手术
  13. 术后并发症管理
  14. 减肥手术相关的营养缺乏
  15. 儿童和老人的肥胖
  16. 减肥手术的效果
- 参加着重于减肥手术及围术期管理的具有合并症的病例和死亡病例季度讨论会
- 参加定期举办的有其他专科成员（营养师、心理医师、内分泌医师等）参加的减肥外科多学科会议
- 至少参加一个减肥外科支持小组
- 至少完成一个研究课题

临床和技术

- 接触过不止一种类型的减肥手术
- 至少参加 100 例减肥手术，包括：
  - 最少有 50 例涉及胃肠道切割 / 吻合技术的手术
  - 至少有 10 例单纯限制摄食量的手术
  - 至少有 5 例开腹手术
- 在大部分（>51%）手术中担当主刀医师（施行关键的手术步骤）
- 参加围术期护理，包括：
  - 50 次术前评估
  - 100 次术后住院患者查房
  - 100 次术后出院患者随访
- 科主任每 6 个月对其进行一次考核
- 病历书写和并发症的记录

总结

减肥外科这门学科不仅需要专业化外科技能，而且需要管理病态肥胖症患者的专业化知识。腹腔镜减肥手术通常较为复杂，外科医师需要具备体内缝合、切割闭合和暴露技巧等高级技能。此外，肥胖患者通常由于并存严重合并症，使得手术变得更加复杂、风险更高。因此，为了建立一个成功的减肥外科项目且达到满意的结果，外科医师必须掌握手术所要求的方法技巧以及管理这些复杂患者的知识和临床技能。

总的来说，有组织、有指导的培训是减肥外科达到满意结果的关键。周末培训课程作为唯一培训方式的时代已经结束了，它已经被正规、有指导的完整专科培训和短期专科培训形式所替代。随着肥胖的流行和减肥手术数量继续增加，这些培训项目将在培养合格的减肥外科医师方面发挥重要作用。

（杨玲　译　张能维　审校）

参考文献

1. Buchwald H, Williams SE. Bariatric surgery worldwide 2003. Obes Surg 2004;14(9):1157–1164.
2. Ogden CL, Carroll MD, Curtin LR, et al. Prevalence of overweight and obesity in the United States, 1999–2004. JAMA 2006;295(13):1549–1555.
3. American Society for Bariatric Surgery. Society of American Gastrointestinal Endoscopic Surgeons. Guidelines for laparoscopic and open surgical treatment of morbid obesity. Obes Surg 2000;10:378–379.
4. American Society for Bariatric Surgery. Core curriculum for ASBS fellowship training. http://www.asbs.org/html/about/asbsguidelines.html.
5. Deziel DJ, Millikan KW, Economou SG, et al. Complications of laparoscopic cholecystectomy: a national survey of 4,292 hospitals and an analysis of 77,604 cases. Am J Surg 1993;165(1):9–14.
6. Liem MS, van Steensel CJ, Boelhouwer RU, et al. The learning curve for totally extraperitoneal laparoscopic inguinal hernia repair. Am J Surg 1996;171(2):281–285.
7. Poulin EC, Mamazza J. Laparoscopic splenectomy: lessons from the learning curve. Can J Surg 1998;41(1):28–36.
8. Wishner JD, Baker JW Jr, Hoffman GC, et al. Laparoscopic-assisted colectomy. The learning curve. Surg Endosc 1995;9(11):1179–1183.
9. O'Brien PE, Dixon JB. Weight loss and early and late complications the international experience. Am J Surg 2002;184:42S–45S.
10. Angrisani L, Furbetta F, Doldi SB, et al. Lap Band adjustable gastric banding system: the Italian experience with 1863 patients operated on 6 years. Surg Endosc 2003;17:409–402.
11. Schauer P, Ikramuddin S, Hamad G, Gourash W. The learning curve for laparoscopic Roux-en-Y gastric bypass is 100 cases. Surg Endosc 2003;17(2):212–215.
12. Oliak D, Ballantyne GH, Weber P, et al. Laparoscopic Roux-en-Y gastric bypass: defining the learning curve. Surg Endosc 2003;17(3):405–408.
13. Wittgrove AC, Clark GW. Laparoscopic gastric bypass, Roux-en-Y—500 patients: technique and results, with 3–60 month follow-up. Obes Surg 2000;10(3):233–239.
14. Cottam DR, Mattar SG, Lord JL, Schauer PR. Training and credentialing for the performance of laparoscopic bariatric surgery. Soc Laparosc Surg Rep 2003;2:15–21.
15. Park A, Witzke D, Donnelly M. Ongoing deficits in resident training for minimally invasive surgery. J Gastrointest Surg 2002;6(3):501–507; discussion 507–509.
16. Dent TL. Training and privileging for new procedures. Surg Clin North Am 1996;76(3):615–621.
17. Wolfe BM, Szabo Z, Moran ME, et al. Training for minimally invasive surgery. Need for surgical skills. Surg Endosc 1993;7(2):93–95.
18. Rosser JC, Rosser LE, Savalgi RS. Skill acquisition and assessment for laparoscopic surgery. Arch Surg 1997;132(2):200–204.
19. Rosser JC Jr, Rosser LE, Savalgi RS. Objective evaluation of a laparoscopic surgical skill program for residents and senior surgeons. Arch Surg 1998;133(6):657–661.
20. Lord JL, Cottam DR, Dallal RM, et al. The impact of laparoscopic bariatric workshops on the practice patterns of surgeons. Surg Endosc 2006;20(6):929–933.
21. American Society for Bariatric Surgery's guidelines for granting privileges in bariatric surgery. Surg Obes Relat Dis 2006;2(1):65–67.
22. Swanstrom LL, Park A, Arregui M, et al. Bringing order to the chaos: developing a matching process for minimally invasive and gastrointestinal postgraduate fellowships. Ann Surg 2006;243(4):431–435.

第 8 章　患者的选择与术前评估和准备

Michael Tarnoff, Julie Kim 和 Scott Shikora

随着操作技术和手术经验的提高，减肥外科手术的整体安全性也相应提高。由于手术技巧（包括微创方法）、患者监护和麻醉管理的进步，以及对超级肥胖患者围术期特殊性需求的认识不断提高，减肥手术死亡率和并发症发生率都显著降低。随着对术前检查和患者准备的重视，手术预后也得到了改善。

减肥外科是由一系列复杂的手术方法与一群复杂的患者所组合而成的。在手术准备和患者管理上经常会碰到许多问题，围术期的潜在并发症都有可能是致命性的，失败的减肥手术不仅对患者的健康造成损害，而且会对已建立起来的减肥外科项目造成不利影响。从术前选择患者到术中和术后早期管理的过程中，理解这些患者的独特需求对于将并发症风险降低至最小程度，最大程度提高长期减肥效果和改善健康至关重要。

肥胖患者面对很多临床挑战。肥胖相关疾病可使围术期并发症和死亡的风险增加（表 8-1）。在肥胖人群中，相当多的合并症并没有被诊断出来和受到重视。在术后早期，术前漏诊的睡眠呼吸暂停综合征可能会导致严重的甚至致命性后果。高血压、哮喘和糖尿病也常见于肥胖患者，如果不治疗，会使围术期的护理变得更加棘手。体质的改变会导致免疫功能发生不确定的变化，使得患者更易发生围术期并发症。身体组成成分的紊乱会影响药物和麻醉药的使用剂量，而且使得放射影像学检查也难以进行或者图像质量变差。总之，当治疗这些患者时，每一个环节都具有挑战性，即使是常规的围术期护理也不例外。同时，一些非医学因素也不能被忽略。尽管有正确的围术期管理，对因行为异常或其他疾病而不适合接受手术的患者施行手术，可能导致不好的后果。因此，彻底理解患者选择的正确标准、恰当的术前评估以及术前准备是减肥手术成功的关键。这一章将重点讨论这些问题。

患者选择

当前，减肥手术是能持久有效减轻体重的唯一治疗手段，但它只适用于一小部分患者。1991 年，美国国立卫生研究院（NIH）发表的专家共识设定了患者选择的最低标准[1-2]。根据该共识，减肥手术只适用于体重指数（BMI）≥40 且无肥胖合并症的患者，或者 BMI 介于 35 ~ 39 之间且同时伴有肥胖相关疾病的患者。手术候选者必须曾接受过非手术方法减肥，但未成功[1-2]。考虑到减肥手术的风险，外科医师应确定患者是已经尝试过其他所有减肥方法后才来寻求外科治疗的。

NIH 的声明还强制要求减肥外科要以多学科联合模式来开展。患者还要经过其他非外科临床医师，如肥胖治疗内科医师、心理医师或其他行为治疗师以及营养师的评估和治疗。该要求能确保患者解决造成病态肥胖症的环境和心理方面的问题，这些因素极有可能会对术后长期疗效和预后产生影响。

目前对于手术候选者年龄的限制没有被普遍接受的指南。NIH 指南建议手术患者年龄应该高于 18 岁，但没有提出最大年龄限制。对年龄过大或过小的患者进行减肥手术可能会引起一些其他问题。对于儿童和青少年，问题在于其是否足够成熟以做出接受减肥手术后需要改变生活方式的决定。值得注意的是，这类手术的远期成功更可能依赖于术后长期的行为改变。很难判断这些年轻的患者能否坚持改变他们的生活方式。随着儿童肥胖越来越流行，儿童或青少年肥胖的手术治疗已成为常规治疗手段。到现在为止，仍仅有少数肥胖儿童接受过减肥手术，报道显示术后长期预后良好[3]。

对于年长的患者，存在许多问题，例如风险增加、难以改变生活习惯以及预期寿命，但都尚无答案。然而，更好的围术期患者管理与微创技术的发

表 8-1 **肥胖相关疾病**

心血管
心肌病
脑血管疾病
冠状动脉疾病
血脂异常
高血压
猝死
内分泌
闭经
糖尿病
多毛症
不孕症、不育症
肝胆 / 胃肠道
肝脂肪变性
胆结石
胃食管反流
脂肪肝
其他
慢性疲劳
恶性肿瘤
假性脑瘤
压力性尿失禁
肌肉骨骼 / 皮肤
损伤事故易发性
慢性背痛
退行性关节病
多汗症
疝
活动不便
感染
摩擦性皮炎
心理
抑郁
自尊心低
生活质量差
人际关系差
自杀
肺 / 呼吸系统
呼吸困难
肥胖性肺通气不足
阻塞性睡眠呼吸暂停
哮喘
静脉疾病
深静脉血栓
下肢水肿
肺栓塞
静脉淤滞
静脉淤血性溃疡

展使得外科医师可以向年长的患者推荐减肥手术[4]。现在，许多减肥外科中心接受 60 岁以上的患者，认为他们是合适的手术候选者。从我们的经验来看，我们曾为 70 多岁的患者安全地进行过手术，结果发现与年轻的患者相比，年老的患者在并发症发生率、死亡率、体重减轻或长期疗效方面都没有显著差别。

患者评估和术前准备

即使患者达到了 NIH 的标准，外科医师也不能为所有寻求外科治疗的患者进行手术。医师可因为患者行为异常、其他健康和疾病状况、外科禁忌证或其他原因而拒绝患者的手术要求。然而，不像 NIH 的手术指征那样，手术禁忌证并未被确立或标准化。在进行手术之前，筛选出那些手术不可能成功的患者至关重要。而对那些合适的手术对象应进行仔细且完整的术前准备。不像其他的手术，减肥手术要求患者长期改变其饮食和生活习惯，所以应进行详细的评估检查和术前准备。在我们中心，由多学科团队对患者进行评估。我们的多学科团队成员包括行为健康专家、营养师、内科医师、外科医师和医师助理。每一位医师都会参与患者选择、管理和随访或提出建议。我们认为，采用这种多学科协作模式，减肥手术的成功率会获得提高。

详细的心理评估是由精神科医师、心理医师或其他专业的行为治疗师进行的。该评估要着重于既往体重史、社会地位、生活压力和饮食习惯，以期能找出会给未来手术结果带来负面影响的问题。合格的手术候选者不应该有饮食紊乱的表现，例如严重贪食症等，因为它会阻碍患者遵从术后的饮食要求；同时，他们应能抵抗压力和控制饮食，并获得家人支持和拥有一个稳定的生活环境[5]。自术后早期起，以单独咨询或支持小组的形式帮助患者适应新的生活方式及饮食和体形的巨大变化大有裨益，目前，这个做法已被证明能改善手术的疗效[6]。

对手术候选者的行为学检查是获得长期成功的关键（表 8-2）。有明显精神紊乱或抑郁的患者不宜接受手术。此外，有强烈药物滥用或自残行为病史的患者也不应该接受手术。其他行为因素可能不足以成为手术的绝对禁忌证，但至少也要非常谨慎，这些因素包括对工作人员的粗暴行为、错过预约的就诊时间、脾气急躁、对就诊过程没有耐心或要求简化就诊和治疗过程等。此时，在我们中心，我们把术前准备期间继续吸烟、酗酒和体重继续增加等视作不能遵从医嘱的典型表现，所以通常不会给有这些现象的患者进行手术治疗。应该理解的是，这些决定因素取决于个人行医习惯，没有足够的研究数据可供参考，以指导对这些情况的治疗决策。最后再次提醒，在接待和治疗先前减肥手术无效的患者（尤其通过X线检查显示身体并无变化）时应尤为谨慎。

因为许多病态肥胖症患者都伴有相关合并症，所以他们发生围术期并发症的风险也更高[5]。因此，要进行完整的病史采集和体格检查来再次确认已知的伴随疾病，并需诊断出像睡眠呼吸暂停或糖尿病这样的合并症，通常这些疾病容易被忽视。我们中心的术前常规实验室检查包括全血细胞计数、肝功能检测、糖化血红蛋白、铁、总铁结合力、维生素B_{12}、叶酸、维生素D、钙、甲状腺功能以及血脂等。因为体重快速减轻与胆结石的发生有关，所有患者都要进行胆囊超声检查。对于确认有胆石症的患者可以同时进行胆囊切除术。另外，有胆囊炎的患者在术后要服用熊去氧胆酸类药物，以降低胆结石形成的风险[7]。减肥手术的同时常规进行胆囊切除术一直以来都存在争议，大多数学者赞成对有症状性胆囊炎患者同时行胆囊切除术。然而，对于无症状的胆结石患者切除胆囊与否，尚无共识。

严重肥胖患者普遍都合并有肥胖相关的疾病，这也是他们寻求以手术减轻体重的原因。然而，一些伴随疾病可能会成为减肥手术的禁忌证（表8-3），包括那些处于疾病末期状态或危及生命且不会由于减肥而有所改善的疾病，例如癌症晚期。此外，健康状况极差，造成手术风险过高的患者，或生活质量极差且不会因为体减轻而有所改善的患者都不宜进行手术。

除了疾病或行为方面的原因外，造成手术禁忌的外科因素很少。然而，了解患者所有腹部手术既往史依然重要。这方面的一些信息可以从仔细的病史采集和体格检查中获取，但也要以手术病历记录与放射影像学检查作为补充。如果患者先前接受过胃肠道手术，可能会改变减肥手术方法的选择。例如，接受过较大的或几次下腹部手术或小肠切除术的患者，胃绑带术或垂直胃绑带成形术可能比胃旁路手术更合适；有胃底折叠术病史或接受胃绑带术未能成功减肥的患者，再次进行胃旁路术较困难，因此应考虑十二指肠转位术。另外，多次腹部手术、

表8-2　造成手术禁忌的行为学异常

绝对禁忌证
明显的精神障碍或严重抑郁
精神发育迟滞
自残行为
暴食症
药物滥用或酗酒
不能适应手术后必须的行为改变
术前不能改变基本生活方式
相对禁忌证
粗暴对待医护人员的患者
无故错过约定就诊时间的患者
过度要求提前手术时间或要求跳过或简化就诊过程的患者
大量吸烟的患者
在术前准备阶段体重增加的患者
提供不真实信息或隐瞒信息的患者
先前减肥手术无效的患者

表8-3　造成手术禁忌的伴随疾病

会导致超高手术风险的严重合并症
不可治愈的疾病（癌症、艾滋病、肝硬化）
不稳定的疾病（充血性心力衰竭、不稳定性心绞痛、甲状腺疾病）
胃肠道疾病（克罗恩病、胃肠动力功能障碍性疾病）
整体生存质量差且不会由于体重减轻而有所改善

其他胃部手术、腹部放疗或肝移植都会成为减肥手术的相对禁忌证。

饮食指导应从术前开始并持续到术后，以传授并加强患者选择合适食物的能力[5]。坚持不正确的饮食方式以及无节制的饮食是术前和术后常见的问题。手术后，饮食无节制可能导致持续性的呕吐、疼痛甚至减肥失败。多学科团队的其他专家对患者的评估和指导对患者和外科医师都非常有帮助。

一些外科医师也会常规地检查幽门螺杆菌，它在病态肥胖症患者的发病率与正常人群相似[8]，因此，胃旁路手术后上消化道病理检查通常不必要做。由于胃旁路手术将胃窦部隔离在食物通道以外，在术后幽门螺杆菌通常不会引起任何危害。我们有选择地为那些有过消化道溃疡、胃炎或恶性病变病史的患者进行上消化道检查，以慎重考虑是否为个别需要长期进行上消化道检查的患者施行胃旁路手术。

必要时，需要其他专科医师协助，例如心内科、呼吸科和内分泌科医师。所有新诊断出的疾病都应该得到及时治疗，以保证各种疾病在手术前得到控制或改善。如有需要，还应进行一些其他检查，如睡眠检查和超声心动图检查。

术前减轻部分体重也有利于减少围术期并发症。到目前为止，还没有评估术前减轻体重对手术影响的随机前瞻性临床试验。不过，我们都常规地要求超级肥胖的患者在术前减掉约 10% 的体重。这个目标在临床医师的指导下，通常可以达到。从我们的经验来看，术前减轻体重有两个好处：首先，减去 10% 体重可以显著减少腹腔内脏的脂肪含量 [9]，肝的脂肪更少，术中就更容易牵引并有助于暴露；另外，大网膜和肠系膜的活动度更大，这些都能极大地降低手术的技术难度并减少手术并发症。我们最近的回顾性分析显示，BMI 超过 60 的超级肥胖患者在术前减轻体重可以改善腹腔镜胃旁路手术的围术期安全性和疗效。其次，我们认为从行为学观点来看，能遵从术前减肥指导治疗的患者，更有可能在减肥手术后获得长期成功。这样的患者有能力改变他们的行为和饮食形式，从而能更主动地去实现他们设定的长期减肥目标；相反，在术前不能按照要求减轻部分体重的患者，通常较难获得理想的手术效果。现在，这个问题仍在争论，还需要更进一步的科学研究进行评价。

在术前准备阶段，患者教育是一个关键环节，应为患者提供反复的教育、咨询和饮食指导，并详细介绍手术的风险和收益，从而确保患者能充分了解手术可能带来的并发症和解剖结构改变。患者对术后胃容量和功能改变、如何限制饮食和潜在的长期营养问题的充分了解，对达到良好的长期疗效和预后至关重要。

术中管理

在手术中要考虑一系列因素，包括正确摆置患者体位、建立常规的静脉通路（包括外周和中心静脉）、安全的气道管理（标准气管插管或光纤喉镜）以及静脉复合麻醉。大多数外科医师都采取不止一种形式的血栓预防手段 [10]，例如普通肝素、低分子肝素、气动压缩袖带等。患者在手术台上的体位也会影响血栓发生的风险，尽管有些医师喜欢截石位，然而仰卧位更为普遍。

在手术开始之前常规静脉给予抗生素 [11-12] 可减少伤口感染。在开腹手术中，伤口感染的发生率高达 10%；而在腹腔镜手术中，发生率显著降低 [13]。由于体重的缘故，通常 1g 剂量的第一代头孢菌素可能不够。Forse 等建议应用 2g 剂量会更有效 [12]。然而，由于患者在体重和体质上的差异，对于所有患者没有一个统一的药量建议。

我们建议使用至少两个大号（18 号或更大）的外周静脉插管，不必要常规进行中心静脉插管或动脉插管监测，但对于有其他高危因素（如冠状动脉疾病、严重肺功能障碍等）的患者，应考虑使用有创的监测手段。

手术室应具备针对肥胖患者的器械和设施设备，尽管这是最基本的，然而还是很有必要强调。对于开腹手术，需要充足的室内照明和大号牵引器以触及腹腔深处。对于腹腔镜手术，标准长度的器材和套管针通常可以应付，但配备加长的超声刀、吸引 / 冲洗器、腹腔镜以及钝抓钳等都会对手术有帮助。

术后管理

术后管理必须同时着重于一般术后问题以及肥胖患者特有的术后问题。手术完成后，患者要被转移到合适的病房进行康复。我们在术后常规将患者转移到苏醒室，并在那里度过至少 5 小时。5 小时后绝大多数患者神志清楚，即可被转移至一般外科病房。对于伴有睡眠呼吸暂停需要连续的血氧监护或者术后情况不稳定的患者，需根据实际情况另当别论，这些患者需要监护，直到他们的状况稳定。我们常规在术后第 1 天晚上开始对睡眠呼吸暂停患者进行连续气道正压通气（CPAP）。有研究显示早期使用 CPAP 是安全和有效的 [14]。但是，没有科学证据显示 CPAP 会影响胃肠吻合口。另外，还应仔细监测气道通畅度和气体交换能力。腹部手术和术后切口疼痛都会导致呼吸不畅。鼓励深呼吸、将床头升起以及早期下床活动等措施会减少肺不张和肺炎的发生概率。

对于肥胖是否是血栓栓塞的独立危险因素尚未达成书面共识 [10]。然而，尽管缺少有说服力的研究结果，大多数减肥外科医师还是认为过度肥胖患者血栓栓塞的风险极高。在这些人群中，血栓栓塞的高危因素有血液高凝状态 [15]、腹部手术、活动不便、术后卧床休息以及存在的血管功能不全。由 Wu 和 Barba 对美国减肥外科学会（ASBS）会员的调查结果显示，深静脉血栓（DVT）的发生率是 2.63%，另有 0.95% 的患者发生肺栓塞（PE）[10]。95% 的被调查者都采用了一些预防血栓栓塞的措施。与此调查结果相似，Eriksson 等的一项研究显示 [16]，尽管采取了预防措施，胃减肥手术依然引起 2.3% 的患者发生 DVT。

不幸的是，血栓栓塞的风险并没有因为应用腹腔镜手术而降低。尽管腹腔镜微创手术可减少术后卧床时间，有利于术后早期下床活动，且可减轻腹部手术的急性期反应，然而，这些好处可能被其他的危险因素所抵消，例如气腹对静脉回流的影响和手术时间的延长。因此，有必要对所有接受减肥手术治疗的患者采用相应的、合理的血栓预防方法。

外科医师对于如何有效预防血栓栓塞也无一致意见。预防的措施可以是单独或联合使用不同的方法。常用的可增强静脉回流、减少静脉淤滞以及促进纤维蛋白溶解的简易装置包括弹力袜和间歇充气加压袖。早期下床活动也有利于减少血栓风险。使用专门的自动可调病床会更加便于患者活动，这些床可以折成坐位且易于操作。

皮下注射普通肝素一直以来对减少 DVT 的发生是有效的，但却有血小板减少和出血的副作用 [17]。低分子肝素现在很受欢迎，因为它比普通肝素有更高的生物利用度和更长的清除期 [18]。比较这两种药物的研究发现，二者在防止 DVT 方面的效果相似，但普通肝素的出血风险稍高一些 [18-19]。不幸的是，低分子肝素价格更昂贵，且过度肥胖患者的合适用量也不清楚。对于高风险和有抗凝禁忌证的患者，在术前可以放置一个下腔静脉滤器。在我们中心，通常在下肢使用间歇加压袖带，每天皮下注射两次或三次普通肝素。对高风险患者使用下腔静脉滤器或在出院后继续使用一段时间的低分子肝素。

一旦发生 DVT 或 PE，就要迅速开始治疗。传统治疗方法包括静脉给予肝素的充分抗凝治疗等。一旦凝血酶原时间的国际标准化比值（INR）达到可以治疗的水平，即改为口服华法林。然而，最近有研究表明皮下注射低分子肝素与静脉给予普通肝素同样有效 [20]。

疼痛控制对于早期下床活动和气道通畅很重要。通常通过患者自控镇痛（PCA）或者静脉给予非甾体抗炎药如痛力克来控制疼痛。提前预防疼痛和联合治疗策略也被证明有效 [21]。在设定麻醉药滴速时要谨慎，要使患者感到最舒服又不能影响呼吸功能。硬膜外麻醉镇痛也很有效，但很难对肥胖患者进行，而且硬膜外麻醉镇痛对腹腔镜手术也不是必需的。我们目前对腹腔镜减肥手术的患者采用吗啡自控镇痛，并一直持续到术后第 2 天，之后大多数患者可耐受口服镇痛药。此外，也可静脉给予痛力克来控制疼痛。大部分患者在术后第 5 天就无需镇痛治疗了。

至于液体管理，术后必须计算并调整液体量以补充足够的液体，但同时也要避免过量。当外周静脉难于找到或需要测定中心静脉压以决定液体用量时，可以采用中心静脉插管。病态肥胖症患者在围术期少尿是相当常见的，少尿状态一般在术后第 1 天早上就可恢复，如果没有其他症状，几乎无任何后遗症。相反，持续性少尿或无尿就意味着存在潜在的问题，如腹内脓血症，需要迅速检查及处理。

大多数患者在减肥手术后较早期就可恢复进食。我们常规在术后第 1 天每小时给患者 1 盎司水（约 30 毫升）。在术后第 2 天，我们临时给患者无热量透明液体，包括无糖凝胶、清汤和果汁。从第 3 天开始我们就给患者高蛋白、低脂肪、富含维生素和矿物质的流质食物，并持续至术后 2 周。2 周后就开始给半流质饮食，并在术后 1 个月内逐渐过渡为正常的无糖低脂食物。大多数能耐受流质饮食的患者，在术后第 2 天或第 3 天就可出院。在这个时期内持续性呕吐罕见，尽管通常是由于饮食不节制所致，一旦发生，也应该进行诊断评估来排除机械性梗阻的可能。

总结

减肥外科是复杂的手术过程和高危患者的结合。恰当的挑选患者、精心的术前准备以及术后护理是手术成功的关键。如果仅仅以肥胖程度作为手术指征，那么有超过 1400 万的美国成年人都需要接受手术，但这其中会有很多人并不宜手术。决定因素包括健康状况和既往手术史，其会导致手术风险过高，此外，尽管手术风险可控，但行为异常也会导致预后不良。因此，对外科医师来讲，从内科、外科和行为学方面仔细评价每一位手术候选者，并对其进行全面的术前准备非常关键。此外，在术中和术后，这些患者都需要密切的护理和监护。理解肥胖患者群体的一些特殊需要，并注意治疗和护理细节非常重要，这有利于大大降低术后并发症的风险，并且是获得理想长期疗效的一个好的开端。

（廉东波 译　张能维 审校）

参考文献

1. Gastrointestinal surgery for severe obesity. National Institutes of Health Consensus Development Conference Statement. Am J Clin Nutr 1992;55:615s–619s.
2. Mason EE. Vertical banded gastroplasty for obesity. Arch Surg 1982;117:701–706.
3. Strauss RS, Bradley LJ, Brolin RE. Gastric bypass surgery in adolescents with morbid obesity. J Pediatr 2001;138:499–504.
4. MacGregor AMC, Rand CS. Gastric surgery in morbid obesity. Outcome in patients aged 55 and older. Arch Surg 1993;128:1153–1157.
5. Kim JJ, Tarnoff ME, Shikora SA. Surgical treatment for extreme obesity: evolution of a rapidly changing field. Nutr Clin Pract 2003;15:13–22.
6. Nicolai A, Ippoliti C, Petrelli MD. Laparoscopic adjustable gastric banding: essential role of psychological support. Obes Surg 2003;12:857–863.
7. Sugerman HJ, Brewer WH, Shiffman ML, et al. A multicenter, placebo-controlled, randomized, double-blind, prospective trial of prophylactic ursodiol for the prevention of gallstone formation following gastric-bypass-induced rapid weight loss. Am J Surg 1995;169:91–97.
8. Renshaw AA, Rabaza JR, Gonzalez AM, et al. Helicobacter pylori infection in patients undergoing gastric bypass surgery for morbid obesity. Obes Surg 2001;11:281–283.
9. Despres JP. Dyslipidaemia and obesity. Baillieres Clin Endocrinol Metab 1994;8:629–660.
10. Wu EC, Barba CA. Current practices in the prophylaxis of venous thromboembolism in bariatric surgery. Obes Surg 2000;10:7–14.
11. Pories WJ, van Rij AM, Burlingtham BT, et al. Prophylactic cefazolin in gastric bypass surgery. Surgery 1981;90:426–432.
12. Forse RA, Karam B, MacLean LD, et al. Antibiotic prophylaxis for surgery in morbidly obese patients. Surgery 1989;106:750–757.
13. Schauer PR, Ikramuddin S, Gourash WF, et al. Outcomes after laparoscopic roux-en-y gastric bypass for morbid obesity. Ann Surg 2000;232:515–529.
14. Huerta S, De Shields S, Shpiner R, et al. Safety and efficacy of postoperative continuous positive airway pressure to prevent pulmonary complications after Roux-en-Y gastric bypass. J Gastrointest Surg 2002;6:354–358.
15. Batist G, Bothe A, Bern M, et al. Low antithrombin III in morbidity obesity: returns to normal with weight reduction. J Parenter Enteral Nutr 1983;7:447–449.
16. Eriksson S, Backman L, Ljungstrom K-G. The incidence of clinical postoperative thrombosis after gastric surgery for obesity during 16 years. Obes Surg 1997;7:332–335.
17. Collins R, Scrimgeour A, Yusuf S, et al. Reduction of fatal pulmonary embolism and venous thrombosis by perioperative administration of subcutaneous heparin. N Engl J Med 1988;318:1162–1173.
18. Kakkar VV, Cohen AT, Edmonson RA, et al. Low molecular weight versus standard heparin for prevention of venous thromboembolism after major abdominal surgery. Lancet 1993;341:259–265.
19. Nurmohamed MT, Rosendaal F-R, Buller R, et al. The efficacy and safety of low-molecular heparin versus standard heparin in general and orthopedic surgery: a meta-analysis. Lancet 1992;340:152–156.
20. Lensing AW, Prins MH, Davidson BL, et al. Treatment of deep vein thrombosis with low-molecular weight heparins: a meta-analysis. Arch Intern Med 1995;155:601–607.
21. Shumann R, Shikora S, Weiss JM, et al. A comparison of multimodal perioperative analgesia to epidural pain management after gastric bypass surgery. Anesth Analg 2003;96:469–472.

第 9 章　心理学家的角色演变

F. Merritt Ayad, Louis F. Martin

近 10 年，美国人的腰围普遍增加，促使对减肥手术的需求不断攀升。虽然减肥外科已经存在 30 多年了，近来，外科技术进步和公众对肥胖意识度的蹿升既加速了减肥外科的发展，也促进了其推广应用。作为整个减肥外科发展的一部分，以大学附属医院为基地从事体重管理的心理专家，角色也在发生变化。心理专家角色改变的主要原因有：患者对内科和外科治疗的依从性问题、健康心理学和行为医学领域的进展、美国医学会的当代操作术语集（CPT）编辑委员会对减肥外科心理学服务计费代码的扩展、已发表的减肥手术操作指南及研究建议、减肥手术的临床研究结果以及新近对术后行为改变的进一步理解。

本章着重介绍这些改变是如何影响减肥外科这一专门领域内的心理学实践，并讨论减肥手术治疗各时期对心理服务的需求。术前评估和准备以及术后患者对手术引起的变化的适应阶段，每一步都要和心理服务结合进行。此外，与心理学相结合治疗因人而异。

目前我们对减肥手术术后随访研究不足，尤其是长期随访。有的患者没有按计划接受随访，不同外科医师要求的随访密度各不相同以及纵向研究所需的时间和花费，都是造成随访不足的因素。媒体对减肥手术成功案例的报道多于对不成功案例的报道，为了帮助尽可能多的人，我们应该更多地关注和研究那些术后并没有达到预期体重的患者以及那些没有建立足够肌肉量的患者，或者那些术后几个月、几年甚至几十年中，体重又反弹的患者。没有参与综合体重管理门诊工作的外科医师，不大可能按照多学科模式对患者进行随访，后者包括一系列行为纠正方案。即使在以大学附属医院为依托的体重管理中心，各个中心随访检查和治疗的差异很大，多学科团队的构成也有很大不同。个案报道提示，接受胃旁路手术 5 ~ 10 年后，大约有 50% 的患者不能使其维持在体重减轻最多时的状态。据推测，这与患者不能坚持所推荐的饮食控制和运动，以及缺乏术后随访或心理学随访有关。另外在 50% 长期效果良好的患者中，有些是在减肥外科中心纠正了不良的行为习惯，有些参加了网络上的相关小组，并接受信息服务，另有一些患者组成了自己的团体并在其生活的社区内建立了自己的支持小组。对胃绑带术患者，行为纠正甚至更为重要，因为接受这种手术的患者比接受胃旁路手术患者能够耐受的食物更多。据估计，约 40% 的胃绑带术患者因为不遵医嘱、出现并发症、缺乏心理干预或上述原因重叠出现而最终不得不将胃绑带取出。

在我们的中心，减肥手术后，有些原来并没有精神障碍的患者，出现严重抑郁或对止痛药物（或酒精）成瘾。我们已经在术前和术后对抑郁患者进行更强有力的药物和心理治疗，但尽管我们尽了最大努力，还是有患者自杀了。有的患者拒绝遵从术后饮食和运动的要求，而他们术前显得很合作，对手术方案很了解。令我们吃惊的是，某些特别叛逆的患者参加我们术后支持小组的目的，是为了鼓吹自己有能力进食那些明显违反饮食方案的食物，而他们之前是同意遵循术后饮食方案的。另一些患者术后拒绝进食，变得营养不良、肌肉萎缩、头发脱落，后来因为朋友和家人非常担心他们，才接受术后随访。有些患者在术后发生了典型的进食障碍，另一些患者有进食问题，而这些问题尚无命名，且学术界对如何治疗还没有一致意见。多年以来，心理医师受这些情况所困扰。然而，最近在强调坚持治疗、动机、阶段性改变和治疗匹配等领域的工作，增进了我们对术后心理管理的理解，给我们提供了更好地将理论与临床实践整合起来的模式。本章只是介绍这些进展的某些方面，因为全面的详细介绍可以写好几本书。虽然目前肥胖外科心理学还不完善，也许有一天会变成一个正式的亚专科。

心理专家在减肥医学中应当起什么作用？

在减肥外科发展的早期，临床心理专家的任务主要是确定某个患者是否显示出足够的心理稳定性，能否安全接受减肥手术。患者被分为适合手术和不适合手术两类。有些心理专家为不适合手术的患者提供单独或团体治疗，帮助使他们的心理变得足够稳定，以能接受手术。然而，目前越来越多的心理专家在以大学附属医院为依托的体重管理中心提供许多附加服务。在健康促进、疾病预防和行为医学领域的进展已经很大程度扩展了心理专家的作用。其所能提供的服务包括：与其他精神卫生专业人员协作照顾患者，鼓励患者参与到支持团体和心理教育小组中，与患者配偶及其他家庭成员一起提高患者对治疗的配合程度，帮助所有医护人员说服患者坚持治疗，通过帮助患者提高应对能力来防止不健康的行为复发，随时间推延重新评价心理干预对患者的作用和影响，并在必要时对干预方法进行修正。理想情况下，心理专家应当是多学科团队中的一员。心理专家需要熟悉治疗过程的每个步骤，对肥胖外科治疗流程有深入的理解。对心理专家来说，需要熟悉外科中心建立的患者随访方案，熟悉已知术后心理并发症出现的频率和性质。

Reich 等[1]比较了在医院或诊所提供行为心理健康服务的心理专家与单独开业心理专家的不同。在医院或诊所工作的心理专家对患者会诊更容易，而且减轻了其他医生的负担，使他们不必花额外的时间和精力应付有心理问题的患者。在医院或诊所工作的心理专家也可让患者省时省力，不必预约挂号并去另外一个地方接受心理专家评估治疗。可以相信，将心理专家纳入常规诊疗流程中，能减轻患者接受心理和行为评估时的羞耻感。在医院或诊所工作的心理专家也能从中受益，他们借助这种工作关系，每年新转诊来的患者数量是从事类似工作但单独开业心理专家的 4 倍[1]。

治疗团队中有一位心理专家还可以担当心理评估和治疗方案的质量。在对临床实际结果和预测结果做对比研究后，Dawes 等[2]发现，通常许多心理专家的临床决策是在没有自我修正的情况下做出的，因为他们从未得到有关治疗结果的反馈。Meehl[3]的结论是，心理专家对临床治疗结果预测的能力依赖于以下因素：临床资料的完整程度、临床医生进行决策时结合临床资料进行考虑的方式、以前临床医生经历过同样工作的次数、临床医生收到患者反馈的程度和预测方法交叉重复的程度以及此项工作是否与医生的经验相匹配。鉴于此，Weston 和 Weinberger[4]坦言，“一位以准确判断预后为目标的临床医生，如果依靠一系列标准的事项，根据临床训练和经验进行决策，会做出恰当地推论，并采取日后能整合的多重判断，避免推断自己专业领域之外的情况，那么就能出色地达到目标”（第 599 页）。他们还提醒道，如果是在缺乏信息或缺乏对相关变量以及相关影响因素的充分认识基础上做判断，建立的统计预测也是不成熟的。

独立开业的心理专家，通常不能得到反馈信息，影响其从一系列病例中提高诊断和治疗水平的能力。而且，他们不像与减肥治疗多学科团队一起工作的心理专家，没有机会长期随访很多的患者。不幸的现状是，许多体重管理中心没有足够预算或没有足够多的患者量支撑雇佣一位全职心理专家。这种情况下，一个合理的折中方案是，减肥中心固定向某位心理专家转诊患者进行心理评估，这位心理专家也负责术前、术后的患者支持小组，并在可行的情况下，尽可能地提供患者单独和家庭干预治疗。这样心理专家能不断获得对患者评价诊断的反馈信息，以使其提高患者评价能力，根据患者调整干预治疗方案，从而更好地理解肥胖手术的整个过程和患者情况变化。

心理专家在健康保健领域的作用正处于变化之中。只依靠诊断和治疗心理疾病和行为紊乱的心理治疗模型不再能满足需求。2001 年，美国心理学会修改了自己的使命陈述，具体如下：“将心理学发展为一门科学、一项专业和一种促进健康与福利的手段。”今天，许多心理专家为患者提供医疗服务，他们专注于干扰机体生理功能和康复的因素、促进健康和维持完好健康状态的方式，以及促进多学科治疗中团队合作的方法[5]。在心理学领域，还有一股快速成长的力量，称为“积极心理学”[6]。有些临床医生已经打破了将治疗对象看成需要治疗的精神疾病患者的固定思维，积极心理学在他们当中大受欢迎。透过积极心理学的视角，服务对象也被看作是寻求增强自身体能，发展自身技能或支持维系其内在平衡和保持健康生活方式的需要。对许多没有明确诊断为精神障碍的肥胖手术候选者来说，这一方法无疑是一份丰厚的礼物。

新的疾病编码

多年来，在初级保健和专科医疗机构工作的心理专家都会遇到的一个主要问题是诊疗费报销问题。保险公司对心理专家的许多专业服务都不给予付费，当患者的情况不符合某种主要的精神疾病标准时尤其如此。心理专家不得不将收费“捆绑”在其他检查和治疗上进行打包收费（收费通常显著缩水），或者只对那些自付医疗费的富裕患者提供心理服务。然而，2001年，心理专家成功地得到心理健康评价和干预治疗服务的新CPT编码，因此，一些第三方医疗保险公司可能会采用此编码。编码扩充涉及的服务，是为了促进患者坚持治疗，改善症状管理，促进健康的行为，治疗危及健康的行为，帮助躯体适应疾病。下面是对这些编码的简短总结：

- 96150——对影响患者健康的心理、行为和社会因素进行初次评估
- 96151——为确定是否需要进一步治疗进行再次评估
- 96152——对影响患者健康的心理、行为和社会因素进行干预治疗
- 96153——针对团体的干预治疗（如社交支持小组、戒烟小组）
- 96154——在患者在场情况下，对家庭成员进行干预指导
- 96154——在患者不在场的情况下，对家庭成员进行干预指导

评估期

在减肥外科门诊进行的术前评估期，心理专家的作用应当不是简单评判患者的精神心理状态是否足够稳定而可以在近期接受手术。有许多原因支持需要进行不止一次的心理评估。对于刻意隐瞒重要症状的患者，需要通过与患者建立起信任关系后才能了解患者的真实情况。另有一些患者有复发性精神疾病，其特征就是有时加剧、有时缓解，因而评估也需要循环反复进行。评估期可以穿插进行，因为经常需要反复评估作为对前一次评估和干预治疗的反馈，来确定治疗是否有效。对显著损害知觉、推理、心境、记忆、判断和冲动控制等心理特性的疾病（情况）进行评估是必需的，因为这些方面的问题，一定会影响患者对术后治疗的坚持，并最终影响健康。然而，越来越明显的是，对这些精神心理问题进行初次评估，并不足以制订合理的治疗干预方案。心理专家必须反复评估干扰患者对于手术成功的决心的更细致因素，以及这些因素对其健康有多大程度的影响。这种评价可能会涉及对患者目前人际因素的分析，这些人际因素与下列情况相互影响，如不当的进食方式、愿意接受改变的程度、愿意花时间和精力以精心准备手术以及坚持遵照术后的治疗方案和按时接受随访。在这些方面中存在显著问题的患者需要对其进行干预，并再次进行评估，直至患者可达到术前的心理要求。有时，第一次选择的干预治疗方案无效，可能由于患者没有坚持或治疗方案与患者的情况不相匹配。术前可能需要将认知治疗、行为方法、心理动力方法、教育方法、精神鼓励和人际干预等各种手段进行不同组合。有些术前有明显精神心理问题的患者，需要在术后出现某些并发症时进行重新评估，因为这些并发症与心理社会适应问题、进食障碍或精神障碍有关。

Wadden和Foster [7] 以及Wadden和Phelan [8] 曾经发表了一个肥胖患者评估模型，它基于长期的临床访谈、自评量表和自我监测报告。Crowther和Sherwood [9] 也发表了对各种进食障碍的评价指南，强调评估应贯穿整个治疗过程，并以此指导治疗和评价治疗效果。通过这些工作，我们开始相信，外科医师认为仅仅把手术对象送给心理专家进行访谈并接受明尼苏达多项人格测验（MMPI）就能符合术前心理评估的要求，这样的做法是需要改进的。病态肥胖通常由一系列躯体问题和精神异常造成，理解它们需要有丰富的临床经验和广泛的知识，这样心理专家才有能力做出足以影响外科治疗的重要判断。

熟悉睡眠、疼痛、应激、损伤、残疾、成瘾、进食障碍和其他强迫行为等过程中所涉及的心理因素非常关键，因为这些因素可能会导致体重增加。心理专家必须对各种合并症（如甲状腺功能减退、糖尿病、高血压和心血管疾病）有所了解，并对各种的精神疾病有良好的临床处理能力。明尼苏

达多项人格测验（MMPI）是多数外科医师在大学或医学院就学过的，该测验是经过大量研究而设计的，已证明其可被应用于精神卫生、司法鉴定和疼痛治疗等领域。然而，在预测减肥手术结局方面的应用尚未取得显著成效。Stunkard 和 Wadden [10] 对试图在严重肥胖患者中建立心理功能分型的研究进行了综述，他们发现，用 MMPI 中的症状、人格和有效性分量表聚类出的如何分型和亚型数量存在很大变异。结论是，严重肥胖存在异质性，但不能对亚型进行分型和定义。在另一项研究中，Wadden 和 Stunkard[11] 回顾了对比严重肥胖患者和其他接受手术或内科治疗患者的 MMPI 结果，发现严重肥胖患者心理障碍并非更加显著。作者的结论是这样的："如 McReynolds 所报告的，这些发现并不意味着肥胖患者没有心理问题。有些超重的成年人、青少年和儿童有严重的抑郁和焦虑，需要引起医学专业人士的关注。而且，有理由相信，许多超重的人具有不良的心理问题，只是标准的人格和精神心理问卷不能检测出这样的问题。这些问题可能是与体重相关的特殊问题（第 1064 页）。"

一般一个患者要完成 MMPI-2 的 567 个题目，需要大约 2 个小时；而对于智力低下或文化水平低的患者，理解这些问题有些困难。虽然有些临床医生将《Millon 行为健康问卷》和 MMPI-2 联合用于评估减肥手术患者，效果较为满意，但常规同时采用多个精神心理评估量表又会引起一些担忧，如果给患者的问卷过多，且有一些较长的综合筛查问题，则容易导致患者疲乏、愤怒或在某些情况下会得到误导的资料。

最近发表的大量研究报道采用更短的量表对减肥手术候选者进行心理评估，评估包括健康相关的生活质量、对躯体活动受限的主观评价、抑郁、焦虑、体型、饮食限制和无节制饮食、暴饮暴食、贪食、情绪化进食以及社会支持等。简短型量表的好处在于,对某个症状（或综合征）进行试验性干预治疗后，可以用特定量表简便地再次进行测评，以评估治疗效果（如有必要，可以多次测评）。对于评估减肥手术候选者，哪些工具是最好的仍无定论。在一些最先进的研究方案中用到的评估方法，在日常临床实践中往往并不实用，因为在日常工作中，经常不得不采用各种折中的方案。而且，还有一些文化和人口学因素可以使某个特定量表在一个社区中较为实用，而在另一个社区中并没有应用价值。患者访谈用于评估某一人群中的特定精神异常效果良好，而对于另一些群体中的同一种精神异常，也许应用量表更适合。由于病理性肥胖群体的异质性，有些临床医生应用一套简短的标准化量表，对于有临床指征或需要进一步检查时（如智力缺陷、精神病），对患者再次进行更加全面和详细的评估。除了精神障碍评估可能造成对手术前后的关键要求的理解和遵循产生偏差外，由心理专家来评估与术后病情复发和术后不遵从医嘱相关的已知问题，也具有临床意义。

用于预防药物成瘾者复发的理论和方法，可以有效地用于有强迫进食或对食物渴求难以控制的肥胖患者。Witkiewitz 和 Marlatt [12] 采用"心理动力"模型重新建构了复发理论，这个模型有利于整合在高危情境下诱导复发和对复发起作用的多重影响因素。他们列出了以下几个可导致复发的心理社会因素：自我效验力低、对结局的负面期望、渴求食物、动机问题、消极的情感状态、应对或自我调节不良以及不正常人际关系。作者强调与患者独特的自我组织过程相关的某情境下动力因素的重要性。自我组织是指背景因素（如药品成瘾家族史、社会支持以及伴随的精神病理问题）、生理状态、认知过程和应对技巧的交互作用。作者声明"重新定义的复发心理动力模型允许远期和近期复发危险因素有几种组合方式。远期危险因素指稳定的诱因，这些因素增加了个人再次出现复发的易患性；而近期危险因素是目前患者面对的一些因素，用于再次复发的统计学预测"（第 229 页）。例如，近期危险因素可以是与其上司的一次争执，而远期危险因素可能是长期存在的与权威的冲突，这与从小跟监护人有冲突，而此冲突一直没有得到合理化解有关。环境因素，如果用个例子表达，就是经过一间面包房，这个面包房可作为间接的中介因素，造成患者选择错误的食品。

这个新的复发模型并不假设一些因素比另一些因素更具影响力，而是试图识别出各种因素间有意义的相互作用，并由此指导临床决策。采用这个模型要求既评估"增强"过程，其是复发的长期易感性的原因，也评估"时相"过程，其与情境有关的认知、情感和躯体状态，以及所采用的应对技巧有关联。显然，针对某个人出现行为异常和复发的情境，识别其过程需长时间进行多次评估。Perri[13] 是对整合减肥治疗中预防行为异常复发模型做出主要贡献的一位专家。他说，“一般而言，肥胖患者与治疗人员保持接触的时间越长，越能长时间地坚持必要的行为调整。”他的研究发现，为防止不健康行为复发，“患者在刚产生此倾向或行为异常时，即需要医护人员的帮助。”

关于评估方法，还可以从国际或国内专家委员会对肥胖治疗意见的综述中得到。目前心理学领域还没有一个关于肥胖患者的临床心理学标准，然而一些专家委员会已建立了一些有用的指南。1997年，世界卫生组织（WHO）在日内瓦召开了一次峰会，主题是“肥胖：全球化流行病的预防和治疗”[14]。1998年，世界卫生组织出版了会议报告，强调了这样一种观点，即有效管理体重的策略依赖于“综合分析个体的肥胖程度、肥胖相关的危险因素、伴随的疾病、社会因素和个人情况，以及这些问题的发生过程和导致体重增加的诱发因素”（第210页）。这个报告指出了比较肥胖和非肥胖个体的标准化心理测验的不一致性；并推荐了Friedman和Brownell[15]的研究，将其作为增强我们理解健康人、肥胖患者、病态肥胖患者、超级肥胖患者临床相关差异的指导。两位作者指出了这一领域第一代研究的不足之处，他们认为，他们进行的第二代的研究可以找到使肥胖个体容易陷入心理问题和心理痛苦的危险因素。

目前，尚无针对减肥手术对象的心理学危险度的标准划分系统，也没有被广泛接受的从心理学角度将患者分为各种亚型的方法。Friedman和Brownell[15]提出进行第三代研究，利用第二代研究中衍生出的危险因素，以及这些因素与心理特征的关系，寻找因果联系并建立因果关系模型。心理专家在其中可能会起到重要的作用，研究一系列导致手术效果不佳的健全的经验性的心理学危险因素，以及与理想手术效果相关的因素。

评估情绪抑郁时的特殊考虑

与肥胖相关的最常见的精神障碍是抑郁。抑郁症的病因多种多样，可由各种疾病引起。导致抑郁症的疾病非常多，其中与肥胖症相关的典型合并症，包括睡眠障碍、慢性疼痛、甲状腺功能减退、伤残、造成持久躯体限制的手术、糖尿病、心血管疾病、癌症、肺部疾病以及造成明显不适、痛苦或功能丧失的其他的身体障碍。在这些情况下，心理专家可以选择使用《精神障碍诊断统计手册》第4版修改版[*Diagnostic and Statistical Manual of Mental Disorders*, *fourth edition*, *text revision* (DSM-Ⅳ-TR)][16]，参考其中的“继发于其他疾病的抑郁症”这一类别，而不是采用“重度抑郁症”的诊断类别。

自理能力不足是严重抑郁症患者常见症状。这意味着抑郁症的存在使治疗导致抑郁症的疾病变得更困难。更为复杂的是，抑郁综合征包括自理能力不足、注意力不集中和自残行为，会导致发生新的疾病和症状。还有一点很重要，抑郁症可以继发于其他多种原发性精神障碍，如恐慌症、创伤后应激障碍、精神分裂症等。在继发性抑郁症完全缓解前，通常要充分治疗原发性精神障碍。还有一些问题值得关注，那就是最棘手的遗传性抑郁症，其发生通常不需要诱因，如遭受损失、凌辱、伤害、患病、创伤或挫折等。通常，遗传和环境因素间存在交互作用。然而，抑郁症发作次数越多，其与外源性诱因的关联程度越低。

对于肥胖症患者，引起抑郁症的因素的组合形式各不相同，包括生物学因素、心理因素、社会因素等。为了治疗有效，通常必须同时关注该患者的症状以及引起抑郁的病因。重要的是要认识到，患者在得到了充分而恰当的治疗后，心境障碍也可以复发，尤其是如果术后出现并发症或者术后1年或更长得时间仍未达到患者对手术效果的过高期望。复发性抑郁症的病程很多变，根据美国《精神障碍诊断统计手册》（第4版修订版）（DSM-Ⅳ-TR）[16]：“一些证据显示，一般在疾病早期，缓解期持续时间长。既往发作的次数能预测今后发生主要的抑郁症的可能性。有过1次主要发作的抑郁症患者中，至少有60%会出现第2次发作。有过2次发作的患者中，其中70%会出现第3次发作；曾发作过3次的患者，出现第4次发作的可能性达90%。”（第372页）

近期一些关于抑郁症自然病程的资料还提示，在起病10～15年内，抑郁症反复发作的可能性超过85%[17]。而且，Judd[18]发现，重度抑郁症患者平均有4次发作，每次大约持续20周，在部分缓解期，还会有抑郁症的其他症状。评估肥胖患者的抑郁程度，其意义显而易见。不可能依靠一次评估就有定论，也不能保证目前没有症状但有抑郁症病史的人不会在术前或术后出现抑郁发作。因此，应当对患者进行持续监测和反复评估，而不是基于一次评估所收集的资料来试图预测今后是否会出现精神异常。

重要的还有，某些类型的药物滥用会导致典型的抑郁症（如酒精引发的心境障碍、可卡因引发的心境障碍），而部分肥胖症患者除了进食异常外，也滥用酒精或毒品。显然，在认真制订手术计划之前，心理专家必须积极治疗并控制药品滥用。

许多研究者强调这样一个事实，即某些肥胖患者可能由于遭受歧视与偏见而导致抑郁症，这些歧视和偏见可以发生在学校、劳务市场、工作场所、约会场所、飞机上或其他拥挤的地方，甚至单单只是出现在公共场所。而且，肥胖或其合并症导致的躯体活动受限和不适感造成患者的无助感而使其陷入抑郁。肥胖之前即患抑郁症的患者与由于肥胖而导致的抑郁症的表现有所不同。抑郁和肥胖都可使体力下降，而产生运动量不足。抑郁症患者中，持续以躯体主诉代替心情悲伤的部分患者（无论术前或术后），可以分散体重管理中心对其治疗的注意力，只有情绪异常得到治疗后体重管理才得以正常进行。我们已经知道，抑郁和肥胖都会影响正常的社交和工作，进而会大幅度增加病态肥胖患者的精神压力强度。合并抑郁症的肥胖患者无助感会增强，可能会干扰患者遵从术前或术后治疗随访方案的能力。

体重增加也可以是抑郁症的一个表现症状。体重明显下降或上升是抑郁症多项诊断标准中的一项。对于将体重改变作为抑郁症的诊断标准之一，DSM-Ⅳ -TR 规定，每日进食量增加并至少持续 2 周或者 1 个月内体重增加超过 5%，并且患者表现对特定食物如甜食或糖类的特别嗜好 [16]。研究营养、进食障碍和系统医学的学者提出了如下假设，即特定的抑郁患者嗜好进食能够提升 5- 羟色胺（或其他神经递质系统）的食物，以进行自我调节。其他研究者也发现，对食物狼吞虎咽可提升体内内源性阿片水平，使这些人达到对压力的麻木状态和逃避目的。希波克拉底说“让食物成为你的药物,药物变成你的食物”的时候，恐怕不是指这种进食现象。

导致抑郁的心理因素很多，足够写很多本书，但在肥胖患者病史中发现的某些典型因素都与被忽视、被虐待（躯体虐待、情感虐待或性虐待）或其他创伤经历有关，这些经历导致某种形式的生物—心理—社会失调。由于死亡、离婚或其他形式的关系终止造成的亲人离开，是抑郁症的常见原因。同样，失去其他人的爱戴、信任或尊敬也可能导致抑郁。而且，失去任何珍视的东西（如工作、财产、技能、身份、信仰或权力）也可以是产生抑郁的因素。悲观主义、无助感或无望感、过分内疚以及其他负面认知也是常见的导致抑郁发生和持续存在的因素。人际因素，如不忠诚、依赖配偶、感到被家人控制、受到过多批评、无法融入群体是造成抑郁和过分进食的常见因素。还有一些患者，由于无法与人建立亲密关系而导致其发生抑郁症。

对某些患者来说，在生活各方面缺乏技能或应对不足会带来更多的挫折和抑郁。一些关于应对与成瘾行为的文献表明，有三种普遍存在的应对类型：以问题为核心的应对，这类人通过做积极工作改变自己的处境；以情绪为核心的应对，这类人主要通过情绪反应来对付压力；第三种是回避型应对，这类人将注意力从有压力的情境中转移开 [19]。Tennen 等 [19] 发现，情绪为核心的应对和回避型应对最能预测一个人对酒精依赖程度。肥胖患者说他们吃东西是为了让自己舒服些，是为了去掉不好的感受，或者是为了从引起痛苦的环境中转移注意。

在预防肥胖复发的研究中，Perri 等 [20] 发现，如果在对肥胖患者进行的标准行为治疗中加入解决问题的干预方法，效果更好。事实上，当 Perri 等帮助患者提高以问题为核心的应对能力后，他们的治疗效果更好了。

对情绪性进食的评估

从 20 世纪 50 年代起，一直有证据支持这样的发现，即有些人过多进食是对压力、情绪紧张、难以忍受的痛苦情绪、冲突或令人沮丧的生活处境的反应 [21]。Hamburger[21] 将情绪性进食划分为 4 种类型：①非特异的情绪性进食，这种情况下，任何负面的情绪都可以诱发情绪性进食；②进食是对难以忍受的生活处境的补偿；③进食是为了抵御潜在精神障碍（如抑郁）的症状；④对食物产生了贪得无厌的渴求或成瘾。这四种类型之间互不排斥。Bruch[22] 提出在“肥胖的进展期”，情绪性进食和体重增加较为突出；其后是肥胖稳定期，体重稳定下来，情绪性进食减少。情绪性进食的时相特性对其评估和治疗带来挑战。而且，情绪性进食可能是悄悄进行的，使家人或其亲人难以帮助医生准确评估。这种现象曾被称为“压力进食”。

前面讨论到的许多令人痛苦的生活处境会带来情绪抑郁、情绪性进食、肥胖或者三者兼备。有些人无法应对多种压力时才出现情绪化进食（如遭遇经济困难、关系危机和健康问题时）。也有的情绪化进食是对某一种压力或特定类型的痛苦经历的反应。Rand[23] 发现，79% 的肥胖患者在应对主要生活压力（如结婚、离婚、换工作或家庭成员死亡）时期增重 10 磅以上，而同样处境下，正常体重的人中只有 9% 出现这样的情况。多大应激强度会引发情绪性进食，每个人各不相同，就像每个人对诱发事件的主观痛苦程度不同一样。Fitzgibbon 等 [24] 的综述回顾了寻求治疗的肥胖患者与逃避治疗的患者有何不同，他们发现寻求治疗的肥胖患者“在应对负面情绪反应时，痛苦水平增高、情绪性进食增加。”

Polivy 和 Herman[25] 回顾了暴饮暴食的文献，发现压力和负面情绪是最常被记录的暴食诱发因素。而且，研究显示负面情绪状态与各种物质滥用障碍患者复发有很大关联。在 Marlatt[26] 对复发诱因的研究中，“负面情感”无疑是治疗随访中各种物质滥用复发的预测因素。Leon 和 Chamberlain[27-29] 研究了经治疗后体重下降的患者，将他们分为“能保持体重”或“体重反弹”两组。体重反弹的患者对多种情绪状态应对困难，而能保持体重这一组患者主要难以忍受孤独和无聊两方面的问题。Ganley[30] 在综述中引用的研究描述了以进食逃避社交、避开性感受或应对多种形式的人际关系和家庭问题有障碍的患者，他总结道：“虽然社会决定因素很少成为研究关注的焦点，但这些研究提示，肥胖和情绪性进食可能深深地植根于对待关系的态度、角色、人际交互作用和情绪调节之中。”（第 353 页）

Rodin 等 [31] 回顾了实验室研究发现，当肥胖患者限制自己的饮食时，情绪激发或焦虑会导致其失败。研究显示，与正常体重的人相比，某些超重者对疼痛、应激和其他类型的情绪激发反应过强。重要的是认识到，不符合 DSM- Ⅳ -TR 中精神异常诊断的患者，也可能存在有临床意义的情绪性进食问题。因此，由于这些领域互相重叠，我们不能假定抑郁或焦虑水平低就可以排除情绪性进食问题。有些患者没有意识到或不能正确描述自己的情绪问题，而使得评估焦虑、抑郁和情绪性进食变得更困难。还有一点是重要的，某些减肥手术候选者刻意隐瞒自己的焦虑或抑郁程度，因为他们害怕承认有精神症状会延缓他们接受手术的目标进程，还有些人只是不想要背上肥胖和精神疾病的双重耻感。因此，对心理专家来说，认识上述现象在对术前或术后评价患者是否存在情绪性进食，并帮助情绪性进食患者建立更好的应对技巧，是很有意义的。Arnow 等 [32] 开发了情绪性进食量表，并确立了其信度和效度。这是一份一页纸的测验，一般患者用不了 5 分钟就能完成，是理想的连续、反复评估情绪性进食的工具。

进食障碍的评估

准确评估肥胖患者的进食异常具有挑战性，因为与异常进食行为相关的耻感很强，患者经常否认或尽量轻描淡写。就肥胖相关的常见进食异常而言，怎样才算最好的评估方法也还没有达成共识。量表、定式访谈、半定式访谈和按需访谈在临床与研究中都有所应用。

公共卫生和药物滥用治疗领域最近的进展之一是“危害减少”模型 [33-34]。这一模型认同人类要用食物、酒精和毒品来获取愉快、乐趣、降低压力或应对挫折及其他不快。虽然某些可以实现戒瘾目标，而另一些人却做不到。在“危害减少”治疗中，患者懂得了使用、滥用和成瘾是一个连续谱。合理使用给自己和家人造成危害的风险最小。进行“危害减少”治疗的医师发现，随着时间推移，只有当医生能证实自己是值得信任的、非主观判断的和不操控他人的，许多患者才肯透露其药物滥用的准确信息。这种情况明显存在于肥胖伴有进食障碍的人群中。我们都有这样的经验，有些患者在减肥手术后 1 年或更长时间，才最终说出了他们术后进食行为的真相。

世界卫生组织的文件回顾了某些与肥胖有关的进食障碍，如暴食症、夜间进食综合征和夜间睡眠相关的异常。

暴食症

寻求治疗的肥胖患者中有多达 30% 的人患暴饮暴食且主观上感到失控。暴食症与更严重的心理问题有关，且可使其他肥胖合并症的发生概率增高。与无暴食症的肥胖患者相比，暴食症患者减肥治疗中脱伍掉队的可能性更大。Edelman[35] 发现，除了节食的挫折外，暴食的患者还可能因为疲乏、对自己的状况感到难过、孤独、家庭不和或工作挫折而过分进食。对于术前暴食导致术后出现进食紊乱的风险程度，研究结果不一致。尽管如此，术前对暴食症进行治疗还是有临床意义的。Fairburn 和 Wilson[36] 已经开发了广为接受的针对暴食症的认知行为治疗。而且，已有研究显示，某些暴食者药物治疗后进食行为障碍减少，这些药物包括氟西汀、西布曲明和托吡酯[37]；苯丁胺[38]；氟伏沙明[39]；右旋芬氟拉明[40] 和去甲丙咪嗪[41]。

夜间进食综合征

夜间进食综合征（NES）最初是由 Stunkard 等[42] 描述的，其特征性的三联征为白天厌食、夜间进食过多和失眠。夜间进食综合征（NES）引起的抑郁症通常节律反常（即早起抑郁最轻，随后逐渐加重直至夜间）。患者在晚餐后进食全天热量的 25%～50%。这样的患者中有许多人晚上入睡困难时，就起床进食。据此推测，这种障碍可能在伴有睡眠呼吸暂停的肥胖患者中更常见。Stunkard 的研究发现，夜间进食综合征的发生率在普通人群中为 1.5%，在肥胖成人中有 8.9%。Rand 等[43] 发现，寻求外科手术的肥胖患者中 27% 报告有夜间进食综合征。夜间进食与暴食症不同，暴食症倾向于短时发生，发生在特定时段，以快速进食为特征；夜间进食症可以持续好几个小时，通常直到次日早晨。Birketvedt 等[44] 认为，夜间进食综合征与不正常的压力反应有关，他们从下丘脑—垂体—肾上腺轴（HPA 轴）入手进行了神经内分泌病理生理学研究。结果显示，世界范围内，50% 的夜间进食者患肥胖症，另外 50% 体重正常。最近的分类研究建议，患者必须表现出为期 3 个月的夜间进食才能符合诊断。

夜间睡眠相关障碍

这种异常还被称为“眠食”。这是一种发生在患者处于睡眠和觉醒之间的状态。进食时，患者可能看上去是睡着了。他们吃的东西可以呈奇怪的组合，而且对进食这件事可能没有记忆或只记得一点儿。虽然早在 1955 年就对眠食有描述，直到最近这一异常才引起了科学界的兴趣。有些研究者将其归类为一种睡眠障碍，认为吞咽食物可以提升大脑五羟色胺水平，起到医治睡眠紊乱的作用。

扫食症

世界卫生组织的文件中没有说明这种进食行为障碍。Saunders[45] 将其描述为以前有暴食症（或其亚临床变异）的肥胖患者在减肥手术后最常见的高危行为。接受减肥手术的多数患者不能达到 DSM-Ⅳ-TR 中暴食症的诊断标准，即不满足“进食量显著大于多数人在同样情况下的类似时段内的进食量。”然而，扫食出现在 DSM-Ⅳ-TR 其他标准中：感到缺乏控制，一直吃到饱胀难受，在不饥饿的情况下进食。Saunders 认为，无论扫食是不是足够诊断标准、部分达到诊断标准或者是不典型的，它对减肥手术患者日常功能的负面影响都是显著的，它会通过影响正确的食物选择和理想的减肥效果而对减肥手术造成威胁，造成术后体重减轻过早停滞或体重反弹。Saunders 发现，在长期随访的 64 位患者中，60% 报告术前有暴食症或扫食症。在这个高危群体中，80% 报告对进食有失控感。报告显示，术前暴食症患者在术后平均 6 个月后转变成扫食，而术前扫食症患者在术后 6 个月时重新出现扫食症现象，而且在术后 12～18 个月期间情况恶化。一些患者期望找到不增加体重的最大进食量，还有一些患者主动寻求“术前常有的饱胀带来的舒适感。”重要的是，这些患者中有些人采用引吐方法避免体重增加。

Saunders 发现与扫食症相关的心理因素与暴食症相关因素类似：自创好食物 / 坏食物二分法，如果吃了“坏食物”类别中的东西就给自己标上“坏”的标签，这种失败的感觉诱发进食失控，患者相信再次尝试减肥的努力将是失败的。Saunders 注意到，当患者相信他们手术后就不再对食物有渴望感，而真的当渴望感出现时，患者会变得痛苦。而且，术前因心境不佳而诱发暴食症者，更容易在术后出现失望感和心理失落，诱发每周 3～5 次扫食行为。Saunders 发现，与配偶、家庭成员以及朋友之间存在问题经常与进食障碍、体型问题、身份认同等问题互相纠缠。针对术后扫食症，Saunders 推荐改良的认知—行为治疗方法。

手术前期准备

在评估期发现的任何会增加手术风险、减少对术后方案依从性或者引起患者过分痛苦的疾病或者状况，都需要在手术准备期进行治疗。有些情况下，治疗后是否能达到可进行手术的条件，有赖于症状减轻的程度（例如贝克抑郁指数得分低于20）。1996年，美国肥胖症学会和“塑身美国”活动发表了由C. Everett Kopp医生任命的肥胖治疗专家委员会编撰的《成人肥胖治疗指南》，进而在1998年，出版了供患者阅读的版本[46]。这一文件声明，伴有贪食症或者精神疾病处于不稳定期（如精神分裂症或双相障碍）的患者不应当接受任何形式的减肥治疗，直到他们的症状完全缓解，或者病情稳定达到足够长时间。有暴食症和药物引泻史的肥胖患者术后仍有过度进食或诱发呕吐的风险。应当将这样的患者转诊给治疗进食障碍的专家，在症状消失至少6个月后才考虑减肥手术。

一直认为，精神分裂症是减肥手术的禁忌证。然而，近年的研究显示，某些有精神分裂症的肥胖患者在术后可以良好适应，尤其是在有良好的社会和家庭支持的情况下[47]。医生需要确保有严重精神疾病的患者在手术前精神症状已经稳定了相当长时间（如6个月到1年），并确保有强大的专家支持系统监测和辅助术后治疗方案的实施，还要确保长期坚持抗精神病的治疗。对特定患者，一些新型抗精神病药物比老药有效得多。但这些药物的一个主要问题是引起明显的体重增加。与急性发作期使精神疾病快速稳定的治疗策略不同，在精神疾病稳定维持阶段，需要考虑药物引起体重增加的因素。

美国肥胖症学会和“塑身美国”活动的文件还推荐在减肥治疗前和治疗中，应该对抑郁、焦虑和高压力状态进行治疗。委员会认同术前和术后心理压力过度与体重增加有关的研究结果。一些研究还发现，体重下降会加剧某些人的抑郁症。建议每隔3到6个月再次进行心理学评价。专家们还强烈推荐一种旨在专门评估是否已做好减肥治疗的精神准备的评价体系。这种评价体系包括对动机、是否有接受长期治疗的准备以及具体治疗的时间安排。处于离婚过程中的患者、有严重经济困难的患者或者存在家庭暴力的患者，应当推迟其手术，直到他们的生存状况得到明显改善。正准备搬家到新的地区或正在变换工作的患者，也可能需要推迟接受减肥手术，直到他们已经对这些重大的生活改变适应良好后再考虑手术。术后一年内要严格坚持饮食方案，进行规律的运动，并要按期接受随访，如果患者的生活处境可能明显影响他们对治疗的努力、时间投入和资源配置，他们或许需要心理专家的指导帮助。

世界卫生组织的报告强调了家庭参与的重要性，并回顾了一些文献，这些文献表明患者配偶的体重和态度对患者所能达到的减肥的程度和能否成功维持有重要影响[14]。配偶体重正常的肥胖患者比配偶也患有肥胖症的患者体重减轻程度更多。若患者的配偶也在努力减肥，那么患者成功可能也更大。如果配偶也参与体重控制计划，则患者脱伍掉队率降低。鉴于这些发现，在术前支持小组中纳入患者配偶或生活中重要的伴侣，在某些情况下增加一些夫妇共同参与的治疗很有意义。同样，患者和配偶同时参加术后小组或咨询可能也对治疗效果有益。

使用某些物质或戒除其他一些物质可能会促使体重增加。譬如喝酒会使节食失控，并导致过多进食；使用大麻会刺激食欲；戒除兴奋剂会导致体重增加。世界卫生组织的文件强调体重增加与戒烟有关，在每日吸烟15支以上的患者尤其明显。根据世界卫生组织报告，在吸烟的肥胖患者中，戒烟比减肥的优先程度高，因为有很强的研究证据提示，吸烟对患病率和死亡率的负面影响更甚。报告中还强调了饮酒问题。酒精与身体脂肪过多堆积的风险有关，而且很多肥胖患者饮酒。摄入的酒精经过氧化比其他大分子营养物质更易于被机体所利用。如果饮酒满足了身体的热量需求，使得更多来源于食物的热量被存储起来。在体重管理中心，如果有吸烟、毒品和酒精的问题时可以咨询心理专家。

2000年，美国国立卫生研究院（NIH）联合国家心肺与血液研究院和北美肥胖研究学会，发表了《识别、评价和处理成人超重和肥胖的临床实践指南》，2002年又对指南进行了修订[48]。指南提出如下建议，用于克服治疗的依从性困难：医生要持非主观臆断、非责备的态度，与患者建立友好合作关系，和患者共同制订一个可行的目标，这很关键。如果患者忽略了本应该改变的问题，那么询问并讨论纠正这些问题的成本和收益，比单纯命令患者去改变的效果更好些。一旦患者下决心要改变自己的某一个方面存在的问题，评估他们对自我实现目标能力的自信度（即自我效能）很重要。有效的目标是有针对性并且是可达到的，在不能完美达到时能有所宽容。检查与未完成的目标相关联的环境，能促进建立新的、更有效的策略。

《实践指南》将减肥解释为一趟“旅程”而不是一个“终点”,并且建议教给患者将病情复发当成“学习如何做得更成功的机会”。《实践指南》建议的一项设定目标的重要策略如下：在开始治疗前，要和患者一起研究体检结果和实验室化验结果。重点应当放到新发现的问题上，特别是与肥胖有关，且预期会随着体重减轻而改善的一些问题。患者应当关注这些健康参数的改善，而不是专注于达到理想的体重或不一定能达到的体重大量减轻……引导患者关注于体重下降而非美容效果，则可能更好地帮助他们达到自己的目标（第 40 页）。

对治疗的遵循

20 多年前，调查指出医学治疗失败的一个最常见原因是患者不依从医嘱。近 10 年来，这一现象并未得到多大改观，只是我们的用语和我们对它的理解方式进步了。Webster 将“依从性”定义为顺从、屈服于他人的愿望，或服从其期望、要求、提议或胁迫。“遵循”定义为主动坚持、不断支持和维系忠诚或可信度。传统上，赋予医生神一样的形象，由医生像专横的父母般告诉患者应该做什么，并不和患者讨论治疗的其他选择或成本，这种方式已经行不通了。今天的患者在技术上凭借互联网快速接触海量信息，已经学会了获得另一种观点的技能，学会了像逛商店选商品一样比较不同的医学产品和治疗方法。很多人不再能忍受医患之间传统的家长式的关系，“医生的命令”已经过时了。

过去，被贴上不依从标签的患者经常被看做有负面的性格问题。现在的用语“遵循”，更中性，描述了在多大程度上患者按照以前同意的方案主动行动,它意味着合作而不是服从。遵循可以指如约就诊、服药、参加支持小组或完成约定的其他任务。目前对不遵循的研究显示，当来自医生、治疗团队和医院方面的因素导致不遵循的问题，治疗效果不好时，应当谨慎判断，不要只谴责患者一方。

Dunbar-Jacob 和 Mortimer-Stephens [49] 对研究慢性疾病患者遵循问题的一些文献进行了综述，他们发现，多达 60% 的慢性疾病患者对治疗的遵循情况差。他们还发现，不遵循所导致的医疗开支高于每年 1000 亿美元，多达 40% 的再次入院与“不遵循”有关。漏服药物最常见的原因是忘记；第二位的常见原因是“自我症状管理”，也就是，当症状加剧，患者就自行增加药量，反之症状减轻，患者就减药量；居第三位的常见原因是生活规律被打破（如旅行、在外进餐、工作要求和其他影响日常安排的情况）。Dunbar-Jacob 的小组还考察了在治疗糖尿病、高血压、心脏病等疾病时医生方面的因素。遵循情况好的患者，他们的医生往往也对自己工作状况更满意、有更多的患者量和繁忙的门诊、给患者提供定期预约的情况也更常见。

Zweben 和 Zuckoff[50] 回顾了有关遵循行为情况的文献，他们发现遵循差有下列原因：对问题的接受程度低；对问题的性质、范围、严重程度持保留态度；缺乏安全感，因而不能放弃自己熟悉的生活方式、不能接受未来的不确定性。在回顾患者没能够成功遵循自己制订的治疗计划的文献时，Polivy 和 Herman[51] 找出了被高估的 4 个主要类型：①可能改变的量；②改变的速度；③改变的容易程度；④改变带来的好处（如“如果我体重下降了，我就能遇到梦想中的人、找个更好的工作，从此生活就幸福了”）。结论是：“期望往往超出实际，导致他们拒绝更温和可及的目标。追求最好，会危害可以企及的好的目标”（第 679 页）。Engle 和 Arkowitz[52] 观察到，有些患者认为遵循服药、就诊甚至阅读自己疾病相关的文献等是对自己“健康状况不良”的不愉快的提醒。为了逃避这种不愉快感，患者对治疗采取视而不见的态度。Engle 和 Arkowitz 对于患者不接受改变的原因，以及如何克服遵循医嘱行为障碍的策略，做了非常好的描述。

Heidenreich [53] 发现，遵循情况差与医疗处置的成本及复杂性、患者一方的因素及医生一方的原因有关。他还记述了不遵循治疗方案带来的一些危险，用抗高血压治疗为例，如果患者没有按处方剂量用药而且没有告诉医生，医生可能认为之前处方的剂量不足，而错误地增加剂量。如果这一过程循环上几次，当患者开始按最后一次的处方剂量服药时，可能导致危险。

Wing 等 [54] 总结，能否遵循治疗方案是抑郁治疗效果的关键原因。她的团队回顾文献发现，抑郁与各种疾病治疗结局不良有关，而且多达60%的抑郁患者不遵循为期9个月的抗抑郁治疗方案。在回顾肾疾病、心绞痛、癌症和关节炎的文献时，Wing的团队发现，抑郁患者出现不遵循治疗方案的可能性是非抑郁患者的3倍。在心肌梗死后，抑郁症患者对运动锻炼、低脂饮食、减少压力和按处方用药的遵循程度都更差。针对抑郁症患者对治疗方案遵循率低的情况，Wing等列出了以下可能的解释：抑郁症患者有更多无望感，可能就不盼望治疗会有效；有些抑郁症患者处于社交孤立状况，而良好的群体支持与遵循呈正相关；抑郁患者存在认知损害，可能使他们忘记服药或忘记医生的其他治疗建议；最后，抑郁的患者可能没有精力或体力遵循治疗建议。Wing的小组还发现，通过增加患者的运动量，可以预防抑郁发作；有些患者坚持足够的运动量，即使体重又反弹，也没有再发生抑郁症。结论是，能让患者感到体力增强的一些干预治疗措施可以改善患者遵循治疗方案的情况。

Nemeroff[55]总结了遵循抗抑郁治疗的情况，他发现多达44%的患者在头3个月内中断抗抑郁治疗。对抗抑郁药物治疗遵循情况不良的主要原因有医患关系不良、缺乏对患者的健康教育以及令人不快的不良反应。Gianetti[56]介绍了下列有利于有效沟通的基本技能：能让患者讲出他的看法，评估患者愿意参与治疗决策的程度，评估患者对疾病和相应治疗的想法，解答患者所担心的问题，提供不同治疗选择和解释，定期反复核实患者是否理解，鼓励患者表达对治疗方案存在的问题。他发现患者对抗抑郁药物的心理阴影对遵循情况也有负面影响："这药会成瘾的"，"药物是'拐杖'"，"我会受不了副作用的"，"我会再也停不了药的"，"如果我没有立即感到病情好转，说明药物没有用"，"药物不能解决我的问题"，"药物会使我每时每刻都很疲乏"。除了这些，我们还观察到过患者的其他一些心理阴影："用了药我就不再是我自己了"，"药物会把我变成僵尸的"；以及"用药后，我会失去活力和优势"。应当将患者的不实际的心理阴影与真正发生的副作用，譬如性功能障碍、性欲下降、睡眠困难、体重增加和其他副作用等，区别开来，并给予恰当的处理。

Vergouwen等[57]研究了教育患者与多学科联合治疗对抗抑郁药物遵循情况的不同影响。患者教育项目包括对副作用的讨论、初次就诊时给患者讲解疾病信息手册以及直接给患者邮寄个性化的资料。多学科联合治疗项目是一套系统化的方法，旨在通过其他专科人士的共同参与，例如心理健康专家、护士及其他医护人员等，来提高对患者进行教育的成效。这种多学科多模式的干预治疗，对患者、医生和保健系统都有深远的影响。这些干预增强了以下内容：患者教育、就诊的频率和就诊时间、对患者遵循状况的监测、对医生的教育和培训以及从医疗辅助科室人员获得反馈与建议。研究发现，多学科联合模式增强了患者对抑郁症药物治疗的遵循程度。

Gianetti[56]为心理专家改进抗抑郁药物治疗的遵循情况开发了下面这个咨询模式：①和患者建立治疗联盟；②消除其对疾病的偏见；③鼓励抗抑郁治疗的积极的健康的信念；④强调服药获益大于需要付出的代价；⑤祛除有关疾病状态和药物治疗的不合理的心理阴影；⑥采用行为干预方法制订适合患者生活习惯的治疗方案，并且与处方医师沟通以减少药物副作用的影响（如改换药物类型、改变服药时间、或采用长效或缓释剂型）；⑦参与治疗的医护人员（如药剂师、医生、心理治疗师），根据建立的合作模式分别监测和评价患者遵循治疗方案的情况。

术后调整期

对心理社会因素和手术结局关系的研究尚未达成一致，因此，这些研究还不能很好地为临床实践提供指导。不同研究所涉及的因素各不相同，而且，同一个变量，不同研究采用了不同的量表来评估。今后需要多个研究中心进行协作研究。尽管存在这些问题，文献中还是总结出了一些有帮助的趋势，这将在本节讨论。

在医疗方面，许多研究将结局首先聚焦在体重减少的程度，这可能会产生误导。例如，尽管某个患者体重减轻量比另一个患者大，但如果他不能遵照建议的饮食控制和运动，可能并不更健康。不同研究间，从手术日期到最近一次称重间的平均时间差异很大。由于多数患者在手术后的头6个月内都有体重下降（无论他们是否遵循术后指导方案），在这个时点上，体重减轻的结果更加一致。在术后5年时，情况就不是这样了。Brownell和Wadden[58]指出，采用一组患者的平均体重减轻量为指标会导致对个体的错误推论，个体间的差异（体重减轻、增加、再减轻的循环）可能被忽视。在术后2年时维持了体重减轻的那部分患者，可能与术后5年仍维持体重减轻的部分患者不同。作者提醒，将改变归因于单一某种干预方式经常是误导性的，因为患者通常同时接受多种治疗干预和生活方式改变。而且，更准确地讲，手术目标应当是减去造成肥胖的脂肪组织，而同时保持肌肉体积[59]。有些患者在术前肌肉的量很少，需要明显增加肌肉体积才能变得更健康。足够的蛋白质、水分和运动量组成的“三位一体”对于获得最佳的肌肉发育是至关重要的。如果患者不能恰当地遵循饮食控制、维生素摄入和足够运动，需要向心理专家咨询。

1991年，美国国立卫生研究院（NIH）发布了“胃肠手术治疗重度肥胖症的共识”[60]。这一文件强调了术后终生随访的重要性，而某些外科医师和大多数的患者常对选择某种手术方法的有效性加以重视，而忽视不能终生随访的危险。在术后1或2周时，患者应当接受首次血液化验和身体检查，随后，在第4周、2~5个月间、6~12个月间复查，以后终生每年复查一次，除非出现并发症需要更频繁就诊。随访可能会发现一些与以下问题有关的心理因素，包括疼痛处理、伤口护理、胃造口管护理（如果有的话）、饮食、维生素和微量元素的补充以及运动量。另外，在随访过程中，有些医生可能发现患者存在的社会适应、工作、性功能、物质滥用、婚姻和家庭等方面的问题，处理这些问题有心理专家的参与是很重要的。在专家共识中总结到：对于接受减肥手术治疗的患者，必须考虑其生活质量的变化，因为面对身体形象改变的副作用，个人需要重新定位和调整。有些患者在术后早期出现欣快，而有些患者会有明显的术后迟发抑郁。有些术前即有抑郁症的患者在术后其抑郁症状并不改善（第9页）。

专家共识进一步推荐：需要评价减肥过程中发生的心理社会改变。应当建立标准化的、信度且效度好的问卷和定式访谈以评价患者对改变的期望以及体重减轻和维持过程中他们实际的心理社会改变（第12页）。

美国肥胖医学会和“塑身美国”行动团体总结了有关生活习惯改变策略的行为学研究，并推荐以下方法：用日记形式自我监测进食和活动情况；以应对压力的策略（例如沉思和放松技巧）或者减轻压力的策略（解决问题技巧的训练）进行压力管理；刺激控制，试图压制环境中与运动不足和不健康进食有关的暗示（如以健康的反应取代不健康的反应方式）；采用奖赏、意外管理和家庭与朋友的支持来强化有益的生活方式转变；认知重建，聚焦于改变自我挫败的想法和感受，帮助患者改变错误的态度和信念，让患者正视其所存在的不现实的目标和身体形象；社会影响过程，如学会从他人那里得到支持，识别对自己有诋毁的人或者行为，并将他们变成自己的支持者；以及预防复发，即识别高危处境，提出并实施避免风险或将风险降到最低的方案。小组还强调帮助患者学会原谅自己出现过失的重要性，让患者学会将每次过失看作是学习的机会。

Marcus和Elkins[61]发现，参加术后支持小组的患者减肥手术的结局比不参加的要好。美国国立卫生研究院的《实践指南》[48]也建议，治疗后不能达到预定的体重减轻水平时，需要评估以下方面的因素：通过食物和酒精摄入体内的热量（既利用回忆，也利用日志记录方法）；热量消耗（采用体力活动记录日志）；行为纠正培训课程的出勤记录；最近的负面生活事件；家庭和社会压力；有害的精神心理问题的证据（如抑郁、进食障碍）。指南回顾了进行结局预测研究的文献后总结，多数行为预测因素不能准确而一致地预测肥胖治疗的结局。然而，“自我效能”（即患者坚信成功的信心）却是具有中等预测效力而且稳定的预测因素。

手术改变的动机

2004年8月，美国国立卫生研究院肥胖工作组发出了其“肥胖研究策略计划”[62]。文件称，“没有单一的原因能解释人类所有的肥胖现象；因此，不会有对所有肥胖患者都有效的单一的预防或治疗策略。”该策略计划鼓励继续进行有关行为改变并维持行为改变的机制的研究，尤其是能够促进患者减轻体重并维持体重的动机策略的研究。至于减肥手术，Bond等[63]强调，“应当在术前和术后实施理论驱动的改变干预，旨在促进恰当的、新的健康行为和加强，对抗陷入旧行为诱惑的复原力”（第851页）。Bond的小组推荐使用跨理论的行为改变模型，通常被称为“阶段性变化”模型（Stages Of Change model，下文缩写为SOC模型）。这一模型是Prochaska等[64-65]研发的，他们整合了“改变自我过程”的研究中，已被普遍接受的、有实践证据支持的治疗策略，最终研发了这一模型。Brownell 和 Wadden[58] 声称，“在肥胖治疗领域，SOC 模型可以解释治疗效果的大幅变异，并能使治疗干预针对个体情况”（第 512 页）。SOC 模型已经成功地用于减少吸烟、饮酒和药品滥用，过度进食和选择不健康食物方面。这一模型既能有效地应用于接受并开始新的健康行为，也能用于改变或停止不健康的行为[66]。

SOC 模型是建立在对自行改变固有生活方式（如戒烟、减少饮酒或减肥）的人群研究基础上的。研究者发现，对固有习惯进行改变的方法很多，然而能够成功改变固有习惯的人，倾向于在改变过程的不同阶段采用不同的方法。改变的过程可以清楚地分为 5 个阶段，成功的改变通常需要经过各个阶段，但不一定是一个阶段接着一个阶段。多数人的改变过程经历了进步、退步，再进步、再退步，如此循环往复。作者用螺旋形进步来形象地描述这一模型，而且解释说，多数人要螺旋形上上下下几个来回，最终才获得持久的成功。在获得良好习惯和摒除坏习惯过程中，难以避免地会经历错误和失败。犯错和失败的经验是珍贵的学习形式。重复、提炼和创造都是改变过程的组成部分。SOC 模型的另一个积极特点是，它不把旧的行为习惯复发看做患者为改变所作的努力全面失败的证据，而是把这些挫折看做是改变过程中自然发生的，是必须重视和加以处理的。下面依次介绍 SOC 模型的各个阶段，以阐明其在治疗慢性疾病过程中的意义。

酝酿阶段

处于这一阶段的人尽量轻描淡写或干脆否认自己存在问题。他们还没有改变自己行为的意向。如果家人、医生、朋友或同事告诉他们有这方面问题，他们也无动于衷，直到准备把这些存在的问题当成问题时，他们才能真正正视问题。多数减肥外科门诊的患者认识到他们的肥胖问题，然而患者对肥胖的经历是千差万别的。有些人是迫于家人的压力来咨询胃旁路手术并接受评价，但当他们了解到手术的风险或者不能保证是微创手术时，他们可能会感到惊恐并逃避治疗。另一些人则对自己肥胖的严重性视而不见。一个常见的例子是体重指数大于 45，且伴有明显呼吸困难的患者，对自身健康状况的自我评价为“极好”。有些人把手术当成魔术，认为手术能够一蹴而就地改变自己，而自己不用费多大力气。此外，一些人相信自己的精神强大无比，对肥胖有免疫性，不怕变胖，或者认为他们的经历与心理问题对发胖没有影响。这些患者对术前心理评价存在抵抗，并且宣称：“我唯一的问题就是体重问题！”因此，这些患者还处于“酝酿阶段”，对导致肥胖的行为和环境条件的考虑还缺乏认识。

思考阶段

这个阶段的患者对其肥胖感到厌倦。他们可能开始好奇是什么使他们变得这么胖，或者他们可能最近才认识到自己体重问题的严重性。例如，一位多年来一直穿超大号衣服的妇女可能在电视中看到一个巨大的背影，然后震惊地意识到她就是那个巨大的身影，她可能多年来一直告诉自己要有所改变，但现在才迫切感到要开始行动了。处于思考阶段的人通常是矛盾的。他们仍不能控制各种诱惑，但同时也期望变得更健康、更舒服、更有吸引力。在思考阶段，患者还没有坚决投入到改变自己的行动中。患者可能在这一阶段停留很长时间，甚至多年。一次身体危机或急诊情况可能才会引起他们的重视，使其产生更强烈的必须改变的想法。例如，一位 29 岁患病态肥胖症的男子，被诊断为充血性心力衰竭，在康复过程中可能会诚实地重新评价自己的生活方式，才决定接受减肥手术，并认真为此决定做一些计划。

准备阶段

通常在这个阶段，患者已计划准备下个月开始正式行动起来。他们回顾自己以前曾试过并失败的方法，他们花心思寻找新的改变方法或改进旧方法，并且预备一些补救方法，以便某个方法不成功时使用。虽然处于这一阶段的人还没有完全脱离犹豫不决，但他们内心的跷跷板已经偏向到改变现状的一端。他们需要不断说服自己，改变是最符合自己利益的。按照 SOC 模型，经历准备阶段时间较短的患者在行动阶段通常会失败。成功的案例都经过仔细准备，有明确的计划，并充分考虑细节，而且知道何种改变过程是能使患者进入行动阶段和保持阶段所必需的。

行动阶段

“SOC”模型警告说，行动并不意味着获得持久的改变。然而，行动阶段是行为改变和生活环境改善最为明显的阶段。进入行动阶段的患者已经投入了很多时间和精力，他们不接受任何借口，认为改变是首要任务。因为这是他人所能看到的患者最为努力的时期，所以这阶段的行动即可带来改变。“SOC”模型认为更具挑战的过程通常发生在保持阶段，接受减肥手术的患者需要理解，手术只是开始，他们还要终生面对为改变而努力的艰辛。曾患病态肥胖症的歌手 Carnie Wilson 最近在新奥尔良的一次演唱会上说，对于自己的新体形，“胃旁路手术的功劳占 25%。我必须做好其余的 75%。医生没有给我的大脑做手术，而每一天，我都感到有新的思想、情感和身体挑战。”

维持阶段

如果一个人对生活习惯的改变坚持了 6 个月，那么就进入这一阶段了。例如，如果某位妇女吃了术后饮食控制中不允许吃的食物，那么她得再过 6 个月才能算是达到维持阶段。如果一个男人由于工作压力而停止锻炼 1 周，那么就等于是他回到了行动阶段的第 1 个月。维持阶段是前面各阶段的获益达到稳固的阶段，它是最困难的阶段，是多数自我改变的人失败的阶段。建立 SOC 模型的专家们发现，维持比行动要困难得多，它的目标是避免复发。当患者很长时间都不能再像术前一样吃大量的食物，他们有可能会旧习复发，进食一些不健康的食物，酗酒、扫食，肌肉体积减少而脂肪量增加，或者不遵守日常作息。

与 SOC 匹配的干预治疗

“阶梯式治疗模型”[67-68] 是考虑到匹配治疗的良好开始。Sobell 和 Sobell[69] 认为，“阶梯式治疗模型的目标是让所选择的治疗方式：①创伤性最小；②限制性最小；③成本最低；④最有可能收获好的结局；⑤对患者有吸引力。”如果初步的干预治疗不起作用，那么对这一干预治疗可以进行加强（如增加抗抑郁药的剂量），或者改变治疗方法，尝试不同的干预治疗方法（如转而进行心理治疗）。他们还建议，下一步的治疗决策应当根据个案情况来建立。在我们的体重管理中心，在最初评估中，我们常常发现中度到重度抑郁症。当患者希望选用某种干预治疗方法（如用药或心理治疗），如果可行，我们建议他们选择自己喜欢的治疗方法，在几个月后，再次评估抑郁情况。如果患者有药物滥用、创伤或漠视的病史且未得到治疗的，我们还是推荐心理治疗，因为患者在自我调节能力上的问题，只用药物治疗可能无效。如果有自杀观念，我们会推荐药物和心理治疗同时进行，因为这种情况下，患者的自杀风险超过了治疗成本和治疗限制性等因素。一旦患者表现为有自杀的高度风险，不能在门诊安全地降低危险性，我们会要求短暂的精神科住院治疗。

对于双重诊断的治疗模式（如合并有物质滥用和精神障碍）也可以有效地用于治疗两种或多种异常并存的肥胖患者。Smyth[70] 回顾了整合干预、平行干预和序贯干预三种治疗模式。对于多种异常并存的患者，整合干预是将一种或多种障碍整合在同一个治疗项目中，进行综合治疗；平行干预是针对每一个障碍，让患者同时参加 2 个或多个治疗项目；序贯干预是在针对第一个身体精神障碍治疗干预结束后，再针对第二种障碍，开始第二个干预治疗，在第二个治疗结束后再开始第三个，以此类推。对于特定的病情医疗人员会根据其中心的实际情况和组织结构，来决定采用哪种治疗模式。

Miller 和 Rollnick[71] 开发了一套与 SOC 模型匹配的干预治疗措施，这种治疗模式称为动机访谈（motivational interviewing，MI）。他们认为，动机是一种人际过程，定义为“以客户为中心的、指导性的方法，通过探索和解决矛盾，增强自我改变的内源性动力。”一般而言，来体重管理中心接受咨询治疗的多数肥胖患者，至少在某种程度上，承认体重过大是个问题。然而，很多人没有能认清导致其体重问题的因素，甚至根本没有意愿了解体重增加的原因。另一个学习和传授动机访谈技术的绝佳资料是美国卫生和公共服务部的出版物《改进治疗方案：物质滥用治疗中改变自我动机的强化》[72]。

酝酿阶段的干预治疗

动机访谈治疗模式描述了四种类型的处在酝酿阶段的患者：不情愿型、叛逆型、退缩型和理性型。不情愿型的人常常缺乏对疾病的常识，并试图回避关于自身疾病的信息。他们可能害怕改变，不想经历改变所带来的不适。根据动机访谈模式，这样的患者需要细心倾听、谨慎地反馈和转移其注意力。

叛逆型的人行为异常问题比较严重，他们可能从青春期起就有一些问题没有得到有效治疗，所以对改变其异常行为可能表现出敌对和反抗。根据动机访谈模式，治疗这类患者的目的是给予他们表达对改变的感受的自由，然后逐渐巧妙地将他们的精力重新引导到积极的方向。当医生认可没有人能强制患者进行改变时，这种顺着患者的态度可能会冲淡患者的抗争强度。在建立起和平的气氛后，动机访谈模式建议为患者提供一张治疗选项表，鼓励患者考虑对可行的治疗方案进行选择。同时，医生应当将患者每一个小的改变看作进步。

在处理特定问题方面，退缩型的患者缺乏精力和投入，他们可能会觉得无助或无望。根据动机访谈模式，针对这样的患者，治疗目标是逐渐增加他们对未来的希望和探索导致患者抵抗改变的障碍因素。动机访谈模式的研发者强调，帮助这样的患者树立“复发是常见的”这个观念，不必把复发看做失败。重要的是，帮助他们理解需要尝试并坚持很多次才能最终获得成功；并让他们认识到，行为改变是困难的，但并不是不可能的。干预治疗的关键是帮助患者逐步树立信心，医生对患者的信心是预测治疗结局好坏的一个关键因素。

理性型的酝酿期患者可能看上去知晓所有的事情，或者可能相信他们的行为是由其他人的问题所导致的。根据动机访谈模型，移情和反馈性倾听对这组患者效果最好。医生可能需要给这类患者以机会来描述其异常行为的所有好的方面，这样患者可以感觉到医生不是单单为了证明他们有错。对这类患者，较少的干预经常有事半功倍的效果。Sobell和Sobell[69]提出，“医生说什么（内容）和他如何说（说话的方式）对鼓舞患者改变其行为有强大的影响”（第218页）。以患者为中心的治疗方式[73]、自我心理学[74-75]和其他形式的心理治疗的模式都将“移情作用”看作酝酿阶段促成改变的首要因素。一旦获得患者的信任，患者开始从酝酿阶段转向思考阶段，医生就能够进一步找出阻碍患者面对某些特定问题的防御机制。

思考阶段的干预治疗

如前所述，思考阶段的特征是患者的矛盾心理，即使患者想要通过手术减轻体重，他们可能还没有认识到不健康进食行为引发的问题。Norcross和Prochaska[76]说过，“缺乏自省力的行动”往往会失败。他们指出，“提高认识”和“情绪作用”是思考阶段的治疗目标。这一阶段的患者需要理解自己过度进食的原因，以及有哪些个人因素阻碍该行为的自我改变。患者对需要改变进食方式尤其感到矛盾，食物可能是肥胖患者首要的快乐，进食可能是对目前或过去不快的人际经历的应对方法。进食和饮酒也可能是一些人最可靠的减压方法。酗酒的人发现完全戒酒比少饮酒更容易做到，而没有人能完全戒绝进食。

SOC模型的研发者注意到，长期处于思考阶段的患者以思索代替了行动。这些患者害怕失败，宁可按现在的方式保持不变而不愿意再经历失败。有些人在愿意接受改变前，要求确定能绝对达到预期的结果，有些人等待“神奇时刻”的出现才开始进行改变。另一方面，过早开始思考尚不成熟的行动也是一个危险因素，有些处于思考阶段的人为了逃避担忧的痛苦，进行一些无谓的和冲动的尝试去改变现状。然而，如果没有充分计划如何行动和如何维持，就可能导致失败。在冲动的改变尝试失败之后，患者更加确信他们不可能成功地改变现状。Prochaska等[65]还发现，如果过早地在他人的压力下接受改变，思考阶段的患者可能没有努力改变的动力，在失败之后他会说：“看，怎么样，我告诉过你我做不到。”

SOC模型发现，思考阶段的患者只有已经很好地了解了自己的问题、认识到自己的内心矛盾和对改变的防御机制、并已经能正确面对行为改变的恐惧之后，才可以给患者介绍如何进行改变的方法。在这一领域常用的精神动力学疗法、完型疗法、认知疗法、精神分析、人际关系疗法、辩证行为疗法和其他心理治疗方法的内容，对思考阶段患者的治疗有帮助，但只在一定程度上有帮助。在第一阶段“提高认识”完成之后，第二阶段包括帮助患者更多了解自己的习惯、更多了解自己的身心障碍以及如果他们不能重视疾病，疾病终将发生的现实。接下来，应明确界定患者个人的目标行为。在确定目标行为时，应参考患者实验室检查或其他测评的资料。

认知行为治疗和行为治疗比精神动力学疗法和体验疗法更多地直接测评患者行为，在患者从思考阶段后期，进入准备阶段、行动阶段和维持阶段过程中，会越来越多地用到这些治疗方法。SOC模型强调患者需要收集“正确”的资料，并警告不正规的监测可能会误导患者。应该告诉患者，“不要假定你知道你吃了多少。应具体测量摄食量。”SOC 模型推荐“正规监测”来帮助患者更好认识到需要改变的是什么，并且获得一个精准的基线资料，以便能在日后对行动期和维持期的资料进行比较。

SOC 模型中还描述了“功能分析”的重要性，以帮助患者理解其进食行为背后潜在的机制。进行行为分析时，要告诉患者用“前提–行为–结果”方法。患者可能知道与他人的冲突或对现实的失望会诱发不健康进食的冲动。或者，会有这样的借口：“我值得这样做”或“这样会让我感觉好点”。SOC 模型推荐让患者将自己用来辩解不当进食行为的自我陈述写下来做一个列表，然后鼓励他们面对每个借口。作者还解释适应不良的行为会进一步强化患者坚持固有的行为。例如，如果某个妇女在暴食后感到舒畅，那么她可能还会这么做，即使这样会让家人担心和失望。与不健康进食相关的欣快、压力减少或瞬间自由的感受，是有力的对固有不当行为的强化因素。然而，经过反复分析思考，患者的矛盾心理可能会成为其感到不适的更重要的来源。随着治疗过程开始发挥作用，患者会开始问自己：“我现在这么胖，是健康的吗？”“如果我的体重持续增加，我能认为自己是个理性的人吗？”“如果我吃得太多，我能算个负责任的人吗？”“如果我体重下降了，我的自尊心会提高吗？”“如果我不能应付压力我还能成功吗？”“改变进食和运动水平会使我失去什么？”“为了改变，我必须牺牲时间、经历、快乐或幻想吗？”[65]

动机访谈的一个关键特征包括帮助患者树立自己的核心价值（如，做一个正常的人；尽力让自己成为优秀的父母；具有良好的性格；获得与天赋和潜力相当的职业成就等），然后帮助患者检查他们的行为是否与这些价值观一致。动机访谈和 SOC 模型都提倡使用 Janus 和 Mann[77] 提出的“决策平衡”理论来使患者由思考阶段进入准备阶段。患者必须列出自己关于目标行为所有的积极的或消极的特点。一般，患者因为自我毁灭式的行为能让其感到某些好处，会使这种行为持续下去。与此类似，他们回避健康的行为改变，因为从现有不良行为获得的好处超过改变所能带来的主观获益。必须反复、系统地权衡接受改变的优、缺点，直到优点胜过缺点。按照 SOC 理论，任何在此之前的行为改变都属于过早的、不成熟的改变。

准备阶段的干预治疗

根据 SOC 模型，当患者达到准备阶段，通常计划一个月之内接受手术，然而他们可能还需要不时说服自己，手术确实是最好的选择，当然，相比于思考阶段，已经不那么犹豫不决了。本阶段的治疗目标是帮助患者树立接受手术治疗的信心。Prochaska 等[65] 认为，在这个阶段，患者需要更多着眼于手术后自己身体将发生的变化，而不是思考过去的问题。在这个阶段，对患者所有的信息应当已经得到详细的了解和掌握，所以重点是帮助患者建立恰当的治疗干预方案。作者发现，思考阶段较仓促，对自己的决定思考不成熟的患者，治疗预后往往不佳。同时，SOC 模型也提示，如果某个阶段为时过长，也会像过于仓促一样，而达不到理想的预后。

处于准备阶段的患者需要为自己未来行为和生活方式的改变确立详细的方案。他们需要回顾思考一下自己曾经采用过哪些方法去试图进行改变，以决定哪些方法需要放弃、掌握采用该方法的时机、或者明确哪些方法需要修正调整。他们还需要想想有哪些改变策略适合自己。帮助患者处理由于行为改变而出现的难以避免的焦虑是心理治疗任务之一。尽管对一些重要的生活习惯进行改变很难做到完全成功，但通过渐进式的分阶段行为改变，可以鼓励患者不断接受新的改变。一旦确定手术（或其他肥胖治疗）的日期，患者可能很快又会回到思考阶段的矛盾心态。医生必须帮助患者与这种矛盾心态斗争。患者也需要战胜自己的矛盾心态和为了推迟手术时间而找的看似合理的借口。患者必须充分估计到为行为改变所必须付出的代价。

研究发现，如果患者公开声称自己将要为了治疗肥胖而进行重大的生活习惯改变，那么就不容易在决定之后又产生退缩心理。研究还进一步提示，在准备阶段，还不是和患者讨论将要面临的生活习惯和行为改变的时候，因为这样会削弱患者的意愿和决心。在这个时期，更应该帮助患者更多地了解手术减肥的益处，例如身体更加健康、有能力可以到处旅行、跳舞和从事其他活动，而这些事情是在治疗以前很难做到的；还有例如工作更加自如、自尊心更强、个人感到更自由等。让患者相信生活习惯和行为的改变是患者应最急迫做的事情，并需要付出一定的时间和精力。

在实施动机访谈时，Miller 和 Rollnick[71] 发现，患者制订的计划越现实，则越能采取更多的行动；未经深思熟虑的计划是一个危险信号，意味着患者并没有真正做好接受改变的准备。对于没有太多的改变策略的患者，在进行动机访谈时，医生应列举其他患者的成功方法，或给患者提供一些选择供患者从中挑选，但重要的是患者需要能够记住这些策略。此外，还建议患者将生活习惯和行为改变过程中自己可能遇到的困难和阻碍列出来，并针对克服每项困难和阻碍因素制订计划。

行动阶段的干预治疗

如前所述，行动并不意味着永久的改变。然而，这个阶段要求最大的时间和精力投入。由于在这个阶段，患者已从他人那里获得最大程度的认可和赞同，所以在维持阶段，周围的人可能会对患者的努力有所忽略，尽管在维持阶段患者会更困难一些。SOC 模型强调，患者某些不可见的改变比可见的改变对成功来说同样重要，譬如：觉察水平的改变、情绪的改变、自我形象的改变和想法的改变。部分病态肥胖患者将手术看做一种神奇的治疗方法，认为手术就能改变自己的生活，自己不需要再付出多大努力。相反，心理准备良好的患者能意识到进食感是因为身体必需或者是出于其他情感原因，从而能通过一些活动来克服之前难以克服的情绪化进食的迫切感，例如通过打扫房间、淋浴、听音乐、冥想、和宠物玩、祈祷、锻炼等。术后，这些患者更倾向于采用已证明对自己有效的方法。在我们的体重管理中心，我们强调患者应有一套自我放松的方法，且可在不同场合应用，如在驾车、在工作场所甚至在机场等场合。

SOC 模型强调，能对抗不良进食行为的最有益的方法是运动。作者解释道，因为人类对进食、吸烟和饮酒等行为的需要感来自于身体的需求，成功的能够自我控制的患者必须学会“将这些身体的需求转换为运动的动力”。Prochaska 等 [65] 说，自我改变计划中如果没有运动，就好像与敌人作战时一只手被绑在背后，你仍有可能取胜，但显然处于不利地位。不积极锻炼的人不只是身体状况不佳，面对改变所带来的痛苦时，他们还频繁陷入不良心理状况。如果你太忙没时间运动锻炼，你只是太忙而已（第 177 页）。

在行动阶段，SOC 模型还建议采用认知行为干预治疗，称为“对立思维”疗法。建议患者在自己的内在信念中去掉绝对或命令性语句。如果患者对自己说“我必须是完美的”，“每个人都必须喜欢我”，或者“我能够做好一切”，事实上他们这是给自己施加不必要的内在压力，这样的压力可以导致患者放弃对寻求改变进行的努力。不能采用对立思维的患者可能需要心理治疗。SOC 模型强调，患者需要将自己“需要”做什么和自己的“期望”区分开来，如果患者将没有达到“期望”值混淆为没有完成“需要”，患者会更痛苦。然而，如果患者不太在乎期望值，在没有达到期望时，更易于调整自己的期望值。

SOC 模型还强调行动阶段“环境控制”的重要性，这是通过减少患者生活环境中的不良诱惑来减少患者的不健康行为，例如在家里“为孩子”而保存垃圾食品的患者是在自找麻烦。我们鼓励将整个家庭纳入我们的支持小组，全家都吃更健康的食品。环境会影响到行为，大多数孩子，如果多给他们提供水果，他们就会学着喜欢吃水果。另外，如果父母的挑剔变成了情绪化进食的诱因，解决问题的办法不是永远避开父母的挑剔，而是必须学会如何以新的方式应对。心理专家可以用暴露技术联合放松训练，使患者被激发的情绪平静下来，从而找到更适合的方式来对待那些喜好挑剔的人。SOC 模型还推荐，应教会患者学会自己确定用多少时间与难缠的亲属相处以及在什么情况下选择离开。

SOC 模型列举了在行动阶段的其他一些行为治疗手段，包括提醒、奖赏、约定、规矩和助人关系。“提醒”包括采用计划好的一系列线索来激励期望出现的行为。有些患者用日计划手册，记录进食蛋白混悬液、固体食物、喝水以及日常锻炼的时间；有的患者用掌上电脑，笔记本电脑或有闹铃功能的手表，每隔 2 ~ 3 小时提醒自己进食时间到了。Prochaska 等 [65] 发现，患者在环境中放置一些写有“放松”的标志，也有助于提醒自己的行为，还可以在冰箱上贴一个“停止”标志。“奖赏”可帮助患者提高自尊和强化期望的行为；惩罚一般不利于患者产生适应良好的行为。SOC 研究发现，抵抗诱惑对多数人来说并不能感到得到奖赏。一些患者可以从积极的自言自语中获益，如给自己说“干得不错”或“对路子了”。而另一些人也许需要更具体的奖赏形式，如一套新衣服，或者到海滩放松一天。

“约定”是一个更正式的奖赏系统。患者可以写下来一些字据，例如，“腰围每减少 1 英寸，我就在存钱罐里放 5 美元作为奖励基金，或者我每走 50 英里，就奖励 5 美元……”SOC 模型发现，书面形式的约定比口头协议更有效力。“规矩”是一种比较现实的方法。作者推荐采用逐步策略，夯实每个步骤。“助人关系”对于重大生活改变非常重要。SOC 模型认为，患者需要教给家人和朋友什么样交流对自己是有帮助的，什么是没有帮助的。作者推荐采用表扬与批评呈 3∶1 的比例。他们发现，斥责、挖苦、说教、羞辱和使人内疚对改变的过程并没有帮助。一个人获得的表扬太少，可能是另一个人过于苛刻的结果。患者需要帮助亲属校正他们给予自己的奖赏，他们需要清楚地说出，例如，当自己确实心情不好时，需要按摩，但当自己状态好时，一个拥抱就足够了。患者需要明确什么对他们来说是最有力的支持，但同时，这些要求对别人来讲应当是现实的、可操作的。

如果没有一个现成的支持小组，那么患者需要寻找一个或创建一个。Prochaska 等[65]声明，“由面临相同问题或困难的当地人组成的支持小组，在艰难的时刻，可以给予患者鼓励和指导，并提醒患者坚持改变自己的好处。”在我们的中心，只要有可能，我们就在手术前帮助患者解决支持小组问题。如果患者的婚姻存在明显问题，我们建议夫妻同时治疗；如果家庭有问题，我们推荐家庭治疗；如果患者是独自生活，我们鼓励他们参加我们的支持小组，并和小组成员建立联系，或参与减肥手术患者的网上聊天室。然而，在行动阶段，支持小组本身或者支持小组不足也会带来一些新问题，这些问题也应该在这个阶段解决。

维持阶段的干预治疗

对于以过度进食来释放压力的患者，如果在术前建立了克服的方法，可减少减肥手术后过度进食的风险，但未必能根除压力性过度进食。SOC 模型发现，必须用一种更健康的生活方式代替原有的不良行为（如过度进食），尽管改变了进食不健康食物的习惯，然而这些食物的诱惑力仍会长时间持续存在。SOC 发现，多数患者在维持阶段仍需要提醒自己抵制食物的诱惑。根据 SOC 研发者的观察，过度自信是一个危险的信号，经常与不良行为复发有关。

还应当鉴别高危处境，对于此，患者需要一套办法来对付难以避免的高危处境。针对酒精和毒品滥用患者复发的预防方法，有很多值得我们学习，可以经过改进使之适用于强迫性进食的肥胖患者，效果颇好。Perri 等[20]在将预防酒精和毒品滥用复发的方法用于预防肥胖患者强迫性进食方面，取得了显著成绩。Perri 等[13, 78]还针对保持体重减轻开发了一些有用的技巧。

SOC 模型研究发现，在维持阶段，导致失败最常见的威胁是社交压力、内在挑战和“特殊处境”。如果家人或朋友公开或隐匿地鼓励患者“犯规”，要保持某种行为改变会困难得多。如果患者自己改变不了其家庭的这些不良做法，则需要进行家庭集体治疗。根据 SOC 模型，内在挑战通常是思维方式有缺陷的结果，如过分自信或过分自责。恰当的责备可以激励患者坚持改变不良行为，但过多责备使人变得灰心，放弃坚持。如果患者自己不能改变上述有缺陷的思维，可能需要接受认知行为治疗的帮助。

“特殊处境”是指那些会产生非同寻常的或程度强烈的诱导的情境，这些情况通常是不期而遇的，它对患者信心、信念和坚持都是严重的威胁。例如，一位肥胖的中年男人，退休后将精力投入到照顾生病的母亲，在减肥手术后表现良好，直到他母亲意外死亡，情况起了变化。此后，他停止了锻炼，恢复了吸烟，并开始每天晚上在酒吧喝酒。他体重急剧反弹并最终死亡。SOC 模型认为，“当你试图改变常规发生的行为时，不断强调并审视自己的信念尤其重要。维持体重减轻状态对有肥胖患者来说是一场持久战，要不断增强信念。不断增强信念是维持阶段的关键”（第 211 页）。此外，患者必须调整自己生活的环境，回避有同样不健康进食习惯的人，审视自己需要坚持行为改变的理由，如果需要，重新平衡自己的信念。学会如何处理行为放纵对于防止治疗失败至关重要。自助手册可以帮助一些肥胖手术患者预防不良行为习惯的复发。对不能自己学会这些应对技能的患者，可能需要擅长行为改变和预防复发的心理专家对其进行帮助。

SOC 模型研究列出了在维持阶段“助人关系”方面常见的一些挑战，例如，在行动阶段可给予患者足够支持的人，可能在维持阶段不再给予支持了。在经历危机时找人谈谈可能会预防不良行为的复发。在维持阶段，有些患者可能需要重新审视自己与别人的约定（如允许别人指出过分自信、冒险、或不良行为复发的征象）。这一阶段，参加肥胖手术支持小组的重要性是无可比拟的。一个长期的目标是成功的关键，而患者常常急于眼前的成功。家人、朋友和心理治疗医师需要帮助患者放弃寻求快速解决问题的想法，应反复帮助患者接受这样的事实：即一时的痛快会造成长久的烦恼。最后，重要的是，让患者的家属和朋友理解，减肥手术的目的是提高患者日后一生的生活质量。

结论

从20世纪60年代末期以来，减肥手术临床实践中，心理专家的作用已经很大程度地得到了拓展。本章回顾了心理专家角色是如何转变和进化的：从最初进行心理筛查发展到参与治疗计划、进行个体或小组治疗、夫妻双方治疗和家庭治疗、健康促进、遵循治疗计划、进行动机访谈、应对技能训练、预防不良行为复发和治疗效果评估。我们还描述了新的心理治疗的CPT编码及如何收费。然而，减肥外科仍然是一个相对年轻的学科，道路仍然漫长，我们需要不断学习和提高自身的理论和技术水平。对于如何应对越来越多的患者没能在术后维持长久的体重减轻，文献报道仍然偏少。为了更好地理解这个问题，我们需要取得共识，以采取一套核心评价系统，包容不同中心采取的各不相同的访谈、量表和测评方法，以适应各自所面对的不同人群的特点。一旦核心评价系统确立下来，我们需要进行大规模的多中心协作研究，对各种特殊情况进行研究，以期最终建立最能适应各个不同人群的治疗方案。虽然多数心理专家可以觉察到心理危险因素对术后并发症产生严重的影响，我们必须根据临床实践经验，将心理因素的风险量化为高危、中危和低危3组，并使得这个分级更加可靠和一致。此外，一些针对肥胖患者的动机强化干预治疗和SOC模型的研究虽然已经取得了初步成果，我们还需要更多的研究来优化和细化这些工作。最后再强调一点，我们需要更多关注人际压力和人际关系不良对术后体重反弹所起的影响。

（胜利 译　刘尚军 审校）

参考文献

1. Reich L, Romano I, Kolbasovsky A. Primary Care partnership benefits psychologists and patients. National Psychol 2004;13(5):22.
2. Dawes R, Faust D, Meehl P. Clinical versus actuarial judgment. Science 1989;243:1668–1674.
3. Meehl PE. Clinical versus statistical prediction. Minneapolis: University of Minnesota Press, 1954.
4. Weston D, Weinberger J. When clinical description becomes statistical prediction. Am Psychol 2004;59:595–613.
5. Dittman M. CPT codes: use them or lose them. Monit Psychol 2004;October:58–59.
6. Seligman M, Csikszentmihalyi M. Positive psychology: an introduction. Am Psychol 2000;55:5–14.
7. Wadden W, Foster G. Behavioral assessment of markedly obese patients. In: Wadden TA, VanItallie TB, eds. Treatment of the Seriously Obese Patient. New York: Guilford Press, 1992:290–330.
8. Wadden T, Phelan S. Behavioral assessment of the obese patient. In: Wadden TA, Stunkard AJ, eds. Handbook of Obesity Treatment. New York: Guilford Press, 2002:186–226.
9. Crowther J, Sherwood N. Assessment. In: Garner DM, Garfinkel PI, eds. Handbook of Treatment for Eating Disorders, 2nd ed. New York: Guilford Press, 1997:34–49.
10. Stunkard A, Wadden T. Psychological aspects of severe obesity. Am J Clin Nutr 1991;55:524s–532s.
11. Wadden T, Stunkard A. Social and psychological consequences of obesity. Ann Intern Med 1985;103(6 pt 2):1062–1067.
12. Witkiewitz K, Marlatt G. Relapse prevention for alcohol and drug problems: that was Zen, this is Tao. Am Psychol 2004;59(4):224–235.
13. Perri M. Improving maintenance of weight lost in behavioral treatment of obesity. In Wadden TA, Stunkard AJ, eds. Handbook of Obesity Treatment. New York: Guilford Press, 2002:357–379.
14. Obesity: preventing and managing the global epidemic. Report of a World Health Organization Consultation on Obesity, Geneva, 1998.
15. Friedman M, Brownell K. Psychological correlates of obesity: moving to the next research generation. Psychol Bull 1995;117(1):3–20.
16. American Psychiatric Association. Diagnostic and Statistical Manual of Mental Disorders, 4th ed., text revision (DSM-IV-TR). Washington, DC: American Psychiatric Association Press, 2000.
17. Mueller T, Leon A, Keller M, et al. Recurrence after recovery from major depressive disorder during 15 years of observational follow-up. Am J Psychiatry 1999;156:1000–1006.
18. Judd L. The clinical course of unipolar major depressive disorders. Arch Gen Psychiatry 1997;54:989–991.
19. Tennen H, Affleck G, Armeli S, et al. A daily process approach to coping. Am Psychol 2000;55:626–636.
20. Perri M, McKelvy W, Renjilian D, Nezu A, Shermer R,

Viegener B. Relapse prevention training and problem-solving therapy in the long-term management of obesity. J Consult Clin Psychol 2001;69:722–726.
21. Hamburger W. Emotional aspects of eating. Med Clin North Am 1951;35:483–499.
22. Bruch H. Eating Disorders. New York: Basic Books, 1973.
23. Rand C. Psychoanalytic treatment of obesity. In: Wolman BB, ed. Psychological Aspects of Obesity: A Handbook. New York: Van Nostrand Reinhold, 1982.
24. Fitzgibbon M, Stolley M, Kirschenbaum D. Obese people who seek treatment have different characteristics than those who do not seek treatment. Health Psychol 1993; 12(5):342–345.
25. Polivy J, Herman C. Etiology of binge eating: psychological mechanisms. In: Fairburn CF, Wilson GT, eds. Binge Eating: Nature, Assessment and Treatment. New York: Guilford Press, 1993:173–205.
26. Marlatt G. Craving for alcohol, loss of control, and relapse: a cognitive behavioral analysis. In: Nathan PE, Loberg T, eds. New Directions in Behavioral Research and Treatment. New York: Plenum Press, 1978:271–314.
27. Leon G, Chamberlain K. Emotional arousal, eating patterns and body image as differential factors associated with varying success in maintaining weight loss. J Consult Clin Psychol 1973a;40:474–480.
28. Leon G, Chamberlain K. Comparison of daily eating habits and emotional states of overweight persons successful or unsuccessful in maintaining weight loss. J Consult Clin Psychol 1973;41:108–115.
29. Leon G. Personality, body image, and eating pattern changes in overweight persons after weight loss. J Consult Clin Psychol 1975;31:618–623.
30. Ganley R. Emotion and eating in obesity: a review of the literature. Int J Eating Disord 1989;8(3):343–361.
31. Rodin J, Schank D, Striegel-Moore R. Psychological factors in obesity. Med Clin North Am 1989;73(1):47–66.
32. Arnow B, Kenardy J, Agras S. The emotional eating scale: the development of a measure to assess coping with negative affect by eating. Int J Eating Disord 1995;18(1):79–90.
33. Des Jarlais D. Harm reduction: a framework for incorporating science into drug policy. Am J Public Health 1995;85:10–12.
34. Denning P. Practicing Harm Reduction Therapy: An Alternative Approach to Addictions. New York/London: Guilford Press, 2004.
35. Edelman B. Binge-eating in normal weight and overweight individuals. Psychol Rep 1981;49:739–746.
36. Fairburn C, Wilson G. Binge Eating: Nature, Assessment, and Treatment. New York: Guilford Press, 1993:361–404.
37. Carter W, Pindyck J. Pharmacologic treatment of binge-eating disorder. Prim Psychiatry 2003;10(10):31–36.
38. Devlin M, Goldfein J, Carino J, Wolk S. Open treatment of overweight binge eaters with phentermine and fluoxetine as an adjunct to cognitive behavioral therapy. Int J Eating Disord 2000;28:325–332.
39. Hudson J, McElroy S, Raymond N, et al. Fluvoxamine in the treatment of binge-eating disorder: a multicenter placebo-controlled, double-blind trial. Am J Psychiatry 1998;155: 1756–1762.
40. Stunkard A, Berkowitz R, Tanrikut C, Reiss E, Yound L. d-Fenfluramine treatment of binge eating disorder. Am J Psychiatry 1996;153:1455–1459.
41. Agras W, Telch C, Arnow B, et al. Weight loss, cognitive-behavioral, and desipramine treatments in binge eating disorder: an additive design. Behav Ther 1994;25:225–238.
42. Stunkard A, Grace W, Wolff H. The night-eating syndrome: a pattern of food intake among certain obese patients. Am J Med 1955;19:78–86.
43. Rand C, Macgregor M, Stunkard A. The night eating syndrome in the general population and among post-operative obesity surgery patients. Int J Eating Disord 1997;22:65–69.
44. Birketvedt G, Florholmen J, Sundsfjord J, et al. Behavioral and neuroendocrine characteristics of night-eating syndrome. JAMA 1999;282:657–663.
45. Saunders R. "Grazing": high-risk behavior. Obes Surg 2004; 14:98–102.
46. Shape Up America and the American Obesity Association; Koop CE, Keller GC, eds. Guidelines for the Treatment of Adult Obesity, 2nd ed. Bethesda, MD: Shape Up America, 1998.
47. Hamoui N, Kingsbury S, Anthone G, et al. Surgical treatment of morbid obesity in schizophrenic patients. Obes Surg 2004;14:349–352.
48. National Institutes of Health; National Heart, Lung, and Blood Institute, and North American Association for the Study of Obesity. The Practical Guide: Identification, Evaluation, and Treatment of Overweight and Obesity in Adults. Washington, DC: NIH, 2002.
49. Dunbar-Jacob J, Mortimer-Stephens M. Treatment adherence in chronic disease. J Clin Epidemiol 2001;54:S57–S60.
50. Zweben A, Zuckoff A. Motivational interviewing and treatment adherence. In: Miller WR, Rollnick S, eds. Motivational Interviewing: Preparing People for Change, 2nd ed. New York: Guilford Press, 2002:299–319.
51. Polivy J, Herman C. If at first you don't succeed: false hopes and change. Am Psychol 2002;57(9):677–689.
52. Engle D, Arkowitz H. Ambivalence in Psychotherapy, Facilitating Readiness to Change. New York: Guilford, 2006.
53. Heidenreich P. Patient adherence: the next frontier in quality improvement. Am J Med 2004:117:130–132.
54. Wing R, Phelan S, Tate D. The role of adherence in mediating the relationship between depression and health outcomes. J Psychosom Res 2002:52:877–881.
55. Nemeroff C. Improving antidepressant adherence. J Clin Psychiatry 2003;64(suppl 18):25–30.
56. Giannetti V. Adherence with antidepressant medication. P T Dig 2004;13:42–47.
57. Vergouwen A, Bakker A, Katon W, et al. Improving adherence to antidepressants: a systematic review of interventions. J Clin Psychiatry 2003:64:1415–1420.
58. Brownell K, Wadden T. Etiology and treatment of obesity: understanding a serious, prevalent, and refractory disorder. J Consult Clin Psychol 1992;60(4):505–517.
59. Raum W. Postoperative medical management of bariatric patients. In: Martin LF, ed. Obesity Surgery. New York: McGraw-Hill, 2004:133–159.
60. National Institutes of Health, United States Department of Health and Human Services. Gastrointestinal Surgery for Severe Obesity: Consensus Statement, NIH Consensus Development Conference, March 25–27, 1991, Vol. 9, No. 1.
61. Marcus J, Elkins G. Development of a model for a structured support group for patients following bariatric surgery. Obes Surg 2004;14:103–106.

62. National Institutes of Health United States Department of Health and Human Services. Strategic Plan for NIH Obesity Research: A Report of the NIH Obesity Research Task Force. Washington, DC: NIH, 2004.
63. Bond D, Evans R, Demaria E, et al. A conceptual application of health behavior theory in the design and implementation of a successful surgical weight loss program. Obes Surg 2004;14:849–856.
64. Prochaska J, DiClemente C, Norcross J. In search of how people change: applications to addictive behaviors. Am Psychol 1992;47:1102–1114.
65. Prochaska J, Norcross J, DiClemente C. Change for Good: A Revolutionary Six-Stage Program for Overcoming Bad Habits and Moving Your Life Positively Forward. New York: Avon, 1994.
66. Diclemente C, Velasquez M. Motivational interviewing and the stages of change. In: Miller WR, Rollnick S, eds. Motivational Interviewing. New York: Guilford Press, 2002: 201–216.
67. Foulds J, Jarvis M. Smoking cessation and prevention. In: Calverly P, Pride N, eds. Chronic Obstructive Pulmonary Disease. London: Chapman Hall, 1995:373–390.
68. Davison G. Stepped care: doing more with less? J Consult Clin Psychol 2000;68:580–585.
69. Sobell L, Sobell M. Using motivational interviewing techniques to talk with clients about their alcohol use. Cogn Behav Pract 2003;10:214–221.
70. Smyth N. Motivating persons with dual disorders: a stage approach. J Contemp Human Serv 1996;77:606–614.
71. Miller W, Rollnick S. Motivational Interviewing, 2nd ed. New York: Guilford Press, 2002.
72. Miller WR. Enhancing motivation for change in substance abuse treatment: Treatment Improvement Protocol (TIP) Series. Rockville, MD: United States Department of Health and Human Services, Substance Abuse and Mental Health Services Administration, 1999.
73. Rogers C. Client-Centered Therapy. Boston: Houghlin-Mifflin, 1951.
74. Kohut H. The Restoration of the Self. New York: International Universities Press, 1977.
75. Wolf E. Treating the Self: Elements of Clinical Self-Psychology. New York: Guilford Press, 1988.
76. Norcross J, Prochaska J. Using the stages of change. Harvard Ment Health Lett 2002;May:5–7.
77. Janus I, Mann L. Decision-Making: A Psychological Analysis of Conflict, Choice, and Commitment. New York: Free Press, 1977.
78. Perri M, McAllister D, Gange J, Jordan R, McAdoo W, Nezu A. Effects of four maintenance programs on the long-term management of obesity. J Consult Clin Psychol 1988;56: 529–534.

第 10 章 腹腔镜减肥外科手术室的布局、所需设备及器械

William Gourash, Ramesh C. Ramanathan, Giselle Hamad, Sayeed Ikramuddin 和 Philip R. Schauer

自 1995 年以来，腹腔镜减肥手术病例的数量在美国和其他国家急剧增加。腹腔镜减肥手术有多项优点，如康复速度快、创口并发症大幅减少、愈合效率高。为获得最优的治疗效率及疗效，腹腔镜减肥手术必须使用专用的腹腔镜设备和器械，包括吻合器和手术器械。手术过程中，外科医师通过个人技术和团队协作对肥胖患者进行体位摆放、插入腹腔镜、注气、摄像机可视化操作、横断和凝血能量供应，并依靠柔性内窥镜、语音激活技术和机器人技术，从而提供一个完全集成化的手术室布局。

腹腔镜手术是一项对技术要求很高的手术，除治疗条件外，外科医师还必须非常熟悉内窥镜设备和器械 [1-2]。

由于病态肥胖症患者的本身特殊性及手术操作的特殊要求，需要对正常腹腔镜手术技术流程进行修正。过度腹型肥胖可能会干扰可视化操作和器械操作自由度，这类手术通常要求器械具有特定长度和强度。腹腔镜减肥手术要求医师在体内吻合、缝合、止血以及柔性内窥镜操作方面有高超的技术。合并症的存在可能降低患者对腹内 CO_2 的耐受力，所以可能需要其他暴露手术视野的方法 [1]。

本章会对超过 4000 例腹腔镜 Y 型胃旁路术（LRYGB）的技术和经验进行分析和介绍。在阅读本章时，读者应该已了解腹腔镜微创手术的相关技术和器械 [3-4]。有关这些设备和器械的详细介绍可从其他途径获得 [5-9]。可以肯定的是，对于器械和方法有多种选择，而且随着技术的不断发展，所谓理想的选择也在不断地变化。

患者体位

减肥手术准备中病态肥胖症患者体位的主要要求是将患者安全转移到手术台上，固定重要关节和四肢，避免造成皮肤或神经的挤压损伤，为外科手术团队操作区域提供视野，并确保患者在手术台上的安全 [10-11]。考虑到某些肥胖个体的解剖特征，在进行每一个步骤时，必须特别注意细节，并有一定创造力。

患者用担架运送至手术室。采用气垫技术侧面可开放的患者转运装置（Hovermatt, HoverTech International, Bethlehem, PA, USA）可方便地将患者以安全、舒适的方式转移到手术台上或从手术台转移到担架或病床上。这项操作至少要求有两名医护人员，患者每侧各一名医护人员以最小提升力和拉力抬运患者。这套装置也可减少对患者和医护人员的伤害（图 10-1）。

将患者以仰卧位放置，双腿并拢，双臂外展。患者腰部用手术台绑带固定。某些时候，根据患者体型和手术台型号，也可固定患者腿部。患者体重应均匀分布在手术台上，患者躯体或肢体任何部分不得垂悬在手术台两侧。延伸侧护栏可用于增加手术台宽度。将注气加压装置安放在超级肥胖患者身上。这些装置可以缓解由气腹所导致的严重静脉淤滞，并可在患者处于头高脚低位时使用。推荐使用间歇加压装置（SCDs），减肥手术前将其安放在大腿和小腿周围（图 10-2）[12]。考虑到患者解剖学特征，应避免使用大腿型号，而选择适用于小腿或足部的型号。

在全身麻醉以及气管插管前，应插入一根导尿管（通常要求两名医护人员操作，其中一名帮助暴露，另一名插入导尿管），而通常同时在另一条大腿上安放电刀接地衬垫。手术台上安装有踏足板，因此当患者处于极端的头高脚低位时，双脚有一个稳固的基板。为确保患者体重完全放在踏脚板上由双脚支撑，患者腿部必须用胶带固定，以使患者保持中间对称位置和经典的解剖体位。

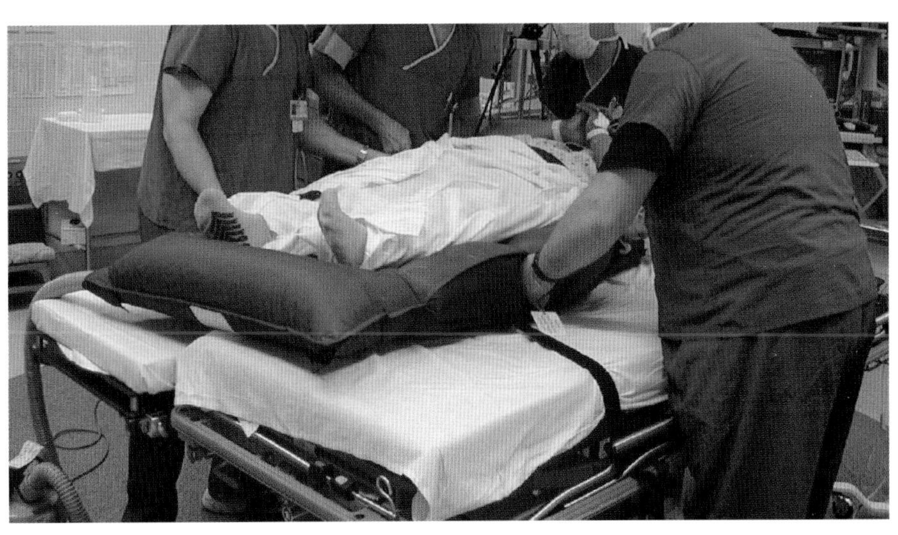

图 10-1　使用侧面开放的患者转移装置将患者搬上和搬下手术台

外科医师及器械护士站在患者右侧；第一助手和持镜师站在患者左侧。如果空间足够，手臂可放在外面，或者收拢一侧或两侧手臂。少数情况下需要收拢手臂，这时应使用金属或塑料肢体固定带以便将手臂固定在手术台两侧。这种方法也可保护手臂免受损伤。

此时，固定式牵开器的基座可固定到手术台上。操作时必须特别小心，防止其和患者皮肤直接接触，从而避免挤压损伤或电凝止血时被电灼伤。

在对患者消毒及铺无菌单以前，对所有可能引起压迫的部位，特别是手臂、手部、头部和足部，再做一次详细检查。手术台附件必须垫上合适的衬垫以防止压力损伤或神经损伤。同时必须再次检查手术台上患者安全以及四肢关节摆设是否处于中间位置（图 10-2）。需特别注意的是，必须避免臀部区域压力过大。报告中曾经出现过一种罕见的横纹肌溶解并发症，特别是对于 BMI 超过 60 的患者。横纹肌溶解可能导致肾衰竭，甚至死亡[13-14]。使用加热毯可以避免在皮肤散热和连续注气过程中，特别是在长时段手术期间热损耗而引起的低温。

在对患者消毒及铺巾完成后，将各种手术器械摆放到位，手术人员到位，手术工作现场将如图 10-3 所示。部分外科医师喜欢“法式”或“双腿间”站位，这种情况下，患者双腿外展，外科医师站在患者双腿间，助手和器械护士站在他 / 她的侧面。这种设置在其他报道中也有阐述。这种方法的局限性在于，由于患者腿长及外科医师体型限制，患者双腿间空间较为狭小。

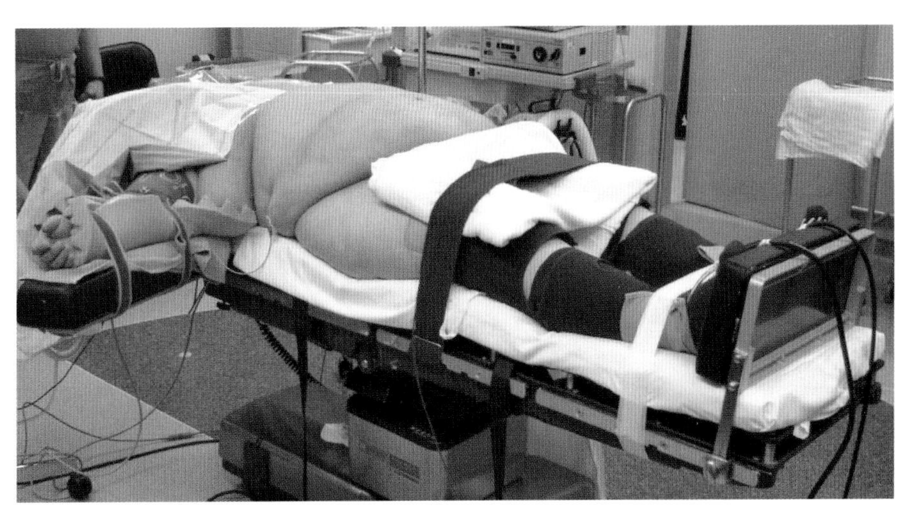

图 10-2　患者体位和间歇加压装置的使用。术前消毒及铺无菌巾前检查患者身体各部位压力、循环情况、患者四肢处于中间对称位置以及患者手术台上的安全性

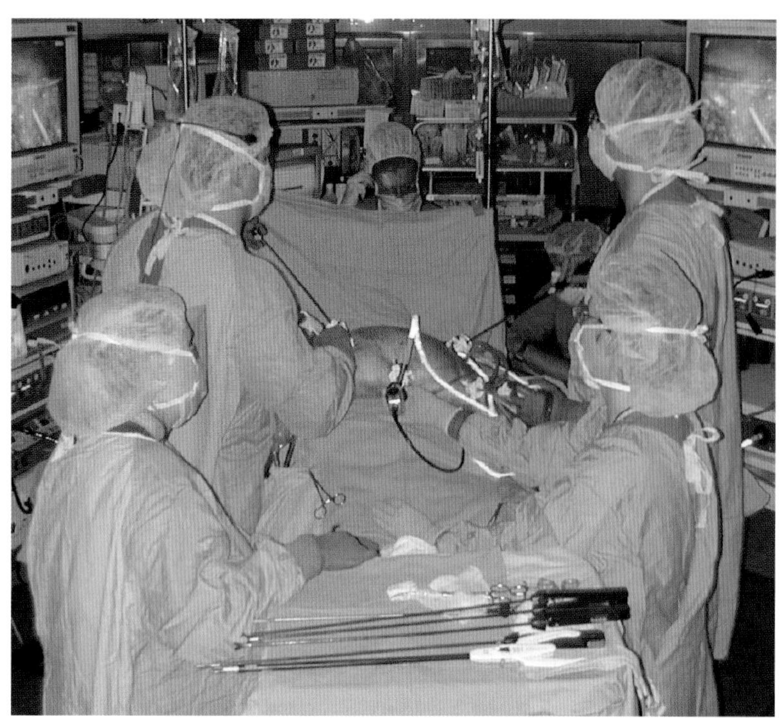

图 10-3 手术团队成员站位准备就绪。主刀医师站在患者右侧，第一助手站在主刀医师对面，第二助手和器械护士站在手术台尾部

插入腹腔镜

气腹术

由于对肥胖患者进行开放切口（Hasson）技术较为困难，因此，减肥手术中常用气腹针穿刺以建立气腹。150mm 气腹针（Autosuture, Tyco Healthcare, Mansfield, MA, USA）（图 10-4）通常经左上腹肋下缘切口插入患者体内。2mm 气腹针带有一个弹簧调节的钝口内插管，当气腹针插入腹腔时，内插管可自动弹出，超过针尖。内插管有一个侧孔，CO_2 气体可由此进入腹腔。S- 型牵开器也可协助进行皮下脂肪钝器分离，以便露出腹浅筋膜，方便放置气腹针。气腹针穿透腹腔壁后，可采用水滴试验等方法对气腹针位置的准确度进行检查。对肥胖患者而言，切口处腹内压可能较高（可达 10 ~ 12cmH_2O）。我们发现在插入气腹针期间，缝合切口可帮助稳固腹腔壁，以方便在气腹针位置稳固后气流进入腹腔。

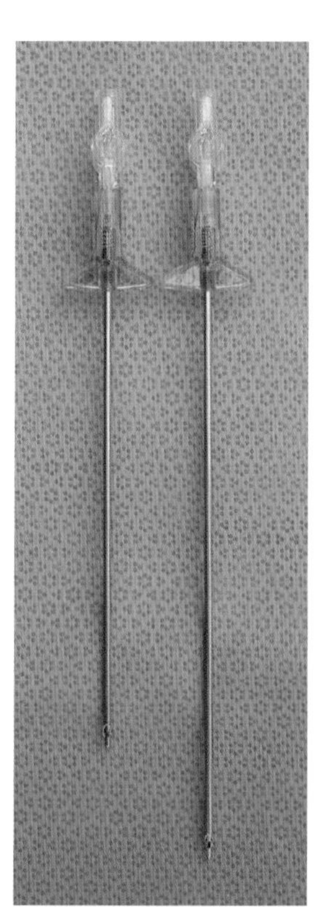

图 10-4 标准型和超长型气腹针（Copyright © 2006 United States Surgical, a division of Tyco Healthcare Group LP, with permission. All rights reserved.）

插入套管针

除安全可靠外，用于腹腔镜减肥手术的套管针和插管应尽量减少气体泄漏，套管针和插管应固定在腹腔壁上，能够快速更换不同直径器械，并且长度足以达到腹腔而不损伤腹横筋膜。目前我们在插入第一个套管针时使用5mm光学可视套管针（XCEL, Ethicon Endo-Surgery Inc., Cincinnati, OH, USA）（图10-5A）。摄像头调至白平衡后，可将5mm腹腔镜放置在套管针内。腹腔镜焦点位置可通过套管针针尖进行调节。套管针需穿过腹腔壁5mm切口、脂肪、筋膜和肌肉层进行安放，套管针插入时外科医师可直接进行可视化操作。当套管针针尖穿透腹膜外脂肪和腹膜时，取出摄像头和充填器，进行腹腔注气。一旦建立人工气腹，其余的套管针可在腔镜直视下安放。一般情况下，长度为100mm的套管针足以满足要求，但少数情况下，腹腔壁过厚的患者可能要使用超长型套管针（150mm）（图10-5B）。

带螺纹插管护套可安装在套管针上，从而减少滑脱风险。通常我们将第一个套管紧固在患者左上腹，并对皮肤缝合一针，以增加稳固性。插入第一个套管后，标准25-gauge脊椎穿刺针可帮助准确定位其他套管在腹内安放的位置（图10-6）。在以脊椎穿刺针确定套管针的插入位置和轨迹后，可在相应的腹膜外间隙内注射一些局部麻醉药。

气腹机

腹腔镜手术依赖于向腹腔内注入CO_2气体，以建立气腹而暴露术野。气腹机可测量腹内压，并通过加压设备调节CO_2气流量。手术中可选择所要求的腹内压，并自动调节气流量。气腹机正面液晶显示器（LCD）屏幕显示当前腹内压、预置要求压力、CO_2当前注气速率、注入气体体积以及CO_2储气罐中剩余气体体积。腹内压过高、漏气超标以及CO_2储气罐气体含量过低时设备将会发出警报信号。注气速率可在1L/min到40L/min之间进行调节。我们标准预置腹内压为15mmHg，但为了手术中脏器暴露更好，可能使用稍高的腹内压（16～18mmHg）；而当器械长度不够时，所需腹内压可稍微降低一些。

腹腔镜减肥手术中气腹气体泄漏问题相当棘手，

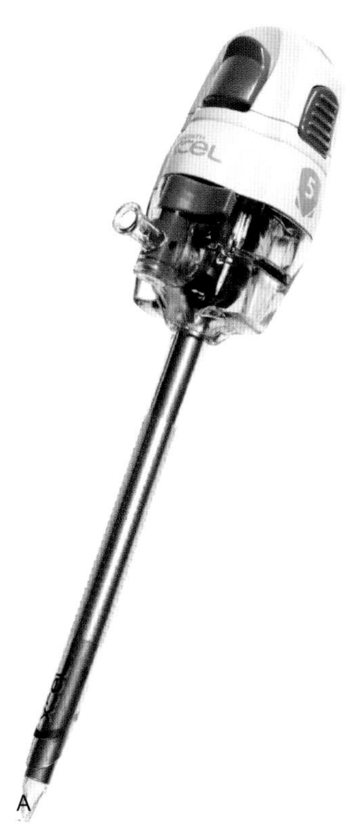

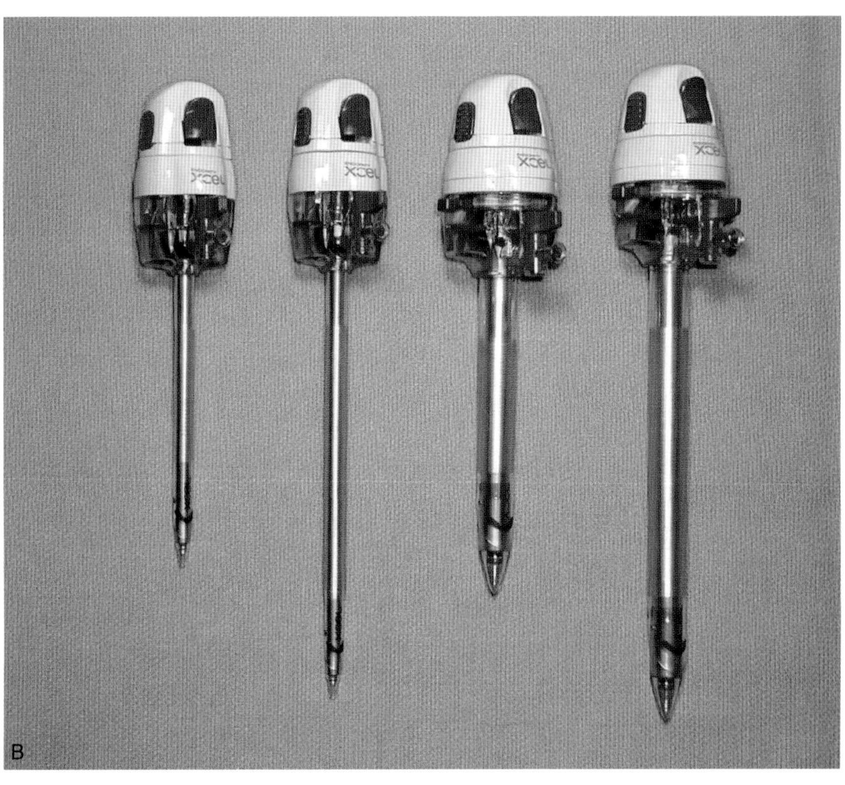

图10-5　（A）5mm光学可视套管针可直接插入腹腔而无需建立气腹。皮下脂肪、筋膜、肌肉、腹膜外脂肪及腹膜在套管针穿透各层时清晰可鉴。（B）5mm和12mm套管针（长度100cm和150cm）。这些无刃套管针均可在直视下进入腹腔。Endopath Xcel（Courtesy of Ethicon Endo-Surgery, Inc. All rights reserved.）

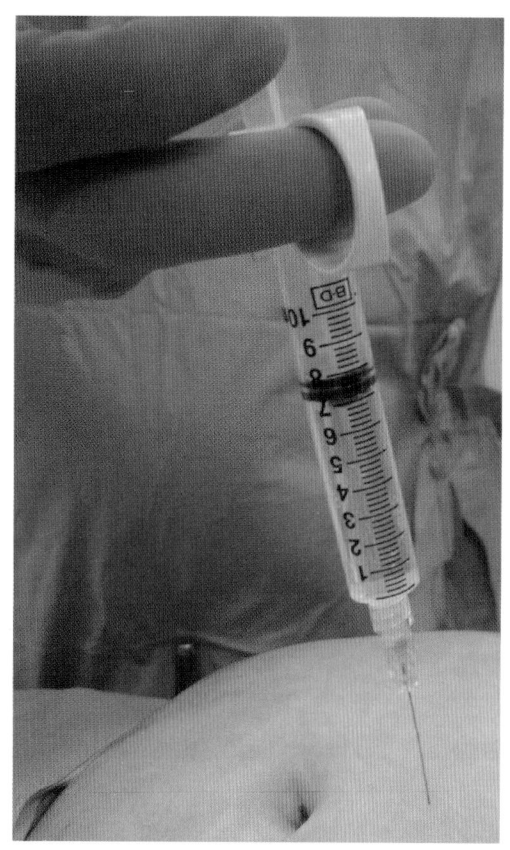

图 10-6　脊椎穿刺针穿透腹腔壁协助定位套管插入腹壁的位置。定位前，将局部麻醉药在腹腔镜引导下注入到相应的腹膜前间隙中

特别是手术中使用圆形吻合器时。对于套管处漏气、器械更换和腹腔内吸引时少量气体泄漏，推荐采用高气流量气腹机（40L/min）（图 10-7）。胃旁路手术中，我们通常将两个气腹机设置为高气流量模式，从而对气体泄漏进行补偿，另外，也可避免当一个 CO_2 储气罐气体耗尽时，因更换气罐而耽搁时间。

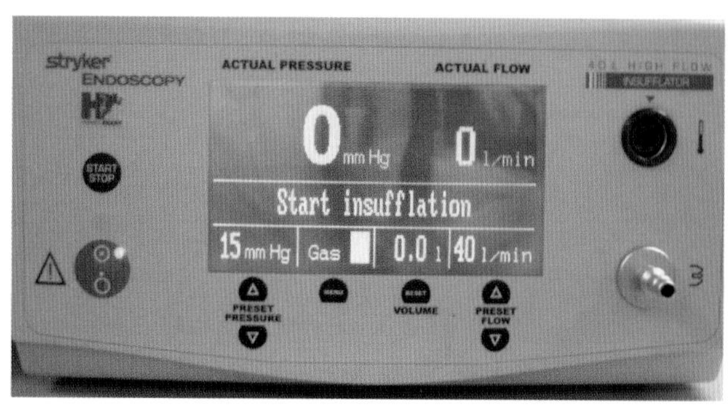

图 10-7　高流量气腹机（Courtesy of Stryker, Kalamazoo, MI.）

可视化

可视化技术为外科医师提供清晰的手术视野，这对于开发先进的腹腔镜手术而言至关重要。腹腔镜手术安全和有效性取决于可视化摄像质量。由于外科医师术中无法直接接触和触诊组织，手术全程中必须要有一个清晰、逼真的影像。在腹腔镜下不可以进行"盲"操作。与腹腔镜影像相关的部件质量已经得到不断改进。

对腹腔镜减肥手术而言，摄像环境非常具有挑战性，获得合适影像要求具备多项特殊条件。相比非肥胖个体而言，对于病态肥胖症患者，气腹建立后，可视化操作要求腹腔内光线更足。由于脂肪浸润，腹腔内脏器通常会扩大。丰富的脂肪组织覆盖了肠系膜、网膜和内脏，可能挤压术野并遮掩标志区域。因此，可在这些组织上面、下面及周围进行观察的器械非常必要。而其他器械则用于充分暴露术野。脂肪组织意外接触腹腔镜镜头可能会产生油雾，导致影像质量不佳。因此，可将此类接触降至最低且允许快速高效清洗镜头的设备也十分关键。对接受减肥治疗的患者而言，镜头起雾通常由快速注入温度较低的 CO_2 所导致，并且会因为穿刺套管处出现少量气体泄漏而加重。

腹腔镜

腹腔镜使用 Hopkins 柱状透镜系统，其中包含一系列石英柱状透镜，以及环绕在柱状透镜周围、用于光线传输的光纤束[5-6]。腹腔镜头通过接口适配器与摄像机相连。

标准腹腔镜长度约 32cm，直径为 2～10mm。腹腔镜可有不同类型的视角，大部分为 0°～45°。带视角的腹腔镜在观察内部结构方面更为灵活，并且可进入 0° 腹腔镜的"盲点"区域，然而，这样的操作需要额外技巧，并且带视角的腹腔镜会降低光能传输效率。

目前我们有多款腹腔镜可用于减肥手术：30° 和 45°，直径 5mm 和 10mm 腹腔镜（图 10-8）（Stryker Endoscopy, Kalamazoo, MI, USA）。一般情况下，我们使用 5mm 直径、45° 腹腔镜，手术开始时通过直径 5mm 切口观察其他器械放置的情况。10mm 直径，45° 腹腔镜在手术中用得较多，因为我们发现应用这个腹腔镜能获得最佳视野，特别是对于超级肥胖患

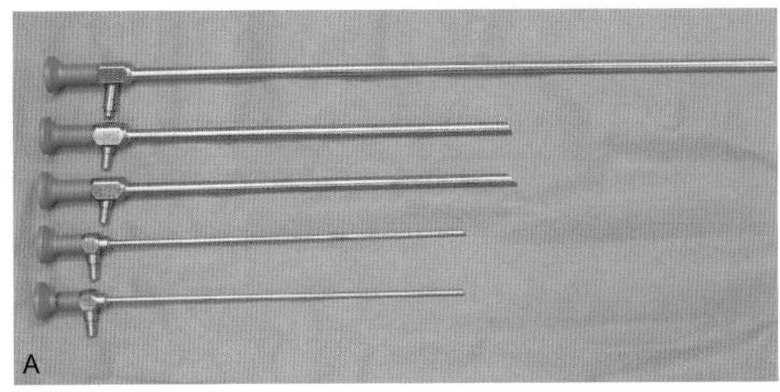

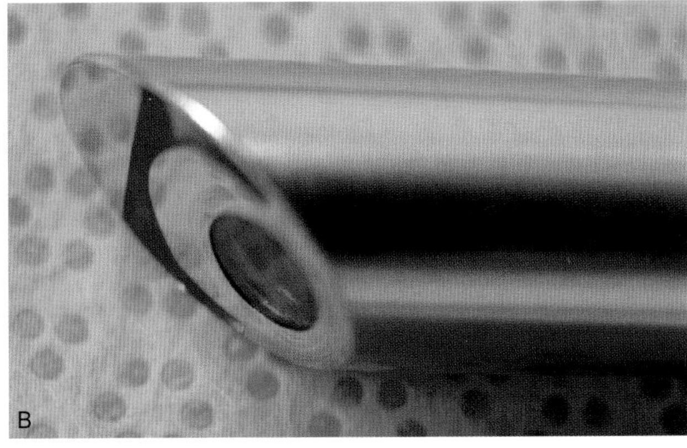

图 10-8 （A）直径 5mm 和 10mm 的标准长度和加长腹腔镜；（B）倾斜 45° 角的腹腔镜（Courtesy of Stryker, Kalamazoo, MI.）

者。某些情况下，需要使用加长腹腔镜（45 ~ 50cm），其在超级肥胖患者治疗时非常有用。腹壁过厚以及注气后导致的腹腔尺寸过大会使标准尺寸腹腔镜无法获取远处区域（食管胃交界处）的图像。在任何需要加长腹腔镜镜身长度的机器人及腹腔镜手术中，加长型腹腔镜却是十分有用的。

腹腔镜附件中的重要一项是不锈钢腹腔镜加温罐，其中注满加热的无菌水，用于清洗腹腔镜和避免镜头起雾（Applied Medical, Rancho Santa Margarita, CA, USA）。手术当中，将加温罐固定在手术洞巾上，以便于术中应用，并用毛巾包裹，以免烫伤患者（图 10-9）。在一般情况下，防起雾剂功效不大。

摄像机

目前产品中使用的微型、轻质摄像机重量仅为 40g，能提供高分辨率和色彩解析功能，对腹腔镜减肥手术而言必不可少。微型摄像机使用电荷耦合器件（CCD）晶片，其中晶片表面包含约 30 万光敏像素，对角尺寸约 1/2 英寸。三晶片摄像机已经成为行业标准；每个晶片能提供红、绿、蓝三原色中的一种。该

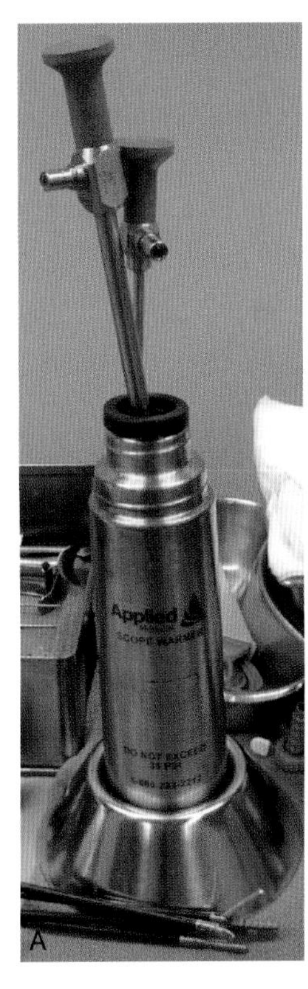

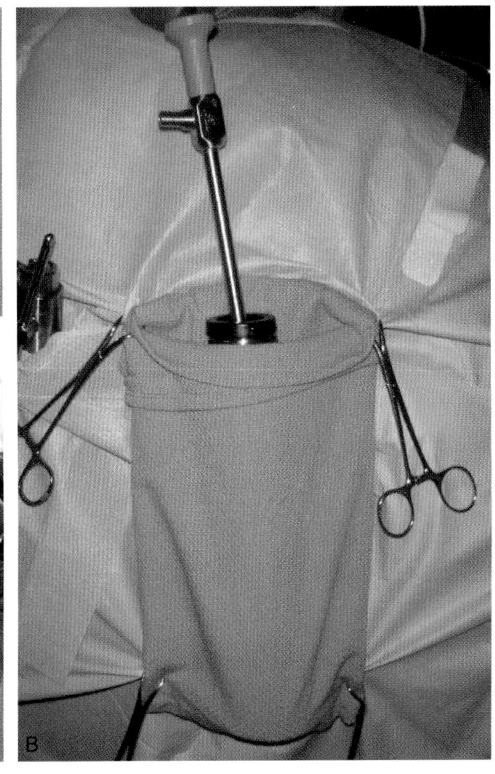

图 10-9 （A）腹腔镜加温罐以减少镜头雾化。（B）将腹腔镜加温罐固定在铺巾上，以便于术中使用（Courtesy of Applied Medical, Rancho Santa Margarita, CA.）

型设备有多个选项，其中包括第七代 Stryker 内窥镜三晶片摄像机（988 型）（图 10-10），其分辨率超过 900 线（大部分单晶片摄像机分辨率为 470 ~ 560 线）。该款摄像机光敏性能优异（<1lx），因而可高效生成有效影像。

内窥镜配有 C-mount 接口，可将摄像机快速连接到任何型号的腹腔镜上。内窥镜接口有一个调焦旋钮。用户可使用摄像机上的控制按钮调节图像位置、数字变焦和进入打印机程序。摄像机通过电缆和电源及电子控制部件相连。采用 Hermes（StrykerEndoscopy 公司生产）语音激活技术后，该系统功能进一步增强，可对白平衡、图像位置、快门和数字增强功能进行语音调节控制（语音激活技术见下述）。

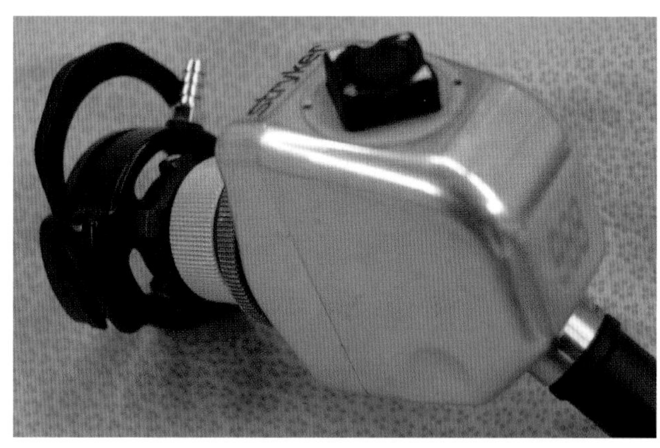

图 10-10　三晶片视频摄像机
（Courtesy of Stryker, Kalamazoo, MI.）

光源和光缆

腹腔镜要求使用高亮度光源，以获得手术视野的高质量画面。腹腔镜照明通常使用寿命 250h 的氙灯或金属卤素灯，以提供日光范围内满足要求的色温（5500K）。可配有自动调节或手动控制功能（可根据需要调低或调高亮度）。因摄像机和光源间存在相互作用，因此，可通过改变摄像机 CCD 表面光亮度来对光照强度进行自动调节。这种方法可大幅减少眩光干扰。

灯泡发出的光线通过光纤传输进入腹腔镜，如果光纤束中超过 15% 光纤破损，则必须进行更换。充足的光源亮度取决于光缆和光源以及腹腔镜间的恰当连接。光缆只能在环氧乙烷或戊二醛中进行消毒，不得用高压蒸汽处理。

视频显示器

视频显示器用于显示腹腔镜影像，应选配最高质量的显示器。我们选用了传统的阴极射线管（CRT）型（Sony Corporation）以及新型平板数字显示器（Stryker Endoscopy）。由于显示器和摄像机的发展趋势是追求更高清晰度的数字分辨能力，平板显示器技术将来可能取代 CRT 型显示器。显示器常被安放在手推车上或悬挂在吊杆上，置于外科医师和助手对面。

手术台

手术台必须具有极度倾斜和旋转功能，并可通过重力作用调整腹腔内脏器的位置，以便于更好地进行腹腔内探察和操作（图 10-11）。对减肥手术而言，手术台的承载能力必须足以支撑其承载上限的超级肥胖患者，这样才能使术者满意。像许多标准的通用手术台承重极限约 227kg（500 磅），它足以满足约 95% 以上肥胖患者的减肥手术要求（图 10-12）。应该同厂商核对特定型号手术台的承重限制。减肥手术病例中部分患者体重超过 227kg，这就要求手术台必须能安全承载患者。有些中心对其通用手术台进行了改良以承载更大体重患者，这可能会导致倾斜角度变小和降低头低脚高位及头高脚低位的稳定性。由于目前针对肥胖患者的手术台技术在承重等级和连接部件上得到了改进，已没有必要改造通用手术台了。手术台重要附件包括侧边延长器、踏足板、绑带和护垫，以确保将患者稳固地固定在手术台上，从而避免患者受伤。

手术操作器械

抓钳

抓钳的种类和功能各异。我们优先选择“内嵌式”设计（棘轮操纵控制可通过手指控制旋转轴进行旋转和开闭）。对超级肥胖患者而言，抓钳长度是一个重要考量因素。抓钳有标准型（32cm）和加长型（45cm）两种型号（图 10-13）。对于腹腔镜减肥手术而言，无创型和有创型抓钳都必不可少。无创型

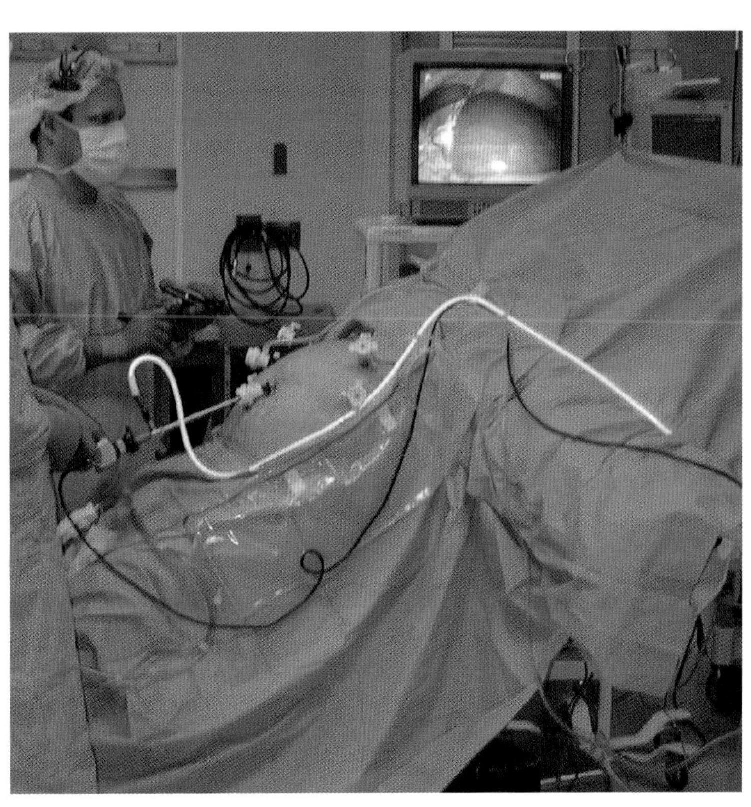

图 10-11 手术台处于头高脚低位

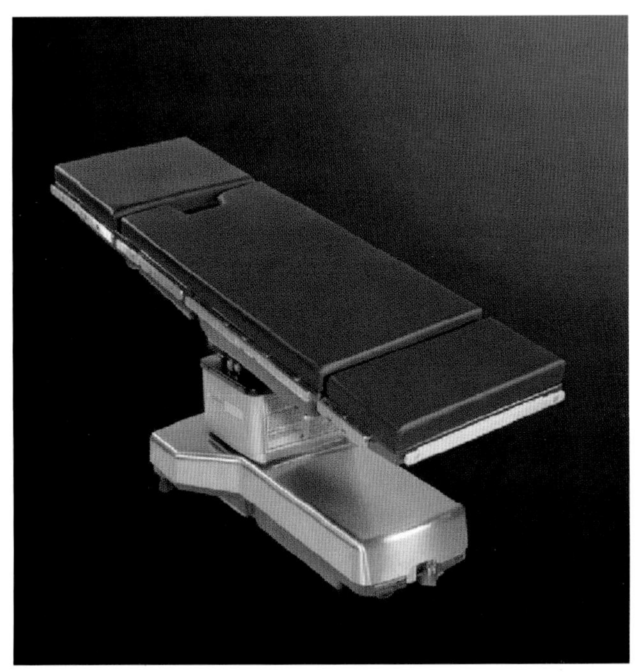

图 10-12 标准 Amsco（R）3085 SP 型手术台，正常方位下额定承载 1000 磅（454kg）或在反方位下承载 500 磅（227kg）（Courtesy of Steris Corp., Mentor, OH. Steris is a registered trademark of Steris Corporation. All rights reserved.）

抓钳可抓持肠道而不带来任何损伤。我们使用 5mm 无创型抓钳（Snowden Pencer, Tucker, GA, USA），其主要特点是细齿和宽齿设计，可提供稳固的抓持操作，且不损伤组织。5mm 有创型（"鳄型"）抓钳（Snowden Pencer, Tucker, GA, USA）的主要特点是有长的齿型轮廓，可提供稳固的抓持能力。这种抓钳非常适合抓持胃部和网膜。

牵开器和牵开器固定器

为使胃食管区域暴露在手术视野内，外科医师必须向前方和头侧牵开患者肝左叶。有数种器械可满足此要求。所用器械必须足够牢固，能够牵开体积较大、较重的肝，而不损伤器官组织。5mm 直径 Endoflex 牵开器（Snowden Pencer 公司）很实用，呈三角形（图 10-14）。牵开器常通过连接在手术台上的夹持装置夹持在固定位置上，如常用的快速夹持系统（Snowden Pencer 公司）（图 10-15）。为适用于极端肥大肝，近期对 Endoflex 肝牵开器进行了改进，新牵开器型号为 Big D 型，可用于稳固和牵开肝。先前少数病例中，

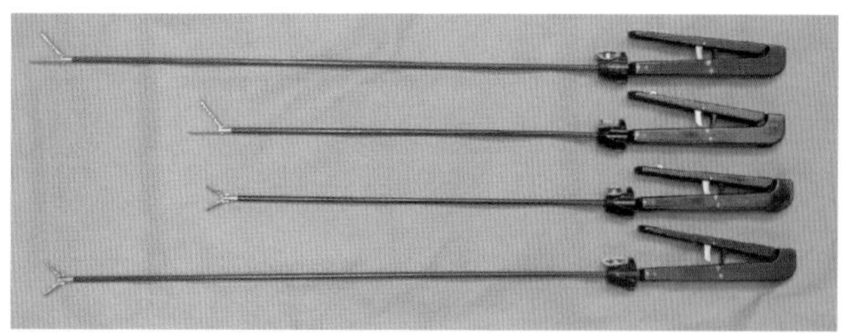

图 10-13　手术操作器械。标准和加长抓钳。有创型抓钳如图最上方所示。无创型抓钳用于肠道抓持，如图最下方工具所示（Courtesy of Snowden Pencer, Tucker, GA.）

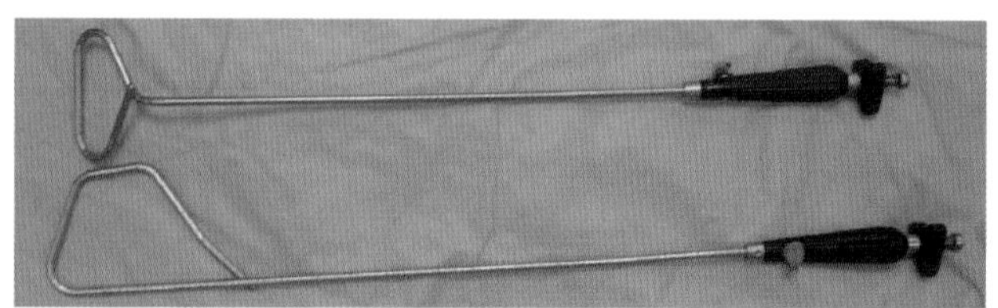

图 10-14　柔性 5mm 肝牵开器。标准型和 Big D 型（Courtesy of Snowden Pencer, Tucker, GA.）

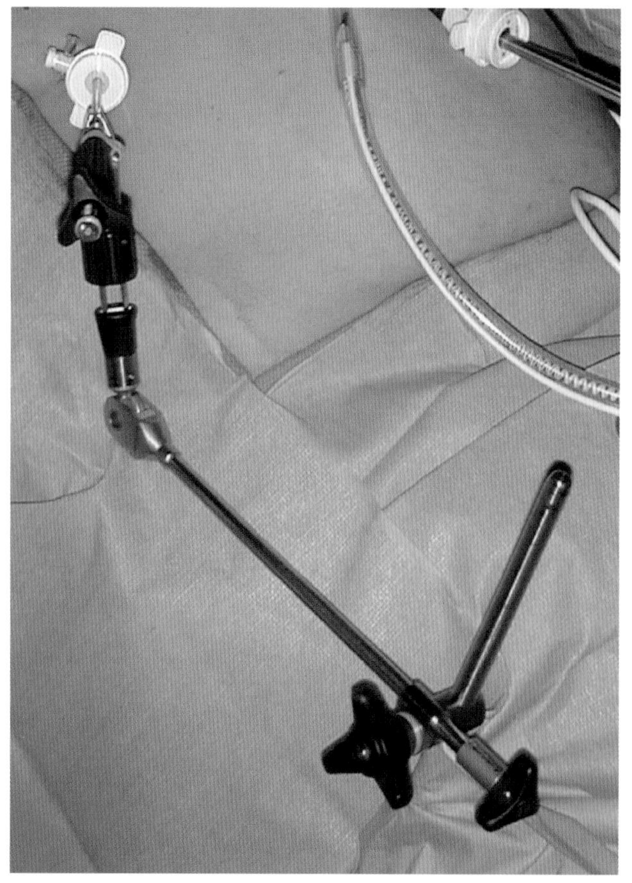

图 10-15　安装有器械固定装置的手术台（Courtesy of Snowden Pencer, Tucker, GA.）

作者曾同时使用两个牵开器。

吸引冲洗器

吸引冲洗器可用于清洗手术区域积存的血液，并确保腹腔内无烟雾和蒸汽。StrykerFlow 2（Stryer Endoscopy 公司）为一款 5mm 长，带可重复使用探头的一次性器械，其功能为通过单一共用通道同时进行吸引和冲洗。探头有标准工作长度（32cm）和超长工作长度（45cm）两种规格，这对于超肥胖患者而言非常重要（图 10-16）。

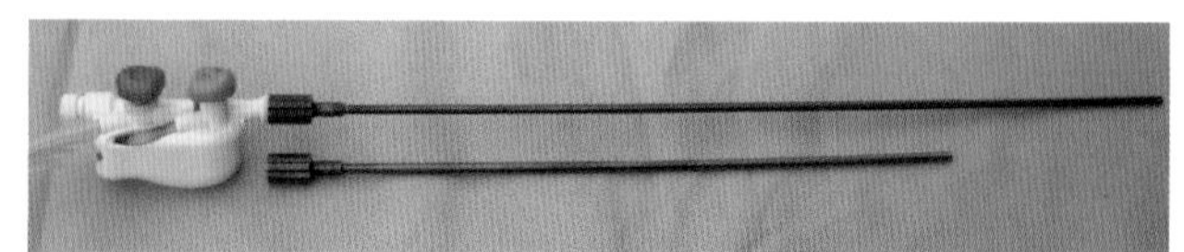

图 10-16　吸引冲洗器：标准型和超长型探头（Courtesy of Stryker, Kalamazoo, MI.）

缝合器

标准腹腔镜持针器、缝合线和缝合器，如 Endostitch（Autosuture，Tyco Healthcare 公司），非常适用于腹腔镜减肥手术。我们使用 Endostitch 进行镜下缝合。10mm 直径一次性 Endostitch 带有一个两端尖的梭形缝针，缝线则固定于缝针的中间（图 10-17）。通过握紧把手控制开关，使缝针在缝合器的两臂之间穿梭，转换而完成缝合，以避免重复抓紧和定位缝针。Endostitch 可以使用多种可吸收缝线（如 Polysorb, Autosuture，Tyco Healthcare 公司）和不可吸收缝线（如 Surgidek，Autosuture，Tyco Healthcare 公司）。Endostitch 用于 Y 型胃旁路手术（RYGB）时的肠肠吻合术以及胃空肠吻合术（双层缝合）。

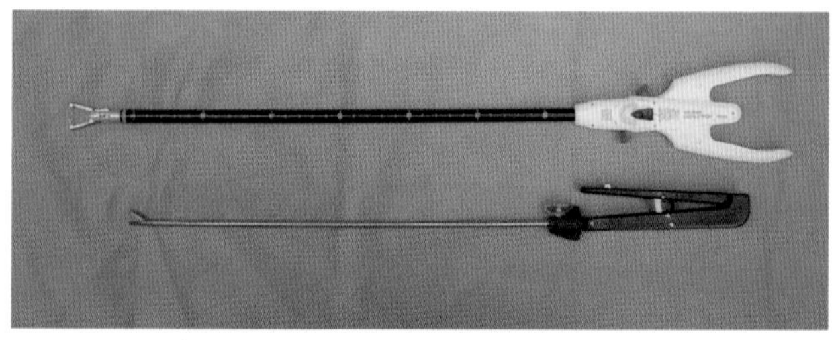

图 10-17　Endostitch 和内嵌式腹腔镜持针器（Copyright © 2006 United States Surgical, a division of Tyco Healthcare Group LP, with permission. All rights reserved.）

无创型肠钳

腹腔镜肠钳是一套直径 10mm 的医用器械，带有长钳口，其上有锯齿，构成安全无创的夹具。肠钳带有锁齿，用于锁紧钳口。常用直口钳和弯口钳，其主要功能为在使用内窥镜前夹持小肠以避免小肠末端被气体注入（图 10-18）。

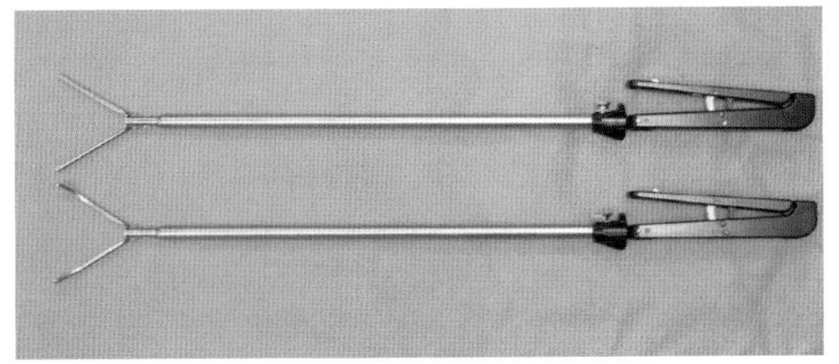

图 10-18 直口型和弯口型无创肠钳
（Courtesy of Snowden Pencer, Tucker, GA.）

专用抓持器

另一种适用于夹持小肠的抓持器为有孔抓钳（Karl Storz Endscopy 公司）；它具有宽大、有孔的钳口，可提供较大的接触面积，从而可以轻柔地抓紧和夹持组织器官。这种抓钳主要用于 RYGB 时夹持小肠，测量 Roux 臂长度。该抓钳在离探头末端 10cm 处有刻度标记。作者常使用这款抓持器测量 Roux 肠袢长度。

有孔多关节抓持器（Snowden Pencer 公司）头端可活动，夹闭时能弯曲呈 45°（图 10-19），可有助于解剖和识别 His 角，帮助并引导缝合器缝合切口。这种抓钳非常有用，可在实施吻合术前，通过结肠后和胃后通道将 Roux 肠袢支传给胃囊。

套管针部位缝合引线器

为避免套管针部位形成疝，需用牢固的可吸收性缝线缝合所有 10mm 或以上的切口，如 O-Polysorb。目前，有大量器械可用于腹壁筋膜缝合线引线。作者使用 Carter-Thomason CloseSure（Inlet Medical Inc.，Eden Prairie, MN, USA）（图 10-20A），便于全层缝合。这是一种一次性器械，可在不同直径、标准及超长长度导丝（CloseSure XL）引导下缝合超厚腹壁（图 10-20B）。导丝角度必须确保可抓紧足够

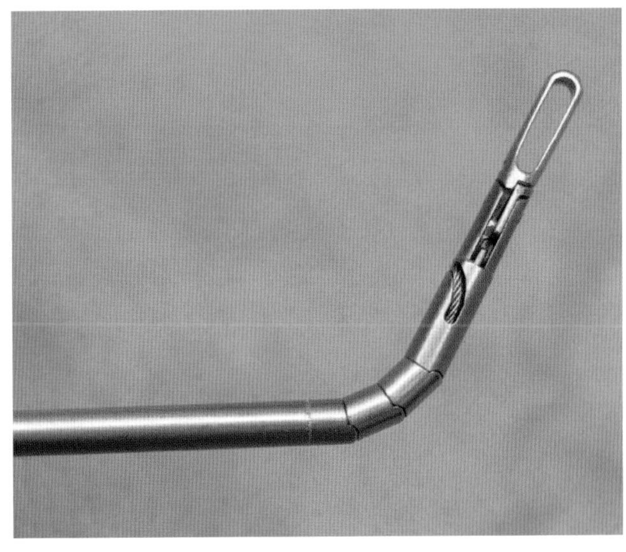

图 10-19 有孔多关节抓持器有助于对 His 角进行解剖
（Courtesy of Snowden Pencer, Tucker, GA.）

多的筋膜组织。该器械不带导丝时非常适用于扎紧腹壁进行止血，并修复腹腔镜减肥手术中发现的小型脐疝、腹壁疝和切口疝。

Lap-Band 引线器

O'Brien Lap-Band 放置器（Automated Medical Products Corp.，Edison, NJ, USA）是一种专用器械，用于将 Lap Band 在 His 角处从胃后胃大弯侧引至胃小弯侧。Lap Band 的注水管可安放在末端沟槽中，并从胃后牵引（图 10-21）。

其他手术操作器械

当需要用腹腔镜剪刀时，我们使用一次性内窥镜用剪刀切除组织。这些内窥镜用剪刀长 5mm 带有旋转轴和 16mm 的弯曲刀片。可靠、锋利是这种器械的主要优点。

如果有出血，需要使用血管夹时，使用带有多个钛合金血管夹的一次性施夹器。血管夹的尺寸为 5mm 或 10mm。相比于单夹施夹器，多夹施夹器可大幅提高止血速度和效率。

横切和电凝的能量来源

对一般腹腔镜而言，分开组织和止血可通过标准单极或双极电凝实现。对于富含血管的组织，如肠系膜，我们优先选用超声波横切和电凝方法。超

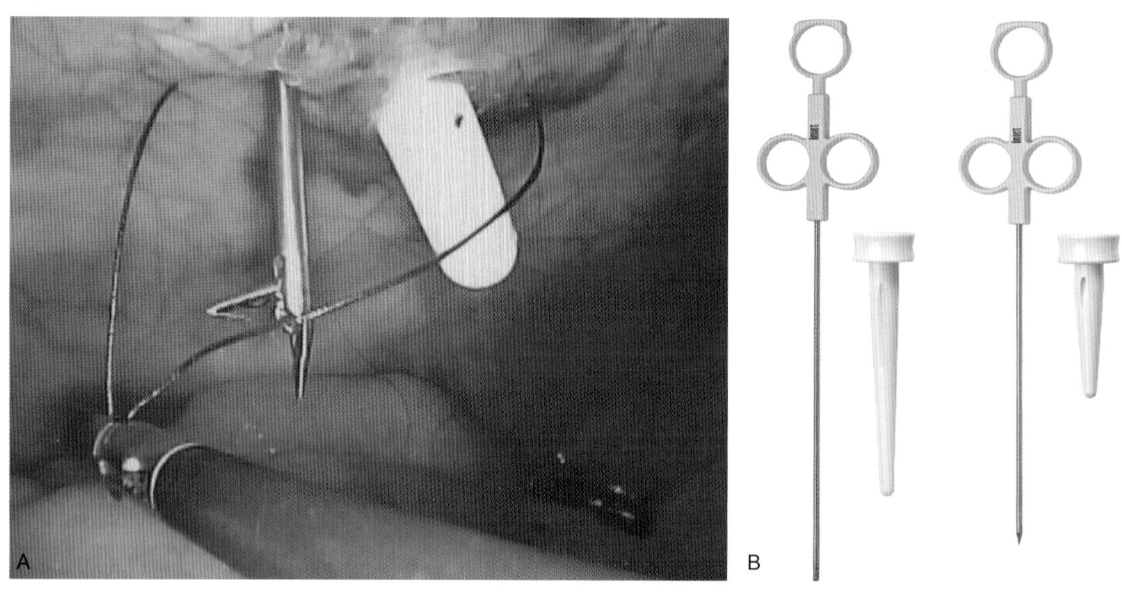

图 10-20 （A）缝线引线器可方便套管针部位缝合，并可用于小型腹壁疝缝合；（B）标准长度（右）和 Closure XL 系统（左），Closure XL 系统可为肥胖患者筋膜缝合提供额外的可操作长度（Courtesy of Inlet Medical, Eden Prairie, MN.）

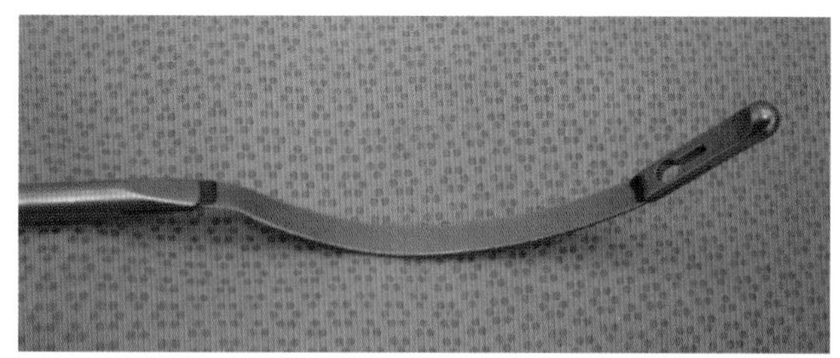

图 10-21 O'Brien Lap-Band 放置器
（Courtesy of Automated Medical Products Corp., Edison, NJ.）

声波剪™（Autosuture, Tyco Healthcare 公司）以及谐波手术刀™（Ethicon Endo-Surgery 公司）均为超声波驱动器械，可进行高质量横切和电凝，同时将单极电烙术相关的电弧损伤降至最低。该器械带有固定颚和高频（55 000Hz）振动的刀片。这种高频振动产生的热量会使胶原质变性，并将生成一种促凝剂，可立即封闭小血管。高频振动通过摩擦在组织中产生的热量非常低，且热能在组织中横向传输距离仅 1～2mm。

超声波器械直径为 5mm，并分为短型（工作长度 15.7cm）或长型（工作长度 38cm），带有手控旋转轴（图 10-22）。超声波器械通过控制手柄或脚踏开关激活，同时调整刀片振动频率，组织切除速度

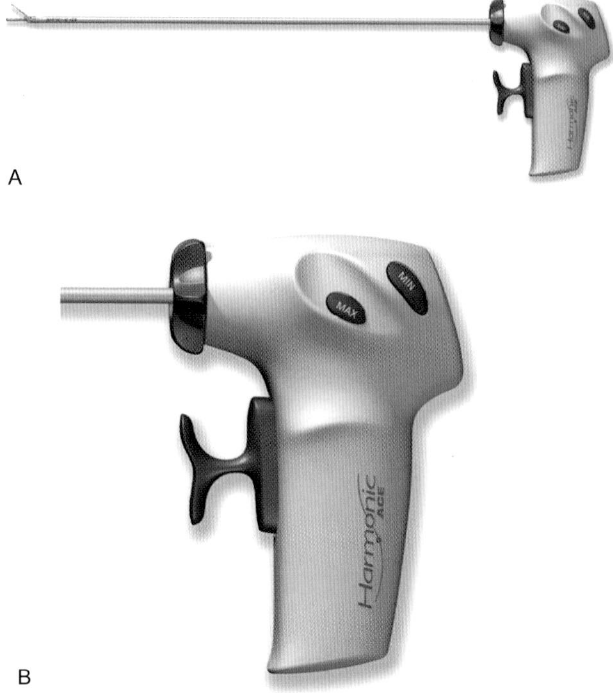

图 10-22 （A，B）带手控装置的超声波手术剪。谐波 ACE（Courtesy of Ethicon Endo-Surgery, Inc. All rights reserved.）

和止血速度。这些器械会产生水雾，与体内电刀产生的烟雾一样，将致使腹腔镜视野模糊。

在 LRYGB 中，使用超声波剪进行解剖，特别便于解剖胃大弯和胃小弯区域，以建立胃囊，并进行胃囊和小肠的吻合，以及解剖大网膜时使用。

吻合器：线性和圆形

线性吻合器

内窥镜用线性吻合器在横切组织两侧各形成至少两排缝合缝（优先选用三排），它是腹腔镜手术，特别是腹腔镜 RYGB 中非常重要的器械。它可用于横切中空内脏，分开富含血管的组织（如肠系膜）从而为建立吻合创造条件。使用 Endopath Echelon 60 一次性吻合器（Ethicon Endo-Surgery Inc., Cincinnati, OH, USA）可在刀片离断组织前，在切缘两侧各形成三排缝合缝（图 10-23）。吻合器可根据不同组织厚度重新装载，包括白色载荷（2.5mm）、蓝色载荷（3.5mm）、绿色载荷（4.1mm）以及金色载荷（3.8mm），金色吻合器主要用于将较厚组织压缩到 1.8mm。吻合器可通过 12mm 套管。使用蓝色载荷型用于建立胃小囊和胃空肠吻合术；白色载荷型用于分离小肠和肠系膜以建立空肠空肠吻合；绿色载荷型用于再次修正性减肥手术，或者在组织非常厚或组织过硬时使用。

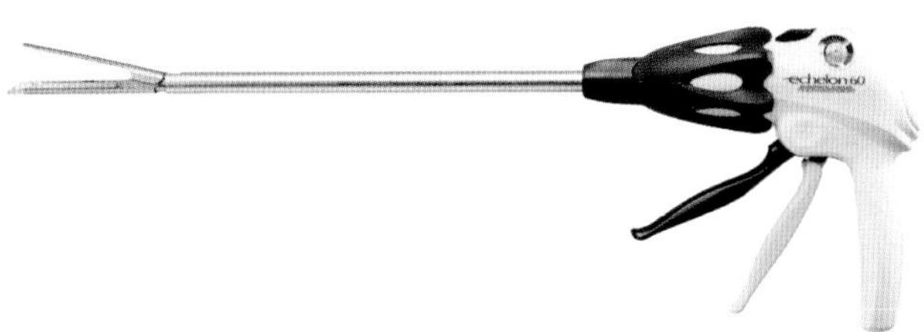

图 10-23　腹腔镜线性切割吻合器。Echelon 60（Courtesy of Ethicon Endo-Surgery, Inc. All rights reserved.）

圆形吻合器

腹腔镜 RYGB 时，圆形腔内吻合器可用于胃空肠吻合术。Endopath 圆形吻合器（Ethicon Endo-Surgery 公司）使用带有环形刀的两排环形吻合针（图 10-24）。一般情况下，吻合器（21mm 或 25mm）通过左上腹扩大切口插入患者体内。砧部可使用经口咽或经胃插入技术安放在胃囊中。砧部植入胃囊的方法有多种，包括通过胃造口术植入或使用牵引线通过口咽引导经食道植入。当使用圆形吻合器牵引线技术时，可对砧部方位进行调整，让砧部头部和轴平行，以方便其通过口咽。砧部方位调整时要求拆除砧部下面的弹簧和金属板，松开砧部头部，使其与导轨轴平行，并用缝合线稳固砧部头部（图 10-25）。牵引线绕在砧部尖端，并可通过食管牵引拉入胃部指定位置。也有些外科医师并不进行这些调整，通常还是让患者张开下颚，将砧部用导丝或鼻胃管原封不动地拉入食管。

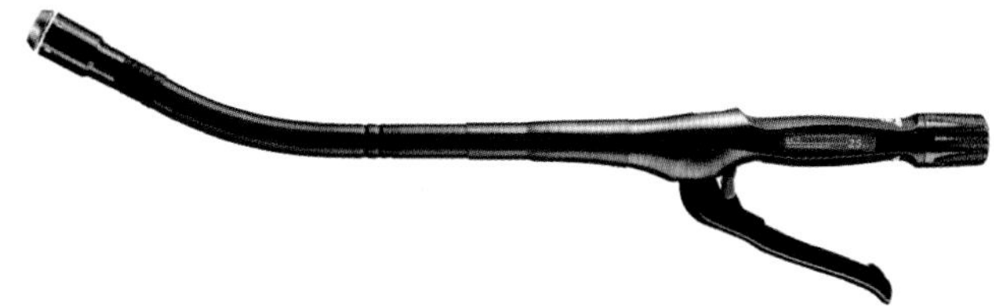

图 10-24　25mm 圆形吻合器 ECS25，用于建立圆形胃空肠吻合（Courtesy of Ethicon Endo- Surgery, Inc. All rights reserved.）

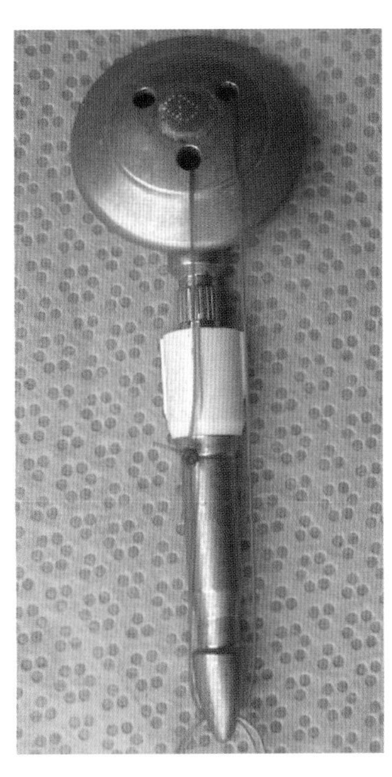

图 10-25　可对圆形吻合器砧部进行调整，使砧部头部折叠与轴平行。可以使用缝合线保持如图所示的形象，从而方便砧部经口咽进入（Copyright © 2006 United States Surgical, a division of Tyco Healthcare Group LP, with permission. All rights reserved.）

柔性内窥镜

在 LRYGB 中，柔性内窥镜能起到多方面作用。双摄像机系统，一个连接腹腔镜，另一个连接内窥镜，方便术中操作。两套摄像机系统均与数字混频仪相连，可在同一显示器上以“画中画”的方式显示两个影像，以方便外科医师和内窥镜操作员同时观察对方操作。

LRYGB 完成后，柔性内窥镜用于检查胃空肠吻合情况。在完成胃空肠吻合术最后一层的缝合前，将内窥镜穿过吻合口直至远端 Roux 肠袢支。内窥镜还可以用于测量吻合口的大小（标准胃镜直径为 30-Fr）。可在腹腔内注水和肠管内注气以检查是否有气体泄漏。在泄漏测试之后，还可用内窥镜检查是否有出血以及胃囊的血供等。

以圆形吻合器进行胃空肠吻合，内窥镜可方便胃囊放置砧部。除使用经胃插入技术外，内窥镜用圈套器和牵引线是必需的。

语音激活技术

手术室操作流程中的一项重要创新是引入了语音激活技术，如 Hermes（Intuitive Surgical, Sunnyvale, CA, USA 和 Stryker Endoscopy）。这项技术为外科医师通过语音指令操控 Hermes 兼容医疗器械建立了界面。这套系统要求一台与其他附件装置相连的计算机控制器，这些附件与多项支持 Hermes 的器械相连。这套系统应包括一台 Hermes OR 控制中心、一台 Hermes 端口扩展器、一台 Hermes 电话装置和一台 ATW-R73 超高频合成的分集式接收器（Audio-Techniques，Stryker Endoscopy）（图 10-26）。外科医师佩戴有无线头戴式耳机 / 话筒发射器［ATW-T75 Transmitter（Audio-Techniques，Stryker Endoscopy）］，并且能在整个手术期间控制和操作这些装置。这大量节省了手术时间，并减少了对巡回护士和器械护士的依赖。语音卡可根据每名外科医师的语音特点进行编程。它嵌入在控制单元中，并可进行语音识别。Hermes 可让外科医师通过语音来控制摄像机、光源、气腹机、视频 / 影像记录仪、打印机、电话、手术台、手术室灯光和 Intuitive Surgical 公司的机器人系统，如光学定位自动化内窥镜系统（AESOP）。

Hermes 系统可向外科手术团队提供视觉（视频显示器）和数字化语音反馈。语音激活控制可在手术期间对多项复杂医疗器械进行多重调节和重新调节，特别适合于腹腔镜减肥手术。当把这些新技术转化到临床应用时，医疗安全性和质量将显著提高[15]。

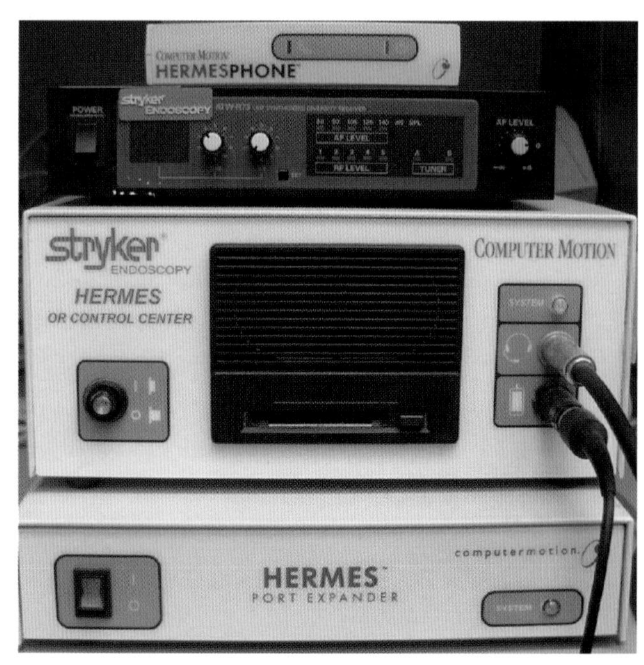

图 10-26　语音激活单元
（Courtesy of Audio-Techniques/Stryker Endoscopy, Kalamazoo, MI.）

手术室布局

为提高手术室的使用效率，手术室组织管理和布局与手术所需设备同等重要。手术室必须提供足以将病态肥胖症患者搬上和搬离手术台的空间，以及医护人员搬运患者所需的操作空间。关键设备摆放的位置要求可让医护人员随手可及，且不得妨碍手术操作。许多手术团队使用移动器械架来安放设备。

过去的 5 年间，手术室进行了重要改进，以进行微创手术。这些手术室采用大量新兴技术以高效利用手术室空间，并集成电学、光学、计算机、通信、数字化、视频摄像、语音激活以及管道医用气体供应技术。这些手术室被称为完全一体化或“智能”手术室，代表产品有 EndoSuite, i-Suite（Styrker Endoscopy）、Supersuite（Berchtold Corporation）以及 OR1（Karl Storz Endoscopy）。这些智能手术室产品代表了当今和未来的发展趋势（图 10-27）。这些

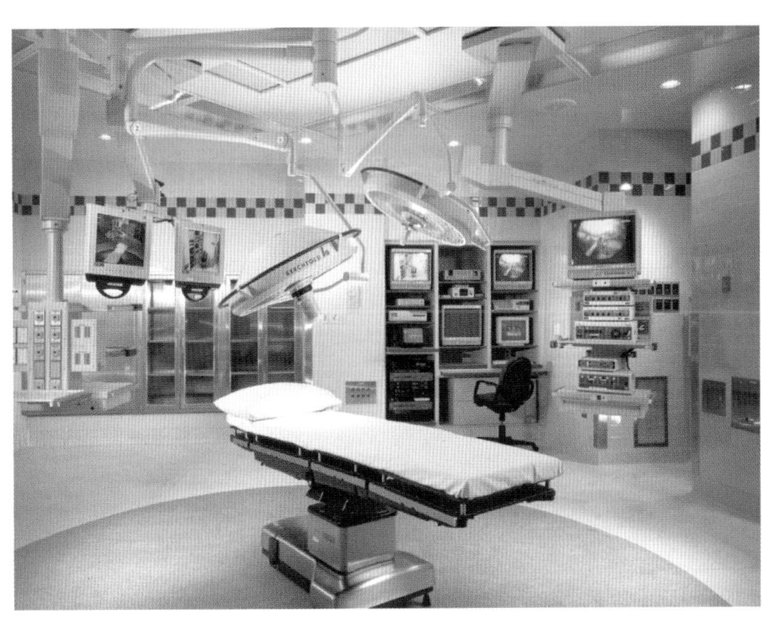

图 10-27　完全一体化微创手术室
（Courtesy of Stryker/Berchtold.）

手术室的高效设计可能提升外科手术整体安全性和效率[16]。由于许多医疗中心的复杂手术越来越多，新型手术室的效率和安全性优点表明其物有所值。

医用机器人

机器人辅助

机器人和语音激活技术组合后有许多优点，其中典型代表产品包括已由美国食品和药物管理局（FDA）批准的 Intuitive Surgical 公司的外科机器人 AESOP，以及更复杂的 Da Vinci 手术系统。AESOP 系统可夹持腹腔镜，并可根据外科医师的语音指令调整其位置。与人工操纵腹腔镜相比，其主要优点在于该装置的内存中可存储多项预先设置的操作臂位置，可方便外科医师快速返回或向前至先前找到的有价值的观察位置。与真人助手相比，机器人辅助的优点在于可消除无意识操作和延时操作。

AESOP 的高效使用依赖于通过广泛积累经验所获得的技术。由于在上腹部和中腹部手术操作的复杂性，外科医师成长过程必须经历一段学习曲线。首先，研究表明机器臂的优势包括手术室效率更高、手术时间更短、医疗机构费用更低[17-19]。

Da Vinci 手术系统是一款 FDA 批准的腹腔镜手术机器人，可称为“全方位服务”手术系统。这套系统可进行手术切除、解剖、缝合和组织牵开，并提供可视化功能。该系统更灵敏，手术精度更高，可实现微创手术，活动范围更大，并且手术有可复制性。许多临床研究人员均开始介入腹腔镜减肥手术[20-21]中机器人手术的试验。这些早期研究发现使用 Da Vinci 机器人的腹腔镜减肥手术安全、可行，不过还需进一步研究以确定其优势。

结论

正确使用和理解数量众多的腹腔镜设备和器械可帮助提高医疗团队能力，以满足越来越具有挑战性的手术现状。每项减肥手术并非需要用到本章所述的所有技术，但腹腔镜减肥手术的外科医师必须熟知可用的大量设备和器械。本章介绍了典型 LRYGB 中所用一次性和可重复使用的器械列表（表 10-1 和表 10-2）。由于技术的不断发展，新的减肥手术技术不断出现，因此，外科医师必须随时了解最新器械进展情况，以尽量提高手术室效率和安全性。

表 10-1 腹腔镜Y型胃旁路术用一次性器械

GIA 吻合方法			
1	爱惜龙 60 内镜下吻合器	12mm，直线型	（EC60）
4-5	一次性 Staple Reload	60mm，3.5 蓝色型	（ECR60B）
4-5	一次性 Staple Reload	60mm，2.5 白色型	（ECR60W）
1-2	一次性 Staple Reload（厚组织、再次手术病例）	60mm，3.8 金色型	（ECR60G）
1	Endo Stitch USS（#170316）		
3-5	USS Endostitch 用 2-0Surgadec Reload	（173021）	
4-6	USS Endostitch 用 2-0Surgadec Reload	（170070）	
1	内镜下波形剪 USS 5mm（#176643）或爱惜康内镜外科公司 5mm		（5DCS）
1	施夹器 USS 10mm 大号、绿色型或爱惜康 10mm MED/LG		（176625）
			（ER320）
1	谐波 Ace 超声刀，5mm，爱惜康		（ACE36P）
1	150mm USS Surgineedle 气腹针（如未使用光学套管针）		（172016）
1	Carter-Thomason CloseSure 系统（XL 用于较厚腹壁）		（CTXL）
套管针			
	四支 5mm 爱惜康 Endpath Xcel，无刃型 100mm		（B5LT）
	两支 12mm 爱惜康 ENDOPATH XCEL，无刃型 100mm		（B12LT）
吸引冲洗器			
	1 台 StrykeFlow 5mm 吸引冲洗系统		
圆形吻合器吻合方法（需要使用所有上述器械以及下述仪器）			
1	内窥镜用圆形吻合器		
	爱惜康 Endopath ILS 21mm		（ECS21）
	爱惜康 Endopath ILS 25mm		（ECS25）
Cook 经腰大动脉导管			
1	“Pull” 蓝色型 PEG 导丝（微创手术）		（076828）
1	内窥镜用圈套器（微创手术）		（6399）

此外，圆形吻合器砧部可固定到 18Fr 鼻胃管的切口上，并经口咽进入胃囊。

表 10-2　**腹腔镜Y型胃旁路术可重复使用的器械**

器械项名称	项编号	公司	套数
常规器械			
Crocodile 抓钳（有创型）（32cm）	90-7064	Snowden-Pencer	2
Crocodile 抓钳（有创型）（45cm）	90-7264	Snowden-Pencer	2
菱形颚无创解剖钳（32cm）	90-7041	Snowden-Pencer	3
菱形颚无创解剖钳（45cm）	90-7271	Snowden-Pencer	3
直角型内镜	90-7031	Snowden-Pencer	1
直角电极	89-7200	Snowden-Pencer	1
圆锥型解剖钳	90-7033	Snowden-Pencer	1
Hasson“S”型牵开器 - 窄型	88-9113	Snowden-Pencer	1
Hasson“S”型牵开器 - 宽型	88-9114	Snowden-Pencer	1
单芯缆线	88-9199	Snowden-Pencer	1
器械托盘	88-6275	Snowden-Pencer	1
腹腔镜			
30°，10mm	502-357-030	Stryker	1
45°，10mm	502-357-045	Stryker	1
30°，5mm	502-585-030	Stryker	1
45°，5mm	502-585-045	Stryker	1
45°，10mm，加长型	502-657-045	Stryker	1
内窥镜暖镜器			
内窥镜暖镜器水罐	C3001	Applied Medical	1
内窥镜暖镜器基座	C3002	Applied Medical	1
内窥镜暖镜器密封件	C3101	Applied Medical	1
手术台安装的医用器械固定装置			
Fast Clamp System	89-8950	Snowden Pencer	1
肝脏牵开器			
80mm 三角形肝牵开器 5mm	89-6110	Snowden Pencer	1
“Big D”型肝牵开器	89-8216	Snowden Pencer	1
肠道用器械			
DeBakey 肠钳，直口型，10mm	90-7052	Snowden Pencer	1
DeBakey 肠钳，弯口型，10mm	90-7054	Snowden Pencer	1
特殊设备器械			
菱形多关节无损抓钳 40°	89-0509	Snowden Pencer	1
Bougie34Fr 或奥林巴斯内窥镜肠道抓钳	33331C	Storz	1
菱形颚持针钳	90-7016	Snowden Pencer	1
O’Brien Lap-Band 放置器		Automated Medical Products Corp.	1
Stryke 针及针尖，5mm（32cm 和 45cm）		Stryker Endoscopy	1

致谢： 在此我们感谢美国匹兹堡大学医学中心暨匹兹堡大学医疗系统的 Presbyterian and Magee Women 医院手术室的全体员工，并特别感谢 Deneen Beatty、Michelle Jackson 以及 Brent McConnell 的大力协助和支持。

（何丽　译）

参考文献

1. Ramanathan RC, Gourash W, Ikramuddin S, Schauer PR. Equipment and instrumentation for laparoscopic bariatric surgery. In: Deitel M, Cowan GSM, eds. Update: Surgical for the Morbidly Obese. Toronto: FD-Communications, 2000:277–290.
2. Carbonell AM, Joels CS, Sing RF, Heniford BT. Laparoscopic gastric bypass surgery: equipment and necessary tools. J Laparoendosc Adv Surg Tech 2003;13(4):241–245.
3. Schauer PR, Ikramuddin S, Gourash W. Laparoscopic Roux-en-Y gastric bypass: a case report at one-year follow-up. Laparoendosc Adv Surg Tech 1999;9:101–106.
4. Schauer PR, Ikramuddin S, Gourash W, Ramanathan R, Luketich JD. Outcomes of laparoscopic Roux-en-Y gastric bypass for morbid obesity. Ann Surg 2000;232(4):515–529.
5. Coller JA, Murray JJ. Equipment. In: Ballantyne GH, Leahy PL, Modlin IL, eds. Laparoscopic Surgery. Philadelphia: WB Saunders, 1994:3–14.
6. Spencer MP, Madoff RD. Imaging. In: Ballantyne GH, Leahy PL, Modlin IL, eds. Laparoscopic Surgery. Philadelphia: WB Saunders 1994:15–21.
7. Berci G, Paz-Partlow. Videoendoscopic technology. In: Toouli J, Gossot D, Hunter JG, eds. Endosurgery. New York: Churchill Livingstone, 1996:33–39.
8. Prescher T. Video imaging. In: Toouli J, Gossot D, Hunter JG, eds. Endosurgery. New York: Churchill Livingstone, 1996:41–54.
9. Melzer A. Endoscopic Instruments-conventional and intelligent. In: Toouli J, Gossot D, Hunter JG, eds. Endosurgery. New York: Churchill Livingstone, 1996:69–95.
10. AORN Bariatric Surgery Guideline. AORN J 2004;79(5): 1026–1052.
11. Schauer PR, Gourash W, Hamad G, Ikramuddin S. Operating set up and patient positioning for laparoscopic gastric bypass. SAGES Manual. New York: Springer-Verlag, 2005.
12. Nguyen NT, Cronan M, Braley S, Rivers R, Wolfe BM. Duplex ultrasound assessment of femoral venous flow during laparoscopic and open gastric bypass. Surg Endosc 2003;17:285–290.
13. Collier B, Goreja MA, Duke BE. Postoperative rhabdomyolysis with bariatric surgery. Obes Surg 2003;13(6):941–943.
14. Mognol P, Vignes S, Chosidow D, Marmuse JP. Rhabdomyolysis after laparoscopic bariatric surgery. Obes Surg 2004; 14:91–94.
15. Luketich JD, Fernando HC, Buenaventura PO, Christie NA, Grondin SC, Schauer PR. Results of a randomized trial of HERMES-assisted versus non-HERMES-assisted laparoscopic antireflux surgery. Surg Endosc 2002;16(9): 1264–1266.
16. Kenyon TAG, Urbach DR, Speer JB, et al. Dedicated minimally invasive surgery suites increase operating room efficiency. Surg Endosc 2001;15:1140–1143.
17. Kavoussi LR, Moore RG, Adams JB, et al. Comparison of robotic versus human laparoscopic camera control. J Urol 1995;154:2131–2136.
18. Omote K, Feussner H, Ungeheuer A, et al. Self-guided robotic camera control for laparoscopic surgery compared with human camera control. Am J Surg 1999;177:321–324.
19. Dunlap KD, Wanzer L. Is the robotic arm a cost effective tool? AORN J 1998;68:265–272.
20. Nguyen NT, Hinojosa MW, Finley D, Stevens M, Paya M. Application of robotics in general surgery: initial experience. Am Surg 2004;70(10):914–917.
21. Jacobsen G, Berger R, Horgan S. The role of robotic surgery in morbid obesity. J Laparoendosc Adv Surg Tech A 2003; 13(4):279–283.

第 11 章　进入腹腔

Crystal T. Schlösser, Sayeed Ikramuddin

所有微创手术固有的优势是通过安全、有效和经济的方式进入体腔。因为患者的体型、当前设备的限制以及伴随疾病的存在，使得减肥外科实践中，进入肥胖患者腹腔的方法更具挑战性。理想的进入腹腔的目标是获得充分的腹腔显露，易于的发生器械的进入和标本的取出，以及最大程度减少并发症的发生。

背景

盆腔镜的应用最早提出了进入腹膜、腹膜生理学以及二维图像下进行三维外科手术的特定限制概念。最初的腹腔镜方法借鉴了泌尿科、妇产科以及胸部的器械，并且采用了 20 世纪 30 年代设计的用于建立诊断性气腹的早期气腹针以满足手术 [1]。但上述方法的并发症促使采用了直视下传统小切口方式进入腹腔，切口放置大孔径套管以便进行腹腔镜手术操作 [2]。此后，这两种技术都有所发展，并产生了新型进腹装置，它可减少进入腹腔所需用的轴向力量（螺旋型装置）[3]。

理想的进腹装置应该简单、快捷、可迅速建立气腹以及较少（甚至没有）并发症，最好可重复使用以降低成本。目前还没有符合所有要求的理想设备，不过这是将来进一步开发研究新设备的目标。

进入腹腔的方法

无论选择何种设备作为进入腹腔的方法，遵循外科基本原则可以最大限度地提高效率和减少并发症。仔细进行患者准备工作，将患者放置成仰卧位，躯体无倾斜、旋转或头低脚高的体位是至关重要的。患者位置摆放不正可导致外科医师对患者解剖结构的三维图像认识错误，以致对大血管的走向和脏器位置的改变产生困惑，既不能迅速识别，又可能产生无法预期的损伤。查体时应注意患者的瘢痕情况以及脐部或其他身体部位穿环，因为这些可能与腹腔内粘连有关。

进腹计划中应重点考虑的因素是决定如何扩大腹腔内操作空间，选项包括标准的二氧化碳气腹，但这会导致内脏及壁层腹膜干燥和冰冷。这与疼痛（特别是膈肌痛）、体温降低以及意义不确定的腹膜间皮细胞形态改变都是相关的 [4-5]。替代用媒介如氦气，以及水扩张都有报道。免气腹如腹壁牵引技术也有报道，但所有这些项目目前都不适用于肥胖外科患者。

实现气腹的步骤是无充气、充气前以及只有开放入路形成后才完成充气。腹腔内压力的管理必须以患者安全为中心，要达到足够的压力以便获得良好的显露是手术安全的需要，但腹内压也应足够低以避免通气受限、高碳酸血症以及静脉回流障碍。

闭合式进入腹腔的方法

气腹针是 2mm 的钝头针，此设计用于诱导气胸但不损伤肺 [1]。它有一个弹簧张力感受器钝头，遇到筋膜和腹膜的阻力时缩回，穿过这些层次后迅速弹出，这样既可穿透组织，又可保护内脏不受损伤。气腹针进入腹腔后就可充气。在许多国家，通过这种方法进入腹腔已有近 40 年的历史了，特别是在妇科领域。长气腹针可用于腹壁厚(如肥胖)的患者(图 11-1)。

常用的穿刺部位是脐，用手牵拉腹壁制造腹腔内负压。气腹针开放保持与室内压力一致，如此，一旦穿破腹膜，可使腹壁远离内脏。然而，有些固定于腹壁或腹膜后的结构因为不能移动而有可能被损伤。另外，快速进入腹腔时以及气腹针钝头来不及弹出时也可导致组织结构损伤。当穿刺针已经进入腹腔，但术者未感觉到，继续刺入也可导致潜在的器官损伤。

肥胖患者的肚脐可能难以暴露，且此处常存在

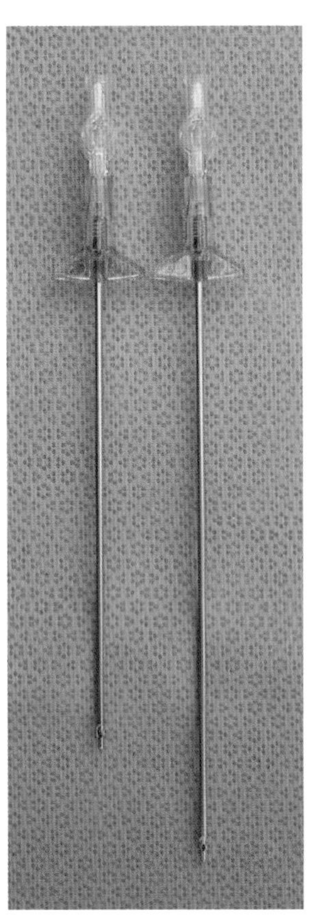

图 11-1　标准型与加长型气腹针 (Copyright © 2006 United States Surgical, a division of Tyco Healthcare Group LP, with permission. All rights reserved.)

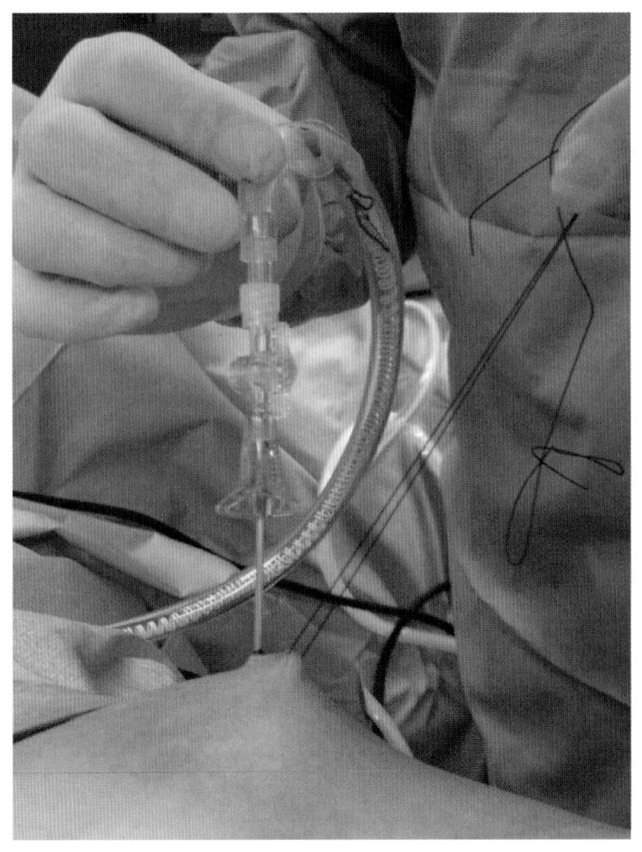

图 11-2　用牵引线提起气腹针旁的腹壁

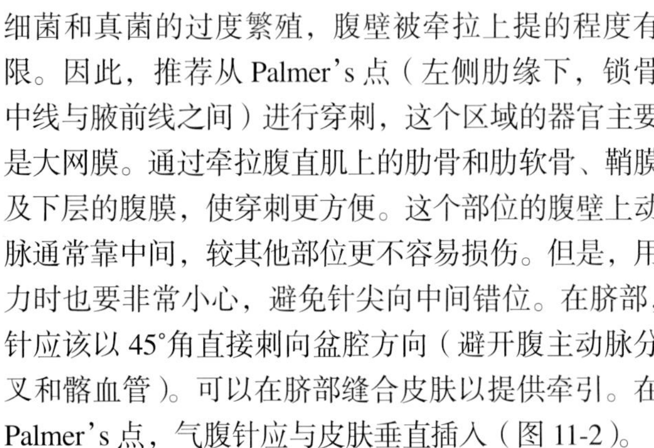

细菌和真菌的过度繁殖，腹壁被牵拉上提的程度有限。因此，推荐从 Palmer's 点（左侧肋缘下，锁骨中线与腋前线之间）进行穿刺，这个区域的器官主要是大网膜。通过牵拉腹直肌上的肋骨和肋软骨、鞘膜及下层的腹膜，使穿刺更方便。这个部位的腹壁上动脉通常靠中间，较其他部位更不容易损伤。但是，用力时也要非常小心，避免针尖向中间错位。在脐部，针应该以 45°角直接刺向盆腔方向（避开腹主动脉分叉和髂血管）。可以在脐部缝合皮肤以提供牵引。在 Palmer's 点，气腹针应与皮肤垂直插入（图 11-2）。

应抽吸气腹针以便确认没有血液、体液或粪便被吸出。由于重力或腹壁提升后的腹腔内负压作用，在针尾滴一滴生理盐水，进入腹腔后，这滴生理盐水应当被吸入腹腔。起初的二氧化碳气腹压力应在 5～8mmHg，如果压力较高（＞20mmHg），提示气体注入到腹膜外或皮下。然而，没有方法能够明确地证实气腹针在腹腔内，即使按照上述方法正确地进行气腹针位置的测试，血管和内脏损伤仍然有可能发生。通过穿刺针腔镜导引下穿刺被认为是一个较安全的方法，但这个方法只能更早地发现穿刺损伤而不能真正避免[6]。

Schwartz 等[7]报道，对于肥胖患者，可通过晃动穿刺针以使穿刺针避开大网膜组织。通过晃动穿刺针，使气流增强到 1～2L/min，即通过短、频、快的圆周运动使针尖画出椭圆形。据报道,应用此方法，连续 600 例病态肥胖症患者无死亡及血管损伤，1 例横结肠浆肌层损伤通过腹腔镜修补，未出现后遗症。

压力达到 15mmHg 后，可通过第一个穿刺孔放置穿刺鞘套管，术者应在一个较为舒适的体位进行操作，以免造成穿刺鞘的过多偏移。减少并发症的方法包括升高手术台至术者齐腰高度，应用较短的穿刺套管，以及外科医师将另外一只手扶在套管鞘上以免过度刺入[8]。

免气腹直接在脐部安置穿刺套管与上述安置气腹针的方法相似。强调精确的定位以及穿刺轨迹由中线向下进行。包括大型荟萃分析在内的多数研究报道，该方法的并发症发生率与应用气腹针相似（0.3%）[9-11]。另外的选择是有扩张筋膜作用的长圆锥形穿刺锥，穿刺时可以勾提腹直肌鞘膜以产生腹腔内负压（45例尸体研究）。这与最近描述的应用于肥胖患者的另一种螺旋型装置相似[3，12]。

另一类直视器械系统在无论有无气腹状况下，均能实时看到第一个穿刺鞘的管道。其中一种器械（Visiport，US Surgical, Norwalk, CT, USA）采用锋利的套管针来刺透各层；另一种器械（Endopath Xcel, Ethicon Endo-Surgery, Cincinnati, OH, USA）（图11-3）采用透明圆锥形无锋套管针（图11-4）。由于这两个穿刺套管针是透明的，所以可以看到穿刺过程中腹壁各层组织的情况。理论上讲，这个器械有助于避免损伤。而且早期一些临床观察也证明其可降低并发症的发生率[13]。但是通过对全国范围内临床数据库的回顾性分析却揭示，这个器械所造成的并发症发生率更高。从1994年到2000年，有79例出现严重的并发症，37例出现主要血管损伤，以及4例死亡[14]。荟萃分析揭示了一个趋势，在普通外科手术中，应用器械进行腹腔穿刺（包括采用气腹针）进入腹腔与开放式进入腹腔相比会产生更多的并发症[15]。

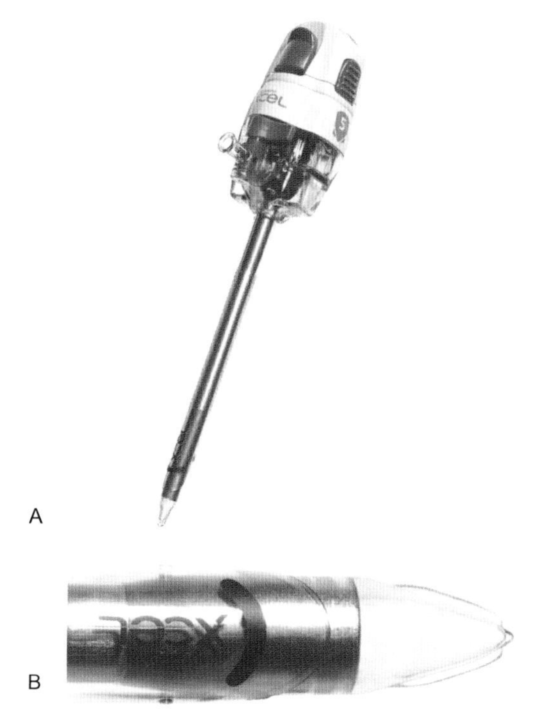

图11-3 （A、B）可直视无锋套管针 Endopath Xcel（Courtesy of Ethicon Endo-Surgery, Inc. All rights reserved.）

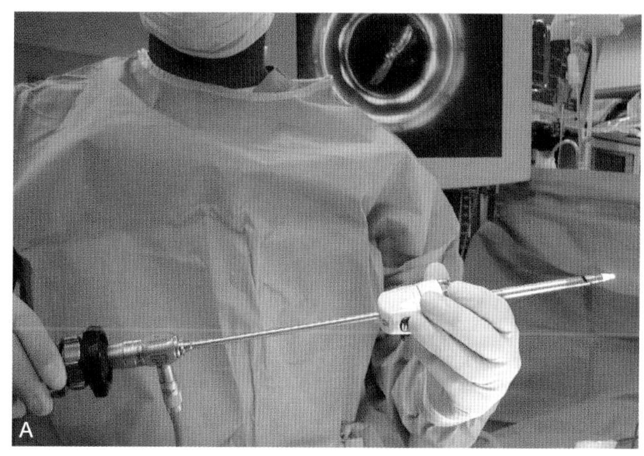

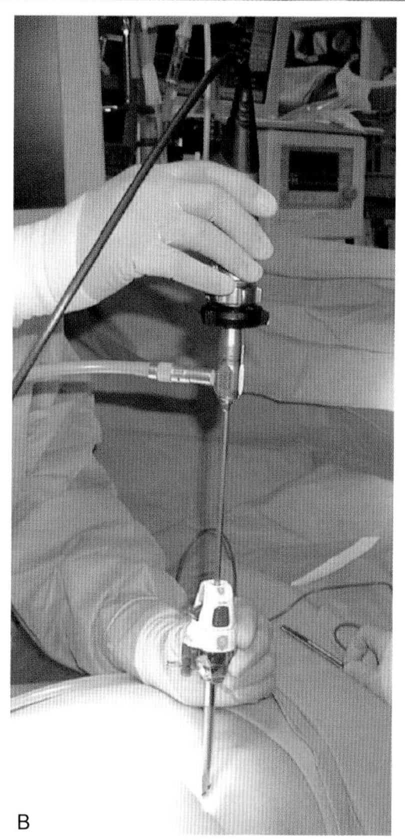

图11-4　用于腹腔穿刺的5mm可直视套管针。（A）摄像头清晰地聚焦在闭孔器尖端；（B）当套管针穿透腹壁时，各层结构均能够被看到。Endopath Xcel（Courtesy of Ethicon Endo-Surgery, Inc. All rights reserved.）

开放式进入腹腔的方法

Hasson等[2]报道了气腹针可引起的并发症，于是建议在脐部做一个1～1.5cm切口的“开放式”入路，在直视下暴露筋膜与腹膜。将钝性闭孔套管针（图11-5）直接插入腹腔，接着缝合筋膜关闭切口，固

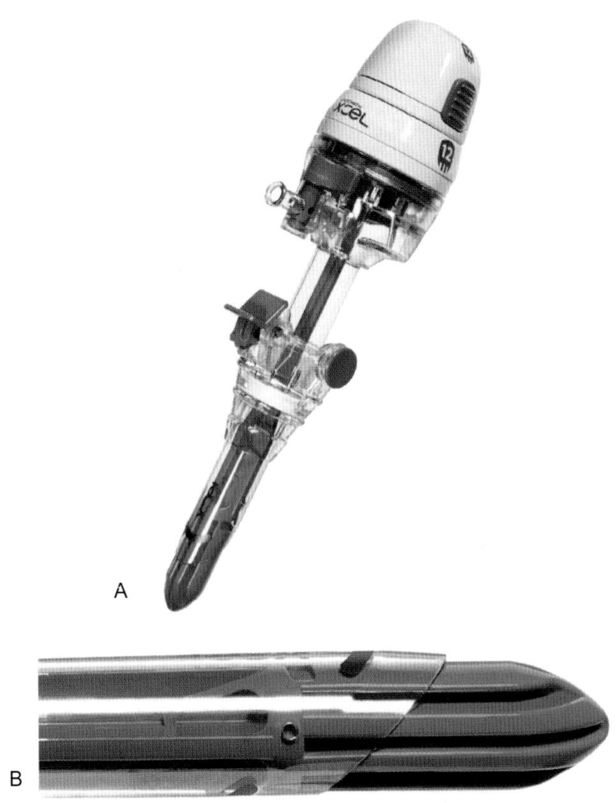

图 11-5 （A、B）用于开放式进入腹腔技术的钝性套管针。Endopath Xcel（Courtesy of Ethicon Endo-Surgery, Inc. All rights reserved.）

定套管针。其优点是极大地降低（但并非没有）主动脉损伤风险[16]，且能够更快建立气腹并进入腹腔；其缺点是肥胖患者极难暴露，操作难度较高，以及肠道损伤风险稍高。另外，在严重病态肥胖症患者身上如何保持套管针周围气体无泄漏是一个难点。在这个研究报道中，可能有病例选择性偏差，因为这种方法更多用于再次手术以及当使用其他技术也预期无法成功进入腹腔时。这种方法的手术操作时间与使用气腹针相当[2]。

另一种 Hasson 改良技术是在直视下用 5mm 钝性套管针做一个经脐的“ 小型开放”式切口。这种技术没有缝合线固定筋膜，推荐适用于腹部没有其他并发症或复杂情况者，对于病态肥胖症人群其适用性有限[17]。Senapati 等人[18]介绍了一个通过打开腹白线的“半开放”式 Hasson 改良技术，通过无锋锥形套管针进入腹膜。据报道，通过此法的 241 例患者中仅出现了 1 例轻微肝损伤。球囊形无锋套管针被广泛应用于腹股沟疝修补术，并且也开始应用于腹腔手术，而经费因素可能会限制这些器械的广泛应用[19]。

腹部评估

无论怎样进入腹腔，在插入腹腔镜时，都应当检查腹部是否有意外损伤，尤其是肠系膜、大网膜、腹膜后、腹壁以及相邻肠管。当出现低血压、心动过缓或者无法正常通气时，腹部应立刻排气。迅速用腹腔镜在低腹内压情况下反复仔细检查有无血管损伤。如果仍有不明原因的低血压，应考虑中转开腹，更充分地探查腹膜后组织。时刻保持高度警惕，以避免造成大血管损伤出血。

安置其他套管针

第一个套管针进入腹腔后，还需要在腹壁多个位置安置操作或者进出器械的入口。常用的是角锥形套管针、可伸缩式套管针、切割式套管针、圆锥形套管针、径向可收缩性套管针。所有器械均应始终在腹腔镜视野下经腹壁进入腹腔。根据腹壁的厚度，可以选择不同长度的套管针（图 11-6）。由于病态肥胖症患者的皮下脂肪组织很厚，在手术视野下的移动操作自由度可能会受限。如果需使用特定成套器械应当谨慎考虑，套管针角度应当最大程度地满足所需操作自由度。这需要相当多的经验，并且

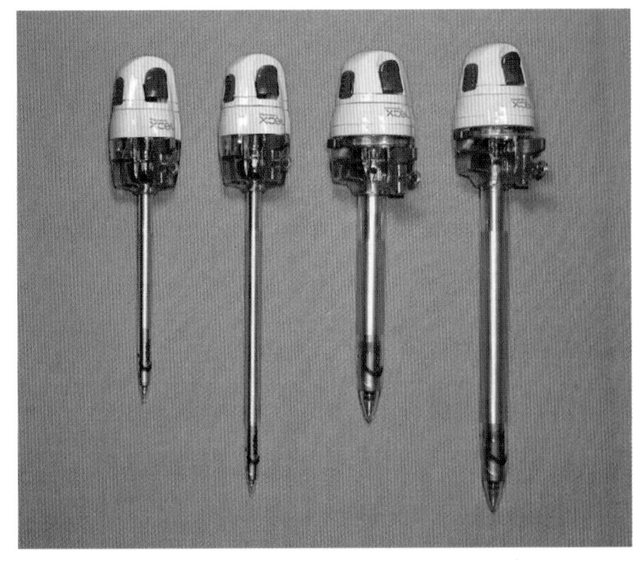

图 11-6 术中应准备各种长度和直径的套管针，尤其是当时病态肥胖患者进行手术时；图示直径为 5mm 和 10mm，长度为 100mm 和 150mm 的套管针。Endopath Xcel (Courtesy of Ethicon Endo-Surgery, Inc. All rights reserved.)

是减肥手术的早期学习阶段的难题。

不同的套管针各有利弊。径向可收缩型套管针因筋膜和肌肉损伤较小，所以疼痛较小[20]。螺纹穿刺螺丝（EndoTIP, Karl Storz Endoscopy America, Culver City, CA, USA）采用了横向扩张力量，而不是轴向力，以及应用锥形穿刺鞘，因而会降低腹壁血管损伤的发生率[3，21]。切割式套管针的“安全”门设计没有降低损伤率，据美国FDA报道，从1993年到1996年，有408例重大伤亡，尽管这一数字要比医学文献报道的总数低得多[22-23]。

并发症

由腹腔穿刺损伤导致的死亡率估计在0.05%，以麻醉并发症、血管损伤及肠管损伤的诊断延误为主要原因。并发症发生率更难以估计。历史上，德国报道了从1978年到1982年，300 000名进行腹腔镜手术的妇科患者腹腔穿刺总的并发症率在0.04%[24]。尽管相关技术、设备以及气腹解剖生理学相关知识在不断更新进步，且有更良好的培训，但发病率基本保持不变。Catarci等人[25]的基于12 919名手术患者的回顾性调查分析，报道有0.05%的大血管损伤，0.06%的内脏损伤以及0.07%的轻微血管损伤发生率。对一些前瞻性随机对照研究进行的荟萃分析表明，其主要并发症发生率，开放式腹腔入路为0%～2%，闭合式入路为0%～4%。小样本研究仍难以作出损伤率低的结论。虽然开放技术引起较少内脏及血管损伤的趋势相当明显[15-16]，但开放技术有时也能导致严重的血管损伤[26-27]，因而需要高度警惕。如前所述，严重肥胖患者使用开放式进入腹腔在技术上十分困难。

造成损伤的原因是多种多样的，尽快作出判断对于控制患者的并发症及死亡率极其重要。最常见的损伤为闭合入路时由气腹针或套管针引起的刺伤。由于盲穿过程中器械刺入腹腔又弹回原位，这些损伤在起初可能容易被忽略。引起进腹损伤的原因包括用力过大、皮肤切口不足、腹壁过度松弛、气腹不足以及穿刺的平衡控制力不足。掌握穿刺力度以及熟悉常见的损伤类型能够帮助降低损伤的风险[23]。典型的损伤是主动脉分叉、左髂静脉及右髂动脉裂伤。因为位于靠近脐水平的腹膜后，所以在早期，这些损伤常被掩盖。血管收缩能暂时止血，因此，问题无法被及时发现。肠管损伤通常很小，周边浆肌层出现痉挛，可能无法被察觉。当诊断延迟，尤其是包括部分腹膜后裂伤（内脏和血管）时，会引起出血、脓毒症、腹膜炎、脓肿、肠外瘘以及死亡[28]。

对穿刺入腹的相关并发症常有漏报，可能是由于许多研究采用回顾性分析方法的原因，或对损伤原因判断存在偏差（假设肠管损伤是由于烧伤而不是穿刺引起）。选择偏差也有可能，对于并发症的报道，一般常由经验水平较高的大型中心做出，通常不是由较小的医疗机构和个体从业者做出的，因此，会出现结果偏差。为了解决这一问题，FDA器械并发症登记室回顾性分析了从1993年到1996年的病例，发现在408例与穿刺有关的损伤中，有87%使用了一次性套管针与“安全”门；其中报道了26例死亡。最常见的是主动脉（23%）与下腔静脉（15%）损伤。对于器械故障的担心提高了10%，然而，在41例疑似病例中，只有一例得到证实[18]。

在肥胖人群中，较多在左上腹放置第一个穿刺针，其可以把注意力转移到内脏、大网膜及上腹血管的损伤上。当被肠系膜脂肪和腹膜覆盖时，内脏血管损伤很难识别。大网膜与上腹血管损伤通常较为明显，损伤早期，血管收缩能暂时控制出血，直到手术结束，才发生术后出血。除了横结肠以外，穿刺引起的肠管损伤在肥胖患者较为少见[7，29]。

尽管上腹部血管损伤的报道很少见，但常常会被谈及，如何控制上腹部血管出血的技术在文献中比比皆是。方法包括用套管针或用器械通过其他穿刺套管进行压迫、水平褥式缝合、直视下扩大穿刺鞘与缝合以及安装填塞设备（通常牵拉导尿管紧贴腹壁）[28]。对于此类并发症的发生率与其对机体的影响暂无统计。

其他腹壁并发症包括神经损伤（神经横断导致运动或感觉缺失、神经失用、部分裂伤导致神经瘤形成）以及肌肉损伤（疤痕引起的痉挛、慢性疼痛、损伤引起局部功能丧失）。这些并发症没有明确界定，同时也很难量化。没有关于腹腔镜胃旁路术中急性损伤的报道[29]。虽然疝确有发生，但是由于以下两个原因使得对这个并发症数量的估计较难进行：无症状的患者很难诊断，以及有症状的患者术后可能有不明确的间歇性症状。据报道疝的发生率在0.02%～1.8%，但一项来自3464名患者的统计数据显示发生率为0.47%[29]。相较于开放式减肥手术，肠壁疝可能更为常见，并且对于任何急性腹痛的患者都应当谨慎考虑。疝的预防应着眼于减少筋膜缺陷、使用无锋套管针、并在直视下关闭 10mm 或更大的穿刺孔。

其他并发症包括由气腹针错位引起的二氧化碳气肿与套管针漏气，它可以广泛蔓延至纵隔、颈部甚至心包。未经治疗，则可能由于直接压力或间接高碳酸血症引起循环系统障碍[30]。其他意外情况包括气胸、肠管撕裂伤或出血、心律失常。

结论

进入腹腔尚无标准的方法，目前还没有理想的器械与操作技术。应当根据患者的危险因素以及外科医师的经验选择不同的方法进入腹腔。为了及时诊断与腹腔穿刺相关的并发症，对于任何意外的或不寻常的手术结果、低血压或其他与常规手术的差异都应高度警惕。在一定情况下应该考虑中转开腹，且必要时进行的中转开腹不应当被认为是手术失败。

（田跃 译　童卫东 审校）

参考文献

1. Veress VJ. Eine nadel für gefahrlose Anwendung des Pneumoperitoneums. Gastroenterologia 1961;96:150–152.
2. Hasson HM, et al. Open laparoscopy: 29-year experience. Obstet Gynecol 2000;96:763–766.
3. Ternamian AM, Deitel M. Endoscopic threaded imaging port (EndoTIP) for laparoscopy: experience with different body weights. Obes Surg 1999;9:44–47.
4. Hazebroek EJ, et al. Impact of temperature and humidity of carbon dioxide pneumoperitoneum on body temperature and peritoneal morphology. J Laparoendosc Adv Surg Tech A 2002;12(5):355–364.
5. Wills VL, Hunt DR. Pain after laparoscopic cholecystectomy. Br J Surg 2000;87(3):273–284.
6. Schaller G, Kuenkel M, Manegold BC. The optical "Veress-needle"-initial puncture with a minioptic. Endosc Surg Allied Technol 1995;3(1):55–57.
7. Schwartz ML, Drew RL, Andersen JN. Induction of pneumoperitoneum in morbidly obese patients. Obes Surg 2003;13:601–604.
8. Munro MG. Laparoscopic access: Complications, technologies, and techniques. Curr Opin Obstet Gynecol 2002;14:365–374.
9. Jacobson MT, et al. The direct trocar technique: an alternative approach to abdominal entry for laparoscopy. JSLS 2002;6(2):169–174.
10. Merlin TL, et al. Systematic review of the safety and effectiveness of methods used to establish pneumoperitoneum in laparoscopic surgery. Br J Surg 2003;90:668–679.
11. Yerdel MA, et al. Direct trocar insertion versus Veress needle insertion in laparoscopic cholecystectomy. Am J Surg 1999;177:247–249.
12. Tansatit T, et al. Dilating missile trocar for primary port establishment: a cadaver study. J Med Assoc Thai 2002;85(suppl 1):S320–326.
13. String A, et al. Use of the optical access trocar for safe and rapid entry in various laparoscopic procedures. Surg Endosc 2001;15(6):570–573.
14. Sharp HT, et al. Complications associated with optical access laparoscopic trocars. Obstet Gynecol 2002;99:553–555.
15. Molloy D. Laparoscopic entry: a literature review and analysis of techniques and complications of primary port entry. Aust N Z J Obstet Gynaecol 2002;42(3):246–254.
16. Hanney RM, et al. Use of the Hasson cannula producing major vascular injury at laparoscopy. Surg Endosc 1999;13:1238–1240.
17. Carbonell AM, et al. Umbilical stalk technique for establishing pneumoperitoneum. J Laparoendosc Adv Surg Tech A 2002;12(3):203–206.
18. Senapati PSP, et al. "Semi-open" blunt primary access to the abdominal cavity during laparoscopic surgery: A new technique. J Laparoendosc Adv Surg Tech 2003;13(5):313–315.
19. Bernik TR, et al. Balloon blunt-tip trocar for laparoscopic cholecystectomy: Improvement over the traditional Hasson and Veress needle methods. J Laparoendosc Adv Surg Tech 2001;11(2):73–78.
20. Tarnay CM, Glass KB, Munro MG. Incision characteristics associated with six laparoscopic trocar-cannula systems: a randomized, observer-blinded comparison. Obstet Gynecol 1999;94:89–93.
21. Hurd WW, Wang L, Schemmel MT. A comparison of the relative risk of vessel injury with conical versus pyramidal laparoscopic trocars in a rabbit model. Am J Obstet Gynecol 1995;173:1731–1733.
22. Campo R, Gordts S, Brosens I. Minimally invasive exploration of the female reproductive tract in infertility. Reprod Biomed Online 2002;4(suppl 3):40–45.
23. Chandler JG, Corson SL, Way LW. Three spectra of laparoscopic entry access injuries. J Am Coll Surg 2001;192(4):478–491.
24. Riedel HH, et al. German pelviscopic statistics for the years 1978–1982. Endoscopy 1986;18:219–222.
25. Catarci M, et al. Major and minor injuries during the creation of pneumoperitoneum: A multicenter study on 12919 cases. Surg Endosc 2001;15:566–569.
26. Soderstrom RM. Injuries to major blood vessels during endoscopy. J Assoc Gynecol Laparosc 1997;4:395–398.
27. Vilos GA. Litigation of laparoscopic major vessel injuries in Canada. J Am Assoc Gynecol Laparosc 2000;7:503–509.
28. Philips PA, Amaral JF. Abdominal access complications in laparoscopic surgery. J Am Coll Surg 2001;192(4):525–536.
29. Podnos YD, et al. Complications after laparoscopic gastric bypass: A review of 3464 cases. Arch Surg 2003;138:957–961.
30. Kent III RB. Subcutaneous emphysema and hypercarbia following laparoscopic cholecystectomy. Arch Surg 1991;126:1154–1156.

第 12 章　开放式与腹腔镜减肥手术比较

Ninh T. Nguyen, Bruce M.Wolfe

背景

通过外科手段治疗肥胖症起始于 20 世纪 50 年代中期，最先进行的手术是空肠回肠旁路术，在 20 世纪 60 年代，由于 Y 型胃旁路术（RYGB）的出现，肥胖症的外科治疗得到进一步推广 [1]。最近一些年来，肥胖症外科治疗的需求进一步扩大，从而使越来越多的外科医生开始学习并从事于治疗肥胖症的减肥外科学，这个趋势在很大程度上也与腹腔镜技术的逐渐广泛应用有关。1993 年，腹腔镜下胃绑带术首次被报道 [2]；1994 年，腹腔镜垂直胃绑带术和胃旁路术的技术在文献中被报道 [3-4]。到 2000 年，更复杂的一些减肥手术，如胆胰转流并十二指肠转位术也被尝试用腹腔镜进行 [5]。按照目前的文献报道，基本上所有常规类型的减肥手术均可通过腹腔镜来完成。

要了解腹腔镜减肥手术的发展历程，首先要了解腹腔镜外科的发展历史。腹腔镜外科起始于 20 世纪 80 年代后期，以腹腔镜胆囊切除术作为开始。这项看似简单的手术革命性地为腹部外科手术开启了微创时代。此后 10 年，腹腔镜技术已被广泛应用于普通外科的所有领域。1992 年，尽管还没有关于腹腔镜胆囊切除术优越性的临床随机对照试验结果，该手术也已经被接受并成为结石性胆囊炎的新的标准手术 [6]。

与大家对腹腔镜胆囊切除术的关注相类似，腹腔镜技术应用于减肥手术，也使得该手术的需求量逐渐增多。对患者来说，腹腔镜减肥手术具有微创、术后疼痛轻、并发症少、术后恢复快等优势。于是公众也认为腹腔镜减肥手术的临床效果较优，能有这个认识，是因为腹腔镜胆囊切除术和其他腹腔镜手术，如腹腔镜实质脏器的切除、腹腔镜胃底折叠术和腹腔镜腹壁疝修补术的良好临床效果。然而，我们是否能确定因为应用腹腔镜技术进行这些手术具有优势，所以用腹腔镜进行减肥手术也具有临床优势？为了回答这个问题，需要考虑到减肥手术所针对人群（病态肥胖症）的特殊性，他们通常合并有更多的共存疾病，相比于腹腔镜胆囊切除术或胃底折叠术，腹腔镜减肥手术耗时更长、技术难度更大。因此，对于采用腹腔镜或是开腹进行减肥手术的讨论非常必要，因为以腹腔镜技术进行其他手术所带来的益处不一定适用于病态肥胖症患者。况且，明确腹腔镜减肥手术的优劣性非常必要，因为许多外科医生考虑开展此项目，而且许多病态肥胖症患者也正在寻求此项治疗。

目前 RYGB 是美国施行最多的手术方式，这个章节主要讨论腹腔镜和开放式减肥手术，尤其是腹腔镜和开放式胃旁路术的差异，将两种手术方法临床结果的关键指标，尤其是具有可比性的一些指标进行对比，并比较两种手术方式在生理学和临床结果方面的差异。

腹腔镜减肥外科手术更好吗？

对于胃旁路术来说，腹腔镜确实比开放式开放式手术好吗？这是一个重要的问题。支持者声明腹腔镜胃旁路术与其他腹腔镜手术（如腹腔镜胆囊切除术、实质脏器切除和胃底折叠术等）相比，具有同样的优越性。直觉上，只要手术的安全性有保障，并且遵循开放式手术的基本原理，腹腔镜技术的优点也应该适用于胃旁路术。理论上讲，腹腔镜减肥手术潜在的优势包括术后疼痛轻、出血少、住院日缩短、恢复快、较少出现伤口并发症、且有更好的美容效果。而且，腹腔镜支持者认为由具有腹腔镜操作经验的外科医生做腹腔镜胃旁路术是安全的。相反地，反对者认为腹腔镜胃旁路术手术时间较长，且出现并发症的风险增加，如吻合口瘘和肠梗阻。此外，经验丰富的外科医生进行开腹减肥手术时切口小，操作时间通常在 1.5 小时之内，大部分患者 3 天就可以出院。因此他们声明，在有更进一步的循证医学研究结果以前，开放式减肥手术仍应该是外科减肥的金标准。

对于两种不同手术方式的随机对照研究是最好的评价方法。临床随机对照研究是被广泛接受的验证科研假设的循证医学研究方法，它的优势是将患者随机分配到不同的治疗组，随着样本量的增大，两组之间的随机化差异逐渐得到消除。然而，临床随机对照研究的设计缺乏通用性，所以只对预先设计的测量指标有分析意义。除了研究方法以外，需要测量哪些研究指标以及如何测定这些指标也同样重要。除此以外，在比较腹腔镜和开放式 RYGB 时，我们还需要回答以下问题：①是否有证据表明腹腔镜 RYGB 较开放式 RYGB 创伤小？②是否有证据支持腹腔镜 RYGB 的临床优势？③腹腔镜手术的一些优点，是否权重于其理论上并发症较多、手术时间较长等缺点？

基本差别

理解腹腔镜和开腹两种不同手术方式的基本差别对于理解两类减肥手术临床结果的差异具有重要意义。首要差别是两种方式的切口长度、暴露方式和创伤程度均不一样。 开放式 RYGB 通常采用上腹部正中切口，而腹腔镜 RYGB 采用 5 ~ 6 个微小的腹部穿刺口；开放式手术通常采用腹壁拉钩和机械性拉钩暴露腹腔脏器，而腹腔镜手术通过建立气腹以创造操作空间并利用重力使腹内脏器移位从而进行暴露。由于缩短了切口长度，并去除了因暴露腹壁和腹腔脏器时所需要的机械性牵拉，我们相信腹腔镜 RYGB 的创伤较开放式手术明显减轻。但是，在腹腔镜手术中气腹所带来的压力效应和二氧化碳的使用会导致术中机体生理功能的改变。气腹中二氧化碳的吸收会导致机体的高碳酸血症和呼吸性酸中毒。而且当手术中腹内压达到 15mmHg 时，对体内脏器如肺、心和肾会有一定的影响。

重要的评价指标

如使用两种不同技术手段进行某个手术，在比较其手术效果时，需明确应该评价哪些指标。对于这些指标的评价可以分别从外科医生、卫生管理者和患者等几个不同的角度去展开。外科医生倾向于评估一些具体的指标，如手术时间、住院时间和并发症的发生率；卫生管理者则关注临床疗效、住院时间、医疗服务和质量以及医疗费用；从患者角度出发，他们更关注的是治疗过程、术后疼痛 / 不适和恢复时间。在如此多的临床结果评价指标中，对研究者来说，如何选用更好的指标以及如何正确评价这些指标显得尤为重要。如何选取评价指标，个人意见不同，然而，如何应用这些指标的评价结果去指导临床实践和临床决策，则显得尤为重要。

一些常用的疗效指标包括手术时间和住院时间。大家通常比较喜欢手术时间更短一些，然而，如果将其作为唯一的评价指标，则并不能反映手术的效果。同理，住院时间作为评价指标，也会产生误导，因为它只能表示从治疗到患者安全出院所需的时间。不过，以胆囊切除术为例，尽管采用腹腔镜胆囊切除术的患者和开腹胆囊切除术的患者可以在术后同时出院，然而躯体感觉确有差异，腹腔镜手术的患者出院后没有什么不适症状，而开放式的患者则可能会出现术后疼痛、活动困难与活动不适。

其他的疗效指标还有术后疼痛和恢复期的长短。手术后疼痛是多因素的，但是其中一个重要的因素是手术创伤的大小，通常小手术的术后疼痛较大手术轻。术后恢复也是一个很有效的疗效指标，一般来说，小手术比大手术的恢复更快。定量恢复时间和恢复类型的方法有多种，最常用的有恢复至可进行日常活动所需的时间以及恢复至可重新工作所需的时间。恢复工作所需时间通常不准确，因为这个时间是基于患者意愿的，有些患者即使已恢复工作能力，也会选择推迟工作时间。恢复日常活动的时间相比于前者，则是一个较好的指标，但仍然比较主观，而且没有规定特定的活动类型。所以应该应用一些更为具体的用于评价恢复日常活动的评价指标，包括体力、社交力、性能力还有对身体健康状况的自我评价。另外一个重要的疗效指标是手术创伤严重程度，相比于开放式减肥手术，腹腔镜减肥手术术后疗效好的原因之一就是手术创伤较小。

临床比较的有效性

对于腹腔镜和开放式减肥手术的对比，只有当两种手术方式相似，且术者经验丰富时，这样的对比才有意义。所以在进行比较时，应考虑这个比较的对等性和有效性。譬如，早期进行腹腔镜减肥手术时，医生通常不缝合肠系膜缺口而导致手术后肠梗阻，这就促使了目前腹腔镜减肥手术需要缝合所有肠系膜缺口 [7]。腹腔镜减肥手术较为复杂，因此在比较时，术者应该已经熟练掌握腹腔镜技术，这样与开放式手术比较谁优谁劣才有意义。Westling 和 Gustavsson[8] 的一个前瞻性随机研究对比了腹腔镜减肥手术和开腹减肥手术，结果显示两种技术在术后疼痛、住院时间和恢复工作需时上没有统计差异。在他们研究的 51 例患者中，腹腔镜减肥手术患者 30 例，开放式手术 21 例，其中腹腔镜手术过程中又转为开放式手术者 7 例，占腹腔镜手术患者总人数的 23%。这个结果表明，腹腔镜减肥手术的技术要求较高，所以在比较腹腔镜与开放式减肥手术时，腹腔镜手术的术者应已经具备熟练的腹腔镜操作技巧。

对于每一项腹腔镜手术，都有一个学习曲线。然而，腹腔镜减肥手术较其他一些高级腹腔镜手术更难一些。如果对于腹腔镜技术进行难度评级，如果 1 分代表最简单，10 分代表最难，作者认为腹腔减肥手术的难度值为 9。与腹腔镜胆囊切除术不同，腹腔镜减肥手术要求医生熟悉肠道的横断和重建技术，还要能完成大量的缝合工作。

腹腔镜减肥手术疗效改善的生理学基础

腹腔镜减肥手术对术后疗效的改善首要表现为创伤小。随着腹部切口（皮肤、筋膜）的扩大延长和腹腔内脏器的牵拉，手术创伤也相应增大。然而很难将腹腔镜和开放式胃旁路手术的创伤程度定量化。可先前通过测量两种手术方法术后第三间隙液体蓄积量来间接定量创伤程度 [9]。外科手术创伤往往会导致水肿，这就是所谓的第三间隙液体，它的体积往往与手术创伤程度范围相对应。通过测患者腹内压来间接测量第三间隙液体蓄积量。腹腔是一个单一的腔，因此，术后腹腔内组织和肠壁水肿、肠道扩张及腹腔内出血都可以从腹内压反映出来。通过测量膀胱内压力（间接反映腹腔内压力）发现，在术后第一、二和三天，腹腔镜胃旁路术后患者腹内压低于开放式手术患者 [9]。此外，腹腔镜组患者腹内压在术后第二天回到正常范围以内，而开放式手术组患者腹内压甚至在术后第三天仍高于正常。

另一个评估手术创伤严重程度的方法是检查患者术后全身应激反应。应激反应的级别与手术创伤的严重程度相关。白细胞介素 -6 是非特异性的促炎因子，其表达水平与手术创伤程度相关。前期研究表明腹腔镜组患者术后白细胞介素 -6 表达水平显著低于开腹组 [10]，表明腹腔镜手术的创伤较开放式胃旁路手术小，这也是腹腔镜手术相较于开放式手术的优越性。

临床效果

手术后疼痛

术后疼痛是评价手术效果的一个重要指标，可以客观地对其进行评价。开放式胃旁路术后疼痛程度与切口长度、术中解剖和手术创伤相关。在作者前瞻性随机研究中，对比了腹腔镜胃旁路术与开放式胃旁路术患者，发现腹腔镜组在术后第一天吗啡平均用量显著少于开腹组，分别为 46 ± 31mg 和 76 ± 39mg[11]。此外，开放式组患者的平均疼痛量表得分也高于腹腔镜组患者 [11]，即使出院后，术后第 7 天，开放式组患者的疼痛值仍高于腹腔镜组患者。

并发症

最初，腹腔镜减肥手术的吻合口瘘发生率高于开放式手术 [12-13]，而这一结果与腹腔镜技术的学习曲线有关。譬如，Wittgrove 和 Clark[13] 的研究表明，在初期的 300 例腹腔镜胃旁路术患者中，吻合口瘘发生率为 3%；而在此后的 200 例腹腔镜胃旁路术中，吻合口瘘发生率降到了 1%。

另外，腹腔镜胃旁路术的伤口感染率较低，这是腹腔镜手术公认的优势之一 [14]。开放式手术后伤口感染是个复杂的问题，因为一旦伤口感染，就需要将伤口扩大切开，且伤口护理时间也相应延长。而在腹腔镜手术后即使有伤口感染，也易于处理。只需要切开套管穿刺口，进行短时间的局部伤口护理。

腹腔镜减肥手术的另一个临床优势是术后远期的切口疝发生率低，而开放式胃旁路术的术后切口疝发生率可高达 20%[15]，且大部分的切口疝需要手术治疗，这也增加了开放式手术的相关费用。腹腔镜胃旁路术通过减小手术切口从本质上消除了患者术后发生疝的风险。

术后恢复

术后恢复情况的指标可以通过患者恢复日常活动能力所用的时间来主观的评估。前期研究表明，腹腔镜胃旁路术组术后恢复时间短于开放式胃旁路术组 [16]。对日常活动的定义基于患者的体力、性能力和健康总体自评这些方面。分别在术前和术后 1、3、6 个月让患者完成健康调查表 SF-36。调查表内有关于体力、性能力和健康自评的相关问题。作者采用 Moorehead-Ardelt 生活质量（QOL）问卷来明确地评估患者对性活动的兴趣和性能力。通过统计分析 SF-36 调查表发现，在术后的 1 个月和 3 个月，腹腔镜胃旁路术组的患者恢复更快 [16]；此外，术后 1 个月腹腔镜组患者的健康自评得分高于开放手术组。术后 3 个月的调查表还显示，腹腔镜组患者对性活动更有兴趣，性能力的恢复也更早 [16]。综上所述，作者研究的结果表明，相比于开腹胃旁路术，腹腔镜胃旁路术后患者的体力、社交能力和性能力恢复得更快，术后 1 个月的健康自评也更高，这些结果表明，腹腔镜胃旁路术后患者恢复更快。

结论

腹腔镜胃旁路术是一个复杂的高级腹腔镜手术，它可以完成开放式胃旁路术能完成的任务，同时避免了腹中线上的大手术切口。它与开放式胃旁路术的首要差别是不同的进入腹腔的方法和术野暴露方法。因为缩小了手术切口和降低了术中暴露产生的相关创伤，腹腔镜减肥手术对机体所造成的总体手术创伤更小。作者的研究证明了腹腔镜手术的微创性及其临床优势的生理学基础。这种临床优势不仅体现在缩短住院时间上，而且体现在手术后疼痛更轻、伤口相关并发症更少和术后恢复更快等方面。考虑到当前的临床统计资料，如果外科医生已经掌握腹腔镜操作技术，腹腔镜减肥手术即应当成为病态肥胖症治疗的新标准。

（李刚　译）

参考文献

1. Buchwald H. Overview of bariatric surgery. J Am Coll Surg 2002;194:367–375.
2. Catona A, Gossenberg M, La Manna A, Mussini G. Laparoscopic gastric banding: preliminary series. Obes Surg 1993; 3;207–209.
3. Wittgrove AC, Clark GW, Tremblay LJ. Laparoscopic gastric bypass, Roux-en-Y: preliminary report of five cases. Obes Surg 1994;4:353–357.
4. Hess DW, Hess DS. Laparoscopic vertical banded gastroplasty with complete transection of the staple-line. Obes Surg 1994;4;44–46.
5. Ren CJ, Patterson E, Gagner M. Early results of laparoscopic biliopancreatic diversion with duodenal switch: a case series of 40 consecutive patients. Obes Surg 2000; 10;514–523.
6. Eubanks S, Schauer PR. Laparoscopic Surgery. In: Sabiston DC, Lyerly HK, eds. Textbook of Surgery: The Biological Basis of Modern Surgical Practice, 15th ed. Philadelphia: WB Saunders, 1997:791.
7. Nguyen NT, Ho HS, Palmer LS, Wolfe BM. A comparison study of laparoscopic versus open gastric bypass for morbid obesity. J Am Coll Surg 2000;191:149–157.
8. Westling A, Gustavsson S. Laparoscopic vs open Roux-en-Y gastric bypass: a prospective, randomized trial. Obes Surg 2001;11:284–292.
9. Nguyen NT, Lee SL, Anderson JT, et al. Evaluation of intra-abdominal pressure after open and laparoscopic gastric bypass. Obes Surg 2001;11:40–45.
10. Nguyen NT, Goldman CD, Ho HS, Gosselin RC, Singh A, Wolfe BM. Systemic stress response after laparoscopic and open gastric bypass. J Am Coll Surg 2002;194:557–567.
11. Nguyen NT, Lee SL, Goldman C, et al. Comparison of pulmonary function and postoperative pain after laparoscopic versus open gastric bypass: a randomized trial. J Am Coll Surg 2001;192:469–476.
12. Schauer PR, Ikramuddin S, Gourash W, et al. Outcomes after laparoscopic Roux-en-Y gastric bypass for morbid obesity. Ann Surg 2000;232:515–529.
13. Wittgrove AC, Clark GW. Laparoscopic gastric bypass, Roux-en-Y 500 patients: technique and results, with 3–60 month follow-up. Obes Surg 2000;10:233–239.
14. Higa KD, Boone KB, Ho T. Complications of the laparoscopic Roux-en-Y gastric bypass: 1,040 patients- what have we learned? Obes Surg 2000;10:509–513.
15. Kellum JM, DeMaria EJ, Sugerman HJ. The surgical treatment of morbid obesity. Curr Probl Surg 1998;35:791–858.
16. Nguyen NT, Goldman C, Rosenquist CJ, et al. Laparoscopic versus open gastric bypass: a randomized study of outcomes, quality of life, and costs. Ann Surg 2001;234:279–289.

第 13 章　减肥外科麻醉

Saraswathy Shekar

随着减肥外科不断发展，腹腔镜减肥手术正在成为病态肥胖症标准治疗手段。病态肥胖症手术麻醉的数量已占到麻醉总例数的 1% ~ 2%。本章将重点介绍此类手术患者的围术期管理。

病态肥胖症的病理生理学

呼吸系统

气道

气道管理是此类患者麻醉管理的难点之一。脸颊、颈部和乳房等处大量的脂肪堆积，对使用直接喉镜进行插管造成困难；冗余的腭、咽及喉头部软组织可引起全身麻醉诱导过程中的面罩通气困难；颈部增厚的脂肪层还可造成颈部后伸受限，使得喉镜暴露不佳。以往的研究结果显示，肥胖患者插管困难的发生率高达 13% ~ 15.5% [1-5]。

Brodsky 等人 [4] 的研究中，总结了病理性肥胖患者插管困难的相关因素，发现颈周长较大和麦氏评分（Mallampati Score）较高是预测插管困难的两个独立风险因素。同时，合并有睡眠呼吸暂停的患者，插管困难 [6] 和面罩通气困难 [6-8] 的发生率也较高。

阻塞性睡眠呼吸暂停（OSA）

约 5% 的病态肥胖症患者合并有阻塞性睡眠呼吸暂停。冗余组织的存在使咽腔变窄，而吸气造成的咽腔负压使得气道进一步狭窄 [8]。咽部过多脂肪沉积造成通畅度降低，在麻醉诱导期或拔管后，这增加了由上呼吸道肌肉松弛引起的悬雍垂和会厌之间咽壁塌陷的风险 [9-11]。还有报道显示，OSA 患者在围术期出现上呼吸道阻塞、氧饱和度下降及心肺衰竭的风险较高 [11-12]。需注意的是，某些合并有 OSA 的肥胖患者，在手术和麻醉前不能得到明确诊断。故对于每个肥胖患者，都应按照合并有 OSA 予以对待。

肺功能变化

病态肥胖症患者出现低氧血症的诱发因素较多。增厚的胸部脂肪层使胸壁运动受限，造成胸廓顺应性降低；心输出量增加导致肺循环血容量增多，使得肺顺应性降低（图 13-1）；肺功能测试中，肥胖患者多显示有限制性通气障碍。所有这些因素都会促成病态肥胖症患者的低氧血症，尤其在围术期时更易发生。

肥胖性低通气综合征

长期患有 OSA 的患者，呼吸调控模式出现变化，并会出现无呼吸动作的呼吸暂停。其形成机制与呼吸中枢对 CO_2 的敏感性降低有关。此现象起初仅见于夜间，但最终会逐步发展为肥胖性低通气综合征，其特点是肥胖、嗜睡、缺氧、高碳酸血症、肺动脉高压、红细胞增多症及右心衰竭。这些患者的整体肺顺应性降低可达 60% [13-14]，因此其麻醉和手术风险极高。

心血管系统

肥胖是冠状动脉粥样硬化性心脏病（冠心病）的独立危险因素，尤其是对于年龄小于 50 岁的患者 [15]。肥胖性心肌病可见于严重长期肥胖的患者。身体瘦组织重量增加导致对心输出量的需求增加，表现为每搏输出量增加和心率增快，并逐渐出现左心室心肌质量增加。进一步发展可出现左心室肥厚及左心室舒张功能减退，而高血压或冠心病（CAD）可加速病情的发展（图 13-1）。OSA 所致慢性低氧血症与肥胖性低通气综合征引起的肺动脉高压会使右心室结构和功能发生类似的变化。通常所指的“肥胖性心肌病”即为上述的心脏结构和血流动力学变

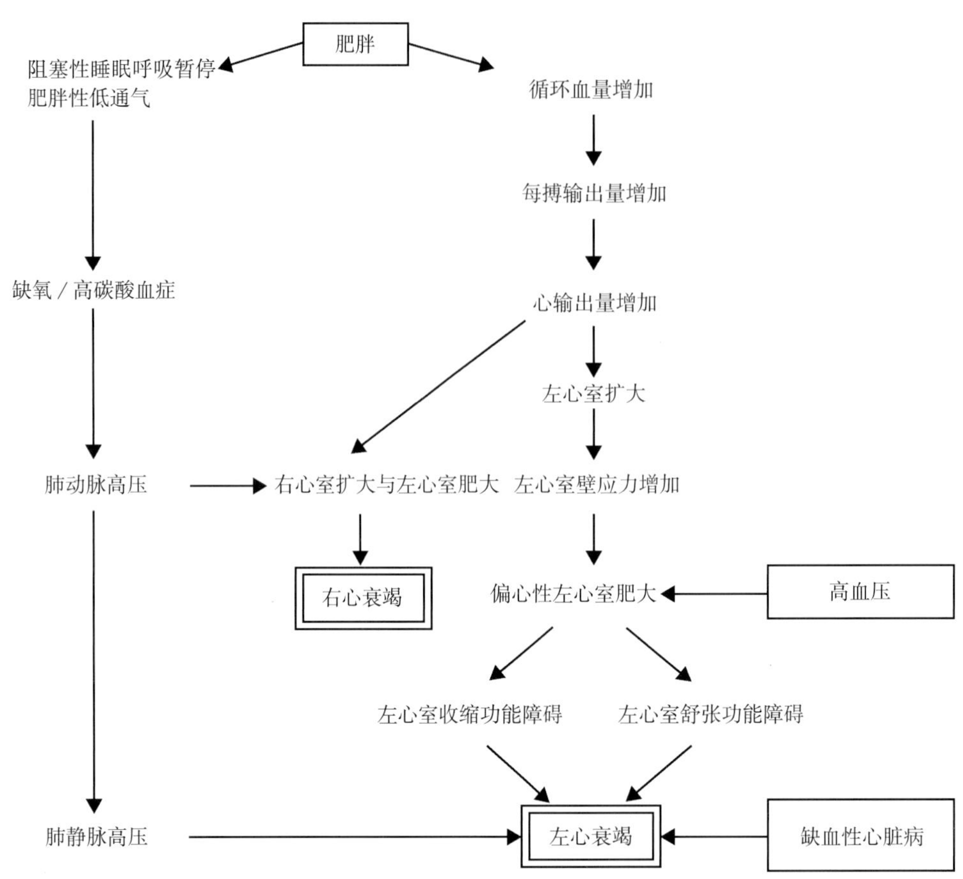

图 13-1 肥胖性心肌病及其导致右心衰竭、高血压、缺血性心脏病的病因

化导致的充血性心力衰竭[16]。

病理性肥胖患者突发意外性心脏性猝死的几率较高。心脏非肌肉组织与左心室(LV)质量同步增加，这在异常心电活动、心力衰竭及心脏性猝死的发生发展中起到重要作用[17]。心房颤动较常见于伴有心房扩张和左心室舒张功能障碍的肥胖患者[18]。

消化系统和内分泌系统

肥胖患者发生吸入性肺炎的风险增加，以往这被认为与胃排空延迟、胃容量增加及误吸发生率增高有关[19]，但近来对其发生机制又有新的见解[20]。吸入风险增加还与食管裂孔疝以及腹内压增高有关。一些可以提高胃液 pH 值、减少胃容量的药物，如质子泵抑制药等，有助于减少这一并发症。但目前缺少临床研究证据以支持常规使用此类药物，这是因为吸入性肺炎发病率并不高，而且这种并发症的诱发因素较多。事实上，美国麻醉医师协会的相关指南并不建议将这些药物列入常规处方[21]。

约 90％的病态肥胖症患者表现出肝组织学异常[22]。三分之一的患者呈现出 50％以上的肝细胞发生脂肪变性。非酒精性脂肪肝（NASH）有时可伴或不伴有肝功能异常[22]，这可影响到麻醉实践中使用吸入性麻醉药和其他药物的代谢，所以肥胖患者应常规行术前肝功能检查。此外，肥胖患者中 2 型糖尿病、高胆固醇血症及甲状腺功能减退的发病率较高。对血糖的控制是肥胖型糖尿病患者群的另一重要问题。

泌尿系统

继于心输出量的增加，肥胖患者肾小球滤过率增加约 40％。其肾小球肥大非常常见，且通常无临床症状。但随之而来的局灶性节段性肾小球硬化常会造成肾小球内血流动力学的改变，并可能导致大量蛋白尿[23]。腹腔镜胃旁路术时的长时间气腹会显著降低术中尿量，但不会对术后肾功能造成不良影响[24]。

肥胖患者的药动学

与非肥胖个体相比，肥胖患者的身体瘦组织重量（LBMs）和脂肪量均明显增高[25]。使得高度亲脂性药物，如巴比妥类、苯二氮䓬类药物和异丙酚等的分布容积增大。对病态肥胖症患者异丙酚的药动学研究显示，肥胖患者具有较高的肝摄取和结合率，但并未发现异丙酚的药物蓄积迹象[26]。

血浆胆碱酯酶活性与体重成比例增加，加之细胞外液的增加，机体对琥珀酰胆碱需求的绝对剂量增加。故而对于肥胖患者，琥珀酰胆碱剂量应根据实际体重而非瘦体重进行计算[27]。Lemmens 等[28]建议，为获取理想气管插管条件，琥珀酰胆碱的剂量应达 1mg/kg[28]。

因其代谢不依赖脏器功能，阿曲库铵的绝对清除率、分布容积、半衰期并无改变。肝清除率降低和分布容积的增加，使得维库溴铵的恢复时间延长，故此药应按瘦体重计算药量[29]。而泮库溴铵脂肪溶解度较低，肥胖患者可能需要适度加量。

两个较新的挥发性麻醉药即地氟醚和七氟醚具有理想的药理学特性，即使病态肥胖症患者也可实现迅速的麻醉诱导和苏醒。在对病理性肥胖患者行腹腔镜胃成形术时，应用异丙酚、地氟醚和异氟醚进行麻醉的对比研究显示，应用地氟醚术后的短期和中期恢复均快于异丙酚或异氟醚。地氟醚的此项优势持续至术后 2 小时以上，它有助于患者下床活动，并可降低术后氧饱和度不足的发生率[30]。

在对病态肥胖症患者行腹腔镜胃绑带手术中，与异氟醚相比，应用七氟醚进行麻醉时，有助于维持机体循环系统稳定性，且麻醉恢复快，术后恢复室（PACU）过渡时间减少[31]。然而，七氟醚在代谢降解过程中也释放游离氟离子，在肥胖患者中这种风险更大。在无肾功能不全的肥胖患者中，七氟醚麻醉后 2 小时血浆游离氟的峰值水平可达 50μmol/L（肾毒性的理论阈值）[32]。在肥胖个体中，挥发性麻醉药生物转化增强的机制至今尚不清楚。另外，挥发性麻醉药大量溶于肥胖患者脂肪组织所导致麻醉恢复时间延长的理论也受到挑战[33]，有认为，吸入麻醉药的苏醒延迟源于中枢神经系统敏感性的改变。

然而，最近的研究显示，通过脑电双频指数（BIS）监测麻醉深度，使用地氟醚和七氟醚麻醉的两组肥胖患者，在麻醉恢复室的麻醉恢复时间并无明显差异[34-35]。

阿片类药具有亲脂性，使其在肥胖者体内分布容积较大[25]，但由于清除率正常，使其药动学可能与非肥胖个体相似。芬太尼的剂量应根据身体总水量（TBW）而定。右美托咪定是一特异性 α_2 受体激动药，具有镇痛和镇静的特性，可减少吸入麻醉药的需求，使心率和血压控制得更好，并可有效改善术后镇痛效果，减少术后呼吸抑制的发生率[36]。

使用异丙酚—阿芬太尼、芬太尼或瑞芬太尼的全静脉麻醉技术（TIVA）安全可行，但使用瑞芬太尼组的患者术后恶心、呕吐发生率增高[37]。瑞芬太尼在肥胖和非肥胖个体的药动学相类似，均由血液和组织中的酯酶水解、快速代谢为非活性产物。在麻醉诱导和苏醒中，它还能使血流动力学更加稳定[38-39]。

围术期管理

术前评估

肺功能评估包括对夜间睡眠呼吸暂停的评估，形式有脉搏血氧测定或者多导睡眠呼吸监测，对打鼾、白天嗜睡、有高血压或者衣领尺寸大于 17 英寸的患者尤应注意[40]。该类方法可评估睡眠呼吸暂停的严重程度，以及是否需要进行持续正压通气（CPAP）/ 双水平气道正压通气（BiPAP）。需强调的是，这些检查和处理应在手术前较早期完成，因为患者需要时间来适应设备和最佳开启压力[8]。

合并有慢性阻塞性肺疾病（COPD）、哮喘和有吸烟史的患者，术前应进行肺功能检测。但体重指数（BMI）和术前肺功能检测并不能准确地预测术后呼吸系统并发症。了解术前用药史也很重要，因某些患者可能合并有心脏疾患，如瓣膜疾病（可能服用芬氟拉明 / 右芬氟拉明）和肺动脉高压（服用上述药物和氯苯咪吲哚等）。

动脉 CO_2 分压是预测术后是否需要机械辅助呼吸的良好指标。如果患者合并有哮喘，应在术前将病情控制在最佳状态；吸烟者保证在术前戒烟 4 ~ 6 周以上；围术期应继续吸入 β_2 受体激动药 / 类固醇激素。已应用持续正压通气（CPAP）的患者，住院时应带上其通气设备，以便术后使用。

接受减肥手术的患者应进行完整的心肺功能评

估，包括负荷试验。因有些患者不能根据其平时运动耐受［四级运动耐受（METS）］来判断其心血管功能状态，故所有患者均应进行相应检查予以明确。12 导联心电图可发现高血压患者的左心室肥大、睡眠呼吸暂停综合征和肺动脉高压患者的右心室肥大的征象。经胸超声心动图检查有时成像不清晰，需行经食道超声心动图进行心功能评估。某些有体循环淤血和肺淤血的肥胖患者常表现出收缩功能正常，而舒张功能往往异常[41]。

超声心动图可以检查有价值的基础功能状态；数字减影超声心动图（DSE）可以评估心脏在负荷情况下节段性室壁运动异常的出现情况。

此类患者的术前评估，可参考美国心脏病协会（ACC）指南内容[42]。应该关注的是，如同其他患者的术前评估一样，各类心肺功能评估手段都存在一定的局限性。例如，心导管检查仅适用于体重低于 500 磅的患者。对于有长期睡眠呼吸暂停综合征和肥胖性低通气综合征的患者，在评估其是否存在肺动脉高压及其严重程度时，推荐置入右心导管进行检查。正在使用的心脏药物，尤其是 β 受体阻断药，需要在术前服用直至围术期；而血管紧张素转换酶（ACE）抑制药则可能会导致术中低血压[43]。

其他术前需关注的问题还包括充分气道评估和改善机体整体状况，如治疗高血压、糖尿病等。建立静脉通路可能会遇到困难，有时还需要行中心静脉穿刺建立通路。

气道评估应在坐位和仰卧位分别进行，内容应包括[44]：

1. 头部和颈部的前屈、后伸和横向旋转角度；
2. 张口度（至少 3 指幅）、牙齿和颞下颌关节灵活性评估；
3. 甲颏距离测量；
4. 舌体所占咽腔比例 – 马兰帕蒂分级(Mallampati classification，1 ~ 4 级）；
5. 是否存在腭咽腔狭窄或扁桃体肿大。

先前气管插管情况可作为气道评估的重要参考，但如果患者体重是在前次气管插管之后才开始增加，则参考意义就有限了。任何马兰帕蒂分级为 3 级或超过 3 级的患者，如合并有阻塞性睡眠呼吸暂停综合征，应行清醒插管（清醒明视或借助纤维支气管镜）。这可在一定程度上避免可能出现的“不能插管 / 不能换气”风险。

清醒插管时，尤其是纤维支气管镜插管，需使用干燥剂；咽喉部充分的表面麻醉是完成清醒插管的关键；慎用苯二氮䓬类药物；有胃食管反流病（GERD）或食管裂孔疝患者，可使用 H_2 受体拮抗药或非颗粒抗酸药如枸橼酸钠；甲氧氯普胺可加速胃的排空，但对源于阿片类药物的胃排空抑制无效。

术中管理

现已采用美国麻醉医师协会（ASA）所要求的标准监测项目，但对于 CAD、OSA 或肺动脉高压的患者，需使用有创血压监测。注意采用合适的血压袖带，否则血压数值将会出现误差。在建立静脉通路困难的情况下可能需要中心静脉通路。但在腹腔镜手术中，除了严重心肺疾病患者，很少需使用肺动脉导管。

喉镜插管时，患者的头颈部应处于嗅花位，即患者头颈部抬高 30°，然后头部自寰枕关节后仰 15°，以使咽、口腔、喉轴位于一条直线上，从而更好地进行喉镜暴露。

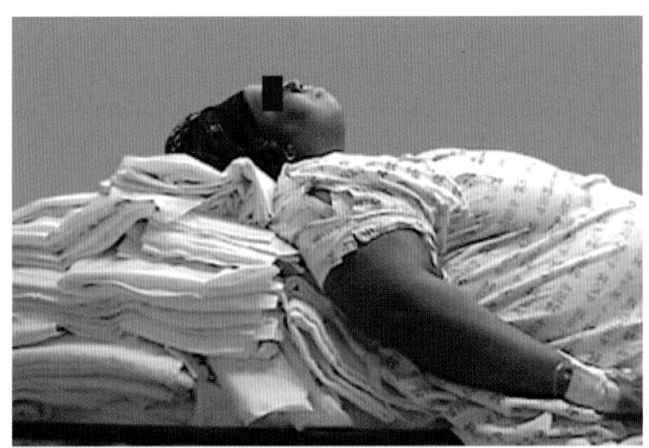

图 13-2 对病态肥胖症患者进行直接喉镜插管的定位。可通过堆叠患者上身、肩部和头部下面的毛毯，使患者的胸骨上切迹与外耳道在同一水平（Levitan RM, Airway Cam Video Series, vol. 3: Advanced Airway Imaging and Laryngoscopy Techniques. Wayne, PA: Airway Cam Technologies, 2003, with permission）

做到这个姿势的理想方法是堆叠患者肩部和头部下面的毛毯，这样就可以使患者头部、上身和肩膀显著高于胸部。也可使患者的胸骨上切迹与外耳道在同一水平（图 13-2）[45]。

传统的麻醉诱导常使用快速顺序诱导来完成，但近来这一观点受到质疑。因在此类患者中，对低氧血症的顾忌远大于对吸入性肺炎的担心。而且压迫环状软骨（特别是对应用手法不正确时）会给喉镜暴露增加困难，特别是对有OSA的患者更是如此[46]。在保证面罩通气充足的条件下，压迫环状软骨可能会对禁食的非糖尿病肥胖患者行择期手术有所帮助。

对于该类患者，手术室内均应配备充分的困难气道处理设备，如喉罩（LMA）、弹性探条、不同类型的喉镜片、短手柄、纤维支气管镜以及经气管喷射呼吸机。插管型喉罩（ILMA）或者fast-track喉罩已被成功地用于病态肥胖症患者的气道管理[47]。

除重度肺动脉高压和严重心肺疾病患者以外，麻醉管理与标准的腹腔镜手术全身麻醉并无不同。应尽量避免可能会使肺动脉高压加重的情况发生，例如缺氧、高碳酸血症和酸中毒等，最好避免使用N_2O。患有睡眠呼吸暂停的患者，应谨慎使用阿片类药物，因这些药物会增加拔管后呼吸道梗阻的风险。

正确地固定气管插管，这对于避免气管插管滑入或意外脱出非常重要。

与开放式手术相比，在腹腔镜手术中的腹腔注气和手术台位置调整（特别在语音控手术台调位）时，更易导致肥胖患者气管插管位置变动。

Tiberiu Ezri等[48]比较了病态肥胖症患者在行腹腔镜胃成形术与开腹胃成形术时，气管插管移位的发生率。结果显示，腹腔镜手术中气管导管移位发生的频率远高于开放式手术，其诱因为手术台位置变化和人工气腹。而这些患者一旦发生气管导管滑入一侧支气管，会出现严重的低氧血症。

当外科医生（使用语音控制手术台）将患者体位调至陡峭的头高脚低位时，可出现气管导管被意外拔出的情况。故在使用回路管架（Tube Tree）支撑螺纹管时，应保证管架前近患者段的呼吸回路有充分的活动余地。

维持术中充分通气是麻醉管理的难点之一，但仅靠增大潮气量并不能很好地改善氧合[49]。术中人工气腹时，可允许有暂时的高碳酸血症，麻醉苏醒前动脉血二氧化碳分压（$PaCO_2$）恢复至基础值即可，这样可避免气道压力过高导致的气道损伤。与非肥胖个体相比，肥胖患者使用呼吸末正压（PEEP）改善呼吸功能的效果更为显著[50]。

准确评估肥胖患者的血液容量状态相对较为困难，尤其是在腹内压增加导致尿量减少时更是如此。

所有患者都应采取措施以预防深静脉血栓（DVT）形成，因这些患者均处于高凝状态。目前推荐的方案是皮下注射肝素或低分子量肝素，并联合使用间歇压力泵。间歇压力泵应在麻醉诱导前即开始使用。间歇压力泵套袜应起自脚部而非小腿或大腿，这样更易于术后套袜的固定。

这些患者需要特殊的手术台（可持重超过1200磅），并在脚端附带有特殊的支撑架，以便在陡峭的头高脚低位时起到支撑作用。应注意适当固定患者以避免神经损伤，因在极端体型患者的神经损伤发生率较高[51]。四肢应铺以衬垫，并置于自然位置。胃切割闭合之前应移除鼻胃管，因为有将鼻胃管缝合在胃中的病例报道。

气腹的影响

病态肥胖症患者肺容积减少，功能残气量（FRC）降低，闭合容量（CC）增加，这引起了小气道闭合，通气/血流比值失调，并出现生理性肺内分流增加。仰卧位、全身麻醉、肌肉松弛和机械通气都加剧了这些问题的发生，此时膈肌上抬及胸内血容量增加可导致功能残气量进一步降低达50%左右，使得低氧血症进一步恶化[52]。

与开放式手术相比，腹腔镜手术更易导致术中呼吸和循环的变化。气腹会引起肺通气力学和气体交换的异常。就肺功能和血流动力学影响来讲，15mmHg的气腹压力通常为安全上限。在病态肥胖症患者，此压力的气腹会引起中度的呼吸力学改变，但并不伴随明显的肺换气异常。但是，由于肥胖患者腹壁重量的原因，往往需要高于15mmHg的气腹压力，应予以关注。

前述原因（仰卧位、全身麻醉、肌肉松弛）是肥胖患者术中低氧血症的主要因素，而气腹本身并非主因。

在Dumont等人[53]的一项关于病态肥胖症患者行腹腔镜胃成形术中呼吸力学的研究中，18mmHg的气腹压力造成了呼吸系统顺应性降低31%，在潮气量不变的情况下，气道峰值压力增加17%、平台压增加32%，并出现高碳酸血症，而动脉血氧饱和度无明显变化。而气腹解除后，呼吸系统顺应性和肺膨胀所需压力恢复至术前基础值[53]。

肥胖患者行腹腔镜手术的血流动力学变化特点是心输出量增加（源于心率增加），在无明显心血管疾病的患者中，无论是收缩压还是舒张压，都不会明显受到建立气腹和术中体位影响[54]。当然，这些变化与气腹压力值有关，腹腔压力大于20mmHg时，会压迫下腔静脉，减少静脉回流并可降低心输出量。

术后管理

重度肥胖患者，特别是那些有睡眠呼吸暂停综合征的患者，其咽部肌肉对所有麻醉药和镇痛药都很敏感，故其麻醉恢复（即恢复至能保持呼吸道通畅）时间可能会延长。这些患者在完全清醒并指令运动完全恢复时方可拔除气管插管。直立位有助于提高功能残气量和肺的氧合。拔管前，需放置充分润滑的鼻咽导气管。在恢复不甚确切的情况下，应继续维持机械通气直至患者完全清醒。

需行CPAP/BiPAP的患者，应在术后尽早使用，以防肺不张和低氧血症发生。双水平持续气道正压通气会显著改善肥胖患者腹部手术后的肺功能异常[55]。与非肥胖患者相比，肥胖患者全身麻醉后更易出现肺不张，持续时间会超过24小时，而非肥胖患者少有术后肺不张发生[56]。据Phillips等人[57]的研究报告，肥胖个体与非肥胖个体在腹腔镜胆囊切除术后肺部并发症的发生风险并无差异。

睡眠呼吸暂停患者在术后第3天开始恢复快速动眼（REM）睡眠，并伴有呼吸暂停时间延长以及心肌问题的发生[58-59]。因此，应注意对中度至重度睡眠呼吸暂停患者术后的持续严密监护。

患者肌内注射阿片类药物的吸收不稳定。而阻塞性睡眠呼吸暂停及肥胖性低通气综合征患者使用静脉阿片类药物也应格外谨慎。已有肥胖OSA患者以非口服方式给予阿片类药物导致死亡的报道[52]。病人自控镇痛（PCA）是术后最好的镇痛方式。腹腔镜减肥手术较少使用椎管内阻滞进行镇痛，而对于开腹减肥手术，硬膜外阻滞则可获得良好的镇痛作用，并可减少术后肺部并发症。

一些患者在术后会出现胸部食管痉挛样疼痛，感觉类似于心绞痛，使用抗酸药和H_2受体拮抗药治疗有效。

结论

麻醉医师对病态肥胖症患者进行麻醉时会面临一些特殊风险。手术之前，应对所有共存疾病进行评估，并行相应治疗准备以降低麻醉风险。这需要一个多学科模式，手术团队与麻醉医师间应该充分沟通。总之，对于病态肥胖症人群来说，腹腔镜手术具有明显的优势。无论是开放式手术还是腹腔镜手术，对病态肥胖症患者在麻醉时特殊问题的认识和准备将会改善手术预后，并降低麻醉相关并发症。

（杨静 译　徐志鹏 米卫东 审校）

参考文献

1. Buckley FP, Robinson NB, Simonowitz DA, et al. Anaesthesia in the morbidly obese. A comparison of anaesthetic and analgesic regimens for upper abdominal surgery. Anaesthesia (England) 1983;38(9):840–851.
2. Rose DK, Cohen MM. The airway: problems and prediction in 18,500 patients. Can J Anaesth 1994;41:372–383.
3. Wilson ME, Spiegelhalter D, Robertson JA, Lesser P. Predicting difficult intubation. Br J Anaesth 1988;22:969–973.
4. Brodsky JB, Lemmens HJM, Brock-Utne JG, Vierra M, Saidman LJ. Morbid obesity and tracheal intubation. Anesth Analg 2002;94:732–736.
5. Juvin P, Lavaut E, Dupont H, et al. Difficult tracheal intubation is more common in obese than in lean patients. Anesth Analg 2003;97(2):595–600.
6. Hiremath AS, Hillman DR, James AL, Noffsinger WJ, Platt PR, Singer SL. Relationship between difficult tracheal intubation and obstructive sleep apnea. Br J Anaesth 1998;80:606–611.
7. Barsh CI. The origin of pharyngeal obstruction during sleep. Sleep Breathing 1999;3:17–21.
8. Tung A, Rock P. Perioperative concerns in sleep apnea. Curr Opin Anesthesiol 2001;14(6):671–678.
9. Barthel SW, Strome M. Snoring, Obstructive sleep apnea, and surgery. Med Clin North Am 1999;83:85–96.
10. Strollo PJ, Rogers RM. Obstructive sleep apnea. N Engl J Med 1996;334;99–104.
11. Gentil B, Liebhart A, Fleury B. Enhancement of postoperative desaturation in heavy snorers. Anesth Analg 1995;81:389–392.
12. Rennotte MT, Baele P, Aubert G, Rodenstein DO. Nasal continuous positive airway pressure in the perioperative management of patients with obstructive sleep apnea submitted to surgery. Chest 1995;107:367–374.
13. Sharp JT, Henry JP, Sweany SK, et al. The total work of breathing in normal and obese men. J Clin Invest 1964;43:728.
14. Rochester DF, Enson Y. Current concepts in the pathogenesis of the obesity-hypoventilation syndrome, Am J Med 1974;57:402.
15. Hubert HB, Feinleib M, McNamara PM, Castelli WP. Obesity as an independent risk factor for cardiovascular disease: a 26-year follow-up of participants in the Framingham Heart Study. Circulation 1983;67(5):968–977.
16. Alpert MA. Obesity cardiomyopathy: pathophysiology and evolution of the clinical syndrome. Am J Med Sci 2001;321(4):225–236.
17. Contaldo F, Pasanisi F, Finelli C, de Simone G. Obesity,

heart failure and sudden death. Nutr Metab Cardiovasc Dis 2002;12(4):190–197.

18. Wang TJ, Parise H, Levy D, et al. Obesity and the risk of new-onset atrial fibrillation. JAMA 2004;292:2471–2477.
19. Vaughan RW, Bauer S, Wise L. Volume and pH of gastric juice in obese patients. Anesthesiology 1975;43(6):686–689.
20. Harter RL, Kelly WB, Kramer MG, Perez CE, Dzwonczyk RR. A comparison of the volume and pH of gastric contents of obese and lean surgical patients. Anesth Analg 1998;86:147–152.
21. American Society of Anesthesiologists Task Force on Preoperative Fasting. Practice guidelines for preoperative fasting and the use of pharmacologic agents to reduce the risk of pulmonary aspiration: application to healthy patients undergoing elective procedures. Anesthesiology 1999;90(3): 896–905.
22. Clain DJ, Lefkowitch JH. Fatty liver disease in morbid obesity. Gastroenterol Clin North Am 1987;16(2):239–252.
23. Cohen AH. Pathology of renal complications in obesity. Curr Hypertens Rep 1999;1(2):137–139.
24. Nguyen NT, Perez RV, Fleming N, Rivers R, Wolfe BM. Effect of prolonged pneumoperitoneum on intraoperative urine output during laparoscopic gastric bypass J Am Coll Surg 2002;195(4):476–483.
25. Cheymol G. Effects of obesity on pharmacokinetics. Clin Pharmacokinet 2000;39(3):215–231.
26. Servin F, Farinoti R, Harberer JP, et al. Propofol infusion for maintenance of anesthesia in morbidly obese patients receiving nitrous oxide: a clinical and pharmacokinetic study. Anesthesiology 1993;78;657–665.
27. Bentley JB. Pseudocholinesterase activity, and succinylcholine requirement. Anesthesiology 1982;57(1):48–49.
28. Lemmens HJM, Brodsky JB. The dose of succinylcholine in morbid obesity. Anesth Analg 2006;102(2):438–442.
29. Weinstein JA, Matteo RS, Ornstein E, Schwartz AE, Goldstoff M, Thal G. Pharmacodynamics of vecuronium and atracurium in the obese surgical patient. Anesth Analg 1988;67:1149–1153.
30. Juvin P, Vadam C, Malek L, et al. Postoperative recovery after desflurane, propofol, or isoflurane anesthesia among morbidly obese patients: a prospective randomized study. Anesth Analg 2000;91:714–719.
31. Torri G, Casati A, Albertin A, et al. Randomized comparison of isoflurane and sevoflurane for laparoscopic gastric banding in morbidly obese patients. J Clin Anesth 2001; 13(8):565–570.
32. Higuchi H, Satoh T, Arimura S, Kanno M, Endoh R. Serum inorganic fluoride levels in mildly obese patients during and after sevoflurane anesthesia. Anesth Analg 1993;77:1018–1021.
33. Cork RC, Vaughan RW, Bentley JB. General anesthesia for morbidly obese patients—an examination of postoperative outcomes. Anesthesiology 1981;54:310–313.
34. Arain SR, Barth CD, Shankar H, Ebert TJ. Choice of volatile anesthetic for the morbidly obese patient: sevoflurane or desflurane. J Clin Anesth 2005;17(6):413–419.
35. Luc EC, De Baerdemaeker SJ, Nadia MM, et al. Postoperative results after desflurane or sevoflurane combined with remifentanil in morbidly obese patients. Obes Surg 2006;16:728–733.
36. Feld JM, Hoffman WE, Stechert MM, Hoffman IW, Ananda RC. Fentanyl or dexmedetomidine combined with desflurane for bariatric surgery. J Clin Anesth 2006;18(1):24–28.
37. Gaszynski TM, Strzelczyk JM, Gaszynski WP. Postanesthesia recovery after infusion of propofol with remifentanil or alfentanil or fentanyl in morbidly obese patient. Obes Surg 2004;14:498–504.
38. Egan TD, Huizinga B, Gupta SK. Remifentanil pharmacokinetics in obese versus lean patients. Anesthesiology 1998;89:562–573.
39. Salihoglu Z, Demiroluk S, Demirkiran N, Kose Y. Comparison of effects of remifentanil, alfentanil and fentanyl on cardiovascular responses to tracheal intubation in morbidly obese patients. Eur J Anaesthesiol 2002;19(2):125–128.
40. Johns MW. A new method for measuring daytime sleepiness: the Epworth sleepiness scale. Sleep 1991;14(6):540–545.
41. Kaltman AJ, Goldring RM. Role of circulatory congestion in the cardiorespiratory failure of obesity. Am J Med 1976; 60:645–653.
42. Eagle KA, Berger PB, Calkins H, et al. ACC/AHA guideline update for perioperative cardiovascular evaluation for noncardiac surgery—executive summary: a report of the American College of Cardiology/American Heart Association Task Force on Practice Guidelines (Committee to Update the 1996 Guidelines on Perioperative Cardiovascular Evaluation for Noncardiac Surgery). J Am Coll Cardiol 2002;39(3):542–553.
43. McConachie I, Healy TE. ACE inhibitors and anaesthesia. Postgrad Med J 1989;65(763):273–274.
44. Adams JP, Murphy PG. Obesity in anaesthesia and intensive care. Br J Anaesth 2000;85(1):91–108.
45. Brodsky JB, Lemmens HJM, Brock-Utne JG, Saidman LJ, Levitan R. Anesthetic considerations for bariatric surgery: proper positioning is important for laryngoscopy. Anesth Analg 2003;96:1841–1842.
46. Freid EB. The rapid sequence induction revisited: obesity and sleep apnea syndrome. Anesthesiol Clin North Am 2005;23(3):551–564.
47. Freppier J. Airway management using the intubating laryngeal mask airway for the morbidly obese patient. Anesth Analg 2003;96(5):1510–1515.
48. Ezri T, Hazin V, Warters D, Szmuk P, Weinbroum AA. The endotracheal tube moves more often in obese patients undergoing laparoscopy compared with open abdominal surgery. Anesth Analg 2003;96:278–282.
49. Bardoczky GI, Yernault JC, Houben JJ, d'Hollander AA. Large tidal volume ventilation does not improve oxygenation in morbidly obese patients during anesthesia. Anesth Analg 1995;81:385–388.
50. Pelosi P, Ravagnan I, Giurati F, et al. Positive end-expiratory pressure improves respiratory function in obese but not in normal subjects during anesthesia and paralysis. Anesthesiology 1999;91(5):1221–1231.
51. Warner MA, Warner ME, Martin JT. Ulnar neuropathy, incidence outcome and risk factors in sedated or anesthetized patients. Anesthesiology 1994;81:1332–1340.
52. Damia G, Mascheroni D, Croci M, Tarenzi L. Perioperative changes in functional residual capacity in morbidly obese patients. Br J Anaesth 1988;60: 574–578.
53. Dumont L, Mattys M, Mardirosoff C, Vervloesem N, Alle J, Massaut J. Changes in pulmonary mechanics during laparoscopic gastroplasty in morbidly obese patients. Acta Anaes-

thesiol Scand 1997;41(3):408–413.
54. Fried M, Krska Z, Danzig V. Does the laparoscopic approach significantly affect cardiac functions in laparoscopic surgery? Pilot study in non-obese and morbidly obese patients. Obes Surg 2001;11(3):293–296.
55. Joris J, Sottiaux T, Chiche JD, Luten I, Lamy M. Bi-level CPAP (BIPAP) reduces the postoperative restrictive pulmonary syndrome in obese patients after gastroplasty. *Br J Anaesth* 1994;**72**(suppl 1):A111.
56. Eichenberger A, Proietti S, Wicky S, et al. Morbid obesity and postoperative pulmonary atelectasis: an underestimated problem. Anesth Analg 2002;95(6):1788–1792.
57. Phillips EH, Carroll BJ, Fallas MJ, Pearlstein AR. Comparison of laparoscopic cholecystectomy in obese and non-obese patients. Am Surg 1994;60:316–321.
58. Knill RL, Moote CA, Skinner MI, Rose EA. Anesthesia with abdominal surgery leads to intensive REM Sleep during the first postoperative week. Anesthesiology 1990; 73:52–61.
59. Peiser J, Ovnat A, Uwyyed K, Lavie P, Charuzi I. Cardiac arrhythmias during sleep in morbidly obese sleep-apneic patients before and after gastric bypass surgery. Clin Cardiol 1985;8(10):519–521.

第 14 章 肥胖患者气腹状态下的临床问题

Ninh T. Nguyen, Bruce M. Wolfe

临床背景

在 20 世纪 90 年代初，腹腔镜技术在减肥外科手术中的应用被首次报道[1]。随着腹腔镜减肥手术方法，尤其是腹腔镜胃旁路术方法的优化，腹腔镜在减肥外科领域的应用迅速扩大。患者将腹腔镜减肥手术视为一个微创的治疗方法，并且更倾向于接受腹腔镜微创手术治疗病态肥胖症。随着减肥外科需求的增加，学习腹腔镜减肥手术的外科医师数量也在快速增加。提供减肥外科培训的机构数量以及美国减肥外科医师协会（ASBS）的成员数量也在增加。因此，对于进行腹腔镜减肥手术的外科医师来说，了解腹腔镜与开腹手术之间的基本区别，以及气腹在术中可能产生的不良后果十分重要。

腹腔镜与开放减肥手术的根本区别

腹腔镜减肥手术的益处包括较少的组织损伤、更轻的术后疼痛以及快速的术后康复[2]。腹腔镜与开放减肥手术的根本区别在于入路的方法与暴露的方法。开放减肥手术的外科入路一般需要中上腹正中切口，在腹腔镜减肥手术中是通过腹部五个小切口进入腹腔。此外，在开放手术中使用外科拉钩暴露手术视野，而在腹腔镜手术中使用二氧化碳气体暴露术野。二氧化碳（CO_2）气体早在 20 世纪 80 年代末就开始应用于腹腔镜胆囊切除术，并且一直作为腹腔镜手术时气体介质的首选。CO_2 气腹的不良反应包括 CO_2 经腹膜吸收以及由增高的腹内压产生各个器官的血流动力学改变。吸收的 CO_2 可导致高碳酸血症并最终引起全身性酸中毒。已经证实，腹腔镜手术中，当腹内压增加达到 15mmHg 时会导致血管、肾、肝以及心肺系统的改变[3-6]。

气腹对非肥胖人群生理的影响已经有详尽的研究，但是在病态肥胖症患者中的相关研究却很少见。另外，腹腔镜胃旁路术是一个复杂的手术，且往往比大多数其他常见的腹腔手术需要更长的时间。对于患者而言，更长的手术时间意味着更长时间处于气腹引起的不良影响中。因此，腹腔镜减肥外科医师了解病态肥胖症患者气腹的生理影响十分重要。

人工气腹对 CO_2 吸收的影响

造气腹时 CO_2 的使用能够引起全身的吸收以及酸碱平衡的改变。因为 CO_2 的高水溶性与扩散性，使其通常通过腹膜吸收，然后通过肺排出。但是，如果术中肺通气减弱，CO_2 吸收会引起高碳酸血症，甚至酸中毒。术中监测呼气末 CO_2（$ETCO_2$）是反映高碳酸血症的一个重要指标，但是 $ETCO_2$ 水平可能会低估 $PaCO_2$ 水平。Nguyen 等[7]报道在腹腔镜胃旁路（GBP）术时，腹腔注 CO_2 后，$ETCO_2$ 水平增加了 15%，而 $PaCO_2$ 水平增加了 9%；$PaCO_2$ 水平在开放 GBP 中保持不变，而在腹腔镜 GBP 中从 38mmHg 增加到 42mmHg，且 pH 水平有所下降。因此，适当改变呼吸频率、潮气量、每分钟通气量来预防高碳酸血症与酸中毒很有必要。Dumont 等[8]报道腹腔镜胃手术时，病态肥胖症患者每分钟通气量增加 21%。Nguyen 等[7]报道呼吸频率增加 25% 才能抵消 $ETCO_2$ 与 $PaCO_2$ 的上升，这时每分钟通气量可增加 21%。

CO_2 的吸收也增加了肺的 CO_2 排出量。通过测量肺的 CO_2 排出量，Tan 等[9]估计在腹腔镜手术中从腹膜腔吸收的 CO_2 体积范围为 38 ~ 42ml/min。Nguyen 等[7]报道在平静状态下每分钟呼出的 CO_2 总量（VCO_2）范围为 201 ~ 222ml/min。行开放 GBP 时，VCO_2 水平保持稳定，而在腹腔镜 GBP 中 VCO_2 水平增加了 29%。假设在开放 GBP 中测得的 VCO_2 是机体代谢所产生的 CO_2，那么在腹腔镜 GBP 手术过程中吸收的 CO_2 量，为二者之差，因此，估计腹腔镜 GBP 过程中的 CO_2 吸收率范围在 19 ~ 39ml/min。

人工气腹状态下腹内压的升高

气腹导致急性腹内压的升高状态。通常情况下，当腹腔镜 GBP 腹内压设定在 15mmHg 时，能够提供足够的可视手术视野。气腹状态下病理生理的改变可影响机体各个器官，因为正常人腹内压为 5mmHg 或者更小 [10]。相对而言，病态肥胖症患者在基线水平有一个长期升高的腹内压状态 [11]，据报道，肥胖患者腹内压高达 9mmHg[10]，所以可以相信病态肥胖患者对于术中 15mmHg 的腹内压有更好的耐受性，因为这些患者基线水平的腹内压即已较高。

人工气腹对血流动力学的影响

现已证明腹腔镜手术时的人工气腹可以影响平均动脉压和心率。Dexter 等 [12] 报道在腹腔镜胆囊切除术中心率与平均动脉压均有所增加。Meininger 等 [13] 注意到在腹腔镜下前列腺癌根治术中心率增加，但平均动脉压保持稳定。Fried 等 [14] 比较了肥胖与非肥胖人群，发现建立气腹后均出现心率增加，但是肥胖人群心率增加更为显著。此外，Nguyen 等 [15] 报道了在腹腔镜与开放 RYGB 中，病态肥胖患者心率与平均动脉压都有所增加。

人工气腹对肝功能的影响

腹腔镜术后会出现肝酶谱的一过性升高，但并没有发现不良的临床后果 [16-17]。Halevy 等 [16] 报道腹腔镜胆囊切除术后肝转氨酶（丙氨酸氨基转移酶与天冬氨酸氨基转移酶）水平升高，但在术后 72 小时恢复正常。这一临床现象的机制之一是腹内压升高对门静脉血流产生影响。这一机制对于病态肥胖症患者尤其重要，因为这些患者往往本身存在基础的肝病。例如，Gholam 等 [18] 报道 84% 接受 RYGB 的患者有肝脂肪变性，Spaulding 等 [19] 也报道病态肥胖患者非酒精性脂肪肝的患病率达到 56%。

人工气腹对肥胖患者肝功能影响的研究较少。Nguyen 等 [20] 报道腹腔镜 GBP 后肝转氨酶水平在 24 小时达到高峰，升高 6 倍，而在术后第 3 日回到基线水平。肝转氨酶水平升高意味着急性肝损伤。术后肝功能异常的机制，包括手术时对肝的直接损伤、全身麻醉药的使用以及升高的腹内压对门静脉血流的影响。手术时对肝直接损伤的发生是由于电灼或肝机械牵拉引起。某些通过肝代谢的麻醉药有肝毒性，可导致转氨酶异常升高。已证明人工气腹时腹内压快速升高到 15mmHg，可引起门静脉血流的减少，因为正常门静脉压通常小于 10mmHg[21]。气腹状态下门静脉血流减少可能引起肝灌注不足与急性肝损伤。在一项腹腔镜胆囊摘除术的临床研究中，Jakimowics 等 [3] 报道腹腔注气达到 14mmHg 时门静脉血流降低 53%。虽然肝转氨酶在腹腔镜 GBP 后出现急性升高，但肝功能正常的病态肥胖症患者，建立人工气腹仍然是安全的。对于有既往肝功能障碍（如肝硬化）的肥胖患者，还需更加深入的研究，以明确腹腔镜 GBP 手术时建立人工气腹的安全性。

人工气腹对术中呼吸力学的影响

在腹腔镜手术中，当腹内压达到 15mmHg 时能够对术中呼吸力学产生不良影响。已经证实，建立人工气腹在降低呼吸顺应性的同时，也增加气道压力。这一生理变化的机制是腹内压增高以及膈肌向头侧上移。呼吸系统的顺应性由肺和胸壁的顺应性组成。Lindgren 等 [22] 比较了在行胆囊摘除术时通过腹壁提升方法或建立人工气腹对呼吸力学影响，结果发现，腹壁提升方法比人工气腹有更好的呼吸顺应性，对于病态肥胖症的患者，也是如此。Nguyen 等 [7] 报道在腹腔镜及开放 GBP 中呼吸顺应性均有明显降低。但是，腹腔镜 GBP 比开放 GBP 的呼吸顺应性降低更为明显（分别降低 42% 和 29%）。开放 GBP 中呼吸顺应性的降低可能是由于使用腹壁撑开器的原因，而腹腔镜手术时呼吸顺应性的降低则可能是由于腹内压增高与膈肌向头侧上移所致。

腹腔镜中腹内压的增高也增加了气道压力。在机械通气保持不变的情况下，腹腔镜手术中吸气压峰值能够增加 17% ~ 109%[23]。Galizia 等 [24] 报道进行腹腔镜胆囊切除术时患者的吸气压峰值（PIP）有显著增加，但是在开放手术或以腹壁提升方法进行腹腔镜胆囊切除术的患者 PIP 没有变化。在病态肥胖症患者，Nguyen 等 [7] 报道开放 GBP 的患者 PIP 没有明显变化，但腹腔镜 GBP 患者 PIP 增加 12%，由此而引起潮气量降低 7%。

人工气腹对肾功能的影响

腹内压急性增高已被证明会损害肾功能。Kron 等[25]报道腹内压快速升高超过 25mmHg 会引起急性肾功能不全，并且在腹内压降低时能立即改善肾功能。即使在腹腔镜手术时增高腹内压至 15mmHg，也会对肾功能产生损害。另外，已证明腹腔镜术中会出现少尿[26-27]。在腹腔镜肾上腺切除术与免气腹腔镜肾上腺切除术对照试验中，Nishio 等[26]证明在腹部注气后尿量减少，而减压后，尿量回升。McDougall 等[28]证实在猪模型中，术中少尿程度依赖于腹内压增高的水平。气腹对肥胖患者肾功能影响的研究较少。Nguyen 等[29]报道腹腔镜 GBP 在 15mmHg 的气腹状态下，尿量会显著减少，对比而言，开放 GBP 中尿量则保持恒定。腹腔镜 GBP 中尿量比开放 GBP 减少 31% ~ 64%[29]。

腹腔镜手术中尿量减少的可能机制有如下几点：首先，人工气腹的直接压力会影响肾皮质血供，Chiu 等[5]在猪模型中证实腹腔注气 15mmHg 时肾皮质血流灌注下降 60%，而在气腹解除后肾皮质血流灌注回到注气前水平；其次，气腹对肾血管存在直接压力影响，会导致肾血流的减少，Are 等[30]以实验猪为模型，通过放射性微球技术测量肾血流，发现气腹状态下，肾血流减少 36%；最后，腹腔镜手术中抗利尿激素（ADH）的释放，能调节人体渗透压以及增高血清血管升压素水平。ADH 增加远端肾管对水分的重吸收以及尿的浓缩。Ortega 等[31]报道腹腔镜胆囊切除术比开腹胆囊切除术患者的血清 ADH 浓度更高。Nguyen 等[29]发现对肥胖患者行腹腔镜 GBP 时，血清 ADH 水平可增高 4 倍。

尽管术中出现少尿，人工气腹的临床应用仍被认为是安全的，因为没有围术期肾损害的证据。Nishio 等[26]与免气腹腔镜肾上腺切除术相比，腹腔镜肾上腺切除术后血清肌酐并没有改变。Nguyen 等[29]也报道腹腔镜 GBP 的患者血中尿素与血清肌酐水平没有显著变化，此外腹腔镜 GBP 术后第一天（150 ± 59ml/min）及第二天（145 ± 41ml/min）的肌酐清除率均在正常范围。

人工气腹状态下的静脉淤滞

根据 Virchow 的理论，发生下肢深静脉血栓（DVT）的风险因素有内皮细胞损伤、血液高凝状态或者静脉淤滞。虽然腹腔镜手术相较于开放手术发生 DVT 的相关风险尚未知，但是气腹中腹内压增加对股静脉的影响可能是一个问题。许多专家已报道增加的腹内压以及头高脚低位可能造成静脉淤滞[32-33]。应用腹腔镜通常将腹内压增加到 15mmHg，这会对下腔静脉与髂静脉产生直接压力影响，并且减慢下肢静脉血流。由于腹部脏器重力与压力对髂静脉的影响，头高脚低位也会减少股静脉血流，从而促进静脉淤滞[32]。Millard 等[33]在一项腹腔镜胆囊切除术的研究中报道气腹结合 30° 头高脚低位能降低股静脉收缩期峰值流速达 42%。Ido 等[32]也报道腹部注气能显著降低股静脉流速，结合头高脚低位会产生累加效应。肥胖患者中也有相同结果报道。Nguyen 等[34]报道腹腔镜 GBP 患者增加的腹内压与头高脚低位是降低股静脉收缩期峰值流速的独立因素。腹腔镜 GBP 增加的腹内压在 15mmHg 时可使收缩压峰值流速明显下降，并且增加股静脉的横截面积。气腹结合头高脚低位存在累加效应并且可使股静脉收缩期峰值流速下降到基线值的 57%[34]。

腹腔镜手术中使用连续压迫装置能够逆转股静脉收缩期峰值流速的降低[35]。连续压迫装置能够提供一个从脚踝到大腿的连续压力梯度。压力梯度可加速血流，促进静脉排空，从而达到预防静脉淤滞的目的。Millard 等[33]与 Schwenk 等[35]报道在腹腔镜胆囊切除术中使用连续压迫装置，逆转了股静脉收缩期峰值流速的下降，并且可恢复到基线值。对比而言，在病态肥胖症患者中使用连续压迫装置，仅有部分有效增加了股静脉收缩期的峰值流速。Nguyen 等[34]报道使用连续压迫装置对股静脉收缩期峰值流速下降的改善达到 45%，但是，仍然低于基线 38%。在病态肥胖症患者中使用连续压迫装置无法提高股静脉收缩期峰值流速，这是由于患者大腿和小腿更为粗大[34]。因此，对于进行腹腔镜手术的病态肥胖症患者 DVT 的预防应该包括连续压迫装置与抗血栓措施的联合应用。

人工气腹对心功能的影响

建立人工气腹对非肥胖患者心功能和血流动力学的影响，尽管已有很多研究，然而，临床结果各异。对于心功能及血流动力学的研究方法包括术中应用 Swan-Ganz 漂浮导管，以及经食管超声心动图。一些研究表明气腹状态下心输出量会下降 [36-37]，而也有一些研究证明没有变化 [38-39]。Westerband 等 [37] 报道在进行腹腔镜胆囊切除术时患者心脏指数下降 30%。Joris 等 [36] 也证实建立气腹即刻心脏指数较术前下降 20%，在气腹消除后又恢复正常。相反，Kraut 等 [38] 与 Dorsay 等 [39] 对腹腔镜胆囊切除术患者使用经食管超声心动图检测心输出量并没有变化。

气腹对肥胖患者心功能影响的研究较少。Fried 等 [14] 对比了 6 个肥胖患者与 6 个正常体重患者接受腹腔镜手术时心功能的研究，结果显示，病态肥胖症患者心输出量在腹部注气后有所增加。在一个对病态肥胖症患者进行腹腔镜与开放 GBP 的大规模研究中，Nguyen[15] 观察到接受腹腔镜手术的患者，在腹腔注气后心输出量下降 6%，同时每搏输出量也从基线下降 8%。对比观察非肥胖患者结果，肥胖患者研究表明气腹状态下极少出现心功能下降。我们推测与非肥胖患者相比，由于肥胖患者腹内压长期增高，使得肥胖患者在腹部注气到 15mmHg 时有更好的耐受性。

尽管心功能改变的主要机制是腹内压的增加，但是其他因素也可能起作用，包括头高脚低位、高碳酸血症以及低血容量。Ho 等 [40] 应用动物模型发现出现心血管功能抑制是由于全身性酸中毒。高碳酸血症与酸中毒的结合能够降低心肌收缩力。但是，Declan Fleming 等 [41] 表明即使应用氦气建立人工气腹，也可减少心输出量，这意味着腹内压的增高是心功能抑制的主要原因。另外，临床实践中，通过增加每分钟通气量可以避免高碳酸血症，中度的 $PaCO_2$ 上升不致引起心脏抑制。Joris 等 [36] 证实，在健康成人中，与仰卧位相比，头高脚低位可使心脏指数降低 18%。低血容量可以作为解释气腹状态下心输出量减少的另一个原因。增加的腹内压也能通过阻碍静脉回流而降低心脏前负荷。因此，患者术前正常的血容量对于减轻人工气腹造成的心脏抑制非常重要。

由腹内压增高引起心输出量降低的生理机制与全身血管阻力增加有关。Declan Fleming 等 [41] 报道在腹部注气到 15mmHg 时全身血管阻力明显增加，而当气腹解除时，全身血管阻力降低。在开放与腹腔镜 GBP 对照试验中，Nguyen 等 [15] 注意到接受开放 GBP 的患者的全身血管阻力没有改变，但是腹腔镜 GBP 中，当腹腔注气后，全身血管阻力迅速增加，在气腹建立 1.5h 后恢复到基线水平。全身血管阻力增加的时序与心输出量及每搏输出量降低的时序相吻合。这些研究结果表明全身血管阻力的增加是导致心输出量减少的主要因素。另外，气腹建立后心脏抑制往往是短暂的。Zuckerman 与 Heneghan[42] 在腹腔镜胆囊切除术的研究中，报道心输出量与心指数在腹部注气后迅速下降，但在此后 10 ~ 15min 又回到基线水平。Nguyen 等 [15] 则报道在短暂的心脏抑制后心输出量恢复，并且在腹部注气后 2.5h 增加超过基线水平；而在气腹解除后，心输出量增加并超过基线水平 42.8%。

结论

目前腹腔镜减肥手术是病态肥胖症治疗的常用方法。从事肥胖外科的医生应当了解病态肥胖症患者气腹状态下的生理改变及临床转归。建立人工气腹可引起 CO_2 的吸收以及腹内压增高这两个不良的生理变化。腹腔中 CO_2 的吸收能够导致高碳酸血症与机体酸碱平衡紊乱，必须对机械通气进行适当的改变，以尽可能减小这些生理变化。腹内压增加则对呼吸力学、股静脉血流、肾、心以及肝功能产生不良影响。腹内压增加可降低呼吸顺应性，并增加气道阻力。增加的腹内压也降低了股静脉收缩期峰值流速，并加重静脉淤滞。临床上，腹腔镜手术中尿量往往减少，产生这一结果的一个机制是由腹内压引起的肾血流量下降。增加的腹内压也能降低心输出量，这与全身血管阻力增加相关。肝转氨酶的改变可能与气腹状态下门静脉血流下降有关。尽管气腹可对人体生理造成一些不良影响，但腹腔镜减肥手术仍被认为是安全的。但是作者并不主张对于已患有严重肾、肝、心或呼吸功能不全的肥胖患者采取腹腔镜方法治疗。

（田跃 译　童卫东 审校）

参考文献

1. Wittgrove AC, Clark GW, Tremblay LJ. Laparoscopic gastric bypass, Roux-en-Y: preliminary report of five cases. Obes Surg 1994;4:353–357.
2. Nguyen NT, Goldman C, Rosenquist CJ, et al. Laparoscopic versus open gastric bypass: a randomized study of outcomes, quality of life, and costs. Ann Surg 2001;234:279–289.
3. Jakimowics J, Stultiens G, Smulders F. Laparoscopic insufflation of the abdomen reduces portal venous flow. Surg Endosc 1998;12:129–132.
4. Beebe DS, McNevin MP, Crain JM, et al. Evidence of venous stasis after abdominal insufflation for laparoscopic cholecystectomy. Surg Gynecol Obstet 1993;176:443-447.
5. Chiu AW, Chang LS, Birkett DH, Babayan RK. The impact of pneumoperitoneum, pneumoretroperitoneum, and gasless laparoscopy on the systemic and renal hemodynamics. J Am Coll Surg 1995;181:397–406.
6. Hirvonen EA, Poikolainen EO, Paakkonen ME, Nuutinen LS. The adverse hemodynamic effects of anesthesia, head-up tilt, and carbon dioxide pneumoperitoneum during laparoscopic cholecystectomy. Surg Endosc 2000;14:272–277.
7. Nguyen NT, Anderson J, Fleming NW, Ho HS, Jahr J, Wolfe BM. Effects of pneumoperitoneum on intraoperative respiratory mechanics and gas exchange during laparoscopic gastric bypass. Surg Endosc 2004;18:64–71.
8. Dumont L, Mattys M, Mardirosoff C, et al. Changes in pulmonary mechanics during laparoscopic gastroplasty in the morbidly obese patient. Acta Scand Anesth 1997;41: 408–413.
9. Tan PL, Lee TL, Tweed WA. Carbon dioxide absorption and gas exchange during pelvic laparoscopy. Can J Anaesth 1992;39:677–681.
10. Sanchez NC, Tenofsky PL, Dort JM, Shen LY, Helmer SD, Smith RS. What is normal intra-abdominal pressure? Am Surg 2001:67:243–248.
11. Nguyen NT, Lee SL, Anderson JT, et al. Evaluation of intra-abdominal pressure after open and laparoscopic gastric bypass. Obes Surg 2001;11:40–45.
12. Dexter SP, Vucevic M, Gibson J, McMahon MJ. Hemodynamic consequences of high- and low-pressure capnoperitoneum during laparoscopic cholecystectomy. Surg Endosc 1999;13:376–381.
13. Meininger D, Byhahn C, Bueck M, et al. Effects of prolonged pneumoperitoneum on hemodynamics and acid-base balance during totally endoscopic robot-assisted radical prostatectomies. World J Surg 2002;26:1423–1427.
14. Fried M, Krska Z, Danzig V. Does the laparoscopic approach significantly affect cardiac functions in laparoscopic surgery? Pilot study in non-obese and morbidly obese patients. Obes Surg 2001;11:293–296.
15. Nguyen NT, Ho HS, Fleming NW, et al. Cardiac function during laparoscopic vs open gastric bypass: a randomized comparison. Surg Endosc 2002;16:78–83.
16. Halevy A, Gold-Deutch R, Negri M, et al. Are elevated liver enzymes and bilirubin levels significant after laparoscopic cholecystectomy in the absence of bile duct injury? Ann Surg 1994;219:362–364.
17. Saber AA, Laraja RD, Nalbandian HI, Pablos-Mendez A, Hanna K. Changes in liver function tests after laparoscopic cholecystectomy: not so rare, not always ominous. Am Surg 2000;66:699–702.
18. Gholam PM, Kotler DP, Flancbaum LJ. Liver pathology in morbidly obese patients undergoing Roux-en-Y gastric bypass surgery. Obes Surg 2002;12:49–51.
19. Spaulding L, Trainer T, Janiec D. Prevalence of non-alcoholic steatohepatitis in morbidly obese subjects undergoing gastric bypass. Obes Surg 2003;13:347–349.
20. Nguyen NT, Braley S, Fleming NW, Lambourne L, Rivers R, Wolfe BM. Comparison of postoperative hepatic function after laparoscopic versus open gastric bypass. Am J Surg 2003;186:40–44.
21. Jakimowics J, Stultiens G, Smulders F. Laparoscopic insufflation of the abdomen reduces portal venous flow. Surg Endosc 1998;12:129–132.
22. Lindgren L. Koivusalo AM, Kellokumpu I. Conventional pneumoperitoneum compared with abdominal wall lift for laparoscopic cholecystectomy. Br J Anaesth 1995;75:567–572.
23. Sharma KC, Brandstetter RD, Brensilver JM, Jung LD. Cardiopulmonary physiology and pathophysiology as a consequence of laparoscopic surgery. Chest 1996;110: 810–815.
24. Galizia G, Prizio G, Lieto E, et al. Hemodynamic and pulmonary changes during open, carbon dioxide pneumoperitoneum and abdominal wall-lifting cholecystectomy. Surg Endosc 2001;15:477–483.
25. Kron IL, Harman PK, Nolan SP. The measurement of intra-abdominal pressure as a criterion for abdominal re-exploration. Ann Surg 1984;199:28–30.
26. Nishio S, Takeda H, Yokoyama M. Changes in urinary output during laparoscopic adrenalectomy. BJU Int 1999;83: 944–947.
27. Harman PK, Kron IL, McLachlan HD, Freedlender AE, Nolan SP. Elevated intra-abdominal pressure and renal function. Ann Surg 1982;196:594–597.
28. McDougall EM, Monk TG, Wolf JS, et al. The effect of prolonged pneumoperitoneum on renal function in an animal model. J Am Coll Surg 1996;182:317–328.
29. Nguyen NT, Perez RV, Fleming N, Rivers R, Wolfe BM. Effect of prolonged pneumoperitoneum on intraoperative urine output during laparoscopic gastric bypass. J Am Coll Surg 2002;195:476–483.
30. Are C, Kutka M, Talamini M, et al. Effect of laparoscopic antireflux surgery upon renal blood flow. Am J Surg 2002;183:419–423.
31. Ortega AE, Peters JH, Incarbone R, et al. A prospective randomized comparison of the metabolic and stress hormonal responses of laparoscopic and open cholecystectomy. J Am Coll Surg 1996;183:249–256.
32. Ido K, Suzuki T, Kimura K, et al. Lower-extremity venous stasis during laparoscopic cholecystectomy as assessed using color Doppler ultrasound. Surg Endosc 1995;9:310-313.
33. Millard JA, Hill BB, Cook PS, Fenoglio ME, Stahlgren LH. Intermittent sequential pneumatic compression in prevention of venous stasis associated with pneumoperitoneum during laparoscopic cholecystectomy. Arch Surg 1993;914-919.
34. Nguyen NT, Cronan M, Braley S, Rivers R, Wolfe BM. Duplex ultrasound assessment of femoral venous flow during laparoscopic and open gastric bypass. Surg Endosc 2001;192:469–476.
35. Schwenk W, Bohm B, Fugener A, Muller JM. Intermittent

pneumatic sequential compression (ISC) of the lower extremities prevents venous stasis during laparoscopic cholecystectomy. A prospective randomized study. Surg Endosc 1998;12:7-11.
36. Joris JL, Noirot DP, Legrand MJ, Jacquet NJ, Lamy ML. Hemodynamic changes during laparoscopic cholecystectomy. Anesth Analg 1993;76:1067–1071.
37. Westerband A, Van De Water JM, Amzallag M, et al. Cardiovascular changes during laparoscopic cholecystectomy. Surg Gynecol Obstet 1992;175:535–538.
38. Kraut EJ, Anderson JT, Safwat A, Barbosa R, Wolfe BM. Impairment of cardiac performance by laparoscopy in patients receiving positive end-expiratory pressure. Arch Surg 1999;134:76–80.
39. Dorsay DA, Greene FL, Baysinger CL. Hemodynamic changes during laparoscopic cholecystectomy monitored with transesophageal echocardiography. Surg Endosc 1995; 9:128–133.
40. Ho HS, Saunders CJ, Gunther RA, Wolfe BM. Effector of hemodynamics during laparoscopy: CO_2 absorption or intra-abdominal pressure? J Surg Res 1995;59:497–503.
41. Declan Fleming RY, Dougherty TB, Feig BW. The safety of helium for abdominal insufflation. Surg Endosc 1997;11: 230–234.
42. Zuckerman RS, Heneghan S. The duration of hemodynamic depression during laparoscopic cholecystectomy. Surg Endosc 2002;16:1233–1236.

第 15 章　Y 型胃旁路术后评估、档案管理及随访

Edward C. Mun, Vivian M. Sanchez 和 Daniel B. Jones

减肥手术是一个较为复杂的手术，患者通常有多种合并症，手术风险较大。细致的术后评估和管理可避免一些可预防并发症的发生，早期识别和治疗术后并发症可以挽救患者生命，建立患者档案和长期随访可以防止并发症的发生并监控手术的结果。出于这些原因，美国减肥外科协会（ASBS）为进行减肥手术的医疗中心制订了严格的指导方针，包括如下三个主要要求：①中心应该有一个完整的方案，由多学科的医务人员包括外科医师、减肥内科医生、护士、心理学家、理疗师、营养师和其他专家，来共同完成患者术前和术后的监护；②应该记录并保留术后至少 5 年的病历，并要求按照严格程序随访至少 50%（接受以限制摄食量为主的术式）和 75%（以减少营养吸收为主的术式）的患者；③新的外科医师在最初的 6 个月必须对他们完成的减肥手术的临床结果进行评估。术后的临床路径管理方案可能会有助于进一步提高医疗质量，同时缩短住院时间（LOS）和减少成本[1-2]。这一章将主要讨论术后评估和管理的问题。

住院期间的术后评估

减肥手术后，很少有患者需要在重症监护室（ICU）过渡，但是 ICU 室应该有监护这类患者的设施。有严重心肺功能异常的患者，例如瓣膜性心脏病、冠状动脉疾病和心力衰竭，术后可能需要使用心电图和 Swan-Ganz 导管进行血流动力学监测。对于有严重阻塞性和限制性肺疾病的患者，术后保留气管插管并延迟拔管可能对患者更有益。然而，在手术结束后，绝大多数患者可以在手术室安全地拔除气管插管，在送回普通病房之前，只需在术后恢复室密切监测呼吸和血流动力学，例如生命体征、血氧饱和度、尿量等。

如果在术后即刻就注意到有任何急性出血或呼吸衰竭的迹象，则需要立即进行再探查或再次气管插管。通过观察血压、心率、尿量和皮肤毛细血管充盈来密切监测是否有血容量减少的征象。如果放置引流管或者造瘘（如胃造瘘术），要严密观察引流液的量和性质（血性还是浆液性）。如果失血量多时应该连续监测红细胞压积。对于活动性出血的患者应该检查凝血功能，并给予适当的凝血因子以控制出血。需要密切监测血氧饱和度、呼吸频率、外周发绀程度、呼吸功能以确定自主呼吸是否充分。如果怀疑低氧血症或高碳酸血症存在，应该检查动脉血气。因为许多病态肥胖症患者本来就有缺氧和高碳酸血症，记录这些高风险患者的术前的检查值可有助于确定术后呼吸功能不全的程度。

阻塞性睡眠呼吸暂停（OSA）的患者需要在术后即刻施加经鼻的持续气道正压（CPAP）或复式的气道正压，这已被证明可以减少气管切开术的需要[3]。怀疑存在严重的阻塞性睡眠呼吸暂停的患者，术前应该进行睡眠研究，在手术之前必须配备适当的装置，这样在术后即有合适尺寸的面罩可供使用。尽管是正压，CPAP 不会使术后发生吻合口瘘的概率增加[4]。有哮喘病史的患者应该在术中和术后给予足够长时间的支气管扩张药治疗，以减少术后肺部并发症，并在恢复室就应该开始频繁地听诊肺部。

病人自控镇痛（PCA）中吗啡或者其他麻醉药的应用，在术后恢复室即可开始使用。减肥手术后，在镇痛和镇静效果方面，PCA 似乎是安全的，且优于肌内注射（IM）[5]。以酮咯酸作为接受减肥手术患者的麻醉药可以帮助减少恶心、呕吐的发生率，并在术后促进患者从麻醉状态快速苏醒[6]。除非有特定禁忌证存在，酮咯酸可以作为 PCA 的辅助用药，它可减轻术后疼痛。

许多外科医师在术后会尽早拔除鼻胃管（NGT）或者甚至完全避免使用鼻胃管。对于剖腹手术后的患者，留置 NGT 与不适感[7]、肺不张、肺炎[8-9]有关，

并可增加胃食管反流[10]。在一项研究中，Y 型胃旁路术（RYGB）后常规应用 NGT 减压对预防术后并发症并无益处[11]。当胃旁路术发生肠梗阻时，尽量避免使用 NGT，由于术后胃肠解剖的变化，它可增加胃肠穿孔的风险，且不能有效达到胃肠充分减压的目的。

一旦从 ICU 或术后恢复室转出，大多数患者在病房观察 2～3 天便可出院。这一时期可以发生一些严重并发症，所以需要小心，尽早发现可能出现的并发症迹象。

肺栓塞仍是胃旁路术后导致死亡的首要原因[12]，因此，在术后当晚应鼓励患者尽早下床活动。虽然没有围术期预防肺栓塞的共识，但许多医生为患者使用气动压装置（Pneumoboots）以及皮下注射肝素[13]。低分子肝素可能比普通肝素更有效，然而大剂量使用时，出血风险也增加。比较腹腔镜手术与传统开腹手术，由于腹腔镜手术当中要求将患者摆放成头高脚低位，并需人工造气腹，因而静脉淤滞的情况较为严重[14]，然而二者肺栓塞的发生率并没有差异[12, 15-17]。尚没有循证文献能推荐一个预防深静脉血栓形成（DVT）或肺栓塞（PE）的最佳方法。

出现氧饱和度低、呼吸急促、胸痛、呼吸费力、腿肿胀与疼痛的患者应该针对 PE 和 DVT 进行检查。可以应用 CT 血管造影（CTA）、肺血管造影或双下肢扫描进行诊断，肺扫描的特异性不高。然而有些患者由于体型过大，可能无法进行这些诊断检查。如果经检查确认或者临床高度怀疑肺栓塞或深静脉血栓形成，则应该立即用肝素抗凝治疗，然后使用华法林。对于少部分一些具有抗凝治疗禁忌证的患者，可以使用下腔静脉滤网以预防血块栓塞。那些有血栓栓塞疾病史、静脉淤滞病史或行动不便（如需坐在轮椅上）的患者，肺栓塞发生风险高，所以在出院后，肝素的应用可能还需要持续一段时间。

在关注肺栓塞的同时，胃肠瘘可能被忽略而造成诊断不及时。胃旁路术需要多个部位的消化道重建吻合，任何部位缝合或钉线不严密，就有可能引起胃肠瘘。胃肠瘘所继发的腹膜炎可引起严重的情况甚至死亡。在最近报道的腹腔镜手术调查中，胃肠瘘的发生率为 0%～5.1% 不等，与开放手术相似[15-21]。由于胃肠瘘的症状和体征在为抑制术后疼痛而注射镇静药的患者身上非常不特异，所以在术后早期应该留意吻合口瘘的线索和症状，与胃肠瘘有关的最敏感的一些表征是心动过速和呼吸受限，如果出现不明原因的心动过速（尤其是心率大于 120 次 / 分）、呼吸窘迫、发热、剧烈疼痛或压痛、尿量少、低血压等迹象，应早期怀疑胃肠瘘的可能[22]。上消化道造影（UGI）或增强 CT 有助于对胃肠瘘进行诊断[22-25]。如果检查结果为阴性，而临床高度怀疑胃肠瘘，也并不妨碍外科医师进腹探查。

如果胃肠瘘导致血流动力学不稳定或败血症，应该立即手术（开腹或腹腔镜），冲洗腹膜污染，充分引流感染区域，寻找并修补腹腔内的缺损，应用广谱抗生素以及行胃造口术放置引流和营养管。在患者症状很轻且没有血流动力学不稳定的情况下，胃肠瘘可以通过经皮引流、抗生素治疗、肠外营养（TPN）和 / 或胃造口术放置营养管来处理。此外，在初次手术时留置闭合的引流管，例如 Jackson-Pratt 管，可以有助于控制小的胃肠瘘，从而避免二次手术。

急性胃扩张是一种罕见的但有可能发生的破坏性并发症。如果术后出现麻痹性肠梗阻和末梢机械性阻塞，远端残胃将变成一个盲袋并可能胀大。对沿着胃小弯走行的迷走神经纤维的医源性损伤可导致胃排空障碍。残胃进一步的膨胀可能最终导致其破裂，溢出大量胃内容物，混有酸、胆汁、胰酶和细菌的污染物可引起严重的腹膜炎。其有毒性的内容物结合大量的培养基使这种并发症比胃空肠吻合口瘘更为严重。应该在术后早期认真对待上腹部饱胀感、膨胀、鼓响、打嗝等，应用肾、输尿管、膀胱（KUB）X 线检查或 CT 扫描检查有无大的胃泡。虽然对于大多数外科医师来说，在最初的胃旁路术中对残胃的造口术不常规应用，残胃的引流可以防止这个罕见的但有时却致命的并发症，老年人、晚期糖尿病患者以及在修正性手术后不能肯定迷走神经功能的完整性的患者、胃排空减慢的患者，应该考虑应用残胃引流。

手术区域、吻合口或吻合钉造成的出血可能发生在胃肠管腔内，可表现为呕血、黑便和便血，伴有或不伴血流动力学不稳定。大多数吻合口出血会自发停止，在有凝血功能障碍时应纠正凝血功能，或者输血液制品。有一些有趣的报道，胃镜检查同时注射硬化剂可以成功控制急性吻合口出血。在术后 4 周内常规应用抗组胺药，然而目前尚不清楚这是否能降低吻合口溃疡的发病率[26]。腹腔内出血很难发现，如果患者有面色苍白、心动过速、低血压或引流液呈血性等表现时，就应该怀疑腹腔内出血的可能。一般来说，缓慢的术后出血可以通过输血解决，然而，活动性出血或血流动力学不稳定时，应该立即进腹探查。

随机研究表明，开放手术比腹腔镜胃旁路术更易出现伤口感染（发生率分别为 10.5% 和 1.3%）[19]。这类手术是清洁手术，但可能被胃和肠道菌群所污染，细菌在手术中的直接接种可能增加感染几率，并在术后早期有所表现。大多数开放手术患者出现相当大的皮下积液，如果皮肤缝合不理想可能导致二次感染。尽管腹腔镜手术后伤口感染较为少见[19, 21]，切除的部分胃肠组织，在通过操作孔牵出时，可能造成污染。因此，术后应仔细检查所有切口，并留意伤口感染的迹象，如切口发红、波动感、脓性分泌物等。应该指导患者在出院后如何发现并判断一些伤口感染的迹象。

测定肺活量和下床活动是预防和治疗肺不张的很好方法。鼓励并帮助患者在术后当天下地活动。如果患者有持续性的体温偏低，尤其有排痰性咳嗽，除了积极进行肺部理疗外，还应该行胸部 X 线检查和痰培养以排除肺炎。

在术后早期，无并发症的患者即开始按照方案进食（表 15-1）。不同的手术方法，进食方案也有所不同，不过一般来说，患者以清流质开始，并逐步发展为普食。为避免患者发生脱水，作者强调频繁少量地喝水。在术后最初 3 周，患者保持高蛋白、低脂肪流质饮食。流食可以提供足够的水分、蛋白质和热量的需求。逐步添加固体食物，以避免咀嚼不充分的食物刺激胃肠道而引起恶心和呕吐。因为胃小囊无法像完好的胃一样具有足够的机械研磨功能，最初固体食物必须要制成浓浆样，或充分咀嚼以便于通过狭窄的胃肠道。药物也应该被压碎或换成液态形式的药物。术前和术后对患者进行营养指导，对避免频繁的恶心和呕吐至关重要。

表 15–1　胃旁路术后饮食

阶段	饮食类型	实例	地点	时间	摄入量
Ⅰ	啜饮	水	医院	术后第 1d	30ml/h
Ⅱ	清流质	肉汤、无糖饮料、矿泉水、不含咖啡因的茶	医院	术后第 2d	准备 90ml（30ml/h）
Ⅲ	流食，高蛋白	无糖流质早餐、低脂牛奶、酸奶、低脂牛奶做的汤、棒冰	医院或家中	术后第 2d 至术后 3 周	每日 3 ~ 5 餐，总热量 600 ~ 800kcal，蛋白质：60 ~ 80g/d，液体 3L/d
Ⅳ	固体浓浆，高蛋白、低糖	蛋白奶昔、绞碎的牛肉、鱼肉、鸡蛋白、豆腐	家中	术后第 21 ~ 27d 及之后的 4 周	每日 4 ~ 6 餐
Ⅴ	改良的脂肪和食物纤维、低糖、高质量蛋白	和第Ⅳ阶段一样，以及鸡肉、火鸡、奶酪、猪肉、酸奶	家中	术后第 60d	每日 4 ~ 6 餐

术后应该尽早恢复术前的药物。如果可能，术后早期尽量使用液体形式的药物。在这段时期应该密切监测患者的心理健康，术前如果服用抗抑郁药，术后也应恢复使用，以避免抑郁症。Y 型胃旁路术后 2 型糖尿病改善迅速，且不依赖于体重减轻。应以掌上型血糖仪多次测量患者的血糖水平。口服降糖药和长效胰岛素通常在术后停用，以预防低血糖。大多数患者可以逐渐减少短效普通胰岛素的用量，并在出院前确定好患者出院后的日需胰岛素剂量。高血压也可在术后得到快速改善。许多患者在出院时，服用降压药的种类和数量会有减少。一般来说，不应该突然停用利尿药，否则患者可能出现液体潴留。

术后随访

术后早期随访

如果术后没有主要并发症，当患者可以进足够的水并且术后疼痛得到控制时，患者便可以出院。与患者仔细说明术后注意事项，并且安排预约随访日期，随访医生包括外科医师、营养师、心理咨询师和家庭医生。在术后第一年，患者应该每隔一段时间到门诊接受随访。

摄入足够的水分在术后早期是极其重要的。应该仔细告诉患者在这一阶段如何摄入液体和营养。

随访时，应该仔细评估生命体征、外周血管灌注、体位性低血压等。也应该了解患者每日尿量和频率。如果怀疑脱水，要检查电解质和尿酮体；一旦确认，应积极给予静脉补液治疗。

虽然减肥手术后的饮食管理各中心不大一样，然而均会遵循从液体向固体食物循序渐进过渡的方式。如果患者出现吞咽困难，尤其是当持续加重时，应高度怀疑吻合口狭窄，并进行上消化道内镜或者胃镜检查（图 15-1）。确认胃空肠吻合口狭窄时，应及时用内镜球囊扩张，以避免厌食症的发展和蛋白质热量营养不良[27]。

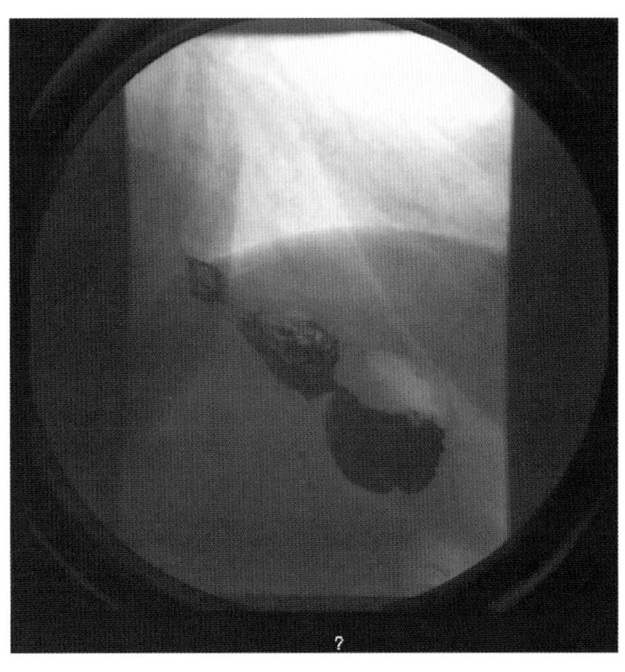

图 15-1　上消化道造影显示胃空肠吻合口狭窄

检查切口是否有感染、积液或早期切口疝。切口疝在开放手术患者中更为常见，并最终需要手术修复。如果患者仍明显肥胖，修复腹壁疝可能会失败。如果可能，在体重显著下降以后（>1 年），再做正式的切口疝修复术。

对于患者术前服用的所有药物需重新进行调整。患者可能还需要备一个家用血压计自行测量血压。由家庭医生进行胰岛素剂量的调整，以防止低血糖的发生。为患者建立与内分泌科医生、心内科医生或内科医生的密切联系十分重要，以便及时调整药物的剂量。

术后长期随访

在度过术后早期阶段以后，随之而来的是一个包括外科、内科、营养和心理方面的长期恢复过程。晚期并发症包括胆石症、吻合口溃疡（图 15-2）、切口疝、以及由粘连、腹内疝和肠扭转引起的小肠梗阻。

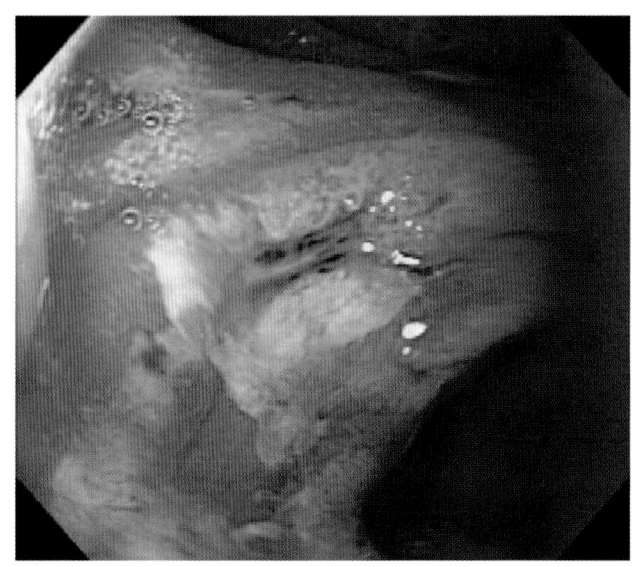

图 15-2　吻合口溃疡的内镜视图

体重快速下降与胆结石的形成有关，36% 的胃旁路术后患者在没有预防的情况下患胆石症[28]。如果在行减肥手术时保留胆囊，则通常需要服用 6 个月的熊去氧胆酸，这已被证明可以有效降低胆石症的发病率[29-31]。当患者表现餐后腹痛、恶心和呕吐时，应该用超声检查以排除胆石症。因为十二指肠已经被旁路，对于怀疑胆总管结石、胆管炎或胆源性胰腺炎的患者，内镜逆行胰胆管造影（ERCP）在技术上不可行，虽然也有内镜医生在胃旁路术患者身上成功施行 ERCP 的报道。手术时，在胃开口处放置带有不透射线的标志物，可能会便于将来以内镜对残胃和十二指肠进行监测和进行可能的治疗。对于胆石症的诊断方法有肝 2,6- 二甲基乙酰替苯胺亚氨基二醋酸（HIDA）扫描、经皮经肝胆管造影术（PTC）、核磁共振胰胆管造影（MRCP）。胆总管结石患者的治疗策略为 PTC 引流与取石，以及更加确切的开放式或腹腔镜胆囊切除术与胆总管探查。

如果发生慢性持续性腹痛，特别是与饮食有关的，应检查便潜血，因为腹痛可能是由吻合口溃疡引起的。如果临床高度怀疑吻合口溃疡，其价值应该大于上消化道内窥镜检查的价值。慢性非甾体抗炎药的使用、幽门螺杆菌感染以及使用不可吸收缝线可能与术后溃疡相关。可使用胃镜进行诊断。吻合口溃疡患者的治疗有质子泵抑制药，如果证实有幽门螺杆菌感染则应消除其感染，并后续使用十二指肠内窥镜（EGD）监控治疗进展。需手术的适应证包括药物治疗无效的活动性或复发性出血、穿孔导致的腹膜炎、EGD监测到的不愈合溃疡引起慢性疼痛或由于溃疡引起的胃小囊与残胃之间的窦道。

在发生腹痛、恶心、呕吐和腹胀等症状时，应仔细检查以排除机械性阻塞。减肥手术若使用腹中线切口，则可能导致至少15%～20%的患者发生腹壁疝。腹腔镜穿刺口疝也有报道。如果出现疼痛、梗阻或疝环快速扩大，需要进行手术修复。Y型胃旁路术后，腹内疝有可能发生在多个地方，包括空肠空肠吻合处肠系膜缺损、Peterson空间和后位胃空肠吻合处的横结肠系膜缺损。在这些部位发生梗阻可能不导致明显的腹胀，因为这些地方的梗阻位置相对较高。胃旁路术患者出现腹痛、恶心和呕吐，应该考虑行吞服对比剂的小肠跟进检查（SBFT）或者口服造影剂的CT检查。若有无法由放射影像诊断的持续性疼痛，则提示有必要通过手术探查疼痛原因。研究表明术后持续腹痛的患者，内疝发生率多达41%[32]。胃旁路术后，由胃肠道闭合性肠袢梗阻和粘连所造成的明确的机械性小肠梗阻，需要进行更激进的手术治疗。

术后应该密切注意有无维生素缺乏和营养不足。患者必须每天摄入60～80g的蛋白质以防止肌肉萎缩和脱发。营养师在日常指导和监测患者营养状况中起着关键作用，多学科团队的方法非常重要。术后营养不良较为常见，在以营养吸收不良为主的手术后，更应该监测营养状况和补充营养物质（参见第20.3章）。

病史资料的记录

减肥外科患者的选择应遵循国立卫生研究院（NIH）的指南[32-35]。术前患者评估应包括患者的详细病史、饮食情况、社会情况和共存病的档案，以根据指南确定合适的手术患者。因为减肥手术通常不被医疗保险覆盖，病史资料的详细准确记录对于获得保险支付很重要。高危患者应接受适当的术前检查，并在术前给予必要的治疗和预防。

只有在患者了解了手术的方式和机制、可能获得和必定获得的益处、术后可能发生的轻微和严重并发症的前提下，才可签署手术的知情同意书。因此，外科医师有必要准备一些与这些信息有关的资料和文件来确保患者能够理解，包括宣传册、录像带、网站、支持小组会议、讲座、研讨会以及和个别患者访谈。减肥手术仍在发展当中，所以应该留出充足的时间和精力教育患者，其重要性再强调也不为过。这些教育工作也要进行仔细记录。

手术记录应该包括所有的细节，这样其他外科医师和内科医生可具体了解手术是如何进行的，便于其治疗决策。胃小囊的大小、Roux肠袢的长度和方位（结肠前或结肠后、胃前或胃后位）、胃空肠吻合的方法（采用吻合器还是手工缝合）和胃道的大小等一些重要的手术数据均有助于后续随访。

术后应定期记录体重、共存病的改善情况、药物治疗、运动和饮食方案等（表15-2）。使用商业化的数据库软件有助于资料的准确性和详细性，并可从不同角度对治疗结果进行分析。然而这些复杂的数据库软件价格昂贵，并且难以维护，目前并没有得到医疗保险公司的许可。

在收集和维护患者资料时必须保护患者隐私。减肥外科医师应咨询健康保险流通与责任法案（HIPAA）机构的人员，以遵守隐私法。任何技术的变异操作或研究协议必须首先获得机构审查委员会（IRB）的批准。

表15-2　**典型的术后随访安排**

随访	营养师	心理医生	外科医师	内科医生	实验室检查
3周	X		X		
8周	X				
3月	X		X		X
6月	X			X	X
1年及之后的每年	X	X	X	X	X

详细的患者评估、随访和周密的文档记录是改善手术技术、结果和长期治疗的先决条件。建议各个减肥治疗中心遵循 ASBS 指南，为患者提供优质的医疗服务。

（刘林　译）

参考文献

1. Cooney RN, Bryant P, Haluck R, et al. The impact of a clinical pathway for gastric bypass surgery on resource utilization. J Surg Res 2001;98:97–101.
2. Huerta S, Heber D, Sawicki MP, et al. Reduced length of stay by implementation of a clinical pathway for bariatric surgery in an academic health care center. Am Surg 2001; 67:1128–1135.
3. Dominguez-Cherit G, Gonzalez R, Borunda D, et al. Anesthesia for morbidly obese patients. World J Surg 1998;22: 969–973.
4. Huerta S, DeShields S, Shpiner R, et al. Safety and efficacy of postoperative continuous positive airway pressure to prevent pulmonary complications after Roux-en-Y gastric bypass. J Gastrointest Surg 2002;6:354–358.
5. Kyzer S, Ramadan E, Gersch M, et al. Patient-controlled analgesia following vertical gastroplasty: a comparison with intramuscular narcotics. Obes Surg 1995;5:18–21.
6. Martinotti R, Vassallo C, Ramaioli F, et al. Anesthesia with sevoflurane in bariatric surgery. Obes Surg 1999;9:180–182.
7. Bauer JJ, Gelernt IM, Salky BA, et al. Is routine postoperative nasogastric decompression really necessary? Ann Surg 1985;201:233–236.
8. Cheatham ML, Chapman WC, Key SP, et al. A meta-analysis of selective versus routine nasogastric decompression after elective laparotomy. Ann Surg 1995;221:469–476; discussion 476–478.
9. Wolff BG, Pembeton JH, van Heerden JA, et al. Elective colon and rectal surgery without nasogastric decompression. A prospective, randomized trial. Ann Surg 1989;209: 670–673.
10. Manning BJ, Winter DC, McGreal G, et al. Nasogastric intubation causes gastroesophageal reflux in patients undergoing elective laparotomy. Surgery 2001;130:788–791.
11. Huerta S, Arteaga JR, Sawicki MP, et al. Assessment of routine elimination of postoperative nasogastric decompression after Roux-en-Y gastric bypass. Surgery 2002;132: 844–848.
12. Westling A, Bergqvist D, Bostrom A, et al. Incidence of deep venous thrombosis in patients undergoing obesity surgery. World J Surg 2002;26:470–473.
13. Wu EC, Barba CA. Current practices in the prophylaxis of venous thromboembolism in bariatric surgery. Obes Surg 2000;10:7–13; discussion 14.
14. Nguyen NT, Cronan M, Braley S, et al. Duplex ultrasound assessment of femoral venous flow during laparoscopic and open gastric bypass. Surg Endosc 2003;17:285–290.
15. DeMaria EJ, Sugerman HJ, Kellum JM, et al. Results of 281 consecutive total laparoscopic Roux-en-Y gastric bypasses to treat morbid obesity. Ann Surg 2002;235:640–645; discussion 645–647.
16. Higa KD, Boone KB, Ho T. Complications of the laparoscopic Roux-en-Y gastric bypass: 1,040 patients—what have we learned? Obes Surg 2000;10:509–513.
17. Schauer PR, Ikramuddin S, Gourash W, et al. Outcomes after laparoscopic Roux-en-Y gastric bypass for morbid obesity. Ann Surg 2000;232:515–529.
18. de la Torre RA, Scott JS. Laparoscopic Roux-en-Y gastric bypass: a totally intra-abdominal approach—technique and preliminary report. Obes Surg 1999;9:492–498.
19. Nguyen NT, Goldman C, Rosenquist CJ, et al. Laparoscopic versus open gastric bypass: a randomized study of outcomes, quality of life, and costs. Ann Surg 2001;234:279–289; discussion 289–291.
20. Wittgrove AC, Clark GW. Laparoscopic gastric bypass, Roux-en-Y—500 patients: technique and results, with 3–60 month follow-up. Obes Surg 2000;10:233–239.
21. Schneider BE, Villegas L, Blackburn GL, et al. Laparoscopic gastric bypass: outcomes. J Laparoendosc Adv Surg Tech 2003;13:247–255.
22. Hamilton EC, Sims TL, Hamilton TT, et al. Clinical predictors of leak after laparoscopic Roux-en-Y gastric bypass for morbid obesity. Surg Endosc 2003;17:679–684.
23. Buckwalter JA, Herbst CA, Jr. Leaks occurring after gastric bariatric operations. Surgery 1988;103:156–160.
24. Blachar A, Federle MP, Pealer KM, et al. Gastrointestinal complications of laparoscopic Roux-en-Y gastric bypass surgery: clinical and imaging findings. Radiology 2002;223:625–632.
25. Sims TL, Mullican MA, Hamilton EC, et al. Routine upper gastrointestinal/gastrograffin swallow after laparoscopic roux-en-y gastric bypass. Obes Surg 2003;13:66–72.
26. Pope GD, Goodney PP, Burchard KW, et al. Peptic/ulcer stricture after gastric bypass: a comparison of technique and acid suppression variables. Obes Surg 2002;12:30–33.
27. Levitan D, Burdick S, Schneider BE, et al. Balloon dilatation for the treatment of gastrojejunal anastomotic stricture after laparoscopic Roux-en-Y gastric bypass. Surg Endosc 2003;abstr.
28. Shiffman ML, Sugerman HJ, Kellum JM, et al. Gallstone formation after rapid weight loss: a prospective study in patients undergoing gastric bypass surgery for treatment of morbid obesity. Am J Gastroenterol 1991;86:1000–1005.
29. Sugerman HJ, Brewer WH, Shiffman ML, et al. A multicenter, placebo-controlled, randomized, double-blind, prospective trial of prophylactic ursodiol for the prevention of gallstone formation following gastric-bypass-induced rapid weight loss. Am J Surg 1995;169:91–96; discussion 96–97.
30. Villegas L, Schneider BE, Provost D, et al. Is routine cholecystectomy required during laparoscopic gastric bypass. Obesity Surg 2004;14:206–211.
31. Scott DJ, Villegas L, Sims TL, et al. Intraoperative ultrasound and prophylactic ursodiol for gallstone prevention following laparoscopic gastric bypass. Surg Endosc 2003;17: 1796–1802.
32. Higa KD, Ho T, Boone KB. Internal hernias after laparoscopic Roux-en-Y gastric bypass: incidence, treatment, and prevention. Obes Surg 2003;13:350–354.
33. NIH conference: Gastrointestinal surgery for severe obesity. Consensus Development Conference Panel. Ann Intern Med 1991;115:956–961.
34. Expert Panel: Clinical Guidelines on the Identification, Evaluation, and Treatment of Overweight and Obesity in Adults: The Evidence Report, Bethesda, MD, 1998.
35. Mason EE, Amaral JF, Cowan GS Jr, et al. Guidelines for selection of patients for surgical treatment of obesity. Obes Surg 1993;3:429.

第 16 章　减肥临床资料管理

Paul E. O'Brien, Mark Stephens 和 John B. Dixon

减肥外科临床资料管理的重要性

减肥外科的首要目标是通过控制肥胖所带来的问题，以改善肥胖患者的健康和生活质量。肥胖的治疗是一个终生的过程，减肥可能需要 1 ~ 3 年实现，而减肥后体重的保持是一个长期的过程。任何时候都不可以这样告诉患者："你的肥胖问题已经解决了；你已达到你的标准体重；你的标准体重可以维持；你已不需要任何进一步的治疗了。"对每个患者都需要有一个连续的医疗记录。减肥外科患者的大部分关键资料是数值定量形式的，例如体重、血压、血清三酰甘油等，可以用纸质文件进行管理。但对这些数据资料可以进行更好和更容易地电子化管理。这一章将阐述电子数据库在肥胖患者资料管理中的作用以及电子化管理的最佳方式，并介绍目前现有的可用来实现数据库管理系统的方法。

数据库的功能

记录跟踪临床治疗结果：体重、伴随疾病、生活质量

对于患者和医生来讲，体重是体现治疗效果最直接的重要参数。观察体重只是反映患者健康状况和生活质量改善的手段，而不是一个目的，然而体重的变化与身体正在发生的一些变化有关。体重的变化可以用多种方式来表示，包括公斤或磅体重、多余体重、体重减少量、BMI 减少量、多余体重减轻的百分比以及多余 BMI 减少的百分比。每一种表示方式的应用都有其原因。电子数据库会记录监测各种体重变化表示方式当中任何一个或者全部。

迄今为止减肥手术最重要的意义是患者的健康状况得到改善，特别是通过减肥控制了肥胖相关的合并症。记录这些患者情况变化的资料，是优质医疗服务必需的一部分，在身体状况发生变化时根据这些资料对肥胖合并症的治疗进行调整，并可作为治疗成本核算和手术适应证的可循证据。对肥胖所合并的并发症资料的管理通常并不简单。有些资料，例如血压和血脂等，通常是数据形式，较易管理；其他临床资料，如哮喘、睡眠呼吸暂停和腰痛，较难以分级量化。一个症状的有或无，以及是否需要一个特定的治疗等，需要用绝对的定性指标来表达。

生活质量的改善（QOL）是减肥外科仅次于体重的重要指标。生活质量反映了体型和体重变化所引起的躯体活动的限制情况，因肥胖而在心理方面造成的尴尬和自尊、自信的丧失情况，以及通常对就业歧视及职位升迁的歧视情况。生活质量通常可以量化，所以易于通过数据库来管理它的连续变化。

患者管理

一个繁忙的减肥外科通常有很多患者，可能数以千计。我们中心有超过 2000 名患者定期接受复查，平均每天有 150 名患者。在整个随访的过程中，患者可能会先后看几个不同的医师。所以需要对患者的资料以简明的方式进行表述，并总结身体所有重要的变化，这样医师可以迅速掌握患者当前的状况，这也是数据库的主要作用之一。通过在电脑屏幕上记录病程演变，并将其与体重减轻以及身体其他变化链接起来，以报告的形式打印出来，供家庭医师掌握病情需要以及病例记录需要。

监测营养状况

减肥手术后长期的责任是确保患者不出现因为进食量减少或营养吸收障碍所导致的营养不良的后果，尤其是在以吸收不良为主的手术，例如胆胰转流术，以及部分吸收不良的手术，例如胃旁路术。蛋白质营养不良（表现为血清白蛋白降低）、铁缺乏、叶酸和维生素 B_{12} 缺乏都需要认真记录。定期测量

这些大分子和小分子营养物质，而管理这些结果的最佳方法则是电子化。

避免患者脱离随访

长期按计划的随访是减肥外科必不可少的环节，外科医师应通过各种方式以确保患者不失随访。对于可调节性的手术，例如Lap-Band胃绑带术，如果没有长期按计划随访，就不可能取得良好的效果。对于已知的可能导致营养不良的手术，譬如胆胰转流术（BPD）和Y型胃旁路术（RYGB），如果对患者没有足够的随访，可发生严重的和不可逆的身体损害。失随访定义为连续18个月没有随访，并且无法与其建立联系。我们所建立的数据库可自动列出距上次随访超过12个月的患者。我们最近综述了700例Lap-Band胃绑带术患者，最长随访时间为6年，失随访率为3.6%[1]。

与其他医生交流

一个计算机化的数据库，可以自动生成报告，方便有效地与患者的家庭医生或其他医学专业人员交流患者的病情。我们通常可以非常方便地通过此数据库自动生成患者的病情总结报告，并定期将其传递给患者的家庭医师。

进行研究、资料核对和质量控制

一个正规的临床研究有三个要求：①足够数量的患者；②参数测量的准确性；③维护数据使其易于访问且符合分析的要求。全面和准确的数据库是临床研究的命脉。因为我们已经积累了足够多的患者，所以已经能够大量发表有关胃绑带手术的临床效果。通过获取并记录患者的病情资料，并以数据库的形式对资料进行存储，这样可将这些资料与所有的临床问题链接起来。

不是每一个医疗工作人员都需要从事临床研究，但他们都应该进行临床资料核对和质量控制。所有减肥外科医师必须建立和维护患者资料的数据库，以检查患者的治疗结果是否达到要求。例如体重减轻多少？多少患者失访？死亡率或围术期并发症发生率是多少？再次手术率是多少？其手术结果与同事相比怎么样？ 如果建立一个适当的数据库，这些问题都可以得到回答。

资料及其分析

可收集的临床资料的范围几乎是无限的。建立临床资料数据库有两个常见的弊病，一是试图收集所有信息，因为也许某人某天会对其感兴趣；二是将数据库作为医疗记录的一个补充，而不将其当成医疗记录的一个有机组成部分。如果想收集太多的信息，这几乎是不可能的，因为工作人员还有其他的事情要忙。如果临床资料数据库与患者的日常治疗护理相互独立，它就不会得到工作人员的优先关注。所以每一个资料的存储应该有其存在的理由。

在减肥外科临床我们已经使用电子数据库多年了。下面的几项内容展示了我们被称为LapBase的数据库，它目前收集的临床资料包括如下范围，并可通过软件自动计算其他参数：

人口统计学资料：姓名；地址；家庭电话号码、工作电话号码和移动电话号码；电子邮件地址；性别；出生日期；家庭医生的姓名和联系方式；专科医生的姓名和联系方式。

人体测量学资料：体重；身高（BMI、理想体重、目标重量）；颈围、腰围、臀围；血压；身体总脂肪量、脂肪占体重比；患者的照片。

伴随疾病：高血压、糖尿病、血脂异常、哮喘、胃食管反流、尿失禁、睡眠呼吸障碍、不孕、腰背和关节痛、心脏病、其他疾病。

手术和其他重要情况：手术类型，包括重要的变量，例如，对于RYGB，要包括Roux袢长度，胃空肠吻合术类型等；手术日期；术者、手术时间、住院时间；并发症；术后钡餐检查（视频资料）。

治疗效果：体重［体重改变，多余体重减轻百分比（EWL），多余BMI减少量］、健康状况、生活质量、在腹腔镜可调节胃绑带术（LAGB）绑带中注入的液体量以及每年一次合并症检查。

病程记录以文本方式记录描述（图16-1）。每次钡餐检查应当保存在随访资料中。

临床资料数据库的常用方法

除了显示临床资料的输入以外，分析结果的输出是由数据管理的方法所决定的。从简单的文本输入，传统的医疗记录的备份，允许在所有领域进行

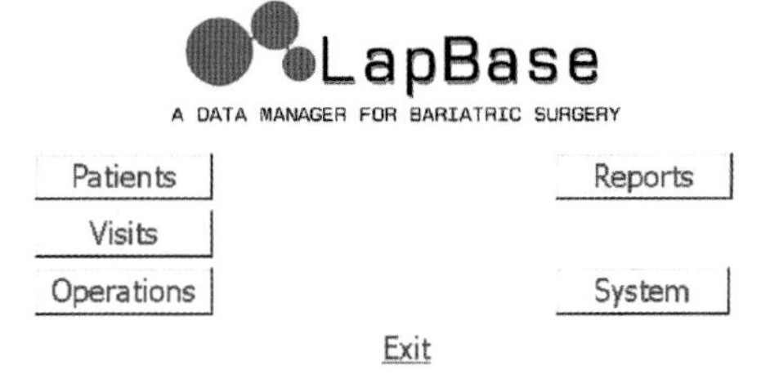

图 16-1　患者随访部分的病程记录页面。这个页面是总共五个页面中的第二个，记录患者每次随访的情况和问题。它可对本次随访情况进行关键性总结。记录每次随访时，第一行为术后周数、体重、水储流量（RV）、体重减轻量、多余体重减轻百分比（EWL）以及医师姓名。通过移动右边的滚动条可以翻看以前所有的随访资料

交叉分析的完整数据库。

文本（如 microsoft word）

为每一个患者建一个文件。将患者的所有信息作为文本输入，结果是一个医疗记录，非常类似于我们都很熟悉的纸质医疗记录。只要它的结构是符合逻辑的，记录的所有部分都可以被访问。不同的患者文件可以用字母或数字代码的方式存取。如果不将临床资料归类整理，并分类输入至数据表或者数据库，临床资料将无法统计。临床资料的记录不应当像纸质病例那样，而是应该将临床资料分类整理。

电子表格（如 microsoft excel 应用软件）

电子表格通常被描述为一个平面数据库，它是一个较为简单的系统，对于存储一些基本信息非常理想。典型电子表格是每一列包含所有患者的某个特定参数，而每一行包含一个特定患者所有的临床参数资料。通过建立这样的数据结构，可以在一列内对数据进行分析，分类特殊表现，寻找一些参数资料，并对单个格子或者列进行一系列的数学和统计学分析。然而，电子表格所能进行的分析受到最初建立的行和列的内容所限制。

关系数据库（如 microsoft access 应用软件）

其主要特征是将每个数据指向一个表，这个表是数据库中许多表格中的一个。每个表格只包含一类参数。所有表格是由一个独特的标识符联系在一起的，这样表中任何的数据项可以通过一个数据窗与其他同类数据联系在一起，并可进行分析，充分体现了数据库的灵活性。在 access 应用软件中，首先用第一个设置表创建一个数据库，这些设置表是存储数据的对象，每个表存储一组特定的信息。所有表之间的关系需要定义。然后设置查询作为工具来提取、结合或修改表中的数据。设置形式指的是让你在一个适当的格式看到患者信息。建立报告指的是以一个适当的格式打印数据。宏命令为一系列数据行为的自动化提供了一种方法。LapBase 数据库是在 microsoft access 中编写的。为使用户界面更友好，底层程序就需要相对复杂些。当前版本包含 37 个图表、79 个查询、30 个表格、37 个报告和 8 个宏。

LapBase 数据库

LapBase 是一个使用 microsoft access 的关系数据库，专门为支持减肥患者临床资料管理而准备（图 16-2）。它由位于澳大利亚的 Accessmed 公司所设计（电子邮件：mark@lapbase.com；网站：www.lapbase.com），包括了当前所有的减肥手术方法。它由一名经验丰富的减肥外科医师（本章的第一作者）和一名在为医疗行业编写 microsoft access 程序方面经验丰富的胃肠病医师（本章第二作者）共同协作完成。图 16-3 到图 16-6 是一些样表。上面部分对于输入的临床资料进行了总结，下面部分是程序的输出。

患者资料

患者资料管理是 LapBase 应用最多的领域。初次需要录入的患者信息包括人口统计学信息、体重、目标体重、身体组成成分、家庭医师、手术类型、围术期和术后并发症以及其他信息。每次的随访及随访时所进行的一些检查都需要记录下来，并保存钡剂造影、患者相片、并存疾病的改变等图像或信息。对于在本中心进行的一些常规随访，不必将这些文件打印在纸张上。但需要时可将患者的情况以报告的形式打印出来，供家庭医师或者其他专科医师参考。

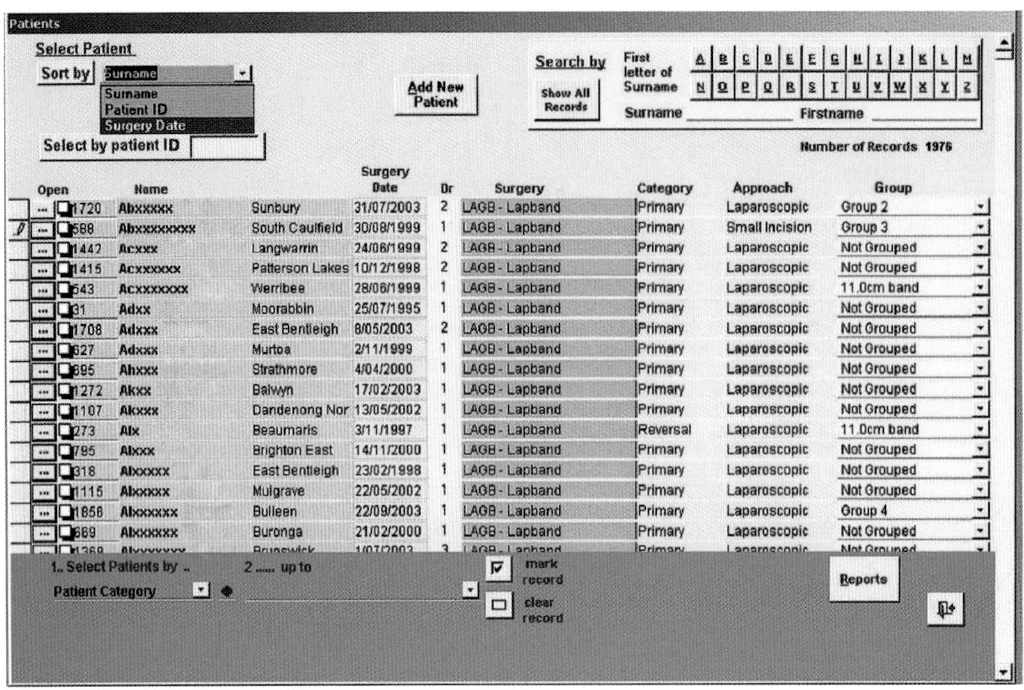

图 16-2　LapBase 程序的主菜单屏幕，包括每个单一患者的资料，并通过点击“报告”按钮，获得一组患者的资料

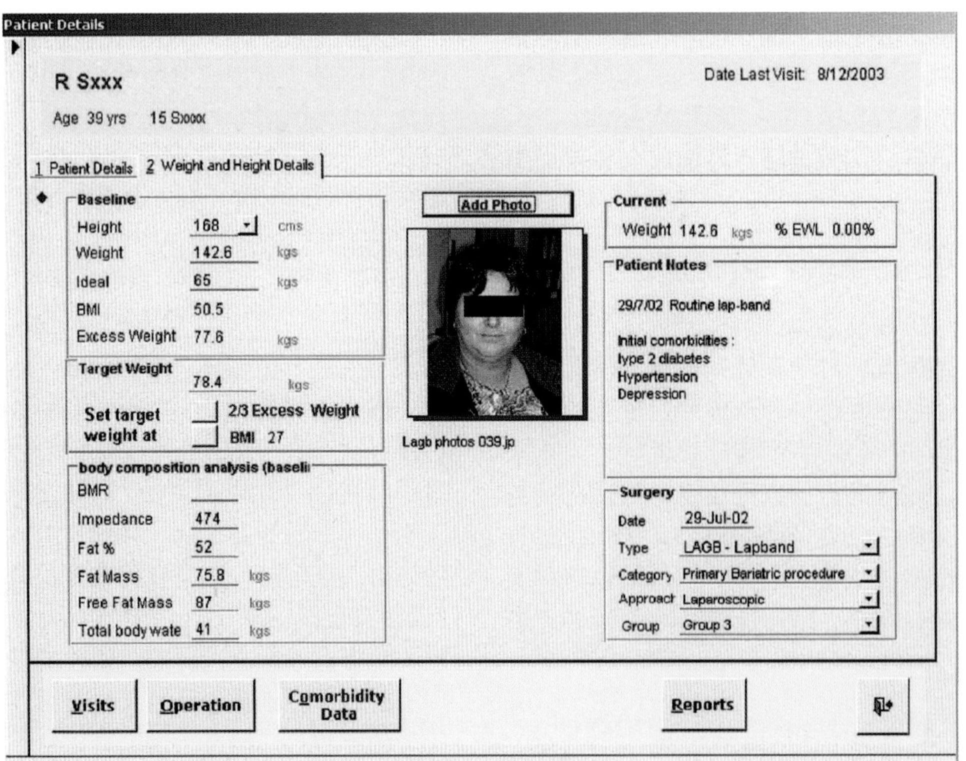

图 16-3　患者信息主页面，通过点击主菜单的“患者”按钮可打开。它包含按字母顺序、患者识别号码或手术日期排列的所有患者清单。可以通过右上角字母或通过提供部分或全部姓氏或名字来检索患者。还有一些其他的选择键

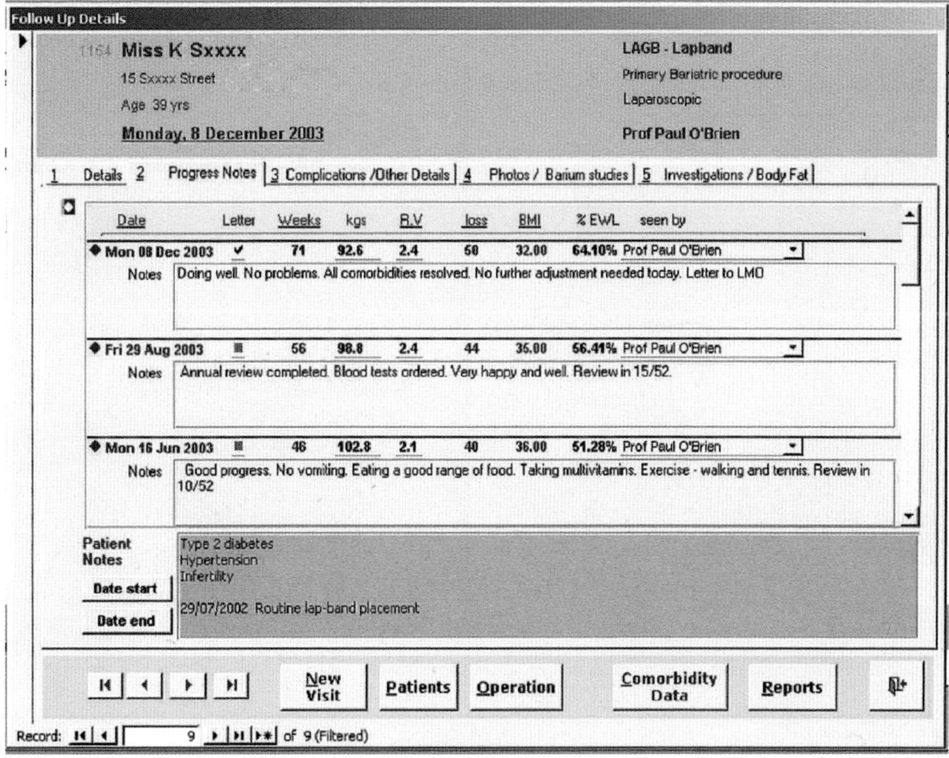

图 16-4　第二页显示患者的详细资料。包括初始体重、目标体重、身体组成成分、手术记录和关键手术资料

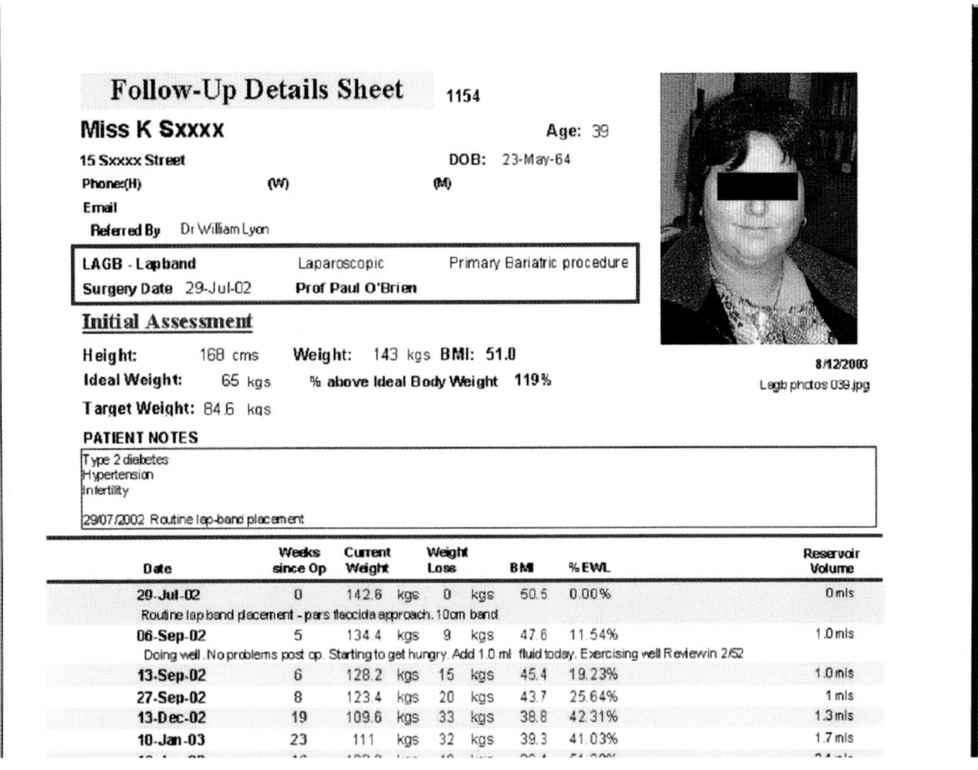

Follow-Up Details Sheet 1154

Miss K Sxxxx Age: 39

15 Sxxxx Street DOB: 23-May-64

Phone:(H) (W) (M)

Email

Referred By Dr William Lyon

LAGB - Lapband Laparoscopic Primary Bariatric procedure

Surgery Date 29-Jul-02 Prof Paul O'Brien

Initial Assessment

Height: 168 cms Weight: 143 kgs BMI: 51.0

Ideal Weight: 65 kgs % above Ideal Body Weight 119%

Target Weight: 84.6 kgs

8/12/2003

Lagb photos 039.jpg

PATIENT NOTES

Type 2 diabetes
Hypertension
Infertility

29/07/2002 Routine lap-band placement

Date	Weeks since Op	Current Weight	Weight Loss	BMI	% EWL	Reservoir Volume
29-Jul-02	0	142.6 kgs	0 kgs	50.5	0.00%	0 mls
Routine lap band placement - pars flaccida approach. 10cm band						
06-Sep-02	5	134.4 kgs	9 kgs	47.6	11.54%	1.0 mls
Doing well. No problems post op. Starting to get hungry. Add 1.0 ml fluid today. Exercising well Review in 2/52						
13-Sep-02	6	128.2 kgs	15 kgs	45.4	19.23%	1.0 mls
27-Sep-02	8	123.4 kgs	20 kgs	43.7	25.64%	1 mls
13-Dec-02	19	109.6 kgs	33 kgs	38.8	42.31%	1.3 mls
10-Jan-03	23	111 kgs	32 kgs	39.3	41.03%	1.7 mls

图 16-5　患者随访页面，在顶部的随访细节表提供许多初始数据的汇总，下面部分是各次随访的临床资料

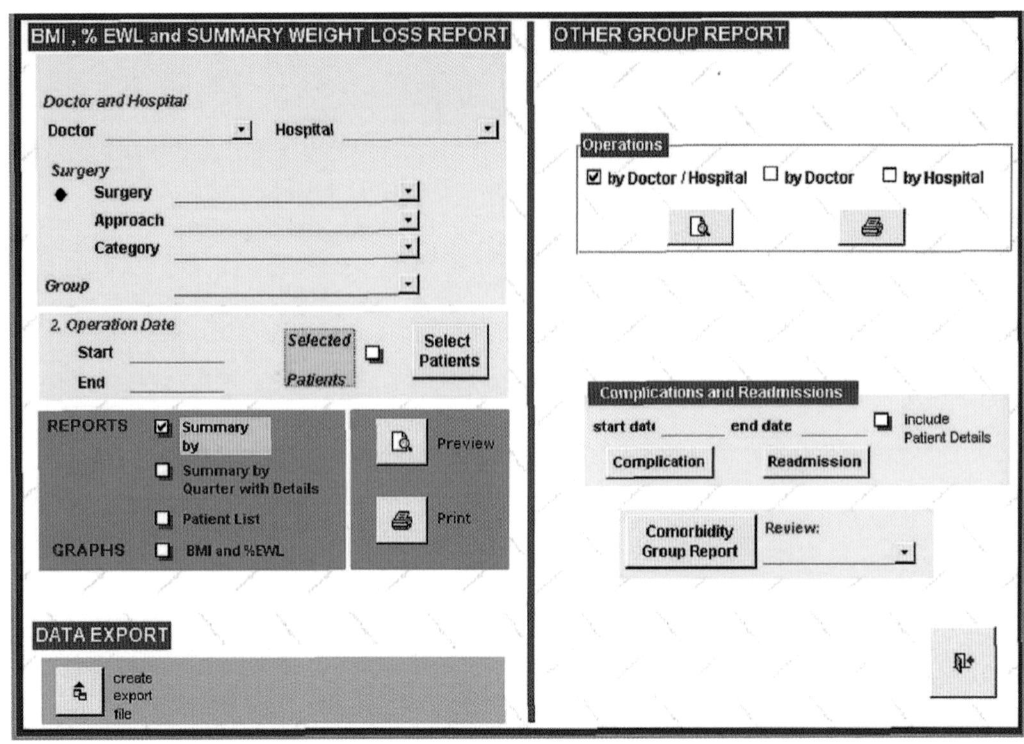

图 16-6 点击主菜单中的“报告”按钮，生成分析组数据的选项的页面。可将患者按照不同的参数进行分组，并分析各组患者的体重减轻、手术方式、术后并发症、并存疾病等

分组资料

所有患者的资料可以不同方式进行总结，最后以报告的形式打印出来。并可对这些患者根据要求分成亚组，在亚组间以及亚组与所有患者间进行比较。

全球范围内的资料

LapBase 软件可将多个中心的资料以安全且匿名的方式汇聚起来，以易于进行多中心资料研究。外科医师同时可以从中将自己患者的临床结果与全球范围内的总结果进行比较。

结论

强烈建议建立并使用一个关系数据库，并将其作为减肥外科实践的一个内在组成部分。应该尽早有一个结构良好的数据库，并及时记录患者资料。它既可简化患者治疗流程，又可让相关医学专业人士安全地并容易地浏览患者资料。这个数据库可提供以下信息：关于每个患者的体重减轻的进展、并存疾病的变化和生活质量的改善；可供患者和家庭医生浏览的关于病情进展演变的报告；关于患者资料分析研究或者核对的小结报告；并以安全和匿名的方式将自己的临床结果与国内乃至全球的平均结果进行对比。此外，患者资料数据库也是优质医疗服务和管理所必需的。

（刘林　译）

参考文献

1. O'Brien PE, Dixon JB, Brown W, et al. The laparoscopic adjustable gastric band (Lap-Band): a prospective study of medium-term effects on weight, health and quality of life. Obes Surg 2002;12:652–660.

第 17 章　开放式减肥手术的当前地位

Kenneth B. Jones, Jr.

在腹腔镜时代行开放式肥胖治疗手术？你一定认为我是在开玩笑，或者认为我是拒绝学习新事物的恐龙或老家伙，或者认为我害怕“学习曲线”，或者也许是因为我知道别人所不知的东西。

腹腔镜肥胖治疗手术相对于标准开放式手术的最大优势是大幅度改善了伤口相关并发症的发生率。实际上，美国减肥外科协会 (ASBS) 与美国胃肠和内镜外科医师协会 (SAGES) 在关于腹腔镜和传统手术治疗病态肥胖症的指南中指出：“诸如感染、疝和伤口开裂等手术切口相关并发症显著降低” [1]。这一结论通常是基于腹腔镜肥胖治疗术和开放式手术都采用上正中切口的假定。

由于不做大切口，而采取多个小切口则可引起疼痛更小，住院日更短，使腹腔镜治疗花费更低，使患者更快回归正常工作和生活。然而，我会从自身经验和文献数据证明，如果仅仅改变开放性切口和开放式手术的其他方面，部分问题就变得没有意义了，对于 Y 型胃旁路术 (RYGB)，开放式手术的术后康复期等同于甚至优于腹腔镜手术。注意这个结论来自于如今最常用的肥胖治疗术式即 RYGB，而不是书上的其他限制摄食量的术式。

我从自己开放式 RYGB 的临床数据开始讨论。在超过 2400 例首次接受 RYGB，间隔 17 年的病例系列中，10 年随访的多余体重减少达 62%（表 17-1）[2]。最显著的数据是首次 RYGB 吻合口瘘的发生几率仅为 0.5%，致命肺栓塞发生率小于 0.1%，回顾到我所有的减肥手术经历，包括开始于 1979 年的超过 700 例胃成形术，总共我有超过 3500 例首次或者再次修正性的减肥手术经历。由于瘘、开线、切口疝、伤口裂开和消化性溃疡确定性手术等原因，首次接受 RYGB 患者的再手术率为 1.4%（n=33），不包括许多减肥成功后的冗余皮肤切除术以及少部分胆囊切除术。我用以下标准判断在减肥手术的同时是否做胆囊切除术：①胆石症；②有胆囊疾病的高危家族史；③相对强的美国 - 印第安或墨西哥 - 美国遗传；④手术时胆囊胆固醇贮积病 [3]。使用这些标准，在术后需要再做腹腔镜胆囊切除术的比例与正常人的比例大体一致。我的病例中，10 年时多余体重减少达 62%，与其他文献报道一致（表 17-2）[4-6]。

既然我有大量减肥外科经验，为什么还要坚持做开放性手术呢？简单来说，我将证明腹腔镜手术常常会导致吻合口瘘和其他并发症的发生率增加，以及医疗费用的增加。而且当采取伤口相关并发症发病率更低的左肋下切口时，我认为做以腹腔镜行 Y 型胃旁路术 (LRYGB) 不但没有优势，反而有显著劣势。

吻合口瘘和其他并发症

如果参考 Schauer 等 [7]、DeMaria 等 [8]、Wittgrove 和 Clark[9] 发表的病例数据，我们发现他们的渗漏率几乎达到 3%。然而，Champion 等 [10] 在术中对所有患者进行胃镜检查，其渗漏率与我的结果很相似，为 0.4%。另外 Higa 等 [11] 在吻合时采用手工双层缝，没有应用吻合器以及离断胃肠组织，他最初的 1040 例患者没有发生渗漏（表 17-3）。

腹腔镜 Y 型胃旁路术需要胃横切，相对于连续缝合，它可导致更高的渗漏发生率。Kirkpatrick 和 Zapas[6] 的 212 例首次接受 RYGB 的患者，应用胃横切方式，有 13 例发生渗漏，占 6%。Suter 等 [12] 的 107 例患者，应用同样的方式，渗漏率达 5%。Smith 等 [13] 行开放式 RYGB，渗漏率为 1.8%，与 Linner[14]、Yale[15]、和我自己 [16] 加在一起的渗漏率 0.6% 相似（表 17-4）。

为什么使用切开和同步缝合器械进行的胃横切会使渗漏发生率增加呢？以我的经验，我总是遵守“1 厘米原则”，意味着吻合线呈 90° 角时局部缺血的风险会降低，如果吻合线平行并且相距小于 1 厘米（1 厘米原则）或交叉的缝线接近平行（图 17-1 和图 17-2），

表 17-1　作者的首次 Y 型胃旁路术（RYGB）临床病例的 17 年经验

数量（1986 年中期到 2003 年 4 月）	2421 例首次 RYGB
平均 BMI	47
身高	5.33 英尺（约 1.63m）
体重	273 磅（约 124kg）；85% 为女性
缝线裂开	<1%（自 1991 年）
渗漏	13/2421（0.5%）
死亡数	5（3 例肺栓塞）死亡率 0.2%（5/2421）
有症状的穿孔性溃疡	<2%
脾切除术	0
术后 1 年多余体重减轻	78%
术后 10 年多余体重减轻	62%

表 17-2　作者 10 年的术后数据与其他已发表数据的比较

Pories 等 [4]	术后 10 年多余体重减轻 57%
	术后 14 年多余体重减轻 58%
Sugerman 等 [5]	术后 6 到 10 年多余体重减轻 >50%
Kirkpatrick 和 Zapas[6]	术后 15 年多余体重减轻平均 68%
Jones[2]	术后 10 年多余体重减轻 62%

表 17-3　部分作者腹腔镜 RYGB 后渗漏的比较

作者	病例数	渗漏	百分比（%）
Schauer 等 [7]	275	12	4.4
DeMaria 等 [8]	203	14	5.1
Wittgrove 和 Clark[9]	500	13	2.5
Champion 等 [10]	825	3	0.4
Higa 等 [11]	1040	0	0
Jones（开放手术）[2]	2421	13	0.5

表 17-4　吻合口瘘：将胃小囊与残胃离断与否的比较

作者	技术	渗漏数 / 患者数	百分率（%）
Smith 等 [13]	离断	71/3855	1.8
Linner[14]、Yale[15]、Jones[16]	不离断	7/1186	0.6

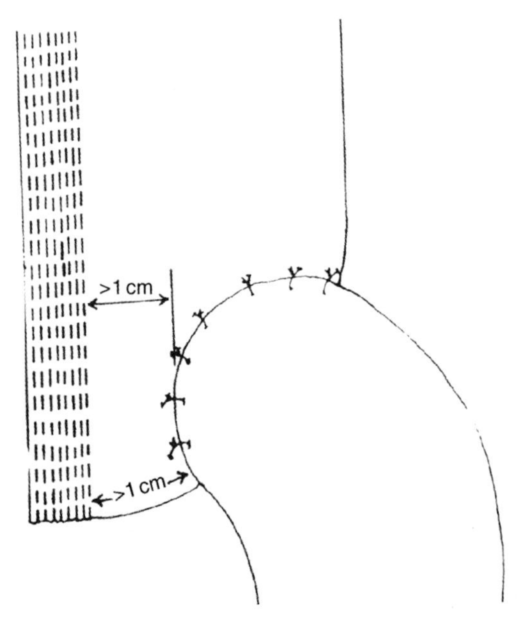

图 17-1　1 厘米原则

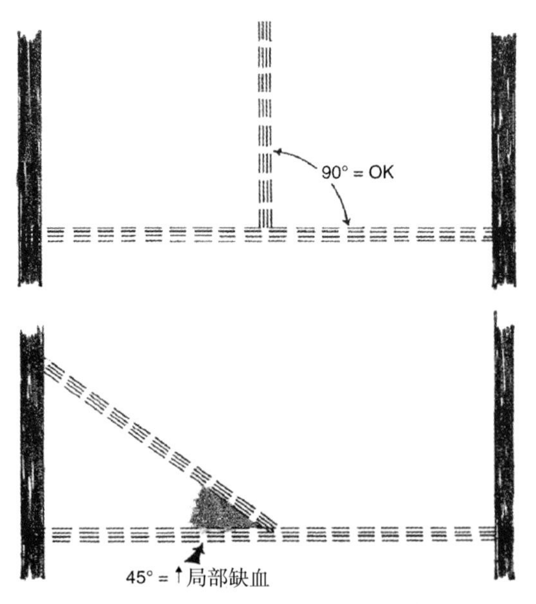

图 17-2　吻合线之间的夹角越小，局部缺血的风险越高

渗漏发生率就会升高[9,17]。此外，如果横切空腔脏器，切口必须愈合和密封。然而，不横切空腔脏器而仅连续缝合时，组织易于愈合，因为没有妨碍血供到达创伤组织。在我的整个经历中，只有一个患者在首次接受 RYGB 后发生沿缝线的穿孔。这例患者术前患有未诊断的胰岛素瘤，在术后第四天有癫痫发作，导致吻合口处撕裂。再次探查没有发现局部缺血的证据，穿孔边缘有新鲜血液。

费用增加

腹腔镜医生认为腹腔镜手术后患者能更快出院。在一些发表的数据中似乎的确如此，即腹腔镜手术后大约 2 天出院，而不是开腹手术的 3 天，节省 1 天，大约节约 1000 美元[7, 9, 18]。然而，通常术后最初的 72 小时不会出现吻合口瘘。如果患者在术后 1 ~ 2 天后出院，并回到数百英里以外的家中，一旦发生吻合口瘘，则会变成一场灾难。我比较了我工作的两个医院其中之一的腹腔镜和开放式 RYGB 的设备和器械花费，发现腹腔镜设备成本大约 5200 美元，而开放性缝合设备成本大约 1700 美元，相差 3500 美元。医院通常会将医疗成本增加一倍以赚取利润，因而二者差别可达约 7000 美元。当我们以每小时 1250 美元作为手术室的使用费用，则腹腔镜 RYGB 的患者总花费可比开腹手术多 8000 ~ 10000 美元（表 17-5）。

我们位于路易斯安那州 Shreveport 市 Christus Schumpert 医学中心的肥胖治疗手术中心是被 ASBS 认定的卓越中心，腹腔镜 RYGB 患者住院时间几乎与我们开放手术一样，平均 3.2 天，而手术时间几乎是我们开放手术的两倍。麻醉医生指出两种手术方式经受的疼痛实际上没有差异。在一个相当实际的立场而言，既然两种手术方法从医疗保险公司获得的支付仅有很小的差别，如果每例患者花费的手术时间只有腹腔镜手术的一半，我将会用同样的时间做更多的手术，从而明显增加我的医疗收入（表 17-6）。

表 17-5　腹腔镜与开放式 RYGB 设备和器械花费的比较（Doctor's Hospital, Shreveport, Louisiana, USA）

	2001 年	2002 年	2003 年	大致差异
腹腔镜手术	4664 美元	4914 美元	5160 美元	+3500 美元
开放性手术	1168 美元	1226 美元	1654 美元	

左肋下切口

当我们再一次比较腹腔镜与开放式 RYGB 时发现，一般大家认为是通过腹部正中切口做开放式手术。然而，我和 Alvarez-Cordero 均使用左肋下切口（LSI）进行开腹手术，当别人将我们的临床数据与别人发表的数据相比时，容易看出我们切口疝的发生率是其他大的正中切口的 1/38[18-22]（表 17-7）。为什么？简而言之，在 LSI 处的肌肉比正中切口的筋膜有更好的血供，因而使其愈合更快。

有人会问，既然开放式减肥手术患者失随访较多，怎样能够确定我的切口疝发生率会如此低？我通过抽样技术解决了这一问题。例如，我采用 1996 年经过 4 个月观察的一部分患者，他们由于各种原因前来就诊，主要为 RYGB 术后 1 ~ 10 年的随访。我们检查了连续 173 例的患者，没有发现疝的发生。我的切口疝发生率为 0.4%（5/1367），吻合口瘘发生率为 0.4%（5/1367）。其他手术切口相关并发症发生率为 2.2%。这些数字较为恒定[22]（表 17-8）。

如果将一些腹腔镜手术病例与我的左肋下切口的伤口相关并发症的发生率进行比较，容易看出左肋下切口手术后的切口疝和其他相关并发症发生率的确比腹腔镜手术少[7-9]。我经常告知我的患者，除了腹腔镜 RYGB 高并发症发生率和高花费以外，通过 1 个 7 英寸切口或 7 个 1 英寸切口做手术，对腹壁的创伤都是 7 英寸。

表 17-6　路易斯安那州 Shreveport 市 Christus Schumpert 医学中心的肥胖治疗手术中心 2002 年 6 月 1 日到 2003 年 3 月 31 日的腹腔镜和开放式 RYGB 的比较

术式	例数	住院日（天）	手术时间	疼痛控制
腹腔镜 RYGB	56	3.5	3 小时 38 分钟（218 分钟）	++
开放式 RYGB（左肋下切口）	101	3.1	1 小时 49 分钟（100 分钟）	++

表 17-7　垂直正中切口与左肋下切口术后切口疝发生率的比较

作者	手术例数	疝
Mason[18], Sugerman 和 McNeill[19], Amaral 和 Thompson[20], Alvarez-Cordero 和 Aragon-Virvette[21](垂直正中切口)	1147	87（7.6%）
Jones[22]（肋下切口）	2220	4（0.2%）

表 17-8　左肋下切口的切口相关并发症，1994 年 1 月至 1997 年 3 月

病例数	447
切口愈合不良	10（2.2%）
伤口感染	4（0.9%）
大血清肿：需引流后才临床闭合	6（1.3%）

来源：Jones[22], Obesity Surgery 杂志

除此之外，我们还应该对减肥手术的初学者强调，他们在做第一例腹腔镜手术前应该多做些开放式手术。ASBS 指南 [23] 推荐做腹腔镜减肥手术前先做 10 例开放式手术。我作为 ASBS 的指导教师，我的两名学生均可熟练进行腹腔镜手术，然而在起始阶段，我叫他们做的是开放式 RYGB。他们也同意我的观点，腹腔镜手术没有实际的优势，还有许多潜在的不足。在他们完成的 476 例手术中，比起平均 3% 的渗漏率和 7.6% 的疝发生率，其渗漏发生率只有 1.3%，左肋下切口疝发生率仅 1.5% [18-22]。

技术

我的手术过程基于对 OcaTorres 手术的改良 [24]，有如下改进：①左肋下切口；②应用 TA-90B 型四排 Autosuture 吻合器（US Surgical Inc. Norwalk, CT, USA），释放两次，再以 Ligaclips(Ethicon Endo-Surgery, Cincin nati, OH, USA) 加固吻合线来加固两端（图 17-3 和图 17-4）；③不离断胃小囊与残胃，建立垂直式的胃小囊，并采用连续缝合方式（图 17-5）；④结肠后胃前胃空肠吻合术，双层手缝，使用 38 号 Bougie（直径 13mm）；⑤根据 Brolin 等 [25] 的建议，使用线性切割和缝合器械的肠肠吻合术，胃空肠肠袢支短于 150cm，胆胰肠袢支小于 100cm，依患者的 BMI 而定。

我尤其注意以下几点：①1 厘米原则（图 17-1）；②注意横切和游离空肠，使其具有足够的自由度，以避免胃空肠吻合的张力；③注意游离食管胃（EG）连接以避免穿孔和局部缺血；④同时做渗漏测试，我更喜欢“空气泡”测试。一些人喜欢用亚甲基蓝，但前者可以比后者施加更多的空气压力；⑤经常在以下患者的残胃留置胃造瘘管：苹果体型的人；再次行修正性减肥手术患者，吻合口变长，并较为坚硬；糖尿病患者，以避免糖尿病胃轻瘫；部分 BMI 超过 50 的患者和所有 BMI 超过 60 的患者；所有修正为空肠回肠（JI）旁路的患者；肺功能不佳的患者。

据报道，腹腔镜手术小肠梗阻的发生率比开放式手术更高 [11, 26-27]，我总是特别小心留足结肠系膜，

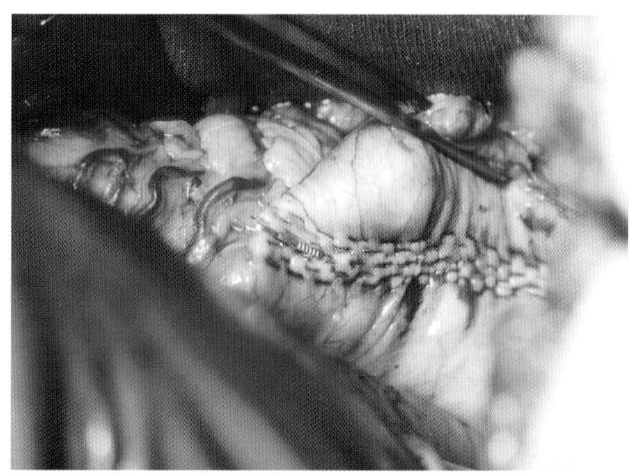

图 17-3　用 Ligaclip 加固远端缝钉线 (Ethicon Endo-surgery, Cincinnati, OH).

表 17-9　腹腔镜手术和开放式左肋下切口手术伤口相关并发症的比较

作者	感染率（%）	疝形成率（%）
Schauer 等 [7]	5	0.7
DeMaria 等 [8]	1.5	1.8
Wittgrove 和 Clark[9]	5	0
Jones（开放式左肋下切口）[22]	血清肿，血肿：<3	0.2

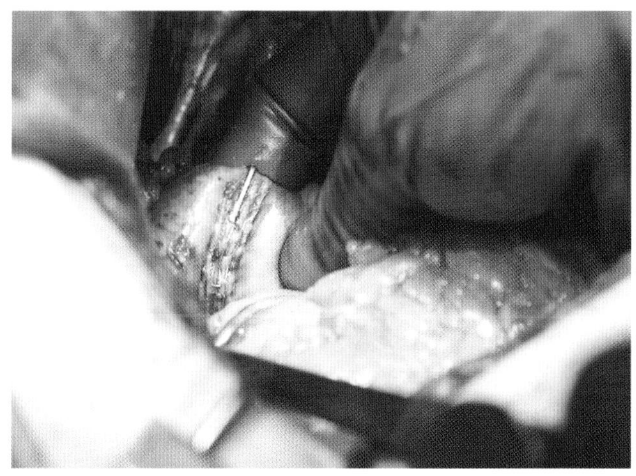

图 17-4 用 Ligaclip 加固近端缝钉线，其位置接近食管胃交界处的 His 角。注意内侧的两排缝钉有重叠

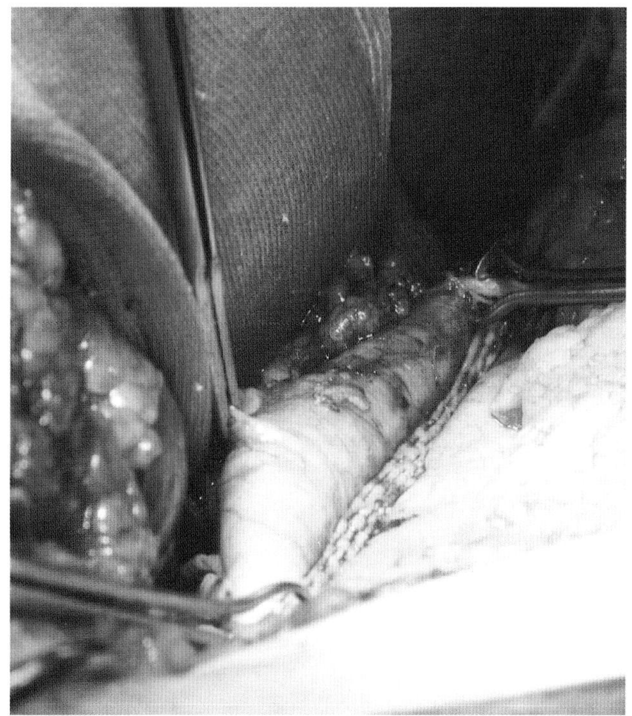

图 17-5 15-cc 的垂直式胃小袋，其近端距离胃食袋管交界处约 2cm

并将它们围绕 Roux 肠袢支，以防止空肠周围疝。我也充分关闭 Petersen 空间以及进行肠肠吻合时产生的潜在疝，这在腹腔镜手术时操作会更加困难。患者出院以后，我坚持他们在术后 6 周内吃半柔软的胶黏状液体饮食。而且，我会尽最大可能确保所有可能的血流供给，避免在空脏器附近使用电凝止血，因为这会导致数天后发生组织坏死和渗漏。

如果你认为有必要通过横切胃，以使得邻近胃袋有足够的自由度，来减低胃空肠吻合的张力，则可通过使用“Jones 缝合”消除这一担忧（图 17-6），这种方法能够有效安全地将胃小囊拉至手术区域。然而，我非常同意横切有时可使近端的胃小囊有足够长度，尤其是在再次进行修正性手术时[17]。

大约 15 年前，因为缝线开裂的高发生率和继发性胃胃瘘管的形成，许多人认为有必要将胃小囊与残胃离断。Capella 和 Capella[28] 注意到当连续缝合而不离断胃小囊时，23% 的患者发生缝线开裂。然而，Pories 等[29] 证明当离断胃小囊与残胃时，有 6% 的胃胃瘘管率，而 Capella 和 Capella 报道上述方法的胃胃瘘管发生率为 2%。

有人会问，我如何知道我的缝线裂开发生率小于 1%。在几年前 650 例患者的研究中，我推测应用两组 TA-90B 型四排 Autosuture 吻合器，缝线开裂率为 0.8%。这个数字是连续对 160 例无任何症状患者进行上消化道检查后得出的结论，发现 1 例缝线裂开。对 19 名有症状 [胃食管反流病 (GERD) 或快速体重增加] 的术后患者，上消化道检查显示 4 例患者缝线裂开[30]。当患者有问题时，他们通常回来接受检查。我从 1999 年 11 月到 2003 年 4 月的 724 例患者中再次观察到这一现象，对 62 例有症状的患者进行上消化道检查，仅发现 5 例缝线裂开。通过这次抽样检查，再一次表明缝线裂开率低于 0.7%（5/714）。

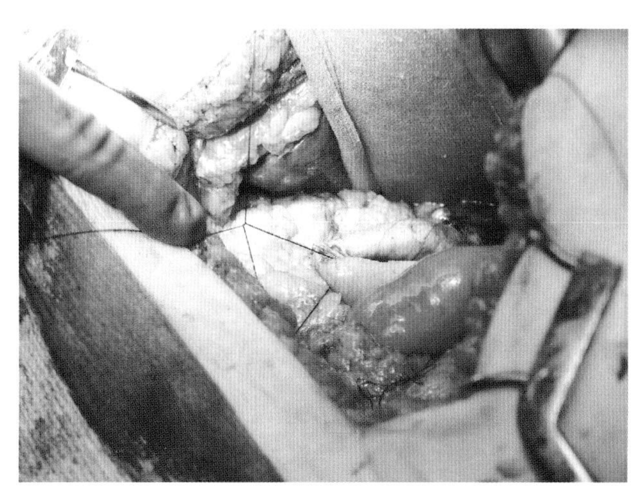

图 17-6 “Jones 缝合”是将近端胃小囊远端缝钉线处贴合于腹壁筋膜上。图中颜色显暗的空肠管是近端 Roux 臂，用来进行无张力吻合。应注意手指般大小的胃囊

结论

我希望这些讨论使我们更加确信，开放式RYGB仍然是好的、安全的方法，也许会比腹腔镜RYGB更好。我希望我们不屈服于患者和医疗器械行业的压力，以及他们对于腹腔镜减肥手术更简单、更安全的表面看法，因为我已经以事实证明腹腔镜手术有更高的并发症发生率和更高额的花费，而开放手术和腹腔镜手术二者预期的结局几乎一致。

显然，左肋下切口实际上远优于开放式减肥手术的正中切口和腹腔镜手术切口。腹腔镜RYGB时，横切离断胃小囊是必须的，但这会有相当高的渗漏发生率，我已证明横切离断胃小囊显然没有什么益处，很可能会产生不利影响。

为什么我们能够如此迅速地认可并接受腹腔镜RYGB？我们知道它的渗漏风险更高、学习周期更长、医疗误操作发生率高。通常腹腔镜手术后不到3天患者即可出院，而这段时间内吻合口瘘并不会显现；腹腔镜手术几乎增加了10000美元的医疗费；患者可否重返工作岗位与他们的工作动力成正比，尽管我们有患者从事体力劳动，但也很少有人需要6周时间恢复工作能力。

LRYGB公认的最大优势是避免切口相关并发症的发生率。然而，这一结论在使用左肋下切口（LSI）进行开腹手术时则变得没有意义，而二者体重减轻亦相同。因此，逻辑表明我选择了更安全、同等有效、费用更低的开放式RYGB-LSI手术。尽管如此，如果当你感到不情愿但被迫做LRYGB时，我有以下建议：①在高级腹腔镜手术方面有基本的背景和相当多的经验；②参加开放式手术的专科培训项目，培训内容包括开放式手术和腹腔镜减肥手术；③参与完成至少10例开放式减肥手术；④如果你还没有参加专科培训或者其他类似的培训项目，则需要参加腹腔镜减肥手术课程；⑤在你积累足够的经验之前，不要尝试再次修正性减肥外科手术；⑥遵循Schwarz-Drew原则[31]。20年以来，从John Linner开始，他们有数千例开放式胃旁路术病例的经验。他们参加了腹腔镜减肥外科的短训课程，以猪为模型进行练习，并应用腹腔镜设备做开放式手术，如其所预料，他们的学习效果相当好。其他一些做过大量腹腔镜减肥手术的医生也是这个培训过程。可以看出，一个拥有高级腹腔镜操作技术的医生，如果没有较好的开放式减肥手术经验并且未进行病例终生随访，直接做腹腔镜减肥手术是没有意义的。

最近，我与15个全美国有经验的开放式RYGB医生参与了一组研究。将我们的25 000例开放式减肥手术病例与全世界各国主流杂志发表的腹腔镜减肥手术进行比较。结果发现腹腔镜手术吻合口瘘发生率为开放手术的5倍，手术时间显著延长，医疗花费更高，小肠梗阻率大约为其10倍，体重减轻几乎相同，死亡率没有区别，均大约为0.25%[32]。

开放式Y型胃旁路术(RYGB)在当今占有什么样的地位？应以标准化的方法来进行比较。在LRYGB进展到与开放式RYGB（左肋下切口）一样安全和经济可行之前，我与许多其他医生将坚持进行开放式手术。

致谢：本人感谢如下人士对本章节的贡献：Kimberly King对于手稿进行技术处理、Sue Wainwright和Donna Foshee帮助进行数据检索和分析、Steven Smith协助摄影以及Gary Linde组织编制文中插图。

（李刚　译）

参考文献

1. Guidelines for Laparoscopic and Open Surgical Treatment of Morbid Obesity. (Document adopted by the American Society for Bariatric Surgery and the Society of American Gastrointestinal Endoscopic Surgeons, June 2000.) Obes Surg 2000;10:378–379.
2. Jones KB. Experience with the Roux-en-Y gastric bypass, and commentary on current trends. Obes Surg 2000;10:183–185.
3. Jones KB. Simultaneous cholecystectomy: to be or not to be. Obes Surg 1995;5:52–54.
4. Pories WJ, Swanson JS, MacDonald KG, et al. Who would have thought it? An operation proves to be the most effective therapy for adult onset diabetes mellitus. Ann Surg 1995;222:339–350.
5. Sugerman HJ, Kellum JM, Engle KM. Gastric bypass for treating severe obesity. Am J Clin Nutr 1992;55(suppl 12): 560S–566S.
6. Kirkpatrick JR, Zapas JL. Divided gastric bypass: a fifteen-year experience. Am Surg 1998;64(1):62–66.
7. Schauer PR, Ikramuddin S, Gourash W, et al. Outcomes after laparoscopic Roux-en-Y Gastric Bypass for morbid obesity. Ann Surg 2000;232:515–529.
8. DeMaria EJ, Sugerman HJ, Kellum JM, et al. Results of 281 consecutive total laparoscopic Roux-en-Y gastric bypasses to treat morbid obesity. Ann Surg 2002;235:640–647.
9. Wittgrove AC, Clark GW. Laparoscopic gastric bypass, Roux-en-Y – 500 patients: technique and results, with 3–60 month follow-up. Obes Surg 2000;10:233–239.

10. Champion JK, Hunt T, DeLisle N. Role of routine intraoperative endoscopy in laparoscopic bariatric surgery. Surg Endosc 2002;16(12):1663–1665.
11. Higa KD, Bone K, Ho T. Complications of the laparoscopic Roux-en-Y gastric bypass: 1,040 patients—what have we learned? Obes Surg 2000;10:509–513.
12. Suter M, Giusti V, Heraif E. Laparoscopic Roux-en-Y gastric bypass: initial 2-year experience. Surg Endosc 2003; 17(4):603–609.
13. Smith SC, Goodman GN, Edwards LB. Roux-en-Y gastric bypass: a seven year retrospective review of 3,855 patients. Obes Surg 1995;5:314–318.
14. Linner JH. Surgery for Morbid Obesity. New York: Springer-Verlag, 1984:97.
15. Yale CE. Gastric surgery for morbid obesity. Arch Surg 1989; 124:941–946.
16. Jones KB. The double application of the TA-90B four row stapler and pouch formation: eight rows are safe and effective in roux-en-y gastric bypass. Obes Surg 1994;3:262–268.
17. Jones KB. Revisional bariatric surgery—safe and effective. Obes Surg 2001;11:183–189.
18. Mason EE. Surgical Treatment of Obesity. London: WB Saunders, 1981:340–341.
19. Sugerman HJ, McNeill PM. Continuous absorbable vs. interrupted non-absorbable suture for mid line fascial closure. Proceedings of the second annual meeting of the American Society for Bariatric Surgery, Iowa City, Iowa, 1985:153–154.
20. Amaral JF, Thompson WR. Abdominal closure in the morbidly obese. Proceedings of the third annual meeting of the American Society for Bariatric Surgery, Iowa City, Iowa, 1986:191–202.
21. Alvarez-Cordero R, Aragon-Virvette E. Incisions for obesity surgery: a brief report. Obes Surg 1991;1:409–411.
22. Jones KB. The left subcostal incision revisited. Obes Surg 1998;8:225–228.
23. American Society for Bariatric Surgery Guidelines for Granting Privileges in Bariatric Surgery. Obes Surg 2003; 13:238–239.
24. Torres JC, Oca CF, Garrison RN. Gastric bypass Roux-en-Y gastrojejunostomy from the lesser curvature. South Med J 1983;76:1217–1221.
25. Brolin RE, La Marca LB, Kenler HA, et al. Malabsorptive gastric bypass in patients with super obesity. J Gastrointest Surg 2002;6(2):195–205.
26. Higa KD, Ho T, Boone K. Internal hernias after laparoscopic roux-en-y gastric bypass: incidence, treatment and prevention. Obes Surg 2003;13: 350–354.
27. Courcoulas A, Perry Y, Buenaventuro P, et al. Comparing the outcomes after laparoscopic versus open gastric bypass: a matched paired analysis. Obes Surg 2003;13:341–346.
28. Capella JF, Capella RF. Staple disruption and marginal ulceration in gastric bypass procedures for weight reduction. Obes Surg 1996;1:44–49.
29. Cucchi SGD, Pories WJ, MacDonald KG, et al. Gastrogastric fistulas, a complication of divided gastric bypass surgery. Ann Surg 1995;221:387–391.
30. Jones KB, Homza W, Peavy P, et al. Double application of the TA-90B Four-Row Autosuture® stapling instrument: a safe, effective method of staple-line production indicated by follow-up GI series. Obes Surg 1996;6:494–499.
31. Schwartz ML, Drew RL. Laparoscopic Roux-en-Y gastric bypass: what learning curve? Obes Surg 2003;13:207abstr.
32. Jones KB, Afram JD, Benotti PN, et al. Open versus laparoscopic Roux-en-Y gastric bypass: a comparative study of

第 18 章　肥胖症微创外科治疗的技术要点

Sayeed Ikramuddin

外科手术治疗病态肥胖面临着许多挑战。问题在于，除了极度肥胖以外，体重或者体重指数（BMI）并不能预测减肥手术的困难程度。使用腹腔镜技术进行减肥手术治疗起始于 1993 年，自那之后所有的相关手术都是在腹腔镜下进行的，并随着吻合器材的改进，具体手术方法不断得到改良。然而，腹腔镜手术方法并没有被所有的外科医师所掌握。这一学习过程是艰难的，尤其对于需要胃肠道重建的手术，例如：腹腔镜下 Y 型胃旁路术（LRYGB）或者胆胰转流术 / 十二指肠转位术（BPD/DS）。以腹腔镜可调节胃绑带术（LGB）为例，Schauer 等[1-2]报道学习曲线过程高达 100 例病例。对于可调节胃绑带术而言，技术要点可能并不在于手术过程中，而是术后对于绑带的调节中有许多细节需要注意。本章旨在指出既适用于普通病例，又适用于疑难病例的关键技术要点。

起点

患者的位置多样化。在进行手术时，许多术者喜欢站在患者两腿之间，也有很多术者往往站在患者的右边，后者也是我们所偏爱的。原则上来讲，术者应该习惯于一种站位，以便于手术室其他人员易于配合。选择手术体位对于手术床也有很高要求，需要可承受 800 磅的重量并且可以承受较陡峭的头高脚低位（即反向 Trendelenburg 体位）。

进入腹部是腹腔镜手术的基本步骤。毋庸置疑，越瘦的患者越容易进入腹部。进腹是整个手术最困难的部分之一（见第 10 章）。尽管可以减少血管损伤的风险[3]，常用的 Hasson cutdown 进腹技术[4]应用于超肥胖患者也是费时费力的。超厚的皮下脂肪层是其原因之一。由于这个原因，我们选择在左肋下区域建立气腹。我们使用常用的 150mm Veress 穿刺针。我们在最初穿刺时十分注意地提起腹壁，后来发现这一点在穿刺过程中并不是十分重要。充气过程需要将充气机开到最大流量。通常情况下，应用 S 形牵拉器或者粗丝线牵引皮肤可以充分简化这一过程。市场上也有许多设备可以在无论是否建立起气腹的情况下帮助进入腹腔。这些设备，在已经建立气腹情况下，并没有确切优势。而在无气腹情况下，其对于内脏或者血管可造成一定风险。这些设备同样也有一个学习曲线的过程。在使用这些设备前对于方法和风险进行培训是十分重要的。

进腹后的关键点是选择最佳操作孔的位置和牵开肝。

光学

在过去十年里，微创外科的主要进步是光源的改进，这一点在数码摄像机市场中同样可以看到。现在普遍使用三芯片摄像机，这一配置可以增强色彩的重现。应用高保真图像系统，外科手术过程中即使是细节也可以非常出色鲜明地显示。一流的光学设备是无可替代的。更加鲜明细致的图像可以增加手术的精细程度。手术团队需要明白不慎的肠损伤会带来严重的后果。在开展外科手术治疗肥胖症之初，即要求由一个团队和合理的资源设备配置。

除了摄像机的质量，成角度的镜头在手术中也是十分重要的。45° 镜在外科治疗肥胖症中是最常用的。尽管理论上也可以使用 0° 镜，但一般不使用。使用角度镜可以便于扶镜者通过手动移动光缆获得更加广泛的手术视野。为了获得需要的视野，通过转动镜头头端调节比通过转动光缆调节镜头要麻烦。在进行缝合时，有时候稍稍移动光缆，也会有很大帮助。除了传统的 10mm 镜以外，也需要配置一个 5mm 的 45° 镜，它可以从任意穿刺孔进入腹腔，以保证对术野的充分观察。这种镜头对于手术开始时松解粘连和术后关闭孔洞时都有帮助（Stryker

Endoscopy, San Jose CA, USA)。这种镜头多在极度肥胖男性患者中使用。

腹腔镜的镜头随着手术时间的延长会变得模糊，有时候是由于漏出的二氧化碳与冷的二氧化碳混合导致镜头模糊。关键是查明漏气的原因。一旦发现是很容易修正的。如果泄漏是在筋膜水平，那么筋膜缝合即可。一些情况下最好尽量避免使用这个穿刺孔，因为这将使得泄漏更加严重。

置孔

随着手术经验的积累，术者可优化穿刺孔的位置，同时也可以减少穿刺孔的数目。置孔时要遵循一些基本概念。在减肥手术时，通常不建议建立倾斜的穿刺孔。当在腹部施行超过一个部位的手术时，穿刺孔的角度就成为问题了。比如在胃旁路术中，胃小囊的建立需在食管裂孔处操作，而空肠空肠吻合需要在左下腹部施行。在腹壁肌肉组织很厚的病例中，必须使穿刺孔成一定的角度。而这么做的不利之处是需要增加额外的穿刺针。如果腹壁只是简单的过厚，那么只需要使用加长穿刺器。在腹壁更高的位置穿刺可以减少使用超长穿刺器。还有一种方法是扩大皮肤切开，使穿刺器固定在筋膜上而不是固定在皮缘。

腹腔镜孔的位置选择基于几个原则，包括三角原则和邻近原则。尽量使镜头靠近操作的地方，以避免角度太小，造成术野不清。如果镜头离术野太近或者在术区上方时，大多数的动作会相互影响着将增加操作的难度。施行胃旁路术时，我们在剑突下 20cm 处设置观察孔。最初，应该预测到影响手术操作的所有障碍物。在早期的几个病例中，我们常规打开镰状韧带。尽管后来我们不再常规这么做了，但是这对于给中心型肥胖的患者做手术是有帮助的。如果术者站在患者的右侧施行手术，这还可便于进行胃空肠的吻合或者是绑带的缝合。

显露

充分推开肝在减肥手术中是十分重要的。这些肥胖患者往往有巨大的肝，尤其是合并 2 型糖尿病的重度向心型肥胖的女性患者。过去的几年里，我们使用三角肝牵开器（CardinalHealth，Magaw，IL，USA）以抬升肝的侧面部分。在有些病例中，必须应用额外的肝牵开器以拨开左肝叶侧面部分。另一个方式是在剑突下穿刺孔使用 Nathanson 肝牵开器（Cook Surgical, Bloomington, IN, USA）。显露是手术的关键问题。为了建立胃小囊，对 His 角的观察和解剖十分重要。如果用传统的方法，His 角不能充分显露，那么胃短血管可能被切断。这一方法允许轻柔地牵拉胃底，最终显露 His 角。如果不能充分显露就要考虑中转开腹。严重肝大的患者肝缘可低于肚脐，那么只能放弃这种手术方式。尝试低卡路里饮食和利尿可能可以改善这一情况。还有一种方法是改为施行胆胰转流术，当然这需要患者提前同意。

选择吻合器

理解吻合器的工作原理和局限性可以防止吻合器相关并发症，但是对于这些器械也有个学习曲线过程。

现在主要使用两种类型的线形吻合器：一种为 Autosuture（Norwalk, CT, USA）；另一种为 Ethicon Endosurgery（Cincinnati, OH, USA）。两者均在胃旁路术中得到了广泛使用并取得成功。Autosuture 吻合器有多种尺寸，最长可以达到 60mm，两面均有三排钉。这一吻合器有两种击发模式。钉仓有 2.0mm、2.5mm、3.5mm 和 4.8mm 钉高。除了 4.8mm 绿钉需要 15mm 穿刺孔，其他所有型号吻合器都可以通过 12mm 穿刺孔。切割闭合器采用将吻合器最远端部分的组织自吻合器分离的击发切割方式。这在空肠空肠吻合过程中尤其有用。值得一提的是，这个吻合器无使用次数限制。

Ethicon Endosurgery 吻合器有相同的钉高。钉仓有两排钉和三排钉。新的产品包括了 45mm 蓝钉（3.5mm 钉高）、白钉和灰钉。由于该吻合器的设计不像 Autosuture 吻合器那样结合部与钉仓是一体的，所以 Ethicon 的接合部十分坚固。推荐在击发前等待 10 秒以期让夹闭的组织获得最大的压力。用这种方法可以减少厚的组织从钉夹中滑脱。例如：在施行胃空肠直线吻合时分开不同厚度的组织十分有用。不论采用哪一产品，在手术中使用时都要清楚它们独一无二的优势所在。

胃旁路术

有许多关于施行腹腔镜胃肠旁路术不同方法的报道。手术的主要不同点在于施行吻合术的方法和Roux肠袢通过的位置。吻合技术包括圆形吻合、直线吻合还有手缝的吻合。Roux肠袢可以有在胃后壁和结肠后、胃前壁和结肠前以及胃前壁和结肠后胃空肠吻合的方法，所有这些方法都是可行的[5-6]。腹腔镜胃旁路术有三个关键点：建立胃小囊、空肠－空肠吻合术和胃空肠吻合。接下来将分段描述我们中心采用的方法，并提供一些有所帮助的技术点。

空肠空肠吻合

许多术者首先施行这一部分。优点是患者无需反复改变位置。这也可以判断是否存在不适宜施行腹腔镜手术的盆腔粘连。手术床处于水平位置。抬高横结肠，将网膜翻过横结肠以便于横结肠系膜的延伸。使用三角牵开器可以便于这一部分在腹腔镜下操作。抓住Treitz韧带上方的部分，可以清晰显露Treitz韧带。在这些患者中未发现旋转不良或未旋转的，在切断肠管前要仔细辨认解剖标志。

检查空肠的肠系膜。在一些病例中我们发现可能会有极短的肠系膜。在严重向心型肥胖患者可能最好采用结肠后的方法。在结肠前方法中我们在Treitz韧带下方50cm处切断小肠。我们估测小肠的长度或者用10cm刻度的肠钳去测量肠管的长度。

使用无损伤抓钳抓持肠管，这一点很重要。用60mm白钉切断小肠。我们采用灰钉约2.0mm钉高沿肠系膜切断。将小肠切断时形成一个C形的半圆为最佳。C形的小肠有利于自横结肠系膜后方穿过横结肠（图18-1）。结肠后吻合只需一个吻合器，而结肠前吻合需要两个吻合器，尤其是遇到很厚的横结肠系膜时。在Roux肠袢的末端使用吻合器处放置烟卷式引流管。BMI<40的患者Roux肠袢75cm。BMI为40～50的患者Roux肠袢150cm。对于BMI>60的极度肥胖患者，我们选择Roux肠袢200cm，对于BMI为70～80的患者Roux肠袢250cm。对于BMI超过80的患者我们劝说他们施行远端Y型胃旁路术。

一旦确定Roux肠袢的长度，我们找到Roux肠袢的远端。烟卷式引流管从左腹部穿过横结肠的中部和肠系膜。切断的小肠在左下腹部吻合，从而不影响胆胰肠袢的通过。这一步之后我们将Roux肠袢与胆胰肠袢系膜小肠游离部的边缘对齐。用超声刀（Ethicon Endosurgery）切开两侧肠袢，把Roux肠袢插入放置在吻合器的顶端进行吻合。对于两侧肠袢比较重要的是在距离小肠系膜游离侧1cm处或者在接近胆胰肠袢的位置（图18.2）。全部置入60mm白钉并击发。我们在吻合处的根部缝合一针，然后我们在接近吻合线肠切开处，旋转吻合口约90°使Roux肠袢的末端朝着左上腹，用另外的60mm白钉闭合切开处。仔细检查吻合口确保没有外露的黏膜和损伤的浆膜。如果有异常，使用4-0线缝合包埋。

从外面检查管腔大小。对于远端胃旁路术，应优先缝合关闭切开处。使用纤维蛋白胶（Baxter, Deerfield, IL, USA）涂于吻合口以减少粘连和出血。

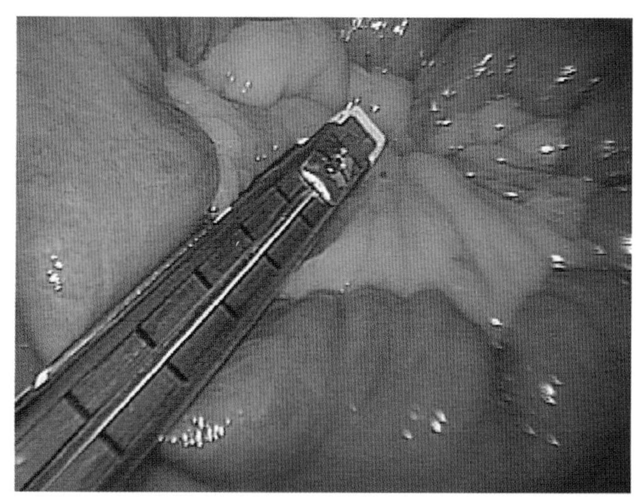

图18-1 C形小肠

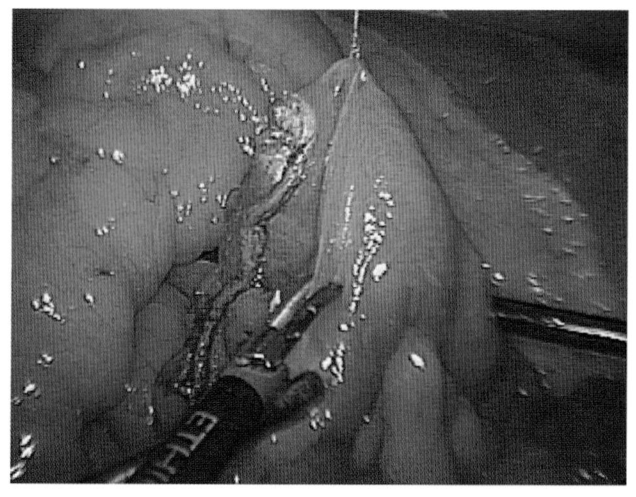

图18-2 小肠切开吻合

然后连续缝合空肠空肠吻合处的肠系膜以防止扭曲形成梗阻。

创建胃小囊

取头高脚低位。用超声刀切开肝胃韧带。理想情况下，通过较薄的肝胃韧带可以看到尾状叶。通常情况下，切开这里后可以清楚地看到胃左动脉。在一些病例中这一位置可能明显变大或者存在副肝管。在这里要小心不要损伤副肝管，尤其是在没有必要分离到这个位置时。

我们在胃食管交接处下方2cm低于胃左动脉处，选择血管少的位置横断。使用2.5mm白钉。使用例如牛心包衍生膜之类的材料来加固切割线以止血。这一方法对胃小弯损伤最小，并且没有发现什么不良后遗症。然后换成3.5mm高的蓝钉。可以创建容积为15～20ml的胃小囊。最初我们用容量20ml的球囊来测量胃小囊。在后来的数百例中发现没有必要采用这一步骤。分离从胃小弯朝向His角。确保完全切除胃底，并分离胃小囊和残胃，以预防胃小囊与残胃之间形成瘘。注意避免切割线的张力，这可以导致切割线裂开。

有时切割线会有出血，但是使用Surgicel止血纤维素（Johnson & Johnson, New Brunswick, NJ, USA）很容易控制。如果发现吻合线不完整，使用体内缝合技术缝合或者用吻合器加固。在胃小囊和残胃上修补遗漏是很重要的。残胃漏难以诊断并且可以在术后出现严重的并发症和死亡率。我们无需切除的残胃后方往往有广泛的粘连，因此，在绝大多数病例中我们采用结肠前与胃前壁吻合通过Roux肠袢。在计划行结肠后吻合时我们需要松解残胃后壁的粘连。胃小囊后壁的粘连也需要松解，为胃空肠吻合清理出直径1cm左右的区域。

尤其要注意大的滑动型食管裂孔或者食管旁疝。在这些患者中保留胃小弯侧的血管可以减少疝的发生。

胃空肠吻合术

在横结肠中部使用超声刀劈开大网膜。抓住烟卷式引流管，保证Roux肠袢没有扭曲，并推向胃小囊。最好不采用头高位以便活动最大的操作空间。

如果有太大的张力那么可以施行结肠后胃后壁吻合。在这之前用超声刀松解胃后壁粘连。完成之后，抓住Treitz韧带前方2～3cm处的横结肠系膜并切开。胃被推向左侧，以抓钳抓住烟卷式引流管，并通过小穿刺孔。这个打开的部分在最后需要关闭。避免胃下方的Roux肠袢扭曲。

在这两个操作过程中，患者体位逐渐变成极度头高脚低位。在胃小囊切割线的顶端（朝向His角）将Roux肠袢的末端进行后排缝合，也是烟卷式引流开始的位置。在胃小囊的后壁沿着Roux肠袢并与横结肠平行。这可以减少吻合的张力并且保证全部切割线缝合。在胃小囊右方切开并在Roux肠袢对应点切开。将线形吻合器插入不超过1.5cm，然后击发。我们用奥林帕斯30Fr内镜（Olympus, Melville, NY, USA）置入Roux肠袢将吻合口两侧进行双层缝合。我们在下方夹闭肠管，打入生理盐水观察有无漏出或气泡。即使施行结肠前吻合也要关闭横结肠系膜的开口。

结肠前与结肠后

尽管讨论结肠前吻合相对于结肠后吻合方式的优点超出了本章的范围，但是我们在施行结肠前或结肠后吻合时必须知道相应的手术技巧。两个过程可因为系膜处腹内疝形成而变得复杂，然而在结肠后吻合方式中，还必须关闭结肠系膜处的缺陷防止发生腹内疝。在横结肠系膜极短的患者和有极大极厚横结肠系膜的患者，结肠后吻合的方式可以减少Roux肠袢在胃空肠吻合处的张力。此外，可以便于进入残胃进行胃肠减压，便于内镜对残余胃进行检查或者在发生胆总管结石时进行经内镜逆行胰胆管造影（ERCP），在发生溃疡时便于将其切除。在施行结肠后吻合时要特别注意关闭横结肠系膜的缺损。一些外科医师推荐间断缝合，但是另一些医生认为间断缝合仍然不够，而施行连续缝合。

腹腔镜可调节胃绑带术

把可调节绑带准确放置在松弛部是手术成功和减少并发症的关键。同样重要的是，把绑带固定在胃壁上，以防止滑脱和减少腐蚀风险。进腹技术与胃旁路术是一致的。患者分腿位，术者在患者两腿中间操作。也可以患者仰卧位，术者在患者的右侧操作。可能需要六个穿刺孔。一个穿刺孔用来作为腔镜的观察孔，一个是术者的右手操作孔。与胃旁路术相比，绑带术需要更高位置的观察孔，这利于观察His角的机动性并且方便胃壁缝合。设置穿刺孔的位置很重要。通过食管后间隙把绑带连接是十分重要的。角度遵循低于食管括约肌通过胃到达左侧。绑带应该在His角穿出。另一个重点是要以最小的解剖分离来通过抓持器。小静脉通过绑带结合部是明显的解剖标志。

通过胃壁与胃壁缝合来固定绑带也需要注意一些事项。通常需要缝合2～4针。第一针缝在接近绑带锁扣处，缝合处和锁扣之间保持一定距离。用第一针牵拉到右侧，然后可以方便后两针在胃底和贲门之间朝向His角处。通常，小号9.75cm绑带适合体型较小的均匀性女性肥胖患者。向心型肥胖的男性患者尤其是那些贲门处有较多脂肪的患者适合更大型号的绑带。

一个容易被忽视但却是重要的步骤是从穿刺孔放置绑带。穿刺孔和连接管可以导致严重问题。大多数病例中这些问题可以在局部麻醉下轻易解决。置孔的位置多有不同。早期，我们将绑带注水泵的位置设于右侧腹部。尽管这里便于放置绑带，但却不是最佳位置。我们及其他一些医生发现最佳位置是在脐以上腹正中线旁边的位置。在放置皮下注水泵时，适当切开皮肤也很重要。要可以清楚地看到腹直肌筋膜，在结束时缝合皮肤。为了减小皮下泵扭曲或者滑脱的风险，应该缝合四针固定在位置上。缝合时，应用深部拉钩以便于显露和缝合。

外科医师对于绑带的调整各不相同。主要的不同是在透视下或者直接在诊室进行调整。没有统计数据建议哪种方式更有益。在透视下调整绑带时，定位及注水比较便利是其优点之一。除此之外，可以通过进行上消化道钡餐，如果从胃小囊逆流至食管或者发生食管收缩，则为绑带过紧的表现。多数绑带过紧的患者无症状。早期发现绑带过紧，可以预防进食困难。不论调整方式有何不同，需在确定没有流出梗阻时再拔出注水针。这背后的基本原理显而易见，但也需要明白，第一次可以插入注水针头并不意味着第二次还可以顺利插入。而且，确认从皮下泵到绑带的注射畅通也很重要。在一些病例中我们发现如果绑带完整性存在问题，液体可以注射进但是不能抽出，注射静脉造影对比剂可以确定整个系统中的泄漏的位置。在静脉造影剂过敏的病例中，简单注射2cm^{3}空气可以通过右侧膈肌拍片发现。

修正性减肥外科手术的问题不在本章讨论中。例如从胃底折叠术修正为胃旁路术，将绑带术修正为胃旁路术，垂直胃绑带术修正为胃旁路术并且取出绑带等。在这些病例中，需要从术前工作做起，包括调阅前次手术记录，进行上消化道内镜检查和近端胃肠道的造影检查。腹腔镜再手术，需要细致的内镜操作技术。再次修正性手术时，应该放低中转开腹的要求。在再次手术中应用吻合器时要注意选择合适的钉高。在一些病例中即使用4.8mm绿钉也不足以切开胃。在这种情况下，外科医师需要利用体内缝合技术来建立胃小囊。

结论

许多技术可以使腹腔镜减肥外科手术变得方便，然而这方面的经验也是无可替代的。在每个病例中都有可以学习的东西。针对这一快速发展的专科，减肥外科医师应该保持开放的思维模式学习新技术和方法。

（王鑫 译　印慨 审校）

参考文献

1. Schauer P, Ikramuddin S, Hamad G, Gourash W. The learning curve for laparoscopic Roux-en-Y gastric bypass is 100 cases. Surg Endosc 2003;17:212–215.
2. Schauer PR, Ikramuddin S, Hamad G, et al. Laparoscopic gastric bypass surgery: current technique. J Laparoendosc Adv Surg Tech A 2003;13(4):229–239.
3. Poole GH, Frizelle FA. Modifications to the Hasson technique. Aust NZ J Surg 1996;66(11):770.
4. Molloy D, Kaloo PD, Cooper M, Nguyen TV. Laparoscopic entry: a literature review and analysis of techniques and complications of primary port entry. Aust NZ J Obstet Gynaecol 2002;42(3):246–254.
5. Wittgrove AC, Clark GW, Tremblay LJ. Laparoscopic gastric bypass, Roux-en-Y: preliminary report of five cases. Obes Surg 1994;4:353–357.
6. Higa KD, Ho T, Boone KB. Laparoscopic Roux-en-Y gastric bypass: technique and 3–year follow-up. J Laparoendosc Adv Surg Tech A 2001;11(6):377–382.

第 19.1 章　腹腔镜垂直胃绑带术

J.K.Champion, Michael Williams

腹腔镜垂直胃绑带术（VBG）技术起源于 1993 年的开腹手术，之后微创技术逐渐应用于所有常见手术的操作中[1-2]。在 1992 年，大约 85% 的减肥外科医生采用由爱荷华州大学的 Mason 所报道的开腹 VBG 术式，当年，已有医生以腹腔镜手术来模拟这个开腹 VBG 的手术过程[3-4]。Mason 的 VBG 用圆形吻合器在近胃小弯侧建立一个开口，以沿着胃内探条置入直线吻合器，创建一个垂直的胃小囊（图 19.1-1），腹腔镜技术遵循了这个手术方式，为了模仿这个手术方式，很多医生报道了技术方面的问题和思考，本章中将对这些问题进行讨论[3-4]。1995 年，我们通过省略圆形吻合器而全部使用线形吻合器去除一部分胃底，以创建垂直胃小囊，而对腹腔镜 VBG 术式进行了改进（图 19.1-2），以此来作为传统手术的替代方式[5]。

本章将回顾模仿 Mason 的腹腔镜圆形开窗 VBG 和仅仅使用线形吻合器的楔形 VBG 的手术方法和结果。

腹腔镜楔形 VBG 技术

腹腔镜楔形垂直胃绑带术患者仰卧在带有脚踏板的手术台上，呈头高脚低位。术者和扶镜者在患者的右侧，助手和器械护士在左侧。

最初的观察孔为 12mm 穿刺孔，位于剑突下 15cm 处中线左侧的腹直肌筋膜处。使用可视穿刺器（Ethicon Endosurgery, Cincinatti, OH, USA）不用先充气而直接用 10mm 0° 镜穿刺入腹。充气到 15mm 仔细检查腹部。其他 5 个穿刺孔在直视下穿入，位置如图 19.1-3 所示。一共有 4 个 5mm 穿刺孔和 2 个 12mm 穿刺孔，第二个 12mm 穿刺孔在左上腹低于肋缘处，作为吻合器通过口。

患者头高脚低位，5mm Allis 抓钳通过剑突下穿刺孔，在肝左叶下方到达隔膜以拨开肝叶。将胃底拉向一边，术者用单极电刀沿左膈脚打开 His 角，以帮助用吻合器建立胃小囊。在 His 角下方胃小弯侧 5cm 处开窗进入胃壁，利用钝性分离和电凝止血。这个开口用于在手术最后放置围绕胃小囊的绑带，并且在吻合时作为标记（图 19.1-4）。

从胃小弯侧开窗处到胃大弯侧水平切开，沿着向左膈脚和 His 角的方向把胃短血管和上方的胃底分开。用 50Fr 探条沿着胃小弯侧作为吻合时胃小囊的直径。从左肋缘下穿刺孔置入 12mm 直线吻合器（Endo GIA-2, US Surgical Corp., Norwalk, CT, USA）和 45mm 3.5 钉从大弯侧直接横向到达小弯侧开窗处（图 19.1-5）。吻合器到达小弯侧探条处切割闭合（图 19.1-6）。吻合器沿着探条向上朝着 His 角切割闭合，横断制造出 5cm × 5cm 范围的胃，并将其切除（图 19.1-7）。切掉的部分通过左上腹 12mm 穿刺孔取出（图 19.1-8）。如果需要扩大切口，在手术结束时则需要缝合关闭。沿胃小囊的切割线用 2-0 可吸收线缝合以保证止血后加固切割线，这是因为患者术后早期喝水，而远端绑带可形成部分梗阻作用，从而使胃小囊的压力增加。

绑带是宽 1.5cm、长 7.0cm 的聚丙烯网状材料。绑带两侧各折叠 1cm，以形成长 5cm 的绑带，所以允许体外校准的穿刺孔外距绑带两端 1cm 处缝合 1 针作为标记。绑带通过 12mm 穿刺孔置入，在胃食管交接处下方 5cm 处胃小囊的远端置入。将 30Fr 探条小心置入胃小囊出口以关闭绑带，防止在这一过程中不小心缝到出口后壁，不要调整绑带的松紧。绑带重叠 1cm 并且用 0 号 Ethibon 缝线（Ethicon Inc., Somerville, NJ, USA）水平缝合两针并体外打结（图 19.1-9）。移除探条并用内镜检查胃小囊大小和切割线无溢漏。然后从前面给绑带覆盖网膜，在中间缝合。用生理盐水做腹腔冲洗，直视下拔出穿刺器观察有无出血。除非扩大穿刺孔否则不用缝合筋膜。皮肤用 3-0 可吸收线皮下缝合并使用免缝胶布。

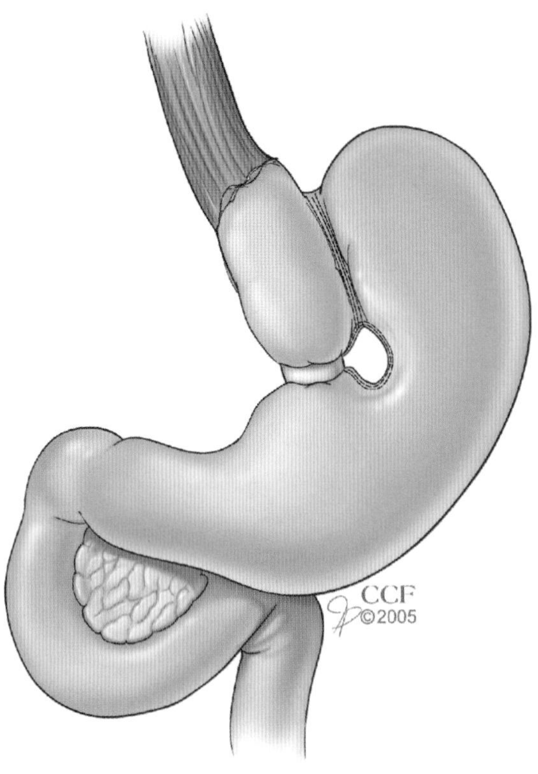

图 19.1-1 模仿 Mason 术式的腹腔镜垂直胃绑带术
（Courtesy of the Cleveland Clinic Foundation.）

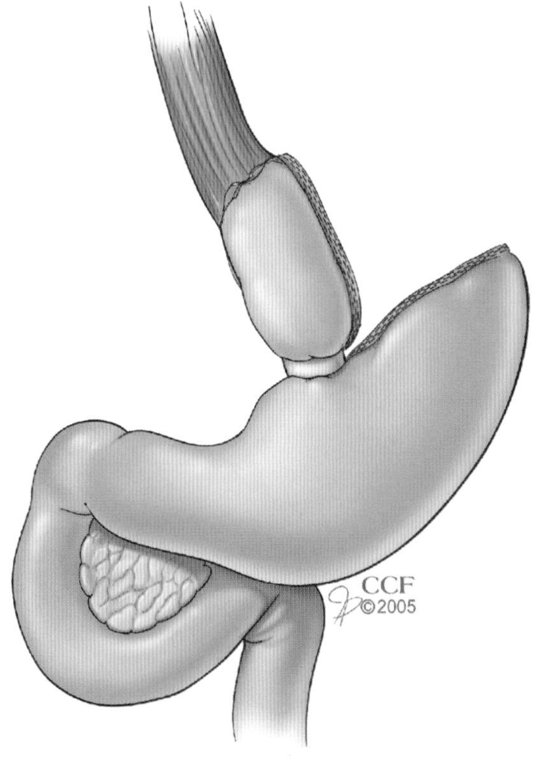

图 19.1-2 楔形腹腔镜垂直胃绑带术
（Courtesy of the Cleveland Clinic Foundation.）

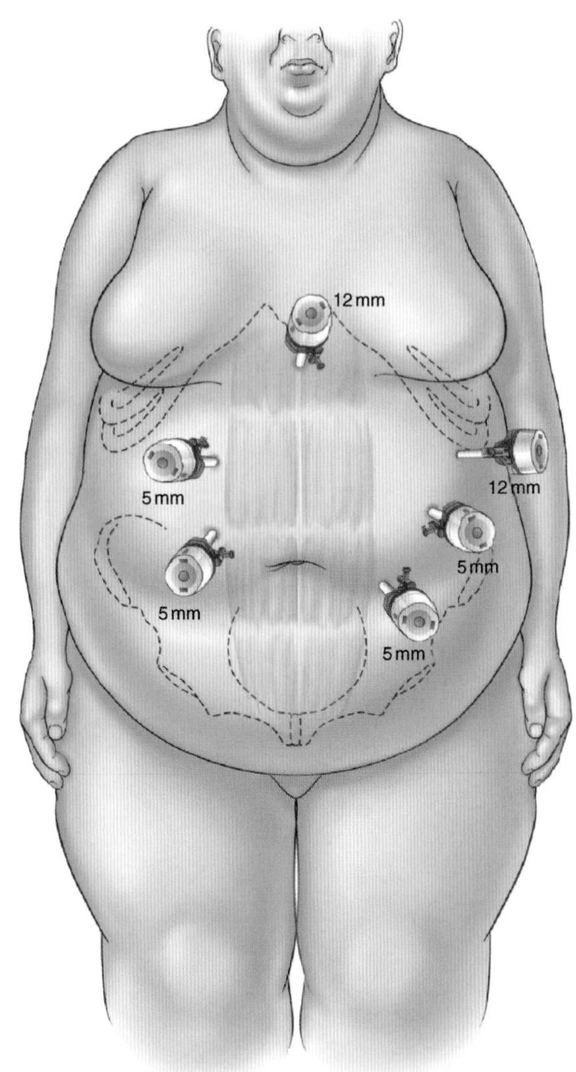

图 19.1-3 腹腔镜 VBG 时穿刺器的位置
（Courtesy of the Cleveland Clinic Foundation.）

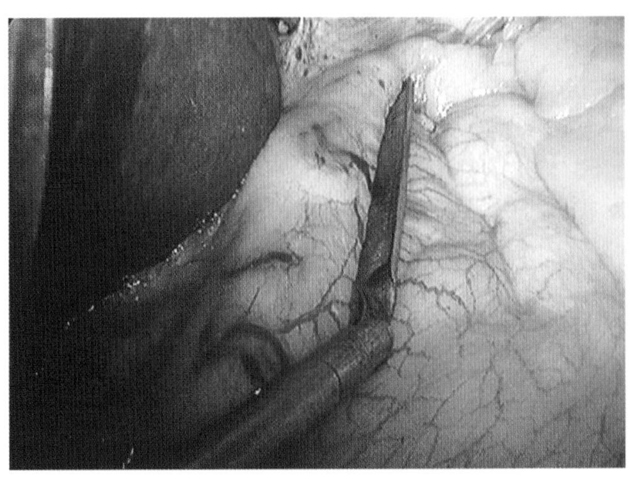

图 19.1-4 自 His 角测量 5cm

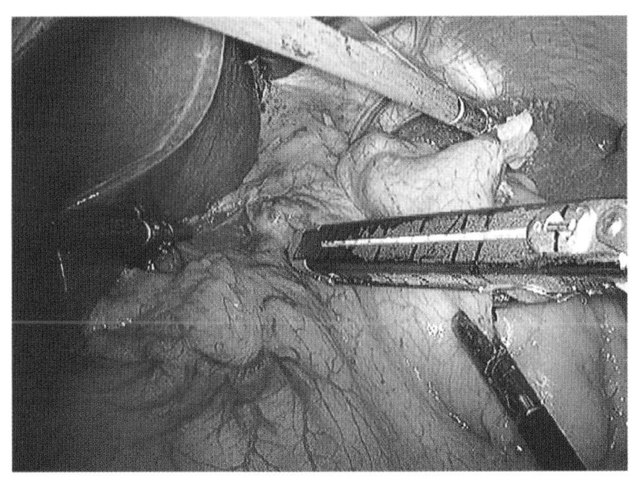

图 19.1-5　自胃大弯侧切割闭合

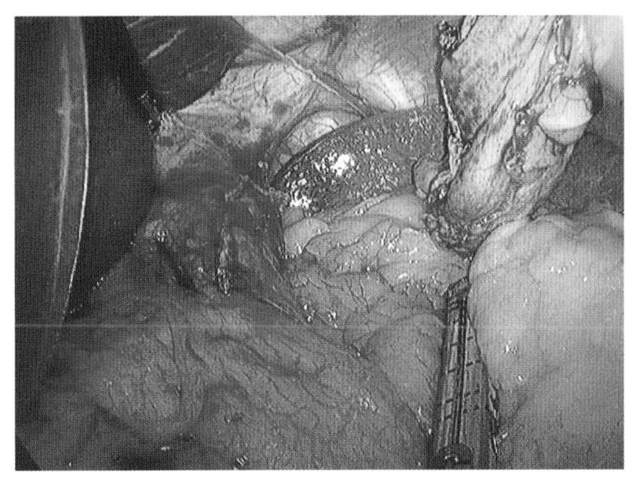

图 19.1-8　建立一个 3cm × 5cm 的胃小囊并且切除移开楔形胃底部

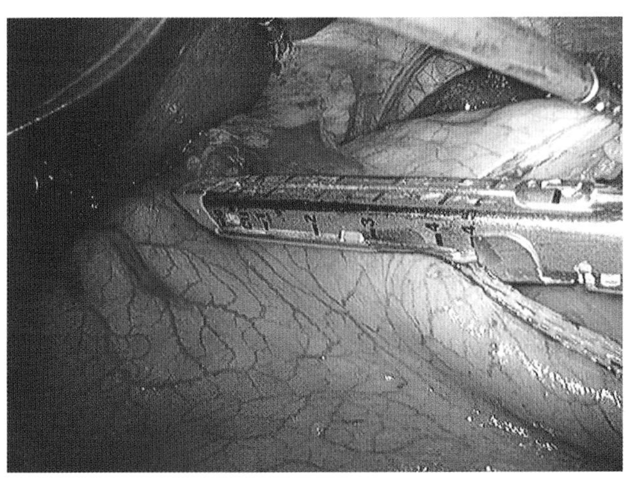

图 19.1-6　切割闭合直至胃小弯侧 54Fr 探条

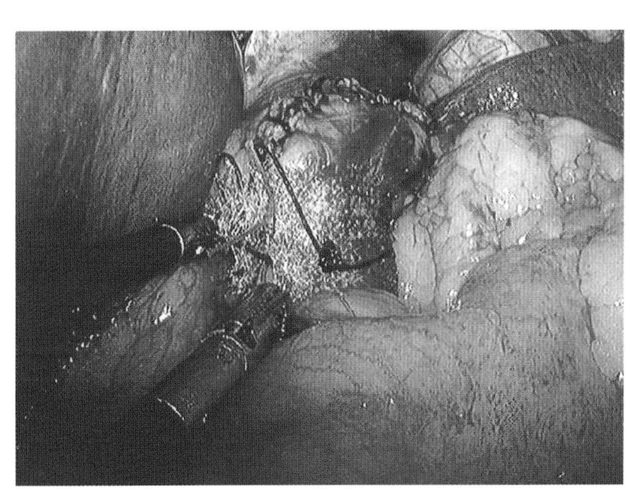

图 19.1-9　放置聚丙烯绑带并且在胃小囊远端缝合

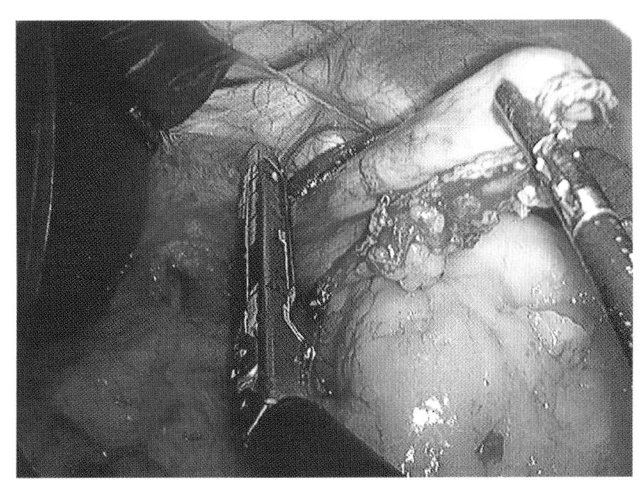

图 19.1-7　沿探条垂直切割闭合楔形切除胃底部分

模仿 Mason 术式的垂直胃绑带术

为了施行使用圆形吻合器的传统技术，除了左上腹 12mm 穿刺器改为 5mm 穿刺器和右中腹靠下的 5mm 穿刺器改为 12mm 穿刺器以便于通过直线吻合器之外，其他穿刺器位置不变。与之前描述相同，在 His 角下方 5cm 处开窗创建胃小囊和游离胃短血管。开窗处也是用来标记胃小囊的建立和最终放置绑带。50Fr 探条沿小弯侧放置，沿着探条在开窗处水平褥式缝合拉近胃的前后壁以便于放置圆形吻合钉座。在锁骨中线肋缘下切开 2cm，通过此切口放入 21mm 圆形吻合器钉座。钉座置于胃小弯侧后壁，在开窗水平尽量靠近探条处以便吻合。从之前腹部切口 2cm 处置入吻合器与钉座对合。咬合、击发、移出吻合器。切口用布巾钳夹闭以便继续充气。从右中腹 12mm 穿刺孔伸入 45mm 3.5 直线吻合器(Endo GIA-2, US Surgical Corp.) 沿着探条垂直吻合。持续切割吻合直到除了小弯侧出口部分的胃小囊完全建立。切割线用 2-0 丝线缝合，远端胃小囊放置绑带，处理方式和之前描述一样。腹壁切开 2cm 处经腹膜缝合关闭。

腹腔镜垂直胃绑带术的结果

比较不同类型腹腔镜垂直胃绑带术是困难的，因为技术变异较大，整体手术量较少，且随访不足。

Olbers 等报道了 5 年随访结果 [6]，其采用的是 Mason 技术（109 例胃小囊未分离，30 例分离），还有我们采用楔形切割方式的结果 [7] 在表 19.1-1 列出。在我们的经验中伤口并发症低，因为没有伤口感染、没有切口疝；然而 Olbers 对其病例中的伤口并发症没有讨论。远期再次手术率在两种不同腹腔镜手术之间类似，Olbers 报道 11 个患者中 3 个切割线裂开和 8 个减肥效果不佳。我们报道 4 个患者再次手术，其中 2 个是因为出口梗阻和反流，另 2 个是减肥效果不佳。此外，我们还有 3 个由于减肥效果不佳等待再次手术修正。使用上消化道钡餐和灵活的内窥镜检查来评价我们有症状的患者或者减肥失败的病例，并没有发现绑带腐蚀或者胃瘘。Olbers 等报道了 1 例使用聚四氟乙烯（PTFE）绑带材料胃壁腐蚀，但是因为无症状而没有再次手术。

表 19.1-1　腹腔镜垂直胃绑带术（VBG）的结果

作者	方法 / 绑带材料	渗漏	切割线裂开	修正手术	EWL%/2 年后 BMI
Olbers 等，n=139	Mason，109 例胃小囊未分离，30 例分离，PTFE 绑带	1（0.07%）	3（2%）	8%	50% BMI 为 32
Champion, n=58	楔形 VBG 聚丙烯	1（1.8%）	0	7.3%	49% BMI 为 34

BMI，体重指数；EWL，多余体重减轻；PTFE，聚四氟乙烯；SD，切割线裂开

Olbers 等报道在术后 6 个月发现胃小囊扩张，并且 45% 的修正性手术是由于胃小囊扩张。另外 27% 的修正性手术是由于切割线裂开，因此，他们的经验中有总共 72% 的修正性手术是由于紧贴探条置入圆形钉座困难无法保证小胃囊，或者未分开的切割线导致随后的切割线裂开和胃瘘。他们后来试图通过摒弃这种不分开切割线的方法来提高手术效果，但是仍然忽视了利用腹腔镜下圆形吻合器建立胃小囊困难的问题。

我们早期施行类似的腹腔镜 Mason 式手术，并且我们关注胃小囊的容积，这也是 Mason 反复强调的。我们很快放弃了传统的手术过程并且转而改进更加适应腹腔镜操作的方法。由此产生了腹腔镜楔形 VBG，这允许我们更加精确胃小囊的容积并且通过分开切割避免了胃切割线的裂开。无论如何改进技术，术后多余体重减低率接近于 Olbers 的报道，平均多余体重减低率只有 49%，而且仍有 43% 的患者 BMI 超过 35。要加强对于限制摄食量手术的观察，无论采用哪种技术，术后减肥效果普遍较差，且由于减肥效果不佳或者持续呕吐和反流导致而需再次行修正性手术的比率高。技术问题的讨论不仅仅是体重减轻不佳，而且包括患者的依从性。

在进行减肥手术前，需要评估限制摄食量的手术方式对患者是否已足够，或者还需要减少营养吸收的术式。这一教训在目前流行的取代 VBG 的可调节胃绑带术中需要得到重视。修正失败的或者减肥效果不佳的开放 VBG，要么是将 VBG 复原为术前解剖状态，要么修正为胃旁路术 [8]。

Azagra 等在一个对于开腹和腹腔镜 Mason 式 VBG 的随机前瞻研究中 [9] 报道了腹腔镜术后伤口感染率的明显下降（分别为 10.8% 和 3.3%，P=0.04）和切口疝的明显减低（分别为 15.8% 和 0%，P=0.04）。作者报道两者多余体重减轻率和平均 BMI 的下降没有明显区别，但是没有报道绝对值和随访时限。

通过腹腔镜进行传统 Mason 式或者我们的楔形 VBG，除了伤口感染率比开腹手术明显降低以外，并没有提高手术效果。

术后管理和营养评估

患者在手术当日清晨入院，共住院 23 小时，术

前给予低分子肝素和预防性抗生素。术后静脉补液，如果可以耐受，术后当晚给予清流饮食，静脉或者口服止痛药控制伤口疼痛。避免使用非甾体消炎药（NSAIDs）、环氧化酶 -2 抑制药和阿司匹林，因为存在术后切割线出血风险、溃疡或者绑带腐蚀风险，这些并发症可在由于药物潴留在胃小囊内，于胃黏膜长时间接触情况下发生。有严重关节炎或者关节疼痛的患者如果需要非甾体抗炎药或者环氧化酶 -2 抑制药，可以在已口服质子泵抑制药 6 周后的基础上服用，但是服此药后绑带腐蚀和胃小囊溃疡的风险仍然增加。术前准备弹力丝袜以减少深静脉血栓的风险。

如果临床稳定并且可以耐受液体和口服止痛药，患者可于术后第二日晨起出院。因为在手术时进行了内镜检查所以不需要常规进行泛影葡胺造影。但是如有漏或者梗阻症状，如发热超过 101 华氏度约 38.3℃，持续心动过速超过 120 次 / 分，恶心不能进食等，我们施行泛影葡胺造影。

术后在 3 周、3 个月、6 个月、1 年复查，其后每年复查 1 次。术后 6 个月、12 个月进行实验室评估并且施行营养监测，其后每年 1 次。监测完整的血细胞计数、生化、血清铁和维生素 B_{12} 水平。即使是 VBG 后，营养监测也是必须的，因为饮食结构可能不能提供足够健康的营养。患者需要在术后 3 个月起在随访时填写为期 2 天的饮食日志。我们已经观察到许多患者的饮食结构中，碳水化合物大约占 85%。这些患者需要在饮食中增加蛋白质和粗纤维食物[10]。

根据我们的经验，导致腹腔镜 VBG 后减肥失败的主要原因是不良的饮食习惯（整天吃少量高热量“垃圾”食品以避免呕吐，吃甜食或者高热量的碳水化合物），并且不进行锻炼。

腹腔镜垂直胃绑带术的并发症与争议

腹腔镜 VBG 有传统开腹手术的所有并发症，也有微创手术所特有的并发症，比如手术器械移动受限、手术操作定位不精确以及对器械缺乏手感[11]。我们在此仅讨论如何避免腹腔镜手术的并发症和技术争论点。

如何选择患者是一个主要因素，尤其对于刚开始进行此项手术的医生，因为并不是每一个患者都适合做这个手术。选择 BMI 小于 50 的没有开腹手术病史的女性患者以减小中转开腹的几率。在施行过至少 100 例该手术以后，可以放宽对于体重的限制和既往手术史的限制[12]。中转为开腹手术的原因往往是由于巨大的肝遮挡术野和器械过短不能到达胃的上部进行分离和处理。我们的病例中有 1 例（1.7%）中转开腹[5]，Olbers 等[6]报道有 6 例中转开腹（4%），原因是由于巨大的肝左叶。可以通过术前低碳水化合物饮食、高蛋白饮食 10 天来减小肝体积，以降低这一风险。另外，如果患者 BMI 超过 50、喜吃甜食、患糖尿病或者高血脂的患者，我们不鼓励他们接受任何限制性手术，因为胃旁路术有更好的疗效。

由于手术器械过短而需要中转开腹时，可以通过选择体重低于 400 磅或者 BMI 小于为 60 的患者、应用 45cm 长的器械和新式超长切割闭合器等来降低因为器械短而中转开腹的几率。此外，不通过穿刺器而通过腹壁直接置入切割闭合器，可以使切割闭合器的长度额外增加 2cm。

当分离胃短血管或者在切割胃周组织，尤其是当建立胃小囊时，在左膈脚的位置有起源于脾静脉的一个大静脉自胃后壁穿过，可能会发生不可控的腹腔内出血。我们在手术室设置了第二个吸引器和气腹装置以处理大量的出血。在尝试结扎止血前双手压迫胃超过 5 分钟可以控制出血。如果出现低血压或者持续出血超过 500ml，我们建议转为开腹手术。

建立胃小囊不恰当以及难以准确定量是施行腹腔镜 VBG 的主要问题，也是争议所在。Mason 在多年开腹手术经验的基础上，反复强调单纯限制摄食量的手术依赖于测量和校准胃小囊和出口的大小，细小的偏差就可能导致减肥效果不佳或者反流与呕吐的并发症[1]。术者通常估测胃小囊容积，或者任意改变 Mason 所介绍的胃小囊容积，以及绑带的宽度、长度和校准，而使得变异过大。腹腔镜技术在深度视觉上受限，图像放大程度取决于镜头与组织之间的距离，所以视觉估计往往不准确。胃小囊的长度应该在腹腔镜下用尺测量，胃小囊的宽度用探条或者球囊测量。绑带应该是 1.5cm 宽，闭合后周径 5cm，所以在外部校准大约 12mm。围绕探条内部校准胃小囊出口，小的出口口径增加了胃腔狭窄、反流和呕吐的几率[1]。

腹腔镜手术中有更多的术后切割线漏报道，这是术后严重的并发症和死亡的原因[13]。为了减少这种风险，我们推荐分离胃小囊和残胃，这可以降低切割线裂开的发生率[6-7]。我们也推荐术中常规胃镜检查来评估切割线和缝合线的完整性[14]。在术者学习曲线的早期，我们建议放置 Jackson-Pratt 引流，在术后 1 天常规进行泛影葡胺造影来检查是否有外漏，直到学习曲线完成。泛影葡胺造影有较高的假阴性率，延误诊断通常是并发症增加的原因。因此，我们建议在有发热、心率超过 120 次 / 分、呼吸急促或者明显败血症等症状时立即进行探查。

结论

腹腔镜 VBG 有两种常用的手术方式。已经证实相比于开腹手术，腹腔镜手术可以降低伤口并发症发生率[9]。腹腔镜 VBG 作为一个限制摄食量的术式，并没有比其他此类术式有更好的临床效果，相比于胃旁路术，VBG 减肥效果较差，且需要再次行修正性手术的比例较高，不过整体上讲，腹腔镜 VBG 的安全性更好一些[3-7]。

（王鑫 译　印慨 审校）

参考文献

1. Mason EE, Doherty C, Cullen JJ, et al. Vertical gastroplasty: evolution of vertical banded gastroplasty. World J Surg 1998;22:919–924.
2. Buchwald H, Buchwald JN. Evolution of operative procedures for the management of morbid obesity 1950–2000. Obes Surg 2002;12:705–717.
3. Chua TY, Mendiola RM. Laparoscopic vertical banded gastroplasty: the Milwaukee experience. Obes Surg 1995;5: 77–80.
4. Lonroth H, Dalenback J, Haglind E, et al. Vertical banded gastroplasty by laparoscopic technique in the treatment of morbid obesity. Surg Laparosc Endosc 1996;6:102–107.
5. Champion JK, Hunt T, Delisle N. Laparoscopic vertical banded gastroplasty and roux-en-y gastric bypass in morbid obesity. Obes Surg 1999;9:123.
6. Olbers T, Lonroth H, Dalenback J, et al. Laparoscopic vertical banded gastroplasty- an effective long-term therapy for morbid obesity patients? Obes Surg 2001;11:726–730.
7. Champion JK. Laparoscopic vertical banded gastroplasty. In: Cohen RV, Schiavon A, Schauer P, eds. Videolaparoscopic Approach to Morbid Obesity. Sao Paulo: Via Letera Medical Publishers, 2002.
8. Naslund E, Backman L, Granstrom L, et al. Seven year results of vertical banded gastroplasty for morbid obesity. Eur J Surg 1997;163:281–286.
9. Azagra JS, Goergen M, Ansay J, et al. Laparoscopic gastric reduction surgery. Surg Endosc 1999;13:555–558.
10. Champion S, Williams M, Champion JK. Importance of routine diet journals to aide in nutritional counseling for post-op bariatric patients. Obes Surg 2003;13:191–192.
11. Champion JK. Complications of laparoscopic vertical banded gastroplasty. Current Surg 2003;60:37–39.
12. Schauer P, Ikramuddin S, Hamad G, et al. The learning curve for laparoscopic Roux-en-y gastric bypass is 100 cases. Surg Endosc 2003;17:212–215.
13. Chae FH, McIntyre RC. Laparoscopic bariatric surgery. Surg Endosc 1999;13:547–549.
14. Champion JK, Hunt T, Delisle N. Role of routine intraoperative endoscopy in laparoscopic bariatric surgery. Surg Endosc 2000;16:1663–1665.

第 19.2 章　腹腔镜袖状胃切除术

Vadim Sherman, Stacy A.Brethauer, Bipan Chand 和 Philip R.Schauer

随着肥胖症在世界范围内的广泛流行，外科手术减肥成为针对肥胖症最有效的治疗方法。然而，体重指数大于 60 的极度肥胖患者往往患有多种合并症因此增加了手术风险。一些研究已经证明极度肥胖患者的手术并发症较多，术后并发症发生率和死亡率是体重指数小于 60 的患者的 2～3 倍[1-3]。

对于 BMI 大于 60 的极度肥胖患者或者患有高风险合并症的患者，施行 Y 型胃旁路术（RYGB）或者胆胰转流并十二指肠转位术（BPD-DS）可能获得疗效最好，但是增加的术后并发症风险往往导致他们并不适合此类手术。为此，研究者尝试各种过渡的减肥手术方式以期达到有效减肥和降低术后并发症风险的目的。这包括了一系列限制摄食性手术方式，例如：内镜下放置胃内球囊、腹腔镜下可调节胃绑带术（LAGB）和腹腔镜下袖状胃切除术（LSG）。在第二阶段再施行 RYGB 或者 BPD-DS 术。

LAGB 一直以来都被认为是主要的减肥手术方式，而 LSG 通常作为 BPD-DS 的一个部分。LSG 作为一个独立的手术方式，其适应证包括：极度肥胖（BMI>60）、高风险并存疾病、高龄、解剖条件受限（肝硬化、腹腔内脂肪过多、显露困难、腹部广泛粘连）以及上述各种因素合并存在（表 19.2-1）。LSG 也用于治疗因合并有炎症性肠病而导致胃肠吻合难以进行，以及因合并胃结节而使得 RYGB 术后检查残胃困难的患者。

表 19.2-1　腹腔镜袖状胃切除术的适应证

作为 Y 型胃旁路术 (RYGB) 或者胆胰转流并十二指肠转位术 (BPD-DS) 的第一阶段过渡性手术
极度肥胖（BMI>60）
严重并存疾病
高龄
上述因素合并存在
术中条件差
极度肝大或者肝硬化
腹腔内脂肪过多
显露困难
腹腔内广泛粘连
心肺功能不稳定
炎症性肠病
术后需要监测残胃

技术方法

尽管手术过程存在不同的小的变异，但是通常切除 75%～80% 的大弯侧胃腔以形成管状胃。我们施行 LSG 时腹腔穿刺位置与腹腔下胃旁路术相同（详见第 21.4 章）。打开胃结肠韧带小网膜囊。选择大弯侧胃窦部作为起点，通常距离幽门处 2～10cm。自胃窦部朝向 His 角，使用腹腔镜下切割闭合器配合蓝钉（钉脚高度 3.5mm）切割闭合胃腔。选择 32～60Fr 支撑探条经口腔置入幽门，沿胃小弯侧放置。切割闭合器沿支撑探条连续击发直至到达 His 角（图 19.2-1）。至此，75%～80% 的胃被分离。使用超声刀切断胃短血管及大弯侧的多个韧带（脾胃韧带、胃结肠韧带），以完成胃切除术（图 19.2-2）。切除的组织标本通过扩大一个 12mm 洞口取出。沿胃切割闭合线放置引流管。

尽管手术过程中没有任何吻合，但是胃的切割闭合线仍然存在出血或者漏的风险。一些术者采用锁边缝合切割线，还有一些术者采用毡片加强或者采用纤维蛋白胶作为密封剂。对于应用可吸收性聚葡糖酸酯聚合物毡片加强胃切割闭合线的作用，对于一组 LSG（单独 LSG 或同时进行 BPD）患者进行了随机对照研究[4]。对照组 10 名患者采用传统方式施行 LSG，另 10 名试验组患者在胃切割闭合时使用可吸收聚合物膜毡片。尽管病例数较少，但研究者发现在实验组术中出血显著减少（分别为 120ml 和 210ml，$P<0.05$）。此外，对照组有 2 例术后切割线

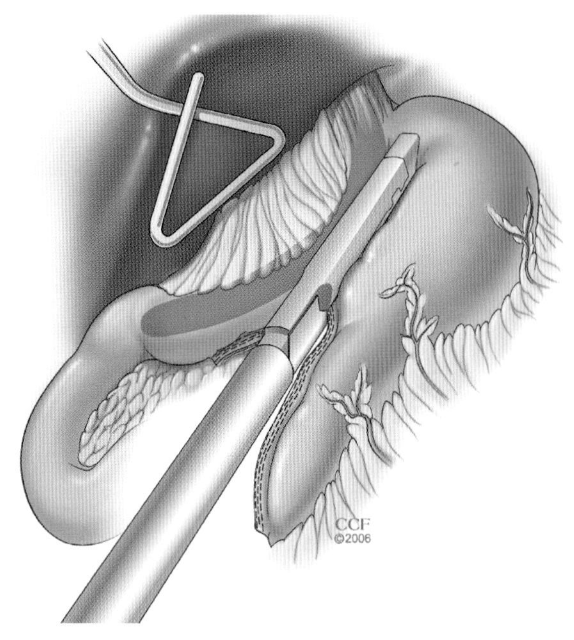

图 19.2-1 腹腔镜袖状胃切除术。切割闭合器沿支持探条自胃窦部向 His 角切割闭合（Courtesy of the Cleveland Clinic Foundation.）

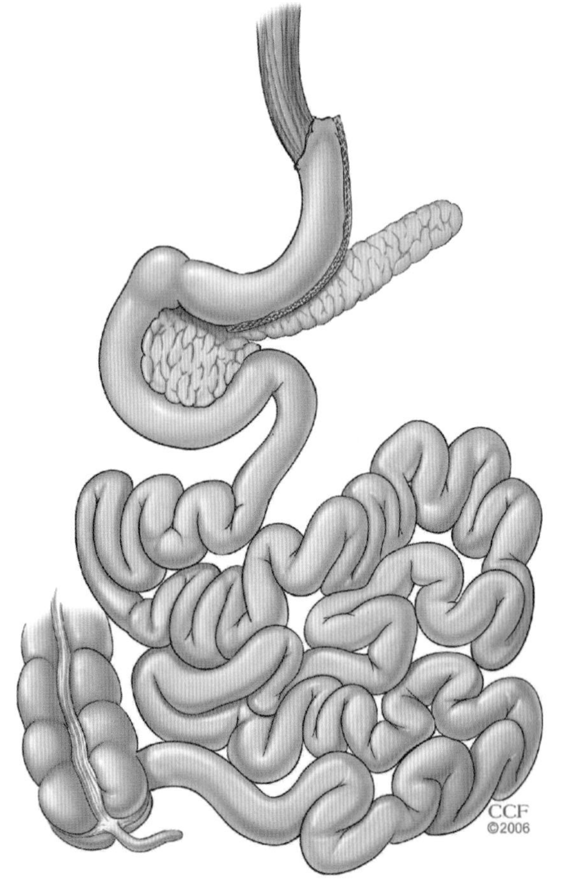

图 19.2-2 完成袖状胃切除术，形成管状胃（Courtesy of the Cleveland Clinic Foundation.）

出血，而实验组没有发生。20 名患者术后胃切割闭合线均无漏发生。

LSG 是限制摄食性手术，术后胃容量降低至 60 ~ 100ml，就餐时只能摄入少量食物并且很快即有饱食感。最近，一些研究针对 LSG 术后 Ghrelin（食物刺激素）水平的变化与手术效果的关系。Ghrelin 被认为是一种饥饿调节肽激素，主要在胃底部分泌。LSG 通过切除胃底去除了大部分产生 Ghrelin 的细胞，降低了血 Ghrelin 水平随后减低食欲。

结果

一项 20 名患者的前瞻性研究比较了 LSG 与 LAGB 术后即刻及术后 6 个月的 Ghrelin 水平[5]。患者随机分组到 LSG 组及 LAGB 组，每组各 10 名患者。术前基线平均 BMI 45 ± 4.7。与 LAGB 组相比，LSG 组在术后 1 个月和 6 个月多余体重减轻更多。LSG 组患者术后第一天血浆 Ghrelin 水平较术前显著下降，术后 6 个月仍保持较低水平。与之相比，LAGB 组血浆 Ghrelin 水平在围术期无明显变化，而在术后 1 个月显著增高。尽管两种术式均为限制摄食性术式，LSG 组术后短期体重减轻效果优于 LAGB 组，可能与血浆 Ghrelin 水平下降有关，因为 Ghrelin 可抑制术后代偿性食欲增加。

上述结果在随后一项极度肥胖患者的研究中也得到证实[6]。4 名 BMI 为 61 ~ 67 的女性患者接受 LSG，与 15 名接受 LAGB 的患者（BMI 为 39 ~ 50）比较体重减轻效果及血 ghrelin 水平。LSG 组比 LAGB 组再次获得了更好的减肥疗效（平均 BMI 分别减少 16.3 和 7.6）。这一研究同样证实了 LSG 组术后血浆 Ghrelin 水平下降，较术前平均下降了 23.3%（平均随访时间 6 个月）。相反，LAGB 组术后血浆 Ghrelin 水平在平均 18 个月随访时间里上升了 14%。尽管在 LSG 组术后血浆 Ghrelin 长期减低，仍有 1 名患者在术后 1 年时出现体重反弹。尽管血浆 Ghrelin 可能是 LSG 术后体重减轻的机制之一，但是今后仍需要大样本量的研究和术后更长时间的观察。

Mognol 等进行了的一项关于 LSG 安全性和疗效的前瞻性研究[7]。这一研究包括 10 名 BMI>60（平均 64，范围 61 ~ 80）平均年龄 42.7 岁的患者。这组患者平均有 3.4 种并存疾病，50% 患者有高血压，90% 患有睡眠呼吸暂停综合征。平均手术时间为 120min（范围 90～150min），平均住院天数 7.2 天。在这个小样本研究中无死亡、无并发症发生。术后 6 个月多余体重减轻比率为 41%，平均 BMI 下降到了 48。虽然只有 30% 的随访率，但术后 1 年多余体重减轻比率达到 51%，平均 BMI 进一步下降到了 41。这个研究没有报道并存疾病改善的结果。

Baltasar 等的一项回顾性研究得到了相似的结果[8]。这一研究总结分析了因为不同原因施行 LSG 手术的 31 名患者的资料。7 名极度肥胖患者（平均 BMI 为 65，范围 61～74）将 LSG 作为 BPD-DS 的过渡性手术。另外 23 名患者，或者有严重的合并症不宜行 BPD-DS、或者术中发现不适合行 BPD-DS。1 名患者由于前次 LAGB 术后有严重的不适反应而转为 LSG。全组中无深静脉血栓、肺栓塞、渗漏、肺炎发生。然而有 2 例套管针相关腹腔内出血，其中 1 例导致死亡。极度肥胖患者多余体重平均减轻比率为 56.1%（随访 4～27 个月），低 BMI 但合并严重共存疾病的患者多余体重减轻比率为 62.3%（随访 3～27 个月）。

在另一项研究中，Almogy 等对于 21 名施行 LSG 的患者进行回顾性研究[9]，手术适应证包括高风险患者，即合并严重肺功能紊乱、心肌梗死病史、肾移植、高凝状态和肾病综合征，以及最初计划施行 BPD-DS 但是由于术中情况（解剖条件不佳和血压不稳）不允许最终只施行了袖状胃切除术。最初平均 BMI 是 57.5（范围 53～71.5），平均年龄 44 岁。全部患者平均有 3.6 种并存疾病，多数患有高血压、糖尿病、静脉淤滞、严重关节疾病。全组中无围术期死亡，但是有 2 例远期死亡（在术后 3 个月和 6 个月）。21 例中 5 例有并发症（23.8%），包括术后低血压、肺炎、伤口感染和败血症、肝功能不全和 1 例围术期心肌梗死。术后 1 年多余体重减轻比率约 45%。此外，高血压、糖尿病、充血性心力衰竭治愈或缓解率达 38%。袖状胃切除术后，患者体重不但显著减轻，而且并发症发生率可接受。3 名患者在体重减轻后可以施行脊柱或者骨盆手术，2 名患者得以进一步施行 BPD-DS，表明 LSG 可以作为高风险患者的临时手术方式。

将何种手术方式作为高风险患者过渡性手术的讨论一直存在争论。除了 LSG 外，还包括 LAGB 和内镜下胃内球囊等选择。Gagner 的研究团队[10]将 LSG 与胃内球囊（BIB）进行比较后，发现 LSG 体重减轻效果更好，适宜作为最终减肥手术前的过渡性手术。胃内球囊放置后发现一些并发症，如胃壁腐蚀、溃疡和肠功能紊乱，于是被逐渐放弃。然而，BIB 在美国之外却仍被作为过渡性减肥方式[11]。内镜下水球放置减少了胃容量，因而也被认为是一种限制摄食量性手术。

Gagner 的研究团队回顾性分析了 20 例 BMI>50 的 LSG 病例和既往报道的两组共 57 例 BIB 病例（BMI>50）。术后 6 个月 LSG 组比两组 BIB 获得更好的多余体重减轻率（分别为 34.9% 和 26.1%、21%）。几组患者术前体重和 BMI 相同，但是 LSG 组术后 BMI 平均下降了 15.9，而两组 BIB 患者分别下降 9.4 和 6.4。所有患者的并存疾病，例如高血压、骨关节炎和睡眠呼吸暂停综合征等均得到改善。20 例 LSG 患者仅有一例穿刺套管针处感染的并发症。然而，一组 BIB 中有 7%（4 例）需要移除水球，1 例患者的 BIB 经粪便自行排出。BIB 组其他并发症包括剧烈呕吐和严重脱水（2 例患者）。所有这些小样本的研究均表明，对于极度肥胖患者，尽管 LSG 术后体重减轻效果更佳，但上述两种手术均可以作为过渡性术式，且并发症发生率低。

LSG 作为过渡性姑息术式的可行性已经得到证明。Pomps 的研究团队[12]对于 7 例先施行 LSG 后再施行 RYGB 的回顾性分析证实了在高风险的极度肥胖患者中施行两阶段手术的有效性和安全性。这组患者的平均年龄为 43 岁，术前平均 BMI 为 63（范围 58～71）。一期手术平均手术时间为 124min，二期平均手术时间为 158min，住院时间 2.7 天（所有 14 个手术的平均）。一期手术后 2 名患者出现了 3 种并发症（42.9%），包括术后出血、泌尿系感染和切口疝（在二期手术时发现）。二期手术后 2 例并发症（28.6%），包括胃空肠吻合口狭窄和暂时性臂丛神经麻痹。无死亡病例。一期与二期手术平均间隔 11 个月（范围 4～22 个月），此时 BMI 已下降到 50，多余体重平均减轻率为 33%。尽管完成 RYGB 术后随访时间较短（平均 2.5 个月），但患者体重持续下降，平均多余体重减轻率达到 46%。合并症的改善或者治愈情况没有报道。

迄今为止最大样本量的 LSG 研究为 126 例将 LSG 作为一期手术，进而再进行 RYGB[13]。这其中的绝大多数病例（>90%）是术前即因为高 BMI 或者严重合并症情况而确定此手术方案。其余病例是因为术中发现腹部内解剖不适宜而选择行 LSG 的。这组患者术前 BMI 为 65.4±9（范围 45~91），患有多种并存疾病，平均为 9 种。大约 42% 的患者属于美国麻醉学会（ASA）分级Ⅰ级和Ⅱ级，52% 属于 ASA 分级Ⅳ级。

126 例患者中有 36 人约在 LSG 术后 1 年时间（范围 4~22 个月）施行二期 RYGB。在进行二期手术时，患有并存疾病的种类下降到 6.4±3，并且 ASA 分级Ⅲ或者Ⅳ级的比例为 44%，而之前在第一阶段时比例为 94%。BMI 也显著下降到 49.5±8。36 例施行二期 RYGB 平均手术时间为 229±65min，平均住院天数为 3 天，无死亡。一期术后并发症发生率 14%，包括 5 例狭窄、2 例渗漏、2 例肺栓塞、4 例肾功能不全、5 例患者需要超过 24 小时的呼吸机支持呼吸。

尽管并发症发生率似乎升高，但是大多数并发症都可自愈。然而由于并存疾病的明显改善大幅降低了进一步施行二期手术的风险。在施行二期手术前，所有患者所合并的糖尿病和睡眠呼吸暂停综合征均有改善。同样，所有患者外周水肿消失，并且患有退行性关节病的病例在二期手术前关节活动标准均有明显改善，从而便于术后早期下床活动。36 例二期手术后有 6 例并发症发生（17%），包括 3 例围术期出血、1 例渗漏、1 例急性胆囊炎和 1 例吻合口溃疡。尽管到文章发表时仅有 20 例患者完成了 6 个月的 RYGB 术后随访，但是术后体重持续下降（多余体重减轻率 55%）并且主要并存疾病都得到明显改善或者治愈。

在韩国人群中进行了关于 LSG 作为单独外科减肥术式的可行性研究 [14]。由于文化差异，外科手术减肥并不普遍，这可从术前患者的低风险因素得到反映（平均 BMI 为 37.2，范围 30~56；平均年龄 30 岁，范围 16~62）。尽管施行了 130 例 LSG，但是 1 年随访数据仅限于 60 例患者。多余体重减轻率为 83.3%，平均 BMI 下降到 28。60 例患者中术前平均有 2.1 种并存疾病，绝大多数并存疾病在术后 6 个月时得到了治愈或者改善。术后 6 个月脂肪肝、睡眠呼吸暂停综合征、糖尿病和哮喘全部治愈，术后 1 年关节痛、反流性食管炎和月经不调也全部得到治愈。术后 1 年高血压治愈率 93%，缓解率 7%。仅有血脂紊乱在术后 1 年没有全部改善（65% 治愈、10% 改善）。最初的 130 例中有 1 例渗漏、1 例延迟出血、1 例持续呕吐和 2 例肺不张，无死亡病例。术后疗效极佳，且绝大多数患者在 1 年左右体重减轻达到稳定期。此外，60 例患者中，有 5 例因为体重减轻不理想，而需要行二期手术。

Langer 等 [15] 也研究了 LSG 作为独立的减肥手术方式。这一研究的目的是评价 LSG 对于较低 BMI 人群的有效性。在这个 23 例患者的前瞻性研究中，有 8 例术前 BMI>50（全组平均 BMI 为 48.5）。术后 6 个月全部 23 例患者平均多余体重减轻率为 46%，术后 1 年达到 56%。BMI<50 和 BMI≥50 的患者的多余体重减轻率无明显差异。2 例需要进一步施行二期 RYGB，其中 1 例是因为减肥失败，另 1 例因为严重的胃食管反流。在中位数为 20 个月的随访中发现 3 例体重复增。所有患者在术后第 1 日进行胃肠道造影检查，14 例在术后 1 年进行造影检查。只有 1 例发现了胃腔的扩张（管状胃宽度 >4cm），但是该病例已经得到了 59% 的多余体重减轻率，并且在就餐时获得饱食感。袖状胃切除术的减肥疗效被认为是十分有效的，甚至可以和 RYGB 相比较。然而目前随访时间仅限于大约 1 年，其长期疗效还需探讨。并且尚没有关于并存疾病与术后并发症的数据报道。近期发表的关于 LSG 的报道汇总于表 19.2-2。

结论

随着外科减肥手术进一步普及，外科医生将要面对不断增多的极度肥胖和高风险患者。认识到对于生理储备差的患者潜在的术后严重致命性并发症风险，采用像袖状胃切除术这样的过渡性姑息手术方式可能可以降低总体并发症发生率。但这样要求进行第二次腹腔镜手术，这不仅仅意味着患者多接受一次麻醉，同样也意味着额外的医疗费用。然而，当患者身体情况更好，且合并症情况改善后再施行二期减肥手术，可以降低手术并发症的风险。

LSG 已经被证实可有效减轻体重，且并发症发生率低，还对于肥胖相关并存疾病存在有益影响。它作为一个独立的手术，在短期随访中已取得较理想疗效。然而，术后长期疗效仍需关注。当下，需要更多的长期随访结果来明确袖状胃切除成形术后疗效的持久性和长期并发症发生率。

（王鑫 译　印慨 审校）

表 19.2-2　腹腔镜袖状胃切除成形术报道汇总表

	病例数	年龄	BMI	并存疾病个数	手术时间（min）	平均住院日（天）	多余体重减轻比率（%）	随访期限	死亡率（%）	手术并发症
Cottam 等	126	49.5	65.4	9.4	143	3	45	12	0%	14% (18/126)
Han 等	60	30	37.2	2.1	70	—	83.3	12	0.8% (1/130)	3.1% (4/130)
Baltasar 等	7	—	65	—	—	—	56.1	4–27	14.3% (1/7)	0%
	7	—	>40	—	—	—	33.6–90	4–16	0%	0%
	16	—	35 ~ 43	—	—	—	62.3	3–27	0%	6.3% (1/16)
Langer 等	23	41.2	48.5	—	—	—	46	6	0%	—
							56	12		
Almogy 等	21	44	57.5	3.6	—	7	45	6–20	9.5% (2/21)*	23.8% (5/21)
Milone 等	20	43	68.8	3.7	—	—	34.9	6	0%	5% (1/20)
Mognol 等	10	42.7	64	3.4	120	7.2	41	6	0%	0%
							51	12	0%	
Langer 等	10	48.3	48.3	1.6	—	—	61.4	6	0%	0%
Regan 等	7	63	63	3.1	124	2.7	33	11	0%	42.9% (3/7)

（BMI：体重指数；EWL：多余体重减轻比率；LOS：住院日；OR：手术室）
—，未报道；*，超出围术期

参考文献

1. Ren CJ, Patterson E, Gagner M. Early results of laparoscopic biliopancreatic diversion with duodenal switch: a case series of 40 consecutive patients. Obes Surg 2000;10(6):514–523; discussion 524.
2. Dresel A, Kuhn JA, McCarty TM. Laparoscopic Roux-en-Y gastric bypass in morbidly obese and super morbidly obese patients. Am J Surg 2004;187(2):230–232; discussion 232.
3. Fernandez AZ Jr, Demaria EJ, Tichansky DS, et al. Multivariate analysis of risk factors for death following gastric bypass for treatment of morbid obesity. Ann Surg 2004;239(5):698–702; discussion 702–703.
4. Consten EC, Gagner M, Pomp A, Inabnet WB. Decreased bleeding after laparoscopic sleeve gastrectomy with or without duodenal switch for morbid obesity using a stapled buttressed absorbable polymer membrane. Obes Surg 2004;14(10):1360–1366.
5. Langer FB, Reza Hoda MA, Bohdjalian A, et al. Sleeve gastrectomy and gastric banding: effects on plasma ghrelin levels. Obes Surg 2005;15(7):1024–1029.
6. Cohen R, Uzzan B, Bihan H, et al. Ghrelin levels and sleeve gastrectomy in super-super-obesity. Obes Surg 2005;15(10):1501–1502.
7. Mognol P, Chosidow D, Marmuse JP. Laparoscopic sleeve gastrectomy as an initial bariatric operation for high-risk patients: initial results in 10 patients. Obes Surg 2005;15(7):1030–1033.
8. Baltasar A, Serra C, Perez N, et al. Laparoscopic sleeve gastrectomy: a multi-purpose bariatric operation. Obes Surg 2005;15(8):1124–1128.
9. Almogy G, Crookes PF, Anthone GJ. Longitudinal gastrectomy as a treatment for the high-risk super-obese patient. Obes Surg 2004;14(4):492–497.
10. Milone L, Strong V, Gagner M. Laparoscopic sleeve gastrectomy is superior to endoscopic intragastric balloon as a first stage procedure for super-obese patients (BMI > or = 50). Obes Surg 2005;15(5):612–617.
11. Doldi SB, Micheletto G, Di Prisco F, et al. Intragastric balloon in obese patients. Obes Surg 2000;10(6):578–581.
12. Regan JP, Inabnet WB, Gagner M, Pomp A. Early experience with two-stage laparoscopic Roux-en-Y gastric bypass as an alternative in the super-super obese patient. Obes Surg 2003;13(6):861–864.
13. Cottam D, Qureshi F, Mattar S, et al. Laparoscopic sleeve gastrectomy as an initial weight-loss procedure for high-risk patients with morbid obesity. Surg Endosc 2006;20(6):859–863.
14. Moon Han S, Kim WW, Oh JH. Results of laparoscopic sleeve gastrectomy (LSG) at 1 year in morbidly obese Korean patients. Obes Surg 2005;15(10):1469–1475.
15. Langer FB, Bohdjalian A, Felberbauer FX, et al. Does gastric dilatation limit the success of sleeve gastrectomy as a sole operation for morbid obesity? Obes Surg 2006;16(2):166–171.

第 20.1 章 腹腔镜可调节胃绑带术：技术

Paul E. O'Brien, John B. Dixon

技术演变

随着 1989 年腹腔镜胆囊切除术的问世，更多复杂的腹腔镜技术迅猛发展，腹腔镜可调节胃绑带术（LAGB）也于 20 世纪 90 年代初应运而生。可调节胃绑带术的最初理念由奥地利因斯布鲁克市（Innsbruck）的 Szinicz 和 Schnapka[1] 于 1982 年首先提出。他们放置了一个硅橡胶绑带环绕在兔的近端胃，通过皮下注水泵注射盐水来扩张内置的球囊。1986 年新泽西州的 Lubomyr Kusmak 医师首次将该技术应用于临床。他采用的是可调节硅树脂胃绑带术（ASGB），并在文献中报道 [2]。该技术的主要特点是可以调节胃的束缚程度，但是在开腹手术年代，与当时流行的垂直胃绑带术、Y 型胃旁路术和胆胰转流术等开腹术式相比，这一优势并未得到广泛认可。

最早的 LAGB —— BioEnterics Lap-Band 系统（Inamed Health, Santa Barbara, CA, USA），是由 ASGB 发展而来，更便于腹腔镜下放置并易于调节。绑带的闭合由缝合转变为自动上锁的扣环。内面的球囊扩张后几乎足以覆盖整个内面环周，而该装置的初始长度从内面测量固定为 9.75 cm 或 10cm。现在有很多商业品牌的 LAGB 可供应用（表 20.1-1）。但其中仅有两种品牌的安全性和有效性得到文献的证实。BioEnterics Lap-Band 系统是最早设计用于腹腔镜手术的装置，并有大量的文献支持其安全性和有效性。瑞典可调节胃绑带术（Swedish adjustable gastric band）最初应用于开腹手术，现在也用于腹腔镜手术，但未对装置进行任何改造，关于其安全性和有效性的文献相对较少。我们只使用 Lap-Band，因此本章讨论的内容仅限于该品牌的装置。

比利时 Centre Hospitalier Hutois 医院的 Mitiku Belachew 医师于 1993 年 9 月应用 Lap-Band 系统进行了首例手术 [3]。自 1994 年中期开始，外科医师只要经过该手术的培训，就可以在临床开展此外科项目。之后，该装置迅速广泛应用于欧洲和许多发达国家包括南美洲、墨西哥、澳大利亚、新西兰、以色列和沙特阿拉伯等。2001 年 6 月 Lap-Band 获准在美国使用，很大程度上促使其在全球范围的推广。

从 1993 年其诞生以来，关于胃绑带的放置技术就不断演变出许多重要方法。尽管技术变得越来越简便，但需要更多地关注细节才能获得理想的结果并预防晚期并发症的发生。本章将描述的技术是我们在 2004 年所采用的方法。我们将详细阐述基本技术，并对关键要素或要求进行特别强调。

腹腔镜下放置

LAGB 是为腹腔镜下放置而特别设计的，不过，偶尔需要开腹放置，主要是因为肝体积较大且质地糟脆，或是腹腔内脂肪过多。在我们所做的 1400 例

表 20.1-1 **可调节胃绑带术：品牌和来源**

品牌	制造商
BioEnterics Lap-Band 系统（LAGB）	Inamed Health, U.S.
瑞典可调节胃绑带术 (SAGB)	Ethicon Endosurgery, U.S.
Midband	Medical Innovation Development
Heliogast Band	Helioscopie, France
The A.M.I. Soft Gastric Band	Austrian Agency for Medical Innovations Ltd.
Gastrobelt II	Tyco Healthcare, Europe

手术患者中有3例必须中转开腹。我们的数据和观察提示腹腔镜下放置可以获得更好的视野，从而放置和固定得更准确，而且围术期并发症少得多，因此，我们并不建议开腹手术。手术需要较好的腹腔镜技巧和高级腹腔镜手术操作的经验，并且应该由很有把握能在腹腔镜下完成该手术的医师来施行。

患者体位

术者可以站在患者两腿之间或右侧。我们推荐前者，因为这使术者双手对器械的操作在一条直线上。患者保持头低脚高位，倾斜约25°。在臀部下方放置垫枕与手术台拴连以防止患者身体滑动。小腿放置在可以牢固支撑并易于调节的腿架上。

穿刺套管数目和置入方法

即使外科医师们以几乎完全一样的方式来完成该手术，并且完成手术时放置绑带的位置完全相同，但在置入穿刺套管时却有很大的差异，因此，穿刺套管的准确置入并不会决定临床结局的好坏，而完全取决于外科医师的偏好。影响其偏好的因素主要包括既往腹腔镜手术，尤其是腹腔镜抗反流手术时置入穿刺套管的经验、偏好的器械和穿刺套管以及外科医师的站位，譬如站在患者右侧或两腿之间。

我们使用6个穿刺套管，位置如图20.1-1所示。穿刺套管的数目并不是很重要。通常，增加或减少一个5mm的穿刺套管无关紧要，当然更不能因为这样的问题而牺牲手术的安全性和舒适性。手术可以仅用4个穿刺套管来完成，但没有任何理由仅为减少1个穿刺套管这样含糊的目标而增加手术风险以及手术难度。

穿刺套管1

第一个穿刺套管放置在右侧肋缘下距离正中线外侧6cm处。这是内径5mm、长度150mm的穿刺套管（Applied Medical, Rancho Santa, Margarita, CA, USA）。我们所有内径5mm的穿刺套管都是加长型的，使得我们置入穿刺套管时可以与腹壁呈很小的锐角进行穿刺，穿刺套管几乎直接指向食管胃连接区域。这种方法使操作者在操作器械指向目标区域时其手和器械之间没有张力。该穿刺套管正好从肝

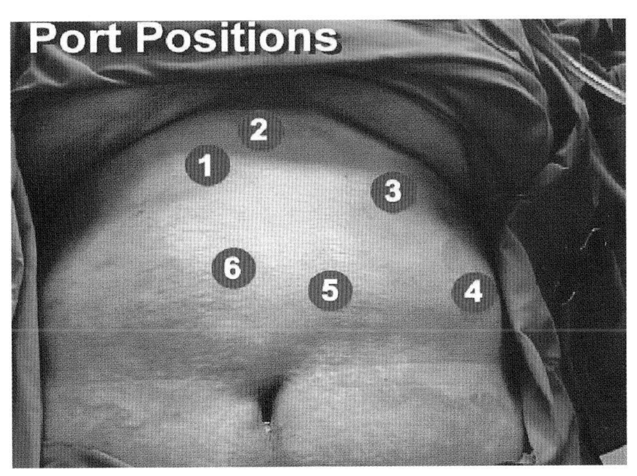

图20.1-1　穿刺套管位置。穿刺套管排列成椭圆形，穿刺套管3位于左侧肋缘下，穿刺套管5位于其下方约一手掌宽处。脐部在穿刺套管的定位标记中并不重要

左叶外侧韧带的下缘进入腹腔。它主要供手术医师的左手使用，用于放置长抓钳以及进行缝合时的左手器械。

穿刺套管2

在剑突正下方将一内径5mm的穿刺套管直接垂直穿刺进入腹腔以建立一条通道。然后将穿刺套管拔除，沿建立的通道置入Nathanson肝牵开器（Automated Medical Products, Edison, NJ, USA）将肝牵引开。肝的显露非常重要，这种肝牵引方法是目前为止最有效且最便宜的方法。

穿刺套管3

这个位置使用一根内径15mm的穿刺套管（一次性套管，10～15mm Versiport, U.S. Surgical, Norwalk, CT, USA）主要为了将绑带放入腹腔。另外也可以选择Ethicon Endosurgery（Cincinnati, OH, USA）生产的内径18mm的穿刺套管，或者先置入通用的10～12mm的穿刺套管，然后拔除穿刺套管后经建立的通道置入绑带。但这一方法对患者和绑带都有损伤，因此不建议采用。我们在手术开始后大部分时间内将这个15mm的穿刺套管用作镜头孔，因为它的位置对于30°的镜头非常理想，镜头下方几乎正对着手术野。

穿刺套管4

另一个直径5mm、长度150mm的穿刺套管位

于左外侧肋缘下。这个位置主要用来使用抓钳、持针器和剪刀。

穿刺套管 5

首先置入 10mm 的 Visiport（一次性套管，U.S. Surgical）来建立气腹。镜头先放置在这个穿刺套管直到其他穿刺套管放置完毕，然后将镜头移到穿刺套管3。穿刺套管5是用来置入电刀、超声刀（需要时）以及缝线的。手术完成后从这里引出绑带导管，将注水泵埋在这个位置。

穿刺套管 6

另一个 5mm × 150mm 的穿刺套管在穿刺套管 5 的水平距正中线 3cm 处经右腹直肌穿刺置入。这个穿刺套管不是必须的，但我们发现它在三个方面对手术很有帮助：第一，在分离右膈脚时可以经这个穿刺套管使用一把抓钳帮忙控制一下网膜脂肪；第二，通过这个穿刺套管置入 Lap-Band 放置器；第三，绑带导管可以从这个穿刺套管拖出并旋转绑带，使绑带前壁的缝合固定更为方便。

手术器械

我们使用下列器械：

3 把 Prestige 无齿抓钳（Aesculap, Center Valley, PA, USA）

Nathanson 肝牵开器（Automated Medical Products）

金属固定架（Automated Medical Products）用来在体外固定 Nathanson 肝牵开器

放置 Visiport 用的 0° 镜头

手术操作用的 30° 镜头

镜头加热器以及 55℃以上的热生理盐水（Applied Medical）

Lap-Band 引导器（Automated Medical Products）

Lap-Band 放置器（Automated Medical Products）

Lap-Band 闭合器（Automated Medical Products）

电钩

Dolphin nosed 手术钳

腹腔镜剪刀

放置皮下注水泵用的 Langenbeck 牵开器（6.5cm × 2.5cm）

绑带尺寸的选择

有三个尺寸可供选择：9.75cm 绑带、10cm 绑带和 Vanguard 11cm 绑带。在此阶段应该决定使用哪种绑带。我们在实际中不使用 9.75cm 绑带。通常，建议将 10cm 绑带用于女性患者、BMI 小于 45、女性型肥胖患者和没有大量腹腔内脂肪的患者。而建议将 Vanguard 绑带用于男性患者、重度肥胖患者以及具有明显中等到大量腹腔内脂肪的向心型肥胖患者。另外，如果不清楚该用哪一种绑带时，则选择 Vanguard。

His 角分离

向右上方牵引肝，以显露食管裂孔上方的膈肌。将镜头经穿刺套管 3 置入。经穿刺套管 1、4 和 6 置入三把抓钳。经穿刺套管 5 置入电钩。使用穿刺套管 6 的抓钳将网膜脂肪向右下方牵引。使用穿刺套管 4 的抓钳将胃底向下牵引。使用穿刺套管 1 的抓钳将覆盖在食管胃连接部的脂肪垫向右侧牵引。使用电钩在与膈肌连接处分离左膈脚表面的腹膜，这一阶段的操作见图 20.1-2，轻柔地分离软组织以显露膈脚。

胃小弯侧分离

将穿刺套管 6 的抓钳替换为 Lap-Band 放置器。使用穿刺套管 4 的抓钳向左牵引小弯侧中部。广泛分离小网膜的松弛部。使用穿刺套管 6 的抓钳牵引肝尾状叶，同时使用穿刺套管 4 的抓钳牵引小网膜囊后壁脂肪，从而显露右膈脚下界的前缘（图 20.1-3）。右膈脚的这一位点有个显著标志，就是脂肪垫中有根较粗的血管经其最低点走行。在膈肌脚的右侧可以看到下腔静脉，需注意不能误认为膈脚。将右膈脚前缘的前方腹膜打开约 5mm。将穿刺套管 6 的抓钳进入该开口，注意应毫无阻力地沿着左膈脚的方向滑行（图 20.1-4）。沿此通道置入 Lap-Band 放置器，并可以逆时针方向轻柔螺旋式向左膈脚的顶部方向推进。

将两把抓钳移回大弯侧操作，再次显露 His 角。轻柔地旋转推进 Lap-Band 放置器的尖端，使其到达之前分离的区域。然后将其越过软组织，放置在脾

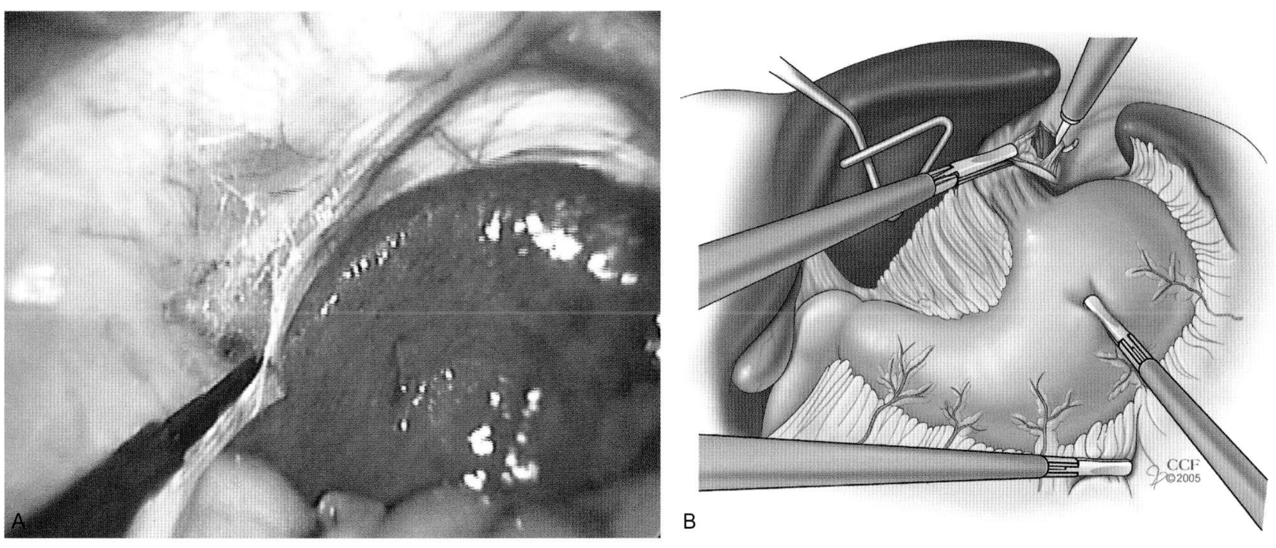

图 20.1-2 （A，B）His 角的显露。向上牵引肝左叶的外侧韧带。向下牵引网膜脂肪，并向右下牵引胃底。电钩正在打开左膈脚表面的腹膜（B: Courtesy of the Cleveland Clinic Foundation.）

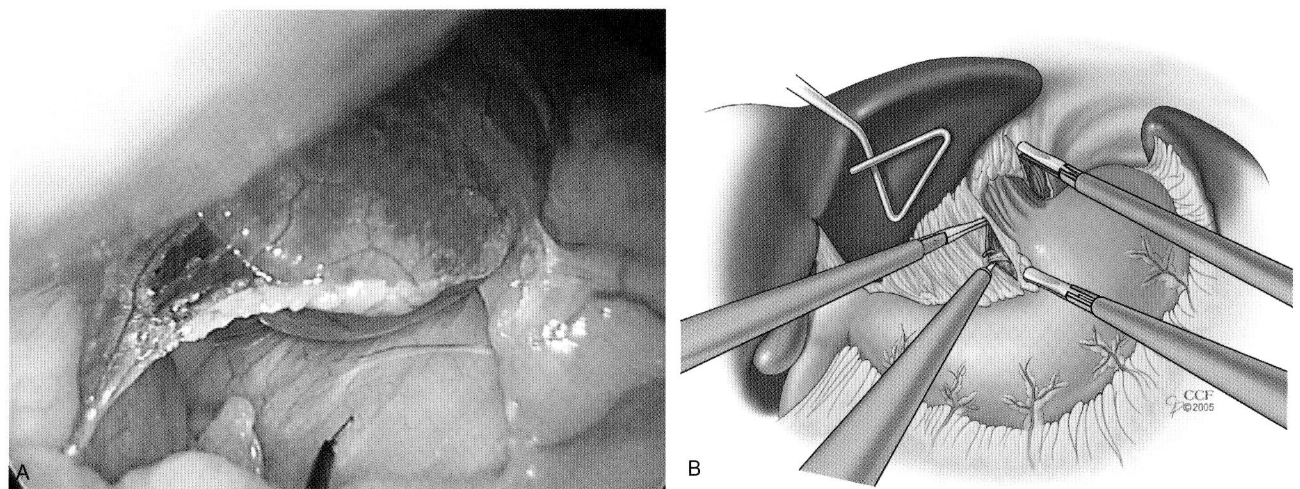

图 20.1-3 （A，B）右膈脚下前缘的显露。在肝尾状叶后方，可以看到脂肪垫朝下腔静脉方向越过。分离的部位就在右膈脚下界前方约几毫米远的脂肪上（B: Courtesy of the Cleveland Clinic Foundation.）

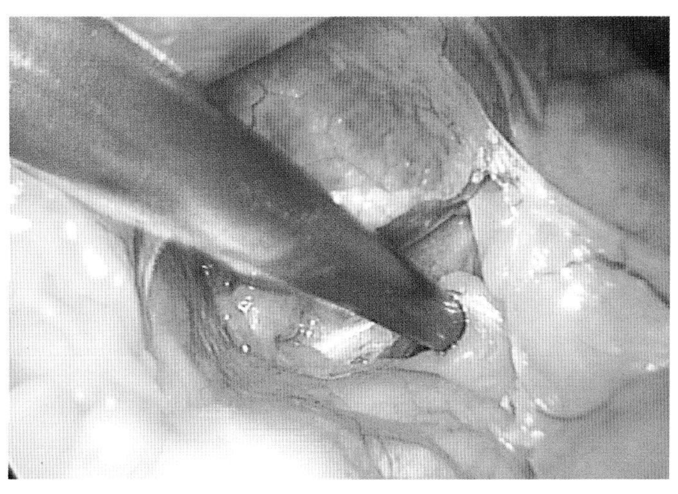

图 20.1-4　腹膜已被打开，并使用穿刺套管 1 的抓钳建立好通道。将 Lap-Band 放置器沿该通道进入右膈脚的分离部位

的旁边（图 20.1-5）。在推进放置器的过程中，不能强制使用外力。这是一个放置器而不是一把分离钳。如果在推进过程中遇到阻力，那意味着需要进一步分离 His 角。

Lap-Band 的放置和校准

将镜头移到穿刺套管 5 的位置，由引导器把持着 Lap-Band 经穿刺套管 5 将其引入腹腔。然后将镜头重新移回穿刺套管 3，将 Lap-Band 绑带导管的末端切除，断面呈锐角，将其末段 4 ~ 6cm 的长度穿入放置器尖端的小孔中（图 20.1-6）。将放置器沿其通道往回收向小弯侧，从小孔中取出绑带导管。移除放置器。牵拉绑带导管直到绑带位置合适（图 20.1-7），然后将扣环部分上扣。

将校准管放入胃中，在球囊中注入 25ml 空气，然后让麻醉医师往外拉拔校准管，直到球囊挤压住食管胃连接部。注意检查一下绑带可能位于球囊处。抽出校准管的空气，将绑带的扣环试着上扣。估计一下完全上扣的绑带是否太紧。如果看起来偏紧，

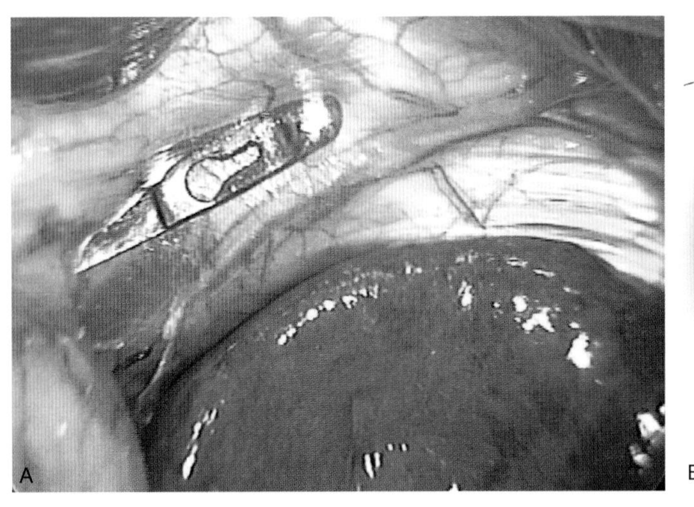

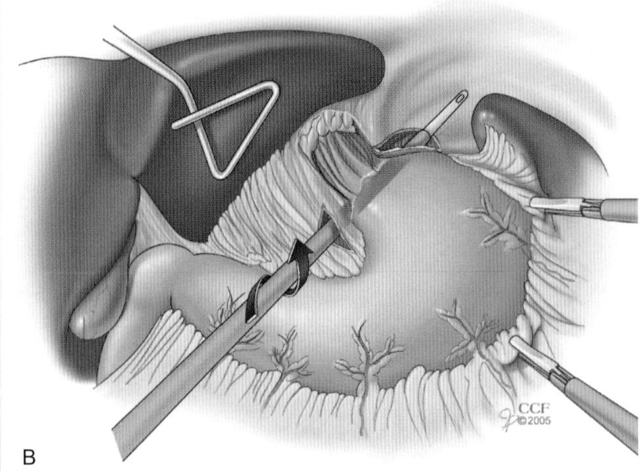

图 20.1-5 （A，B）将 Lap-Band 放置器沿左膈脚的方向从右向左潜行，直到从 His 角露出。然后就可以准备拉住 Lap-Band 的绑带导管（B: Courtesy of the Cleveland Clinic Foundation.）

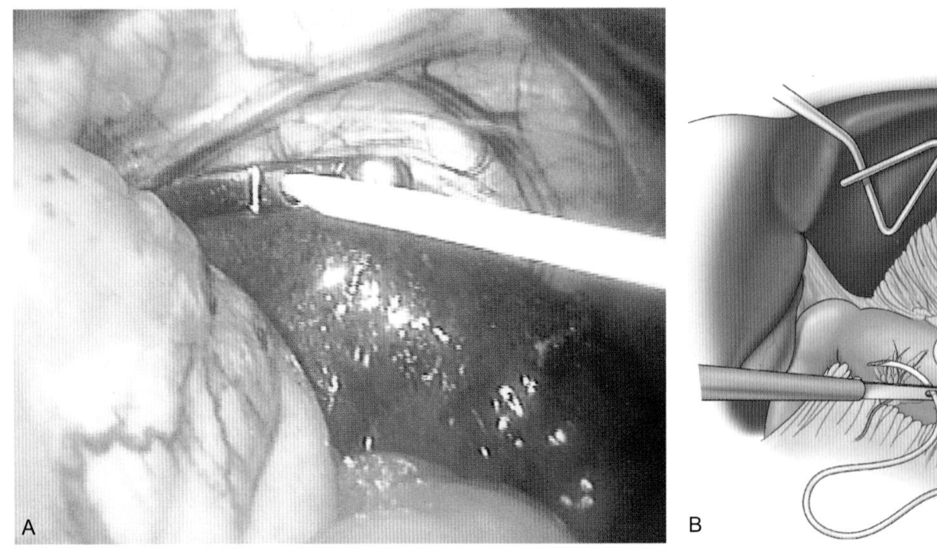

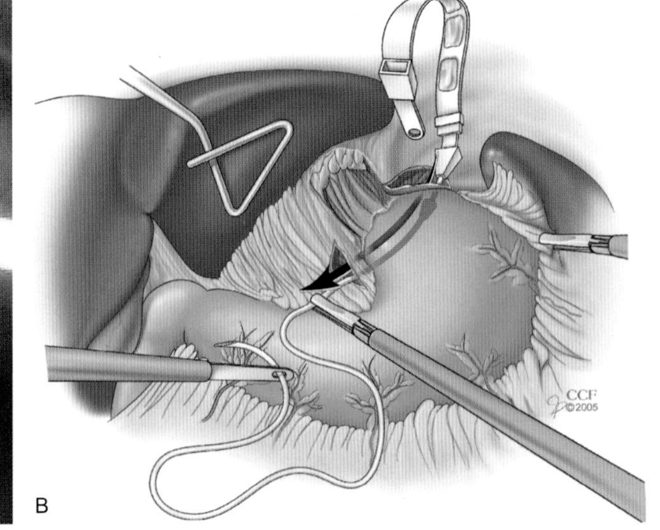

图 20.1-6 （A，B）将绑带导管穿进 Lap-Band 放置器，然后将放置器收回到胃小弯侧（B: Courtesy of the Cleveland Clinic Foundation.）

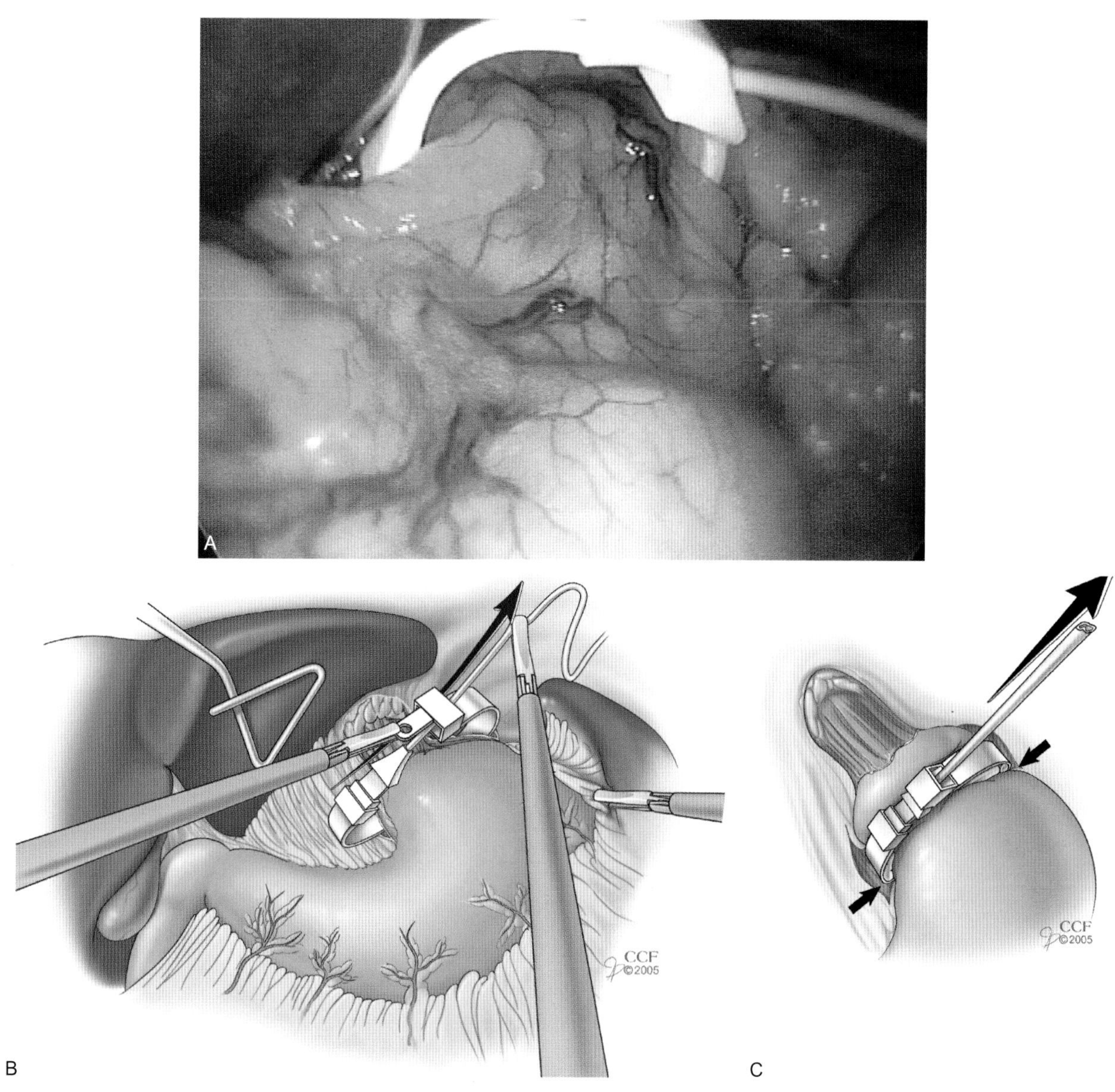

图 20.1-7 （A-C）绑带位置合适，食管胃连接部位于其前方。校准管位于胃腔中，拉拔充气球囊使其抵住食管胃连接部可以确认其正确位置（B.C: Courtesy of the Cleveland Clinic Foundation.）

建议分离绑带环内的小网膜脂肪。如果不紧，则使用闭合工具继续将扣环完全扣紧。将绑带导管通过穿刺套管6拖出腹腔，以便显露绑带的前面用于固定。

前面固定

在绑带前面进行缝合固定是必要的，这样可以使绑带保持在胃比较高的部位，同时可以牢固地固定住胃的其他部位，防止它们滑到绑带上方。通过穿刺套管 5 放入缝线（Ethibond 2-0 缝线，带 26mm 针头），然后通过这个穿刺套管放入抓钳，用于选择并抓住绑带下方和上方准备缝合的胃壁。第一针应该靠近胃大弯，而不应该缝在胃大弯上，每一针都应该是确切的胃壁对胃壁的缝合（图 20.1-8）。通常缝 3 针，但有时需要缝 4 针。避免在离扣环太近的位置进行缝合固定，以防止坚硬而不规则的扣环摩擦胃壁造成侵蚀（图 20.1-9）。然后将绑带导管拖回腹腔并从穿刺套管 5 拖出。停止气腹，尽量将 CO_2 释放干净，然后拔除穿刺套管。

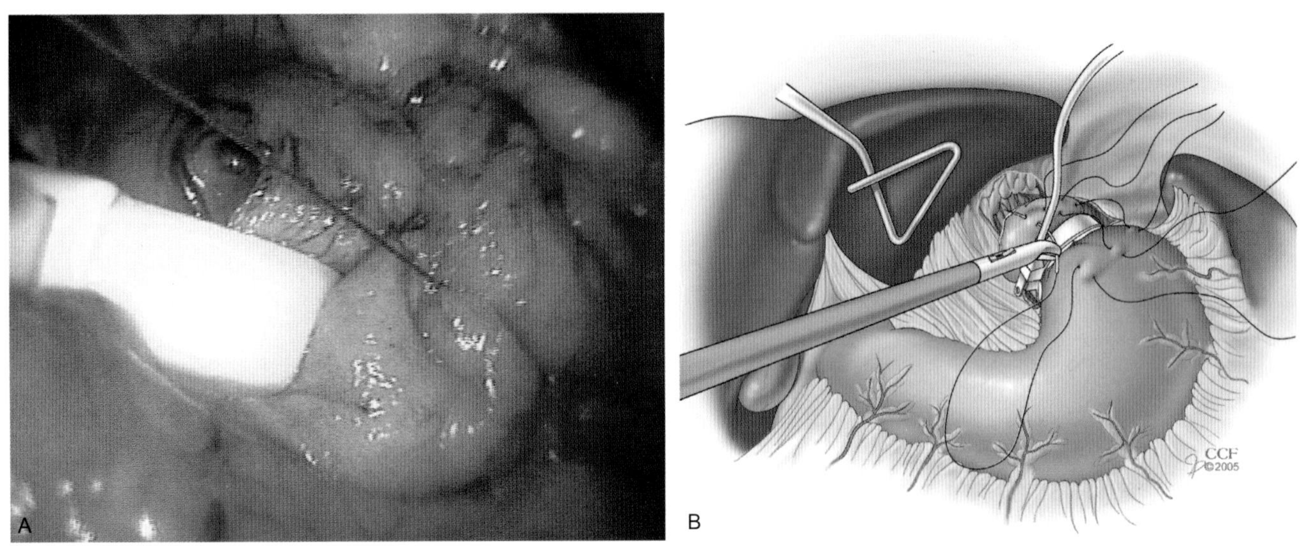

图 20.1-8 （A，B）必须将绑带下方和上方的胃壁进行缝合。如果看不清楚上方的胃壁，必要时可以分离覆盖的脂肪，并用抓钳协助定位（B: Courtesy of the Cleveland Clinic Foundation.）

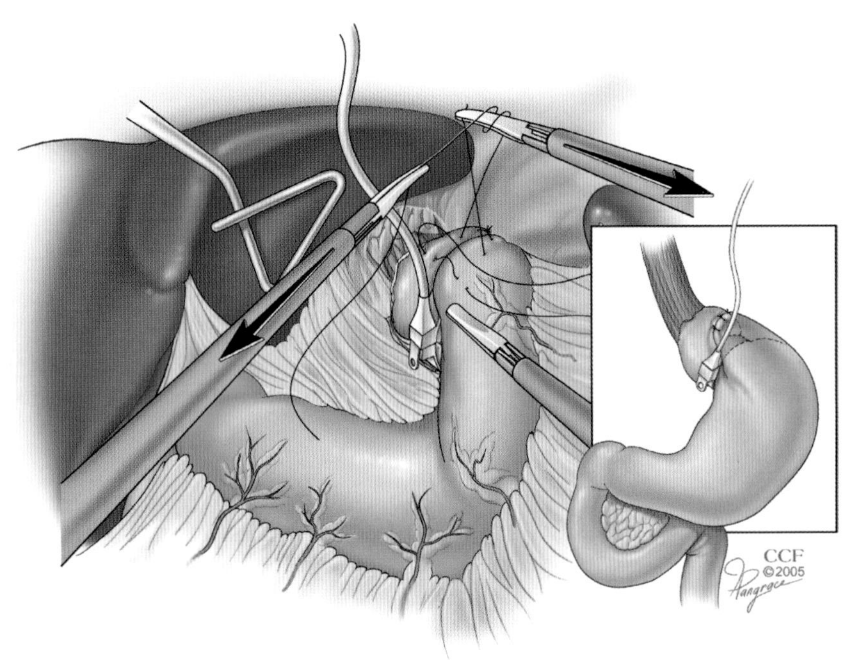

图 20.1-9 完成前面固定，避免缝合靠近绑带扣环的胃壁（Courtesy of the Cleveland Clinic Foundation.）

注水泵的埋置

将穿刺套管 5 处的皮肤切口延长至 4cm，分离皮下脂肪，显露腹直肌前鞘。埋置 4 针 2-0 Prolene 线呈正方形，两两相隔约 1cm。将绑带导管末端剪齐整，与注水泵的金属接头相连接。将 Prolene 线穿进注水泵，绑带导管塞回腹腔，将注水泵系紧固定在合适的部位，以保证绑带导管直接平滑地进入腹腔。

术后随访和调节

为使 Lap-Band 手术能达到满意的减肥效果，包括绑带调节在内的术后随访过程跟手术本身一样重要，因此，良好的随访和调节技术非常必要。全面随访可以建立数据库，方便监测每个患者的随访过程，并且能及早发现失访情况以便于与患者重新建立联系。全面但简捷的数据库系统将在后续章节进行讨论。

我们通常采用的绑带调节指南见表 20.1-2。若按我们的标准方法沿小网膜松弛部的途径放置 10cm 的绑带，则在术后 5 周时首次注入 1ml 生理盐水。后续的注水方法基于表 20.1-2 的原则，通常每次注水 0.3 ~ 0.5ml。若使用新的 11cm 绑带（Vanguard），我们首次注水 2.5ml，之后每次调节时注水 1ml，直到有明显的束缚感，然后每次 0.5ml。任何减肥手术都需要终身随访。最初我们每 2 ~ 4 周随访一次，然后逐渐延长间隔时间，但最长间隔不能超过 12 个月。

调节绑带中的水量可以依据临床或影像学标准决定。因为费用以及医疗服务的限制，我们没有使用影像学的方法。相关信息可以参考 Favretti 等的报道[4]。

绑带调节的水平应能足以使患者保持持久的饱食感。体重下降应循序渐进，早期的理想减肥速度应每周大于 0.5kg 但小于 1kg。调节应以不引起束缚症状为宜，如烧心、呕吐、不适或难以进食常规食物等。额外体重的丢失应计划在 18 个月到 3 年的时间里逐步实现，具体时间取决于其初始体重。

当减肥效果不佳、餐后饱食感迅速消失、患者每餐的进食量增加或两餐之间有饥饿感时，我们会考虑额外增加注水量。

当患者出现呕吐、烧心、反流、咳嗽、喘息和窒息（尤其在夜间）、无法进食多种食物或不适应饮食习惯等情况时，我们会考虑抽水。

当患者饮食量合理、减肥速度合适以及没有不良症状时，我们就不调节水量。

结论

Lap-Band 的放置以及术后的患者随访通常并不复杂，并且可以安全和循序渐进地达到显著而持久的减肥效果以及健康状况和生活质量的改善。有很多细节方面是至关重要的，比如接受良好的外科培训、与患者保持长期联系以及参加进修课程，这有助于不断提高手术效果。当具备良好的手术和随访技巧时，诊治这类患者是临床实践中最有意义的一部分。

表 20.1-2　**胃绑带调节指南**

考虑增加注水量	不需要调节	考虑将水自绑带抽出
减肥效果不佳	减肥速度合适	呕吐、烧心、反流
餐后饱食感迅速消失	饮食量合适	咳嗽、喘息和窒息，尤其在夜间
摄食量增加	没有不良症状	无法进食多种食物
两餐间有饥饿感		不适应饮食习惯

（叶欣 译　康维明 于健春 审校）

参考文献

1. Szinicz G, Schnapka G. A new method in the surgical treatment of disease. Acta Chir Aust 1982;suppl 43.
2. Kuzmak LI, Yap IS, McGuire L, Dixon JS, Young MP. Surgery for morbid obesity. Using an inflatable gastric band. AORN J 1990;51:1307–1324.
3. Belachew M, Legrand MJ, Vincent V. History of Lap-Band: from dream to reality. Obes Surg 2001;11:297–302.
4. Favretti F, O'Brien PE, Dixon JB. Patient management after LAP-BAND placement. Am J Surg 2002;184:S38–41.

第 20.2 章　腹腔镜可调节胃绑带术：临床结果

John B. Dixon, Paul E. O'Brien

首例腹腔镜可调节胃绑带术 (LAGB) 诞生于 1993 年 [1]，带来了腹腔镜肥胖手术的广泛普及。LAGB 迅速而广泛地被寻求肥胖症外科治疗手段的减肥外科医师和患者们所接受。随着超过 10 年的经验和超过 150000 例绑带的应用，现在我们可以很好地对其安全性和有效性进行评估。目前有大量关于 LAGB 结果的观察性数据。本章节对 LAGB 的结局进行综述，重点关注那些促进技术改进或拓宽我们关于重度肥胖 (BMI>35) 治疗知识的重要数据。结局的评估主要包括体重减轻、肥胖相关共存疾病的改善、对生活质量的影响和社会心理状况的改变以及死亡和并发症情况。

现在有很多商业品牌的 LAGB 可供应用，不过，因为几乎所有发表的报告均涉及 BioEnterics Lap-Band 系统 (Inamed Health, Santa Barbara, CA，USA)，并且它是在美国批准使用的唯一 LAGB 品牌，因此，本章节主要关注已发表的放置 Lap-Band 后的临床结局数据。若简单地将 Lap-Band 的结局数据类推给其他品牌的绑带时，应慎重考虑 [2]。

本章节综述的数据主要来自于已发表的文献、系统性综述和我们针对接受 LAGB 患者的前瞻性长期观察性研究。

体重减轻

目前有充分的证据表明 LAGB 能引起显著且持久的减肥效果，已发表的文献表明体重减轻最长能达 8 年 [3]。目前尚无 8 年以上的数据。大量发表的数据表明：在 LAGB 术后的 2 年内多余体重减轻 50%～60%，而之后体重将基本维持不变。体重反弹是在胃切除手术中一个常见的问题，但在 LAGB 中没有证据证实存在显著的体重反弹。图 20.2-1 为 2003 年 9 月 1 日截止的所有研究数据，其中至少 50 名患者接受了 LAGB，以多余体重减轻比率（%EWL）作为衡量 LAGB 术后减肥的指标。LAGB 减肥的模式和 Y 型胃旁路术（RYGB）有所不同，Y 型胃旁路术后的 1～2 年内减肥更迅速和明显，而之后常出现体重反弹。从能获得的有限数据来看，LAGB 和 RYGB 手术后 4～6 年的平均减肥效果是相似的。

LAGB 的重要特点是其绑带出口具有可调整性，所以减肥效果起始缓和，且中长期减肥效果持久。LAGB 造成的解剖学改变是在绑带的上方形成了一个小的胃囊，这样的解剖改变能提供持久的饱食感，限制对食物的摄取，预防体重的反弹。

最近笔者所在的中心开展了一项随机对照试验，评价 LAGB 在轻中度肥胖患者（BMI 为 30～35）中的疗效 [4]。这项试验为期 2 年，患者被随机分为 2 组，一组接受 LAGB，而另一组须接受极低热量饮食、药物疗法以及改变生活方式。2 年后发现手术组的减肥效果更明显（分别为 87.3% 和 21.8%，$P<0.001$）。每组中有 15 名代谢综合征患者，手术组中除 1 名以外，其余患者的代谢综合征均得到临床治愈，而非手术组有 8 名患者（24%）的代谢综合征未得到改善（$P<0.002$）。此外，手术组的生活质量评分有更显著的提高。此项研究是首次利用随机对照的方法将现代减肥方法和传统医学治疗进行对比。

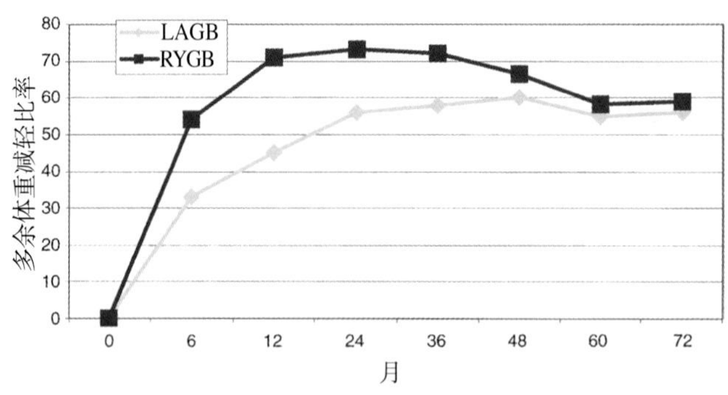

图 20.2-1　腹腔镜胃绑带术与 Y 型胃旁路术后多余体重减轻比率的比较。数据囊括了所有已发表的至少 50 例以上且随访 3 年以上的文献。总共有 8 项 RYGB 的研究和 7 项可调节胃绑带术 LAGB 研究

肥胖相关共存疾病的改善

肥胖会引发一系列的疾病，在某种程度上讲，它在西方国家被认为是最严重的病原。包括 LAGB 在内的减肥手术突出的特征之一就是其改善或临床治愈了肥胖相关的共存疾病。以下总结了术后这些肥胖相关疾病的改善情况。

代谢综合征

超重和肥胖导致的许多健康问题都和代谢综合征密切相关。最近对代谢综合征的组成有了更完善的定义，并有预测称约 25% 的美国人患有代谢综合征[5]。该综合征以向心性肥胖、血脂异常、糖耐量受损或 2 型糖尿病、高血压为特征。该综合征一个重要的特征是胰岛素介导的葡萄糖摄取障碍或胰岛素抵抗，它是代谢综合征一连串的代谢和免疫事件中的一个，而且会增加心血管事件的风险。其他的临床疾病，如非酒精性脂肪肝、阻塞性睡眠呼吸暂停、多囊卵巢综合征也和代谢综合征密切相关。持久的减肥对代谢综合征的各个症状均有显著的益处，并且明显地减少血管事件的风险。在我们的随机对照试验中，15 名手术患者中有 14 名在放置了 Lap-Band 的 2 年后其代谢综合征得到了临床治愈，而在药物治疗的 15 名患者中只有 6 名得到了缓解。

2 型糖尿病

2 型糖尿病是一种典型的肥胖相关疾病，它的发生与 BMI 的增加密切相关。随访 50 名放置 Lap-Band 1 年后的患者[6]，糖代谢的所有指标都有显著的改善，其中 32 名患者（64%）的糖尿病完全缓解，13 名患者（26%）的血糖控制情况得以改善，5 名患者（10%）相对无明显变化。重要的是，体重减轻的程度和糖尿病的病程是糖尿病能否缓解的主要预测指标，说明早期糖尿病是减肥治疗的指征。RYGB 和胆胰转流术（BPD）也有相似的临床结果。

2 型糖尿病的发生发展有两个基本条件：一是胰岛素抵抗导致胰岛 β 细胞的需要量增加，二是胰岛 β 细胞相对不足，从而导致高血糖。通过 254 名患者 LAGB 术后 1 年的数据，我们已经证实 LAGB 术后的体重减轻不但能提高胰岛素的敏感性，还能改善胰岛 β 细胞的功能，分别用 HOMA%S 和 HOMA%B 表示[7]。影响胰岛 β 细胞功能改善情况的关键因素是患糖尿病的病程，这是很容易理解的，因为糖尿病的代谢异常会导致胰岛 β 细胞不可逆的损伤持续进展。总而言之，减肥能逆转 2 型糖尿病的病情和进展。

减肥的益处是持久的。从表 20.2-1 可见 LAGB 术后 5 年内血清胰岛素、空腹血糖、糖化血红蛋白以及胰岛素抵抗相关指标的下降。所有的指标 1 年内都有明显改善，并且效果是持续的。其他的研究结果也证实了 LAGB 的这些益处[8-9]。

血脂异常

肥胖症和代谢综合征的血脂异常表现为三酰甘油水平偏高和高密度脂蛋白（HDL）胆固醇水平偏低，而总胆固醇和低密度脂蛋白（LDL）胆固醇浓度接近正常范围[10]。但是在向心性肥胖患者中，不仅存在胰岛素抵抗、三酰甘油水平升高和 HDL 胆固

表 20.2-1　腹腔镜胃绑带术后胰岛素抵抗指标随时间变化的情况

时间	病例数	血糖（mmol/L）	糖化血红蛋白（%）	胰岛素（μU/ml）	胰岛素抵抗指数（IRI）*
术前	1000	5.78	5.87	22.1	4.61
1 年	755	5.09	5.37	10.8	3.81
术后					
2 年	480	5.05	5.36	10.8	3.74
3 年	295	4.93	5.23	10.5	3.74
4 年	225	5.04	5.34	10.4	3.76
5 年以上	254	4.96	5.38	11.2	3.86

* 胰岛素抵抗指数（IRI）是胰岛素抵抗的间接检测。IRI=$\log_e$（空腹血糖）+ $\log_e$（空腹血糖）。

备注：*P* 值的计算采用 ANOVA 和 Tukey post-hoc 分析。所有数值在 1 年后均显著降低（所有数值均 $P<0.001$），且 1 年和 5 年或以后之间没有显著差异。

来源：Katz A, Nambi SS, Mather K, et al. Quantitative insulin sensitivity check index: a simple, accurate method for assessing insulin sensitivity in humans. J Clin Endocrinol Metab 2000;85:2402–2410.

醇水平降低，而且 LDL 胆固醇颗粒较小、密集、黏稠且易氧化[11-12]。这种血脂情况易导致动脉粥样硬化，常与冠心病的发生密切相关。

胃绑带术体重减轻后空腹三酰甘油水平会有显著且持续的降低，HDL 胆固醇会升至正常水平，总胆固醇和 HDL 的比值也会有所改善[13]。

高血压

胃绑带术减肥后收缩压和舒张压都有持久的降低[8, 14-15]。术前许多患者均不能通过药物治疗很好地控制血压。在 148 名高血压患者中，发现其中 55% 在 1 年内缓解（无抗高血压药物治疗情况下血压正常），33% 血压情况得到改善，15% 无变化。我们在术后 5 年或更长时间每年随访患者的血压情况，发现他们的收缩压和舒张压都有持久的降低（图 20.2-2）。术后 4 年或更长时间与术后 1 ~ 2 年相比，收缩压和舒张压似乎都有轻度的升高。瑞典肥胖项目研究也发现了类似的情况，强调了长期监测和管理肥胖并发症的必要性[16]。

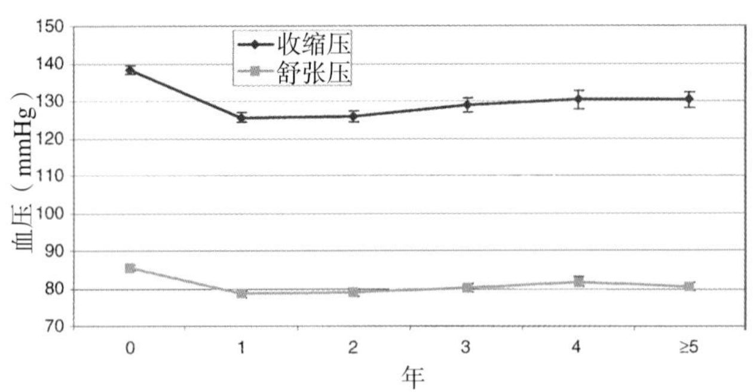

图 20.2-2　LAGB 术后每年随访时记录的血压情况，以平均值 ±95% 可信区间表示（基线例数 n=1000）。两者 P 值均 <0.001；ANOVA 采用 Tukey post-hoc 分析。每年的测量都比术前记录低。4 年或更长时间时的平均值显著高于 1 年和 2 年的

其他并发症

睡眠障碍和阻塞性睡眠呼吸暂停

严重的肥胖症会并发一些睡眠障碍。其中最严重的就是阻塞性睡眠呼吸暂停（OSA），肥胖患者 OSA 发病率可增加高达 10。在肥胖症人群中，体重的分布和胰岛素抵抗能预测 OSA 的严重程度[17-18]。借助人口统计学、简单的人体测量和生化检测，我们设计出一种评分系统来评估阻塞性睡眠呼吸暂停发生的风险，然后以此筛选入组过夜睡眠监测的肥胖症患者[18]。日间嗜睡状态是一个常见的、存在潜在危险的问题，它也和肥胖症息息相关，但并不一定是由睡眠呼吸暂停综合征引起的[17-18]。

肥胖症患者体重减轻后睡眠障碍能得到显著的改善[8, 19]。我们研究了连续 123 名患者 LAGB 术前及术后 1 年的睡眠情况[19]。术前有 59% 的男性和 45% 的女性都存在睡眠障碍。术后 1 年，存在睡眠呼吸暂停的患者从 33% 降至 2%，习惯性打鼾的患者从 39% 降至 4%，睡眠质量低下的患者从 39% 降至 2%。

卵巢功能失调、不孕以及妊娠

肥胖，尤其是向心性肥胖，可能导致卵巢功能失调以及不孕。未绝经的妇女减肥后与睾酮结合的球蛋白的水平会提高，从而导致活性睾酮的水平下降，这将重建卵巢的功能，提高生育能力。我们建议女性患者在 LAGB 术后 1 年内采取可靠的避孕措施，从而减少由于迅速减肥导致的胎儿发育风险。有一些研究报道了不孕患者在 LAGB 术后不久发生了意外妊娠[20-22]。在妊娠妇女中，绑带的可调节性意义重大，它能在必要时减少对胃的限制，从而缓解早孕期的呕吐，保证适当的胎儿营养和合理的孕期增重，并减少绑带对分娩和母乳喂养的影响。在妊娠期我们建议适当增重，增重的幅度主要取决于妊娠期的 BMI[23]。妊娠期合理的绑带管理对母婴都能达到很好的效果[22]。调节绑带不仅有助于孕期增重，还有助于妊娠后的减肥。研究表明在哺乳期减肥一般是安全的，但是很多妇女在产后容易减肥停滞甚至增重[24]。

哮喘

越来越多的证据表明哮喘和肥胖相关，尤其是对于青少年和成年女性。一些证据表明肥胖会增高气道反应性并且影响正常的肺功能，从而使哮喘恶化[25-26]。目前仅有少量的研究数据讨论减肥对哮喘的影响，但均显示减肥对哮喘的控制是有利的[27-29]。我们全面地评估了 LAGB 术后患者哮喘的改善和缓解情况。哮喘的改善表现在发作次数减少、活动耐

量增加、口服和吸入糖皮质激素减少以及住院次数的降低。恰当的胃绑带放置能减轻胃食管反流，这也可能是哮喘改善的原因之一[30-31]。

胃食管反流

肥胖症患者胃食管反流病的发生率是正常人的2倍以上[31]。目前几乎所有的减肥手术都会在胃食管（GE）结合处以下制造一个缩小的胃囊。LAGB能有效地控制胃酸反流[30-33]。研究表明合理地放置胃绑带能减少胃食管反流，减少酸性物质对食管的腐蚀[32，34]。如果绑带滑脱导致绑带以上的胃空间过大，会导致严重的胃食管反流，这种情况则需要进一步干预。

对生活质量的影响和社会心理状况的改变

对生活质量的影响

无论是从生理方面还是心理方面，肥胖都会极大地影响生活质量[35]。研究表明通过LAGB减肥后生活质量会有明显提升[36-40]。我们在一项大型的前瞻性研究中采用了医疗结果信任简表-36（Medical Outcomes Trust Short Form-36），结果表明即将接受LAGB的患者八个方面评分都显著低于正常值。而在术后，八个方面评分都有所提高，并且术后1年的结果优于同年龄同性别人群的平均水平。患者的生活质量评分在研究的4年期限内都维持在正常水平[36]。胃切除手术失败后接受LAGB的患者也有生活质量的明显提高[40]。

体型

重度肥胖症患者一般都有正常的外形取向，也就是说他们对自我形象有着正常的自尊心和投入[41-42]，但是他们对自己外形的评价很低。因此他们的自我评价和预期之间存在很大的差异，导致了心理压力的产生。社会对肥胖患者的歧视又进一步加重了他们的心理负担。LAGB减肥后他们对自我外形的评价有所提高，但仍不能到达正常水平，而且改善的情况与减肥的幅度相关。减肥不会改变他们对外形的预期值，而术后随着体重的减轻，患者外形预期值和自我外形评价的差异会逐渐缩小，因而心理压力也获得减轻。

抑郁症

肥胖症和抑郁症之间的关系日益明确，大多数研究结果支持两者存在线性关系而非“肥胖且快乐”假说[43-44]。抑郁症的症状在需接受减肥手术的患者中很常见，尤其是外形不佳的年轻女性[45]。LAGB术后，患者有持续的减肥效果和抑郁症状的减轻，大部分患者术后12个月内Beck抑郁评分转变为正常，并且能够在之后的4年以上维持在正常范围[45]。在瑞典肥胖研究中，应用的是一种不可调节的胃限制性手术，也得到了类似的结果[46]，但并不是所有的研究都能有持续改善。Greenville小组的报道中，胃旁路术后心理健康状况仅有短暂改善[47]。

并发症

围术期

死亡率

安全性是LAGB的主要特点。关于LAGB与胃切除术安全性与功效的比较，对已发表的文献进行系统性回顾，结果显示RYGB和垂直胃绑带术（VBG）的围术期死亡率比LAGB分别高10倍和7倍[48]。在这些文献中，LAGB的围术期死亡率仅为0.05%。LAGB的微创性本质可以解释这一区别。在我们对1600例患者的一系列研究中，并没有发生围术期的死亡。尽管这种手术相对来说更加安全，但是任何一种减肥外科手术的风险都不应该被忽略，因此在术前应充分告知患者，并对所有患者进行风险—获益分析。

并发症发生率

由于这种手术相对温和，所以早期并发症发生率较低是情理之中的。在我们的研究中，早期并发症的发生率为1.8%，其中最常见的是注水泵处的皮下感染。对于有经验的外科医生，术中腹腔镜中转为开放式手术的概率小于1%，中转开腹主要是由于肝大或内脏脂肪过多而限制了手术区域的暴露。我们也治疗过一部分之前做过胃切除手术的患者，我们通过开放式手术放置Lap-Band。他们的早期并发症高达17%[49]。因此，腹腔镜的应用以及无需对胃进行切割或打开，使得并发症的发生率明显下降。

远期并发症发生率

尽管早期并发症的发生率很低，我们却不得不担忧远期出现的并发症。主要的远期并发症包括绑带的滑动或脱出、绑带对胃的侵蚀以及注水泵的问题。外科技术的发展以及注水泵的设计改进已经极大地减少了远期并发症的发生。在放置绑带时，应用松弛部途径减少了后部的滑动，而更细致的固定减少了绑带前部的滑动。这些改进显著地减少了绑带的滑脱率。在我们的研究中，早年的脱出 / 滑动率为 25%，但现在已经低于 5%[50]。其他研究也有关于手术技术的改进使得绑带滑脱发生率下降的报道[3, 51]。

避免前部固定过紧，特别在扣环区域的上方，能够减少绑带对胃的侵蚀[52]。将胃前壁固定到膈脚上的前部固定方式，会使侵蚀的发生率较高。目前皮下注水泵的设计减少了绑带连接注水管破裂的风险。从早期 LAGB 所学到的经验，使得目前远期并发症的发生率降低，而且应用前景变得广阔。预期的胃绑带脱出、侵蚀和系统泄漏的发生率分别低于 5%、1% 和 5%。

和其他常用的减肥外科手术相比，一项系统性回顾显示 LAGB 并发症的发生率约为 10.6%（95% 可信区间 CI：9.5% ~ 11.6%），VBG 为 29.9%（CI：28.5% ~ 31.4%），RYGB 为 23.4%（22.3% ~ 24.5%）。不同的外科手术有不同的并发症发生率，认识到这一点是非常重要的[48]。

学习曲线对于许多外科治疗都很重要，LAGB 也不例外。一项系统性回顾研究显示，并发症的发病率与研究样本大小成反比（图 20.2-3）。

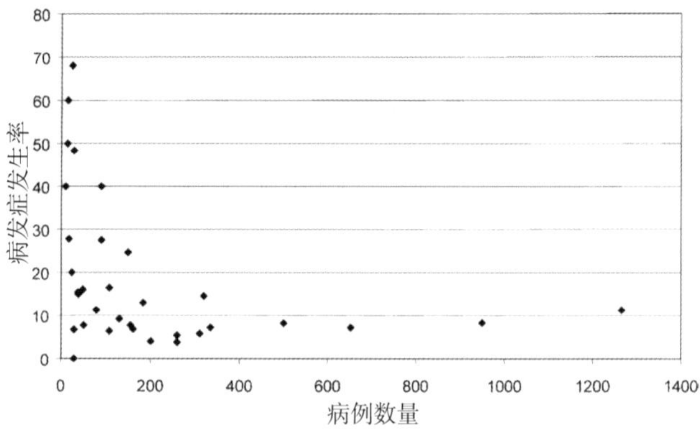

图 20.2-3　在报道腹腔镜胃绑带术结果的研究中，研究中的病例数量与并发症发生率之间呈显著的负性相关关系。Spearman 相关系数（r=–0.62，P<0.001）（数据来源于 ASERNIP-S 系统性综述[48]）

患者选择：临床结果

腹腔镜可调节胃绑带术是一种安全、有效、微创的手术方式，能够持久地减轻体重从而改善、解决一系列健康问题。该术式具有可调节性与可逆性的特质，从而赋予了患者极大的灵活性。我们仔细研究了与手术治疗效果相关的预测因素，但显示，各种肥胖患者均从该手术中显著获益[40, 53-54]。我们的研究数据显示，在重度肥胖患者中，无论是否偏好甜食、是否有精神疾病、是否有胃切除手术失败史，LAGB 均有良好的治疗效果[40, 53-54]。然而我们尚未对患有心智不健全或者有恶性饮食过量的患者，如 Prader-Willi 综合征，进行过该手术治疗。到目前为止，我们还没有发现任何特殊类型的肥胖症患者需要选择更具创伤性且更高风险的手术作为首选治疗。

（叶欣 译　康维明 于健春 审校）

参考文献

1. Belachew M, Legrand MJ, Defechereux TH, Burtheret MP, Jacquet N. Laparoscopic adjustable silicone gastric banding in the treatment of morbid obesity. A preliminary report. Surg Endosc 1994;8:1354–1356.
2. Blanco-Engert R, Weiner S, Pomhoff I, Matkowitz R, Weiner RA. Outcome after laparoscopic adjustable gastric banding, using the Lap-Band and the Heliogast band: a prospective randomized study. Obes Surg 2003;13:776–779.
3. Weiner R, Blanco-Engert R, Weiner S, Matkowitz R, Schaefer L, Pomhoff I. Outcome after laparoscopic adjustable gastric banding—8 years experience. Obes Surg 2003;13:427–434.
4. O'Brien PE, Dixon JB, Laurie C, et al. Treatment of mild to moderate obesity with laparoscopic adjustable gastric banding or an intensive medical program: a randomized trial. Ann Intern Med 2006;144:625–633.
5. Ford ES, Giles WH, Dietz WH. Prevalence of the metabolic syndrome among US adults: findings from the third National Health and Nutrition Examination Survey. JAMA 2002;287:356–359.
6. Dixon JB, O'Brien P. Health outcomes of severely obese type 2 diabetic subjects 1 year after laparoscopic adjustable gastric banding. Diabetes Care 2002;25:358–363.
7. Dixon JB, Dixon AF, O'Brien PE. Improvements in insulin sensitivity and beta-cell function (HOMA) with weight loss in the severely obese. Diabet Med 2003;20:127–134.
8. Abu-Abeid S, Keidar A, Szold A. Resolution of chronic medical conditions after laparoscopic adjustable silicone gastric banding for the treatment of morbid obesity in the elderly. Surg Endosc 2001;15:132–134.

9. Dolan K, Bryant R, Fielding G. Treating diabetes in the morbidly obese by laparoscopic gastric banding. Obes Surg 2003;13:439–443.
10. Dixon JB, O'Brien P. A disparity between conventional lipid and insulin resistance markers at body mass index levels greater than 34 kg/m(2). Int J Obes Relat Metab Disord 2001;25:793–797.
11. Despres J. The insulin resistance-dyslipidemia syndrome: the most prevalent cause of coronary artery disease. Can Med Assoc J 1993;148(8):1339–1340.
12. Koba S, Hirano T, Sakaue T, et al. Role of small dense low-density lipoprotein in coronary artery disease patients with normal plasma cholesterol levels. J Cardiol 2000;36: 371–378.
13. Dixon JB, O'Brien PE. Lipid profile in the severely obese: changes with weight loss after lap-band surgery. Obes Res 2002;10:903–910.
14. Bacci V, Basso MS, Greco F, et al. Modifications of metabolic and cardiovascular risk factors after weight loss induced by laparoscopic gastric banding. Obes Surg 2002; 12:77–82.
15. Dixon JB, O'Brien PE. Changes in comorbidities and improvements in quality of life after LAP-BAND placement. Am J Surg 2002;184:S51–54.
16. Sjostrom CD, Peltonen M, Wedel H, Sjostrom L. Differentiated long-term effects of intentional weight loss on diabetes and hypertension. Hypertension 2000;36:20–25.
17. Vgontzas AN, Papanicolaou DA, Bixler EO, et al. Sleep apnea and daytime sleepiness and fatigue: relation to visceral obesity, insulin resistance, and hypercytokinemia. J Clin Endocrinol Metab 2000;85:1151–1158.
18. Dixon JB, Schachter LM, O'Brien PE. Predicting sleep apnea and excessive day sleepiness in the severely obese: indicators for polysomnography. Chest 2003;123:1134–1141.
19. Dixon JB, Schachter LM, O'Brien PE. Sleep disturbance and obesity: changes following surgically induced weight loss. Arch Intern Med 2001;161:102–106.
20. Martin LF, Finigan KM, Nolan TE. Pregnancy after adjustable gastric banding. Obstet Gynecol 2000;95:927–930.
21. Weiss HG, Nehoda H, Labeck B, Hourmont K, Marth C, Aigner F. Pregnancies after adjustable gastric banding. Obes Surg 2001;11:303–306.
22. Dixon JB, Dixon ME, O'Brien PE. Pregnancy after Lap-Band surgery: management of the band to achieve healthy weight outcomes. Obes Surg 2001;11:59–65.
23. Institute of Medicine. Subcommittee on the Nutritional Status and Weight Gain During Pregnancy. Nutrition During Pregnancy. Weight Gain. Nutritional Supplements. Washington, DC: National Academy Press, 1990:1–13.
24. Lovelady CA, Garner KE, Moreno KL, Williams JP. The effect of weight loss in overweight, lactating women on the growth of their infants. N Engl J Med 2000;342:449–453.
25. Dixon J. The effects of obesity on asthma. In: Medeiros-Neto G, Halpern A, Bouchard C, eds. Progress in Obesity Research, vol 9. Montrouge, France: John Libbley Eurotext, 2003.
26. Mokdad AH, Ford ES, Bowman BA, et al. Prevalence of obesity, diabetes, and obesity-related health risk factors, 2001. JAMA 2003;289:76–79.
27. Macgregor AM, Greenberg RA. Effect of surgically induced weight loss on asthma in the morbidly obese. Obes Surg 1993;3:15–21.
28. Dixon JB, Chapman L, O'Brien P. Marked improvement in asthma after Lap-Band surgery for morbid obesity. Obes Surg 1999;9:385–389.
29. Hakala K, Stenius-Aarniala B, Sovijarvi A. Effects of weight loss on peak flow variability, airways obstruction, and lung volumes in obese patients with asthma. Chest 2000; 118:1315–1321.
30. Iovino P, Angrisani L, Tremolaterra F, et al. Abnormal esophageal acid exposure is common in morbidly obese patients and improves after a successful Lap-Band system implantation. Surg Endosc 2002;20:20.
31. Dixon JB, O'Brien PE. Gastroesophageal reflux in obesity: the effect of lap-band placement. Obes Surg 1999;9:527–531.
32. Weiss HG, Nehoda H, Labeck B, et al. Treatment of morbid obesity with laparoscopic adjustable gastric banding affects esophageal motility. Am J Surg 2000;180:479–482.
33. Schauer P, Hamad G, Ikramuddin S. Surgical management of gastroesophageal reflux disease in obese patients. Semin Laparosc Surg 2001;8:256–264.
34. Angrisani L, Iovino P, Lorenzo M, et al. Treatment of morbid obesity and gastroesophageal reflux with hiatal hernia by Lap-Band. Obes Surg 1999;9:396–398.
35. Kral JG, Sjostrom LV, Sullivan MB. Assessment of quality of life before and after surgery for severe obesity. Am J Clin Nutr 1992;55:611S–614S.
36. Dixon JB, Dixon ME, O'Brien PE. Quality of life after lap-band placement: influence of time, weight loss, and comorbidities. Obes Res 2001;9:713–721.
37. Weiner R, Datz M, Wagner D, Bockhorn H. Quality-of-life outcome after laparoscopic adjustable gastric banding for morbid obesity. Obes Surg 1999;9:539–545.
38. Horchner R, Tuinebreijer MW, Kelder PH. Quality-of-life assessment of morbidly obese patients who have undergone a Lap-Band operation: 2-year follow-up study. Is the MOS SF-36 a useful instrument to measure quality of life in morbidly obese patients? Obes Surg 2001;11:212–218; discussion 219.
39. Schok M, Geenen R, van Antwerpen T, de Wit P, Brand N, van Ramshorst B. Quality of life after laparoscopic adjustable gastric banding for severe obesity: postoperative and retrospective preoperative evaluations. Obes Surg 2000; 10:502–508.
40. O'Brien P, Brown W, Dixon J. Revisional surgery for morbid obesity—conversion to the Lap-Band system. Obes Surg 2000;10:557–563.
41. Cash TF. Body-image attitudes among obese enrollees in a commercial weight-loss program. Percept Mot Skills 1993; 77:1099–1103.
42. Dixon JB, Dixon ME, O'Brien P. Body image: appearance orientation and evaluation in the severely obese and post obese (ASBS Washington June 2001). Obes Surg 2001; 11(2):172.
43. Onyike CU, Crum RM, Lee HB, Lyketsos CG, Eaton WW. Is obesity associated with major depression? Results from the third national health and nutrition examination survey. Am J Epidemiol 2003;158:1139–1147.
44. Roberts RE, Kaplan GA, Shema SJ, Strawbridge WJ. Are the obese at greater risk for depression? Am J Epidemiol 2000;152:163–170.
45. Dixon JB, Dixon ME, O'Brien PE. Depression in association with severe obesity: changes with weight loss. Arch Intern Med 2003;163:2058–2065.
46. Karlsson J, Sjostrom L, Sullivan M. Swedish obese subjects (SOS)—an intervention study of obesity. Two-year follow-

up of health related quality of life (HRQL) and eating behavior after gastric surgery for severe obesity. Int J Obes 1998;22:113–126.
47. Waters GS, Pories WJ, Swanson MS, Meelheim HD, Flickinger EG, May HJ. Long-term studies of mental health after the Greenville gastric bypass operation for morbid obesity. Am J Surg 1991;161:154–157; discussion 157–158.
48. Chapman A, Kiroff G, Game P, et al. Systematic review of laparoscopic adjustable gastric banding in the treatment of obesity. Report No. 31. Adelaide, South Australia: ASERNIP-S, 2002.
49. O'Brien P, Brown W, Dixon J. Revisional surgery for morbid obesity—conversion to the Lap-Band system. Obes Surg 2000;10:557–563.
50. O'Brien PE, Dixon JB, Brown W, et al. The laparoscopic adjustable gastric band (Lap-Band): a prospective study of medium-term effects on weight, health and quality of life. Obes Surg 2002;12:652–660.
51. Dargent J. Pouch dilatation and slippage after adjustable gastric banding: is it still an issue? Obes Surg 2003;13: 111–115.
52. O'Brien PE, Dixon JB. Weight loss and early and late complications-the international experience. Am J Surg 2002;184:S42–45.
53. Dixon JB, Dixon ME, O'Brien PE. Pre-operative predictors of weight loss at 1-year after Lap-Band surgery. Obes Surg 2001;11:200–207.
54. Hudson SM, Dixon JB, O'Brien PE. Sweet eating is not a predictor of outcome after Lap-Band placement. Can we finally bury the myth? Obes Surg 2002;12:789–794.

第 20.3 章　腹腔镜可调节胃绑带术：术后管理与营养评估

Christine J. Ren

使用不可调节硅胶胃绑带与腹腔镜垂直胃绑带术进行减肥手术的经验显示，固定、狭窄的食物流出口会导致慢性呕吐、反酸，患者对进食方式适应不佳也可能继而引起体重增加。而腹腔镜可调节胃绑带术 (LAGB) 的一项显著优势就在于其可调节性。这一章节将介绍 LAGB 术后的患者管理方案，以最大改善手术效果，减少潜在的并发症。

术后早期管理

LAGB 患者的术后管理较为简单。大多数患者在术后即回到普通病房并继续密切观察。对于患有或者怀疑有睡眠呼吸暂停综合征的患者需要特殊监护或是持续气道正压通气设备 (CPAP)。超重人群应常规使用包括连续压迫装置、弹力袜、抗凝药物在内的血栓栓塞预防措施，并且一定要鼓励患者尽早下地活动。

患者术后早期的恶心呕吐症状应尽量得到控制。就像在 Nissen 胃底折叠术中一样，术后的急剧呕吐可引起绑带滑脱，造成急性胃脱垂。前方胃 – 胃缝线脱开也是潜在的可能后果。因此，在离开手术室之前就应开始给予强效止吐药，包括在拔除气管插管之前，给予组合的昂丹司琼 (枢复宁)/ 甲氧氯普胺 (胃复安)/ 酮咯酸 (尼松) 术中静脉注射。在术后的前 24 小时内，都可以积极给予静脉止吐药物治疗。临床医师必须向患者以及护理团队告知术后预防呕吐的重要性。疼痛的处理，包括皮肤切口周围皮下注射 0.25% 丁哌卡因，常规每 6 小时予静脉注射尼松，以及临时对症给予皮下注射吗啡。

患者可以根据身体恢复状况、疼痛控制情况、恶心的缓解程度来决定手术当日出院或者留观一夜。术后常规行食管 X 线片，可以观察到正常、快速的食管排空过程，没有造影剂外渗，并且确认绑带处于正确的位置，即沿 2 点至8 点钟方向倾斜，泛影葡胺可用于鉴别消化道穿孔，另外这时绑带还未收紧，其上方还看不到胃囊形成。

如果食管造影发现排空延迟，可能是术后 48 小时内炎症水肿进程的临床表现。这些患者通常还能吞咽唾液，治疗方面建议保持禁止经口进食，给予静脉补液和抗感染治疗 (例如尼松)。相反，如果患者不能咽下唾液，食管 X 线片显示完全梗阻，那么这些患者就不适宜继续采取保守治疗措施，而必须回到手术室进行腔镜下修复，通常采取剪断胃 – 胃缝线、松动胃绑带、去除更多的胃周脂肪等方法，可取得较好效果，更换大号的胃绑带也可能缓解病情。另外，如果有潜在的食管裂孔疝，可造成较多

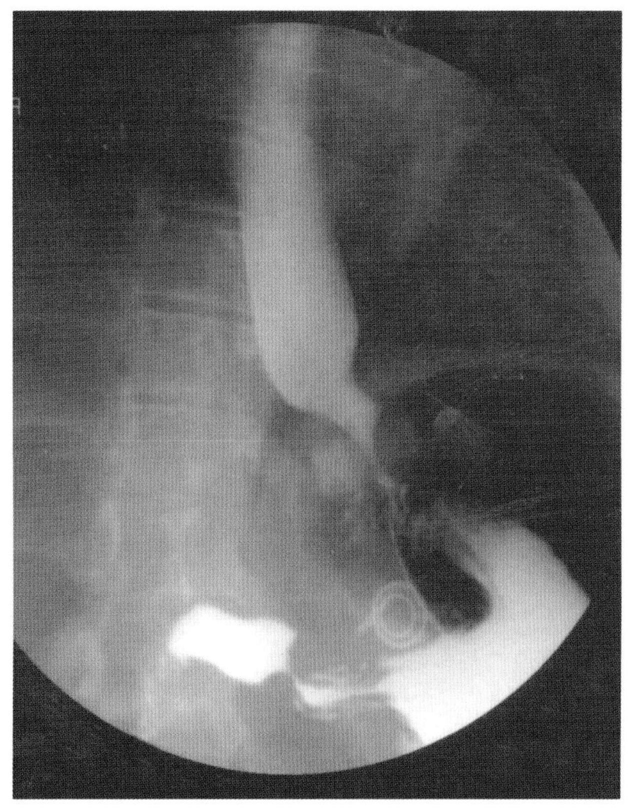

图 20.3-1　正常的术后 X 线食管造影

的胃组织嵌入绑带，进而引起狭窄。在这种情况下，疝囊必须得到游离并减小，膈脚得到修补，绑带重新调整到正确的位置，否则患者的绑带今后将无法调整。

由于绑带环口的水肿通常在绑带放置术后24 ~ 48 小时才最显著，所以术后出现任何食管排空延迟的迹象，患者都必须留院观察，这一问题在使用松弛部手术技术的时候更为明显。如果术中在胃绑带内纳入过多胃周脂肪，也会造成胃部受压，常引起环口狭窄。这时候与放射科医师增加沟通是发现绑带位置异常的关键。在纽约大学医学中心进行的 959 例该类胃绑带手术中，没有出现穿孔并发症，有 5 例出现绑带环口狭窄，7 例出现食管排空延迟。在患者术后行食管 X 线检查时，所有梗阻患者都已经出现相关症状，而排空延迟的患者虽有影像学表现，但直到 48 小时后才开始出现症状。同时，常规行食管 X 线检查也为外科医师术后评估绑带位置留下了最初的参照位置。

患者通常被安排在术后 10 ~ 14 天第一次返回门诊随诊，主要目的是检查伤口，并进行饮食和营养方面的宣教。

术后饮食指南

由于术后早期呕吐与胃脱垂可能相关 [1-2]，患者在术后的 6 周内需要从流食开始，逐渐过渡到普食。其中第 1 ~ 2 周通常只允许进清流食，即能够通过吸管饮用的稀薄液体。而第 3 ~ 4 周可以过渡到半流食，就像无牙老年人常用的免嚼食物泥一样。到第 5 ~ 6 周，患者可以进软质、稀薄食物或者较脆的食物，但绝对不包括能够形成较大食物团的鸡肉、牛排、面包等，它们会因为难以通过狭窄的绑带口而引起阻塞。通常在胃绑带术后 6 ~ 12 个月以内，多数患者都不能够耐受这类质硬、团状、干燥的饮食。建议患者不要在进食的时候饮水，这样可以延长食物充满胃囊的时间。

目前还没有报道 LAGB 术后出现营养不良的情况，可能是因为该手术限制的仅仅是食物量。但我们仍然建议患者在术后每日补充多元维生素。更重要的是，患者在进行减肥手术、包括 LAGB 术前，必须经过教育并具备选择健康饮食的知识以及生活技能。必须告知患者，诸如巧克力、冰淇淋这类高卡路里的流食或软食，虽然食用简便，但是会造成体重复增、减肥失败。在纽约大学医学中心，任何希望进行 LAGB 的患者，必须在术前 2 个月开始严格禁止饮用高糖、高热量的饮料，减少巧克力及乳酪冰淇淋的摄入。

LAGB 患者最需要的饮食指导是如何进食，食物必须彻底咀嚼并缓慢吞咽。他们必须学会如何在每口饭之间将餐具放下。最重要的是，患者必须了解自己什么时候算是“饱了”，并适时停止过量进餐。这对病态肥胖症的患者绝对是一项新技能，有时候即便多吃一口也会导致反流。患者尤其希望得到关于社交场合餐饮和食物选择的指导，对常参加聚会或者恋爱中的年轻人尤其如此，因为这常常是他们最焦虑和矛盾的时候。患者日间食管活动性改变常是造成吞咽困难的重要原因，并主要受到时辰以及心理压力的影响。在患者背负较大心理压力时，由于注意力常常被转移，匆忙进食，咀嚼不足，会给吞咽带来困难。在这种情况下，医生常建议他们以酸奶、汤、蛋白营养液为主食。有时由于吞咽问题，进食早餐非常困难，可鼓励患者进软食或者糊状食物。

绑带调节

LAGB 减肥的作用原理包括限制食欲，在食量尚不多时制造饱胀感，以及饮食行为的改变 [3]。这些作用都是通过一个缩小的胃囊 (10 ~ 15ml) 以及能减缓胃排空速度的狭窄环口 (周径 12mm) 来实现的。所以 LAGB 术后需要根据患者个人的减肥需要逐渐缩紧绑带环，来达到从外部限制胃容量的作用。如果不缩紧绑带环，就无法限制胃容量和食量，起不到减肥效果。因此，LAGB 术后患者的体重控制水平与绑带调整直接相关，必须使患者懂得不进行缩紧的绑带环没有减肥作用。而造成术后减肥不理想、手术无效的最常见原因，就是外科医师与患者对此的认识或者沟通不足。

在胃绑带刚放置时是完全松弛的。通常在术后 6 周时进行第一次调节，而这段时间内胃网膜可以在绑带周围形成一个囊状包裹，使绑带环的位置更加固定。在进行绑带调整的时候，患者应该已经以固态普食为主，这是因为绑带本身就是为适应普食而设计的，其主要作用就是维持胃囊的张力，从而在进食早期就产生一定的饱胀感。如果绑带调节得当，可以同时起到控制食欲的作用。如果患者常常出现饥饿感，食欲增加，进食频繁，则提示绑带没有恰当收紧。个别患者不以饥饿为进食的动机（例如情绪性饮食者），这种情况下治疗往往失败，患者常一整天不停进食，或者选择高卡路里的软质食物或饮料。事实上由于软质饮食或流食比固体食物排空要快，所以摄入更多食物后才会出现饱胀感。所以如果绑带太紧的话，又会造成固体食物摄入困难，患者转而食用高脂、高糖的流食，这是一种对术后生活方式适应不良的例子，可能需要重新放松绑带。

胃绑带的调整有两种常见的方式，一种是在门诊根据临床情况调节，另一种需要在X线透视辅助下进行调节，各有优缺点。门诊手动调节快捷而便宜，但是需要经常随诊以根据临床反馈进行再调整。影像辅助调节比较繁琐，价格昂贵，但是调整较精确，不需要频繁随诊。

每种胃绑带推荐充入的生理盐水容量不同。常用的Lap-Band系统(Inamed Health，Santa Barbara, CA, USA) 9.75cm及10cm型号绑带推荐充入的最大生理盐水量为4ml。多数患者在获得比较稳定的体重下降时平均充入的生理盐水容量为3ml。而更大容量的Vanguard腔镜绑带最大可容纳11ml生理盐水。

门诊调节胃绑带

绑带的调节有两个要点：一是确定注水泵的位置，二是决定注入生理盐水的量。医师在诊室进行操作时，用手触诊即可找到注水泵。绑带的调节是通过用空心针经皮穿刺注水泵，向其中注入无菌生理盐水以充盈绑带而实现的。而从中抽出生理盐水可以松弛绑带，减少胃容量的限制。具体操作时先用酒精消毒皮肤，然后用3ml注射器抽取需要的盐水量，通过空心针头经皮穿刺注水泵并注入绑带（图20.3-2）。针头进入注水泵后，可以感觉到针头触及其底端的金属片，同时注射器内见绑带内液体反流，从而确认穿刺位置准确。一般注射麻醉药比穿刺本身更痛，所以操作一般无需局部麻醉。让患者仰卧在检查床上，自主将头部抬离床面，可以使腹肌收紧，更容易找到注水泵的位置。有时候让患者直立，可以让腹部的赘肉随重力落下，让解剖的位置更明显。

然而寻找注水泵这个简单步骤在皮下脂肪多的患者身上可能极其困难，尤其是女性以及BMI超过60的患者，有可能需要加长的针头才能进入注水泵，或者在X线下寻找并标记注水泵位置。现在还可以用放置在腹壁上的注水泵追踪器，用环状系列光源帮助确定注水泵位置（图20.3-3）。令人意外的是，单纯用触诊来确定注水泵位置的方法需要极其长的学习曲线，可能需要操作100例以上。回顾我们连续完成的前200例LAGB患者（69%为女性，平均BMI为48.7），一共在诊室进行了660次绑带调整（74%由执业护士完成，26%由医师完成）[4]。从我们的经验来看，执业护士进行的调整有28例不成功

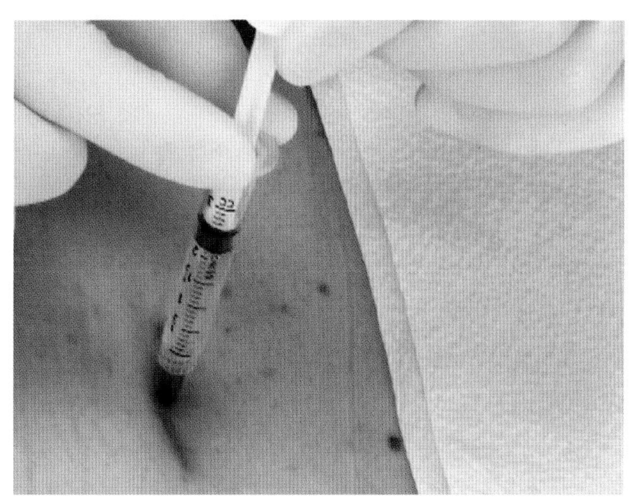

图20.3-2　在诊室中经皮穿刺注水泵（注射器内充生理盐水，接空心针头）

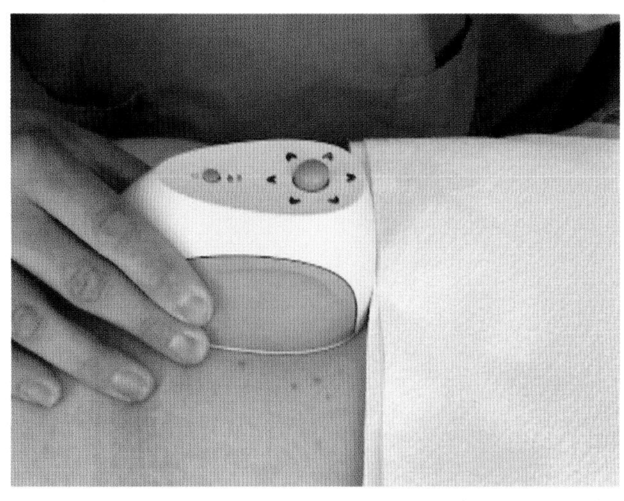

图20.3-3　使用注水泵追踪器寻找注水泵

(4.2%)，需要医师的帮助。在9位患者身上共12次操作最终需要X线辅助来寻找注水泵，这9位患者都是女性，均在最初的75位接受手术的新患者中。

如果先前已经注入生理盐水，它就能被吸入到注射器中，以观察任何可能发生的水量减少。每次调节注射的生理盐水的量基于三个因素：饥饿感、体重减轻量和食量限制。合理调节的绑带能减少饥饿感和食欲。它同样能在进食后引发持续2小时以上的饱腹感。体重减少速度应该恒定，并且减肥应该在18～36个月的时间段内逐渐进行。理想的减肥速率是每周1～2磅（1磅≈0.45千克），或者每月6～10磅。减肥不理想在很大程度上与食量过多及限制不足有关，意味着绑带需要缩紧。如果绑带对质硬、团状的固体食物的限制不足，比如牛排、鸡肉、面包，也意味着绑带需要调整。

这些体征和症状已经被用于一个由纽约大学手术减肥项目组设计的临床路径，并作为一个通用的指南（图20.3-4）。每次调节之后，患者需喝一杯水以保证流出口没有梗阻。任何打嗝声都可能表示接下来的1～3天内会有梗阻发生。有趣的是，我们发现调节1～3天后绑带变得稍微紧了些。因此，我们让患者在调节后先食用2天清流食，接着食用半流食2天，然后在调节之后的第5天进食柔软的固体普食。

在纽约大学，我们在门诊进行绑带调节，每4～6周随访一次患者，评估他们的体重和食欲。这一项目的目的是让患者进行常规的称重、病情评估、绑带调节、营养强化和行为咨询。我们发现随访的频率对术后第一年的多余体重减轻比率（%EWL）有显著影响。LAGB术后的第一年内随访次数多于6次的患者，%EWL达50%，相比之下返诊6次或少于6次的患者%EWL仅为42%[5]。第一年内平均的调节次数为4.5次，第二年内为2次。第一年后绑带中存留的平均液体量为1.9 ml。这一相对较低的容量或许是因为松弛部手术技术所能达到的绑带环口直径更小。为了应对术后频繁随访导致的门诊量激增，我们专门为这类患者聘用了一名执业护士。这不仅能使对患者胃绑带的调节更优化，而且可使患者在每次随访时得到更多的行为学指导和情感支持。

放射影像辅助调节

实时放射检查能够快速定位注水泵以辅助经皮穿刺。针头穿破皮肤、到达注水泵等全过程可被实时监测到。如果生理盐水能自动反流回注射器，则确认穿刺成功。放射检查实现了食管、胃囊、绑带、流出口的直径以及注水泵系统完整性的可视化。没有一个固定的食管排空速率或流出口直径能保证调节效果达到最优。同样没有证据表明某一特定的流出口直径与吞咽困难或其他临床症状相关。表20.3-1是Favretti等发表的用于绑带调节的推荐影像学标准[6]。

表20.3-1　调整绑带的影像学标准

考虑抽出液体	考虑增加注水量
出口狭窄	出口过大（>8mm）
食管扩张（>2倍）	立即排出钡餐（1个蠕动波）
食管弛缓	
食管排空钡餐>4～5个蠕动波	
反流	
胃囊扩张，伴有排空不足	

Source: Favretti et al. [6], with permission.

但是，放射影像可以确诊流出口梗阻、食管扩张、胃袋扩张或脱垂、反酸、绑带失效或放置位置错误。这些情况需要立即进行干预治疗，比如松解绑带。这有时候很重要，因为并非所有异常都会出现临床症状。Busetto等[7]发现在379位LAGB患者中，术后第一年内进行绑带调节的平均次数是2.3 ± 1.7次，术后平均最大注入液量是2.8 ± 1.2ml。

应用放射影像辅助进行绑带调节，尽管所需随访和调节的次数少很多，但需要的花费和精力却更多。外科医生必须和放射科协调X线机的使用；这可能费时且昂贵，除非外科医生的诊室里有C臂X线机。进行一次调节的时间就需15～20分钟。大型医疗中心能把这一时间降低到10分钟。此外，由于患者需要的随访次数减少，患者不会得到医护人员反复多次的情感支持。

主诉和症状

固体普食吞咽困难是最常见的术后不适主诉。这通常与患者的以下行为有关：①进食过快；②忘记自己体内有胃绑带；③进食不易嚼碎的食物，特别是牛排；④进食容易凝结的食物，如白面包；⑤进食时有焦虑或愤怒的情绪。一些患者不能从他

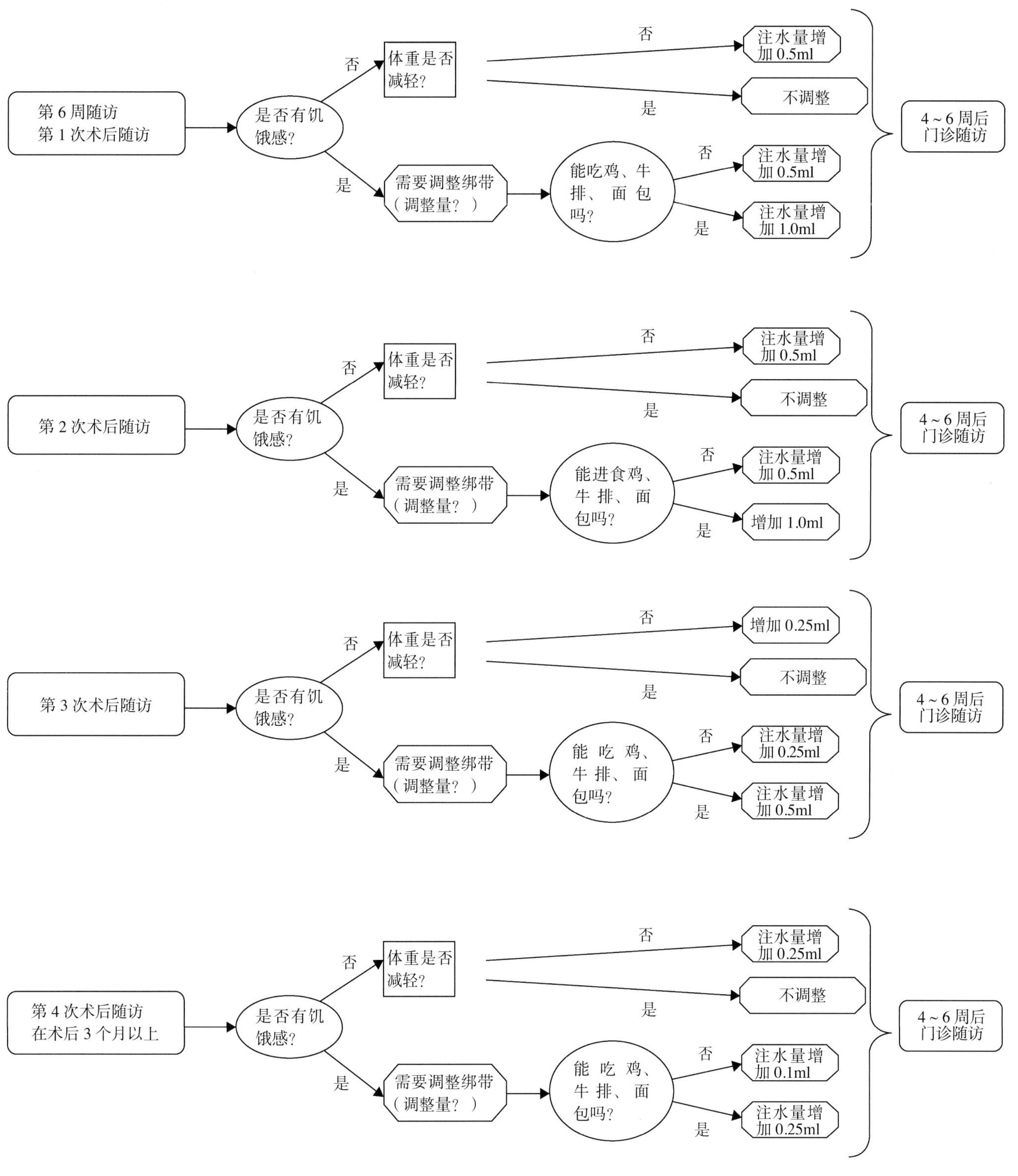

图 20.3-4　门诊调节注水流程

们在术后发生的不愉快的进食经历中汲取教训，仍然坚持不正确的进食方式。食管梗阻导致的胸痛每次都会发生，这对患者来说十分痛苦，对医生来说也难以处理。图 20.3-5 综述了一些常见主诉的推荐处理方法。

食物造成的绑带环口狭窄会引起疼痛。起初，这一严重的胸痛和流涎让患者感到恐惧。一旦患者认识到了这一点，他们的焦虑就会减轻很多。最简单的解决办法是引发呕吐，这能释放阻塞物。此过程中实际发生的是反流，而不是呕吐。患者会直接体会到疼痛的消除。患者在剩下的这一餐中应该只进食流食，因为黏膜肿胀可能会在绑带内发生。应当避免使用碳酸饮料来释放阻塞物，这是由于当气体在梗阻的食管内膨胀时将引发剧烈疼痛。

反复发生的反流或呕吐能导致流出口内的局部黏膜水肿，建议患者在上述情况发生后 24 小时内只进食流食。如果食物保持堵塞，他们不能耐受任何液体，甚至是自己的唾液，他们应该寻求医生的帮助。绑带需要立刻放松，抽出绑带内全部盐水，从而让梗阻的食物团能通过。绑带可以在 2 天后重新进行调整。

吞咽困难和反流通常在早晨最显著，在一天中好转，晚上则很少表现出来。这与食管活动性的昼间变化有关。对许多患者来说，早餐时他们最好能够进食流食，比如一杯咖啡和蛋白奶昔，这样他们能在上班路上慢慢喝。这大大减轻了早上的压力。对这些机制的解释能有效地帮助患者理解他们遇到的困难，减轻对曾有过的减肥失败的恐惧。

吞咽困难必定会受到情绪因素的影响。一个非常重要的人群是处于约会状态的年轻人，他们在减肥后新建立起来的自信会因为被看见进食困难或呕吐而消失。这些年轻人需要特别的建议：约会时先喝点酒精饮料，以达到放松的目的；选择适合他们吃的食物，比如汤、洋葱煨饭、薄片鱼；抵抗住吃更多的压力。他们应该慢慢进食，吃的时候喝点葡萄酒，就像正常人那样。这使得他们能融入朋友们，

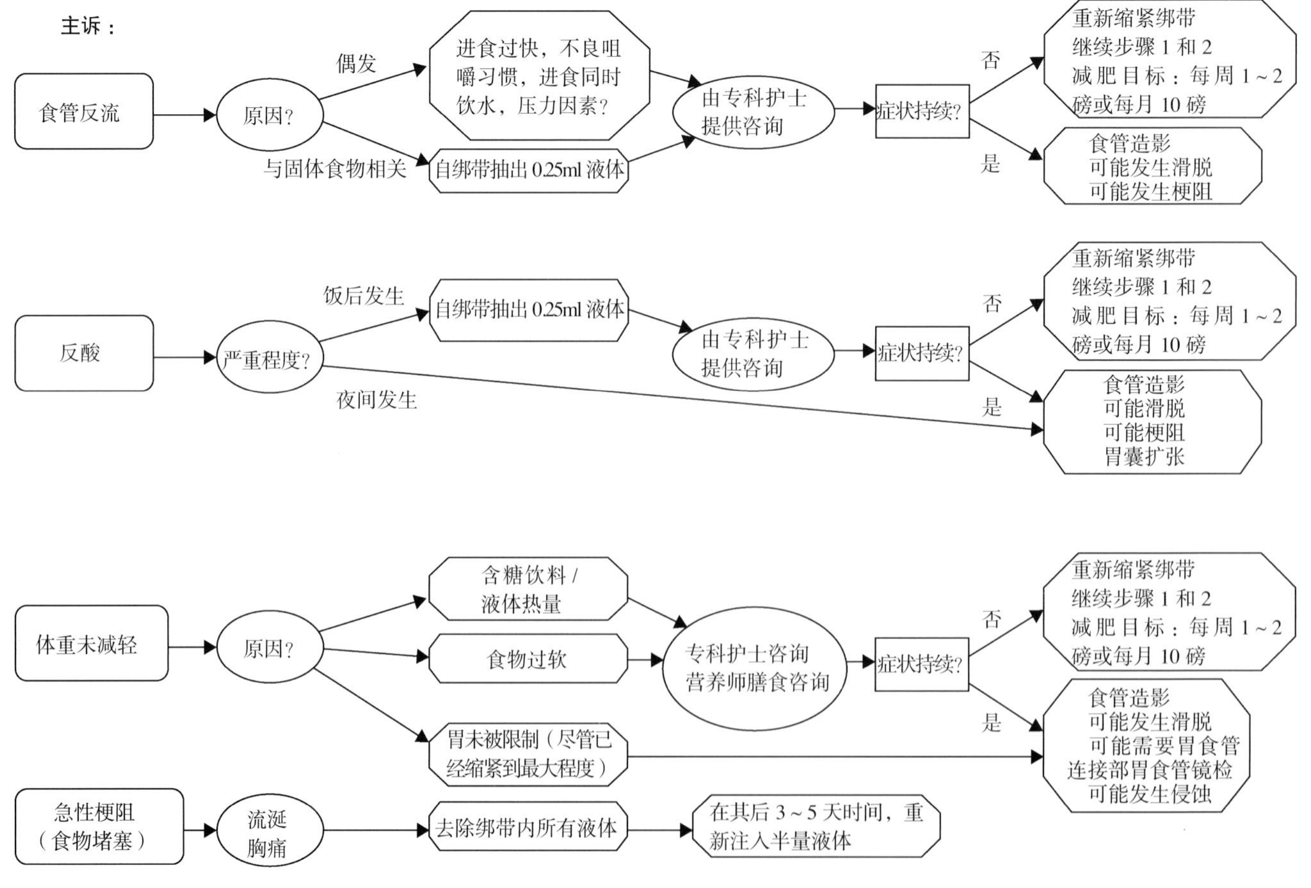

图 20.3-5　常见主诉处理流程

更舒服地约会。

反酸发生于以下情况：①绑带太紧；②绑带滑脱导致的胃脱垂；③有被忽视的食管裂孔疝。这些在临床上是不能辨别的，但能通过食管造影来诊断。恰当的治疗需要从绑带内抽出液体，手术重新放置绑带，或者减轻或修复食管裂孔疝。最严重的情况是夜间的反流和反酸，通常表现为失眠，合并有初发哮喘，甚至吸入性肺炎。这在胃脱垂或绑带滑脱的患者中更为常见。

营养评估

因为 LAGB 仅仅是限制患者的食量，所以目前还未发现有术后营养不良的问题。但是，我们会每年对患者进行一次全面的实验室检测，包括铁、叶酸、维生素 B_1、维生素 B_{12}、甲状旁腺激素和钙。我们发现两位年轻女性在手术 1 年后出现铁缺乏，一位年轻女性出现维生素 B_{12} 缺乏。这一结果有什么影响，尤其是对年轻的经期女性，没有定论，因为在术前并未进行这些实验室检查。

不能耐受绑带的限制而采取了不良进食行为的患者需要将其胃绑带移除，并行修正性胃旁路术，这样收益可能更多一些。

咨询服务

患者应当理解达到减肥的目的需要坚持随访和遵循指导。他们需要调整营养和活动强度。长期来看，LAGB 与 Y 型胃旁路术 (RYGB) 效果相似。在维持原有的饮食量和饮食方式，与术后获得体重减轻之间，患者需要明白他们只能选择其一，如果在术后继续按以前的方式进食，就不可能达到减肥的目的。LAGB 术后对进食量的限制是逐步达到的，所以体重的减轻也是逐步的。因此，有计划的、循序渐进的方式是达到理想的体重减轻并维持的有效方法。

支持小组活动和精神心理疗法能帮助患者在减肥手术后适应进食量的减少，适应新的自我形象以及适应饮食习惯的变化。但是，术后对患者最有效的帮助是来自于手术医生对患者的倾听，并给他们耐心讲解术后饮食应遵循的原则 (表 20.3-2)。

表 20.3-2　**术后饮食建议**

1. 饥饿的时候进食
2. 如果没有饥饿感，不可进食
3. 慢慢进食
4. 充分咀嚼
5. 学会在每吃一口之间放下餐叉
6. 每餐进食量应该与患者的手心一样大
7. 不要试图吃完盘子里的所有食物
8. 不要在吃的同时喝水
9. 喝零卡路里的饮料
10. 在餐馆进餐时，仅点开胃菜，避免进食主菜

结论

LAGB 是帮助病态肥胖患者减轻体重的最安全的手术方式。成功的关键在于适宜的手术技术、长期随访、定期调节，最重要的可能还是在于理解绑带带来的一系列变化。绑带的可调节性是其最大的优点。如果患者定期接受随访，医生基于患者的饱腹感、体重减少情况和其他症状准确地对胃绑带进行调节，LAGB 的减肥效果将会非常良好。

（叶欣 译　康维明 于健春 审校）

参考文献

1. Fielding GA. Reduction in incidence of gastric herniation with LAP-BAND: experience in 620 cases. Obes Surg 2000; 10:136.
2. Dargent J. Pouch dilatation and slippage after adjustable gastric banding: is it still an issue? Obes Surg 2003;13: 111–115.
3. Dixon AF, Dixon JB, O'Brien PE. Laparoscopic adjustable gastric banding induces prolonged satiety: a randomized blind crossover study. J Clin Endocrinol Metab 2005;90(2): 813–819.
4. Dugay G, Ren CJ. Laparoscopic adjustable gastric band (Lap-Band) adjustments in the office is feasible—the first 200 cases. Obes Surg 2003;13:192(abstr).
5. Shen R, Ren CJ. Impact of patient follow-up on weight loss after bariatric surgery. Obes Surg 2003;13:537(abstr).
6. Favretti F, O'Brien PE, Dixon JB. Patient management after LAP-BAND placement. Am J Surg 2002;184:38S–41S.
7. Busetto L, Segato G, De Marchi F, et al. Postoperative management of laparoscopic gastric banding. Obes Surg 2003; 13:121–127.

第 20.4 章　腹腔镜可调节胃绑带术：并发症

Jeffrey W. Allen, Ariel Ortiz Lagardere

在 2001 年夏天，美国食品和药品管理局批准了一个硅质可调节胃绑带术装置来治疗病态肥胖症（LapBand System, Inamed Health, Santa Barbara, CA, USA）[1]。这个绑带专为腹腔镜设备设计，受到了患者和外科医生的欢迎，因为他们意识到这个治疗方法的潜在益处 [2]。简单来说包括：缩短住院天数，良好的美容效果，可调节性，减少营养不良的风险。然而，对于任何外科手术，尤其是针对一个高风险患者的手术过程，可能出现意想不到的问题。许多胃绑带的并发症并不是刚刚出现的，如绑带对胃壁的腐蚀，这在垂直胃绑带术（VBG）中并不少见。其他的并发症具有特异性，譬如胃下垂和注水管的问题。本章将介绍腹腔镜胃绑带术后常见并发症，以及并发症的治疗和预防策略（表 20.4-1）。

胃脱垂

胃脱垂，又称为绑带滑脱，当一部分低于绑带的部分胃向上疝入绑带时发生（图 20.4-1）。尽管低于绑带的胃都有可能疝入，但往往是胃底部分疝入。由于疝入的胃充满了唾液和消化液，它变得肿大并因为重力向下拉。最终滑下部分的胃扩张并且引起绑带向下旋转（图 20.4-2）。这只是一部分，并且最终导致胃食管结合部和绑带上方的胃梗阻。

有三种方式的胃脱垂：向前、向后和同心的。比如当大弯侧的部分通过绑带疝入被称为向前滑脱（图 20.4-1 和图 20.4-2）。这在最初采用在松弛部放置技术时十分普遍。这种胃前方的脱垂包括了胃底进入食管和残胃前面的平面（图 20.4-3）。前方滑脱最可能的原因包括由于缝合失败、咬合组织不够或者隐藏的胃底导致胃通过绑带滑脱。

后壁滑脱是沿着胃小弯侧发生并且是发生在使用胃周技术放置绑带时（图 20.4-4）。这可能是由于需要额外的解剖使绑带下方的胃更加游离。在一些使用胃周技术方式放置绑带的病例中，胃小囊通过会更加游离胃后壁。当小弯侧疝入绑带时发生胃后

表 20.4-1　一些研究中报道的腹腔镜可调节胃绑带术的并发症

	胃脱垂 / 胃小囊扩张（%）*	食管扩张（或动力障碍）(%)	绑带腐蚀（%）	皮下注水泵的问题（%）
FDA 临床试验（*n*=299）[1]	24	10**	1	6
Belachew 等 2002[4]（*n*=763）	8	未报道	0.9	2.6
Cadiere 等 2002[5](*n*=652)	3.8	未报道	0.3	2.7
Dargent 等 1999[6]（*n*=500）	5	未报道	0.6	1
Favretti 等 2002[7]（*n*=830）	10	未报道	0.5	11
Fielding 等 1999[8]（*n*=335）	3.6***	未报道	0	1.5
O'Brien 等 1999[9]（*n*=302）	9	未报道	未报道	3.6
Vertruyen 等 2002[10]（*n*=543）	4.6	未报道	1	3.0
Weiner 等 1999[11]（*n*=184）	2.2***	未报道	1.1	3.2

FDA，美国食品和药品管理局；NR，未报道
* 许多研究人员没有区分真正的胃脱垂和胃小囊膨胀，因此，这两类合并在一起
** 包括 8 个胃肠动力障碍的患者
*** 仅报道胃脱垂（注意：并不是所有的并发症都需要手术矫正）
Source: Spivak H, Favretti F. Avoiding postoperative complications with the LAP-BAND system. Am J Surg 2002;184:31S–37S, with permission.

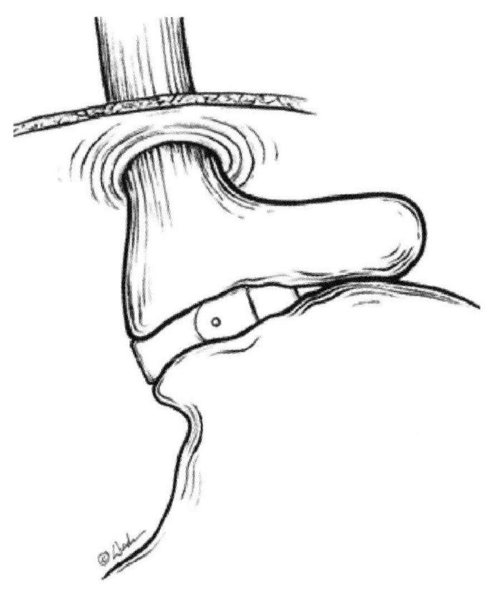

图 20.4-1　胃脱垂，又称为“绑带滑脱”

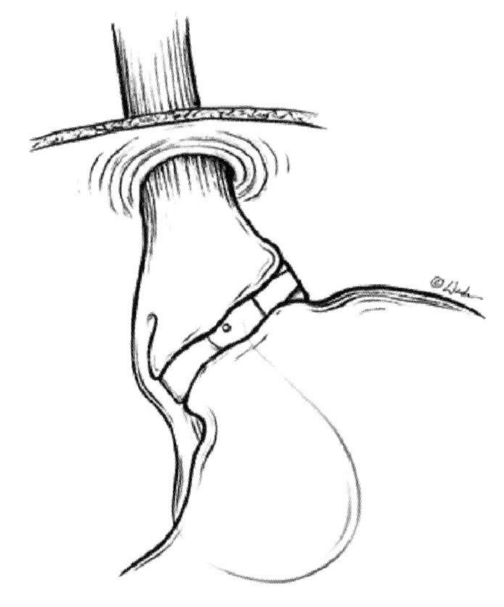

图 20.4-4　胃后脱垂

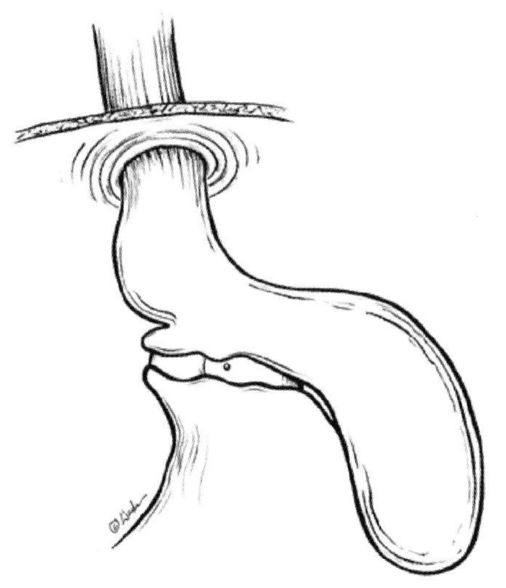

图 20.4-2　胃脱垂，绑带横向旋转

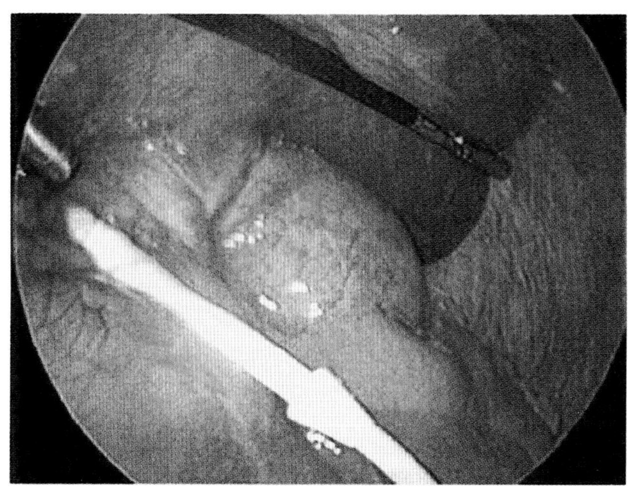

图 20.4-3　向前脱垂

壁滑脱并且通过剩下的残胃后壁。

同心的滑脱是饱受争议的。它被描述为绑带上方过多的大弯侧和小弯侧胃（图 20.4-5）。还不清楚是否这代表了一个真正的脱垂（胃从绑带下方向上方迁移）或者绑带上方胃扩张。这种情况可能是由于患者不服从和暴饮暴食，绑带长期调整过紧，最初错误地过低放置绑带或者一个实际的机械脱垂所造成。

不论是何种滑脱方式，绑带滑脱的临床表现是相似的。症状包括胃食管反流、恶心、不能耐受固体食物（甚至流质食物）以及后背或者腹部疼痛。这症状通常是亚急性的，并且很少患者表现为“急腹症”。如果有“急腹症”表现，要注意穿孔或者腹部其他严重并发症。

对于胃脱垂的诊断通常要用食管 X 线对比摄片，偶尔一个普通的腹部 X 线平片就足够诊断。在各种 X 线检查中都可以看到绑带明显旋转向患者的左膈脚而不是正常的位置和形状（图 20.4-6 和图 20.4-7）。绑带滑脱的其他影像学特征包括胃底或者绑带上方胃的扩张，可以看到一个气液平面，绑带上方胃底的波浪征，以及对造影剂不同程度的梗阻（图 20.4-8）。当摄片模棱两可时，胃镜检查是有帮助的。内镜胃下垂的证据包括绑带正常且没有侵蚀，在绑带上方多于预期的胃容积，胃底吊于绑带水平以下（图 20.4-9）。

治疗胃脱垂包括入院、静脉输液支持、纠正电解质、进行手术重新放置绑带[3]。除了胃完全梗阻，

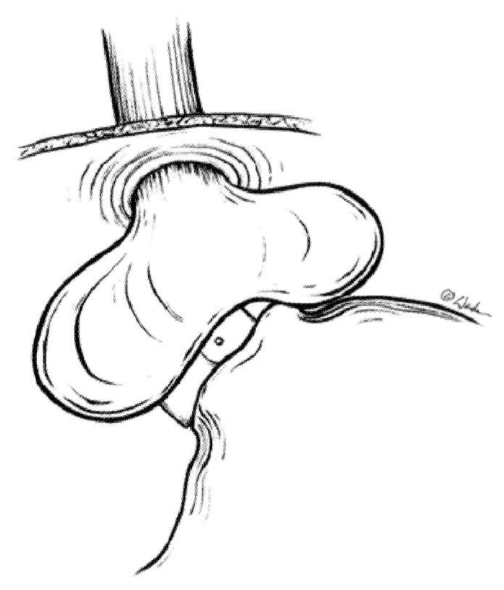

图 20.4-5　同心性扩张

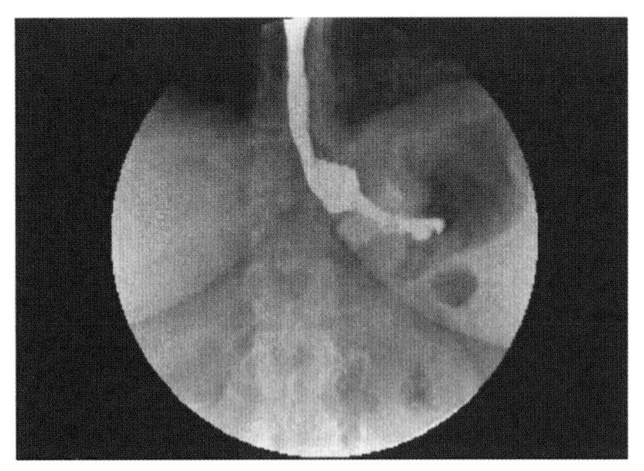

图 20.4-6　正常位置的绑带，指向患者的左肩

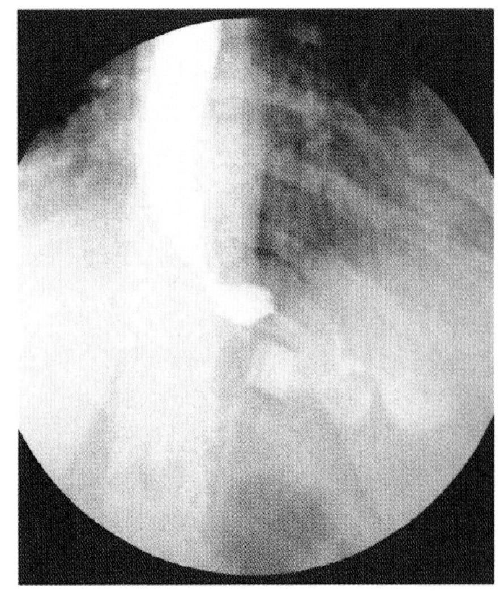

图 20.4-7　胃扩张后旋转的胃绑带指向患者的左髋部

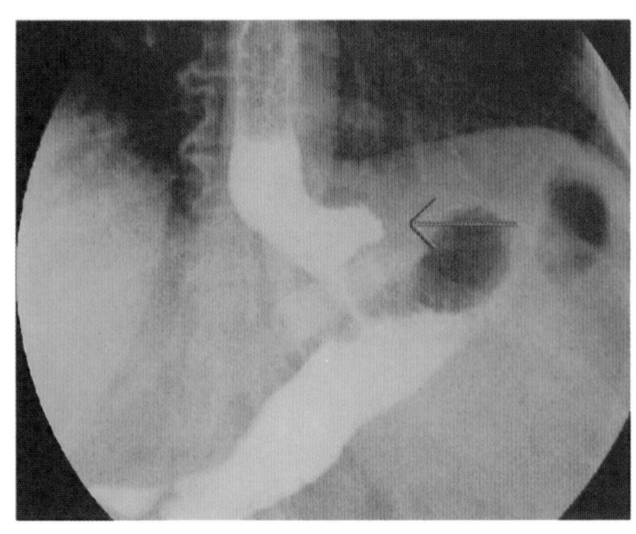

图 20.4-8　胃扩张的波浪征（红箭头所示）作为放射检查的唯一特征

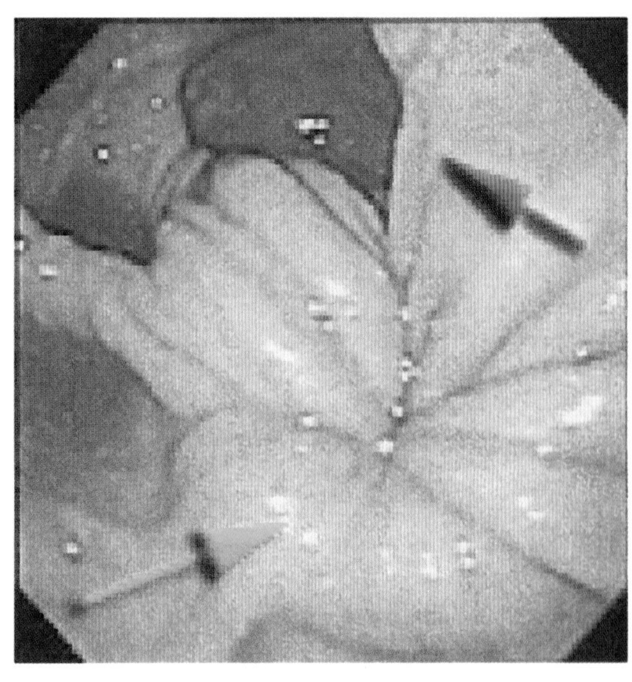

图 20.4-9　胃镜下看到的胃脱垂。绿色箭头指向正常绑带处，红色箭头指向垂在绑带上方膨大的胃底

甚至连唾液吞咽也不能耐受以外，一般不用胃肠减压。尽管不是通常的外科急诊，但是因为截留胃可能缺血坏死，所以需要尽早手术。不断发展或者恶化的腹痛可能是缺血的表现，需要及时手术。在一些病例中，尤其是当患者有轻微症状和模棱两可的影像学检查结果时，可先自绑带中抽出液体，在门诊进行观察。

患者进入手术室后，立即首先放松绑带给胃减压。腹腔镜穿刺器的位置和第一次手术时类似。建立气腹后分解粘连，辨别疝入绑带的胃（图 20.4-10）。绑带通过调整膨出的胃小囊和以前的皱褶来调整。减少突出的胃小囊并且重新覆盖皱褶（图 20.4-11）。如果不能缩小疝入绑带的胃，则必须解开绑带，这个技术难度具有挑战性。如果不能缩小疝入绑带的胃，且不能解开绑带，则应当移除旧的绑带，替换一个新的绑带。旧的绑带通过腹腔镜下剪刀剪断移除。打开和移除绑带后重新建立以前的胃隧道，像之前那样置入绑带。胃折叠术对于防止再次脱垂是十分重要的。术后管理与前次手术相似，并使用同样的营养计划。

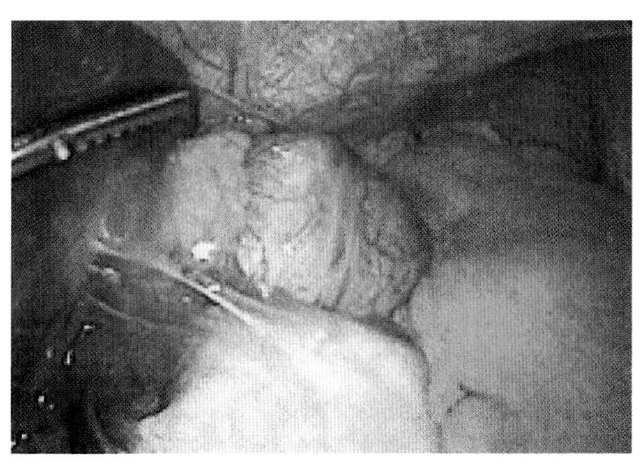

图 20.4-10　组织粘连和胃膨出

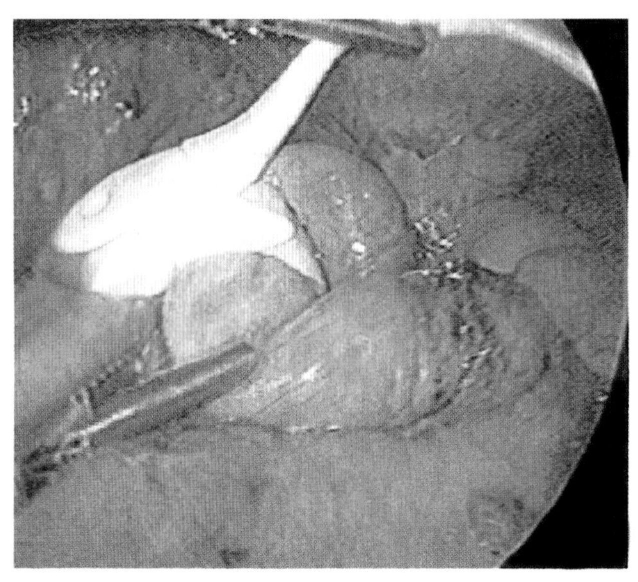

图 20.4-11　缩小膨出的胃

腐蚀

绑带腐蚀、胃壁腐蚀和绑带进入胃肠道都意味着植入物进入胃腔。它可以发生在术后早期的几个月并且通常在 2 年内诊断出来。包绕绑带的胃的张力与侵蚀直接相关。在本章第二作者的早期经验里，缝合绑带或者通过绑带拉高胃底是腐蚀发生率较高的关键。然而，注水连接管（而非绑带本身）穿透肠壁也有报道，并且没有明显的诱发原因（图 20.4-12）。

胃腐蚀的发生率为 1%～4%。而真正的发病率只有当所有患者施行胃镜检查时才知道。在本章第二作者的最初的 600 个患者中，在术后 18～36 个月间施行胃镜检查，3.6% 的患者被诊断出胃腐蚀。其中，68% 的患者表现为慢性窦道或者调整结合部复发性感染。令人惊讶的是，32% 的胃腐蚀是无症状的。全部 22 例胃腐蚀可通过常规胃镜检查发现，绝大多数（87%）在术后 24 个月内发现（图 20.4-13）。

绑带侵蚀的患者可能会有症状。症状通常表现为从轻微的胃肠不适，到反复发生或慢性注水泵部位感染或者窦道存在。常见的表现是无症状患者出现反流或者摄食量的突然改变。这是由于植入的绑带进入胃腔和胃黏膜增厚或者由于胃酸破坏绑带充气部分所致。另一种状况是手术后几个月出现症状，在注水泵部位形成脓肿或者出现复发性或者慢性的感染。这似乎不是一个常见的促发原因。这种情况下发生的感染，通常耐受抗生素和局部治疗。

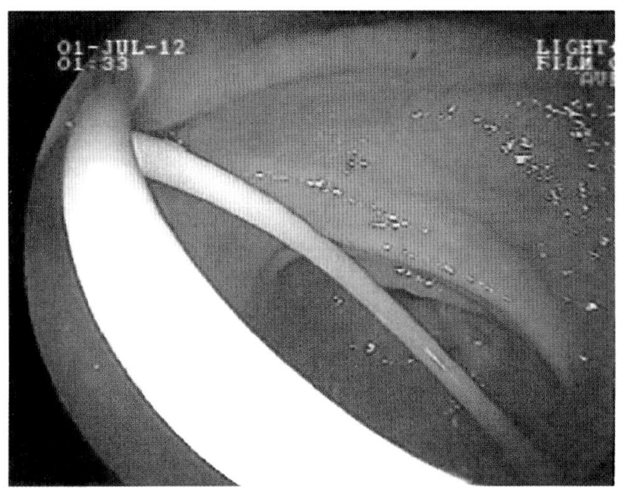

图 20.4-12　注水管道侵蚀进入胃肠道

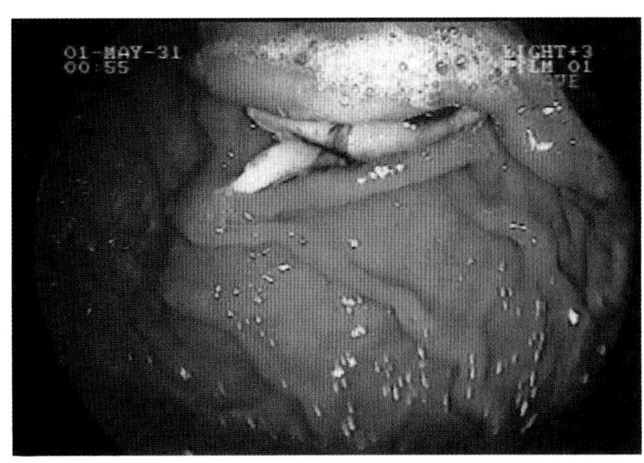

图 20.4-13　绑带进入胃内

当发生这些症状时需要行上消化道胃镜检查。要看到植入物渗透进管腔往往需要可向后弯曲的胃镜来观察胃底和胃折叠术。绑带经常会自胃壁到胃壁进行穿透，通常外缘最先穿透胃底。

治疗侵蚀的方法是取出绑带。外科手术为可选性手术，并且患者术前预防性使用抗生素。术中可发现腹膜反应严重粘连、组织脆弱并且脓肿形成。技术方法包括通过注水连接管找到绑带，在锁扣处用剪刀或者超声刀剪断绑带。通常没有必要打开前面包绕的胃壁，这会增加手术时间并且增加胃穿孔风险。在关闭破口后进行静水力学测试防止漏的发生。有报道同时更换绑带，但并不广泛推荐。在移除绑带时，胃组织的质地往往不能适应换一个绑带，但是需要进行个体化评估。内镜下移除也有报道，但是只有当更多部分的绑带穿透进入胃腔时才有可行性。这需要特殊的内镜设备来剪断绑带，并将其自口腔移出。

本章第二作者报道的侵蚀率进一步对数据进行核实。对第一次手术录像重新进行分析，发现所有患者普遍是在张力情况下缝合绑带或者锁扣。在那之后我们的技术方法大大改变，不在锁扣处缝合，并且在缝合时保证无张力。在进行这些改良以后，之后的 400 例患者中无侵蚀发生。

注水泵的问题

将可调节绑带术的注水泵埋植在皮下组织，本身就是一个产生并发症的原因。局部血肿或者血清肿可能在术后立刻出现，可以保守治疗。最常见的注水泵相关并发症是感染和注水连接管漏或者断裂。文献报道的皮下注水泵相关并发症率为 4.5% ~ 11%。在我们最初的 600 例患者中，我们报道了注水连接管断裂或者注水管漏的发生率在 1% 内。这些泄漏是由于锥形接头老化（早期型号）或在调整时用针穿孔失败。所有这些情况都需要在局部麻醉下修复或更换。需要强调的是在调整时要用专用穿刺针，例如 Huber 针头。高压硅胶隔可以承受 1000 次穿刺。在产品包装内还有维修工具包，包括备用的注水连接管和金属连接器。还有一种可耐受穿刺次数较少的注水泵，通常在已经减轻部分体重且没有过多筋膜血管保护时才使用。

皮下注水泵可能会移位，但是可在进行调节时发现。一些移位可用手来复位固定后，通过对注水泵注水而调节绑带，还有一些绑带移位可能需要通过放射检查定位，还需要做一个小手术使注水泵复位并固定在理想的位置。我们建议遵循以下意见以避免这一问题。

注水泵应当连接在注水管末端，注水管避免弯折成一个角度。皮下泵要用不可吸收线缝合在筋膜上，最好固定在腹直肌前鞘。一些外科医生选择了胸骨或者剑突下的位置。一旦放置好，多余的连接管应该直接放回腹腔，这可以防止注水连接管在术后早期影响伤口，以及在进行注水调节时，连接管被针头刺透。

注水连接管折曲可以导致阀效应，这很少发生，但是一旦发生即是外科急症。这通常在注射调节时被发现，生理盐水可以注入，但无法抽回。由于生理盐水积聚在绑带内，患者可有或轻或重的痛感。这时需要立即进行绑带减压，可通过局部浸润麻醉，调整在伤口附近的注水连接管，来缓解阀效应，并且吸出部分液体。

皮下注水泵处感染

皮下泵处感染分为术后早期或者迟发感染。早期皮下泵感染少见，口服一个疗程抗生素即可。迟发感染通常在术后数月以后发生，在本章第二作者报道的病例中其发生率为 3.5%，可以表现为慢性窦道形成或者反复感染。这些患者当中，80% 有潜在的胃绑带侵蚀，需要将绑带在体内完全移除。当发生慢性或复发性感染时，需排除胃绑带侵蚀是很重要的。如果没有侵蚀发生，系统抗感染治疗 2 ~ 3 周。如果感染不能控制，则要去除皮下泵，在感染控制后再更换皮下泵。

术中并发症

胃穿孔是手术放置胃绑带时的技术问题。这可能是由于抓持器或者通过创建胃周隧道而造成损伤。后者更加危险，因为术中很难发现。医源性穿孔的表现包括不明原因的出血、胆汁染色、在胃周隧道通过绑带困难以及用器械通过胃周时反复失败。每种情况都提示需进行术中检查，可以经口置入胃管到达绑带上方，闭塞绑带远端的胃，并且注入亚甲蓝溶液或者空气。使用后一种方法腹部应该没有漏液或者气泡。还可以进行胃镜检查，观察有无气体或者液体外漏，也可以在胃镜下检查绑带有无进入胃腔内。

手术时发现胃穿孔处理起来通常比较麻烦。最好的方法是关闭穿孔放弃放置绑带。如果穿孔处不好显露需要转为开腹手术。在食管或者胃后壁损伤时需要进行胃底折叠术。在某些情况下，如远离绑带处的较厚胃壁损伤或者全层损伤且较少污染时，外科医生可以仔细考虑是否放置绑带。这个术中并发症发生率很低，没有资料支持选用哪种处理方法。

未发现的胃穿孔更加危险。症状体征类似于胃肠旁路术后的吻合口瘘，包括：腹痛、心动过速、发热、少尿和低血压。通过水溶性的食管 X 线片造影即可诊断，然而，手术干预不能因为等待造影检查结果而延误，尤其当患者临床情况不断恶化时。

胃穿孔治疗的方法包括移除绑带、找到并修补胃穿孔以及局部充分引流。在某些情况下需要行胃底折叠术来覆盖穿孔部位。虽然这使得下一步施行减肥手术变得困难甚至不可能，但在威胁生命的情况下这是最好的控制风险的方式。

术后梗阻

术后梗阻是胃绑带术常见的并发症，通常发生在流出道的绑带水平面处。最常见的病因技术原因，即胃周脂肪切除不够。其他可能的原因包括水肿、缝合时的血肿或者某种形式的神经功能障碍。通常用上消化道造影诊断无症状患者，显示绑带位置正常且对齐，但是造影剂通过绑带处受限。检查后患者往往要呕吐。梗阻的典型症状是在胸部的典型食管痉挛收缩。

梗阻的处理包括住院、静脉输液和保持患者禁食状态。不必留置胃管，因为患者往往可以自己处理分泌物。添加酮咯酸（抗炎镇痛药）可以减轻术后水肿，但该药有可能导致肾功能不全，所以使用这种药时应该监测血清肌酐水平。

一般来说，术后梗阻可以通过保守治疗得到缓解。患者逐步被允许服用冰渣，情况改善后可以喝无碳酸液体。只要能喝进清水来保持水分即可。随后的上消化道造影并非必须。在我们的经验中，术后早期的梗阻行胃镜检查也没有什么帮助。胃镜通常可以通过绑带，这是在胃镜行进过程中，给予正压吹气，或者梗阻的病因更多是由于神经功能异常所致。然而通过胃镜并不是一种治疗。无法解决的梗阻不常见，但不是没有先例。

患者和医生都不愿意等待，所以对于改善缓慢的病例（5 ~ 7 天），应当采取一些措施。再次手术或者切除脂肪垫可以减轻机械梗阻，需要打开绑带以切除小弯侧和 His 角附近的组织。在对术后梗阻的观察中，恶化的严重腹痛、心动过速、发热或低血压说明了绑带上方的穿孔。这种患者需要剖腹探查，去除绑带，寻找穿孔。

随着手术经验的积累，大多数外科医生在多数情况下可以防止术后梗阻。这些技术包括去除 His 角附近散在绑带周围的脂肪垫，在小弯侧脂肪处建立一个沟槽。此外，绑带位置在胃食管交接处下方尽可能高些。绑带放置越低，越有更多的胃体进入绑带。最后，明智的选择绑带大小也是很重要的。在美国，有两种型号的绑带，即 9.75cm 和 10cm，大号绑带对于胃容积过大和腹腔内脂肪过多尤其有用。

（王鑫 译　印慨 审校）

参考文献

1. U.S. Food and Drug Administration. LAP-BAND Adjustable Gastric Banding (LAGB) System—P000008. http://www.fda.gov/cdrh/pdf/p000008.htm, Center for Devices and Radiological Health, 2002.
2. Rubenstein RB. Laparoscopic adjustable gastric banding at a U.S. center with up to 3-year follow-up. Obes Surg 2002;12(3):380–384.

3. Tran D, Rhoden DH, Cacchione RN, et al. Techniques for repair of gastric prolapse after laparoscopic gastric banding. J Laparoendosc Adv Surg Tech A 2004;14(2):117–120.
4. Belachew M, Belva PH, Desaive C. Long-term results of laparoscopic adjustable gastric banding for the treatment of morbid obesity. Obes Surg 2002;12(4):564–568.
5. Cadiere GB, Himpens J, Hainaux B, et al. Laparoscopic adjustable gastric banding. Semin Laparosc Surg 2002; 9(2):105–114.
6. Dargent J. Laparoscopic adjustable gastric banding: lessons from the first 500 patients in a single institution. Obes Surg 1999;9(5):446–452.
7. Favretti F, Cadiere GB, Segato G, et al. Laparoscopic banding: selection and technique in 830 patients. Obes Surg 2002;12(3):385–390.
8. Fielding GA, Rhodes M, Nathanson LK. Laparoscopic gastric banding for morbid obesity. Surgical outcome in 335 cases. Surg Endosc 1999;13(6):550–554.
9. O'Brien PE, Brown WA, Smith A, et al. Prospective study of a laparoscopically placed, adjustable gastric band in the treatment of morbid obesity. Br J Surg 1999;86(1):113–118.
10. Vertruyen M. Experience with Lap-band System up to 7 years. Obes Surg 2002;12(4):569–572.
11. Weiner R, Wagner D, Bockhorn H. Laparoscopic gastric banding for morbid obesity. J Laparoendosc Adv Surg Tech A 1999;9(1):23–30.

第 20.5 章　腹腔镜可调节胃绑带术：修正性手术

Franco Favretti, Gianni Segato, Maurizio De Luca 和 Luca Busetto

我们中心从 1993 年开始应用 Lap-Band（BioEnteric Lap-Band，Inamed Health, Santa Barbara, CA, USA）施行腹腔镜可调节胃绑带术（LAGB）。可调节胃绑带术治疗病态肥胖在 1986 年最先由 Kuzmak 开展，到 1993 年发展为腹腔镜下手术。在过去的 10 年里，这一手术获得了广泛认可，并且是现在许多国家施行最多的减肥手术。

腹腔镜可调节胃绑带术给患者和医生带来了许多好处。这一手术完全可逆，不需要打开胃肠道或者进行解剖学改道，不需进行胃的切割或者吻合，所以患者不必承受相应的并发症。同时，腹腔镜可调节胃绑带术是减肥手术中唯一为腹腔镜所设计的手术（所有病例中应用腹腔镜完成率 >95%）。与其他开腹减肥手术相比，应用 Lap-Band 以后，患者可更早出院，并且可以很快恢复工作和正常生活。

尽管有些与胃绑带有关的并发症不可避免，但是大多数可以通过腹腔镜技术处理，而且这些并发症很少是威胁生命的。值得注意的是，随着放置位置的技术改进，相应的并发症已经显著减少。外科医生和患者应该采取有助于避免并发症发生的策略，并且对于任何并发症的迹象保持敏感。

本章将报道一个大病例数的病态肥胖患者采用 Lap-Band 进行治疗的临床结果。我们重点介绍需要再次行修正性手术相关的并发症，以及我们对此的诊断、预防和治疗措施。

修正性手术

LAGB 不是没有并发症，但是与目前其他术式相比，术后并发症的规模较小且风险低。值得注意的是，并发症均可纠正，并且 LAGB 似乎是目前风险性最低的减肥手术。另一方面，尽管施行这一手术需要腹腔镜手术经验，但是大多数并发症都可以通过腹腔镜来纠正。我们目前对于并发症的做法将在如下描述。

胃穿孔

如果术中发现胃穿孔，并且发生在远离胃绑带的地方，一些外科医生通常在腹腔镜下修补穿孔并且成功放置绑带[1]。但是如果显露不满意，建议推迟放置绑带，先缝合胃壁，局部区域放置引流，留置胃管。如果术后发现穿孔，导致腹膜炎，并发生腹腔内污染，则需要急诊手术，移除绑带，用传统手术方式进行处置。

胃滑移

对于胃滑移，有不同的处置方法可供选用。

放松绑带

自绑带注水泵处抽出液体以放松绑带，进行上消化道造影（GI）。这是唯一能够明确症状原因的方法，并且可以明确是否液体仍然存在于绑带内。在大多数情况下，放松绑带以后，胃小囊恢复正常大小和移动性。1 个月以后，以每次注入不超过 1ml 液体的方式逐步膨胀绑带。放松绑带后如果上消化道造影仍然显示滑脱或者造影剂通过绑带区域障碍，则必须移除绑带或者重新放置绑带。对于诊断明确的胃滑脱（不同于胃小囊扩张），如应用前面提到的保守措施无效，则需要紧急腹腔镜或者开腹探查，尤其是在上腹部疼痛时。

移除绑带

Lap-Band 系统可以通过腹腔镜移除。到达绑带的位置，该部位往往被粘连覆盖，建议顺着连接管并且轻轻牵拉。绑带的锁扣很容易被识别，沿一侧将其剪断，使绑带打开并移除（图 20.5-1）。在这种情况下可以给患者施行另一种手术。

牵拉复位技术

如果发生胃前壁滑脱，首先要放松和显露绑带。通常可行的方法是小心地将胃壁牵拉通过绑带，恢复至原来的位置，以减少或消除滑脱的部分（图 20.5-2）。并留置绑带固定缝线以重新固定绑带。如果绑带上方的胃壁变得浮肿或者过分增生而不可能通过此技术复位时，需要进行分离，将一个新的绑带放在扩大的胃小囊上部。当然，还要检查胃小弯侧绑带的位置和胃后壁隧道，如果有任何问题，则需要重新定位。

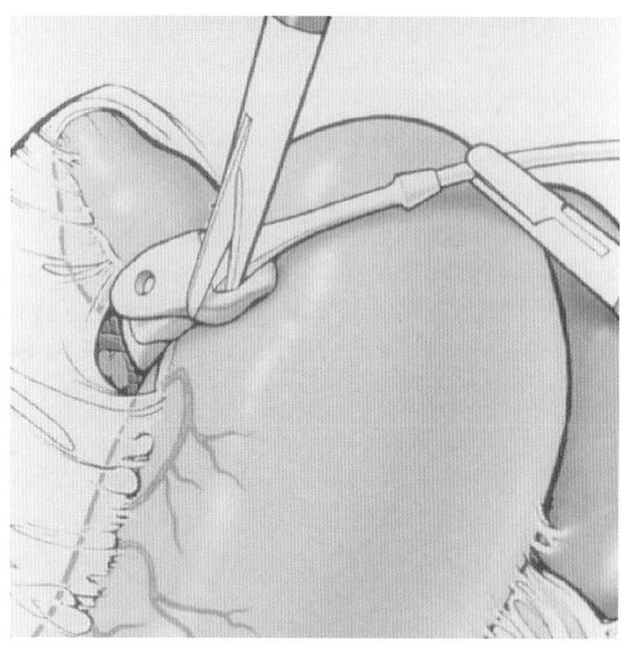

图 20.5-1 为了移除绑带，沿锁扣边缘剪断绑带

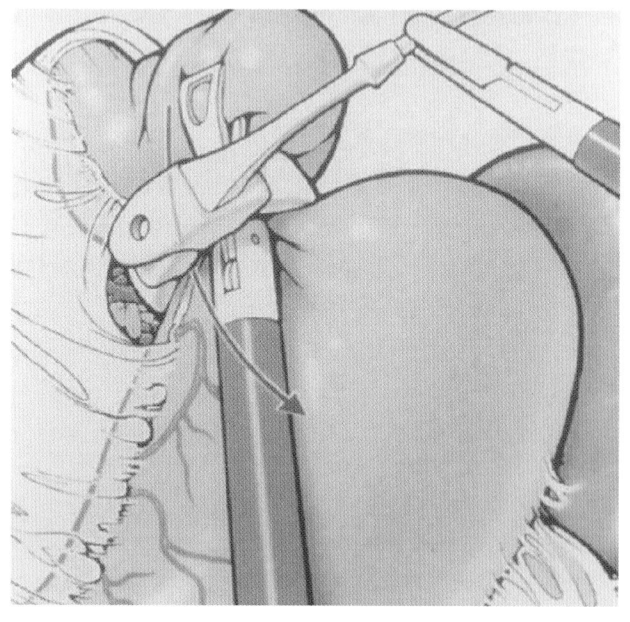

图 20.5-2 牵拉复位技术，减少胃前壁滑脱

重新定位

治疗胃后壁滑脱是移除原有绑带，并在更高的位置放置一个新的绑带。移除绑带需要恰当解剖显露锁扣的左侧部分。解剖的参考点是要再次确定以保证胃周隧道要在网膜囊形成的腹膜反应的上方。如果由于局部粘连而导致常用的解剖和创建胃周隧道的胃周技术无法施行，那么可以很容易地运用松弛部技术。松弛部通道在前次手术时没有游离，所以很容易通过。在这种情况下直接在松弛部的无血管区横向朝着校准气球的水平方向解剖。看到肝尾状叶之后继续钝性分离直到看到右膈脚，接着分离到 His 角上方的左膈脚。

胃流出道梗阻

多数情况下，通过放松绑带，进食几天流质饮食和质子泵抑制药治疗即可。对于部分或者接近完全梗阻的患者，最初可以采用保守治疗，包括摄入足够水分，在医院内进行观察。如果患者在数天内，临床症状及影像学检查并无改善，可以通过之前所述腹腔镜探查。如果胃流出道梗阻是由于胃滑脱、胃小囊扩张或者胃侵蚀造成，那么可以进行相应的治疗。

食管和胃小囊扩张

处理方法包括完全放松绑带，2～3 个月后，由外科医生缓慢收紧绑带且不达到之前过度收缩的临界点。如果放松绑带以后，上消化道造影显示持续的食管或者胃小囊扩张，造影剂很难通过放松的绑带，那么外科医生可能要处理胃滑脱或者绑带位置异常。在这两种情况下绑带内有过多的胃组织，需要将绑带移除或者重新放置绑带（见胃滑脱部分）。

侵蚀

发生这一并发症需要移除绑带。通过腹腔镜技术移除绑带。到达绑带处，这里通常存在粘连，建议顺着连接管并轻轻牵拉之。绑带锁扣很容易识别，在薄弱处剪开锁扣以便移除绑带。在破损的胃壁处缝合几针。我们通常在围术期进行胃镜检查，并施行亚甲蓝实验来证实不存在外漏。之后放置胃管以便胃肠减压，并进行胃周引流。即使侵蚀位置很高，甚至在食管上，也可采用同样的手术方法。一些作者报道了不管绑带是否完全进入胃腔，可经口内窥镜将其移除（指的是其他绑带，而非 Lap-Band）[2-3]。

胃组织坏死

修复胃组织坏死需要进行剖腹探查，并采用传统的手术方法。

注水泵连接管 / 接口问题

如果注水泵需要更换和重新定位，可以按照门诊手术来准备。如果近端连接管的末端进入腹腔，则需要腹腔镜检查和修复连接管。有时需要同时放置一个加长管。随着注水泵接口处设计的不断改进，我们可以预期未来连接管相关的问题会越来越少。

患者缺乏依从性 / 效果不满意

如果不存在绑带的技术问题（滑脱、胃小囊扩大、侵蚀等），然而患者对于术后效果不满意，我们会提供给患者第二次手术选择或者说补救方法，即腹腔镜胆胰转流术（BPD）和保留胃且限制近端胃的手术（图 20.5-3）。这一手术在腹腔镜下完成[4-6]，在已经存在的 LAGB 的基础上，再加做十二指肠转位术和 Scopinaro 的胆胰转流术。这一手术过程融合了 LAGB 和 Scopinaro 的胆胰转流术，所以被称为 Bandinaro（英文 Banding 和 Scopinaro 的缩写）技术。

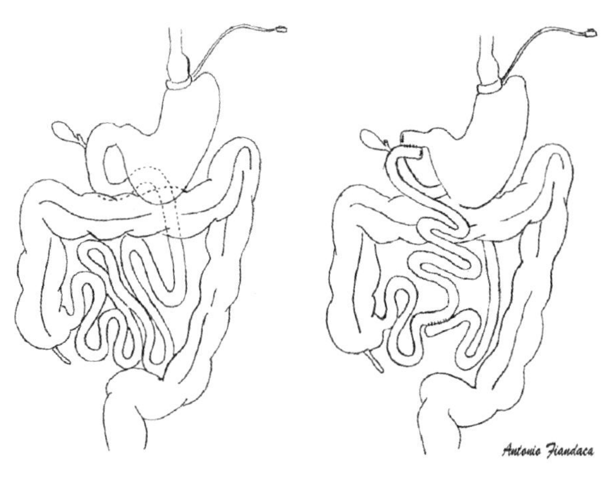

图 20.5-3　Bandinaro 技术

结果

在 10 年随访中，我们中心共有 1292 名患者，其中 95% 进行了术后检查。因为主要并发症需要再次手术的患者为 5.0%（65 名患者）。早期并发症中有两个胃穿孔（需要移除绑带）和一个胃滑脱（需要绑带重新定位）。远期并发症见表 20.5-1（表中也包括早期并发症）。30 名患者发生胃滑脱（21 例重新定位绑带，9 例移除绑带），17 例出现绑带位置不正确（16 例重新定位，1 例移除），7 例侵蚀（全部移除），8 例心理无法耐受（全部移除），1 例患艾滋病（移除），1 例发生胃坏死（进行了胃切除术）。

在分析需要修复手术的主要并发症的发生特点时，我们观察到并发症随着经验的积累而减少：从第 1 例到第 100 例手术患者中，其中 23 例需要进行修正性手术（23%），从第 101 例到第 200 例中，有 8 例（8%），从第 201 例到第 341 例中，共有 9 例（6.4%），从第 342 例到 1177 例中，则一共发生 27 例（3.2%）需要再次进行修正性手术（表 20.5-2）。

皮下泵和连接管的问题（漏液、扭曲、感染）被认为是导致需要再次手术的较小的并发症，共有 124 例（11.4%）发生此类情况。70 例患者（6%）

表 20.5-1　需要再次手术的主要并发症（1292 例患者）

并发症	例数	补救方法
早期		
胃穿孔	2	移除绑带
胃滑脱	1	重新定位绑带
晚期		
胃滑脱	30	21 例重新定位，9 例移除
绑带位置不正确	17	16 例重新定位，1 例移除
胃侵蚀	7	7 例移除
心理不耐受	8	8 例移除
艾滋病	1	移除
胃坏死	1	胃切除术

表 20.5-2　并发症分布

患者	并发症发生数量	并发症发生率（%）
第 1 ~ 100 例	23	23
第 101 ~ 200 例	8	8
第 201 ~ 341 例	9	6.4
第 342 ~ 1177 例	27	3.2

发生了胃滑脱或者胃小囊扩张（有或无食管扩张），保守治疗即可纠正，而不需要再次手术。

表 20.5-3 列出了以体重（BW）减轻量（kg）表示的减肥效果；用 BMI 表示的减肥效果见表 20.5-4；用多余体重减轻率（%EWL）表示的减肥效果见表 20.5-5。表 20.5-3 ~ 表 20.5-5 包括进行了 1 ~ 10 年随访的 1292 例患者。

讨论

应用 Lap-Band 进行腹腔镜可调节胃绑带术已经成为在美国以外施行最多的减肥手术，尤其是在欧洲、澳大利亚和拉丁美洲。全世界范围内已进行了大概 125000 例此种手术，我们也从 1993 年 9 月开始开展这个手术。

是否适合这一手术必须由一个多学科团队（内科医生、营养师、心理学家和外科医生）共同来决定。术后随访也应该采用多学科合作的方式，这样手术效果会更加优化。随着手术技术逐步改善和标准化，手术时间也得到显著缩短，也使得并发症发生率仅为 5.0%（需要再次手术的主要并发症），手术死亡率为 0。我们报道的结果和 Oria 在文献总数中报道[7]的结果有显著差异，他们尚没有开展这个手术。

由我们的团队和布鲁塞尔 Free 大学对于胃周绑带放置技术进行了标准化，其中关键步骤为：①解剖参照点（绑带横轴和左膈脚）；②网膜囊上方的胃后隧道；③放置和重叠绑带；④建立虚拟胃囊[8-9]。

腹腔镜可调节胃绑带术比胃旁路术等减少营养

表 20.5-3　用体重（BW）减低（kg）表示的减肥效果

术后时间（年）	全部患者		重度肥胖（BMI>50）		病态肥胖 (BMI 为 30 ~ 50)	
	例数	体重（kg）	例数	体重（kg）	例数	体重（kg）
0	1292	128.4 ± 25.2	378	153.2 ± 23.2	914	118.2 ± 17.9
1	1129	102.9 ± 21.6	342	120.1 ± 23.4	787	96.0 ± 16.3
2	957	100.9 ± 21.8	308	116.7 ± 22.8	649	96.9 ± 18.5
3	796	101.7 ± 21.4	256	115.3 ± 22.9	540	96.1 ± 17.9
4	609	103.6 ± 22.6	179	119.4 ± 26.6	430	97.0 ± 16.9
5	451	105.6 ± 23.6	136	120.6 ± 27.9	315	99.0 ± 18.2
6	312	101.8 ± 23.1	111	115.0 ± 29.8	201	96.7 ± 17.6
7	192	98.8 ± 23.1	71	113.2 ± 30.9	121	93.6 ± 17.0
8	73	96.5 ± 25.5	18	120.8 ± 52.9	55	91.8 ± 13.8
9	19	95.9 ± 21.3	1	97.0	18	95.8 ± 23.0
10	3	84.3 ± 28.2	1	97.0	2	78.08 ± 36.8

表 20.5-4　用 BMI 减低表示的减肥效果

术后时间（年）	全部患者		重度肥胖（BMI>50）		病态肥胖 (BMI 为 30 ~ 50)	
	例数	BMI	例数	BMI	例数	BMI
0	1292	46.4 ± 8.2	378	56.2 ± 5.5	914	42.4 ± 5.1
1	1129	37.4 ± 6.9	342	44.3 ± 7.1	787	34.6 ± 4.6
2	957	36.7 ± 7.0	308	42.8 ± 7.2	649	34.3 ± 5.0
3	796	37.1 ± 7.0	256	42.8 ± 7.4	540	34.7 ± 5.2
4	609	37.1 ± 7.0	179	43.7 ± 8.3	430	35.2 ± 5.3
5	451	38.2 ± 7.4	136	43.7 ± 8.4	315	35.9 ± 5.6
6	312	37.2 ± 7.6	111	41.9 ± 9.4	201	35.3 ± 5.5
7	192	36.9 ± 8.1	71	42.5 ± 10.8	121	34.8 ± 5.7
8	73	36.2 ± 9.6	18	45.8 ± 19.6	55	34.4 ± 4.7
9	19	35.0 ± 6.3	1	41.4	18	34.1 ± 6.2
10	3	33.8 ± 10.8	1	41.4	2	30.1 ± 11.5

表 20.5-5 用多余体重减轻率（%EWL）表示的减肥效果

术后时间（年）	全部患者		重度肥胖（BMI>50）		病态肥胖 (BMI 为 30 ~ 50)	
	例数	%EWL	例数	%EWL	例数	%EWL
0	1292	—	378	—	914	—
1	1129	41.3 ± 19.4	342	36.4 ± 16.5	787	43.3 ± 20.1
2	957	44.0 ± 22.3	308	41.4 ± 18.4	649	45.0 ± 23.0
3	796	41.8 ± 24.0	256	40.2 ± 20.0	540	42.5 ± 25.4
4	609	39.4 ± 29.5	179	38.0 ± 21.5	430	40.0 ± 25.6
5	451	36.8 ± 26.5	136	38.2 ± 21.8	315	36.2 ± 28.2
6	312	39.4 ± 26.3	111	42.8 ± 25.7	201	38.1 ± 26.5
7	192	40.9 ± 26.3	71	41.1 ± 27.1	121	40.9 ± 26.2
8	73	42.9 ± 27.4	18	43.7 ± 34.8	55	42.7 ± 26.6
9	19	43.5 ± 30.2	1	42.9	18	43.6 ± 32.7
10	3	53.0 ± 49.6	1	42.9	2	58.1 ± 69.0

吸收为主的手术减肥效果差一点。然而，根据长期随访（10 年）来看我们的减肥曲线是稳定的，病态肥胖患者平均体重下降 30kg，相当于 BMI 的 8 个点，%EWL 为 45%，同时重度肥胖患者平均体重下降 40kg，相当于 BMI 的 12 个点，%EWL44%。胃绑带术也不是没有并发症，但是与目前其他减肥手术相比，并发症发生较少，并且风险更低。值得注意的是，它的并发症可以修复，胃绑带术是目前治疗病态肥胖症风险最低的手术方式。这一手术的另一个重要特点是，尽管它需要先进的腹腔镜手术经验，但是大多数并发症可以通过腹腔镜手术来修复。许多问题的出现可以通过适当手术技巧的改进和术后管理随访的改善来最小化。预防并发症的要点会在后面详述。

并发症的预防

胃穿孔

术中可能发生的胃穿孔大多是在创建胃后隧道时。这一步骤在 BMI 过高、腹腔内脂肪过多、尤其是男性患者时会十分困难。

原因和发生率

胃穿孔与手术操作的关系十分明显，是紧急手术的指征。大多数外科医生曾报道在学习曲线初期的 1 例或者 2 例胃穿孔[10-15]，胃穿孔的发生率从 0.2%[16] ~ 3.5%[17]。

症状

胃穿孔的症状是胃内容物不断进入腹腔，类似于胃穿孔导致腹膜炎。

诊断

这一并发症可以很容易地通过在术中将绑带经过胃后时向胃内注入亚甲蓝溶液而被发现。在绑带放置好并锁扣住绑带后，再注射亚甲蓝溶液来检测是否穿孔，通常检测不出。因为完整的绑带可能填补穿孔处，所以并不显示任何渗漏。术后第一天的常规上消化道泛影葡胺造影可以显示胃穿孔（图 20.5-4）。

如何避免

在创立胃后通道时有一个盲视操作的区域。如果想避免这一并发症，可以更广泛地暴露左膈脚，以及更广泛地解剖小弯侧。如果使用胃周解剖通路可以考虑这样做。为了避免胃壁损伤，在解剖时要撤出校准管，校准管放置时要垂直以便沿食管通过时不损伤薄弱的纵隔膜。我们发现有关节的解剖剪（图 20.5-5）（Automated Medical, Edison，NJ，USA）足以避免胃壁损伤。优秀的外科技术和充分显露以及适当的器械可以降低这一严重并发症的发生率[14]。

如果发现胃后解剖风险高，腹腔镜下手助（video hand-assisted）技术是较好的选择。外科医生的右手通过一个较小的腹壁切口进入腹腔（图 20.5-6）。以校准管作为参考，用指头进行胃周解剖。之后将带有关节的解剖剪放置到位，关闭腹壁小切口，然后在腹腔镜下完成整个手术。

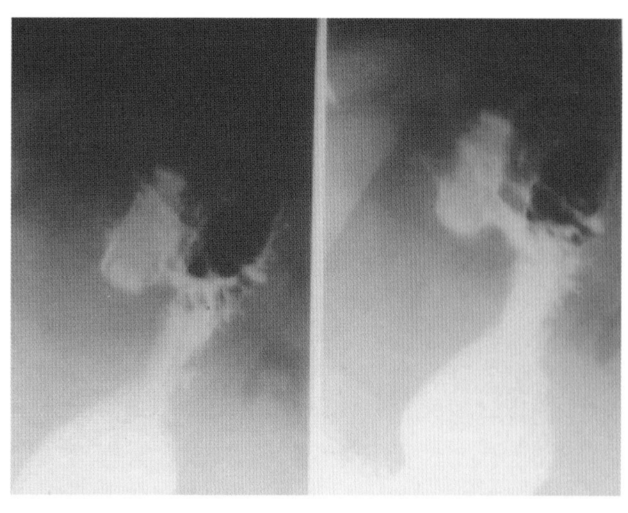

图 20.5-4　胃穿孔：术后 1 天显示可能的泛影葡胺外漏

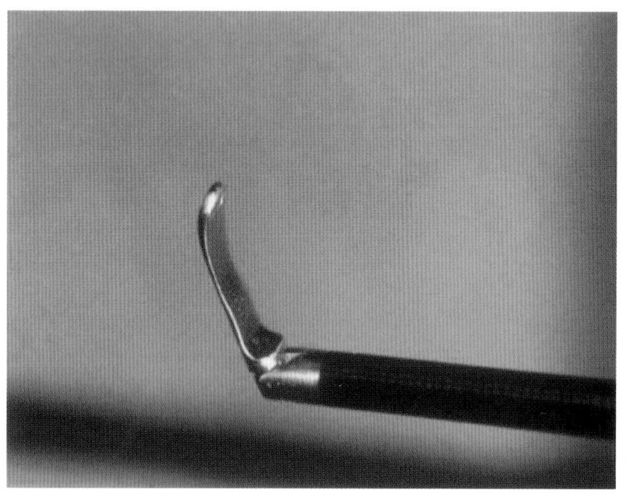

图 20.5-5　带关节的解剖剪
（Courtesy of Automated Medical Products, Corp., Edison, NJ.）

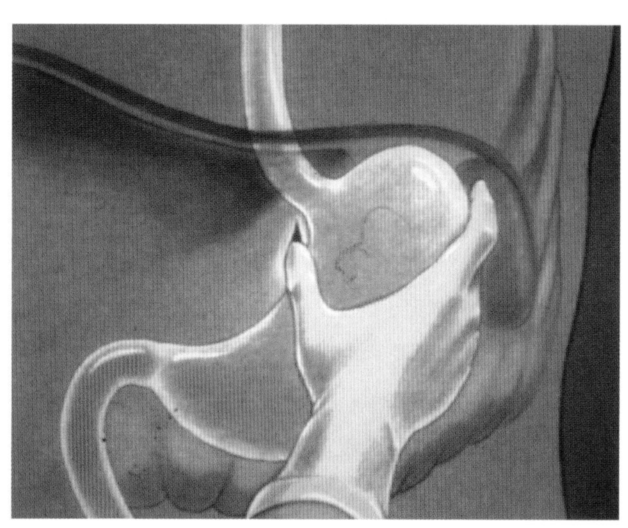

图 20.5-6　在解剖困难时使用腹腔镜下手助技术

胃滑脱

胃滑脱是指术后在胃绑带的上方形成过于扩大的胃囊，通常称为胃脱垂，并且易于与胃小囊扩张混淆，这一并发症可以发生在前壁或者后壁。

原因

最常见的类型是胃后壁滑脱。胃后壁穿过绑带，导致胃小囊在后壁过大（图 20.5-7）。绑带旋转成垂直位，甚至超过了垂直位而偏向更靠左的位置上。这一问题主要是由于绑带放置在胃小囊的顶端（图 20.5-8），而不是将绑带沿着小囊上方的组织放置（图 20.5-9）。

胃前壁滑脱是由于前壁固定失败导致的（固定缝合线）。绑带移动成水平位置，扩大的近端胃囊覆盖于绑带的左侧。可能由于用缝线缝合固定绑带时没能固定绑带的侧面部分（大弯侧）。这样可能发生缝合不足以固定绑带，或者缝合在了高于绑带处的脂肪垫上而不是在胃壁上，所以随后被撕开了。胃

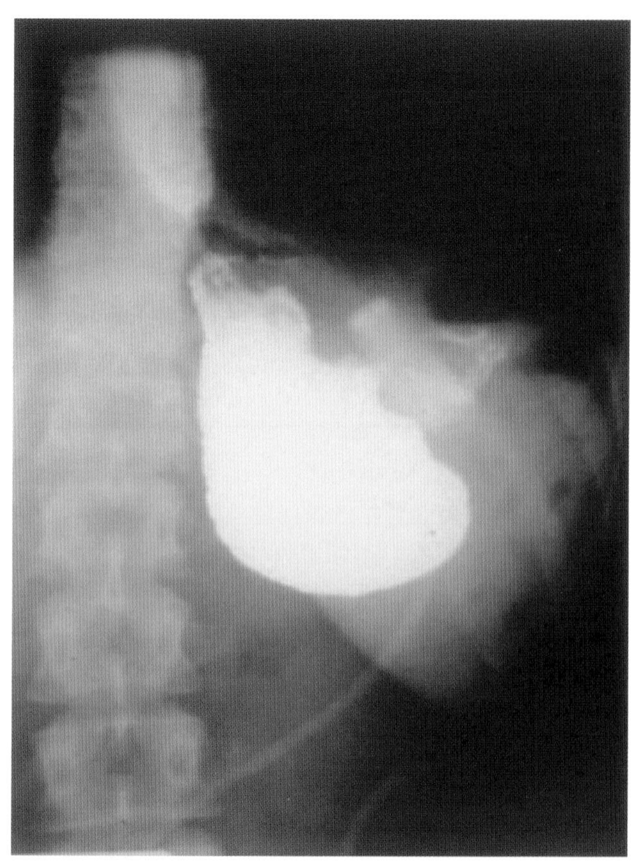

图 20.5-7　后壁胃滑脱的影像学表现

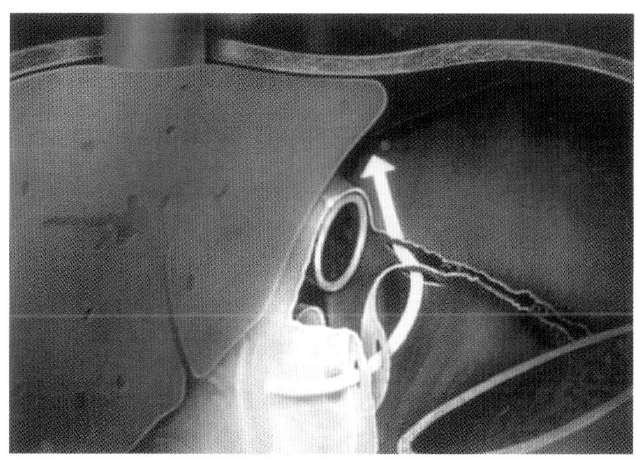

图 20.5-8　通过胃小囊的胃后隧道建立不正确

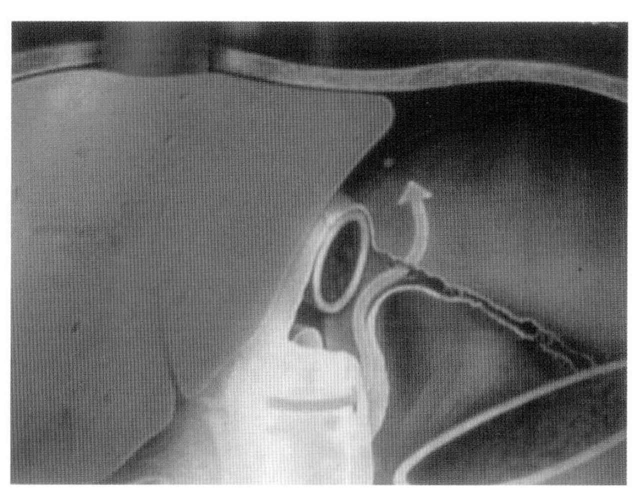

图 20.5-9　胃后隧道建立在网膜囊的腹膜反折上方

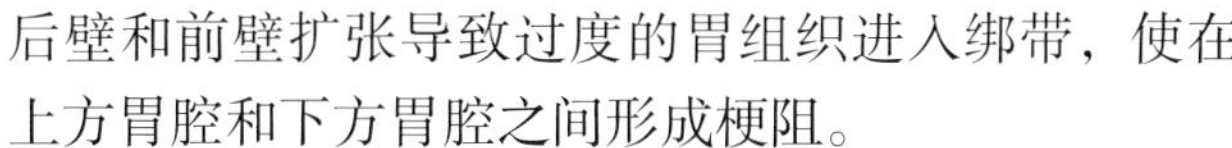

后壁和前壁扩张导致过度的胃组织进入绑带，使在上方胃腔和下方胃腔之间形成梗阻。

发生率

这是腹腔镜可调节胃绑带术最常见的并发症。因为对胃食管连接处解剖的更好认识和手术技术的演变，其发病率也逐年减低（从高达 22% 降至不到 5%）[18]。

报道有三种放置 Lap-Band 的方法：①胃周方法 [8, 19]（图 20.5-10）；②松弛部方法 [20]（图 20.5-11）；③从松弛部到胃周的方法 [21]（图 20.5-12）。

在这些技术中，胃周技术滑脱率最高 [20]，可能

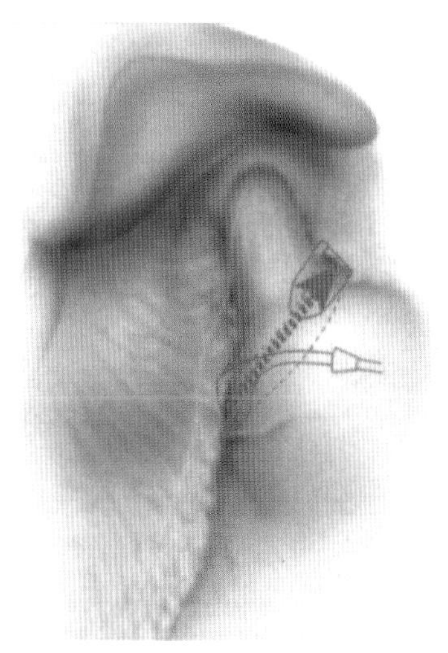

图 20.5-10　胃周方法

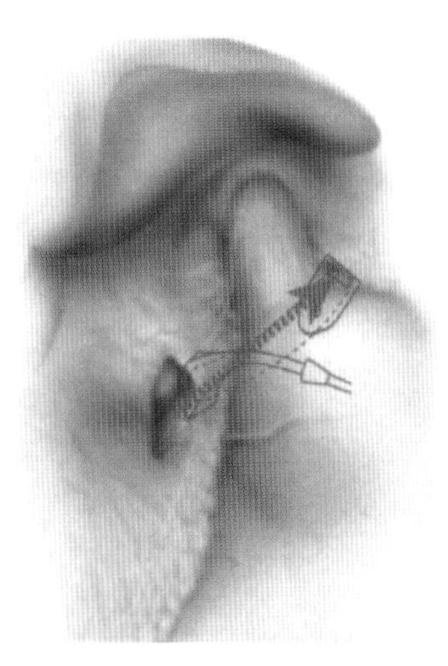

图 20.5-11　松弛部方法

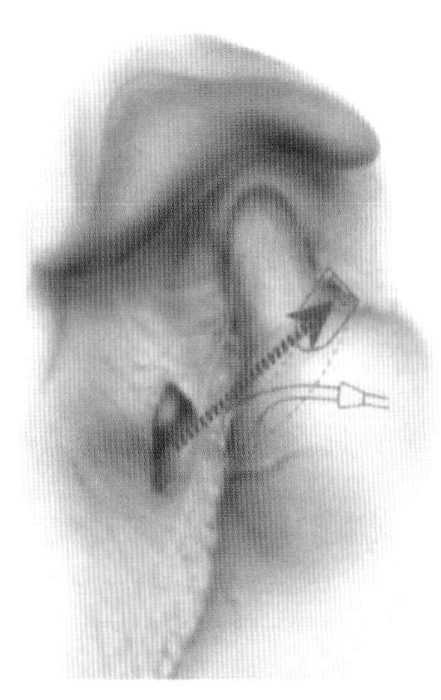

图 20.5-12　从松弛部到胃周的方法，第二个步骤

因为它更难掌握。但是实际上，恰当的掌握胃周技术后滑脱率会非常低，在我们的经验中有 10% 的发生率，其中 1.9% 需要再次手术 [22]。

症状

对于术后一切正常的患者，如出现饮食习惯的改变，应怀疑绑带滑脱。滑脱的症状是部分或者完全梗阻以及液体停留在食管下部和上段胃囊中。这些症状里包括：烧心、呕吐、反流、吞咽困难、呛咳（尤其在晚上）、喘息以及仅能耐受流质。

这种并发症通常是慢性的。然而，患者可以发展为严重的脱水、电解质紊乱以及胃上部的缺血。胃缺血通常很严重，因为可能会导致胃坏死。

诊断

检查和处理依赖于症状的严重和剧烈程度。绑带术后应该不会有患者出现上述症状。因此，如出现上述症状，表明绑带已经设置过紧或者有滑脱存在。上消化道造影可以帮助诊断。

如何避免胃滑脱

为了避免这一并发症，正确选择沿小弯侧进入膈胃韧带的解剖位置是十分重要的。可靠的解剖参照点是在对应于左膈脚的膈胃韧带处球囊的水平部（在胃食管交界处用 25ml 空气充起校准管并抽出）。

建立胃后隧道时也需要参照点。必须垂直且对准左膈脚进行解剖。网膜囊不应包括在内，并且解剖要达到网膜囊腹膜反折上方的膈胃韧带处。一旦放置了 Lap-Band 后，用固定缝线从大弯侧到小弯侧进行包埋缝合。进行了这些步骤后不太可能出现绑带或者胃壁的滑脱。

毫无疑问，术后胃滑脱的发生 [18, 23] 是由于以下几个原因：①建立一个“虚拟的”胃小囊，通常较小的胃小囊不能从绑带下方拉伸胃底；②胃壁固定缝合为绑带的位置很重要；③绑带在胃后的位置非常高，接近胃食管交接处。这种后壁位置高的解剖趋势在松弛部技术和松弛部结合胃周技术中很有用。然而，胃周技术经验丰富的外科医生也推荐后壁位置高的做法 [22]。

胃梗阻

胃梗阻是指食物从胃小囊到余胃的通道处梗阻。梗阻在术后早期和晚期均有可能发生。

症状

症状包括流涎、呕吐、吞咽困难、上腹部 / 胸骨后疼痛、无法吞咽、新出现的反流，在严重情况下，有一些肺部并发症。

原因

术后早期梗阻有许多原因，所有都是由于通道过窄和过紧绑带的刺激作用。采用松弛部技术放置绑带后梗阻，是由于较小的绑带作用于肥厚的胃食管交界处或者离胃食管交界处太远。

在使用胃后技术或者松弛部到胃周技术中，梗阻是由于绑带中掺入过多组织。实际上，多数情况下绑带的位置离胃食管交界处太远，造成大量的胃底和胃壁包裹在绑带内。由于绑带周长是固定的，所以导致梗阻（图 20.5-13）。

在其他情况下，尤其是胃食管交界处肥厚的超重男性患者中，9.75cm 或者 10cm 的绑带中可能包括了太多的组织。外科医师需要仔细解剖，以减少放置绑带处的组织。

如果绑带在进行锁扣时，发现仍然过紧，要考虑选择两段式解剖方式 [21]。当采用松弛部技术时，

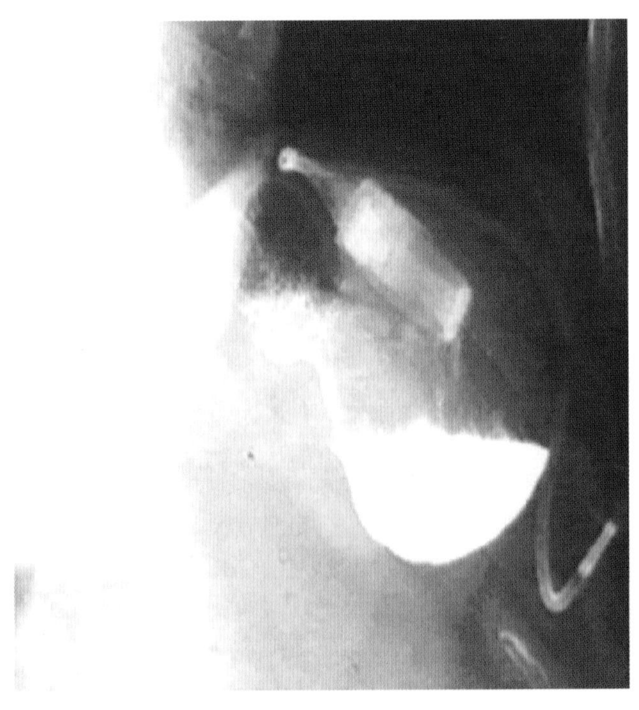

图 20.5-13　绑带位置异常导致早期完全梗阻

在进行锁扣时如发现绑带过紧，应停止放置，将绑带自胃后部取出。连接管保留在胃后部，并且使胃内校准管球囊充盈 25ml。拉回连接管使得绑带球囊停留在胃食管交界处的底部。选择在小弯侧球囊横径（中线）的边缘处一点（作为胃周解剖的起点）。缩小绑带球囊将校准管拉回食管。沿小弯侧仔细解剖前后壁。不要沿着胃后壁分离，而是直接向下分离，直到再找到连接管。通过新的胃周窗向上拉连接管并重新锁扣。锁扣前确保绑带松弛。如果不够松弛，则需要去除胃前壁的脂肪组织，以避免绑带过紧。

术后绑带区域由于血肿或者术后反应导致的局部水肿也可导致梗阻。远期梗阻多由于胃小囊扩张、胃滑脱、侵蚀、胃小囊炎症或者不良饮食导致的食管炎（图 20.5-14）。图 20.5-15 与图 20.5-14 为同一个患者，显示的是从绑带吸出 2ml 液体后，梗阻解除。

诊断

在绝大多数前面提到的情况下，术后泛影葡胺造影（通常在术后一天进行）常常可诊断完全梗阻或者近乎完全梗阻，显示为仅有极少量造影剂自食道和胃小囊向下流入余胃中。三级食管收缩（不协调收缩）通常很明显。

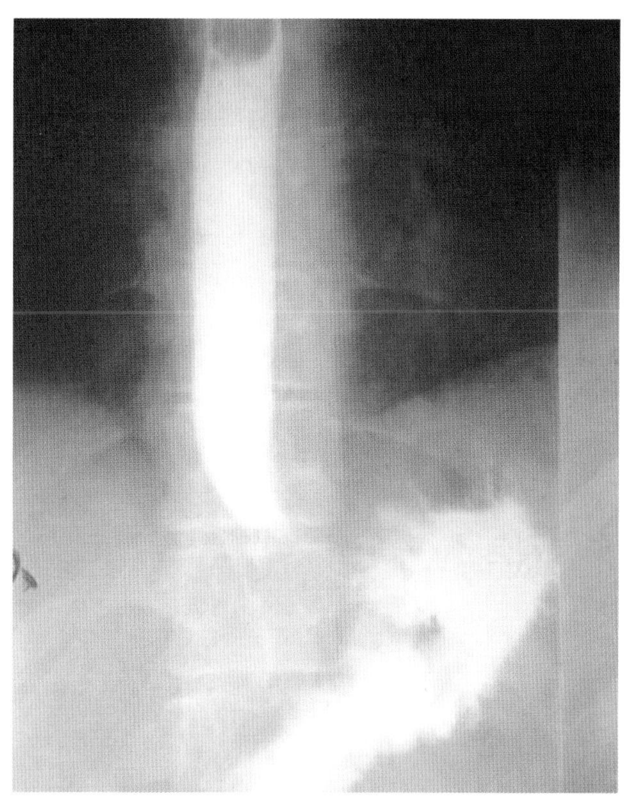

图 20.5-15　从绑带吸出 2ml 液体后，梗阻解除。与图 20.8-14 为同一患者

食管和胃小囊扩张

关于不合并胃滑脱的食管和胃小囊扩张已有报道[24]。

发生率

食管扩张是一个有争议的并发症，只在美国 FDA 临床试验的一个中心有所报道[25]。在我们的 830 例患者中，有 92 例（11%）出现食管和胃小囊扩张的报道。92 例中有 83 例（90%）由于胃滑脱和 9 例（0.9%）由于绑带位置不佳引起[22]。我们观察发现食管扩张是由于绑带过紧或者由于绑带位置不佳或胃壁滑脱导致的梗阻所引起的短暂临床改变。

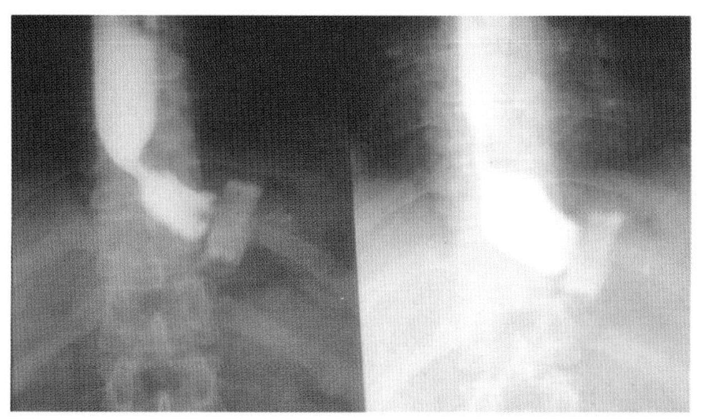

图 20.5-14　术后 9 月梗阻；由于不良饮食习惯导致的胃小囊炎 / 食管炎

病因

尽管胃滑脱和胃小囊扩张这两点从食管扩张的角度来说，它们有时重叠，在一些情况下实际的原因可能是有争议的。这种胃小囊扩张往往是由于绑带过分膨胀，导致机械性的出口严重梗阻，术中创建了一个超大的胃小囊（绑带放置过低或者位置不佳），或者患者缺乏饮食控制（不当饮食、食物咀嚼不够和暴食导致呕吐）。

所有这些因素可以拉伸新的胃小囊，最终胃小囊甚至食管都可能扩张，这个问题同样发生在其他的限制摄食量的手术。不能妥善解决这一问题将导致胃小囊扩大和食管扩张。

症状

症状与之前描述的胃滑脱的症状相似。

诊断

定期食管造影检查可以帮助诊断扩张，因此，至少应该在术后一年或者在调整绑带时进行。

如何避免

创建一个小的绑带上方的胃小囊（15ml 或者甚至更小）已经被证实是手术成功的关键。在最初胃小囊小于 15ml 时胃扩张问题明显减少。胃小囊的大小和通过绑带的胃周通道解剖必须使用随 Lap-Band 附带的胃内气囊校正导管精确校准。

除了由于绑带过分缩紧的病例（图 20.5-16），我们认为所报道的多数病例是由于胃滑脱（见前述）或者由于绑带位置错误（图 20.5-17）。我们通过遵照先前叙述的解剖参照点和实施胃周解剖来避免这一并发症。在创建胃小囊时，避免任何可能导致胃小囊进一步扩张的死角，否则可导致食物不能耐受。通过移除校准管和运用从下而上的固定缝合来避免可能出现的死角。为了减少术后早期不能耐受食物，我们推荐术后最初先放松 Lap-Band（不充盈绑带）。放松的绑带可能帮助适应术后水肿，或者患者在学习新的饮食习惯时的困难。

侵蚀

绑带侵蚀定义为部分或者全部的绑带进入胃腔。是减肥手术使用合成材料（硅、聚乙烯纤维、涤纶等）创建胃小囊有可能发生的并发症。绑带侵蚀可能出现在垂直胃绑带术和胃旁路术以及应用 Lap-Band 进行的 LAGB 后。这个并发症可使得任何减肥手术变得无效，而通常需要手术去除。

发生率

在 Lap-Band 的 FDA 临床试验中，这一并发症发生率为 1%[25]。除外那些包括大量修正手术的国外病例和在初学阶段的病例，Lap-Band 的侵蚀发生率低于 1%[9, 16, 22, 26-28]。

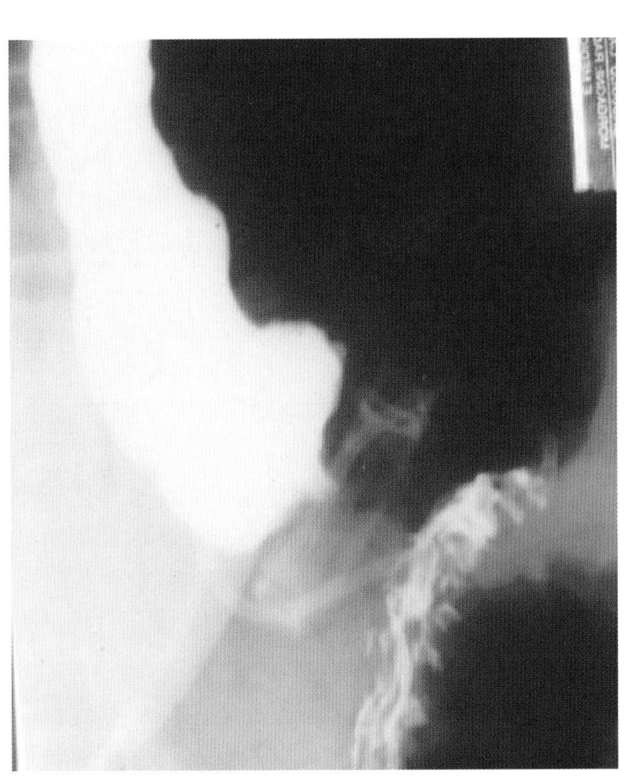

图 20.5-16　由于绑带过度充盈缩紧而导致食管扩张，放松绑带后得以解决

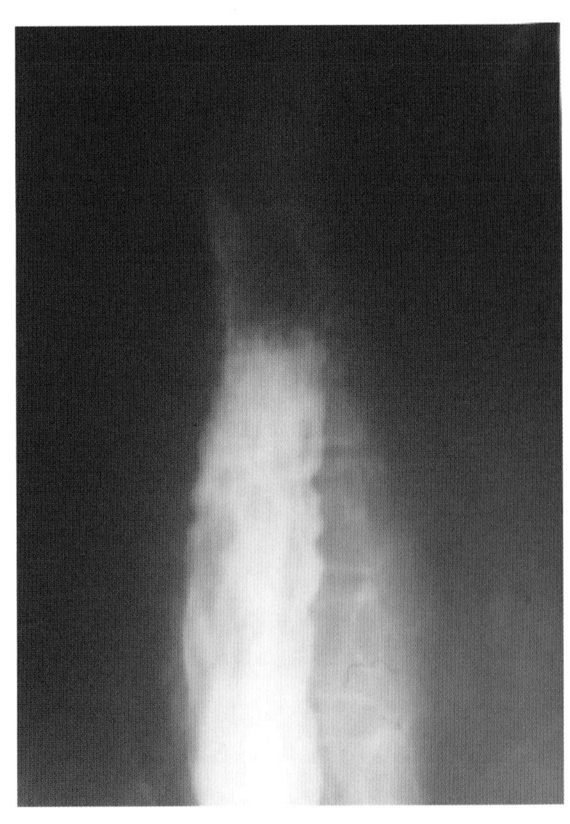

图 20.5-17　由于绑带位置不正确而导致食管扩张，最终需要移除绑带

病因

腹腔镜操作水平和应用Lap-Band的经验影响外科医生避免这一并发症的能力。侵蚀发生率是由于以下一个或多个原因所引起：放置绑带时未被发现的小的胃壁损伤；由于绑带压力引起胃壁坏死；注水泵处感染。

在胃侵蚀产生的顺序方面，外科医生中有一些分歧。一些人认为首先在注水泵处发生感染，然后感染通过连接管到达绑带引起侵蚀[29]；多数人认为先发生胃侵蚀，注水泵处的感染是胃侵蚀发生后的一种症状[30]。

症状

多数的侵蚀症状是良性的、非紧急的、并且没有生命威胁的。侵蚀可能会在很长一段时间内被忽视，由于绑带封堵胃腔破口，发展为无外漏或者脓毒症。外科医生已经观察到一系列症状可能预示绑带侵蚀（通常为良性的）[31-34]。许多这些症状可能是结合在一起的，患者可能出现无明显原因体重增加，感觉胃缺乏限制，没有饱食感，绑带调整无效，放射造影显示造影剂围绕绑带，还有持续性的注水泵处感染（注水泵处的感染可能是侵蚀的首发症状，通常由于来自胃的细菌沿着连接管迁移到注水泵处）。

诊断

胃侵蚀可以通过上消化道碘水放射造影、食管胃十二指肠镜（图20.5-18）和瘘管造影进行诊断。

如何避免

细致轻柔的解剖分离可能避免一些侵蚀的问题。如果外科医生怀疑在术中发生损伤或者穿孔，则要处理损伤，并且慎重考虑是否还同时放置绑带。术中避免在锁扣处进行胃壁缝合。在这个位置覆盖它可以导致局部压力引起胃坏死。相反，所有保留的缝线应在锁扣的左侧。

胃组织坏死

我们这里所指的胃组织坏死是上方胃小囊的坏死。

发生率

胃坏死非常罕见。在一个400例的病例报道中只有1例（0.25%）[35]。在我们自己的1292例的患者中最近发现了第一例。该患者症状类似于胃滑脱或者胃小囊扩张，在当地医院治疗。尽管我们建议需要转诊以便提供适当的治疗，但是她仍然在那里进行了数天的保守治疗。最后，由于症状恶化、腹部压痛和腹膜炎，她施行了剖腹探查和胃切除术。

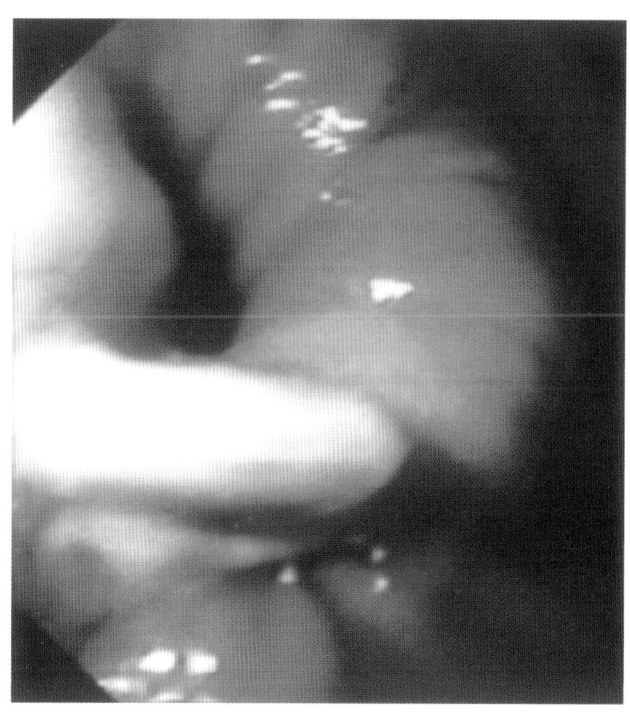

图20.5-18　胃侵蚀；内镜下胃腔内绑带视图

病因

胃组织坏死可能发生在术后早期，或者由于长期未发现的胃滑脱导致在术后远期发生。胃滑脱或者胃小囊扩张可以引起绑带对胃壁持续施压，这反过来可导致胃底供血减少。这种压力由于绑带过紧所导致。供血减少和持续施压则导致胃壁坏死。即使没有胃壁滑脱，过度扩张的胃小囊本身可能导致血供障碍进而导致胃壁坏死。理论上，因为胃滑脱和胃组织坏死的关系，所以胃滑脱应该被视为一种外科急症。

症状

我们必须考虑到如果胃滑脱和胃小囊扩张没有得到相应的诊治，其可以导致胃组织坏死。典型症状是腹痛和腹部炎症。腹痛是一种前兆，提示需要马上进行处理。

诊断

如果症状不足以做出诊断，可以做上消化道泛影葡胺造影或者上消化道内镜检查。

连接管 / 注水泵问题

皮下注水泵是 Lap-Band 的关键组成部分，放置时需要非常仔细小心。

发病率和病因

在我们自己的病例中，连接管和注水泵问题的发生率为 11%。在许多报道中也是相当常见的并发症 [36-37]。这些问题的一部分原因是由于注水泵和连接管的设计因素，也有一部分原因是由于放置方法存在问题。

症状

这些患者完全无症状或者仅有主诉注水泵埋植处不适。穿刺注水泵进行液体注入时会变得困难。患者通常抱怨饱食感突然丧失和体重增加。

诊断

绑带系统中液体的流失提示出现问题。正常情况下，通常绑带内液体不应该有流失。腹部 X 线平片可以看出是否存在连接管的完全脱离，而使得液体从近端直接流入腹部。当有疑问时，在绑带中注入对比剂（康瑞），可以发现大多数情况下的泄漏。非常小的导管泄漏，尤其是那些由于针刺引起的泄漏可能不易发现。造影剂可以沿着连接管和绑带球囊附近流出。

如何预防

皮下泵应该放置在穿刺孔侧边。创建一个皮下区域作为皮下泵处，以避免连接管的突然扭转（图 20.5-19）。另外，可能以 5mm 穿刺器或者止血药来建立一个逐步进入腹腔的路径，以得到光滑的路径而避免导管急转弯或弯曲（图 20.5-20），或者建立一个皮下隧道以使连接管通过第二个穿刺孔进入腹腔。皮下泵通常放置在左侧季肋部，在腹直肌筋膜上缝合四针；最佳方式如图 20.5-21 所示。由于最近改进了皮下泵与连接管的设计，我们期望将来注水泵和连接导管的问题会变更少。

依从性差 / 不满意结果

对于不满意结果或者依从性差的患者，我们提供给患者第二选择或补救手术（图 20.5-3）。在绑带的基础上增加十二指肠转位术，即 Bandinaro 手术，与 Scopinaro 的胆胰转流术肠袢长度相同。

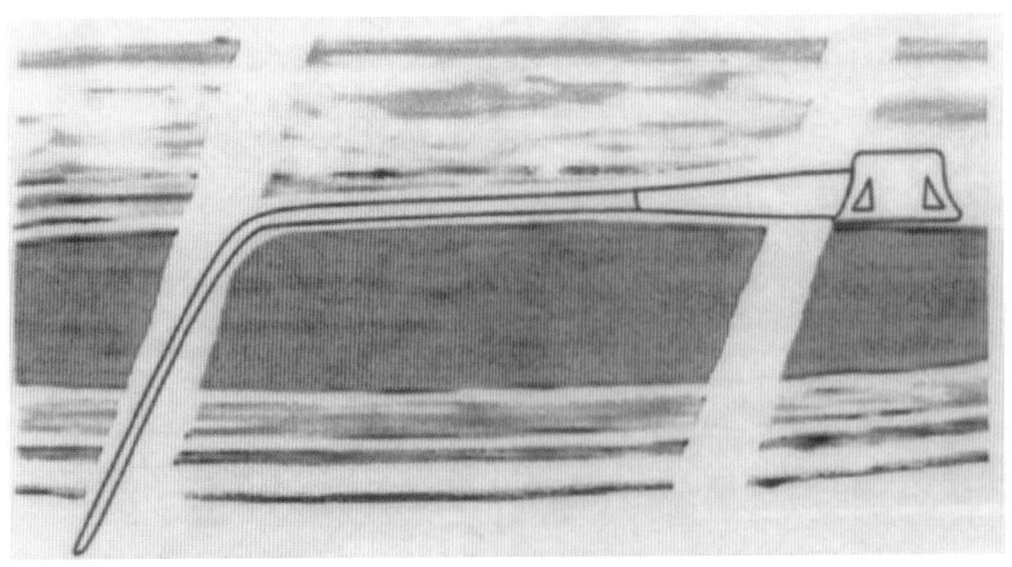

图 20.5-19　利用第二个穿刺孔放置皮下注水泵

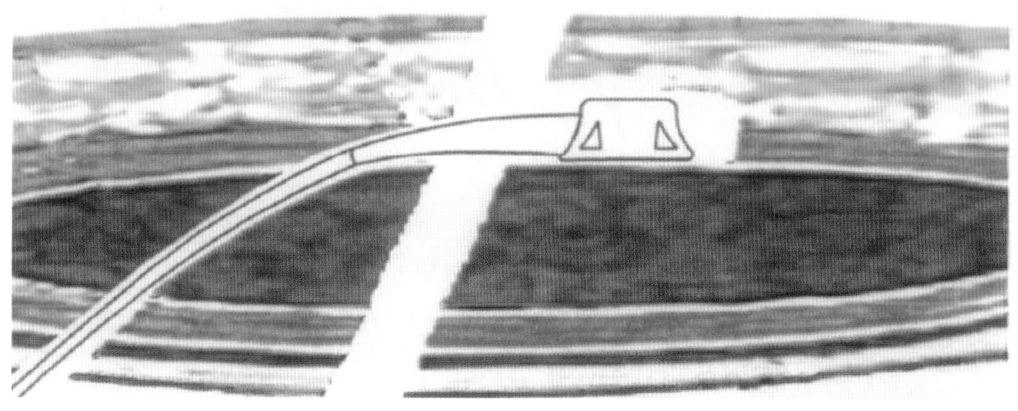

图 20.5-20　正确放置皮下注水泵，以避免连接管的弯曲

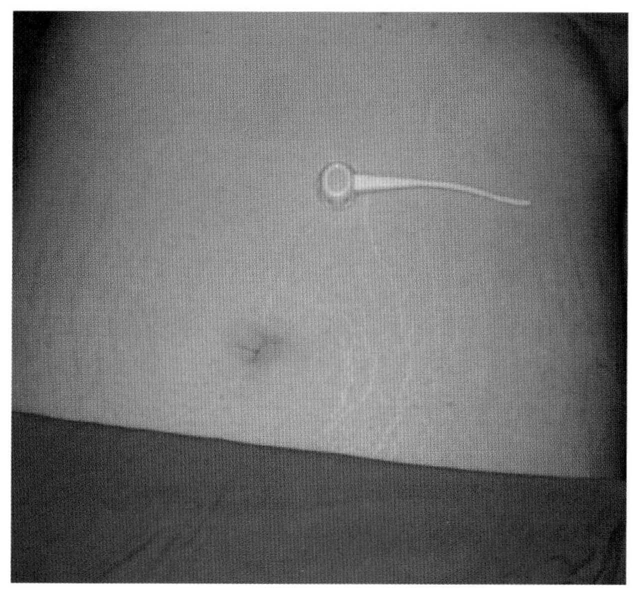

图 20.5-21　水平方向的皮下注水泵

发病率和病因

估计有 25% 的患者在可调节胃绑带术后不能保持长期体重下降[22]。除外胃滑脱、胃小囊扩张、侵蚀或者管道系统等问题，主要原因是患者缺乏对于 Lap-Band 系统的依从性。

症状

患者除了在绑带术后数年体重减轻不满意外，无其他明显症状。他们不能按照限制摄食量性减肥手术的要求而改变自己的饮食习惯。

诊断

必须做上消化道碘水造影和上消化道内镜检查以排除绑带的问题。

基本原理

Vassallo 等[4] 在 1997 年提出了除短期胃成形术或者可吸收性聚二恶烷酮材料的绑带之外，开腹情况下进行十二指肠转位术，完整地保留了胃。这一系列患者没有出现腹泻或者蛋白质缺乏症。袖状胃切除术加十二指肠转位术减少了边缘溃疡的发生率，并且增加了限制摄食量的作用。De Meester 等的结果证明，保留 3 ~ 4cm 的有活力的十二指肠足以大大降低边缘溃疡的发生率。此外，可以通过 Lap-Band 达到限制摄食量的目的，因而避免了袖状胃切除术的不可逆性、出血风险、瘘和狭窄等风险。

结果

从 1994 年到 2003 年，我们机构给 40 名患者施行了 Bandinaro 手术，该手术作为第二选择的手术，或者在限制摄食量性手术失败后的修正性手术。（4 例为垂直胃绑带术 (VBG) 术后，22 例为开腹进行的硅胶材料的可调节胃绑带术，14 例为应用 Lap-Band 进行的腹腔镜可调节胃绑带术）。12 例患者的 Bandinaro 手术在腹腔镜下完成。在开放手术组中有 1 例胰腺炎和 1 例腹内疝，均需要再次手术。腹腔镜组有 2 例十二指肠和回肠吻合口瘘，均通过保守治疗治愈。减肥效果满意，见图 20.5-22 和图 20.5-23。事实上这些患者减肥平均超过 60kg，%EWL 达到 75%。

修正为其他减肥手术

限制摄食量性手术失败后，可以转换为胃旁路术或者纯粹的减少营养吸收性手术。失败的 VBG 和可调节胃绑带术可以有效地转换为胃旁路术[38-39]。尽管技术要求高，但有几个系列报道了由于减肥失败或者腹腔镜可调节胃绑带术相关并发症转换为胃旁路术的安全性和有效性[38-44]。在一个 70 例由腹腔镜可调节胃绑带术转换为 Y 型胃旁路术的报道中，早期并发症率为 14%，远期主要并发症率为 9%，没有围术期死亡。3 名患者由于广泛粘连转为开腹手术。

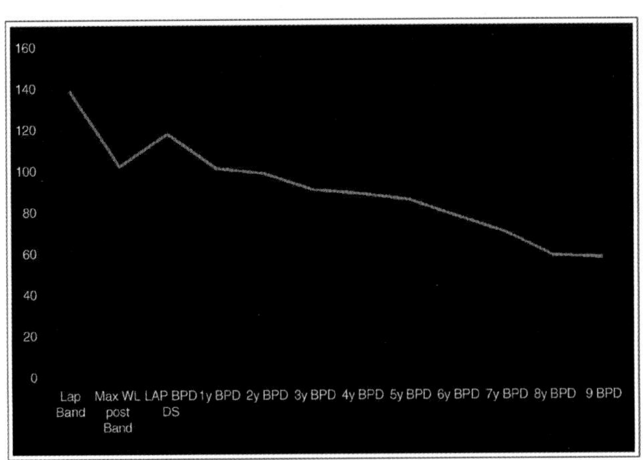

图 20.5-22 Bandinaro 术后的体重减轻数

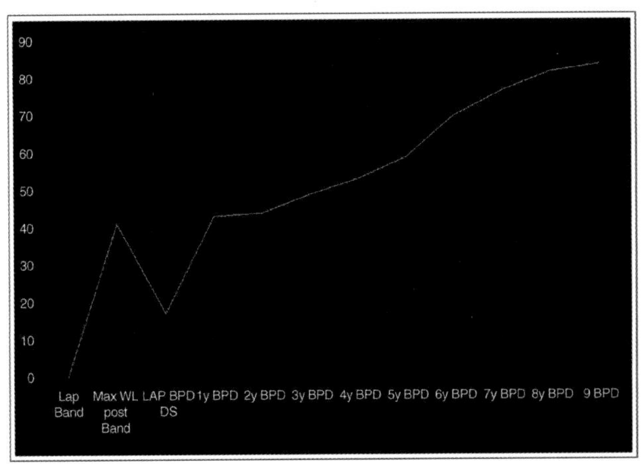

图 20.5-23 Bandinaro 术后多余体重减轻比率

转换为胃旁路术的适应证是减肥不足（25%）或者体重复增（49%）、有症状的胃小囊扩张（20%）、胃侵蚀（5%）和 1 例绑带患者心理不能耐受。平均手术时间为 240 分钟。术后随访 18 个月平均 %EWL 为 70%，60% 的患者 BMI 低于 33[41]。Weber 等[44]回顾性分析了 7 年里的 62 例腹腔镜可调节胃绑带术失败后，重新放置绑带（*n*=30）或者行腹腔镜胃旁路术（*n*=32）。两种手术并发症发生率较低并且无死亡。修正手术后一年，腹腔镜胃旁路术组平均 BMI 从 42 下降到 32，而重新放置绑带组平均 BMI 没有改变，仍为 38。这些学者得出结论，胃旁路术是针对腹腔镜可调节胃绑带术失败后的援救手术。

修正为胆胰转流术是腹腔镜可调节胃绑带术失败患者的另一个选择。Dolan 和 Fielding 报道了 1439 例腹腔镜可调节胃绑带术，其中 85 例在术后施行了绑带取出，主要原因是持续的吞咽困难（29%）、复发性滑脱（28%）、减肥失败（16%）以及无法耐受（14%）。共有 6 例发生胃侵蚀（为所有移除绑带病例的 7%）。共有 79 例患者接受了移除绑带同时修正为胆胰转流术或者胆胰转流术加十二指肠转位术（开腹或者腹腔镜）。修正手术时平均 BMI 是 46。38 例患者同步施行了绑带取出和腹腔镜胆胰转流术。这组患者中没有主要的并发症。术后一年 %EWL 是 37%，低于初次施行胆胰转流术，并有 8 例患者（21%）腹腔镜胆胰转流术后减肥失败而需要缩短吸收肠道。21 例患者施行了腹腔镜胆胰转流术加十二指肠转位术。有 1 例胃切割闭合线漏,12 个月 %EWL 为 28%。其中 6 例患者（18%）需要缩短吸收肠管到 40cm。除了腹腔镜胆胰转流术或者胆胰转流术加十二指肠转位术后缩短吸收肠管，14 例患者仍减肥失败，5 例体重减轻仍然很少或没有减轻。

有经验的医生可以在移除绑带的同时安全地施行减少营养吸收性的减肥手术。Dolan 的研究已经证实此点，尽管有一小部分患者对于任何减肥手术均无效。对于绑带术失败的患者，在腹腔镜下将可调节胃绑带术后修正为胃旁路术是一个有效策略。随着这些修正性手术经验的积累，腹腔镜可调节胃绑带术失败后的治疗选择将更加明确。

结论

腹腔镜可调节胃绑带术已被证实相当安全。对于这类具有麻醉和手术风险的高危患者，很难想象其他任何手术可以比其更安全。这一微创手术的特点，包括没有切开、吻合或者解剖学改变，可使并发症尤其是严重并发症的发生率保持在低的水平。

成功应用 Lap-Band 有明确要求。尽管这些要求并不困难或者较为寻常，但却是必要的。外科医生需要好的腹腔镜手术技巧和减肥手术经验。可以通过培训和指导获得一定的手术操作能力与经验。必须保证患者的安全性，对患者进行教育与支持，以及进行长期的治疗和及时处理问题。这可通过多学科支持团队（营养学家、心理学家、内科医生和外科医生）来保证。

由于渐进式的调节绑带，所以患者的减肥过程也是循序渐进的。理想情况下，体重减轻需要缓慢地持续 2 年或更长的时间，并且没有明显的限制感和呕吐，而且最好有进食前的饥饿感和少量进食后的饱感。

腹腔镜可调节胃绑带术是唯一完全可逆的减肥手术。它不至于造成患者解剖学的永久改变，这对于医生和患者均有好处，如有必要，绑带可以轻易地被移除，并且胃可以恢复正常。

Lap-Band 术后绝大多数的并发症不威胁生命，即使发生，也多可以通过腹腔镜进行修复。

手术方法的进步，包括器械和技术的改进，已大大减少了并发症的发生率。当然，尽量避免并发症的发生总是最好的减少并发症的策略。如果在 Lap-Band 术后发生并发症，或者未能成功减轻体重时，则需要考虑再次行修正性手术。修正性手术的选择有几种，包括在绑带术基础上加做限制营养吸收的手术（我们的方法），或者修正为腹腔镜胃旁路术、胆胰转流术或者胆胰转流术加十二指肠转位术，这些修正性手术对于绝大多数患者来讲不但安全，而且可获得良好效果。

（王鑫 译　印慨 审校）

参考文献

1. Forestieri P, Meucci L, De Luca M, Formato A, De Werra C, Chiacchio C. Two years of practice in adjustable silicone gastric banding (Lap-Band): evaluation of variations of body mass index, percentage ideal body weight and percentage excess body weight. Obes Surg 1998;8:49–52.
2. Mittermair RP, Weiss H, Nehoda H, Aigner F. Uncommon intragastric migration of the Swedish adjustable gastric band. Obes Surg 2002;12:372–375.
3. Baldinger R, Mluench R, Steffen R, et al. Conservative management of intragastric migration of the Swedish adjustable gastric band by endoscopic retrieval. Gastrointest Endosc 2001;53:98–101.
4. Vassallo C, Negri L, Della Valle A, et al. Biliopancreatic diversion with transitory gastroplasty preserving the duodenal bulb: 3 year experience. Obes Surg 1997;7:30–33.
5. Hess DS, Hess DW. Biliopancreatic diversion with duodenal switch. Obes Surg 1998;8:267–282.
6. Cadiere GB, Favretti F, Himpens J, Segato G, Capelluto E. Anneau gastrique et derivation bilio-pancreatique par laproscopie. J Coelio Chir 2001;38:33–35.
7. Oria HE. Silicone adjustable gastric banding for morbid obesity. Systematic review update, January 1999–May 2000. Obes Surg 2000;10:322–323.
8. Chelala E, Cadiére GB, Favretti F, et al. Conversions and complications in 185 laparoscopic adjustable silicone gastric banding cases. Surg Endosc 1997;11:268–271.
9. O'Brien P, Brown W, Smith A, et al. The Lap-Band provides effective control of morbid obesity—a prospective study of 350 patients followed for up to 4 years. Obes Surg 1998; 8:398.
10. Belva PH, Takieddine M, Lefebvre JC, Vaneukem P. Laparoscopic lap-band gastroplasty: European results. Obes Surg 1998;8:364.
11. Castillo Gonzáles A, Wiella GR, Cordero AR. Banda gastrica ajustable para el tratamiento de la obesidad severa: comunicacion preliminar. Cirujano Gen 1996;18(4):324–329.
12. Favretti F, Cadiére GB, Segato G, et al. Laparoscopic adjustable silicone gastric banding (Lap-Band®): how to avoid complications. Obes Surg 1997;7:352–358.
13. Natalini G, Carloni G, Cappelletti S, et al. Laparoscopic adjustable silicone gastric banding (LASGB) for treatment of morbid obesity. Obes Surg 1997;7:310.
14. Dargent J. Laparoscopic adjustable gastric banding: lessons from the first 500 patients in a single institution. Obes Surg 1999;9:446–452.
15. Biesheuvel TH, Sintenie JB, Pels Rijcken TH, Hoitsma HFW. Laparoscopic adjustable silicone gastric banding for treating morbid obesity in the centre of Amsterdam. Obes Surg 1998;8:360.
16. Spivak H, Favretti F. Avoiding postoperative complications with the Lap-Band system. Am J Surg 2002;184:31S–37S.
17. Belachew M, Legrand MJ, Defechereux TH, Burtheret MP, Jacquet N. Laparoscopic adjustable silicone gastric banding in the treatment of morbid obesity, a preliminary report. Surg Endosc 1994;8:1354–1356.
18. Cadière GB, Favretti F, Bruyns J, Himpens J, Lise M. Gastroplastie par coelio-videoscopie: technique. J Coelio Chir 1994;10:27–31.
19. Fielding G, Allen J. A step-by-step guide to placement of the Lap-Band adjustable gastric banding system. Am J Surg 2002;184:26S–31S.
20. Weiner R, Bockhorn H, Rosenthal R, Wagner D. A prospective randomized trial of different laparoscopic gastric banding techniques for morbid obesity. Surg Endosc 2001;15: 63–68.
21. Favretti F, Cadiere GB, Segato G, et al. Laparoscopic banding: selection and technique in 830 patients. Obes Surg 2002; 12:385–390.
22. Belachew M, Zimmermann J-M. Evolution of a paradigm for laparoscopic adjustable gastric banding. Am J Surg 2002;184:21S–25S.

23. Niville E, Dams A. Late pouch dilation after laparoscopic adjustable gastric and esophagogastric banding: incidence, treatment and outcome. Obes Surg 1999;9:381–384.
24. U.S. Food and Drug Administration, Center for Devices and Radiological Health. Lap-Band Adjustable Gastric Banding (LAGB) System-P000008. http:www.fda.gov/cdrh/pdf/p000008.htm.
25. Belachew M, Belva PH, Desaive C. Long-term results of laparoscopic adjustable gastric banding for the treatment of morbid obesity. Obes Surg 2002;12:564–568.
26. Cadiere GB, Himpens J, Vertruyen M, et al. Laparoscopic gastroplasty (adjustable silicone gastric banding). Semin Laparosc Surg 2000;7:55–65.
27. Fielding GA, Rhodes M, Nathanson LK. Laparoscopic gastric banding for morbid obesity: surgical outcome in 335 cases. Surg Endosc 1999;13:550–554.
28. Vertruyen M. Experience with Lap-Band system up to 7 years. Obes Surg 2002;12:569–572.
29. Turicchia G, Grandi U, Giusti E, Stancanelli V. Laparoscopic adjustable silicone gastric banding (LASGB) for morbid obesity: preliminary experience. Obes Surg 1995;5:259.
30. Carbajo Caballero MA, Martin del Olmo JC, Blanco Alvarez JI, et al. Intragastric migration of laparoscopic adjustable gastric band (Lap-Band) for morbid obesity. J Laparoendosc Adv Surg Tech 1998;8(4):241–244.
31. Abu-Abeid S. LAGB erosions. Presented to the American Society for Bariatric Surgery, Memphis, June 2000.
32. Meir E, Van Baden M. Adjustable silicone gastric banding (ASGB) and band erosion (BE). Obes Surg 1998;8:385.
33. De Jong ICDYM, Tan KG, Oostenbroek RJ. Adjustable silicone gastric banding: a series with three cases of band erosion. Obes Surg 2000;10:26–32.
34. Meir E, Van Baden M. Adjustable silicone gastric banding and band erosion: personal experience and hypotheses. Obes Surg 1999;9:191–193.
35. Chevallier JM, Zinzindohoue F, Elian N, et al. Adjustable gastric banding in a public university hospital: prospective analysis of 400 patients. Obes Surg 2002;12:93–99.
36. Susmallian S, Ezri T, Charuzi I. Laparoscopic repair of access port site hernia after Lap-Band® system implantation. Obes Surg 2002;12:682–684.
37. Fabry H, Van Hee R, Hendrickx L, Totté E. A technique for prevention of port complications after laparoscopic adjustable silicone gastric banding. Obes Surg 2002;12:285–288.
38. Gonzalez R, Gallagher SF, Haines K, Murr MM. Operative technique for converting a failed vertical banded gastroplasty to Roux-en-Y gastric bypass. J Am Coll Surg 2005;201(3):366–374.
39. Westling A, Ohrvall M, Gustavsson S. Roux-en-Y gastric bypass after previous unsuccessful gastric restrictive surgery. J Gastrointest Surg 2002;6(2):206–211.
40. Kothari SN, DeMaria EJ, Sugerman HJ, et al. Lap-band failures: conversion to gastric bypass and their preliminary outcomes. Surgery 2002;131(6):625–629.
41. Mognol P, Chosidow D, Marmuse JP. Laparoscopic conversion of laparoscopic gastric banding to Roux-en-Y gastric bypass: a review of 70 patients. Obes Surg 2004;14(10):1349–1353.
42. van Wageningen B, Berends FJ, Van Ramshorst B, Janssen IF. Revision of failed laparoscopic adjustable gastric banding to Roux-en-Y gastric bypass. Obes Surg 2006;16(2):137–141.
43. Calmes JM, Giusti V, Suter M. Reoperative laparoscopic Roux-en-Y gastric bypass: an experience with 49 cases. Obes Surg 2005;15(3):316–322.
44. Weber M, Muller MK, Michel JM, et al. Laparoscopic Roux-en-Y gastric bypass, but not rebanding, should be proposed as rescue procedure for patients with failed laparoscopic gastric banding. Ann Surg 2003;238(6):827–833; discussion 833–834.

第 20.6 章　腹腔镜可调节胃绑带术：争议

Mohammad K. Jamal, Eric J. DeMaria 和 Ricardo Cohen

背景

腹腔镜可调节胃绑带术（LAGB）被世界上许多外科医生作为治疗病态肥胖的方法。自 1990 年起，它是澳大利亚和欧洲最多采用的减肥手术方式[1]。在 2001 年美国食品和药品管理局（FDA）批准胃绑带以后，Lap-Band 的开展迅速增加，也为患者提供了一个除 Y 型胃旁路术（RYGB）以外的另一个选择。与垂直胃绑带术（VBG）一样，LAGB 是一个纯粹限制胃容量的手术，没有任何肠吻合和切割线并发症或者胃肠瘘的风险。从 VBG 这类限制胃容量性手术的长期随访数据来看，与其他手术相比，例如 RYGB 或者结合限制胃容量和限制营养吸收的术式，多余体重减轻和对肥胖共存疾病的治疗效果适中。另外 VBG 术后长期体重减轻效果不佳，提示 LAGB 的治疗效果也可能没有良好的持久性。

在美国，初期 LAGB 的试验结果令人失望。作为美国 FDA 按照“研究性医疗器械豁免”批准的 A 类临床试验的一部分，弗吉尼亚医学院医院自 1996 年 3 月至 1998 年 5 月施行了 36 例 LAGB[2]。选择施行 LAGB 的患者适应证包括：术前 BMI 小于 50，无或者很小的腹部手术史，患者饮食结构中不是以甜食来摄入大量热量的。绑带用标准的腹腔镜技术放置[3]。

至今为止，36 例中有 18 例（50%）绑带已经取出。取出绑带并修正为其他手术的原因包括减肥失败（定义为多余体重减轻比率小于 50% 或者 BMI 大于 35）、减肥失败合并食管扩张、减肥失败合并绑带漏液以及食管扩张合并频繁呕吐。18 例需取出绑带的患者中，有 14 例修正为胃旁路术，采用腹腔镜（n=8）或者开腹（n=5）的方法。总体平均多余体重减轻比率（%EWL）为 62%（范围为 29%～106%）其中 43% 的 %EWL 是在修正为胃旁路术后所获得，Lap-Band 仅使 %EWL 下降了 19%。肥胖相关共存疾病的好转也发生在修正为胃旁路术后（表 20.6-1）。非裔美国人与白种人相比施行 LAGB 减肥效果差。这两组人种术前体重、理想体重的百分比（%IBW）以及体重指数没有显著差异。然而非裔美国人在术后 12 个月、24 个月和 36 个月的随访中额外体重减轻率均较低。在另外 18 名未取出绑带的患者当中，平均 %EWL 仅为 32%。

在另一项研究中，Angrissani 等[4]报道了意大利协作研究小组对于 LAGB 的研究结果。共有 1863 例 LAGB 患者，术前平均 BMI 为 43.7。在术后 6、12、24、36、48、60 和 72 个月时，BMI 分别为 37.9、33.7、34.8、34.1、32.7、34.8 和 32。总体死亡率为 0.53%，中转开腹率是 3.1%，BMI≥50 的重度肥胖患者比 BMI＜50 的病态肥胖患者需中转进行开腹的概率更高。最常见的术后并发症是绑带连接管接口问题、胃小囊扩张和胃侵蚀。这一研究中没有肥胖合并症的改善情况的资料。几个研究数据显示在 LAGB 术后体重指数仅有小幅下降（表 20.6-2）。

最近的临床结果表明，在美国施行的 LAGB 术后 1 年 %EWL 只有 41%，而在欧洲，则可达到 53%～64%。肥胖相关共存疾病的改善情况也一般，有 64% 的 2 型糖尿病得到改善，包括轻度的胰岛素抵抗改善和胰岛 β 细胞功能改善[5]。

最近认为 LAGB 是腹腔镜手术中最保守的方法。如果仅考虑手术技术和解剖生理变化，这可能是正确的。然而值得强调的是，肥胖是一种致命性疾病，目前在美国位于可预防的致命性疾病的第二位，而且，其发病率和并发症率每年呈几何级数增长。手术是控制这一流行病的最有效方法，而胃肠旁路术是“金标准”手术方式。因此，对于其他任何减肥手术方式的评价，都应基于与胃旁路术的比较，在 %EWL、肥胖相关共存疾病改善情况、长期获益以及死亡率和并发症率方面进行比较。手术治

表 20.6-1 对肥胖相关共存疾病的治疗效果

共存疾病	例数	LAGB 的疗效	修正为胃肠路术后的疗效
糖尿病	4	0	3
应激性尿失禁	5	2	2
退行性关节病变	10	1	3
胃食管反流	5*	1	4

* 另外 3 个患者在放置绑带后出现反流，在转为胃旁路术后缓解

表 20.6-2 腹腔镜可调节胃绑带术的文献报道总结

作者	时间	病例数	BMI（术前 / 术后）（术后 1 年）	并发症发生率（%）	再次手术率（%）
Angrissani	2003	1863	44/34	10.2	N/I
O'brien	2002	709	45/35	19	19
Angrissani	1999	40	45/33	20	10
Furbetta	1999	201	43/35	4.4	4.4
Angrissan	1999	31	45/29	26	23
Foresteiri	1998	62	50/38	N/I	3.3
Favretti	2002	830	46/37	15	3.9
Abu-Abeid	1999	391	43/31	4.1	6.6
Miller	1999	158	44/34	8.2	7
DeMaria	2001	36	45/36	N/I	41
Ponce	2005	1014	48/37	5.5	4.8

BMI，体重指数；N/I，没有报道

疗，例如胃旁路术，如果由专家施行，取得较好甚至完美的减肥效果，肥胖相关并存疾病得到治愈，手术死亡率和并发症发生率低，并且利用微创技术，就不能将其划分为“过度激进”的手术。手术所致死亡率与因肥胖而继发的死亡相比，后者的长期死亡率高于手术减肥治疗（例如 RYGB）的患者。

像一些研究表明，腹腔镜可调节胃绑带术通常表现为减肥效果不著、对于肥胖相关共存疾病的疗效欠佳、因为存在长期肥胖以及相关疾病而导致死亡、与绑带本身相关的并发症例如注水泵失功等[3,6-8]。人们不应忽略 LAGB 可引起较高的呕吐发生率和饮食习惯的紊乱，导致患者生活质量变差。

在当今的减肥手术领域有许多争议话题。话题之一是如何选择最好的手术方式问题。腹腔镜可调节胃绑带术的支持者认为它是目前最好的治疗病态肥胖和重度肥胖的方法，但这一说法存在争议。减肥手术的主要目的是为患者提供减肥效果最好的减肥术式。腹腔镜可调节胃绑带术技术简单，但是有一些问题需要解决，较重要的一个就是患者选择问题。

选择患者

一些研究已经表明喜食甜食的患者不适合行单纯限制胃容量型减肥手术。但是怎么能简单地识别他们？患者会向医生说他们是喜食甜食或者大吃大喝者吗？怎样成功筛查这部分患者？事实上，喜好甜食者比我们想象得要多，并且不适当的筛查结果会导致疗效失败。此外，患者有可能改变他们的饮食习惯，尤其是在手术以后（例如增加碳水化合物的摄入），这也会导致治疗失败。目前已经提出了许多筛查方法，但是都有其局限性。如果把这一因素考虑进去，那么适合做腹腔镜可调节胃绑带术的患者数量将大幅减低。对选择施行这一手术患者的错误判断，除了导致减肥不理想以外，其他后果将在本章后面讨论。

外科技术

腹腔镜可调节胃绑带术比腹腔镜胃旁路术和腹腔镜胆胰转流术相对简单。采用松弛部途径或者胃

周分离和绑带定位已经被广泛讨论，都认为第一种方式因为有较少的并发症而更好，如胃后壁穿孔、胃小囊脱垂等。一些研究支持松弛部技术并且许多作者喜欢并且推荐这一技术[9-11]。

对一个拥有多种肥胖相关并存疾病的患者，LAGB 是否足够简单，以至于减肥手术的新手都可成功施行此手术，对于这个问题，还没有一个答案。这个手术是否需要一个更严格的指南，专门针对病态肥胖症患者？是否有必要验证外科医生能够发觉并发症或者手术失败，并有能力进行修正性手术？我们所知道的只是腹腔镜可调节胃绑带术比腹腔镜胃旁路术的学习曲线更加容易。对于这些问题，答案可能是多种多样的。

手术时间过去是胃绑带术的主要优点，但现在这个优势已不存在。熟练的外科医生可以在同样的时间内完成腹腔镜胃旁路术。

调节

术后如何进行绑带，策略和方法也各异。很多术者认为胃绑带的可调节性是优于过去 VBG 的主要因素。外科医生调整绑带时要考虑以下问题：是否需要无菌技术？透视引导是否必要？是否吞咽试验足以评判绑带调整充分？何时调整绑带最佳？两次调整的时间间隔多长为宜？

建议第一次调整应该在术后 1 个月以上，以避免呕吐和绑带脱垂的高发生率。许多医生推荐术后至少 6 周流质饮食，然后逐步缩紧绑带，这应该根据临床症状和体重减轻情况而定。瑞典制造的胃绑带（SAGB，AB，瑞典）推荐在手术中即在绑带内注入 1ml 盐水，认为这样并发症发生率并没有增高，且有更好的减肥效果。其他的胃绑带制造商并没有提出这一观点。

根据我们使用 Lap-Band（FDA 批准的 A 类试验）的经验，在给绑带注入盐水时，应在 X 线放射导引之下，并基于患者的体重减轻情况和饱食感。根据实验要求，在随访过程中多次进行上消化道造影检查。最近更多一些研究指出，只需对怀疑有并发症或者体重减轻不理想的患者进行上消化道造影和胃镜检查。这种调节可以在门诊无菌条件下进行。最近文献报道，对使用（TC）-99- 肌醇六磷酸酯标记的原味酸奶进行动态放射性同位素显像（DRS），应用于绑带调节中。但目前尚缺乏支持推广使用这一技术的长期临床数据。

术后随访

随访是一个有趣的争论焦点。腹腔镜胃旁路术需要比 LAGB 更少的术后随访。LAGB 患者需要调节胃绑带，且呕吐和不适的发生率更高，与腹腔镜 RYGB 和 BPD 相比，最初减肥效果较差。几年以前，我们施行的腹腔镜 RYGB 的数量是 LAGB 的 5 倍，然而，然而所接受的 LAGB 患者随访和术后电话咨询数量，确是所有 RYGB 患者的 5 倍。

LAGB 术后患者几乎没有营养并发症，这一优点被患者需要适应新的饮食习惯但是并不能长期坚持所抵消。经常有报道由于术后摄食量受限，许多患者开始喜食甜食。膳食咨询可以防止这种不良饮食习惯。常见的是，喜食甜食的患者通常减肥不理想或者体重反弹。

并发症

Chevallier 等[12]报道了其超过 1000 例 LAGB 的经验。在他们的报道中，术中并发症包括胃和食管穿孔（n=3），肝损伤（n=4），置入绑带失败（n=7）以及中转为开腹手术（n=12）。他们更多见的术后并发症包括绑带滑脱（n=104），绑带移动（n=3）和食管扩张（n=5）。绑带本身的并发症在 57 例患者中发生，包括感染、绑带破裂、连接管漏和扭转。

在另外的由 Favretti 等[13]报道的 830 例 LAGB 病例中，4% 的患者（36 例）因发生主要并发症需要再次手术，包括一例胃穿孔，早期（1 例）和晚期（17 例）胃脱垂，9 例绑带位置不佳，4 例胃侵蚀，3 例心理不能耐受，还有 1 例因艾滋病需要移除绑带。总的来说，其临床结果表明，在超过 3 年随访的 479 例患者中，有 142 例（30%）患者减肥效果不佳（%EWL＜30%），尽管这一报道错误地将这一数字计算为 20%。显然，随着这一手术在美国的开展，因为并发症和手术失败而需再次手术的数量将增加。其他一些明显的并发症将在下面讨论。

食管扩张

很少有外科医生在 LAGB 术后随访中常规进

行胃肠道造影，除非患者有明显并发症。在美国，FDA 批准的 A 试验显示了令人意外的结果，术后 50% 的患者经 X 线检查被证实有食管扩张，并发生反流和呕吐症状。一旦确定食管扩张，则需要放松绑带。但是由于食管扩张和蠕动障碍持续在绑带松开后存在，需要转为胃旁路术的有 5 例。2002 年一个新的技术描述了将绑带围绕在食管的远端。这一研究小组认为人为造成的失弛缓性和吞咽困难是体重减轻的重要机制，因此，缺少这些症状将导致减肥效果不理想。

为什么这个发现没有被施行大量 LAGB 的外科医生所报道？是症状没被记录还是认为不重要？吞咽困难是外科医生在改变患者饮食习惯时的工具吗？对于术后患者，几乎不做 X 线造影检查，所以食管蠕动障碍 / 扩张而没有被诊断？关于食管蠕动障碍是围绕可调节胃绑带的重要的争论议题，其重要性仅次于关于体重减轻的争议。这有多重要？放松绑带是唯一控制它的方法吗？这种情况真的可逆吗？或者类似于南美洲锥虫病，它是由于有异物存在于胃食管交界处，而产生肌电病变，至一定程度后，这种变化则是否不再可逆？只有长期的临床随访结果可以回答这些问题，并对于食管扩张和吞咽困难提供重要信息。

反流

这个问题也有很多争论。包括 Overbo 等 [14] 和 Doherty 等 [15] 在内的许多学者，描述了 LAGB 术后反酸、呕吐、回流的发病率增高。表现为即使放松绑带仍不能耐受食物。其机制可能是什么？出口狭窄和胃小囊扩张可能是其原因。然而，食管蠕动障碍与严重反流的相关性不明显，或者至少没有这方面的报道。

另一方面，O'Brien 等 [9] 和 Favretti 等 [13] 甚至没有将反流列为绑带患者生活质量不高的重要因素。他们没有将术前确诊的胃食管反流病（GERD）且合并或没有合并食管裂孔疝（不管其严重程度）作为 LAGB 的禁忌证。事实上，Favretti 和 Cadiere 等 [11] 报道了有 55% 的胃食管反流病在腹腔镜可调节胃绑带术后有所改善。2002 年，Schauer 等 [16] 报道对于合并胃食管反流的病态肥胖患者最好的外科手术方式是腹腔镜胃旁路术。这些不同医生针对病态肥胖的治疗策略仍不统一明确。从理论上讲，腹腔镜可调节胃绑带术后改善胃食管反流的逻辑关系是很难解释的。在结构和生理连续性完整（例如胃酸分泌正常）的情况下，怎么可能在胃食管结合部植入一个逐渐收紧的异物即可引起缓慢而逐步的排空，这是否与腹腔镜胃旁路术后的胃小囊不同？这一问题仍然没有答案。

实际上，如果对 LAGB 患者和胃旁路术后患者进行密切随访，以比较二者的胃肠症状，LAGB 患者的对固体吞咽困难、呕吐和烧心等症状会更多。长期随访可能可以揭示 LAGB 术后食管蠕动障碍和胃食管反流以及呕吐等问题。

胃囊扩张和绑带滑脱

LAGB 术后再次手术的一个常见原因是胃囊扩张（GPD）[6-7]，在不同的报道中发病率为 3% ~ 20%，可伴有或者不伴有绑带滑脱。对于胃囊扩张的诊断是通过不能耐受食物的临床症状和通过造影检查发现近端胃囊梗阻来判断的，且食物不通过绑带。Sutter 等 [8] 认为胃囊扩张是由于最初胃绑带放置位置错误造成的。在多数情况下胃囊扩张的影响不明显，但是较大或者不对称的扩张最终造成绑带滑脱或者轴向改变，这可能导致进食量逐渐增大、进食习惯紊乱以及最终体重增加。在 Sutter 的研究中，272 例施行腹腔镜可调节胃绑带术的患者中有 20（7.4%）发生了胃囊扩张或者绑带滑脱。他们中的 19 个因为严重的反流、减肥失败和体重反弹而必须再次手术。9 名患者进行了腹腔镜可调节胃绑带术的重新定位，4 名患者更换了胃绑带、2 名患者再次手术修正为垂直胃绑带术，还有 4 名患者改为腹腔镜胃旁路术。术前最初的平均体重是 129kg，平均 BMI 是 44.5。初次 LAGB 术后平均最大减肥量是 38.7kg，平均 BMI 是 32.6，平均体重是 95kg。首次手术和再次手术之间的平均间隔时间是 20 个月。在腹腔镜重新定位后有 2 位患者认为好，1 位满意，6 位认为较差。进一步的再次手术有 3 位取出了胃绑带，2 名患者修正为腹腔镜胃旁路术。

胃囊扩张的危险因素包括早期进食固体食物、早期的绑带收紧、进食碳酸饮料和呕吐，但是绑带的位置是最重要的。腹腔镜可调节胃绑带术的早期经验中，绑带放置在小弯侧胃后壁处，建立了一个更大的胃囊（大于 25ml），存在较高的胃囊扩张和滑脱的风险 [17-22]。使用瑞典的可调节绑带（SAGB）

这一发生率较低，它通常被放置在胃小弯侧的上方，创建更小的胃囊（15ml）。许多研究表明在小弯侧上方建立更小的胃囊，固定绑带采用接近心脏食管结合部的胃前壁缝合，可以大幅减低胃囊扩张和滑脱的发生率。

放松绑带作为胃囊扩张和滑脱的一线保守治疗措施，如果不能成功改善症状，需要行外科手术取出或更换胃绑带，也可转为施行Y型胃旁路术或者胆胰转流并十二指肠转位术。

体重减轻和对肥胖相关共存疾病的治疗作用

很明显，与腹腔镜胃旁路术或者其他减少营养吸收的术式相比，LAGB减肥效果较差。尽管限制胃容量的手术不会导致严重的营养问题，但是他们在体重减轻或者维持方面效果欠佳。LAGB术后，患者可能发展为饮食习惯不良，如喜吃甜食，严格的术前筛查也不能防止这一现象发生。这可能是像LAGB这类单纯限制摄食量的手术减肥失败的原因。

另一个问题是外科医师对于他们的手术结果是否满意。澳大利亚的O'Brien认为在2年随访中%EWL不低于25%就是成功的，这在腹腔镜胃肠旁路术的患者中，术后4～5个月就可以达到。多数学者认为如果%EWL不能达到50%，就算是失败的。在大样本的LAGB的研究中5年随访平均%EWL是55%，然而同样的随访时间段，腹腔镜胃旁路术的平均%EWL为68%～75%。

已有报道显示，即使很小的体重减轻可以带来肥胖相关共存疾病的显著改善。在胃旁路术后经常看到的2型糖尿病（85%～95%）、高血压（65%～75%）和睡眠呼吸暂停综合征（95%～100%）很高的治愈率，在LAGB术后则很难达到。不过从另外一个出发点看，即使是30%～50%的共存疾病的改善，总好过没有改善。FDA批准的A类试验结果表明，非裔美国人在减肥手术后体重减轻效果差，对肥胖相关共存疾病的改善也非常有限。巴西也报道了类似结果，白种人在术后的减肥效果更佳。

手术可逆性和再次手术

LAGB术后所导致的组织粘连轻微，所以手术可逆性好。一旦出现绑带滑脱，可进行重新定位，或者必要时直接取出。但是如果出现其他问题，譬如侵蚀、向后滑脱或者没有胃食管穿孔的腹部脓毒血症，治疗则十分困难。这种情况下经常会发生粘连，在胃壁和周围组织形成瘢痕使得外科干预或者再次手术变得非常困难。

认为放置Lap-Band是一个小的、无创伤性的治疗病态肥胖的手术，这一观点是缺乏科学依据的。LAGB与其他减肥术式相比，由于减肥效果一般和对肥胖相关共存疾病的改善甚微而更容易失败。这一结果使得患者需要再次接受高风险的修正性手术，修正性手术本身的并发症和吻合口瘘的发生率就比较高。另外，值得考虑的是，LAGB有许多各种各样的并发症，譬如注水泵接口问题、连接管破裂或故障以及其他设备相关问题，再次手术率比胃旁路术或其他减少营养吸收的术式高（再次手术率分别为15%～27%和1.5%～4%）。再次手术调整接口或者连接管可以在门诊进行，但会直接或间接的产生额外的医疗成本。

结论

大量临床结果证实，其他减肥手术，譬如腹腔镜胃旁路术和腹腔镜胆胰转流术，术后效果满意，所以LAGB作为一个减肥手术的术式，也必须有令人满意的长期体重减轻效果和可以接受的死亡率和并发症率。此外，它也应当像其他术式那样，对于病态肥胖患者共存疾病有良好的治疗和改善作用。在不同国家的各个中心，腹腔镜胃旁路术所取得的平均%EWL、对共存疾病的治愈率以及生活质量的提升度等临床结果，均具有可比性和重复性。而LAGB并非这样，在全球范围内，一些中心的临床治疗结果十分良好，而在另一些中心，临床结果却令人失望。在LAGB受到越来越多关注和应用的情况下，对于食管蠕动障碍和反流、不良饮食行为以及减肥不理想等问题，需要进一步明确。

（王鑫 译　印慨 审校）

参考文献

1. Martikainen T, Pirinen E, Alhava E, et al. Long-term results, late complications and quality of life in a series of adjustable gastric banding. Obes Surg 2004;14:648–654.
2. Kothari S, DeMaria E, Sugerman H, Kellum J. Lap-Band failures: Conversion to gastric bypass and their preliminary outcomes. Surgery 2002;131:625–629.
3. DeMaria E, Sugerman H, Meador J, et al. High failure rate after laparoscopic adjustable gastric banding for treatment of morbid obesity. Ann Surg 2001;233:809–818.
4. Angrissani L, Furbetta F, Doldi B, et al. Lap Band adjustable gastric banding system: the Italian experience with 1863 patients operated on 6 years. Surg Endosc 2003; 17:409–412.
5. Ren C. J. Controversies in bariatric surgery: Evidence-based discussions on laparoscopic adjustable gastric banding. J Gastrointest Surg 2004;8:396–397.
6. Belachew M, Legrand M, Vincent V, et al. Laparoscopic adjustable gastric banding. World J Surg 1998;22:955–963.
7. Weiner R, Wagner D, Bockhorn H. Laparoscopic gastric banding for morbid obesity. J Laparoendosc Adv Surg Tech 1999;9:23–30.
8. Suter M. Laparoscopic band repositioning for pouch dilatation/slippage after gastric banding: disappointing results. Obes Surg 2001;11:507–512.
9. O'Brien PE, Brown WA, Smith A, et al. Prospective study of a laparoscopically-placed adjustable gastric band in the treatment of morbid obesity. Br J Surg 1999;86:113–118.
10. Dargent J. Laparoscopic adjustable gastric banding: lessons from the first 500 patients in a single institution. Obes Surg 1999;9:446–452.
11. Favretti F, Cadiere GB, Segato G, et al. Laparoscopic adjustable silicon gastric banding (Lap-Band®): How to avoid complications. Obes Surg 1997;7:352–358.
12. Chevallier JM, Zinzindohoué F, Douard R. Complications after laparoscopic adjustable gastric banding for morbid obesity: experience with 1,000 patients over 7 years. Obes Surg 2004;14:407–414.
13. Favretti, F, Cadiere, GB, Segato, G, et al. Laparoscopic banding: Selection and techniques in 830 patients. Obes Surg 2002;12:385–390.
14. Overbo KK, Hatlebakk JG, Viste A, et al. Gastroesophageal reflux in morbidly obese patients treated with gastric banding and vertical banded gastroplasty. Ann Surg 1999; 228:51–58.
15. Doherty C, Maher JW, Heitshusen DS. Prospective investigation of complications, re-operations and sustained weight loss with an adjustable gastric banding device for treatment of morbid obesity. J Gastrointest Surg 1998;2:102–108.
16. Frezza EE, Ikramuddin S, Gourash W, et al. Symptomatic improvement in gastroesophageal reflux disease (GERD) following laparoscopic Roux-en-Y gastric bypass. Surg Endosc 2002;16(7):1027–1031.
17. Miller K, Hell E. Laparoscopic adjustable gastric banding: a prospective 4-year follow-up study. Obes Surg 1999;9: 183–187.
18. Suter M, Giusti V, Heraief E, et al. Early results of laparoscopic gastric banding compared with open vertical banded gastroplasty. Obes Surg 1999;9:374–380.
19. Belachew M, Legrand M, Vincent V, et al. L'approche coelioscopique dans le traitement de la chirurgie de l'obesite morbide. Technique et resultants. Ann Chir 1997;51: 165–172.
20. Suter M, Bettschart V, Giusti V, et al. A three-year experience with gastric banding. Surg Endosc 2000;14:532–536.
21. Berrevoet F, Pattyn P, Cardon A, et al. Retrospective analysis of laparoscopic gastric banding technique: short-term and mid-term follow-up. Obes Surg 1999;9:272–275.
22. Chelala E, Cadiere GB, Favretti F, et al. Conversions and complication in 185 laparoscopic adjustable silicon gastric banding cases. Surg Endosc 1997;11:268–271.

第 21.1 章　胃肠吻合术中环形吻合器的使用技巧

Alan Wittgrove. Tomasz Rogula

本章的第一作者 Wittgrove 在 1993 年最早开展了腹腔镜胃旁路术，该手术技巧及其结果在 1994 年首次被报道[1]。在该手术中胃肠吻合是通过一种 21mm 环形吻合器来进行的。在钉砧放置过程中通过经皮穿刺的导丝将钉砧从口腔牵引到胃囊。这种技巧是从内镜下经皮胃管置放术中衍生而来的。该术式的建立归因于由 Ethicon Endosurgery（Cincinnati, OH）研发的 Endopath Stealth 腹腔镜用 21mm 环形吻合器[2]。我们使用 21mm 环形吻合器的原因是它能够建立标准的、可重复的 12mm 吻合口，而这也是我们在以往 6 年开腹胃肠吻合术中吻合口的大小。而这种方法能够保证最小的胃囊，这有利于长期的体重控制[3]。我们在使用非人类灵长类动物模型完善腹腔镜胃旁路术的过程中尝试过很多种钉砧放置方法，最终选择经口放置钉砧是因为我们拥有大量的内镜下经皮胃管置入经验(PEG)，并且这种方法相当容易适应掌握。对第一批共 1400 名患者使用这种技术，并分别进行内镜检查，没有人出现食管损伤[1]。

有人对使用这种吻合器可能存在的食管损伤及钉砧尺寸的选取存在疑虑。为了避免并发症，术者应该遵守基本的指南并使用正确的器械，也就是使用环形吻合器而不是其他类似产品。任何暴力手法和从上面牵拉钉砧都可能引起意外发生。从下面牵拉钉砧时钉砧边缘的角度以及气管插管放气（有时）也都是重要的技术要点。钉砧掉落在食管中的情况很少发生，可以通过内镜寻回[3]。

腹腔镜胃旁路手术的发展

襻状胃旁路术自从 1969 年 Mason 和 Ito[4] 报道以来已经演变出不同术式，由于有比较多的并发症如胃炎及食管炎，当初这类术式已经逐渐被淘汰了，而 Y 型胃旁路术逐渐发展完善起来。1994 年 Wittgrove 最早报道腹腔镜 Y 型胃旁路术[1]。这项手术包括构建独立的 15 ~ 30ml 的胃囊，一个 21mm 环形吻合口，一个 75cm 长的胃结肠后 Roux 支以及一个空肠 – 空肠侧 – 侧吻合。Wittgrove 等采用了经口导丝牵拉的方法使钉砧进入小胃囊。很多外科医生现在沿袭了这一手术操作，而对于部分超级肥胖的患者，术者更倾向于将 Roux 支长度延长到 150cm 或更长。Gagner 等采用了胃结肠前构建 Roux 支的手法。尽管有人说这种做法可能会增加胃肠吻合口张力，增大吻合口狭窄发生概率，但这种做法能够不必进行建立结肠后通道这一步骤。Champion 和 Williams[6] 报道了使用线型吻合器进行胃 – 空肠端 – 侧吻合。Higa 等[7] 成功实施了腹腔镜下手工胃 – 空肠吻合。在某些术式中大多数术者认为应该常规关闭肠系膜裂孔，包括 Petersen 裂孔。内疝及肠梗阻的发生提示术者应该闭合肠系膜裂孔或者至少尝试用其他方法确保粘合这些裂孔。

正如上文所述，学者们还对 Y 型胃旁路术（RYGB）中胃空肠吻合的方法有争论。在腹腔镜出现以前，胃肠吻合口都是手工缝合。腹腔镜下吻合总体来讲有三种方法：使用环形吻合器、使用线型吻合器、手工缝合。一些人认为，正像 Higa 描述的那样，第三种吻合方法是最需要技巧的。尽管还存在争议，多数人认为吻合方式的选择应该基于术者的喜好、熟练程度及操作技术特长。没有一种吻合方法被认为是腹腔镜减肥手术当中的“金标准”，推荐术者选取其中一种作为他们的首选方法。这样有利于熟悉和熟练手术，并使患者能有更好的预后。

每种吻合方法都有可能存在并发症，其中胃肠吻合口瘘最为严重。为谨慎起见，术者在关闭腹部切口之前应该仔细检查胃肠吻合口。而检查的方法也有很多种，很多术者将亚甲基蓝注入胃小囊，然后在吻合口周围观察是否有蓝色渗出以检查吻合是否牢固。我们检查吻合口的方法是在吻合口远端几厘米处用肠钳夹闭小肠，用内镜向胃小囊内充气，然后在腹腔冲洗液中观察是否有气泡从吻合口处逸出。这种方法能够立刻对吻合口的牢固情况进行评估，特别是在担心有技术失误或存在出血时。

胃肠吻合术中环形吻合器的使用技巧

患者取常规仰卧位躺在手术台上（图 21.1-1）。于左上腹肋弓下穿刺气腹针建立气腹。最初的操作孔应该在腹腔镜辅助下在脐部穿刺，后面的操作孔应该在腹腔镜直视下建立。脐部、右上腹和左上腹的套管应该选择直径 10 ~ 12mm 的型号。我们一般选用平滑型套管，而如果担心器械操作套管移动也可以选择螺纹型套管。在剑突下穿刺置入一个 5mm 套管来操作挡肝器。

在剑突下操作孔放入一个 5mm 有齿抓钳到膈下食管旁并挡开肝。直视下将粘连分开后找到食管及贲门食管连接处（His 角）。通过胃食管连接处置入一根球囊导管，如 Baker 空肠管，在胃体中向球囊充气后，拉回至胃食管连接处。在球囊下胃小弯处开始沿胃壁分离胃。牵拉胃前壁，从胃小弯开始沿胃后壁建立一条隧道，首先水平放入线型吻合器（45mm 或 60mm），离断胃体，然后将线型吻合器对着 His 角和脾上极竖直放置（图 21.1-2），再次切割离断胃。在切割过程中应注意在吻合器闭合前应取出球囊导管以避免导管卡住吻合器。

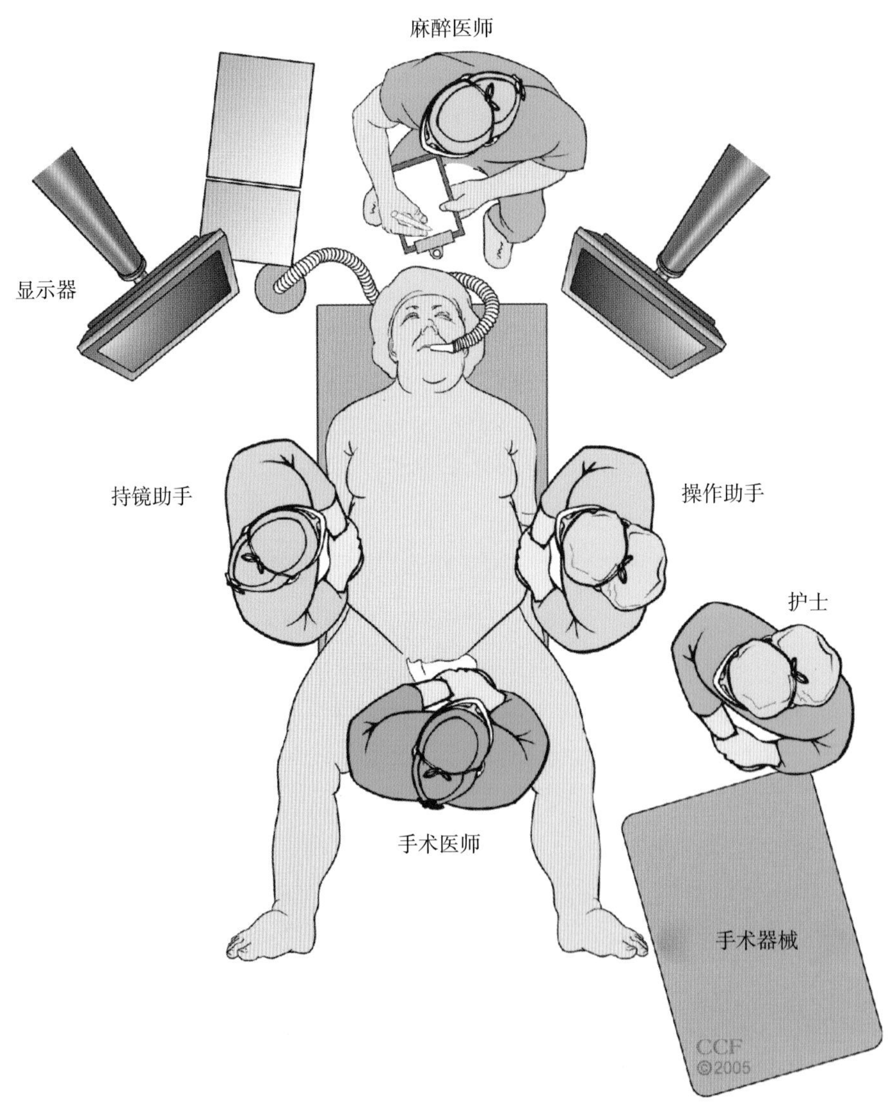

图 21.1-1　患者体位及手术人员位置（Courtesy of the Cleveland Clinic Foundation.）

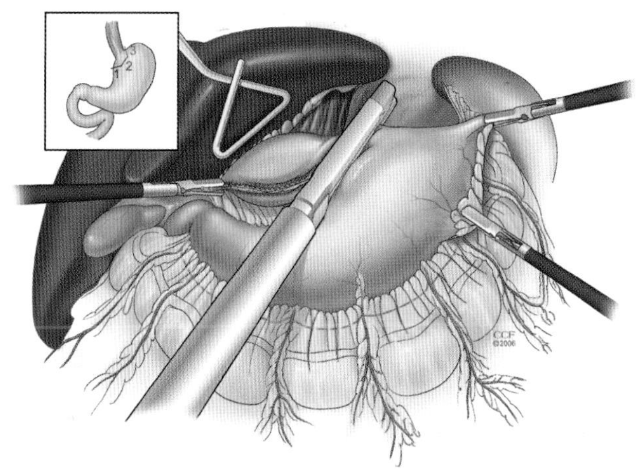

图 21.1-2　用线型吻合器制造胃小囊（Courtesy of the Cleveland Clinic Foundation.）

胃小囊应该垂直构建，并且保证有足够的大小放置 21mm 环形吻合器（约 15ml）。为了构建合适大小的胃小囊,需要使用 2 ~ 4 个 45mm 线型吻合器。

内镜医师对胃小囊进行内镜检查，然后经皮穿刺一个套管以放置一条环形导丝到胃腔中，并通过内镜将导丝由口腔牵出（图 21.1-3）。将导丝环套在钉砧的中轴上，牵引钉砧通过咽喉和食管进入胃小囊（图 21.1-4）。置入钉砧的过程中最狭窄的地方是气管插管的球囊处，如果此时将钉砧，牵引到食管比较困难，可以暂时将气管插管球囊放气，使钉砧进入远端食管。在操作中麻醉医师应该注意保持气管插管的位置。用柔和的手法制造一个刚刚足够让钉砧中轴通过的开口，用力牵拉钉砧，将钉砧中轴牵出胃壁。如果导丝是金属材质，可以应用电凝。而我们采用缝线作为导丝，应该避免使用电凝刀。钉砧应该柔和地从胃断端后方穿出，牵拉导丝使胃小囊后壁翻向前方以便于完成胃肠吻合。

向小网膜囊方向打开肝胃韧带，在胃后放置一个 Penrose 带，用以在肠 – 肠吻合后将小肠固定在上腹部。

将大网膜牵向上腹部，将结肠牵向前方头侧，于 Treitz 韧带左前方肠系膜处做一切口（图 21.1-5），为小肠断端从横结肠系膜进入小网膜囊腔做准备。然后在胃和结肠后向小网膜囊内置入卵圆钳或网状钳，抓住 Penrose 带将其拉向下腹部。

检查小肠，以 Treitz 韧带为标识找出近端空肠。必须明确观察到腹膜反射以避免识别错误。沿着小肠找到 Treitz 韧带远端 10 ~ 12cm 处，这样在吻合时小肠及系膜不会产生太大张力。用 45mm 线型吻合器离断小肠，尽量少地离断小肠系膜，近端断端由助手抓持以免弄混，远端断端构建成 75cm Roux 支，然后近端断端与远端小肠通过两把 35mm 线型吻合器进行侧 – 侧吻合，35mm 线型吻合器的开口通过 45mm（或 60mm）线型吻合器关闭。

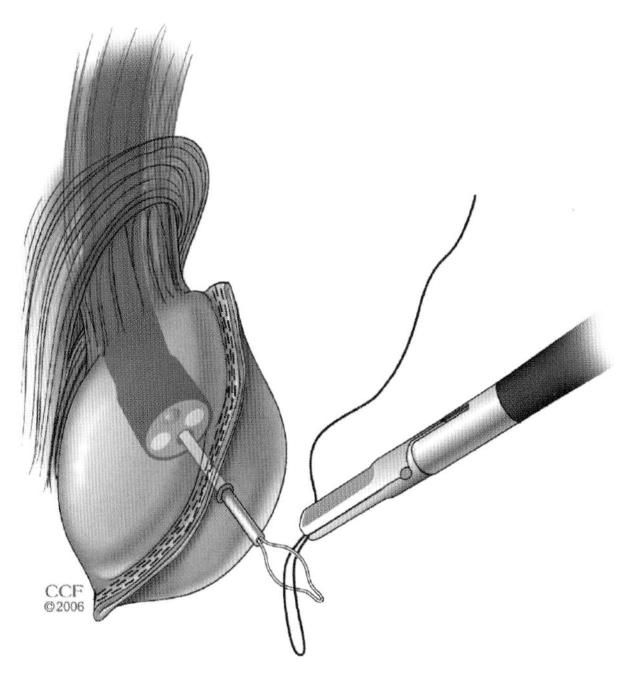

图 21.1-3　向胃小囊内置入内镜，于胃断端后方穿出一个套环，将导丝倒行牵回患者口部（Courtesy of the Cleveland Clinic Foundation.）

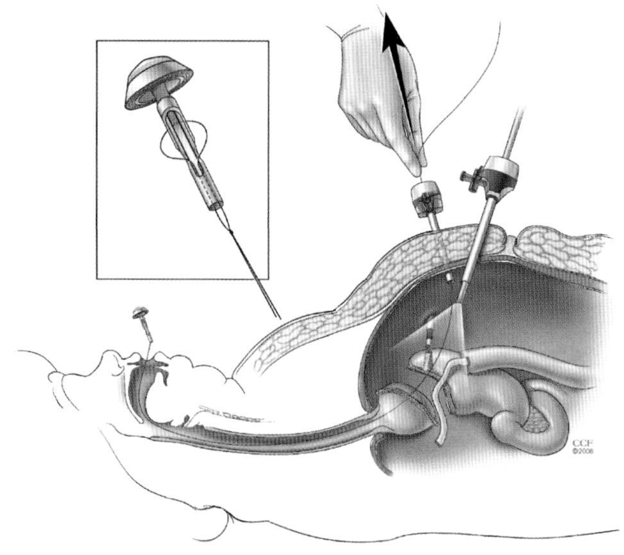

图 21.1-4　将导丝环固定在环形吻合器钉砧上，并将钉砧牵引到胃小囊中（Courtesy of the Cleveland Clinic Foundation.）

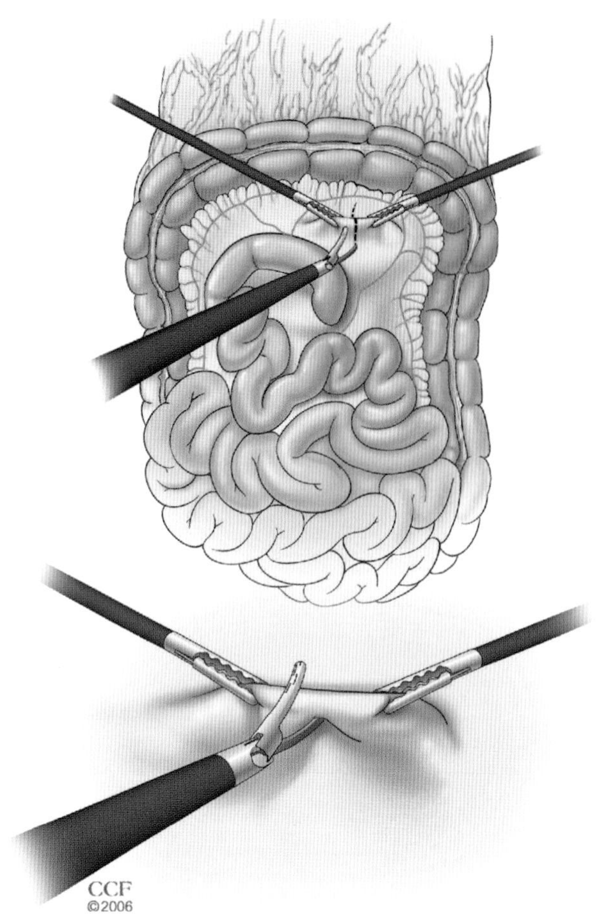

图 21.1-5 在横结肠系膜上制造一个可以让 Roux 支进入结肠后、胃后腔隙的开口（Courtesy of the Cleveland Clinic Foundation.）

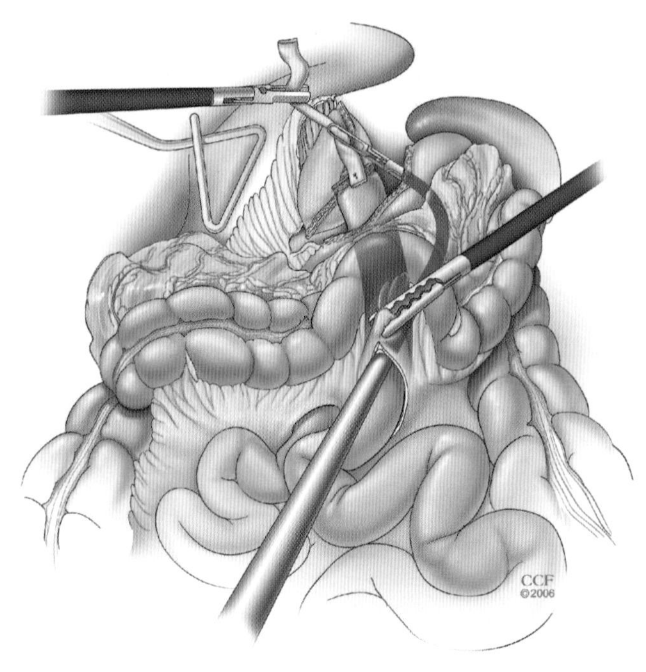

图 21.1-6 使用 Penrose 带将 Roux 支通过结肠后、胃后腔隙牵引至胃小囊处（Courtesy of the Cleveland Clinic Foundation.）

Penrose 带与远端小肠进行缝合固定，将适当长度的小肠，约 10cm，拉向上腹部（图 21.1-6）。离小肠断端 5 ~ 6cm 处的系膜小肠游离部做一个纵向切口。将 21mm 环形吻合器通过左下套管置入。切开小肠将底座置入小肠肠腔，从右上套管置入抓钳抓持住钉砧中轴，然后将切割器底座探入腹腔与钉砧中轴连接（图 21.1-7）。在闭合切割器的过程中仔细观察并保证小肠方向以免扭转，退出环形吻合器，小肠开口用线型吻合器闭合。从小肠到胃小囊进行三次缝合将胃肠吻合口包埋起来。这种做法能够关闭可能存在的交叉切割线，并能加固两条切割线中可能存在缺血胃组织薄弱处。将小肠夹闭，然后最后一次进行内镜充气检验。

然后将小肠无张力地重新放回横结肠下，这样开口闭合处能够固定在横结肠系膜上。这种方法能够固定小肠，消除潜在可能发生内疝的腔隙。我们

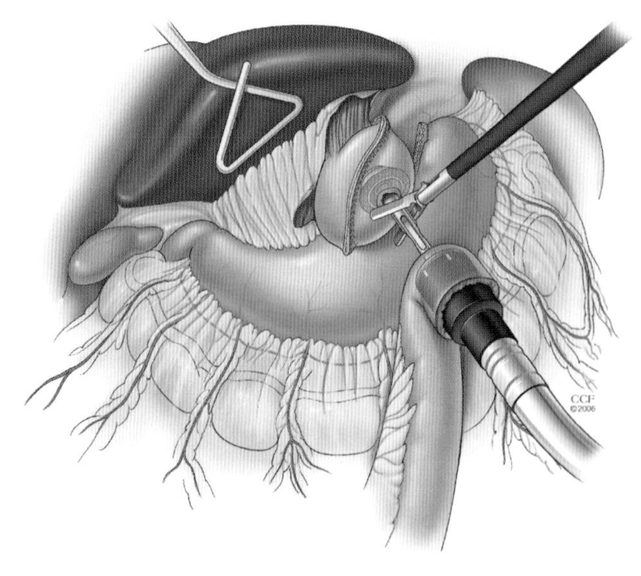

图 21.1-7 闭合器底座通过 Roux 支肠腔与钉砧连接，通过这种方法能够将 Roux 支置于结肠后、胃后位置或结肠前、胃前位置（如图所示）（Courtesy of the Cleveland Clinic Foundation.）

还会额外将小肠与系膜缝合来进一步加固和封闭这个开口。然后关闭小肠系膜上的腔隙减少肠 - 肠吻合处内疝发生的可能。

将一条引流条放置在肝膈间隙、胃肠吻合口头侧的膈下间隙左侧（图 21.1-8）。关闭用以放置环形

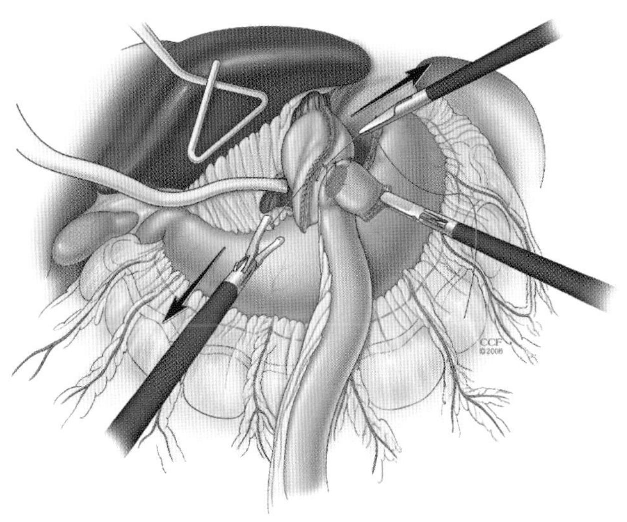

图 21.1-8 已完成的胃肠吻合口（Courtesy of the Cleveland Clinic Foundation.）

吻合器的左下方套管通道处的腹膜，其余位置腹膜暂不关闭。在腹腔镜直视下从左下方通道外侧经皮在腹膜前放置镇痛泵导管。

术后护理

术后不使用经鼻胃引流。术后需要应用少量止痛药物，在术后 48h 内仅在患者最不适部位局部使用“镇痛泵”。术后第一天可以给予水、肉汤和无糖果冻。术后第二天早晨用水溶性造影剂进行一次上胃肠道造影。大多数患者在术后第二天出院，出院时饮食仍然为水、肉汤、无糖果冻。

学习曲线

最初施行该手术的手术时间会比较长，但随着经验的增加，手术时间可以减少到 1 ~ 2h。目前的文献粗略地认为该手术的学习曲线为 100 次手术。在此期间可以预见早期手术并发症发生率会明显增高。目前正在制订手术操作方案，以加快手术学习过程、减少学习期间手术并发症的发生，从而降低患者接受手术的风险，拥有足够的经验和高级腹腔镜手术技巧非常关键。在男性患者或者体重指数（BMI）较大时，手术操作难度相应增加。术者在学习的初级阶段应该尽量选取体重较低、无严重合并症的患者。在早期的腹腔镜减肥手术时代，手术器械的功能和长度对手术造成明显的限制。器械的限制使得 BMI 超过 50 的超重患者很难进行手术[5]。手术器械生产厂家针对这种情况，设计了更好的器械，使我们的腹腔镜、内镜手术更容易进行。

吻合技术的改进

从 1993 年我们第一次实施了腹腔镜胃旁路手术以来，该手术方法已经历了一些微小改进过程。

胃小囊的大小一直保持在 15ml，其大小通过球囊来测量。用以引导 21mm 环形吻合器钉砧的内镜操作可以在切断胃后立刻进行，也可以在胃肠吻合之前进行。内镜圈套器抓持牵引线的操作，可以在胃囊内进行，也可以将圈套器穿出胃壁在腹腔内进行。

如同上面提到的，相对于早期的 1000 例手术，我们现在对肠系膜进行更多的缝合以关闭肠系膜裂孔。

近端 Roux 支构建在横结肠系膜根部，取结肠后、胃后位。这种方式可以缩短 Roux 支到近端胃囊的路程、降低小肠张力。使用 Penrose 带可以使该操作更易进行。把 Penrose 带从肝尾状叶附近的小网膜空缺处穿过，然后将小肠牵拉到靠近近端胃小囊的上腹部。我们曾经使用过几种不同的方法来进行这一步骤，但发现这样使用 Penrose 带更加简便和有效。

胃肠吻合结束后将近端小肠夹闭，用内镜对近端小肠充气，然后进行术中内镜检查可以在早期辅助查找吻合口瘘[5]。我们同样尝试了多种方法，但最有效的还是这一种，而且我们认为术中内镜检查吻合情况确实有好处。

技术方面最重要的改变是经皮穿刺直接放置环形吻合器钉砧，而不是遵循传统手术的方法通过 33mm 套管来放置。在我们放弃使用套管放置吻合器钉砧的最初阶段，我们发现伤口感染率上升了。我们尝试了多种手段使伤口避免接触污染的环形吻合器钉砧。最后我们发现最有效的手段其实就是简单地使用器械台上已经准备好的塑料套筒。要取出器械时先松开塑料套筒并将其滑至吻合器末端，插入到皮下组织中。用这种办法使我们的伤口感染率降低到了 1% 以下。

我们最近采用了 ON Q 止痛泵（I-Flow Corp., Lake Forest, CA）向患者最疼痛部位注射局部麻醉药来减少麻醉镇痛药的使用，通过止痛泵的使用，我们的团队现在已经不再使用患者自主服用麻醉药

（PCA）的常规做法。使用这种方法后患者要更清醒，也能够降低患者睡眠呼吸暂停综合征加重的风险。

结果

一般人，甚至许多医师都强调体重降低是手术最主要的结果，但其实最重要的应该是肥胖合并症，如糖尿病、睡眠呼吸暂停综合征、高血压的改善。腹腔镜胃旁路术不是一项美容手术，然而大多数患者术后在健康状况改善的同时确实能够降低体重。接受手术后 95% 的患者的肥胖合并症能够显著改善或者完全缓解。术后，胃食管反流综合征的缓解率为 98%。糖尿病的完全缓解率为 98%，其余 2% 患者病情也有所减轻。困扰患者的睡眠呼吸暂停综合征在 97% 的患者中消失。118 名高血压患者中 91% 达到临床缓解，10 名患者仍有轻微高血压需要服用药物。术后 6 个月患者超重部分体重降低 50%，术后 18 个月降低 80%[5]。

本章第一作者的最初 1000 例手术术后并发症情况如下：需要二次手术的吻合口瘘发生率为 0.8%，需要输血的术后出血发生率为 0.6%，伤口感染率为 6.9%，为此如上文提到的我们改变了放入钉砧的方法。吻合口狭窄而需要进行扩张的发生率为 3.8%，肠梗阻发生率为 0.8%。

不同学者为了降低术后并发症发生率提出了不同的方法进行胃空肠吻合，但是看来术后并发症的发生率多与术者本身有关，而不是手术方法本身。在早期并发症和晚期并发症中，吻合口瘘都是最严重的并发症，它会延长住院时间，增加治疗花费，增加其他并发症风险甚至导致死亡。最近的胃旁路术相关文献报道吻合口瘘发病率为 2% ~ 5%。Carrasquilla 等 [8] 报道极低的吻合口瘘发生率：0.1%（1000 病例中仅发生 1 例）。他们手术中采用了结肠前、胃前通路，并使用了环形吻合器进行胃肠吻合。

腹腔镜 Y 型胃旁路术（LRYGB）术后吻合口狭窄是应用吻合器吻合或手工缝合后的另一并发症。对 1000 名接受 LRYGB 患者的前瞻性研究显示使用线型吻合器进行胃肠吻合，吻合口狭窄的发生率为 3.2%[9]。有的狭窄发生在术后 4 ~ 6 周，有的狭窄发生的较晚，并且与吸烟或服用药物有关。在我们的病例中，内镜下扩张术用于治疗胃肠吻合后的狭窄十分有效。进行狭窄的扩张需要一名有经验的内镜医生，因为该操作有导致穿孔和过度扩张的危险。在我们的病例中，所有的早期狭窄都可以使用内镜扩张治疗而不需要二次手术。但也有研究显示内镜扩张效果不明显，强调需要二次手术治疗狭窄 [9]。

Nguyen 等 [10] 统计分析了使用 21mm 和 25mm 环形吻合器进行胃空肠吻合的腹腔镜胃旁路术后发生吻合口狭窄的发生率，并评估了使用内镜球囊扩张治疗吻合口狭窄的安全性和有效性。相对于使用 25mm 环形吻合器，使用 21mm 环形吻合器发生吻合口狭窄概率更高。吻合口狭窄的症状一般发生在术后 6 周以内，有 17% 狭窄扩张后的患者复发狭窄。在使用 21mm 和 25mm 环形吻合器进行胃肠道吻合的患者中，术后 1 年超重部分体重降低无明显差异 [10]。不同型号环形吻合器对预后是否存在显著影响还需长期随访结果支持。

胃旁路术后早期胃肠吻合口出血是一种较为少见的并发症。Nguyen 等报道使用环形吻合器进行胃空肠吻合的 LRYGB 患者有 3.2% 发生吻合口出血，且一般发生在术后 24h 内，临床表现为呕血、便鲜红色血、黑便和低血压。极个别情况下需要荧光显色法来寻找出血位置。对于吻合口出血来说，一般保守治疗就足够了，但对血流动力学不稳定和急性出血患者需要以手术控制出血。出血部位不止包括胃空肠吻合口，还包括胃残端 [11]。

其他手术技巧

大多数环形吻合器进行胃肠吻合的技巧改良涉及到钉砧的放置。尽管很少有报道提到咽喉和食管损伤，然而造成损伤和将钉砧从咽喉牵拉到近端胃的操作难度仍然是潜在的问题。Nguyen 和 Wolfe 报道了一例尝试牵拉钉砧过程中导致咽喉下穿孔的案例 [12]。为消除上述危险、避免术中使用内镜，有人提出了用下面的方法放置钉砧：先在远端胃部做一切口，用导线牵引钉砧从切口进入，并逐步牵拉钉砧到即将形成的小胃囊内的制定部位。这种方法需要将钉砧中轴穿出胃壁以便将钉砧固定在目标位置 [13]。Murr 和 Gallagher[14] 也报道了他们使用经腹通路放置钉砧的方法也取得了良好的结果。另有一些方法不必使用内镜经口腔放置钉砧 [15]。Gagner 推广了一种方法，使用经鼻胃管连接到钉砧上，然后用胃管经口腔引导钉砧到胃（图 21.1-9）。用这些方

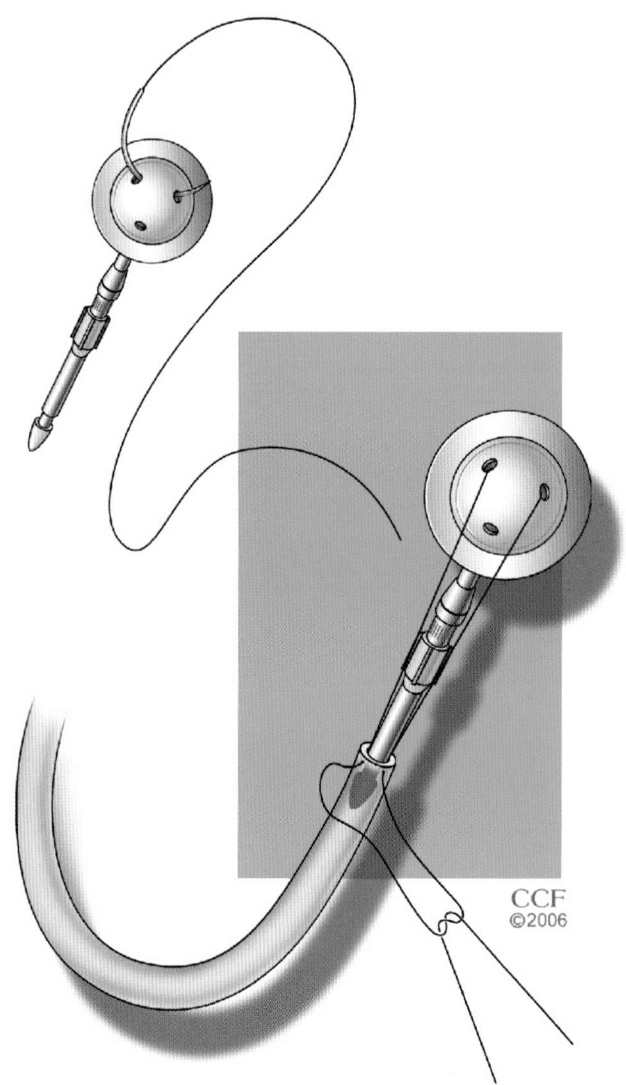

图 21.1-9 钉砧中轴可以插入并缝合到切断的鼻胃管断端以方便放入胃囊。这种方法不需要使用内镜导丝。经口腔放置胃管，然后通过胃造口将胃管拉出胃囊，将钉砧放置在合适位置。剪开线结，将胃管从腹壁套管拉出（Courtesy of the Cleveland Clinic Foundation.）

法不用使用内镜辅助。胃肠吻合口的严密性通过向胃囊内注射亚甲蓝来检验。

在 Gould 等 [16] 提出的改进方法中需要在胃上做一切口放置钉砧。这种方法需要较高的技巧才能进行，需要有经验的腹腔镜外科医生才能够取得较好的预后、较低的并发症发生率。所需要的技巧包括使用 21mm 环形吻合器进行胃空肠吻合构建结肠前、胃前 Roux 支。他们报道的病例中发生的并发症包括 2 例胃 – 胃窦道及 14% 的远期胃空肠吻合口狭窄。这些吻合口狭窄通常与其他并发症如吻合口瘘或边缘溃疡有关，需要内镜扩张治疗。

一直以来外科医师在寻找最佳胃肠吻合方法。现在常用的有三种方法：手工吻合、使用环形吻合器吻合以及使用线型吻合器吻合。与器械吻合相比，手工吻合难度更大，耗时也更长，但能够降低器械费用。Gonzalez 等 [17] 报道使用环形吻合器吻合更易导致吻合口狭窄，伤口感染率也更高。这些发现使学习曲线的反映，也表明学习过程中需要加强腹腔镜新器械、新技术的训练。

Shope 等 [18] 对比了腹腔镜下胃肠吻合的两种方法：使用环形吻合器和使用线型吻合器。使用线型吻合器进行吻合花费时间更少，需要二次手术的吻合口瘘也更少，术后伤口感染率更低。两种吻合方法术后超重部分体重降低量、住院时间、总住院花费、手术花费无明显差异。他们认为吻合方法的选择主要取决于术者的偏好。

手助腹腔镜胃旁路术经常被认为是学习腹腔镜手术的起步方法。随着经验的增加，手术方法可以从手助腹腔镜胃旁路术转变为腹腔镜 Y 型胃旁路术 [19]。

（李晨 译 董光龙 审校）

参考文献

1. Wittgrove AC, Clark GW, Tremblay LJ. Laparoscopic gastric bypass, Roux-en-Y: preliminary report of five cases. Obes Surg 1994;14(4):353–357.
2. Wittgrove AC, Clark GW. Combined laparoscopic/endoscopic anvil placement for the performance of the gastroenterostomy. Obes Surg 2001;11(5):565–569.
3. Wittgrove AC, Clark GW. Laparoscopic gastric bypass: Endostapler transoral or transabdominal anvil placement. Obes Surg 2000;10(4):376–377.
4. Mason EE, Ito C. Gastric bypass. Ann Surg 1969;170(3): 329–339.
5. Wittgrove AC, Clark GW, Schubert KR. Laparoscopic gastric bypass, Roux-en-Y: technique and results in 75 patients with 3–30 months follow-up. Obes Surg 1996;6(6): 500–504.
6. Champion JK, Williams MD. Prospective randomized comparison of linear staplers during laparoscopic Roux-en-Y gastric bypass. Obes Surg 2003;13(6):855–859; discussion 860.
7. Higa KD, et al. Laparoscopic Roux-en-Y gastric bypass for morbid obesity: technique and preliminary results of our first 400 patients. Arch Surg 2000;135(9):1029–1033; discussion 1033–1034.
8. Carrasquilla C, et al. Total stapled, total intra-abdominal (TSTI) laparoscopic Roux-en-Y gastric bypass: one leak in 1000 cases. Obes Surg 2004;14(5):613–617.
9. Schwartz ML, et al. Stenosis of the gastroenterostomy after laparoscopic gastric bypass. Obes Surg 2004;14(4):484–491.
10. Nguyen NT, Stevens CM, Wolfe BM. Incidence and outcome of anastomotic stricture after laparoscopic gastric bypass.

J Gastrointest Surg 2003;7(8):997–1003; discussion 1003.
11. Nguyen NT, Rivers R, Wolfe BM. Early gastrointestinal hemorrhage after laparoscopic gastric bypass. Obes Surg 2003;13(1):62–65.
12. Nguyen NT, Wolfe BM. Hypopharyngeal perforation during laparoscopic Roux-en-Y gastric bypass. Obes Surg 2000;10(1):64–67.
13. de la Torre RA, Scott JS. Laparoscopic Roux-en-Y gastric bypass: a totally intra-abdominal approach—technique and preliminary report. Obes Surg 1999;9(5):492–498.
14. Murr MM, Gallagher SF. Technical considerations for transabdominal loading of the circular stapler in laparoscopic Roux-en-Y gastric bypass. Am J Surg 2003;185(6):585–588.
15. Borao FJ, Thomas TA, Steichen FM. Alternative operative techniques in laparoscopic Roux-en-Y gastric bypass for morbid obesity. JSLS 2001;5(2):123–129.
16. Gould JC, Garren MJ, Starling JR. Lessons learned from the first 100 cases in a new minimally invasive bariatric surgery program. Obes Surg 2004;14(5):618–625.
17. Gonzalez R, et al. Gastrojejunostomy during laparoscopic gastric bypass: analysis of 3 techniques. Arch Surg 2003;138(2):181–184.
18. Shope TR, et al. Early results after laparoscopic gastric bypass: EEA vs GIA stapled gastrojejunal anastomosis. Obes Surg 2003;13(3):355–359.
19. Gould JC, et al. Evolution of minimally invasive bariatric surgery. Surgery 2002;132(4):565–571; discussion 571–572.

第 21.2 章　经腹环形吻合器使用技术

Benjamin E. Schneider, Daniel B. Jones

从 1994 年第一次报道腹腔镜 Y 型胃旁路术以来，外科医师都进应用环形吻合器进行端端吻合来构建胃空肠吻合。使用环形吻合器可以在小胃囊上进行吻合，并且是一种安全、稳固、简便的吻合方法，因此而受欢迎。

最初，胃空肠吻合采用经口技术，即在内镜引导下环形吻合器钉砧经口腔置入[1-2]。这种技巧需要经验丰富的内镜医师操作内镜到达胃囊，然后应用静脉穿刺导管向胃囊放入导丝，并由内镜牵出。随后将导丝固定在进行端端吻合的钉砧上，顺行将钉砧从口腔经食管牵拉入胃囊，方法类似于经皮内镜下胃管置入术。操作过程中需要暂时放出气管插管球囊中的气体，并将患者头和下颌向前推，以便使钉砧通过远端食管。尽管大量的报道中没有提到钉砧相关的并发症，一些外科医师发现经口放置钉砧可能会导致明显的损伤[3-4]。不同品牌吻合器设计有所差异，导致经口技术不被广泛应用。

各种中轴长度不同的钉砧或中轴较短的钉砧使得放置钉砧时会比较困难，容易导致食管损伤[3]。经口放置钉砧过程中，钉砧通过环咽肌困难，同时会导致包括食管穿孔和胃壁损伤等并发症，外科医师开发出了经胃放置钉砧的技术[5-8]。除了安全外，经胃放置钉砧技术还有其他优势，包括不需要进行内镜操作，避免了口腔菌群污染，同时还能消除在钉砧通过食管过程中气管插管移动、滑出的危险。

经胃放置钉砧有多种不同的方法。可以采用 de la Torre[6] 和 Scott[5] 等描述的使用球囊胆管造影管放置钉砧的方法，也可以先构建胃囊然后打开末端[6, 8]。然后将附有缝线的钉砧直接放入胃囊。缝线固定的中轴也放入胃囊到选定的位置。牵拉缝线将钉砧拉出胃壁，然后关闭胃囊上的切口。

胃囊大小可以通过一种简单的技巧测量，将 15ml 胃球囊放入胃食管连接处来判断胃囊大小（图 21.2-1）。在胃前壁行胃切开术。将系有缝线的

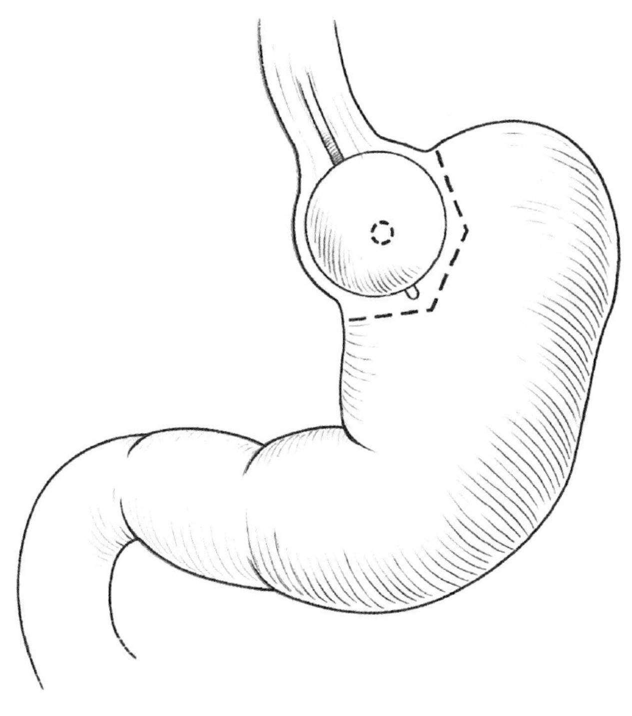

图 21.2-1　测量胃囊大小，以及胃内球囊

21mm 钉砧通过操作孔放入腹腔。使用 45cm 改良 Maryland 抓钳（Jones Perforator, Stryker Endoscopy, San Jose, CA）抓持缝线，并牵拉通过胃切口（图 21.2-2）[9]。使用抓钳尖端穿透胃壁，将缝线放到胃囊合适部位选定进行吻合的位置。向前牵拉缝线，使钉砧中轴穿出胃壁。然后使用腹腔镜胃肠吻合器（Endo-GIA 60 mm, 3.5 mm staples, US Surgical, Division of Tyco, Princeton, NJ）（图 21.2-3）构建胃囊。操作时应注意避免胃管残留在胃中，以免被胃肠吻合器切断，可能导致切割线破裂、瘘、残留胃管碎片。

胃切口靠近切割线，使用胃肠吻合器关闭。最后通过操作孔放入吻合器器身，通过 Roux 支与钉砧中轴链接（图 21.2-4）。在关闭吻合器前应该检查 Roux 支系膜保证没有发生扭转。然后关闭吻合器，将吻合器取出。Roux 支开口用 2.5mm 线型吻合器关

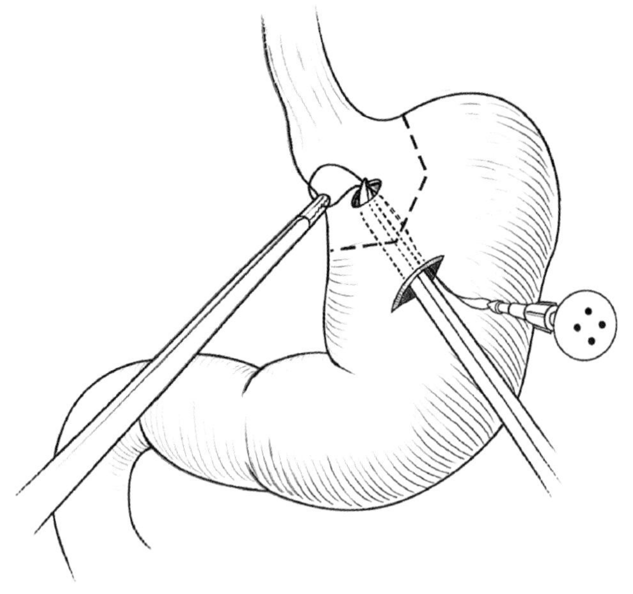

图 21.2-2　经胃放置端端吻合钉砧

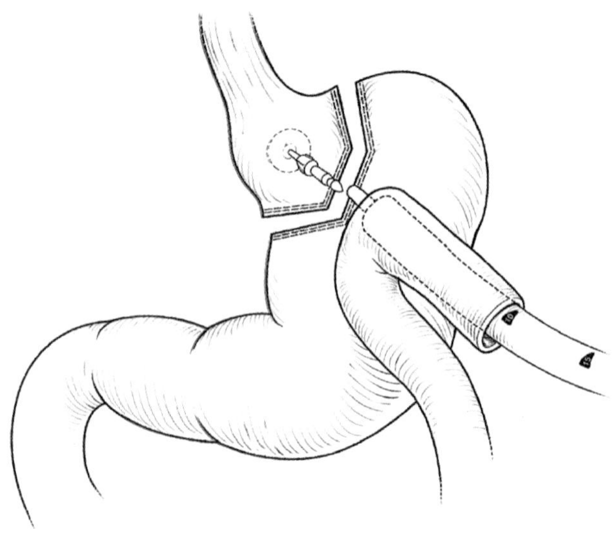

图 21.2-4　吻合器的放置

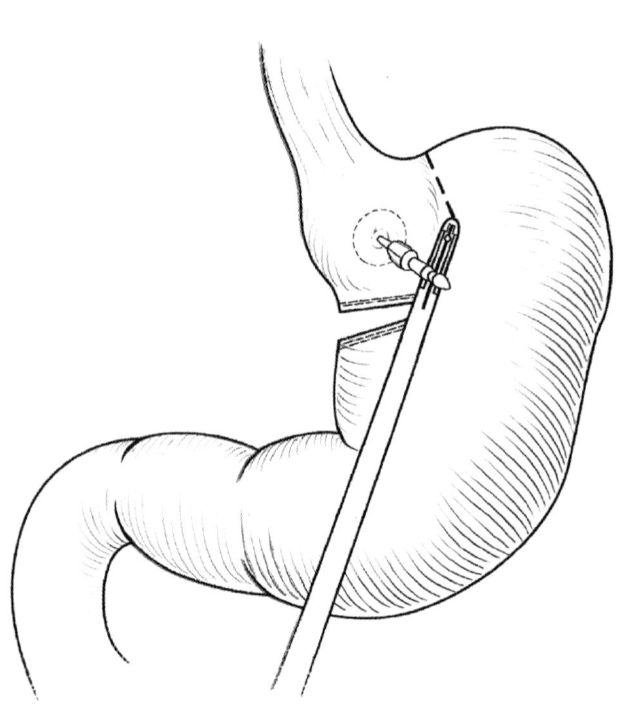

图 21.2-3　离断胃

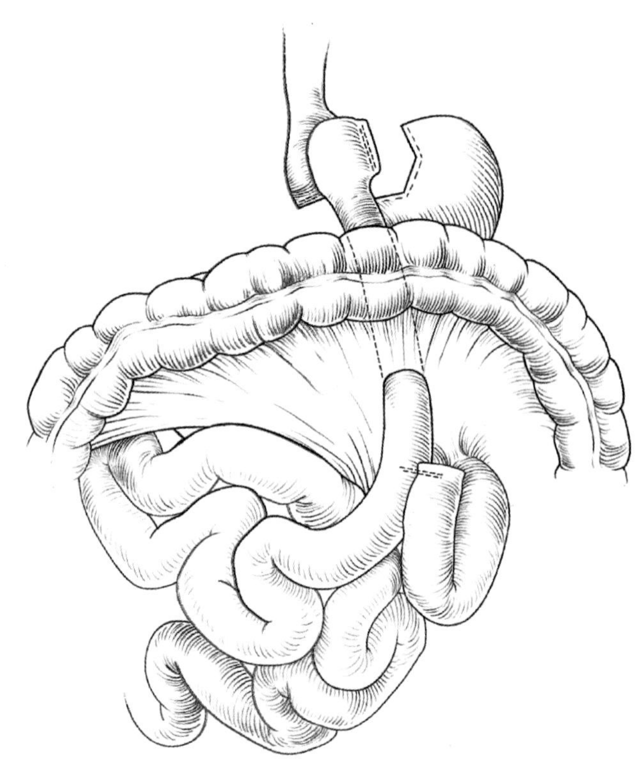

图 21.2-5　完成胃旁路术

闭（图 21.2-5）。吻合口使用可吸收缝线进行水平褥式缝合进行加固以降低张力。通过胃管注入含有或不含亚甲蓝的生理盐水检查胃空肠吻合口是否存在瘘。也可以使用内镜充气试验来检查吻合口。术后第一天进行上胃肠道造影检查可以帮助确定没有瘘发生[10-11]。

无论是经胃还是经口放置钉砧，其成功率是相近的，因二者胃肠吻合的技术是相似的。一些结果显示环形吻合器进行胃肠吻合预后与手工吻合或使用线型吻合器相近。使用环形吻合器吻合口瘘发生率为 1.3%～2.2%[1，12]。这与使用手工吻合和线型吻合器进行胃肠吻合的吻合口瘘发生率相近

（2%～5.1%）[13-15]。吻合口狭窄可能是由局部缺血、过度张力或者技术上吻合口过小引起。尽管有报道认为使用环形吻合器进行胃空肠吻合会导致更高的吻合口狭窄发生率，大样本统计显示狭窄发生率在可接受范围内（1.6%～6.9%）[2, 16]。这些狭窄可以通过气囊或探针扩张治疗，而不需要进一步手术治疗[17]。虽然没有具体数字，但经胃放置环形吻合器钉砧有更低的伤口感染率，因为可以避免操作中脱落组织或钉砧携带口咽菌群污染。

尽管在文献报道中经口腔置入钉砧获得了成功，这种方法不能被所有的外科医师普遍使用，因为不同吻合器的细节参数不同。经胃放置钉砧方法可以在直视下将钉砧放置到合适进行吻合的位置，而不会损伤食管也不需要内镜辅助[18]。

（徐晓 译　董光龙 审校）

参考文献

1. Wittgrove AC, Clark GW, Tremblay LJ. Laparoscopic gastric bypass, Roux-en-Y: preliminary report of five cases. Obes Surg 1994;4:353–357.
2. Wittgrove AC, Clark GW. Laparoscopic gastric bypass, Roux-en-Y 500 patients: technique and results, with 3–60 month follow-up. Obes Surg 2000;10:233–239.
3. Wittgrove AC, Clark GW. Laparoscopic gastric bypass: Endostapler transoral or transabdominal anvil placement. Obes Surg 2000;10:376.
4. Wittgrove AC, Clark GW. Combined laparoscopic/endoscopic anvil placement for the performance of the gastroenterostomy. Obes Surg 2001;11:565–569.
5. Scott DJ, Provost PD, Jones DB. Laparoscopic Roux-en-Y gastric bypass: transoral or transgastric anvil placement? Obes Surg 2000;10:361–365.
6. de la Torre RA, Scott JS. Laparoscopic Roux-en-Y gastric bypass: a totally intra-abdominal approach - technique and preliminary report. Obes Surg 1999;9:492–498.
7. Nguyen NT, Wolfe BM. Hypopharyngeal perforation during laparoscopic Roux-en-Y gastric bypass. Obes Surg 2000;10:64–67.
8. Teixeira JA, Borao FJ, Thomas TA, Cerabona T, Artuso D. An alternative technique for creating the gastrojejunostomy in laparoscopic Roux-en-Y gastric bypass: experience with 28 consecutive patients. Obes Surg 2000;10:240–244.
9. Schneider BE, Provost PD, Jones DJ. Obesity surgery—laparoscopic Roux-en-Y and gastric banding procedures. In: Jones D, Wu JS, Soper NJ, eds. Laparoscopic Surgery: Principles and Procedures. St. Louis: Quality Medical Publishing, 2004.
10. Sims TL, Mullican MA, Hamilton EC, Provost DA, Jones DB. Routine upper gastrointestinal Gastrografin swallow after laparoscopic Roux-en-Y gastric bypass. Obes Surg 2003;13:66–72.
11. Hamilton EC, Sims TL, Hamilton TT, Mullican MA, Jones DB, Provost DA. Clinical predictors of leak after Roux-en-Y gastric bypass. Surg Endosc 2003;17:679–684.
12. Nguyen NT, Goldman C, Rosenquist CJ, et al. Laparoscopic versus open gastric bypass: a randomized study of outcomes, quality of life, and costs. Ann Surg 2001;234:279–291.
13. Higa KD, Boone K, Ho T. Complications of the laparoscopic Roux-en-Y gastric bypass: 1,040 patients: what have we learned? Obes Surg 2000;10:509–513.
14. De Maria EJ, Sugerman HJ, Kellum JM, Meador JG, Wolfe LG. Results of 281 consecutive total laparoscopic Roux-en-Y gastric bypass to treat morbid obesity. Ann Surg 2002;235:640–647.
15. Schauer PR, Ikramuddin S, Gourash W, Ramanathan R, Luketich J. Outcomes after laparoscopic Roux-en-Y gastric bypass for morbid obesity. Ann Surg 2000;232:515–529.
16. Gonzalez R, Lin E, Venkatesh KR, Bowers SP, Smith CD. Gastrojejunostomy during laparoscopic gastric bypass: analysis of 3 techniques. Arch Surg 2003;138:181–184.
17. Barba CA, BM, Lorenzo M, Newman R. Endoscopic dilation of gastroesophageal anastomosis stricture after gastric bypass. Surg Endosc 2003;17:416–420.
18. Jones DB, Maithel SK, Schneider BE. Roux-en-Y gastric bypass. In: Atlas of Minimally Invasive Surgery. Cine-Med, Inc.: Woodbury, CT, 2006:298–332.

第 21.3 章　腹腔镜 Y 型胃旁路术：手工胃空肠吻合技巧

Kelvin Higa

近年来减肥手术的流行主要得益于 20 世纪 90 年代开始的手术微创化。在之前的几十年里尽管外科医师证明了手术疗效确切、并发症发生率低，医疗专家、医疗保险公司及大众却并不接受这种手术。目前药物疗法的疗效不佳以及肥胖患者指数性增加导致减肥外科医师供少于求。据 2001 年统计，平均大约每名减肥外科医师有 20 000 名潜在的患者 [1]。因此，当越来越多的外科医师开始学习这项新手术时，目前的减肥外科医师保证并提高手术效率是十分重要的。

减肥手术微创化革命开始于 1993 年 Wittgrove、Clark 和 Tremblay 实施的第一台腹腔镜下近端胃旁路术 [2]。随后他们发现这种做法有较高的可行性，能够使患者体重降低，减少手术并发症到与开腹手术相近甚至更低的水平 [3]。本书所提及的进行胃空肠吻合过程中腹腔镜 / 内镜吻合器钉砧放置技巧是大多数手术方法的基础，早期用上述方法进行吻合的吻合口瘘发生率为 5%[4]，而吻合口瘘发生率随着经验增加逐渐降低 [5]。

1999 年 de la Torre 和 Scott[6] 发表了一系列腹腔镜 Y 型胃旁路术相关论文，他们所采用方法是经腹放置环形吻合器进行胃空肠吻合 [6]。Champion 以及后来的 Schauer 等 [7] 发明了使用线型吻合器进行稳定、标准性吻合的方法，从而避免了经口腔运送器械，消除了食管损伤的潜在危险。

考虑到器械吻合存在失败的可能，1996 年我们团队开始尝试进行手工吻合，并于 1998 年第一次在手术中进行了手工吻合 [8]。吻合的方法与我们在开放式 Y 型手术中所采用的方法相似。基于开腹手术的经验以及对制造胃囊理论的思考 [9]，我们以 MacLean 等 [10] 提出的吻合方法为基础进行吻合。因为解剖或技术的轻微改变都可能对近期、远期预后和并发症产生明显的影响，在当时腹腔镜器械存在局限性的情况下，我们尽量按照开腹手术的技术完成腹腔镜手术。

该手术的基本要点是在胃基底部分离出一个垂直方向的带状胃囊，以提供可以进行 Roux 支吻合的平台。这种方法被很多手术中心采用和改进，但仍然没有器械吻合普及。过长的学习周期以及缺乏足够的腹腔镜缝合经验是推广该技术的主要不足之处。然而，一旦掌握了这种技巧，外科医师就能够解决腹腔镜减肥手术，甚至是其他相关复杂前肠手术中可能碰到的几乎所有并发症，并使手术有极高的精确性。采用手工吻合也能使外科医师达到比开腹手术更高的效率（表 21.3-1）。

手术指征和患者选择标准

我们遵循美国国立卫生研究院（NIH）共识会议声明 [11] 中的胃肠手术治疗病态肥胖症指南（表 21.3-2）以及美国减肥外科学会（ASBS）与美国胃肠内镜外科医师协会（SAGES）的建议，制订手术指征（表 21.3-3）。

表 21.3-1　手工胃肠吻合技术的优点与缺点

缺点
• 较长的学习周期
优点
• 外科医师熟悉和掌握该技术后更低的吻合口瘘发生率
• 并发症发生率降低，包括吻合口狭窄
• 较器械吻合花费更低
• 不需要内镜设备辅助
• 不需要扩大操作孔或因内镜设备放入操作孔产生感染
• 可以构建小的、带状小胃囊
• 可以由一名外科医师单独完成，不需要另外一名有经验的外科医师作为助手
• 避免了食管损伤
• 方便进行二次手术或修正手术
• 帮助外科医师训练解决并发症所必需的重要技巧

表 21.3-2　NIH 关于胃肠手术治疗病态肥胖症会议共识声明总结（1991）

- 体重指数大于 40 且希望降低体重的患者是手术候选人群
- 较低体重指数（35～40）的患者如果有高危共患病，如糖尿病或睡眠呼吸暂停综合征可以考虑手术，以及合并因肥胖引起的身体问题影响患者的正常生活如工作、家庭生活和正常活动时也可进行手术
- 希望进行减肥治疗的患者应该首先考虑非手术治疗如饮食控制、适度锻炼、改变生活方式等
- 限制胃容量的手术及胃旁路手术可以用于了解手术利弊并愿意承担手术风险的患者
- 希望接受手术治疗的患者应该接受包括内科、外科、心理科、营养科在内的多学科评估
- 手术应该由对减肥手术有足够经验的外科医师，在可以对每一个治疗和评估环节提供足够支持和协助的医疗机构内开展
- 术后应该进行长期终生随访

表 21.3-3　ASBS 和 SAGES 发表的病态肥胖症腹腔镜和开腹手术治疗指南（2000 年 6 月）

手术治疗适用于满足下列条件的人群：

- 体重指数 35～40，并且患有肥胖相关共患病
  或
- 体重指数大于 40，没有共患病但肥胖影响其正常生活
  和
- 饮食控制无法有效降低体重

在我们的中心，进行腹腔镜手术的禁忌证相对较少（表 21.3-4）。体型较大的患者手术难度较大，但能够避免制造大切口进行手术还是值得的。同样地，已经接受过开腹手术的患者通过腹腔镜进行粘连分离也比延长已存在的手术切口更有益。减肥手术在青少年（<18 岁）和老年（>60 岁）人群的效果还不确切，但已有研究表明与其他年龄阶段相比效果相似[12]。种族和文化差异对手术疗效的影响还不明确。

术前准备

病态肥胖症的治疗需要一支由外科医师、心理学医师、营养医师、内科医师、麻醉医师等组成的专门的多学科团队。更重要的是，为了达到良好的疗效，患者应该主动参与到外科手术治疗中去。合理的术前营养支持、保持良好的心肺功能有助于减轻妨碍腹腔镜手术的一个重要因素的影响——过大的肝会影响腹腔镜下近端胃部的视野。内科减肥，

表 21.3-4　腹腔镜减肥手术禁忌证

- 身体状态不适合进行手术，如肺功能不足以承受手术、存在药物或酒精依赖性、智力精神障碍等
- 存在大的切口疝需要在手术时进行修补
- 存在腹腔粘连影响腹腔镜视野和操作
- 腹腔筋膜室综合征或存在不适宜气腹因素

尽管只有长期坚持才有效，可以在术前有效地减小肝的体积、减少腹腔内脂肪，这有助于外科医师顺利地进行腹腔镜手术以及帮助患者在术后建立合理的营养、锻炼习惯。

肠道准备不是必要的。术前 24 小时始进流食足以避免术后胃内容物阻塞空肠吻合口，从而避免胃胀[13]。

接受减肥手术患者有中度风险发生围术期静脉栓塞[14]。可以使用物理方法（加压袜带，早期下地活动）和药物（皮下注射普通肝素或低分子肝素）来预防血栓。同时应常规给予非口服抗生素以预防感染。

患者在手术室的体位应该考虑到预防压疮和神经损伤。手术床应该足够承重，同时有外侧延伸板以适应体型较大的患者。肥胖患者搬运和其他安全措施应该作为医院安全管理的一部分。

手术过程

合理选择操作孔位置可以在分离小肠时不妨碍近端胃的暴露。患者体型偏大使手术难度增大，就像普通患者很难制造出用于构建 Roux 支的操作空间一样，手术器械的长度不足、近端胃的暴露困难也会困扰对肥胖患者的手术。有意义的是，在保证特定操作孔位置不变的前提下不同的学者找到了不同的方法和操作孔位置来解决这些问题。我们使用 5 个操作孔（图 21.3-1），这种设置方便在需要时进行胆囊切除术。

建立第一个操作孔时不建立气腹，使用可视的无刃套管。腹腔镜镜头放置在腹中线，剑突下 8 到 12cm，其他的操作孔建立在方便构建 Roux 支、胃囊、胃空肠吻合的位置。选好操作套管的角度可以减少腹壁对器械的阻力，使手术更精确、更省力。在保留原来皮肤开口的前提下可以通过改变在皮下的方向建立新的通路。术毕操作孔需要缝合筋膜，可以提高手术效率同时减少术后疼痛。

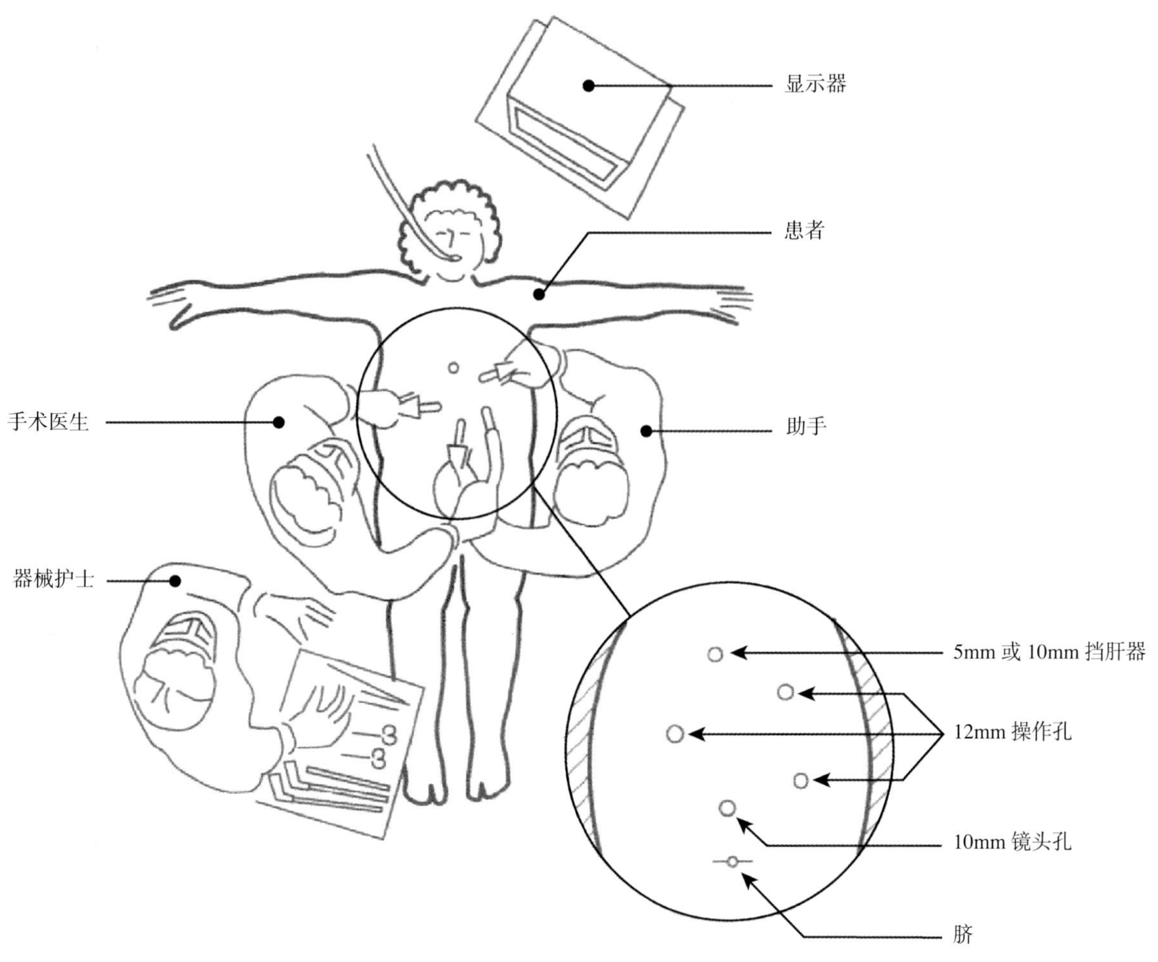

图 21.3-1　患者体位及操作孔位置

将大网膜拉向头侧以暴露 Treitz 韧带。对于大网膜与盆腔组织粘连或形成腹部绞窄型疝的患者，我们更倾向于切开胃结肠韧带，从上面打开横结肠系膜，直接显露出 Treitz 韧带。腹疝在术后明显体重减轻和营养状况能保证修补得以成功，且肠内容不易污染人工部片时进行修补。

近端空肠用 2.5mm 线型吻合器切断，肠系膜用另外的线形吻合器或超声刀切断。测量 Roux 支长度，并进行侧侧吻合（图 21.3-2）。一般 Roux 支保留 150cm 以下都不会增加营养吸收不良并发症发生的危险 [15]。肠切口用一层可吸收缝线缝合，肠系膜开口使用不可吸收缝线连续性缝合以减少肠疝可能。

Roux 支取结肠后位，并用不可吸收缝线固定在横结肠系膜上，同时关闭 Petersen 间隙，以减少肠疝的发生危险。也有的外科医师更习惯于构建结肠前位 Roux 支，认为可以降低术后肠梗阻的风险 [16]。

有时结肠系膜过短，构建结肠后位 Roux 支不安全，此时在切断空肠前就应该决定进行结肠前位 Roux 支吻合，切断空肠的位置应该较结肠后位吻合时更远离 Treitz 韧带，一般 50 ~ 100cm，以降低胃空肠吻合口张力。胆胰支的长度增加会导致铁、钙吸收不足，理论上铁和钙缺乏发病概率会增加，难于通过单纯的口服补充。

构建结肠前位 Roux 支时是否该关闭 Petersen 间隙还存在争议。显然，这些患者有肠扭转的危险 [17]。因此，我们的观点认为应该消除术后肠梗阻的风险而不是简单的降低发生概率。然而缝线关闭这些间隙的长期稳定性还有待检验。

这时，可以放入挡肝器以方便分离近端胃。有时过大的肝会遮挡视野，这是转做开腹手术的一项指征。然而对于大多数患者来说将肝挡向右侧而不是前侧可以提供足够的视野。当遇到肝肥大的患者时，外科医生可以选择停止手术，找出肝肿大的原因（通常是脂肪肝），制订治疗方案（如药物减肥），

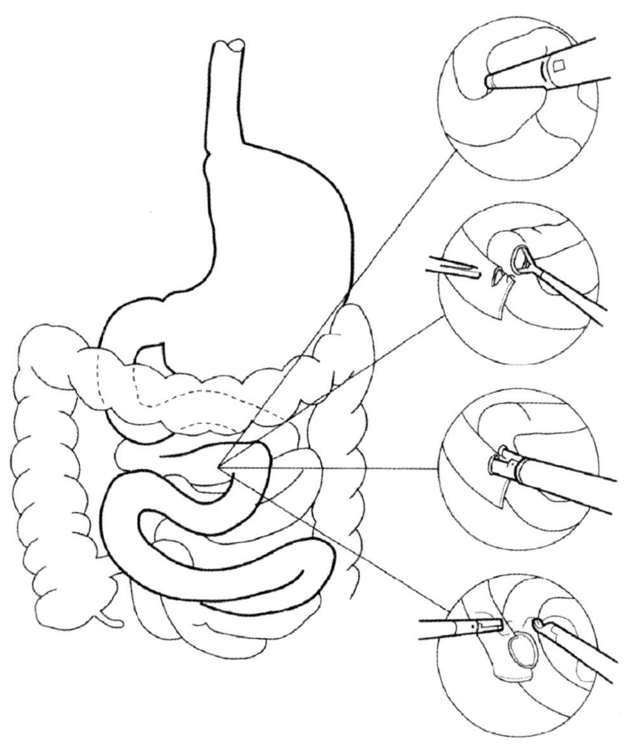

图 21.3-2 构建 Roux 支和空肠 – 空肠吻合

以便将来在更理想的条件下实施手术。这样，通过制止手术和正确的决断能够降低手术相关并发症的发生。

距食管贲门连接处下端 3 ~ 5cm 沿胃小弯分离胃周围组织直到胃后间隙。在此过程中有时会发现胃与胰腺紧密粘连，此时可以从胃后打开一个胃结肠窗口以扩大术野。谨慎操作避免对周围内脏和迷走神经造成热损伤。

使用 6 排钉的 3.5mm 线型吻合器构建靠近胃小弯的近端小胃囊（图 21.3-3）。根据我们的经验，仅使用 4 排钉吻合器而不加固缝合来防止吻合口失误并不可靠 [10]。离断易于扩张的胃底部对于获得理想的长期体重控制来说是非常必要的，这样就需要在胃后 His 角水平进行精确切割，也有助于防止食管或脾损伤。胃囊的大小不超过 20ml 比较合适 [18]。

胃囊下方用由右上方操作孔探入的吻合器水平切断。其后的吻合器由左上方操作孔探入依次进行切割。肋弓下高位操作孔可以使标准长度的吻合器在每一例患者手术中能够达到 His 角。最好在进行切割前分离膈食管裂孔周围脂肪以明确观察到食管贲门连接处。偶尔当胃壁较厚的时候需要使用 4.5mm 吻合器进行切割。

进行第一次水平切割后将 34Fr 胃管经口放入胃部，以辅助估算胃囊大小，防止不慎损伤或切断食管。

将结肠后位 Roux 支向前牵引到胃残留部前方，紧靠刚刚形成的胃囊。有的外科医师更倾向于使用胃后位吻合，但那样会导致以后需要再次进行手术时操作和暴露更困难。手工进行吻合，加固两层保证胃肠道连续性。

进行胃空肠吻合时先从后壁外侧开始，使用 3-0（Vicryl）可吸收缝线进行连续缝合。从远端向近端进行吻合，Roux 支的游离侧贴近胃囊下方切割线，在吻合过程中将切割线缝合进去。在胃囊和 Roux 支靠近吻合线的部位进行肠切开术。然后在第一次缝合的终点前方进行第二次全层连续缝合。

前壁吻合从之前提到肠切开的远端前壁起始连续缝合，依次是第一层全层缝合，第二层浆肌层缝合。在完成吻合之前，将 34Fr 胃管小心地穿过吻合口以辅助判断吻合口大小，同时保证吻合口通畅。前方的缝线分别与各自后方的缝线打结固定。

吻合口和近端切割线的情况可以用胃管注入蓝色染液、空气或使用内镜进行检查。然而我们并不对吻合口进行常规检查或引流，除非临床怀疑吻合口存在问题。各个操作孔的套管退出时检查是否存在活动性出血，皮肤上的孔洞用可吸收缝线进行缝合。

术后护理

术后抗生素使用 24h，抗血栓治疗一直进行到患者出院为止。镇痛药通过患者自主调节的镇痛泵系统和静脉滴注的方式给药。在可经口进流质饮食后给予口服镇痛药。术后常规使用甲氧氯普胺，也可以根据情况使用其他种类的止吐药。

术后对患者进行常规的胃肠造影对术后管理意义不大，且会造成延迟出院 [19]。尽管术后上消化道造影显示正常，但并不能排除医生根据临床表现怀疑存在吻合口瘘的可能 [20]。

患者术后当天可以进清流食，同时要求在家属帮助下下床活动。如果患者可以耐受清流食，术前服用的口服药物就可以马上开始使用。大多数患者在术后第二天可以出院。

患者术后 1 周进清流食，然后在 3 ~ 4 周内逐步

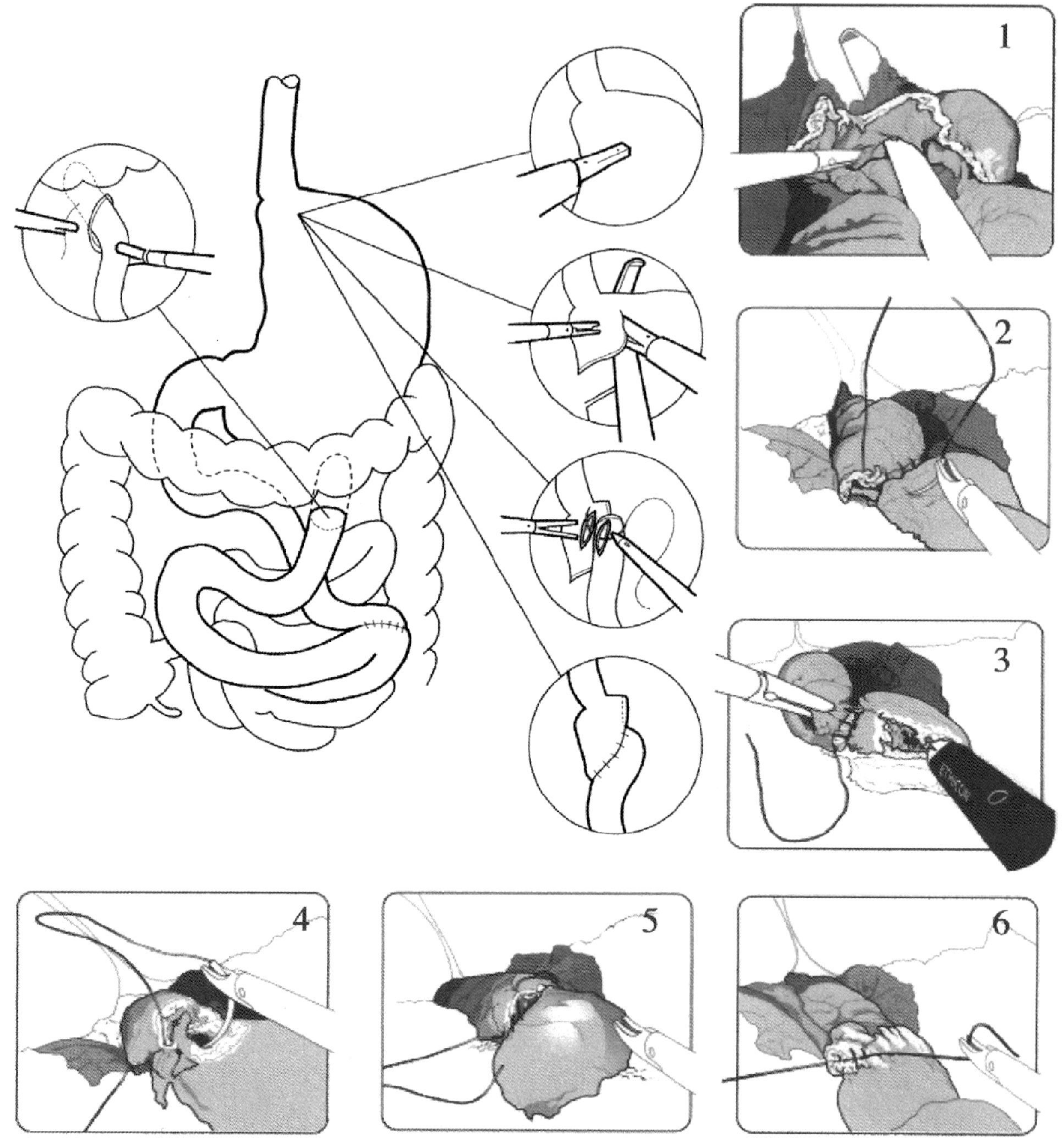

图 21.3-3　构建胃囊和胃空肠吻合

恢复到普通饮食。建议患者术后服用 H_2 阻断药或质子泵抑制药 30 天。常规在术后 1 周、3 周、3 月、6 月、9 月和 1 年进行随访，一年之后，每年随访一次。随访时对患者进行营养、心理、运动咨询指导，并让患者参加支持小组活动。术后每年要进行一次完整的营养评价，有临床不良的临床症状时，要随时进行营养检测评价。（表 21.3-5）

结果

Wittgrove 等 [5] 提供的开腹胃旁路术后 8 年随访结果与 Mac Lean 等 [21] 提供的术后 5 年随访结果及 Pories 等 [22]（表 21.3-6）提供的术后 14 年随访结果相比，长期体重减轻状况相近或更好。我们的 5 年随访结果也有相同结论（图 21.3-4）。更重要的是，

表 21.3-5　血清营养评价指标

全血细胞计数
肝指标
血脂指标
叶酸
铁元素
甲状旁腺素
维生素 B_{12}
维生素 B_6
钙

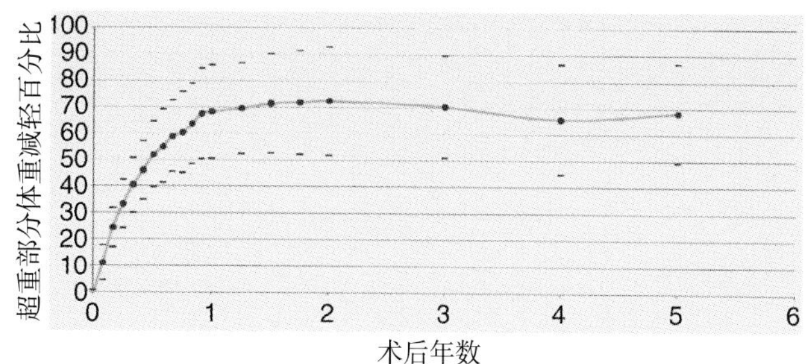

图 21.3-4　腹腔镜 Y 型胃旁路术后各时间超重部分体重减轻百分比

表 21.3-6　临床随访研究对比

方法	经口环形吻合器	线形吻合器		手工吻合
作者	Wittgrove 和 Clark	Schauer	Champion	Higa, Boone 和 Ho
患者数（n）	500	275	63	1500
胃空肠吻合口瘘（%）	2.2	1.5	3.0	0
吻合口狭窄（%）	1.6	4.7	6.3	4.9
超重部分体重减轻	73%	77%	82%	69%
住院时间（天）	2.6	2.6	2.5	1.6
早期并发症（%）	10.4	3.3	3.7	7.5
晚期并发症（%）	2.2	27.0	6.3	7.5

减肥手术后肥胖相关的合并症患病率明显降低，显示出减肥手术对保持健康的作用和重要性。

早期并发症发生率及手术需时长短随学习曲线而明显改变。不仅与外科医师本身经验有关，也受外科医师对该手术统筹组织能力影响。手术团队的准备会明显影响手术效率。我们的结果显示要越过学习曲线，作为主刀医师需进行 100 次以上的手术（图 21.3-5），这也与其他医生的经验相似[23]。

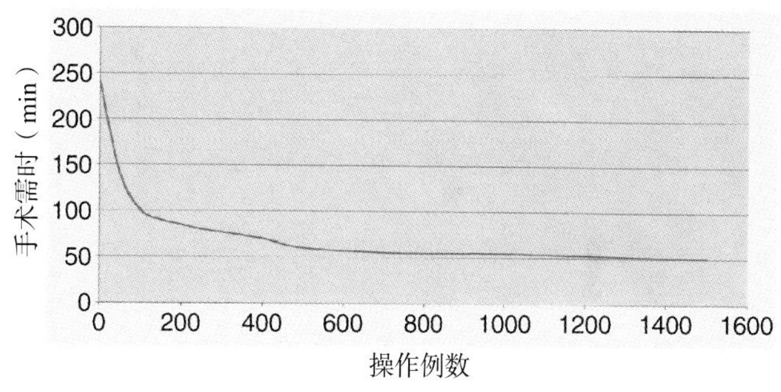

图 21.3-5　腹腔镜 Y 型胃旁路术主刀医师学习曲线

开腹及腹腔镜胃旁路术都能够实现短期超重部分体重减轻、肥胖合并症改善以及生活质量提高。然而除了个别随访研究外，大多数临床研究结果都缺少决定性的 5 年及 10 年随访数据。有趣的是，腹腔镜手术的短期效果较经典开腹手术更好，体现了腹腔镜手术与开腹手术进行吻合的细微差别。

早期并发症管理

我们案例中最常见的并发症是胃空肠吻合口狭窄，发生率为 4.9% ~ 5.21%（表 21.3-7），然而对内镜球囊扩张反应良好。患者在术后第 3 周可能会出现呕吐或纳差，这种现象的原因还不明确，但与胃空肠吻合方法无关（表 21.3-8）。极个别情况下狭窄发生在横结肠或空肠 – 空肠吻合口水平，这些情况下内镜扩张治疗效果不佳，必须进行手术治疗。有时反复的胃空肠吻合口狭窄也需要手术治疗。

我们第二种常见的并发症是腹内疝及肠梗阻（表 21.3-9）。这些可以在手术后立刻发生，也可以在术后数年发生。发生的主要原因是小肠蠕动穿过开放的系膜裂孔，如果不发生肠梗阻这种现象很难被检查出来。一般患者表现为间歇性、剧烈的进食后腹痛，而至少 50% 患者影像学检查无明显异常。如果临床上怀疑存在疝及梗阻可以进行腹腔镜探查，并对薄弱裂隙进行修补[24]。

表 21.3-7 术后并发症（2805 名患者）

类型	并发症	*n*	男性	女性	百分比
吻合口狭窄	胃空肠吻合口	146	33	113	5.21
	横结肠	15	1	14	0.53
	空肠－空肠吻合口	2	0	2	0.07
总计					5.81
疝	套管	4	3	1	0.14
	腹内	128	—	—	4.6
总计					4.7
瘘	切割线	21	9	12	0.75
	胃空肠吻合口	2	0	2	0.07
	空肠－空肠吻合口	1	0	1	0.04
总计					0.86
感染（非瘘）伤口	伤口	3	1	2	0.11
	肺炎	2	1	1	0.07
	肝脓肿	1	1	0	0.04
总计					0.21
出血	需要手术	13	7	6	0.46
	需要输血	11	1	10	0.39
	观察	7	1	6	0.25
总计					1.1
血栓	肺栓塞	5	0	5	0.18
	深静脉血栓	2	1	1	0.07
总计					0.25
胆道	胆结石	77	7	70	2.75
	非结石性胆囊炎	5	0	5	0.18
总计					2.92
边缘溃疡	药物治疗	17	3	14	0.61
	穿孔	9	0	9	0.32
	需要手术修补	3	0	3	0.11
总计					1.03
死亡	围术期	4	1	3	0.14
总计		478/2805			17

* 由于每个并发症观察的患者数不同，有的总百分比总合并不是百分比的简单相加。

表 21.3-8 胃空肠吻合口狭窄发病率

作者	*n*	狭窄：*n*（%）
Wittgrove et al., 2002[5]	1000	40（4.0）
Schauer et al., 2000[7]	275	13（4.7）
Higa et al., 2001[29]	1500	73（4.9）
Champion et al., 1999[30]	63	4（6.3）
DeMaria et al., 2002[31]	281	18（6.6）

表 21.3-9 腹内疝发生情况（2805 名患者）

位置	*n*	百分比
横结肠	61	2.2
空肠－空肠吻合口	41	1.5
Petersen's 孔	13	0.5
多部位	13	0.5
总计	128	4.6

为预防疝的发生需要使用不可吸收性缝合线对潜在裂隙进行仔细地缝闭。有的外科医师采用结肠前位构建 Roux 支希望能够防止最常见的结肠系膜疝所引起的小肠梗阻，然而 Petersen's 孔和空肠系膜裂孔仍然是需要注意的潜在裂隙[25]。在采用了 Sugerman 和 DeMaria 提出的系膜关闭方法后，我们就没再发生过腹内疝。

减肥手术患者对近端吻合口瘘或切割线破裂耐受力差。瘘早期表现通常比较隐匿，可能仅有的表现就是持续性心动过速（>120 次 / 分）。典型的症状如腹痛、发热或白细胞增多不能与心功能异常、肺栓塞、急性胃扩张或失血性休克相鉴别。病态肥胖患者心肺功能储备较差，所以抓住治疗时机非常关键，需要尽快进行评估和处理，并根据临床表现判断。如果怀疑存在瘘，再次探查，通常是腹腔镜下探查，这是唯一能够确定是否存在瘘的手段。

手术时如果认为存在可能导致瘘的薄弱环节就需要努力找到并对其进行加固。术中内镜检查可以辅助寻找并协助加固薄弱处。怀疑会发生瘘时引流是必需的，同时可以通过胃残留部向肠内置入导管，这可以防止胃扩张并用于以后的营养支持。

静脉血栓是导致术后死亡的主要原因。令人惊奇的是，考虑到患者人数、共患病情况、手术状况（体位、手术时间延长等），静脉血栓发生率极低。采用机械方法和药物预防栓塞，以及通过消除切口疼痛而早期活动可以有效降低静脉血栓发生概率。存在明显肺栓塞或肺动脉高压的患者可以预防性应用腔静脉滤网。

远期并发症管理

吸烟及非类固醇类镇痛药的使用会导致边缘溃疡形成。患者表现为腹痛、消化不良以及偶尔出血。可以通过 X 线影像检查帮助诊断，并需要用内镜检查评估溃疡程度，治疗同时发生的胃空肠吻合口狭窄或控制出血。

边缘溃疡穿孔可以通过腹腔镜手术进行治疗。对于没有明显腹内粘连并且采用前壁吻合的情况下可以进行先对简单的单纯修补并用网膜覆盖。治疗性内镜检查有助于排除胃窦道、评估胃空肠吻合口，并对穿孔进行修补。

蛋白质吸收不良 / 营养不良在近端胃旁路手术中并不常见。但仍然建议患者每日摄入 60 ~ 80g 蛋白质，并准确监测每日蛋白质摄入量。患者术后早期可能会无法耐受肉类食物而不愿意食用。少数情况下，可给予患者补充口服蛋白粉。30% 的患者可能发生维生素和矿物质缺乏[26]。建议定期监测营养指标并持续口服补充多种维生素、钙、维生素 B_{12}。

我们的临床结果并不支持常规进行胆囊切除术，然而，进行 Y 型手术同时切除胆囊后，也并未发现产生并发症。我们只有在明确诊断存在胆结石时才进行胆囊切除术，而且要在患者解剖清楚并比较容易进行的前提下施行。从另一个方面来讲，如果分离或离断胆囊管 / 胆总管存在困难，建议等到患者在胃旁路术后体重明显降低后再进行胆囊切除术。这样能够使解剖结构更清楚，可降低损伤胆道的风险。胃转旁路术的操作孔处术后罕见粘连，所以若在术后再次进行胆囊切除术时，可采用同一个位置放置操作套管。

体重减轻明显和体重反弹的原因是多方面的。观察发现，患者参加术后支持小组活动以及定期接受医生随访可以保证更良好的治疗效果。然而因为对手术减肥的病理生理学过程不明确，患者经常被认为表现不好。这加重了患者与医师的挫败感。

肥胖作为一种慢性疾病需要多学科、终生性的治疗。减肥效果不佳或共患病控制不稳定的患者有接受再次手术治疗的可能。此时可能采用更激进的以限制饮食为主或以吸收不良为主的术式，或者两者兼有的手术方法进行治疗。遗憾的是，再次手术与初次手术相比，术后并发症发病率会加倍，同时也会产生未知的远期结果，所以必须由经验丰富且对此感兴趣的外科医师进行。

结论

腹腔镜胃旁路手术是当前最有挑战的手术之一。因为腹内脂肪堆积而导致解剖关系变异和模糊，以及手术器械的限制，使得学者们尝试了多种技巧寻找疗效肯定、操作规范的方法。尽管目前腔镜下切割闭合器被证明是可靠的，但它本身的设计并不是用于这种手术。即使有非常先进的闭合器，术者熟练的腹腔镜打结技巧也是保证手术安全所必需的。

目前的手术技巧的不断优化使得腹腔镜胃旁路手术效率超过开腹手术。接受微创手术的患者在切口并发症、心血管意外以及免疫功能方面都有益于开腹手术[27-28]。然而该手术的学习过程仍然冗长。而且肥胖患者本身带来的挑战比所需的手术操作技巧挑战更大。总之，肥胖患者需要一个专门为这类患者提供终生性治疗服务的多学科团队。病态肥胖症，不像肥胖相关共患病，不可能被治愈，只能被控制。外科医师如果只精通手术操作，而对于肥胖的管理并不熟悉，就不适宜于涉足这个医学领域。对于治疗和预防疾病的发生没有比减低体重更有效的方法。目前在降低体重以及长期体重控制方面没有比减肥手术更好的方法。手工进行胃空肠吻合的Y型胃旁路术已证明了这一观点。

（刘兢文 译　董光龙 审校）

参考文献

1. Health Care Advisory Board. Bariatric surgery programs: Clinical innovation profile. Marketing and Planning Leadership Council, 2002.
2. Wittgrove AC, Clark GW, Tremblay LJ. Laparoscopic gastric bypass, Roux-en-Y: preliminary report of five cases. Obes Surg 1994;4:353–357.
3. Wittgrove AC, Clark GW. Laparoscopic gastric bypass: a five-year prospective study of 500 patients followed from 3–60 months. Obes Surg 1999;9:123–143.
4. Wittgrove AC, Clark GW, Schubert KR. Laparoscopic gastric bypass, Roux-en-Y: technique and results in 75 patients with 3–30 month follow-up. Obes Surg 1996;6:500–504.
5. Wittgrove AC, Endres JE, Davis M, et al. Perioperative complications in a single surgeon's experience with 1,000 consecutive laparoscopic Roux-en-Y gastric bypass operations for morbid obesity. Obes Surg 2002;12:457–458(abstr L4).
6. de la Torre RA, Scott JS. Laparoscopic Roux-en-Y gastric bypass: a totally intra-abdominal approach: technique and preliminary report. Obes Surg 1999;9:492–498.
7. Schauer PR, Ikramuddin S, Gourash W, et al. Outcomes after laparoscopic Roux-en-Y gastric bypass for morbid obesity. Ann Surg 2000;232:515–529.
8. Higa KD, Boone KB, Ho T, et al. Laparoscopic Roux-en-Y gastric bypass for morbid obesity: technique and preliminary results of our first 400 patients. Arch Surg 2000;9:1029–1033.
9. Mason EE, Maher JW, Scott DH, et al. Ten years of vertical banded gastroplasty for severe obesity. In: Mason EE, guest editor; Nyhus LM, editor-in-chief. Surgical Treatment of Morbid Obesity. Problems in General Surgery Series, vol 9. Philadelphia: Lippincott, 1992:280–289.
10. MacLean LD, Rhode BM, Forse RA. Surgery for obesity: an update of a randomized trial. Obes Surg 1995;5:145–150.
11. Gastrointestinal surgery for severe obesity. National Institutes of Health Consensus Development Conference Draft Statement. Obes Surg 1991;1:257–266.
12. Capella RF. Bariatric surgery in adolescents: is this the best age to operate? Obes Surg 2002;12:196(abstr 13).
13. Higa KD, Boone KB, Ho T. Complications of the laparoscopic Roux-en-Y gastric bypass: 1,040 patients—what have we learned? Obes Surg 2000;10:509–513.
14. Westling A, Bergvist D, Bostrom A, et al. Incidence of deep venous thrombosis in patients undergoing obesity surgery. World J Surg 2000;26:470–473.
15. Brolin RE, Kenler HA, Gorman JH, Cody RP. Long-limb gastric bypass in the super obese: a prospective randomized trial. Ann Surg 1991;215:387–395.
16. Champion JK. Small bowl obstruction after laparoscopic Roux-en-Y gastric bypass. Obes Surg 2002;12:197–198 (abstr 17).
17. Khanna A, Newman B, Reyes J, Fung JJ, Todo S, Starzl TL. Internal hernia and volvulus of the small bowel following liver transplantation. Transplant Int 1997;10(2):133.
18. MacLean LD, Rhode BM, Nohr CW. Late outcome of isolated gastric bypass. Ann Surg 2000;231:524–528.
19. Singh R, Fisher B. Sensitivity and specificity of postoperative upper GI series following gastric bypass. Obes Surg 2003;13:73–75.
20. Sims TL, Mullican MA, Hamilton EC, et al. Routine upper gastrointestinal Gastrografin swallow after laparoscopic Roux-en-Y gastric bypass. Obes Surg 2003;13:66–72.
21. MacLean LD, Rhode BM, Forse RA. Results of the surgical treatment of obesity. Am J Surg 1993;165:155–162.
22. Poires WJ, Swanson MS, MacDonald KG. Who would have thought it? An operation proves to be the most effective therapy for adult-onset diabetes mellitus. Ann Surg 1995;222:339–352.
23. Schauer PR, Ikramuddin S, Hammad G, et al. The learning curve for laparoscopic Roux-en-Y gastric bypass in 100 cases. Surg Endosc 2003;17:212–215.
24. Higa K, Ho T, Boone K. Internal hernias after laparoscopic Roux-en-Y gastric bypass: incidence, treatment and prevention. Obes Surg 2003;13:350–354.
25. Schweitzer MA, DeMaria EJ, Broderick TJ, Sugerman HJ. Laparoscopic closure of mesenteric defects after Roux-en-Y gastric bypass. J Laparoendosc Adv Surg Tech A 2000;10(3):173–175.
26. Rhode BM, MacLean LD. Vitamin and mineral supplementation after gastric bypass. In: Deitel M, Cowan G, eds. Update: Surgery for the Morbidly Obese Patient. Toronto, Ontario: FD-Communications, 2000.
27. Schauer PR. Physiologic consequences of laparoscopic surgery. In: Eubanks WS, Soper NJ, Swanstrom LL, eds. Mastery of Endoscopic Surgery and Laparoscopic Surgery. Philadelphia: Lippincott Williams & Wilkins, 2000:22–38.
28. Nguyen NT, Lee SL, Goldman C, et al. Comparison of pulmonary function and postoperative pain after laparoscopic vs open gastric bypass: a randomized trial. J Am Coll Surg 2001;192:469–476.
29. Higa K, Ho T, Boone K. Laparoscopic Roux-en-Y gastric bypass; technique and 3-year follow-up. J Laparoendosc Adv Surg Tech 2001;11:377–382.
30. Champion JK, Hunt T, DeLisle N. Laparoscopic vertical banded gastroplasty and Roux-en-Y gastric bypass in morbid obesity. Obes Surg 1999;9:123–144.
31. DeMaria EJ, Sugerman HJ, Kellum JM, et al. Results of 281 consecutive total laparoscopic Roux-en-Y gastric bypasses to treat morbid obesity. Ann Surg 2002;235:640–647.

第 21.4 章　直线切割闭合器胃空肠吻合技术

Paul A. Thodiyil, Tomasz Rogula 和 Philip R. Schauer

从 1994 年 Wittgrove 等 [1] 第一次报道 Y 型胃旁路术至今，该书是已经经过多次的改良。在最初的手术方法描述里，胃空肠吻合是借助于 21mm 的圆形吻合器，钉砧由口置入。尽管报道在最初的 1400 名患者中并没有发现食管损伤 [2]，但是人们还是对其可能造成的食管损伤以及吻合口狭窄的高发生率有所顾忌 [3]。

其他吻合方法 [4-5]，包括手助吻合和直线切割闭合器技术 [6-7] 已经被很多人所推荐。不管争论的结果如何，胃空肠吻合技术选择的关键应该取决于我们现有的临床证据以及术者的意见和专业知识。

腹腔镜胃旁路术

患者取仰卧位，主刀位于患者左侧而助手在右（图 21.4-1）。放置摄像头的穿刺套管（Endopath XL, Ethicon Endosurgery, Cincinnati, OH）经由左上腹进入腹腔，腹腔气压设置为 15mmHg。套管的位置（图 21.4-2）。

我们首先建立空肠 Roux 肠袢支，并进行空肠侧侧吻合的操作。标记 Treitz 韧带并将邻近的近端空肠放置为C形(图21.4-3)。在距Treitz韧带30 ~ 50cm处，以直线切割闭合器（Echelon 60Ethicon Endosurgery）切断空肠。再用 1 ~ 2 个白色钉舱切断小肠系膜以增加 Roux 肠袢的活动性（图 21.4-4）。空肠被切断后，我们在远端肠袢放置一根单腔引流管，Roux 肠袢的长度一般为距切断口 75cm（图 21.4-5）。而对于 BMI 大于 50 的患者，Roux 肠袢的长度需为 150cm。然后 Roux 肠袢支和胆胰肠袢支行侧侧切开闭合。具体方法是直线切割闭合器伸入两者管腔，然后激发，以使首尾相连而不影响其消化功能（图 21.4-6）。而放置闭合器的缺口则由另一个直线闭合器缝合，并且再缝两针以固定。第一针缝在两段肠袢的交叉处以减轻其张力；另一处，将胆胰功能肠袢支的末端与 Roux 肠袢的一侧相固定。而肠系膜则用不可吸收缝线缝合（图 21.4-7）。

当空肠 – 空肠吻合和 Roux 肠袢支已经完成，则患者变换为头高脚低位以更好地显露上腹器官。

用 Harmonic 电刀（Ethicon Endosurgery）将网膜从中间切开以减小 Roux 肠袢在结肠前的张力。大网膜要一直分离到横结肠的水平，为 Roux 肠袢提供一个通道。然后 Roux 肠袢通过网膜从结肠前、胃前牵拉至胃的水平（图 21.4-8）。

将患者放置为完全的头高脚低位。用 5mm 的肝叶牵开器将肝左叶牵开。用超声刀将肝胃韧带部分切开。在麻醉医生将胃管拔除后，则用一个白色钉舱（60mm，2.8mm 切割闭合器）在胃小弯侧将小网膜与胃体切开，用一个蓝色钉舱（45mm，3.5mm 切割闭合器）在胃体近贲门处（脂肪垫下方 1 ~ 2cm）激发以创造出一个容积大约为 15ml 的小胃囊。分离 His 角且在大小腹腔之间创造了一个通道（图 21.4-9）。这样的处理方式可以使最后一个离断小胃囊基底的切割闭合器有较大的空间放置，并将胃基底部切除。检查切割闭合器两侧是否出血和是否完整。然后小胃囊被切割器的左钉合面隔开以使之与残胃隔开并为胃肠吻合提供空间。

Roux 肠袢末端与小胃囊后方用 2-0 Surgidac 线缝合（US Surgical, Princeton, NJ）（图 21.4-10）。然后用超声刀将肠袢与胃囊连接处的肠壁切割开。将蓝色的钉仓插入肠袢和胃囊 1.5cm 的距离，然后做一个端侧的胃肠吻合（图 21.4-11 和图 21.4-12）。残存的胃肠切口以双层缝合，第一个层是用 2-0 的 Polysorb 线分别自吻合的两端始连续缝合。在两个缝线合到中间并打结之前，应该从食管插入内窥镜经胃肠吻合口送到 Roux 肠袢中。然后可以内窥镜作为支架，将残存肠口的部分彻底缝合（图 21.4-13）。第二层缝合使用 2-0 Surgidac 缝线，靠近 Roux 肠襻支，围绕小胃囊闭合线，由胃大弯侧向小弯侧缝合。

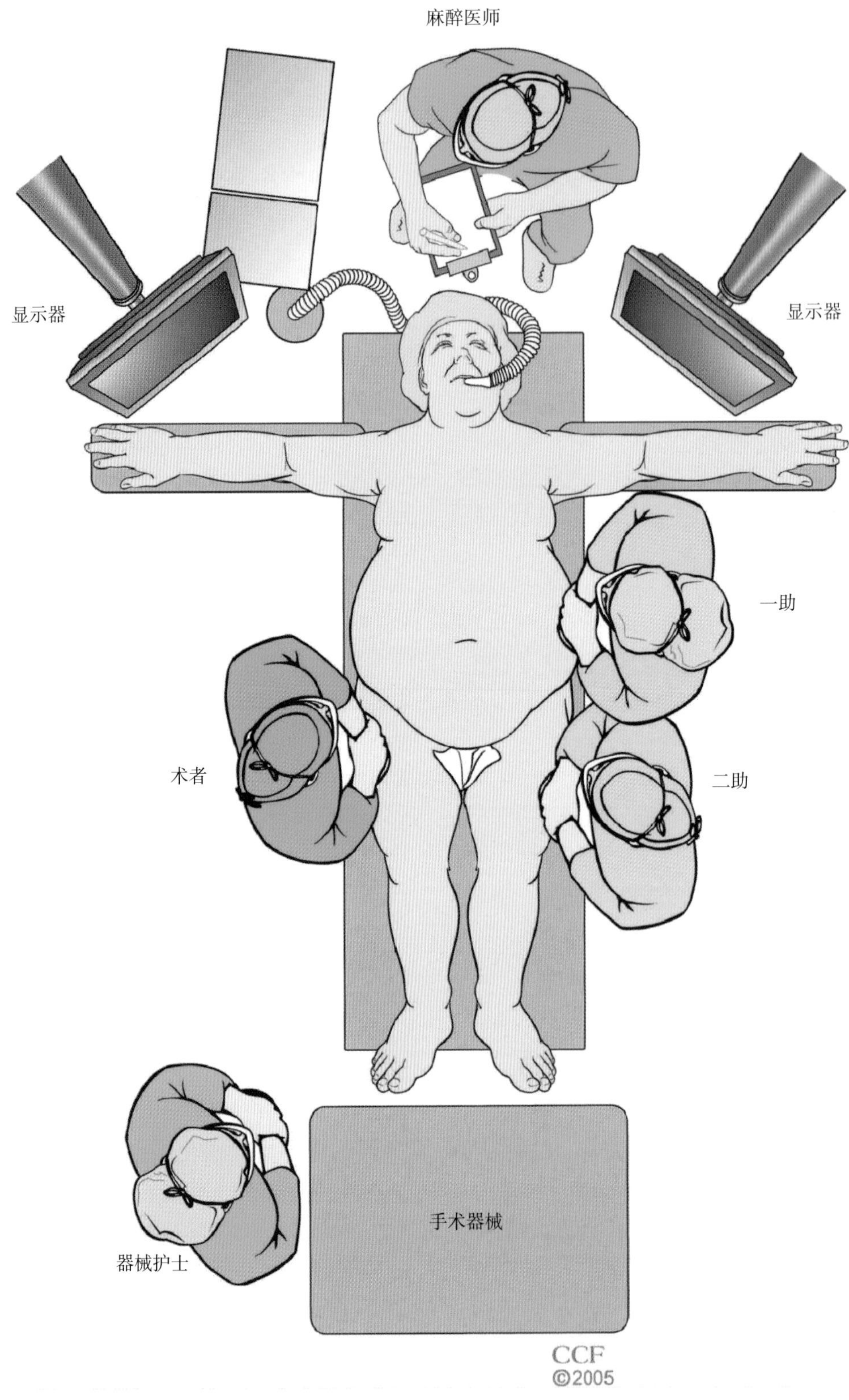

图 21.4-1　腹腔镜胃旁路术中患者及手术团队成员的位置（Courtesy of the Cleveland Clinic Foundation.）

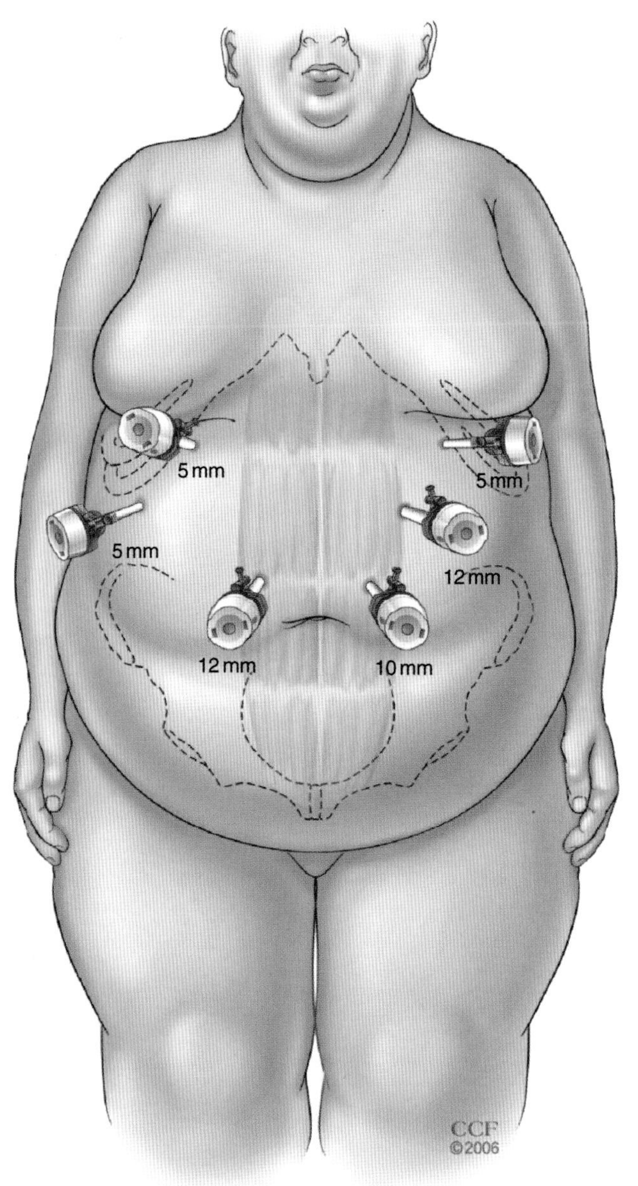

图 21.4-2　应用直线切割闭合器的腹腔镜胃旁路术各个穿刺孔的位置（Courtesy of the Cleveland Clinic Foundation.）

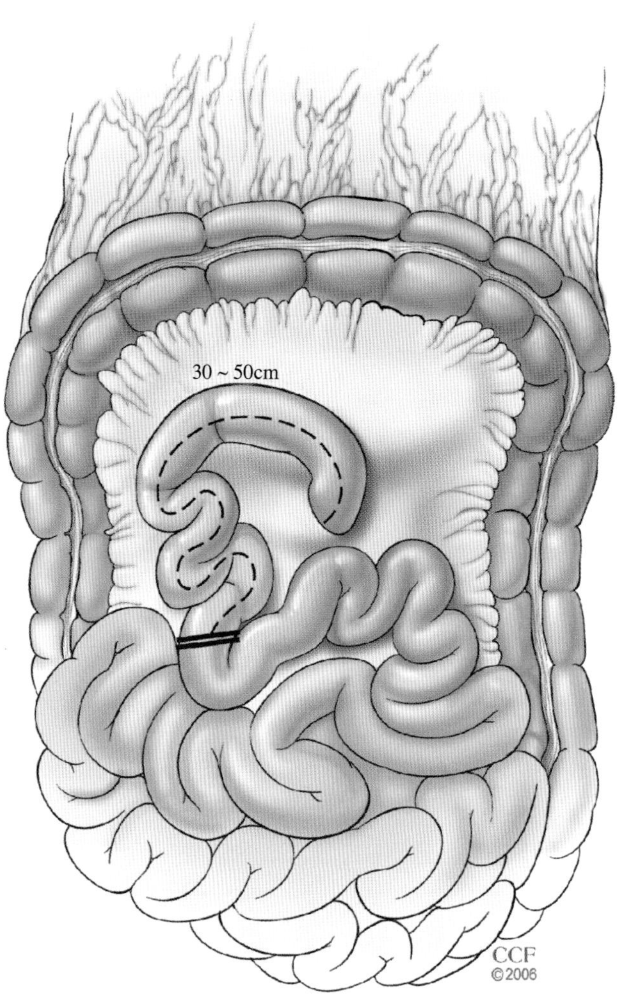

图 21.4-3　近端空肠呈 C 形放置，距 Treitz 韧带 30 ~ 50cm 标记（Courtesy of the Cleveland Clinic Foundation.）

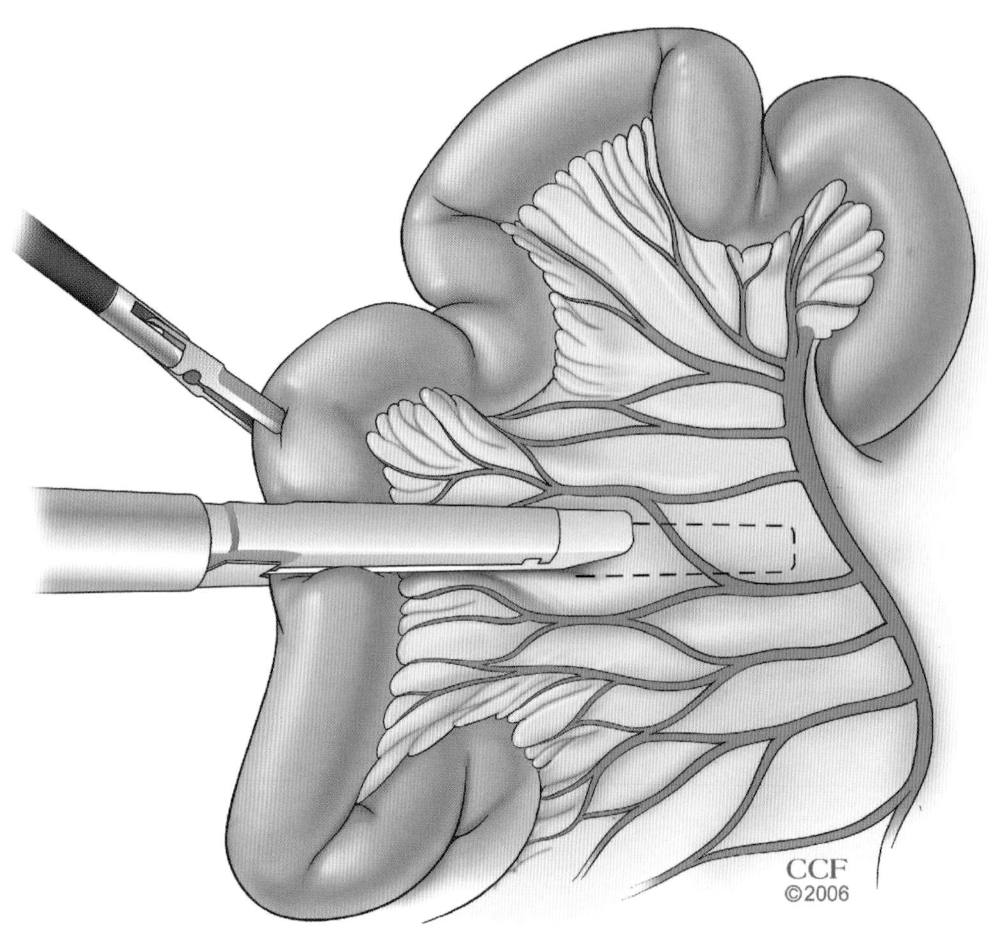

图 21.4-4 用切割闭合器将空肠切断。再用两个钉仓切断肠系膜。这样可以使 Roux 肠袢的活动度增加（Courtesy of the Cleveland Clinic Foundation.）

内镜放置好后，将一个柔软的肠钳也跨过 Roux 肠袢放置在内镜远端的位置。进行空气 - 水压试验，将吻合口埋在冲洗水面下时向肠管内打入一部分空气。如果有气泡产生说明吻合口缝合不牢，需要进一步在局部缝合加固。检查完毕，再用纤维蛋白黏合剂（Tisseel, Baxter, Deerfield, IL）进一步加强。用网膜覆盖在吻合口处，并用 2-0 的 Surgidac 线固定。将 15Fr Jackson-Pratt 球状圆形引流管放置于吻合口后方，并从右上象限的穿刺孔牵引出。完整完成的 Y 型胃旁路术如图 21.4-14 所示。

术后管理

患者在手术当天保持禁食，无须常规应用鼻胃管。在术后第一天，应用泛影葡胺和稀释的钡剂做上消化道造影检查。如果没有狭窄和瘘，患者可在接下来的 24h 内每半小时给予 30ml 的清流食。患者一般在术后两天出院。如果引流液的量和性质等无异常，则 Jackson-Pratt 引流管可在术后一周门诊复查时拔除。

技术方面的注意事项

在行再次修复性胃旁路手术时，患者的胃壁可能太厚而导致蓝色的钉仓无法起到作用。直接缝合无法保证而蓝色钉仓缝合又不够高度。在这种情况下，我们可以胃肠腔内的内镜做导引，进行手工吻合的方式确保胃空肠吻合术的安全。

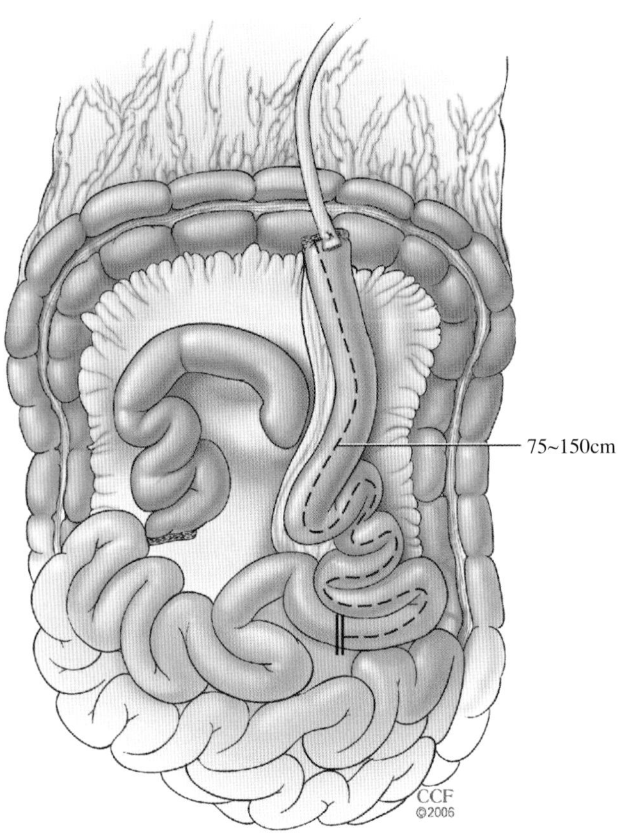

图 21.4-5　在远端空肠的开口处固定一根引流管，测量距空肠开口 75 ~ 150cm 的肠管并标记（BMI>50 的患者取 150cm）（Courtesy of the Cleveland Clinic Foundation.）

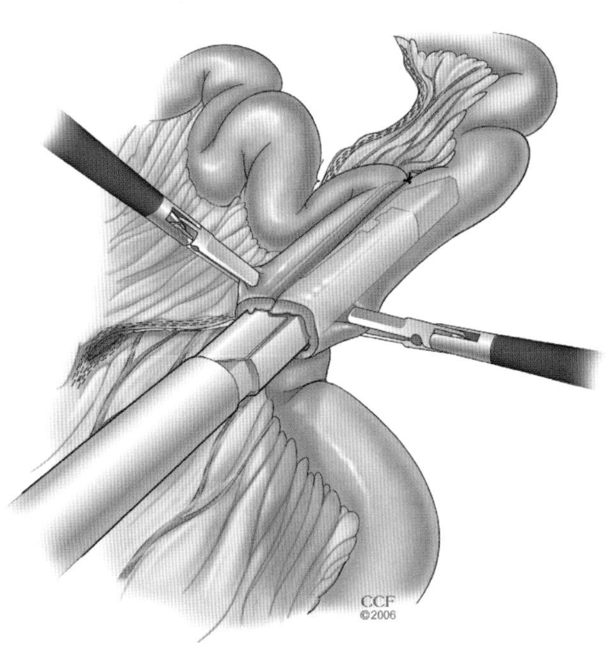

图 21.4-6　测量出 Roux 肠袢支后，将其靠近胆胰功能肠袢支。用超声刀将部分肠壁切开，然后用直线切割闭合器行空肠侧侧吻合（Courtesy of the Cleveland Clinic Foundation.）

并发症

吻合口瘘，吻合口狭窄和吻合口周围溃疡是与胃空肠吻合术有关的三个重要的并发症[8-9]。并发症与医师的学习曲线是有关的。对比我们最初所做的 250 个患者和最近所做的 250 个患者（中间有 3000 例手术的积累）影像学的检查可以发现，吻合口狭窄的发生率从 3.3% 降到了 1%。文献报道吻合口瘘的发生率为 2% ~ 5%。

腹腔镜 Y 型胃旁路术中，不论使用吻合器还是手助缝合都可能造成吻合口的狭窄。一个前瞻性的研究显示，1000 个在腹腔镜胃旁路术中应用吻合器吻合的患者中有 3.2% 的人发生吻合口狭窄。狭窄一般发生在术后的一年之内。一般应用内镜进行扩张，第一次多有效，而 50% 以上的患者需要进行多次扩

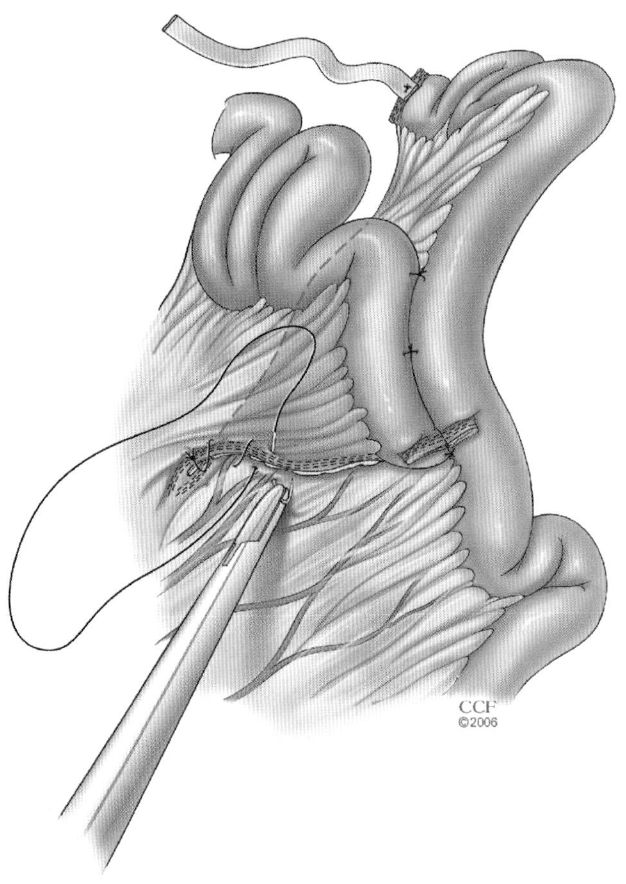

图 21.4-7　肠壁切开后用切割闭合器闭合。第一针缝在两段肠袢的交叉处以减轻其张力，另一处缝合，将胆胰功能肠袢支的末端与 Roux 肠袢支的一侧相固定。而肠系膜则用不可吸收缝线缝合（Courtesy of the Cleveland Clinic Foundation.）

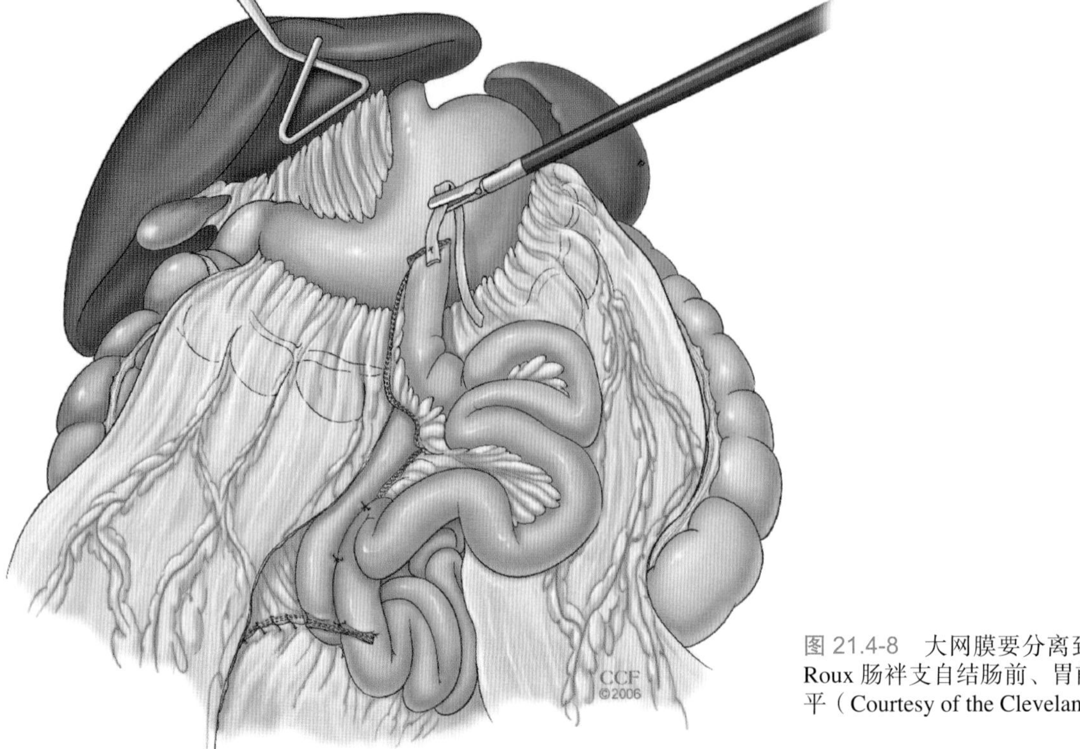

图 21.4-8　大网膜要分离到横结肠的水平，将 Roux 肠袢支自结肠前、胃前通道牵拉至胃的水平（Courtesy of the Cleveland Clinic Foundation.）

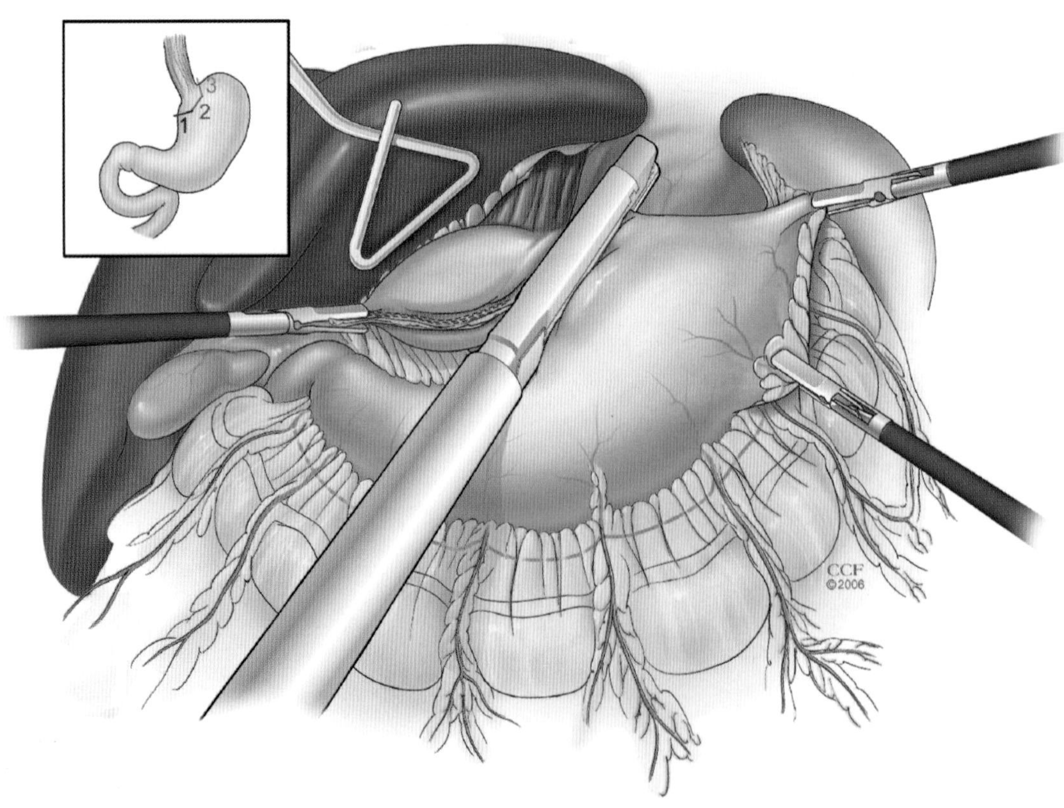

图 21.4-9　小胃囊由直线切割闭合器从胃分割出来。先切开小网膜，然后在胃体近贲门处（脂肪垫下方 1 ~ 2cm）激发将胃横断，另外继续应用直线切割闭合器向上进行 3 ~ 4 次激发，以创造出一个容积为 15 ~ 20ml 的垂直的小胃囊（Courtesy of the Cleveland Clinic Foundation.）

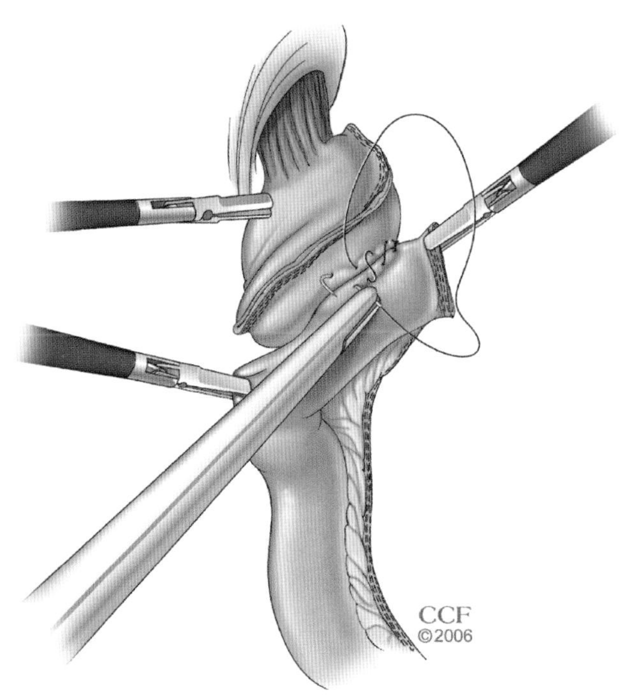

图 21.4-10　Roux 肠袢支用不可吸收缝线被固定在小胃囊的后壁上（Courtesy of the Cleveland Clinic Foundation.）

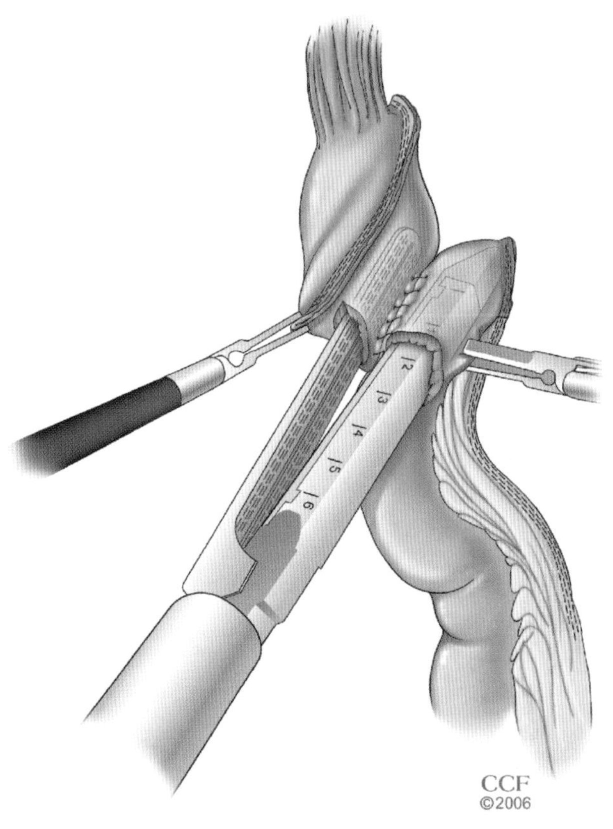

图 21.4-11　将小胃囊壁和 Roux 肠壁分别切开一个小口，然后将切割闭合器分别伸入胃腔和肠腔内各 1.5cm（Courtesy of the Cleveland Clinic Foundation.）

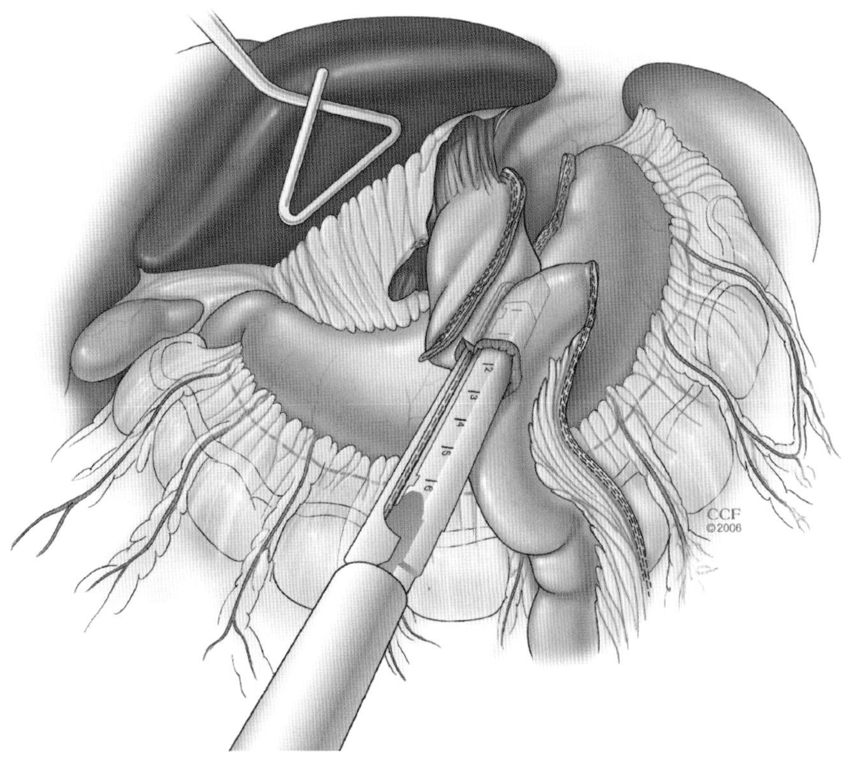

图 21.4-12　激发直线切割闭合器将小胃囊和 Roux 肠袢进行吻合（Courtesy of the Cleveland Clinic Foundation.）

张。如果经过 5 次及以上的扩张仍然无效，则提示可能是由于缺血造成的狭窄，这一类患者需要再次进行手术修正 [10]。

其他吻合技术

Shope 等人 [11] 比较了腹腔镜下胃空肠吻合的两种技术：使用圆形吻合器的端端吻合术（EEA）和使用直线切割闭合器的吻合术（GIA）。GIA 的手术时间要比 EEA 短；但应用 GIA 进行吻合，少数患者发生严重的吻合口瘘，而需要在术后早期进行手术修补；EEA 术后切口感染的发生率要更高。而在超重部分体重的减轻、住院时间、住院总费用和直接手术费用方面两者无明显差异。研究者建议吻合术可以根据外科医师自身的经验来进行选择 [11]。

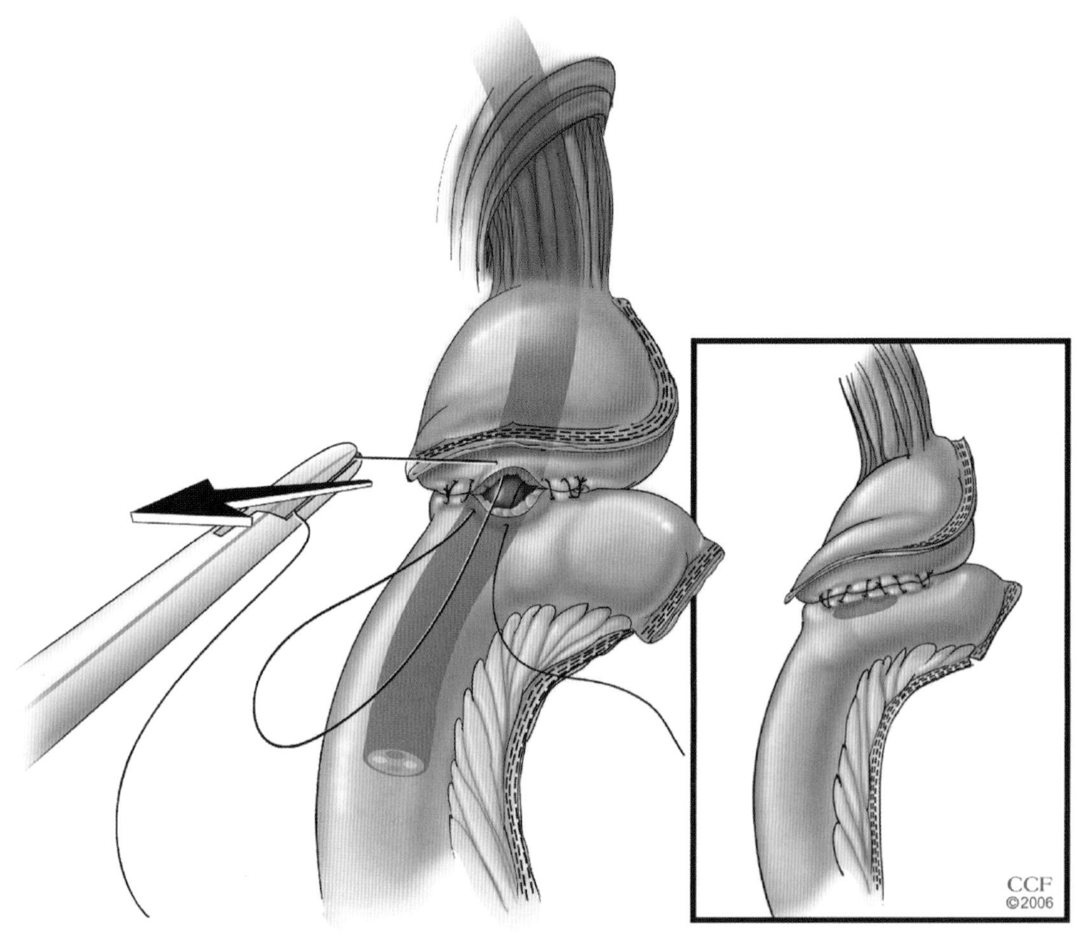

图 21.4-13　用不可吸收线分别从两端始缝合。将一个内镜经吻合口伸入 Roux 肠袢以确定吻合口的尺寸。然后再用不可吸收线将吻合口处进行第二层加固缝合。应用内镜观察吻合口是否有泄漏或出血（Courtesy of the Cleveland Clinic Foundation.）

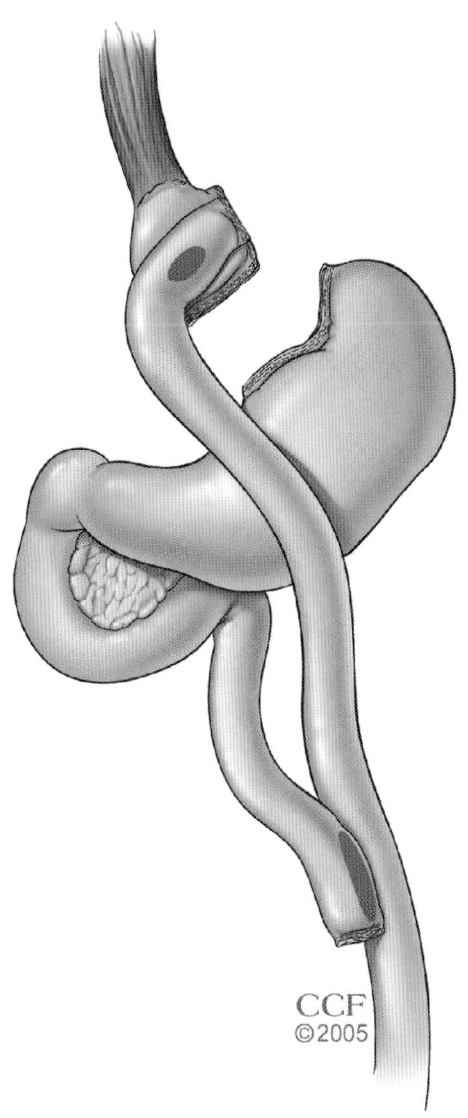

图 21.4-14 完成的Y型胃旁路术图
（Courtesy of the Cleveland Clinic Foundation.）

（刘兢文 译 董光龙 审校）

参考文献

1. Wittgrove AC, Clark GW, Tremblay LJ. Laparoscopic gastric bypass, Roux-en-Y: preliminary report of five cases. Obes Surg 1994;4:353–357.
2. Wittgrove AC, Clark GW. Combined laparoscopic/endoscopic anvil placement for the performance of the gastroenterostomy. Obes Surg 2001;11:565–569.
3. Gonzalez R, Lin E, Venkatesh KR, Bowers SP, Smith CD. Gastrojejunostomy during laparoscopic gastric bypass: analysis of 3 techniques. Arch Surg 2003;138:181–184.
4. Higa KD, Boone KB, Ho T, Davies OG. Laparoscopic Roux-en-Y gastric bypass for morbid obesity: technique and preliminary results of our first 400 patients. Arch Surg 2000;135:1029–1033; discussion 1033–1034.
5. Higa KD, Ho T, Boone KB. Laparoscopic Roux-en-Y gastric bypass: technique and 3-year follow-up. J Laparoendosc Adv Surg Tech A 2001;11:377–382.
6. Champion JK, Williams MD. Prospective randomized comparison of linear staplers during laparoscopic Roux-en-Y gastric bypass. Obes Surg 2003;13:855–859; discussion 860.
7. Korenkov M, Goh P, Yucel N, Troidl H. Laparoscopic gastric bypass for morbid obesity with linear gastroenterostomy. Obes Surg 2003;13:360–363.
8. Nguyen NT, Stevens CM, Wolfe BM. Incidence and outcome of anastomotic stricture after laparoscopic gastric bypass. J Gastrointest Surg 2003;7:997–1003; discussion 1003.
9. Nguyen NT, Rivers R, Wolfe BM. Early gastrointestinal hemorrhage after laparoscopic gastric bypass. Obes Surg 2003;13:62–65.
10. Schwartz ML, Drew RL, Roiger RW, Ketover SR, Chazin-Caldie M. Stenosis of the gastroenterostomy after laparoscopic gastric bypass. Obes Surg 2004;14:484–491.
11. Shope TR, Cooney RN, McLeod J, Miller CA, Haluck RS. Early results after laparoscopic gastric bypass: EEA vs GIA stapled gastrojejunal anastomosis. Obes Surg 2003;13:355–359.

第 21.5 章　腹腔镜 Y 型胃旁路术：临床结果

Tomasz Rogula, Paul A. Thodiyil, Stacy A. Brethauer 和 Philip R. Schauer

肥胖症是一个快速增长的健康问题，它可以引起许多威胁生命或者致残的疾病，例如 2 型糖尿病、高血脂、退行性关节病以及阻塞性睡眠呼吸暂停。对于病态肥胖症的患者来说，明显减轻体重可以改善甚至逆转与其相关的疾病，并且提升患者的整体健康状态。已经明确的是，外科减肥手术可以有效治疗肥胖相关合并症，它可使 82% ~ 98.8% 的 2 型糖尿病在术后获得临床治愈，高血压临床治愈率为 52% ~ 91.5%，胃食管反流为 72% ~ 97.8%，高胆固醇血症为 63% ~ 97%，睡眠呼吸暂停综合征为 74% ~ 97.8%，压力性尿失禁为 44% ~ 97%，关节炎为 41% ~ 90.3%，周期性偏头痛为 57%[1-5]。而随着治疗经验的积累和丰富、手术技术的完善和术后护理的改善，我们可以期待更多更好的结果。

一些术后并发症，如吻合口瘘、肺栓塞、出血、吻合口狭窄和感染，其发生的原因与患者自身有关，但主要是与外科医生手术经验的相关[6]。一个有 75 台腹腔镜胃旁路术经验的外科医生可以同时缩短患者的手术时间和住院时间[7]。对于经验丰富的医生，中转开腹是非常少见的，除非是患者过度肥胖，其肝异常肿大和腹腔内脂肪层异常增厚导致腹腔镜无法安全地进行探查操作。

随着腹腔镜技术的发展，并发症的类型和发生率已经发生了变化。有一些并发症的发生率腹腔镜手术中高一些，而另外一些并发症则由于腔镜手术较小的创伤而消失。在接受腹腔镜手术的患者当中，肠梗阻、吻合口狭窄及胃肠道出血的发生率增加；然而，吻合口瘘和肺栓塞在腹腔镜手术和开腹手术患者中的发生几率基本相同[8]。接受腔镜手术的患者住院时间和恢复时间要比接受开腹手术的患者短。而且，根据随访的结果，那些接受腹腔镜手术的患者要比接受开腹手术患者的早期减轻体重效果好[9]。

根据现有减肥外科手术的临床结果我们可以得出以下的结论，即尽管腹腔镜与开腹胃旁路手术的术后并发症类型不同，但鉴于腹腔镜手术的更多更好的优势，使它成为病态肥胖症患者手术治疗的首选[10]。

对肥胖相关合并症的治疗

代谢综合征

代谢综合征是指一组可导致心血管疾病的高危因素，包括腹型肥胖、血脂异常、高血压、胰岛素抵抗或葡萄糖耐受不良、机体炎性反应前状态和血栓形成前状态等。肥胖被认为是引起代谢综合征的必要因素，但是也有很多肥胖的患者并不发展成代谢综合征。在寻求外科手术治疗肥胖的患者中，患有代谢综合征的患者占 52%[11]。

减肥手术可以同步改善代谢综合征的所有症状。Mattar 等人的研究表明[12]，在行减肥手术治疗 15 个月后，合并代谢综合征的患者比例由术前的 70% 降到了 14%（伴随着 60% 超重部分体重减轻），而 Lee 等人[13]的研究报道了 337 位患有代谢综合征的患者在胃旁路术后，有 95.6% 的患者痊愈。

2 型糖尿病

腹腔镜 Y 型胃旁路术对于肥胖患者合并的 2 型糖尿病有显著的疗效。超过 80% 的 2 型糖尿病患者在手术治疗后空腹血糖和糖化血红蛋白恢复到了正常水平。80% 的患者口服降糖药及胰岛素的用量得到显著减少。在一个包含了 3625 名患有糖尿病或者糖耐量受损的肥胖患者的 Meta 分析中，结果显示，对于 2 型糖尿病，胆胰转流术的临床治愈率为 99%，胃旁路术的临床治愈率为 84%，胃切除成形术的临床治愈率为 72%，而胃绑带术的临床治愈率为 48%[14]。另一些大型研究结果表明，腹腔镜胃旁路术可以治愈 83% ~ 98% 的糖尿病[1, 5, 15]。那些患糖尿病时间较短、症状较轻或者体重减轻明显的患者在胃旁路术后血液生化指标更容易恢复正常[15]。手术后，患者血糖水平和血清胰岛素水平即可发生下降。这个结果可能是由于减肥术后胃肠激素水平的改变刺激并激活了胰岛β细胞的功能或者是改善了外周血糖效应器官对葡萄糖的摄取[16]。另一个可能的原理是由于热量摄取的减少从而使肌肉细胞中的胰岛素抵抗现象得以逆转[17]。术后糖尿病的持续存在，可能与一些患者在术后减肥效果很差有关[18]。

高血压

接受减肥手术治疗的患者中，高血压的发病率为35%～51%[14，19]。在Buchwald等所进行的一个包含了开腹胃旁路术和腹腔镜胃旁路术患者的Meta分析中，发现75%的高血压患者术后血压正常，另还有12%的患者高血压症状得到改善。一些大系列研究表明，52%～92%合并高血压的患者在接受腹腔镜胃旁路术后，高血压得以治愈[1，5，15]。Sugerman等人曾研究了糖尿病、高血压和过度肥胖的关系，发现一个人的过度肥胖状态持续时间越长，那么他越容易患糖尿病和（或）高血压。同时在这个研究中，75%糖尿病患者同时患高血压，在术后5～7年时超重部分体重减轻为59%，其中高血压的临床治愈率为66%，而2型糖尿病临床治愈率为86%。

高脂血症

血脂异常和高胆固醇血症在减肥外科的患者中非常常见。减肥手术可以使79%的合并高脂血症的肥胖患者血脂恢复正常，从而降低心血管疾病的风险。其中以限制营养吸收的胆胰转流术或者胃旁路手术可使96%以上的患者的高脂血症得到改善。Schauer等人[20]的研究已经证明，在接受腹腔镜胃旁路术的患者中，有63%的高脂血症患者的血脂恢复正常。

阻塞性睡眠呼吸暂停和肺功能不全

外科减肥手术可以改善大多数阻塞性睡眠呼吸暂停患者的症状。不论何种手术方式，对于这类异常均有非常好的效果[21]。腹腔镜Y型胃旁路术（LRYGB）可以十分有效地使睡眠呼吸暂停得到控制。在一个长期随访的研究中，93%的患者症状有显著改善[22]。多导睡眠图可以很有力地证明减肥手术后患者的睡眠状况有很大改善甚至是完全恢复，从睡眠时混乱的呼吸状态转变为正常的睡眠[23]。术前在发生睡眠呼吸暂停时常见的房性和室性心律失常，在胃旁路手术后也可消失[24]。但也有报道指出，在减肥手术后，睡眠呼吸暂停症状最初可能消失，然而有可能复发，尽管实际上体重并没有反弹[25]。

过度肥胖患者经常出现的另一个问题是肺通气功能的不全，这可能由于腹部脂肪过多限制膈肌活动，以及胸腔内及其周围脂肪的堆积，而肺换气不足可以导致高碳酸血症和嗜眠症，这种症状称为Pickwickian综合征，它可导致其他一些严重并发症，包括住院时间的延长、气管拔管延迟和机械通气相关的并发症、气胸、成人呼吸窘迫综合征和肺炎。对于这些问题，唯一有效的治疗方法是大幅度的体重减轻[26]。虽然患有Pickwickian综合征可以增加患者手术相关死亡的风险，但是总体上风险/受益比率的结果还是支持手术治疗[27]。

没有肺功能障碍的肥胖患者能更好地耐受术中机械通气[28]。另外，在术后早期的恢复中，接受腹腔镜胃旁路术的患者比开腹胃旁路术的患者发生呼吸相关的并发症显著减少，例如，术后肺不张的发生概率在腹腔镜手术比开腹手术少10倍[29]。

胃食管返流

通常在来咨询减肥手术治疗的患者中，有许多患有慢性的胃食管反流病（GERD）。Y型胃旁路术对于GERD的治疗非常有效，可以完全治愈或显著改善症状并且减少药物的用量。3个针对腹腔镜胃旁路术的研究表明，72%～98%的GERD患者得以治愈[14，20]。长期随访结果也显示，接受减肥手术治疗的病态肥胖症患者的GERD在3年内得到了良好控制[30]。LRYGB术可以同时治疗GERD及其他肥胖合并症，并减轻体重，所以应该取代胃底折叠术，而作为此类患者首选的治疗方式[31]。LRYGB术也可作为病态肥胖症患者在其他治疗无效或者效果不佳的顽固性GERD的治疗手段[9]。应注意的是，垂直胃绑带术对于肥胖患者合并的GERD治疗效果不佳，且常引发逆流症状，此外，也没有证据表明以减少营养吸收为主的术式对GERD有治疗效果[32]。

关节炎和腰背疼痛

超重和肥胖可以加速承重关节如膝关节、踝关节和髋关节的退行性变。在承重关节中，骨关节炎的发生机制涉及分解代谢和修复两方面。肥胖与膝关节、髋关节以及腰椎关节的骨关节炎发生概率增加相关[32]。而减肥手术是现在唯一可以减缓甚至逆转这种病理性损伤的治疗方法。有报道显示接受减肥手术后，退行性关节病的治愈率为41%～90%[1, 5, 20]。可以应用生活质量自我评价和对抗炎止痛药的依赖程度来评价术后骨关节炎的治疗效果。

合并有严重退行性关节病的病态肥胖症患者，由于体重过高，不宜先行关节成形术，而应先接受减肥手术治疗。在接受减肥手术治疗后再行关节成形术效果良好，且并发症发生率较低。在这些患者中，大多数患者的人工关节稳固，放射学检查没有发现松脱或者磨损的迹象[33]。

尿失禁

非自主神经性尿失禁对体重减轻的反应非常快[34]。在接受LRYGB术后有44%～97%的患者压力性尿失禁的症状消失或得到显著改善[1,5,20]。首先，此类患者对液体的消耗大大减少；其次，由于进食量减少和腹部脂肪的减少而降低了腹内压，这些因素降低了尿道括约肌的压力进而改善了尿失禁的症状[19,35]。随着腹部压力持续减轻，尿失禁可逐渐消失。尿失禁主观上的改善可通过生活质量问卷调查来评价；在客观指标上，可以用膀胱压力的改变、咳嗽时膀胱压力的增大、咳嗽时膀胱到尿道的压力传输、尿道轴向的移动性、尿失禁的次数以及尿不湿棉垫的使用个数来评价尿失禁的改善[36]。

甲状腺功能异常

体重的增加常可引起甲状腺功能减退。胃旁路术后有40%的患者甲状腺功能减退的症状得到改善。BMI降低使机体对甲状腺素的需求减少[37]。甲状腺功能低下的肥胖患者在接受甲状腺素替代治疗后可以和那些甲状腺功能正常的肥胖患者一样有一个短期的体重减轻过程[38]。

非酒精性脂肪肝

非酒精性脂肪肝（NAFLD）包括一系列异常，最初表现为肝脂肪浸润，逐渐发生肝纤维化，最终25%的患者进展为肝硬化[39]。病态肥胖症患者中有20%～40%伴有非酒精性脂肪肝，而外科手术减肥对此疾病有很显著的作用。在Mattar等人[13]的一项研究中，70个接受腹腔镜减肥手术的患者在术前和术后均进行了肝组织的活检。术后患者超重部分体重减少了59%，同时肝活检指标得到非常显著的改善，其中肝脂肪变性从术前88%降低到术后8%，炎症从23%降低到2%，肝纤维化从31%降到13%，术前和术后两次肝活检间隔15±9月。炎性反应和肝纤维化分别在37%和20%的患者中消失，相应地，二者的程度分别得到了82%和39%的改善[13]。胆胰转流术[40]和可调节性腹腔镜胃绑带手术[41]对脂肪肝和代谢综合征的治疗效果也与之相似。

肝硬化

患有肝疾病对于减肥外科手术的安全性和有效性均是潜在的顾虑因素，大约1.5%的接受LRYGB术的患者患有肝硬化。肝硬化的诊断常常在手术当中得以证实。很多研究表明，患有肝硬化的患者在接受LRYGB术后可以获得与没有肝硬化患者一样的早期减肥效果和并发症发生率[42]。而术中气腹的建立是否可能影响肝硬化患者肝门血管的血流以及术后肝功能的变化目前仍不明了。LRYGB术后，ALT和AST可见短暂的升高，但在72h内恢复术前水平。有趣的是，在开腹胃旁路术的患者中也发现了这一现象[43]。

临床结果

体重减轻

对于过度肥胖的患者，LRYGB术可使其体重获得显著减轻[44]。自从1993年Wittgrove等首次报道LRYGB术以来，它已经成为全球范围内最常应用的减肥手术方式[45]。最初的前瞻性随机对照研究显示，在术后3个月和6个月，接受LRYGB术的患者要比接受开腹胃旁路术的患者体重减轻效果好。但是术后12个月的结果显示，两者的减肥效果相当（分别为68%和62%）[46]。更远期的临床随访显示，接受LRYGB术后1～5年内可以减轻68%～85%的超重部分体重[1-4]；在5年后患者体重有所反弹，超重部分体重的减轻量降为60%～70%。另有一个随访14年的研究显示，接受开腹胃旁路术的患者，超重部分体重减轻量反弹为49%[17]。而LRYGB术目前尚没有如此长的随访研究。

手术时间

手术时间一般为2～4h，随着BMI的增高和经验的缺乏，手术时间有所增加。LRYGB的学习曲线较长而且比其他微创手术的要求要高[47]。除去BMI的差异，随着经验的积累，无论BMI指数的高低，LRYGB术的手术时间可以大大缩短，可以和开腹胃旁路术相差无几[2]。

住院时间

LRYGB术后，多数患者通常需要住院2～3天。尽管有些中心报道LRYGB术和开腹胃旁路术后所需住院时间相近，但是大多数临床统计结果表明LRYGB术后住院日（2～3天）比开腹手术（4～5天）短[48-49]。无论腹腔镜手术还是开腹手术，与手术方法无关的是，如果患者不需要额外的止痛药且无并发症，胃肠道功能的恢复时间是1～2天。

术后疼痛和肺功能

开腹手术后的疼痛程度和手术切口、腹腔内的操作程度以及术中牵引分离引起的腹腔内的损伤有关。而在术后第一天，接受腹腔镜胃旁路术的患者比开腹手术的患者需要更少的止痛药并且疼痛量表的评分更低[29]。

肺部的并发症在开腹和腹腔镜胃旁路术后都有发生，且两者术后肺炎的发生率并没有统计学差异（开腹患者0.33%，腹腔镜患者0.14%）。Nguyen和他的同事进行的一个随机对照研究则显示，接受腹腔镜手术的患者肺功能的术后早期恢复要比开腹手术具有优势[29]。

痊愈和生活质量改善

手术后患者的日常生活和工作恢复正常的复原时间方面，接受腹腔镜手术的患者的复原时间要比接受开腹手术的患者有显著的优势[46]。接受腹腔镜胃旁路术的患者恢复至正常日常活动的时间平均为21天[50]。

病态肥胖症患者的生活质量、总体幸福感、健康状况和感知能力都有一定的损害[51]。对于生活质量的长期随访研究表明，虽然腹腔镜胃旁路术后和开腹胃旁路术后的患者并没有显著差异，但是，接受腹腔镜手术的患者在性生活方面强于开腹手术，在术后3个月时，性生活频率也更高[46]。

并发症

中转开腹

在足够经验的支持下，腹腔镜中转开腹的发生率非常低，通常在5%以下。中转开腹的原因包括建立气腹十分困难、肥大的肝阻碍手术视野的暴露、腹腔内的广泛粘连和其他一些使手术无法进行的意外情况。中转开腹的发生率还和某些有经验的外科医生经常进行一些难度较高的手术有关，例如再次行修正手术。在一个1200名患者参与的大系列研究中，中转开腹的发生率为3%。此研究表明，有80%的中转开腹是由于技术困难，10%是由于术中出血，而10%是由于肥大的肝阻挡手术视野[52]。

吻合口瘘

吻合口瘘可导致严重并发症和死亡。吻合口瘘的诊断大多数基于生命体征及临床症状，如心率加快，呼吸困难，体温升高，腹膜炎症状，尿量减少和血压降低[53]。综合大多数研究报道，吻合口瘘引发的腹膜炎发生率为0%～5%。在跨越学习曲线所界定的手术例数后（75～100例），吻合口瘘的发生率会大幅下降（0%～1.6%）[1, 5, 46-47, 54-56]。一些研究还显示，那些患有多种基础病并且年龄大、体重大的老年人发生吻合口瘘的概率更大，且死亡率更高。在学习曲线初期的外科医生应该避免这些高风险的患者以减少并发症的发生[57]。一些随机对照研究表明腹腔镜和开腹胃转流术在吻合口瘘的发生率上没有统计学差异（分别为1.3%和2.6%）[58]。一些研究显示，结肠前胃旁路技术可以改善吻合口瘘的发生率[2]。缝合技术的改善，如更多地应用生物缝线，可能进一步降低术后吻合口瘘的发生[46]。在吻合口处使用血纤蛋白黏合剂可有助于避免吻合口瘘的发生[59]。

吻合口狭窄

吻合口狭窄是腹腔镜胃旁路术的一个常见的并发症，发生率是4%～28%[60]。一个随机对照研究显示，LRYGB术后吻合口狭窄的发生率相对于开腹胃转流术要更高（分别为11.4%和2.6%）[6]。手助缝合可以减少吻合口狭窄的发生，但是并没有前瞻性的随机对照研究证明此观点[6]。使用25mm的圆形吻合器要比使用21mm圆形吻合器时吻合口狭窄率低，但并不影响体重减轻的效果[61]。吻合口狭窄大多发生在术后1～3个月，也有极少数在术后1年内发生。大多数吻合口狭窄的患者在经过1～2次的内镜扩张后可以痊愈。

血栓栓塞

尽管在围术期给予抗低位静脉栓塞的预防性治疗[62-64]，肺栓塞仍然是造成胃旁路术后患者死亡的头号原因[65]。从理论上来讲，由于体位和气腹减少了静脉回流，腹腔镜手术可能会增加发生静脉血栓的风险[1, 2, 4]。尽管存在这些潜在风险，但很多研究表明，腹腔镜胃旁路术后肺栓塞的发生率（0%～1.1%）和开腹胃转流术后并无统计学差异[2, 4-5, 29, 57, 66-69]。LRYGB术后因肺栓塞造成的死亡率为0%～0.4%[2, 46, 49]。尽管LRYGB术后急性肠系膜静脉血栓栓塞非常少见，然而一旦发生，则非常严重，甚至致死，所以应该早期给予评测和抗凝以预防其发生[46]。

出血

LRYGB术中出血量比开腹少（二者分别为137ml和395ml）[2, 70]。术后出血的位置一般是残胃的缝合处或者胃-空肠吻合处，也有少量发生的空肠－空肠吻合处。总体来说，LRYGB术后出血的发生率较低，为0.6%～3.3%[1-2, 20, 46, 71]，但有一个综述却显示，LRYGB术后的出血率（1.9%）要比开腹手术后的出血率（0.6%）高[8]。2/3的术后出血为管腔内出血，具体表现为红细胞压积的下降，心动过速和黑便。大约15%的管腔内出血患者情况不稳定且需要急诊手术治疗。而大多数这样的患者在止血后，可以持续观察监护，必要的时候可以输血治疗。而由于小胃囊和空肠－空肠吻合口内很难接近和操作，且术后早期行内镜检查又存在很大风险，所以LRYGB术后患者的急性管腔内出血很难诊断和治疗[72]。

吻合口溃疡

呕吐、上腹疼痛和胃肠道出血可能是胃旁路术后吻合口溃疡的症状。研究显示，LRYGB术后吻合口溃疡发生率（0.7%～10%）与开腹胃旁路术后的发生率（0.49%～16%）相近，无统计学差异[3-4, 46, 73-78]。溃疡的形成可能与以下因素有关：局部缺血，异物，胃酸分泌，吻合口张力过大，幽门螺杆菌感染，小胃囊和其余部分胃之间的窦道形成或者非甾体类药物的使用。抑酸药和硫酸铝对大多数患者的治疗有效[79]。而对于小胃囊和其余胃之间的窦道形成的治疗可能还需要进行进一步的手术修补。

切口疝和内疝

LRYGB术的一个重要优势就是可以降低切口疝的发生率。在开腹胃旁路术后的14年内，24%的患者可能发生切口疝[79]。Y型胃旁路术后内疝可能发生在空肠－空肠吻合之间的系膜处、横结肠系膜的缺口或者是Roux肠袢和结肠之间的缺口处（Peterson缺损）。内疝的发生率为0.7%～2.5%[79]。最初许多研究认为LRYGB术后内疝和肠梗阻的发生率较高。在随着一些技术的改进，包括用不可吸收缝线缝合缺损和在吻合口周围进行加固缝合可以有效地减少内疝的发生[80]。Higa等人对1040名患者的研究表明，在使用不可吸收缝线关闭系膜缺损后，内疝的发生率可以减少50%。LRYGB术后的患者中，由于内疝造成的小肠梗阻的发生率达到2%。而研究发现在使用结肠前Roux肠袢技术后，小肠梗阻的发生率有很大程度的降低[81]。

切口感染

切口感染是开腹胃旁路术后的一个严重并发症，大约有25%的患者会发生切口感染[82]。而腹腔镜手术后切口感染的发生率要低得多（0.1%～8.7%）[1-2, 81]。一些针对LRYGB术和开腹胃旁路术的随机对照研究也支持上诉观点，结果显示LRYGB术后切口感染发生率为1.3%，而开腹术后的发生率为10.5%[83]。

胆石症

胆石症在接受胃旁路术后体重迅速下降的患者中相当常见，有38%的患者在术后6个月内可以通过超声检查发现胆囊结石，其中41%的患者可以出现临床症状[84]。LRYGB术后有症状的胆石症的发生率为1.4%~5.4%[19, 54-86]。在过去，因为胃旁路术后胆结石的高发生风险，通常预防性地切除胆囊[47, 87]。而对于接受腹腔镜胃转流术的患者，在术后的6个月每天口服600mg的熊去氧胆酸可以降低胆结石形成的发生率（2%，安慰剂组为32%，$P<0.01$）[72]。因此，预防性切除胆囊受到了质疑，现在很多外科医生只对已经出现症状的胆结石患者同时行胆囊切除术。但这种联合手术可增加手术时间和住院时间[56]。另一个有意义的方法是常规进行术中超声检查，并选择性对无症状的胆结石患者预防性胆囊切除术[46]。

营养不良

在标准的胃旁路术后常会出现铁、维生素B_{12}和其他一些微量元素的缺乏[88]。仅仅服用一种多维生素片通常不足以弥补LRYGB术后患者体内铁和维生素B_{12}的缺乏。尽管服用了多种维生素剂和补铁药物（用于月经期妇女），仍然有13%~52%的患者在术后2~5年内出现铁的缺乏，而有37%的患者术后服用了多种维生素剂后仍然出现了维生素B_{12}的缺乏。在术后随访时，一旦发现某种维生素或微量元素缺乏，应立即给予额外的补充。胃旁路术后，十二指肠和空肠对钙的吸收以及空肠和回肠对维生素D的吸收都受到了不同程度的损害。二者缺乏的发生率可以分别达到10%和51%，尤其是对于那些长肠袢胃旁路术后的患者则更常见[88]。而钙和维生素D的缺乏可以在术后3~9个月时引发继发型甲状旁腺功能亢进，进而增加骨质代谢转换而降低骨密度[89]。

死亡率

腹腔镜胃旁路术的死亡率为0%~2%，而且有3个随机对照研究表明腹腔镜胃旁路术和开腹胃转旁路术后的死亡率相近无统计学差异[46, 68, 90]。Buchwald等人综合了5644个病例的Meta分析中，胃旁路术后（包括腹腔镜和开腹）总体的死亡率为0.5%[13]。在一些大数量病例报道中，胃旁路术的死亡率很低。Higa等对1040名患者的研究显示，术后的死亡率为0.5%[2]。而Wittgrove等人报道500例手术，无患者死亡[2]。Schauer等人报道了275个病例，结果只有1例患者由于肺栓塞死亡，死亡率为0.4%[20]。在一些病例数量大于100例的LRYGB术的报道中，术后的死亡率为0%~0.9%[1-2, 5, 20, 91]。围术期死亡的危险因素包括有男性、高龄、吻合口瘘、肺栓塞、术前体重过大和高血压等。选择开腹或是腹腔镜手术，并不影响死亡率，而具体手术方式的选择，如选取近端肠袢或是长肠袢，可能对死亡率产生影响[77]。

Flum等[92]的研究表明，高龄患者和科室中外科医师的数量与减肥手术术后的死亡率相关。年龄大于65岁的对持政府医疗保险的患者在接受减肥手术后的死亡风险要远高于年轻患者。在16155名接受减肥手术（81%接受了胃旁路术，包括腹腔镜手术和开腹手术）的患者中，术后30天和术后90天的死亡率分别为2%和2.8%。而年龄高于65岁的患者术后30天和90天的死亡率分别为4.8%和6.9%。其他一些研究也表明，科室里外科医师数量较少也是术后早期死亡的一个危险因素[93]。加利福尼亚一个针对60077个接受了胃旁路术（包括腹腔镜手术和开腹手术）患者术后死亡率的综述结果与其他一些研究的结果相一致。在这个总数中，院内的死亡率为0.18%，术后30天死亡率为0.33%，而术后1年的死亡率为0.91%[94]。

重度肥胖患者的生存期可能较短，而有证据表明减肥手术可以延长肥胖患者的寿命。一个针对肥胖患者的队列研究结果显示，接受减肥手术治疗的患者和保守治疗的患者在5年内的死亡率分别为0.68%和16.2%（减肥治疗使相对风险度降低了89%）[95]。在这项研究中，1035名患者中有81.4%接受了胃旁路手术，但是其中只有21例是在腹腔镜下完成的。

Flum及其同事在对胃转流术后生存期的回顾性队列研究中发现，接受减肥手术治疗的肥胖患者在15年的死亡率要比那些不接受减肥手术治疗的肥胖患者低27%。而在接受手术治疗1年后，这种生存受益可以增加到33%。

超级肥胖患者的预后

LRYGB 术已经被证明对 BMI≥50 的超级肥胖患者是安全且有效的。术后 1 年内大多数患者的肥胖相关合并症可以得到改善和治愈。短期的超重部分体重减轻量要较那些不是超级肥胖患者的效果稍差。BMI>50 的患者在接受 LRYGB 术后 1 ~ 3 年可以减去多余体重的 51% ~ 69%[97-99]。在一个包括 167 名 BMI<60 和 46 名 BMI≥60 患者的研究中，接受腹腔镜胃转流术后 1 年内，BMI<60 的患者可以平均减去 64% 的多余体重，而 BMI≥60 的患者可以平均减去 53% 的多余体重[98]。

对于超级肥胖患者来说，术中中转开腹的概率和那些 BMI<50 的患者相近；但是，BMI≥60 的患者的手术时间要相对较长，而且主要并发症（术后感染和吻合口瘘）的发生率要较高一些[84，100]。有些研究还表明超级肥胖患者术后的死亡率增加（超级肥胖患者为 5%，而普通肥胖患者为 0.4%）[101]。使 Roux 肠袢的长度增加到 150cm 可以有效地增强超级肥胖患者 Y 型胃旁路术后的减肥效果，但是对于 BMI<50 的患者来说，延长 Roux 肠襻并不提高减肥效果[86]。

花费分析

对于胃旁路手术来讲，腹腔镜的手术费要高于开腹胃转流术。两者价格的差异是由于在腹腔镜手术要比开腹手术多需要的一些一次性的必要耗材。手术直接花费腹腔镜要比开腹术高 37% ~ 58%[46，102]。由于腹腔镜胃旁路术后患者的住院花费要比开腹少 33%，这可以部分补偿腹腔镜手术的直接手术费。腹腔镜胃旁路术的较高花费分别来源于直接手术费用（LRYGB 为 4922 美元，开腹手术 3591 美元）、设备使用费（LRYGB 为 4098 美元，开腹手术 2788 美元）以及较长的手术时间（LRYGB 为 225 分钟，开腹手术 195 分钟）。而这些费用的差异通常可以由开腹手术后多需要的护理以及药物治疗花费而抵消[46]。因而两种手术方式总体费用是相近的（分别为 14087 美元和 14098 美元）[46]。尽管总花费相近，但是腹腔镜胃旁路术后疼痛、旷工天数、患者的生活质量及满意度方面相对开腹手术有很大优势。潜在成本的节约可以通过重复利用腹腔镜器械和减少手术时间来达到。

结论

十多年来的经验证明腹腔镜 Y 型胃旁路术的临床效果是相当好的。微创技术对于病态肥胖症患者的治疗具有很大优势，尤其是在减少术后与心、肺功能及切口有关的并发症方面。虽然目前大多数研究的随访期在 2 年以内，但是这些研究都显示术后患者的多余体重可以减轻 65% ~ 80%。大多数研究者认为体重的显著减轻可以有效地减少由于肥胖而造成的其他威胁生命的合并症。开腹手术和腹腔镜手术在并发症的发生率上接近，但是由于技术的不同并发症的类型也不同。随着手术经验的增加，手术时间、中转开腹的发生率以及吻合口瘘的发生率都可以得到改善。平均住院时间为 2 ~ 3 天（包括发生并发症时）。目前还没有针对腹腔镜胃旁路术的长期随访研究（大于 5 年）。开腹 Y 型胃旁路术的随访研究结果其长期证明疗效是可靠的，由于开腹手术和腹腔镜手术对胃肠道所造成的解剖学改变是相同的，所以我们有理由相信腹腔镜胃旁路术的长期疗效应该与开腹胃旁路术相似。

（陈贵进 译　董光龙 审校）

参考文献

1. Wittgrove AC, Clark GW. Laparoscopic gastric bypass, Roux-en-Y—500 patients: technique and results, with 3–60 month follow-up. Obes Surg 2000;10(3):233–239.
2. Higa KD, Boone KB, Ho T. Complications of the laparoscopic Roux-en-Y gastric bypass: 1,040 patients—what have we learned? Obes Surg 2000;10(6):509–513.
3. Higa KD, Ho T, Boone KB. Laparoscopic Roux-en-Y gastric bypass: technique and 3-year follow-up. J Laparoendosc Adv Surg Tech A 2001;11(6):377–382.
4. Schauer PR, Ikramuddin S, Gourash W, et al. Outcomes after laparoscopic Roux-en-Y gastric bypass for morbid obesity. Ann Surg 2000;232(4):515–529.
5. DeMaria EJ, Sugerman HJ, Kellum JM, et al. Results of 281 consecutive total laparoscopic Roux-en-Y gastric bypasses to treat morbid obesity. Ann Surg 2002;235(5): 640–645; discussion 645–647.
6. Shepherd MF, Rosborough TK, Schwartz ML. Heparin thromboprophylaxis in gastric bypass surgery. Obes Surg 2003;13(2):249–253.
7. Nguyen NT, Rivers R, Wolfe BM. Factors associated with operative outcomes in laparoscopic gastric bypass. J Am Coll Surg 2003;197(4):548–555; discussion 555–557.
8. Podnos YD, Jimenez JC, Wilson SE, et al. Complications after laparoscopic gastric bypass: a review of 3464 cases. Arch Surg 2003;138(9):957–961.
9. Courcoulas A, Perry Y, Buenaventura P, Luketich J. Compar-

ing the outcomes after laparoscopic versus open gastric bypass: a matched paired analysis. Obes Surg 2003;13(3):341–346.

10. Jones DB, Provost DA, DeMaria EJ, et al. Optimal management of the morbidly obese patient SAGES appropriateness conference statement. Surg Endosc 2004.
11. Grundy SM, Brewer HB Jr, Cleeman JI, et al. Definition of metabolic syndrome: Report of the National Heart, Lung, and Blood Institute/American Heart Association conference on scientific issues related to definition. Circulation 2004;109(3):433–438.
12. Mattar SG, Velcu LM, Rabinovitz M, et al. Surgically-induced weight loss significantly improves nonalcoholic fatty liver disease and the metabolic syndrome. Ann Surg 2005;242(4):610–617; discussion 618–620.
13. Lew WJ, Yu PJ, Wang W et al. Laparoscopic Roux-en-Y versus mini-gastric bypass for the treatment of morbid obsity: a prospective randomized controlled clinical trial. Ann Surg 2005;242:20–28.
14. Buchwald H, Avidor Y, Braunwald E, et al. Bariatric surgery: a systematic review and meta-analysis. JAMA 2004;292(14):1724–1737.
15. Schauer PR, Burguera B, Ikramuddin S, et al. Effect of laparoscopic Roux-en Y gastric bypass on type 2 diabetes mellitus. Ann Surg 2003;238(4):467–484; discussion 484–485.
16. Friedman JE, Dohm GL, Leggett-Frazier N, et al. Restoration of insulin responsiveness in skeletal muscle of morbidly obese patients after weight loss. Effect on muscle glucose transport and glucose transporter GLUT4. J Clin Invest 1992;89(2):701–705.
17. Pories WJ, Swanson MS, MacDonald KG, et al. Who would have thought it? An operation proves to be the most effective therapy for adult-onset diabetes mellitus. Ann Surg 1995;222(3):339–350; discussion 350–352.
18. Perugini RA, Mason R, Czerniach DR, et al. Predictors of complication and suboptimal weight loss after laparoscopic Roux-en-Y gastric bypass: a series of 188 patients. Arch Surg 2003;138(5):541–545; discussion 545–546.
19. Sugerman HJ, Sugerman EL, DeMaria EJ, et al. Bariatric surgery for severely obese adolescents. J Gastrointest Surg 2003;7(1):102–107; discussion 107–108.
20. Schauer PR, Ikramuddin S, Gourash W, et al. Outcomes after laparoscopic Roux-en-Y gastric bypass for morbid obesity. 2000;232(4):515–529.
21. Scheuller M, Weider D. Bariatric surgery for treatment of sleep apnea syndrome in 15 morbidly obese patients: long-term results. Otolaryngol Head Neck Surg 2001;125(4):299–302.
22. Charuzi I, Lavie P, Peiser J, Peled R. Bariatric surgery in morbidly obese sleep-apnea patients: short- and long-term follow-up. Am J Clin Nutr 1992;55(2 suppl):594S–596S.
23. Charuzi I, Ovnat A, Peiser J, et al. The effect of surgical weight reduction on sleep quality in obesity-related sleep apnea syndrome. Surgery 1985;97(5):535–538.
24. Peiser J, Ovnat A, Uwyyed K, et al. Cardiac arrhythmias during sleep in morbidly obese sleep-apneic patients before and after gastric bypass surgery. Clin Cardiol 1985; 8(10):519–521.
25. Pillar G, Peled R, Lavie P. Recurrence of sleep apnea without concomitant weight increase 7.5 years after weight reduction surgery. Chest 1994;106(6):1702–1704.
26. Kessler R, Chaouat A, Schinkewitch P, et al. The obesity-hypoventilation syndrome revisited: a prospective study of 34 consecutive cases. Chest 2001;120(2):369–376.
27. Sugerman HJ, Fairman RP, Sood RK, et al. Long-term effects of gastric surgery for treating respiratory insufficiency of obesity. Am J Clin Nutr 1992;55(2 suppl):597S–601S.
28. Nguyen NT, Anderson JT, Budd M, et al. Effects of pneumoperitoneum on intraoperative pulmonary mechanics and gas exchange during laparoscopic gastric bypass. Surg Endosc 2004;18(1):64–71.
29. Nguyen NT, Lee SL, Goldman C, et al. Comparison of pulmonary function and postoperative pain after laparoscopic versus open gastric bypass: a randomized trial. J Am Coll Surg 2001;192(4):469–476; discussion 476–477.
30. Frezza EE, Ikramuddin S, Gourash W, et al. Symptomatic improvement in gastroesophageal reflux disease (GERD) following laparoscopic Roux-en-Y gastric bypass. Surg Endosc 2002;16(7):1027–1031.
31. Schauer P, Hamad G, Ikramuddin S. Surgical management of gastroesophageal reflux disease in obese patients. Semin Laparosc Surg 2001;8(4):256–264.
32. Scapinelli R. [Obesity and articular tropho-mechanic disorders]. Clin Ortop 1975;26:97–108.
33. Parvizi J, Trousdale RT, Sarr MG. Total joint arthroplasty in patients surgically treated for morbid obesity. J Arthroplasty 2000;15(8):1003–1008.
34. Cummings JM, Rodning CB. Urinary stress incontinence among obese women: review of pathophysiology therapy. Int Urogynecol J Pelvic Floor Dysfunct 2000;11(1):41–44.
35. Noblett KL, Jensen JK, Ostergard DR. The relationship of body mass index to intra-abdominal pressure as measured by multichannel cystometry. Int Urogynecol J Pelvic Floor Dysfunct 1997;8(6):323–326.
36. Bump RC, Sugerman HJ, Fantl JA, McClish DK. Obesity and lower urinary tract function in women: effect of surgically induced weight loss. Am J Obstet Gynecol 1992; 167(2):392–397; discussion 397–399.
37. Raftopoulos Y, Gagne DJ, Papasavas P, et al. Improvement of hypothyroidism after laparoscopic Roux-en-Y gastric bypass for morbid obesity. Obes Surg 2004;14(4):509–513.
38. Chousleb E, Szomstein S, Podkameni D, et al. Routine abdominal drains after laparoscopic Roux-en-Y gastric bypass: a retrospective review of 593 patients. Obes Surg 2004;14(9):1203–1207.
39. Youssef WI, McCullough AJ. Steatohepatitis in obese individuals. Best Pract Res Clin Gastroenterol 2002;16(5): 733–747.
40. Marceau P, Kaufman D, Biron S, et al. Outcome of pregnancies after biliopancreatic diversion. Obes Surg 2004; 14(3):318–324.
41. Dixon JB, Bhathal PS, Hughes NR, O'Brien PE. Nonalcoholic fatty liver disease: improvement in liver histological analysis with weight loss. Hepatology 2004;39(6):1647–1654.
42. Dallal RM, Mattar SG, Lord JL, et al. Results of laparoscopic gastric bypass in patients with cirrhosis. Obes Surg 2004;14(1):47–53.
43. Nguyen NT, Braley S, Fleming NW, et al. Comparison of postoperative hepatic function after laparoscopic versus open gastric bypass. Am J Surg 2003;186(1):40–44.
44. Wittgrove AC, Clark GW, Tremblay LJ. Laparoscopic gastric bypass, Roux-en-Y: preliminary report of five cases. Obes Surg 1994;4(4):353–357.
45. Buchwald H, Williams SE. Bariatric surgery worldwide 2003. Obes Surg 2004;14(9):1157–1164.

46. Nguyen NT, Goldman C, Rosenquist CJ, et al. Laparoscopic versus open gastric bypass: a randomized study of outcomes, quality of life, and costs. Ann Surg 2001;234(3): 279–289; discussion 289–291.
47. Schauer P, Ikramuddin S, Hamad G, Gourash W. The learning curve for laparoscopic Roux-en-Y gastric bypass is 100 cases. Surg Endosc 2003;17(2):212–215.
48. Spanos C, Salzman E, Triglio CM, Shikora SA. A comparative study in percentage of weight loss between laparoscopic and open Roux-en-Y gastric bypass. Obes Surg 2001;11:384.
49. Eagon CJ, Marin D. Laparoscopic gastric bypass has shorter length of stay and less complications but is more costly compared with open gastric bypass. Surg Endosc 2001;15:S120.
50. Fisher BL. Comparison of recovery time after open and laparoscopic gastric bypass and laparoscopic adjustable banding. Obes Surg 2004;14(1):67–72.
51. Mathus-Vliegen EM, Tytgat GN. Intragastric balloons for morbid obesity: results, patient tolerance and balloon life span. Br J Surg 1990;77(1):76–79.
52. Felix EL, Swartz DE. Conversion of laparoscopic Roux-en-Y gastric bypass. Am J Surg 2003;186(6):648–651.
53. Hamilton EC, Sims TL, Hamilton TT, et al. Clinical predictors of leak after laparoscopic Roux-en-Y gastric bypass for morbid obesity. Surg Endosc 2003;17(5):679–684.
54. Oliak D, Ballantyne GH, Davies RJ, et al. Short-term results of laparoscopic gastric bypass in patients with BMI > or = 60. Obes Surg 2002;12(5):643–647.
55. Fernandez AZ Jr, DeMaria EJ, Tichansky DS, et al. Experience with over 3,000 open and laparoscopic bariatric procedures: multivariate analysis of factors related to leak and resultant mortality. Surg Endosc 2004;18(2):193–197.
56. Oliak D, Owens M, Schmidt HJ. Impact of fellowship training on the learning curve for laparoscopic gastric bypass. Obes Surg 2004;14(2):197–200.
57. Shikora SA, Kim JJ, Tarnoff ME. Reinforcing gastric staple-lines with bovine pericardial strips may decrease the likelihood of gastric leak after laparoscopic Roux-en-Y gastric bypass. Obes Surg 2003;13(1):37–44.
58. Sapala JA, Wood MH, Schuhknecht MP. Anastomotic leak prophylaxis using a vapor-heated fibrin sealant: report on 738 gastric bypass patients. Obes Surg 2004;14(1):35–42.
59. Gonzalez R, Lin E, Venkatesh KR, et al. Gastrojejunostomy during laparoscopic gastric bypass: analysis of 3 techniques. Arch Surg 2003;138(2):181–184.
60. Nguyen NT, Stevens CM, Wolfe BM. Incidence and outcome of anastomotic stricture after laparoscopic gastric bypass. J Gastrointest Surg 2003;7(8):997–1003; discussion 1003.
61. Ahmad J, Martin J, Ikramuddin S, et al. Endoscopic balloon dilation of gastroenteric anastomotic stricture after laparoscopic gastric bypass. Endoscopy 2003;35(9): 725–728.
62. Griffen WO Jr, Bivins BA, Bell RM, Jackson KA. Gastric bypass for morbid obesity. World J Surg 1981;5(6):817–822.
63. Fobi MA, Lee H, Holness R, Cabinda D. Gastric bypass operation for obesity. World J Surg 1998;22(9):925–935.
64. Hall JC, Watts JM, O'Brien PE, et al. Gastric surgery for morbid obesity. The Adelaide Study. Ann Surg 1990; 211(4):419–427.
65. Nguyen NT, Cronan M, Braley S, et al. Duplex ultrasound assessment of femoral venous flow during laparoscopic and open gastric bypass. Surg Endosc 2003;17(2):285–290.
66. Szomstein S, Avital S, Brasesco O, et al. Laparoscopic gastric bypass in patients on thyroid replacement therapy for subnormal thyroid function—prevalence and short-term outcome. Obes Surg 2004;14(1):95–97.
67. Sapala JA, Wood MH, Sapala MA, Flake TM Jr. Marginal ulcer after gastric bypass: a prospective 3-year study of 173 patients. Obes Surg 1998;8(5):505–516.
68. Westling A, Gustavsson S. Laparoscopic vs open Roux-en-Y gastric bypass: a prospective, randomized trial. Obes Surg 2001;11(3):284–292.
69. Sanyal AJ, Sugerman HJ, Kellum JM, et al. Stomal complications of gastric bypass: incidence and outcome of therapy. Am J Gastroenterol 1992;87(9):1165–1169.
70. Champion JK, Williams M. Small bowel obstruction and internal hernias after laparoscopic Roux-en-Y gastric bypass. Obes Surg 2003;13(4):596–600.
71. Westling A, Ohrvall M, Gustavsson S. Roux-en-Y gastric bypass after previous unsuccessful gastric restrictive surgery. J Gastrointest Surg 2002;6(2):206–211.
72. Sugerman HJ, Brewer WH, Shiffman ML, et al. A multicenter, placebo-controlled, randomized, double-blind, prospective trial of prophylactic ursodiol for the prevention of gallstone formation following gastric-bypass-induced rapid weight loss. Am J Surg 1995;169(1):91–96; discussion 96–97.
73. de la Torre RA, Scott JS. Laparoscopic Roux-en-Y gastric bypass: a totally intra-abdominal approach—technique and preliminary report. Obes Surg 1999;9(5):492–498.
74. Fobi M, Lee H, Igwe D, et al. Prophylactic cholecystectomy with gastric bypass operation: incidence of gallbladder disease. Obes Surg 2002;12(3):350–353.
75. Amaral JF, Thompson WR. Gallbladder disease in the morbidly obese. Am J Surg 1985;149(4):551–557.
76. Hamad GG, Ikramuddin S, Gourash WF, Schauer PR. Elective cholecystectomy during laparoscopic Roux-en-Y gastric bypass: is it worth the wait? Obes Surg 2003;13(1): 76–81.
77. Schneider BE, Villegas L, Blackburn GL, et al. Laparoscopic gastric bypass surgery: outcomes. J Laparoendosc Adv Surg Tech A 2003;13(4):247–255.
78. Nguyen NT, Huerta S, Gelfand D, et al. Bowel obstruction after laparoscopic Roux-en-Y gastric bypass. Obes Surg 2004;14(2):190–196.
79. Higa KD, Ho T, Boone KB. Internal hernias after laparoscopic Roux-en-Y gastric bypass: incidence, treatment and prevention. Obes Surg 2003;13(3):350–354.
80. Felsher J, Brodsky J, Brody F. Small bowel obstruction after laparoscopic Roux-en-Y gastric bypass. Surgery 2003; 134(3):501–505.
81. Mognol P, Vignes S, Chosidow D, Marmuse JP. Rhabdomyolysis after laparoscopic bariatric surgery. Obes Surg 2004;14(1):91–94.
82. Khurana RN, Baudendistel TE, Morgan EF, et al. Postoperative rhabdomyolysis following laparoscopic gastric bypass in the morbidly obese. Arch Surg 2004;139(1): 73–76.
83. Nguyen NT, Goldman CD, Ho HS, et al. Systemic stress response after laparoscopic and open gastric bypass. J Am Coll Surg 2002;194(5):557–566; discussion 566–567.

84. Moose D, Lourie D, Powell W, et al. Laparoscopic Roux-en-Y gastric bypass: minimally invasive bariatric surgery for the superobese in the community hospital setting. Am Surg 2003;69(11):930–932.
85. Kreitz K, Rovito PF. Laparoscopic Roux-en-Y gastric bypass in the “megaobese.” Arch Surg 2003;138(7):707–709; discussion 710.
86. Feng JJ, Gagner M. Laparoscopic biliopancreatic diversion with duodenal switch. Semin Laparosc Surg 2002;9(2):125–129.
87. Kligman MD, Thomas C, Saxe J. Effect of the learning curve on the early outcomes of laparoscopic Roux-en-Y gastric bypass. Am Surg 2003;69(4):304–309; discussion 309–310.
88. Bloomberg RD, Fleishman A, Nalle JE, et al. Nutritional deficiencies following bariatric surgery: what have we learned? Obes Surg 2005;15(2):145–154.
89. Coates PS, Fernstrom JD, Fernstrom MH, et al. Gastric bypass surgery for morbid obesity leads to an increase in bone turnover and a decrease in bone mass. J Clin Endocrinol Metab 2004;89(3):1061–1065.
90. Lujan JA, Frutos MD, Hernandez Q, et al. Laparoscopic versus open gastric bypass in the treatment of morbid obesity: a randomized prospective study. Ann Surg 2004;239(4):433–437.
91. Papasavas PK, Hayetian FD, Caushaj PF, et al. Outcome analysis of laparoscopic Roux-en-Y gastric bypass for morbid obesity. The first 116 cases. Surg Endosc 2002;16(12):1653–1657.
92. Flum DR, Salem L, Elrod JA, et al. Early mortality among Medicare beneficiaries undergoing bariatric surgical procedures. JAMA 2005;294(15):1903–1908.
93. Nguyen NT, Paya M, Stevens CM, et al. The relationship between hospital volume and outcome in bariatric surgery at academic medical centers. Ann Surg 2004;240(4):586–593; discussion 593–594.
94. Zingmond DS, McGory ML, Ko CY. Hospitalization before and after gastric bypass surgery. JAMA 2005;294(15):1918–1924.
95. Christou NV, Sampalis JS, Liberman M, et al. Surgery decreases long-term mortality, morbidity, and health care use in morbidly obese patients. Ann Surg 2004;240(3):416–423; discussion 423–424.
96. Flum DR, Dellinger EP. Impact of gastric bypass operation on survival: a population-based analysis. J Am Coll Surg 2004;199(4):543–551.
97. Biertho L, Steffen R, Ricklin T, et al. Laparoscopic gastric bypass versus laparoscopic adjustable gastric banding: a comparative study of 1,200 cases. J Am Coll Surg 2003;197(4):536–544; discussion 544–545.
98. Farkas DT, Vemulapalli P, Haider A, et al. Laparoscopic Roux-en-Y gastric bypass is safe and effective in patients with a BMI > or = 60. Obes Surg 2005;15(4):486–493.
99. Parikh MS, Shen R, Weiner M, et al. Laparoscopic bariatric surgery in super-obese patients (BMI > 50) is safe and effective: a review of 332 patients. Obes Surg 2005;15(6):858–863.
100. Dresel A, Kuhn JA, McCarty TM. Laparoscopic Roux-en-Y gastric bypass in morbidly obese and super morbidly obese patients. Am J Surg 2004;187(2):230–232; discussion 232.
101. Fernandez AZ Jr, Demaria EJ, Tichansky DS, et al. Multivariate analysis of risk factors for death following gastric bypass for treatment of morbid obesity. Ann Surg 2004;239(5):698–702; discussion 702–703.
102. Liu C. Cost-analysis of laparoscopic versus open Roux-en-Y gastric bypass for morbid obesity. Obes Surg 2001;11:165.

第 21.6 章　腹腔镜 Y 型胃旁路术：术后管理和营养评估

Tomasz Rogula, Giselle Hamad

胃旁路手术要求患者持续地努力和谨遵医嘱，从而保持适当的体重和健康的生活方式。外科手术可帮助限制食物的摄取，同时患者要努力改善饮食习惯和食谱。这些要求必须向患者说明，而且要在术前和术后反复地强调。为了达到期望的体重，患者应该学会如何正确地选择合适的食物，并且要保证维生素与微量元素的摄入。Y 型胃旁路术旁路大部分胃、十二指肠和空肠近段。因此，患者有发生营养缺乏的风险，尤其是蛋白质、铁、维生素 B_{12}、叶酸、钙和其他各种主量元素及微量元素。经过适当的补充，这些风险大部分是可以避免的。

这一章将介绍 Y 型胃旁路术后管理指南。我们的 3000 多例手术已经证明本章这些建议是有些可行的。

胃旁路术后的营养成分缺乏

蛋白质

蛋白质是各种减肥手段的核心。蛋白质不足是 Y 型胃旁路术后常见问题。小胃囊和绕道一部分空肠将导致蛋白质摄取和吸收不足。有研究表明胃旁路术后的患者进食蛋白质不足，这种现象可能是由术后对蛋白质耐受性差造成的 [1]。胃容量减少以后的患者可能会有小胃囊出口太小的风险，而这将限制他们食物和水的摄取；这些患者最大的问题是长期的呕吐（表 21.6-1）。由于饥饿、蛋白质不足对身体造成损伤，严重时可导致猝死 [2]。而在一些罕见的病例中，尽管没有维生素和电解质的缺乏，Y 型胃旁路术后的患者仍可能因为营养缺乏的状况而导致肌肉的病变 [3]。

胃旁路手术后，随着机体多余的脂肪减少，需要将去脂体重的主要成分蛋白质保留下来 [4]。糖是人体消耗的直接能源。由于人体趋向于分解蛋白使之转化为糖，所以在所有减肥的方法和饮食中，必须补充蛋白质。补充的蛋白质必须是高品质的，即它必须包含人体所需的全部氨基酸。高品质蛋白质的来源包括牛奶、乳酪、乳浆、大豆、鸡蛋、鱼和肉类，而且这些必须都是低脂或脱脂的 [5]。通过测定血清前白蛋白和人体成分的改变可以帮助评估患者的蛋白摄入量是否足够 [4]。可交换钠离子（Na_e）和可交换钾离子（K_e）的比值可以指示营养失调。多种同位素稀释技术也可以帮助判断营养状况 [6]。

微量元素缺乏

Y 型胃旁路术对患者功能的影响类似于胃大部切除术，所以在营养缺乏方面也类似于我们在胃大部切除术后所能看到的情况。尽管术后进行严密的营养检测，但是胃旁路术后患者还是经常会出现微量元素缺乏 [7]，最常见的是铁元素和维生素 B_{12} 的缺乏 [8]。这些缺乏可以在术后任何时间段发生。铁元素的缺乏经常发生在术后 6 个月内，而且常常紧随维生素 B_{12} 的缺乏出现。铁元素、维生素 B_{12} 以及叶酸的状况通常通过测定血红蛋白、红细胞平均容积（MCV）和叶酸水平来了解 [9]。

胃转流术后患者的营养缺乏可能是由于术前机体储量不足、营养摄入不足、营养补充不够和患者未遵医嘱服用而造成的 [10]。胃旁路术后患者有缺乏铁元素、维生素 B、钙和维生素 A 的风险，因为这些元素主要通过十二指肠和空肠上端来吸收，而这两个部分由于手术的缘故被旁路了。而由于小胃囊分泌的胃酸不足，又使铁元素、维生素 B_{12}、钙和叶酸的吸收减少 [11-12]。尽管在美国人群中，有临床表现的营养缺乏零星存在，然而实际上微量元素缺乏仍然是相当常见的。病态肥胖症患者出现微量元素缺乏的风险要更高，因为他们在术前就常常有营养不良的情况 [13]。

表 21.6-1　术后出现问题及并发症和解决的方法

出现的问题	解决方法
恶心呕吐	建议患者在食用可以产生这些问题的食物前再等待更多的时间。可以临时先换成流食或浓浆类食物。进食太快或太多，或者不充足的咀嚼都可以引起恶心或呕吐。建议患者避免冷饮料或含有咖啡因的饮料或碳酸饮料。
倾倒综合征	建议患者避免所有的含糖的食物和饮料以及高脂肪的食物。进食的同时不要饮水。饭后 0.5 ~ 1h 后再饮水。如果发生了倾倒综合征，建议患者马上平躺 20 ~ 30 分钟。
乳糖不耐症 / 腹泻	饮用经过乳糖分解酵素处理的牛奶或服用乳糖分解酵素片。可以尝试脱脂牛奶（无乳糖）或其他不含乳糖的乳制品。
便秘	患者术后可能会出现暂时的便秘症状，但是一般在适应食物的量后症状消失。定期食用水果或饮用果汁可以减少便秘的发生。应该定期饮用低热量的液体。
腹泻	建议患者避免以下食物：高纤维的；油腻的；牛奶和奶制品；过热或过凉的食物。建议患者食用较小的食物。两餐之间应该饮水。
胃灼热	建议患者避免碳酸饮料且喝饮料时不用吸管。
胀气	建议患者饮水或饮料时一次不超过 60ml，且需缓慢饮用。
吻合口通过障碍	胃肠吻合口处可能在患者食用大体积食物且不充分咀嚼的情况下出现暂时的通过障碍。建议患者在诊断明确之前，避免食用固体食物。
缝合钉断裂	患者应该避免一次性摄入过多食物。
小胃囊拉伸和胃空肠吻合口扩张	建议患者避免一次性食用大量的食物或大体积的食物，并在术后早期逐步改变过渡食物的类型，这样可以减少小胃囊拉伸的风险。患者应该遵循医师推荐的食谱以避免这种问题。
体重增加或无进一步体重减轻	必须避免摄入高热量的食物和饮料。患者应该记录所有摄入的食物、饮料和零食的量来确定发生这种情况的确切原因。测定各种食物的分量。建议患者除了脱脂牛奶之外只喝低热量的饮料。

维生素 B_{12}

胃旁路术最显著的后果是蛋白结合维生素 B_{12} 摄取的减少。由于一部分胃被切除或者被隔离于食物之外导致维生素 B_{12} 缺乏发生。胃旁路术后小胃囊的胃酸分泌量微不足道，而食物中的维生素 B_{12} 可能也由于胃酸分泌不足而消化不足和吸收不良 [11]。由胃产生的内源性因子可以结合维生素 B_{12} 从而使之易于在小肠被人体吸收。防止维生素 B_{12} 缺乏的方法是口服大剂量的维生素 B_{12}，从而可以有结合蛋白与维生素 B_{12} 结合，使之可以在小肠被吸收入血。另一种方法是肌肉注射维生素 B_{12}，这样可以不借助结合蛋白而直接入血。维生素 B_{12} 和结合蛋白一起口服也是可行的。多种维生素剂里含有可以被口腔黏膜直接吸收的维生素 B_{12}。含有维生素 B_{12} 的舌下含服片同样有用。测定血清中维生素 B_{12} 的水平有助于评估维生素 B_{12} 的补充效果。大多数患者通过口服维生素 B_{12} 治疗可以维持血清维生素 B_{12} 在正常水平，只有少量的患者需要通过每月一次的胃肠外注射维生素 B_{12} 来弥补不足 [14]。

叶酸

术后叶酸缺乏不如维生素 B_{12} 缺乏常见，主要是由于富含叶酸的食物摄入不足而引起。叶酸缺乏可以掩盖同时存在的维生素 B_{12} 缺乏，而且，在补充叶酸的同时也通常需要补充维生素 B_{12}。叶酸虽然可以治疗大细胞性贫血，但是在维生素 B_{12} 缺乏的情况下对神经病变和神经管缺陷没有作用 [15]。由于胃旁路术后患者血清中的维生素 B_{12} 有降低的倾向，所以这类患者在术后补充维生素 B_{12} 的量应该多于补充叶酸的量。而如果同时补充维生素 C 则可以降低维生素 B_{12} 的活性。

铁

铁进入人体后会被转移并贮存到肝、脾和骨髓等器官，通常的需求量为 30 ~ 35mg/d。我们日常的饮食每天可提供 15 ~ 30mg，通常以亚铁离子形式才能被人体吸收利用。通常人体消耗的铁为 1.0 ~ 1.5pg/d，而处于育龄期的女性则消耗 2 ~ 3pg/d。胃旁路术后 2 年有 50% 的患者可能出现缺铁性贫血 [16]。患者一般在术后早期出现贫血症状，尤其是月经期的女性。预防性口服铁剂可以防止月经期妇女在Y型胃旁路术后可能出现的贫血症状，但是并不能阻止发展为贫血[9]。造成缺铁性贫血的原因有术中出血、由于限制饮食造成铁的摄入减少、胃酸分泌减少而造成的铁吸收的减少和月经期妇女持续地丢失铁元素。其他可能引起铁缺乏的原因是胃肠道内的出血尤其是在吻合口附近的出血。

目前还没有一种理想的铁剂。然而，在酸性较低或者无酸性环境中，葡萄糖酸盐形式的铁比硫酸盐形式的铁更容易被人体吸收，从而作为一个常规的补铁方式被应用于胃旁路术后患者。口服铁剂可造成便秘和反胃，而注射铁剂患者会感到疼痛且不易管理，液体形式的铁剂可以污染牙齿。如果患者缺铁的症状在逐步改善，则补铁治疗应该谨慎。但是如果贫血症状比较严重，患者则需要长时间地补充铁。餐后迅速服用含铁片剂是比较容易的方式。胃旁路术后患者体内铁贮备必须迅速进行纠正，尤其是月经期的女性[9]。治疗的强度应该和贫血的严重程度相匹配。缺铁性贫血应该与其他由于严重蛋白摄入不足导致的血色素及红细胞正常的贫血进行鉴别诊断。通常蛋白摄入导致的贫血，经过补充蛋白质和平衡营养可以改善贫血的症状。而对于缺铁性贫血，铁的补充必须持续到血清铁蛋白水平上升达到正常。另外，铁补充过量也会造成铁中毒。

传统的Y型胃旁路术（RYGB）对于BMI≥50的患者的体重减轻还存在一些问题。一些外科医师通过采用远端胃旁路手术，即Roux-en-Y吻合处距回盲部的长度为75cm，以促进更激进的吸收不良从而达到减肥的目标。初步的结果显示Roux肠袢的长度和超级肥胖患者的减肥效果是有联系的。但是，这种手术容易造成患者术后出现营养失调方面的后遗症。接受这类修正手术后的患者比接受传统手术方式的患者术后更容易出现贫血[17]。但其他一些研究显示，长Roux肠袢的患者与传统方式的患者在铁的吸收和热量的摄取以及维生素B_{12}的吸收方面并无明显差异，且也未发现代谢方面的后遗症及腹泻[18]。

钙和镁

关于腹腔镜Y型胃旁路术对骨骼影响的研究表明术后患者的骨转换的生物标记物水平增加，全髋关节、大转子以及全身骨骼的骨密度都显著降低，且伴随着骨矿物质含量的降低。术后3～9个月的时间内，在骨量减少的同时，病态肥胖症患者骨吸收增加[19]。术后钙的补充是必需的。钙和镁应该以2∶1的比例补充，如比例为1∶1则可以造成持续性的腹泻。胃旁路术也会造成患者体内维生素D的缺乏。但是，术后维生素D的缺乏并不都是由于手术引起的，因为有些患者在术前就已经出现维生素D缺乏的情况[13]。维生素D应该和钙一起补充以促进钙的吸收。而对于定期摄入富含维生素D食物的患者，维生素D的补充应该减少或暂停。接受Y型胃旁路术的绝经后妇女可能会出现继发型甲状旁腺功能亢进，导致骨吸收加快而使骨质丢失增多。有研究表明通过口服较大剂量的补充剂对这类患者是有益的[20]。

其他维生素和微量元素

胃旁路术后，患者体内其他维生素和微量元素可能由于饮食摄入不足和吸收不良而缺乏。脂溶性的维生素A和D只偶尔在胃旁路术后补充，尤其是对于那些无法减少油脂摄入或出现严重腹泻的患者。镁和锌的缺乏则可能是由于摄入不足和肾排泄的增多。人体对维生素A和B的利用离不开锌，同时维生素P对于维生素C的吸收也是必不可少的。维生素B在性激素的合成以及血细胞形成中起重要作用，而镁则在维生素B的利用中不可替代。Wernicke-Korsakoff综合征和外周神经病变在减肥外科中很少见。这些并发症可以造成患者饮食不均衡或者体重的急速下降。硫胺素关联的精神错乱在补充维生素B_1后可迅速缓解。临床上必须高度警惕患者术后几天内的呕吐，如出现必须立即给予处理[21-22]。而对于发生代谢问题的原因，我们也必须考虑以下因素如患者酗酒，没有摄入规定足量的微量元素，食物摄取的减少以及小肠吸收功能的降低[23]。

剂量和相互作用

补充的剂量应该满足人体24h的需求（表21.6-2）。将一天要补充的营养分成两份，一份在早晨而另一份在8h以后补充的做法能取得较好的效果。B族维生素应该在早上补充，以不影响晚上的睡眠。很多患者在吃饭的同时口服维生素制剂和微量元素制剂，这样可以促进吸收并且让患者更好地耐受，尤其是铁剂。水溶性维生素被人体摄取后可在循环内存在2～3h，而脂溶性维生素则可以贮存

表 21.6-2　补充维生素和微量元素制剂的剂量、原理、用法、相互作用

需补充营养	必需或选择性	剂量	原理	用法	相互作用
多种维生素片	必需	每日一片或两片儿童咀嚼片	提供足够的微量营养素	上午，和餐送服	无
钙	必需	每天 2～3 次，每次 500mg 柠檬酸钙	改善体内钙转化和骨矿化	上午，和餐送服	含咖啡因的食品，菠菜，全麦产品可能影响吸收；钙可以减少铁的吸收
维生素 B_{12}	必需	每天 500μg 口服或舌下含服；每月 1000μg 注射	预防大细胞性贫血和神经系统问题	上午，口服或注射	无
铁（胃旁路术后）	必需	Ferogon（片剂）300mg；Slow FE160mg；Fergan 240mg；Niferex150mg	防止小红细胞性贫血	每天2～3次，和餐送服	应该和钙分别在不同时段补充
铁（胃绑带术后）	必需	Feosol 325mg（片剂）或 10ml（制剂）；Slow FE 160mg；Fergan 240mg；Niferex 150mg	防止小红细胞性贫血	下午，与维生素 C 同时补充	应该和钙分别在不同时段补充
锌	选择性补充	10～20mg	增强免疫系统功能和促进伤口愈合；脱发可能是缺锌的表现	上午	过量补充可能影响其他营养物质的吸收
软便剂	选择性补充	根据需要确定剂量	改善肠蠕动	根据需要确定时间	无

24h，贮存的地点主要是肝。通常来讲，服用药物可以使营养物质的吸收和利用减少。一些患者在胃旁路术后需要服用 H_2 受体拮抗剂来预防胃肠道溃疡的发生，但这种药物可以妨碍维生素 B_{12} 的吸收。这一类患者需要加大维生素补充的剂量来抵消这种影响。而大量的咖啡、软饮料和糖分的摄取可以促进 B 族维生素的排泄。

口服还是注射?

维生素和其他微量元素既可以通过口服补充，也可以通过肠外途径给予。口服维生素效果比肠外营养更加可靠，而且服用方便，花费较低。而无法口服的患者，或者是吸收严重不良的患者则需要通过肠外途径补充维生素 B_{12} 和铁。皮下注射维生素 B_{12} 注射适用于那些无法口服而造成维生素 B_{12} 严重缺乏的患者。每周一次通过肌内注射补充铁剂对于那些口服铁剂无效的缺铁性贫血患者有效。

热量平衡

膳食脂肪（9cal/g）在同等质量下可以提供两倍于蛋白质或糖类（都是 4cal/g）的能量。术后饮食中脂肪的比例应该要考虑到它相对于其他大分子营养物质更高的热量。摄食量的减少并不足以抵消高脂肪饮食带来的高热量。饮食营养委员会在关于健康饮食的文件中建议通过脂肪摄入的热量不要超过总摄入量的 30%[24]。

患者应该减少热量的摄入，尤其是不建议食用容易吸收的糖类，它们可以导致热量的过多摄入却不会有饱腹感。通常，存在于新鲜水果、乳制品和蔬菜中的天然糖分耐受较好，但患者应该避免食用果汁、含糖的饮料和浓缩的糖果甜品，还要十分注意各种调味料和沙拉酱中所含的糖分，比如番茄酱和蜂蜜－芥末调味品。在进行营养咨询时，应该同时发给患者一些有关如何理解食物标签和辨识高脂肪食物、各种类型的胆固醇和脂肪、食物的分量、三餐的计划安排和低脂烹调的书面材料[25-26]。

除了糖类食品带来的高热量摄取外，倾倒综合征也是必须考虑的问题之一。倾倒综合征由一系列的症状组成，包括摇晃感、多汗、眩晕伴随着心率加快，而且常常会出现严重腹泻。在摄入含糖食品后，被快速地倾倒入小肠中，引起渗透压的改变，可以使血液中的液体通过渗透作用进入肠道。胰岛素迅速响应造成低血糖，而由于渗透压作用进入肠道的液体可以引起水样腹泻。出现过倾倒综合征的患者

应该避免摄入高糖食物[27]。

乳糖是牛奶中含有的一种天然糖分，可以产生大量气体造成胀气。而如果吸收不良可以造成乳糖的不完全分解，这些不完全分解的产物可以造成在进食牛奶后产生腹泻、饱胀和胀气症状。如果患者出现这类问题，以不含乳糖的豆奶或者经过乳糖酶处理的牛奶作为替代品[28]。

通常，减肥手术后患者通过脂肪和葡萄糖摄取的热量不足以满足维持体重的必需量，所以建议给予低热量饮食，并含有足量的蛋白质[29]。每千克体重（调整后）需要 15 ~ 20cal 的非蛋白质性热量。调整后的体重由以下公式进行计算：当前体重—理想体重 ×25%+ 理想体重。由于肥胖人群葡萄糖负荷通常较高，而且经常会患有糖尿病或者糖耐量降低，因此，他们常常需要胰岛素来控制血糖水平[28]。

对于接受胃旁路减肥手术的病态肥胖症患者的研究发现，术后热量摄取的整体平均水平会在术后早期和远期均显著降低[30]。脂肪、葡萄糖和蛋白质在术后头 12 个月的摄取同等程度降低，此时，脂肪的摄入达到稳态水平，而葡萄糖和蛋白质的摄取则稳步提升。胃旁路术后体重的减轻程度和热量摄取的减少有关，尤其是脂肪摄取的减少[31]。

Y 型胃旁路术后营养管理

营养状况调查和评价

减肥外科团队应该包括一名在肥胖患者的管理方面有相当丰富经验的营养学家。胃旁路术对患者胃肠的解剖学和生理学进行了彻底的改变，所以对每个患者的营养都需要进行监测。患者的每次术后复查随访都应该包括营养学评价，营养学家需要询问患者对于规定饮食的遵守情况，包括估计蛋白质和热量的摄取，进食各种食物遇到的问题以及水分的摄入。然后营养学家将据此决定是否需要进一步与患者进行讨论和是否需要额外的补充。医生应该警惕患者在适应过程中所出现的各种营养物质的缺乏问题。

蛋白质

在术后饮食调整过程当中，应该尽早给予一些富含蛋白质的食物。我们建议一天当中要多次食用脱脂牛奶。一些患者在食用牛奶后可能出现胀气、恶心等症状，这些患者可以食用经过乳酸分解酵素如乳酸酶处理过的牛奶。患者的膳食应该首先从蛋白质开始，而且应该到可以耐受的最大量。肉类、禽类、鱼类、乳制品和鸡蛋都含有人体必需量的蛋白质。在食物的烹调过程中，应该尽量避免油炸，因为它将添加额外的脂肪并且会引起患者不适。低脂的奶油汤，低脂的松软干酪，意大利乳清干酪和酸奶酪可以在术后初期食用。饮食中还应该包括由低脂的肉类熬制的浓汤、禽类、鱼类或者含有肉蓉的儿童食物和搅拌过的蛋类。

随着术后进一步恢复，应该继续食用高蛋白的食物，包括一天当中要多次食用脱脂牛奶。如果无法耐受牛奶或者其他蛋白质，患者应该通过蛋白质粉（如美瑞克斯 100% 乳清蛋白粉）来提高蛋白质的摄入。这类产品可以很容易地在药房 / 营养品超市或者其他超市里买到。一些蛋白质补充配方制剂中常常含有很多其他可能会与药物（如各种草药）产生相互作用的物质（如咖啡因、潜在的糖类）。植物蛋白质不是完全蛋白质。完全蛋白质应该包括所有的必需氨基酸。植物蛋白质应该和动物蛋白质伴随食用以完整补充所有的氨基[5，32]。

术后，患者开始初期的饮食（Ⅰ阶段）。营养学家应该给患者介绍所有Ⅰ阶段的饮食方法，并且回答患者遇到的所有问题。如有要求应该随时对患者进行复查。在工作时间内，减肥外科团队应该随时对患者提供咨询并回答患者的问题。

维生素和微量元素

复合维生素

复合维生素（如施尔康、善存片或其他类似产品）有液体溶液或者药片的形式。在术后的第一个月里，服用的剂量不应该超过每天一次。一个月后，患者可以根据自身情况服用任何合理剂量的多种维生素片或胶囊，通常在每天早饭前服用。服用多种维生素补充剂后可以使叶酸缺乏的发生减少，但是并不能防止铁和维生素 B_{12} 的缺乏的发生[8]。

维生素 B_{12}

维生素 B_{12} 可以每天服用一片 500μg 的片剂，通常在早晨服用，或者每月注射 1000μg 注射剂[5，33]。

维生素C

维生素C可以增加胃绑带手术后患者对铁的吸收，并且可以通过维持细胞内黏合质的水平来保护毛细血管的完整。它还可以促进伤口的愈合，降低感染可能，并且是构成结缔组织不可或缺的成分。胃绑带手术后患者在补铁的同时每天需要500～1500mg的维生素C。胃旁路术后的患者不需要常规补充维生素C，通常从每天的饮食和多种维生素补充剂中即可获得足量。由于维生素C可以和抗酸药、消胆胺树脂、西咪替丁、氟喹诺酮类药物和维生素E产生相互作用，所以应尽可能分开服用[5]。

铁元素

铁元素缺乏通常继发于亚铁元素摄入减少，小胃囊内胃酸分泌的减少也使多数的二价铁无法转化成更易吸收的三价铁。而且铁元素是在十二指肠内吸收，但十二指肠已经被旁路。对于胃旁路手术后的患者，我们推荐口服补充铁元素，每天两次，进餐时服用。接受胃绑带手术的患者每天一次伴随维生素C同时补充。硫酸盐形式的铁离子适合胃绑带手术后的患者，而葡萄糖酸盐形式的铁则适合胃旁路术后的患者。

铁元素的片剂可以用果汁（如橘子汁）或水送服，不可用牛奶或抗酸药。一些食物，如酸奶、芝士、蛋类、牛奶，全麦面包或茶和咖啡等可能影响口服铁的吸收。一些患者还可能发生牙齿被着色的情况，尤其是当药片被压碎时。

钙

钙在牙齿和骨骼的构成中扮演着重要的角色，它可以促进胶原蛋白的形成和组织修复，而且还参与人体内的氧化还原反应。钙需要每天服用两次，每次500mg。服用钙剂1h前后不能服用其他的维生素或药物。胃旁路术后的患者对柠檬酸盐形式的钙离子吸收相对好于对碳酸盐形式的钙的吸收。口服补钙需在饭后1～1.5h后。在口服钙补充剂之前的用餐中，应该避免含有草酸（存在于大黄和菠菜中），肌醇六磷酸（存在于麦麸和谷类中）和磷（存在于乳制品中），这些物质可以妨碍钙的吸收。钙可以影响铁的吸收，所以不能同时服用这两种微量元素[5]。

锌

锌的补充可以是选择性的。它参与构成细胞及细胞膜转运系统中的蛋白质和核酸并且可以使之稳定。锌每天需补充10～20mg[5]。

粪便软化剂

术后肠道功能有障碍的患者可以选用粪便软化剂。在一些患者中铁可以导致便秘。软化剂通常一天服用1～2次或隔天服用。但是只可使用不含泻药的粪便软化剂[5]。

胃旁路术后的饮食指导

营养

术后早期的饮食管理的目标是为了限制热量的摄入以达到体重减轻的目的、帮助患者建立合适的饮食习惯以及预防吻合口破裂和梗阻。一般的原则包括以下几点：①适当的液体摄入以避免脱水，患者应该每日摄入64盎司（约1900ml）的水。患者应该每1小时分次喝一杯水，在饭前30～60分钟内不喝水。慢慢地饮用饮料，并且不用吸管。②充足的蛋白质摄取是必需的。③矿物质补充应该满足人体每日的需求。④微量元素、维生素B_{12}必须每天补充。⑤避免食用高热量食物、软饮料和零食。⑥患者应该尽量将食物嚼碎后吞咽以免造成吻合口处的通过困难。⑦饮食根据耐受情况而循序渐进的制订[5]。

一般来说，患者应该每日进食三餐，只要有饱腹感就马上停止。每餐至少持续20分钟，但不要多于30分钟。高热量的饮料如苏打水、奶昔、酒精饮料、水果汁、加糖冰红茶或者糖水应该避免饮用。同样，高热量的甜食如糖果、蛋糕、曲奇、冰淇淋以及零食如薯条和干果也不能食用。每餐食用高蛋白食物可以保证蛋白质的摄取量。蛋白粉和奶粉，如健安喜、希恩思、美瑞克斯和一些其他的商品也可以加入脱脂牛奶中以增加蛋白质的摄入。在患者条件允许的情况下应该逐渐开始进行锻炼。患者平常应该随身携带一瓶水以保证按时饮用。

术后饮食步骤

患者的饮食应该按照以下步骤执行：

第一阶段：术后期/清流质（< 术后 1 周）

术后 1 ~ 2 周最重要的目标是充分的液体摄入。患者必须每天不断地饮水，目标是每日 64 盎司（约 1900ml）水。患者可以饮用稀释的果汁以避免恶心和腹泻，但是应该可以逐渐适应纯果汁。这个阶段患者发生恶心和呕吐并不少见，但是不能因为这些问题而中止饮水。

术后患者第一阶段的饮食应该饮用清流质，如苹果汁、橘汁和无果酱的橘子汁（半流）或者是无渣的牛肉汤、鸡肉汤和蔬菜汤。此外，不含糖的咖啡和茶（可以添加甜味剂）、不含糖的果冻、无糖棒冰和无糖的冰汁、佳得乐和各种功能饮料以及风味饮料（非碳酸）和卡夫无糖固体速溶饮料也都是不错的选择。

第二阶段：流质（2 ~ 3 天至 1 月）

患者逐渐适应了清流质饮食之后可以尝试半流质流食。这一阶段包括食用捣碎成浓浆状的食物，如同婴儿食品一样可以促进咀嚼和吸收。而患者何时可以接受这一阶段饮食的时间具有个体的差异。这一阶段关键的目标有：

（1）将高蛋白饮食加入食谱。

（2）开始服用含有各种矿物质的维生素咀嚼片。

（3）每天至少 64 盎司（约 1900ml）水分以避免脱水。

每餐中的蛋白质部分应该首先食用。这一阶段可以食用的高蛋白食物有白软干酪、意大利乳清干酪、炒鸡蛋或鸡蛋汤，牛肉酱，鸡肉，火鸡，鱼类（不包括贝类）和婴儿食用肉类。鱼类和鸡肉通常比牛肉更易耐受。

在饭前半小时和饭后半小时到 1 小时内不能饮水。两餐之间可以饮用的液体包括脱脂牛奶、水果汁、肉汤、无糖咖啡和茶、无糖果冻和无糖棒冰（和前一阶段相同）。患者把食物尽量嚼碎以避免咽下困难和恶心。因此，流食由于更易耐受而在开始阶段食用，然后逐步过渡到固体食物。再一次需指出的是，患者在这一阶段的适应进度因人而异。

第三阶段：适应期/软食物（1 ~ 2 月）

这一阶段的目标是适应更多的固体食物。这些应该包括软食物如金枪鱼、土豆泥、燕麦片（未过滤的）、炒菜和罐装水果。患者应该能够食用所有的蛋白质食物、水果、蔬菜和淀粉。

一般来说，这一阶段我们的建议有：①继续在食谱中添加高蛋白食物；②继续服用含有矿物质的维生素咀嚼片；③继续饮用足够液体（每天 64 盎司）；④在可以耐受的情况下添加一些低脂、低热量的淀粉类食物、水果和蔬菜。

当有饱腹感时患者应该停止进食。所有食物的烹调过程都应该避免在烹调过程中加入脂肪成分，肉类、鱼类和禽类的烹调方式应该为烤、煮和烧烤，可以用蔬菜调味品代替烹调油。如果患者不能耐受牛奶则可以用酸奶、白软干酪和蛋类替代。

第四阶段：稳定期/普通食物（2 个月后）

在这个阶段中，患者可以食用普通食物。然而，这并不代表他们可以恢复术前的饮食方式。患者应该继续每日三餐均衡饮食，食品应该包括营养丰富的食物如肉类、禽类、猪肉、乳制品、蔬菜、水果和淀粉。这些食物含有充足的蛋白质、维生素和矿物质。由于患者此时每餐只可进食少量食物，所以食物营养应该丰富，避免富含糖分却不含蛋白质、维生素和矿物质的食物。

尽管患者的饮食中可能有很多富含维生素和矿物质的食物，但是由于食物总量是受限制的，所以额外补充维生素和矿物质还是十分必要的。

在这一阶段中，患者应该每天有营养非常丰富且均衡的三餐。食谱里应该包括足够的蛋白质和水，额外还要补充维生素和矿物质。需要再一次强调，患者应该在出现饱腹感以后立即停止进食，且每餐的时间不超过 30 分钟。所有的食物都不能在烹调过程中添加脂肪，可以用被药草和香味料等调味品代替烹调油。

胃转流术后应该避免的食物

在第一阶段中有些食物是难以耐受的，而第四阶段中的大部分食物是可以耐受的。肉类、淀粉质食品和蔬菜是最易耐受的食物。大量的甜食、高脂肪食物和高热量的饮料可能使体重增加而且容易导致消化系统的问题。患者可能在吸收消化肉类及肉类替代品如牛排、汉堡、连骨猪排、被油炸或油腻的肥肉、禽类和鱼类时存在一定困难。一些淀粉质食物如麦麸、谷类、燕麦、爆米花、全谷物或全麦面包（非烘烤）、全谷物麦片粥和面菜汤（汤中加有蔬菜或面条）等也不易耐受。需要避免食用的食物有富含纤维的蔬菜（干豆类、豌豆、芹菜、卷心菜）、生蔬菜、蘑菇、法式炸薯条、油炸薯片、墨西哥面饼、佐料太多和辛辣的食物、咸菜和瓜子。患者也不应该食用干果、椰肉或者橘子皮和葡萄皮。加糖碳酸饮料、糖果、甜点、果酱和果冻也应该从患者的食谱中清除。

咖啡因是一种兴奋剂，可以在60多种植物中找到，包括可可豆、茶和咖啡。在很多软饮料中添加有咖啡因，而且在很多非处方药以及很多种蛋白粉和功能饮料中也有添加。咖啡因可以引起短时间内的心跳加快并且起到利尿剂的作用。所以如果上述的饮料是主要饮品的话，饮料中的咖啡因可能导致脱水。咖啡因的摄入量不该超过300mg，或者每日饮用不超过3～5盎司的咖啡。咖啡因的摄入应该逐步地减少，以避免因咖啡因戒断而引起的头痛。

结论

术后饮食管理的目标是帮助患者减轻足够的体重，从而达到治疗肥胖相关合并症，提高患者的生活质量。这一目标可以通过教育患者养成健康的饮食习惯和规律的身体锻炼而达到。患者教育对一个成熟的减肥外科项目是必不可少的，通常需要支持小组和专业医务人员的帮助。为了避免蛋白摄取不足所造成的长期问题，蛋白质的足量摄取是必须强调的，同时要给予患者一些如何建议帮助患者选择一种可口且可负担的蛋白质源。胃旁路术后患者为了补偿因吸收障碍造成的营养缺失，通常都预防性地给予多种维生素/无机盐的补充，包括维生素B_{12}、铁和钙等。还有一些必需营养素目前还没有一个确定的每日营养推荐量，所以我们可以根据自身情况选择性地补充。通过专业的营养咨询和支持，患者应该可以遵从术后饮食建议，从而满足自身的营养需求。

（郭玉霖　译　董光龙　审校）

参考文献

1. Moize V, Geliebter A, Gluck ME, et al. Obese patients have inadequate protein intake related to protein intolerance up to 1 year following Roux-en-Y gastric bypass. Obes Surg 2003;13(1):23–28.
2. Mason EE. Starvation injury after gastric reduction for obesity. World J Surg 1998;22(9):1002–1007.
3. Hsia AW, Hattab EM, Katz JS. Malnutrition-induced myopathy following Roux-en-Y gastric bypass. Muscle Nerve 2001; 24(12):1692–1694.
4. Gordon M. Metabolic changes after Roux-en-Y gastric bypass: a preliminary report. Obes Surg 1993;3(4):425–428.
5. Schauer PR, Eid GM, Hamad GG, Mattar SG, Ramanathan RC. Preoperative Teaching Handbook. Bariatric Surgery. Pittsburgh: University of Pittsburgh Physicians, Department of Surgery, Minimally Invasive Surgery, 2003:33–58.
6. MacLean LD, Rhode BM, Shizgal HM. Nutrition following gastric operations for morbid obesity. Ann Surg 1983; 198(3):347–355.
7. Halverson JD. Metabolic risk of obesity surgery and long-term follow-up. Am J Clin Nutr 1992;55(2 suppl):602S–605S.
8. Brolin RE, Gorman JH, Gorman RC, et al. Are vitamin B12 and folate deficiency clinically important after Roux-en-Y gastric bypass? J Gastrointest Surg 1998;2(5):436–442.
9. Brolin RE, Gorman JH, Gorman RC, et al. Prophylactic iron supplementation after Roux-en-Y gastric bypass: a prospective, double-blind, randomized study. Arch Surg 1998;133(7): 740–744.
10. Boylan LM, Sugerman HJ, Driskell JA. Vitamin E, vitamin B-6, vitamin B-12, and folate status of gastric bypass surgery patients. J Am Diet Assoc 1988;88(5):579–585.
11. Behrns KE, Smith CD, Sarr MG. Prospective evaluation of gastric acid secretion and cobalamin absorption following gastric bypass for clinically severe obesity. Dig Dis Sci 1994; 39(2):315–320.
12. Recker RR. Calcium absorption and achlorhydria. N Engl J Med 1985;313(2):70–73.
13. Buffington C, Walker B, Cowan GS Jr, Scruggs D. Vitamin D deficiency in the morbidly obese. Obes Surg 1993;3(4): 421–424.
14. Provenzale D, Reinhold RB, Golner B, et al. Evidence for diminished B12 absorption after gastric bypass: oral supplementation does not prevent low plasma B12 levels in bypass patients. J Am Coll Nutr 1992;11(1):29–35.
15. Haddow JE, Hill LE, Kloza EM, Thanhauser D. Neural tube defects after gastric bypass. Lancet 1986;1(8493):1330.
16. Rhode BM, Shustik C, Christou NV, MacLean LD. Iron absorption and therapy after gastric bypass. Obes Surg 1999;9(1):17–21.
17. Brolin RE, LaMarca LB, Kenler HA, Cody RP. Malabsorptive gastric bypass in patients with superobesity. J Gastrointest Surg 2002;6(2):195–203; discussion 204–205.
18. Brolin RE, Kenler HA, Gorman JH, Cody RP. Long-limb gastric bypass in the superobese. A prospective randomized study. Ann Surg 1992;215(4):387–395.
19. Coates PS, Fernstrom JD, Fernstrom MH, Schauer PR, Greenspan SL. Gastric bypass surgery for morbid obesity leads to an increase in bone turnover and a decrease in bone mass. J Clin Endocrinol Metab 2004;89(3):1061–1065.
20. Goode LR, Brolin RE, Chowdhury HA, Shapses SA. Bone and gastric bypass surgery: effects of dietary calcium and vitamin D. Obes Res 2004;12(1):40–47.
21. Chaves LC, Faintuch J, Kahwage S, de Alencar FA. A cluster of polyneuropathy and Wernicke-Korsakoff syndrome in a bariatric unit. Obes Surg 2002;12(3):328–334.

22. Loh Y, Watson WD, Verma A, Chang ST, Stocker DJ, Labutta RJ. Acute Wernicke's encephalopathy following bariatric surgery: clinical course and MRI correlation. Obes Surg 2004;14(1):129–132.
23. Grace DM, Alfieri MA, Leung FY. Alcohol and poor compliance as factors in Wernicke's encephalopathy diagnosed 13 years after gastric bypass. Can J Surg 1998;41(5):389–392.
24. Council NR. Diet and Health: Implications for Reducing Chronic Disease Risk. Report of the Committee on Diet and Health, Food and Nutrition Board. National Academy Press, 1989.
25. Mallory G. Maximum nutrition, minimum calories. Obes Surg 1992;2(4):375–378.
26. Kendall A. Levitsky DA, Strupp BJ, Lissner L. Weight loss on a low-fat diet: consequence of the imprecision of the control of food intake in humans. Am J Clin Nutr 1991; 53(5):1124–1129.
27. Eagon JC, Miedema BW, Kelly KA. Postgastrectomy syndromes. Surg Clin North Am 1992;72(2):445–465.
28. Elliot K. Nutritional considerations after bariatric surgery. Crit Care Nurs Q 2003;26(2):133–138.
29. Kushner RF, Wall-Alonso E, Alverdy J. Obesity. Silver Spring, MD: A.S.P.E.N. Nutrition Support Practice Manual, 1988.
30. Naslund I, Jarnmark I, Andersson H. Dietary intake before and after gastric bypass and gastroplasty for morbid obesity in women. Int J Obes 1988;12(6):503–513.
31. Coughlin K, Bell RM, Bivins BA, Wrobel S, Griffen WO Jr. Preoperative and postoperative assessment of nutrient intakes in patients who have undergone gastric bypass surgery. Arch Surg 1983;118(7):813–816.
32. Marcason W. What are the dietary guidelines following bariatric surgery? J Am Diet Assoc 2004;104(3):487–488.
33. Rhode BM, Tamin H, Gilfix BM, Sampalis JS, Nohr C, MacLean LD. Treatment of vitamin B12 deficiency after gastric surgery for severe obesity. Obes Surg 1995;5(2): 154–158.

第 21.7 章　腹腔镜 Y 型胃旁路术：并发症

Kelvin Higa, Keith Boone

引言

目前对于病态肥胖症所引起的代谢综合征、公共健康和社会经济问题没有争议。2000 年，美国大约有 4700 万人患有代谢综合征 [1]。病态肥胖症的中年白人的平均预期寿命要比 BMI 正常的人少 22%[2]。每年由于病态肥胖症导致的残疾和工时的经济损失超过一千亿元 [3]。手术治疗肥胖已经显示出其独有的优势，它不仅能控制甚至治愈一些肥胖相关共存疾病，而且还能延长预期寿命 [4]。

那些批评减肥外科的人常常过度强调该择期手术的并发症发生率似乎过高，并引用以前报道的 1.9% 的统计死亡率，却忽略那些没有经过治疗的肥胖患者的死亡率 [5]。对于微创外科手术的批评来自于围术期并发症发生率高于开腹手术，却忽略了传统开腹手术对腹腔内的长期损伤和影响。清楚地是，开腹手术后肠粘连以及切口问题的后续处置更加复杂。虽然对照研究还很少，但是从愈后结果和患者表现来看，腹腔镜手术是更好的方法 [6，7]。

本章主要介绍腹腔镜胃旁路术的并发症。在所有的微创手术中，这个手术是难度最大的手术之一 [8]。此外，肥胖导致的代谢及心肺功能的变化增加了手术复杂度和术后并发症。尽管如此，大多数大型研究表明微创手术的围术期死亡率相对较低，小于 0.5%[9]。并发症不可能完全避免，然而通过早期发现和相应治疗，可明显改善治疗结果。

然而病态肥胖症的患者对于腹腔内感染常常无法表现出诸如发热和疼痛这类应有的生理反应，再加上肥胖患者体格检查和影像学检查相对困难，因此肥胖患者的并发症诊断及治疗往往被延误。专业的手术团队应当警惕和关注并发症，以期能尽早地预防或辨认出这些并发症，这样术者才能减少并发症的发生率，或者将并发症的严重程度降到最低。

术中并发症

术中的并发症是由于判断失误或技术误差、或者两者皆有造成的，判断能力与外科医生（以下简称术者）的个人经验和专业技术水平、是否熟知最新的文献研究、生理知识和对每一个体的解剖结构差异的了解程度都有很大关系。判断力还与恰当的技术选择、术前准备工作以及对患者条件准确的了解有关。腔镜手术转为开腹手术不能认为是并发症，尤其是在学习腔镜手术的早期。然而，腔镜手术转开腹的比例很高或者手术时间较正常时间要长，就说明还需要在技术方面得到一些指导，并更多地练习腔镜技术。

技术误差不管术者的经验是否丰富、专业水平高低都有可能发生。可喜的是，现在有手术视频的记录，外科医生可以了解技术误差是怎样发生的，即使操作者是最有经验的医生。技术误差是由于腹腔镜只能传送二维影像，缺乏立体感及纵深感 [10]。因此，手术间要配备最好的腔镜光学设备和工作环境，以减少技术失误。

在所有腔镜手术的过程中，穿刺套管刺入腹腔的时候都有可能造成内脏或血管的损伤 [11]。选择什么样的气腹针、套管以及使用腹腔镜套管的手法都是每个医生的个人喜好问题，并没有论证出哪一种是更好的选择。不过，普遍认为在筋膜上开口直径大于 12mm 时应该缝合以防止疝的形成；但使用无刀片的穿刺针则不必如此 [12]。

术中并发症中，那些在手术中没有被及时发现的并发症是最可怕的。在视野外的内脏损伤往往是由于手术操作中直接造成的或是热力造成的，肠扭转和血流阻断可能会被常规的胃肠道造影所忽视，但会在术后早期就有相应表现。CT 检查对这些疾病的诊断很敏感。一旦出现临床症状，术者就应尽早重新探查，而不要等影像学结果出来后才行动。

出血

腔内出血虽不常发生，然一旦发生就很棘手。起初患者只表现血容量减低的症状，很难同胃肠瘘、肺栓塞以及心血管疾病区分开。心动过速、少尿和低血压等表现常出现在便血之前。全血细胞计数、动脉血气和心电图能够帮助诊断和区分出血与其他威胁生命的疾病。

用输血来扩容必须同时停止任何形式的抗凝，比如预防深静脉血栓的用药以及止痛针。凝血检查和血红蛋白计量能够帮助判断是否需要进一步治疗。

需要密切留意血红蛋白持续降低和血容量无法稳定。出血的可能来源包括直线切割闭合器、吻合口或者是很少见的早就存在的与手术无关的疾病，例如动静脉畸形或十二指肠溃疡。

核医学血流检查能够帮助查找出血的源头，但更常用的是以上消化道内镜确诊出血原因，同时治疗最常见的出血源头——胃空肠吻合口。残余胃的钉和线出血可能表现为胃胀，或者由于凝块造成的空肠－空肠吻合口梗阻。这类患者最初并不伴有便血的症状，却能在腹部 CT 扫描时看见扩张的胃囊，立即缝合闭合口并应用胃造瘘管。

通过一期缝合或可吸收材料加强直线切割闭合器的吻合口能够加强止血，但是没有一项对照研究能证实该方法的有效性。根据患者组织结构来选择正确的切割闭合器放置高度是最有效的防止出血的方法。不管怎么样，大多数腹腔内出血是自限的，很少需要外科干预。

腹腔外的出血常常伴随着凶险的失血性休克需要紧急复苏。极为关键的是准确地与肺栓塞和心脏问题区分。区分出血和吻合口瘘并不太重要，因为二者均需要立即进行手术干预。

尽管情况很危急，但通常还是有时间来恢复血容量的，因此可以使用腔镜探查出血原因。在复苏前的全身麻醉诱导可能导致急性循环衰竭，因而，术者需要重视与麻醉师的积极沟通，以便正确处理术后出血。

胃肠道瘘

因吻合不全或吻合钉故障而导致的瘘较早出现症状，通常在术后 24h 以内。典型症状诸如腹痛、发热、持续的心动过速和濒死感不一定出现在这类患者身上。事实上，无法解释的自发心动过速即提示需要进一步检查是否存在吻合口瘘。最常见的吻合口瘘是胃空肠吻合口瘘。可以使用 X 线造影检查，但也有假阴性的情况 [13-14]。CT 检查对吻合口瘘的诊断更敏感，且对评价胃功能丧失以及其他原因导致的腹痛有效。

无创的诊断方法只能用于辅助诊断临床非典型病例。一旦确实怀疑是胃肠吻合口瘘，应当立刻剖腹进行探查，而不是等到确实诊断了以后再开腹 [15]。腹腔镜相比于开腹手术的最大优势就在于需要探查时不需要将腹部切口打开。

术者在重新开腹探查时有三个目标：

（1）确诊并缝合关闭瘘口。

（2）安放引流管。

（3）安放胃肠减压装置（如胃造瘘或下胃管）。

治疗性内窥镜对于检查吻合口修补的稳定性有很大的帮助。有时修补手术会失败，这就需要做一个肠外瘘。在等待肠外瘘愈合的这段时间里需要肠内营养支持。

延迟诊断或治疗可能会导致病程的迁延直至多系统器官衰竭，甚至可能死亡。尽早进行会诊、及时地组织科室专家一起研究这类复杂病况，并将患者及时送往 ICU，使其得到及时的护理和密切关注呼吸功能的情况，对挽救这类患者的生命是很必要的。

机械切割吻合器装置并不能适应所有的患者，尤其是在肥胖患者组织器官的厚度变化很大时更是如此（图 21.7-1）。因此，术者应当注意为每一个患者选用适合的器械。随着吻合器和吻合技术的进步，吻合器的可靠性和患者的预后都不断得到改善。然而任何装置都有一定的失败率，所以在术中或者术后，术者都应当做好处理装置失败的准备。

发现得比较晚的瘘，通常是术后 5～7 天，常表现为迟钝的亚急性症状。患者通常都是出院几天后表现出发热、疼痛或者全身不适症状，局限性左上腹部肌肉紧张不明显，左肺底部的呼吸音减弱常与肺不张和交感神经胸膜积液在 X 线片上的表现相符，从 CT 上能够发现结构良好的脓肿，是否施行手术治疗或放置引流取决于外科医生的判断、放射介入医生的技术、脓腔的位置、是否涉及其他腹腔脏器以及患者的全身状况。幸运的是，假若没有远端的梗阻，大多数渗漏在有效运用引流的情况下最终都

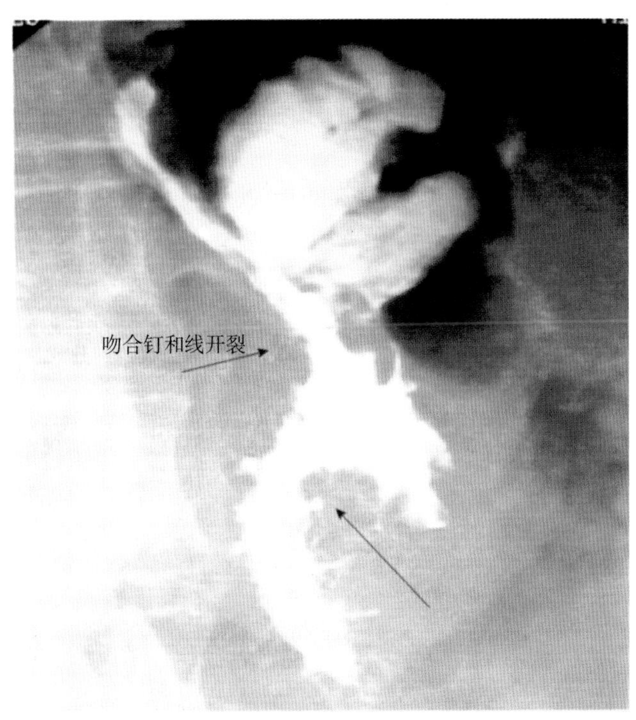

图 21.7-1 上消化道（UGI）瘘

是会愈合的。如果可行，可以使用静脉内或肠道内营养。广谱抗生素、预防褥疮及深静脉血栓同时给予不间断的心理辅导是患者在恢复健康过程中不可缺少的措施。

总而言之，瘘是胃肠道手术的严重并发症之一。细心地运用腔内装置以及密切地关注每一处细节，可以使瘘的发生率降低（却不能被完全消除），迅速的诊断并治疗能够限制瘘导致更进一步的病理生理反应和感染，而延误的诊治则会造成棘手的情况。治疗渗漏最重要的是建立有效地引流，条件允许的话，应当建立肠内营养通路。

吻合口溃疡

Y 型胃旁路术后患者随时都有可能出现吻合口溃疡。服用非甾体类止痛药或者吸烟的患者是高危人群。典型的症状是疼痛和出血，也有少数患者会出现穿孔。现已证明胃旁路术后的胃小囊中也存在产酸的壁细胞[16]。治疗包括积极的抗酸治疗、如果存在幽门杆菌则杀灭幽门杆菌、确认是否存在胃小囊胃瘘。偶发穿孔的吻合口溃疡一般好发于前部，并能在腔镜下修复和放置引流管。

上消化道的内镜检查能够诊断吻合口溃疡并治疗活动性出血，还可确认治疗的效果。慢性的溃疡常因为局部缺血，未明确诊断的胃小囊或者一个原发的胃瘘，都有可能需要手术修复。瘘的发生有时很难诊断，也很难被内镜和钡餐对比所发现。

吻合口溃疡的发生率为 0.7% ~ 1.0%[17]，与胃空肠狭窄相似，吻合口溃疡的发生与吻合口的缝合方式，例如使用钉和器、环形或直线切割闭合器抑或是手缝，并无关联。

狭窄与梗阻

术后肠梗阻的发生仅次于胃空肠吻合口狭窄。肠梗阻发生的原因有很多，常常在术后三周发生，而且与医生的个人技术似乎没有关系（表 21.7-1），典型的症状是没有腹痛的进行性吞咽困难，没有疼痛能够帮助我们鉴别它与其他肠梗阻，比如内疝引起的梗阻。上消化道的造影能够确切诊断，但并不是必须做的。患者有典型的临床表现，就可以立即采取内镜诊治。幸运的是，这一并发症可以通过内镜下气囊扩张术来治疗而很少需要手术[18]，狭窄如果复发，就需要重新做扩张术。

在结肠后术式中的 Roux 肠袢在结肠系膜处的绞窄很罕见，术后的表现也很多变，临床表现也很难与胃空肠狭窄区分（图 21.7-2）。上消化道的造影能诊断该病，然而在初次内镜检查时常常发现胃空肠吻合口远处有另一个狭窄。这个狭窄使用内镜下的扩张术治疗无效而需要手术治疗。术中发现的肿物是一块在结肠系膜处围绕着 Roux 肠袢的稠密瘢痕组织。这一瘢痕可以用电刀或超声刀切断。形成的病因尚不明确，有可能与对各种缝合材料的自体炎症反应有关。

表 21.7-1 吻合口狭窄的发生率

作者	*n*	狭窄数 *n* (%)
Wittgrove et al., 2002 [30]	1000	40 (4.0)
Schauer et al., 2000 [31]	275	13 (4.7)
Higa et al., 2001 [32]	2805	146 (5.2)
Champion et al., 1999 [33]	63	4 (6.3)
DeMaria et al., 2002 [34]	281	18 (6.4)
Spaulding et al., 1997 [35]	Review of open series	9 ~ 20

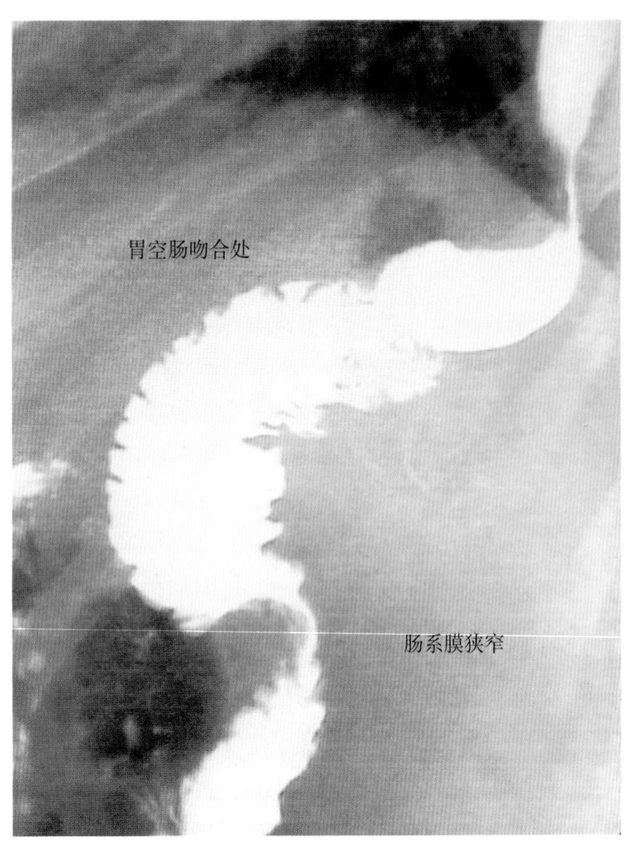

图 21.7-2 肠系膜狭窄的上消化道造影

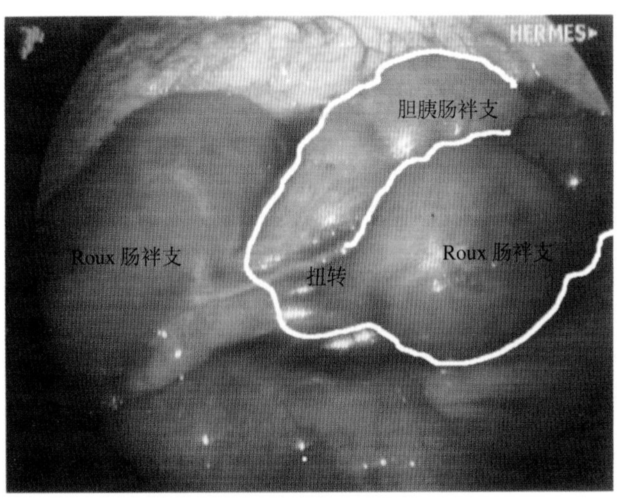

图 21.7-3 空肠－空肠吻合处的扭转

肠扭转症状往往出现得比较早，而且通常出现在空肠－空肠吻合处。空肠－空肠吻合处是相对固定的钉合线与活动的Roux肠袢相交的位置（图21.7-3）。这就使得Roux肠袢可以自己折叠形成一个闭塞的环，尤其是当肠管肿胀时更是会加重这一效果[19]。由于肠扭转症状可以导致残余胃囊的扩张，所以要紧急地处理以防止残余胃囊穿孔或是将封闭胃囊的钉合线胀开。Brolin[20]阐述了一种将Roux肠袢固定，使其不能靠近胆胰肠袢从而阻止了肠扭转的发生的方法（图21.7-4）。

通常，Roux肠袢支发生360°肠扭转，只在胃空肠吻合术后发生（图21.7-5）。显然，完整的吻合修复术是必要的，但当胃囊比较小时修复也会很困难，在这种情况下手缝的吻合口更容易修复。考虑到梗阻问题，在吻合之前就应该考虑好Roux肠袢的走行路线。

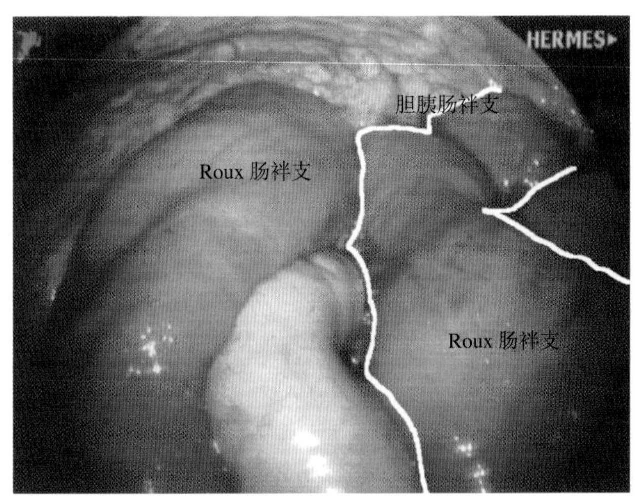

图 21.7-4 矫正肠扭转

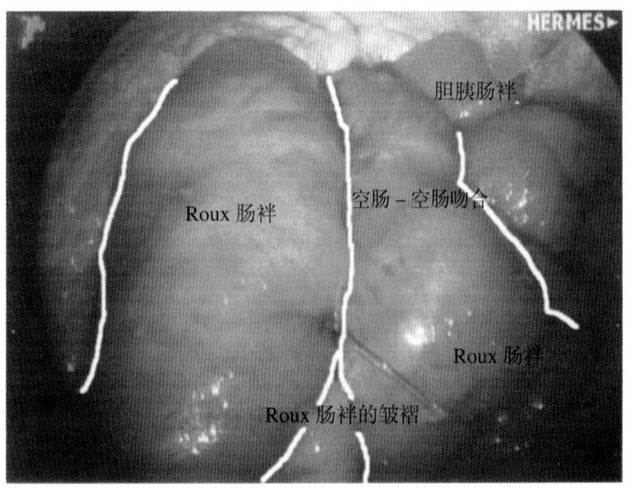

图 21.7-5 肠袢扭转的褶皱

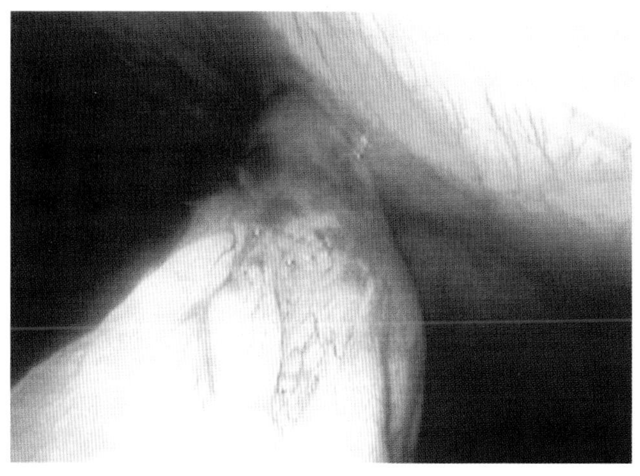

图 21.7-6　腹腔镜穿刺处的疝

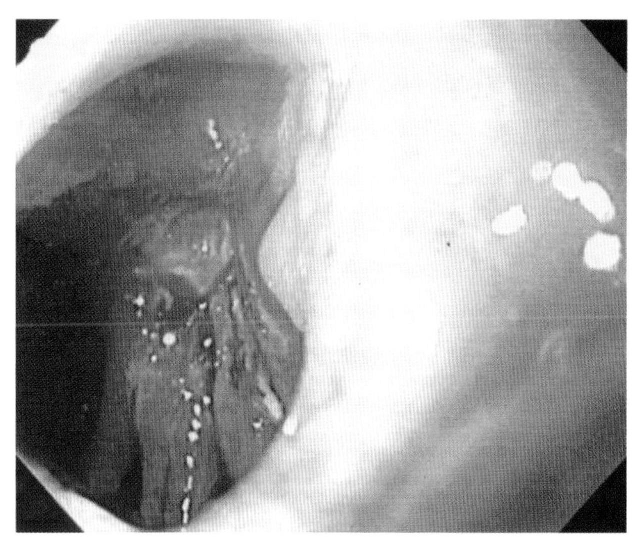

图 21.7-7　在胃空肠吻合处的吻合口溃疡

粘连引起的小肠梗阻会发生在各种进入腹膜腔手术中，在临床上很难区分小肠梗阻和内疝。因为如果不进行手术干预无法对残胃减压，对于 RYGB 术后肠道梗阻的治疗需要更加积极些[12]。

在腹胀并不严重时，不管是内疝还是粘连都可以使用腹腔镜探查梗阻的来源并修复。通常在残胃放一个引流管来减压是明智的做法。

内疝能够发生在任何肠系膜缺陷的地方（图 21.7-6）。最常见的内疝发生于结肠后位的 Roux 肠袢造成的肠系膜漏洞。空肠肠系膜或彼得森空间的薄弱地带也同样有疝的可能，但不太可能导致梗阻，结肠前位的 Roux 肠袢也可能会发生肠扭转[21]。因此，只要潜在的肠狭窄扭转环存在，患者也就将要面临着终身的小肠梗阻风险。对这类情况，大多数报道认为发病率低，这是由于研究随访时间不够长造成的。

内疝可以不表现出肠梗阻症状。胃旁路术后患者表现出间歇的餐后腹痛，应当排除是否为典型的疾病导致的，如胆道疾病或吻合口溃疡（图 21.7-7）。我们通过回顾性调查发现至少 20% 内疝的患者无法通过影像学检查来诊断[22]。事实上，现在有超过一半的有症状的内疝是通过患者有间歇的疼痛就开始治疗的，而不需要证实有肠梗阻。因此，我们得出一个结论，胃旁路手术后，只要表现出不能解释的剧烈腹痛，就要对患者做腔镜探查。不论施行胃空肠吻合术时 Roux 肠袢支在结肠前或结肠后，防止潜在内疝危险的唯一办法就是仔细地缝合所有肠系膜缺损（表 21.7-2）。

切口问题

严重的切口并发症很少见，一般都是感染或疝造成的。传统带刀片穿刺套管造成的大于 12mm 的切口应当缝合筋膜以防止切口疝的形成。然而根据我们的经验，不带刀片的分离式穿刺套管针并不需要缝合切口。

切口的感染通常以口服抗生素治疗效果良好，但更有可能是由于经腹壁放置肠管内圆形吻合器时保护措施不足所造成。尽管留下的瘀斑会影响美观，通常穿刺口出血基本上都会自愈。

表 21.7-2　肠梗阻 / 内疝发病率

项目	Schauer 2000	DeMaria 2002	Champion 2003	Higa 2003	Nguyen 2003
例数	1/275	5/281	6/711	63/2000	2/225
发病率	0.4%	1.8%	0.8%	3.2%	0.9%
含不伴肠梗阻的内疝	否	否	否	是	否

血栓形成

血栓形成尽管很罕见，但是围术期的死亡大多是由于血栓形成造成的[23]。如果在术前发现患者处于高凝状态，建议术中使用药物抗栓连同器械抗栓预防血栓的形成。应当给有肺栓塞史或肺动脉高压史的患者使用下腔静脉滤器，最好是可移除的下腔静脉滤器。

胆道疾病

清楚地是，通过手术或者药物减肥都会提高胆结石的发病率。Shiffman[24] 等报道术后的发病率为36%。Villegas[25] 等人发现在腔镜胃旁路术后 6 个月，30% 的患者都有不同程度的胆结石或胆泥症状，但是只有 7% 的患者出现体征。尽管在术后常规使用熊去胆酸可以有效地降低胆结石的发病率，但这个药物的副作用和较高的费用仍然是个问题[26-27]。

Hamad 等[28] 人的研究显示在施行腹腔镜胃旁路手术时加做胆囊切除会增加住院时间和手术的时间，与单纯只做胃旁路术相比整体的并发症发生率并没有改变。加做胆囊切除手术的技术难点是由于腔镜放置的位置导致在镜下操作困难，以及肥胖患者腹腔内解剖的变化。尽管在迅速减肥后发生胆结石是很常见的问题，但因为减少了腹内肥胖所以随后进行胆囊切除也相对容易很多，腹腔镜胃旁路术减肥以后，腹腔内也没有传统开腹手术所造成的大量粘连而影响手术难度。

术后偶尔会有胆总管的结石。尽管在做完胃旁路手术后，有经验的内镜医生有可能可以做内镜逆行胆道造影，但是减肥外科医师也应该掌握腹腔镜下或者开腹的胆总管探查术（图 21.7-8）。

营养问题

由于术后心理问题和胃肠道解剖结构重建所致进食异常而引起的营养不良，可以是急性表现，例如硫胺素的缺乏；或者慢性表现，例如铁和钙的缺乏。常规口服维生素和钙片以及教育患者进行均衡的饮食能够预防大多数营养不良的症状。我们仍然推荐有规律地监测患者营养状态，这要作为术后营养健康维持的一部分。

减肥过度

过度减肥到 BMI 为 18.5 以下或者减到理想体重（理想体重根据纽约人寿保险公司分析表）以下，需要对患者的进食模式和心理问题进行分析。减肥过度也可能暗示患者对酒精毒品成瘾[29]。

纠正治疗减肥过度可考虑重新手术恢复胃肠导致术前状态、建立肠内补充营养通路、心理咨询或戒毒戒瘾治疗。

死亡

虽然大多数病态肥胖症患者同时患有多种严重的共存疾病，但可喜的是大多数有经验的术者所做的手术死亡率极低。尽管感染、化脓和胃肠瘘会延长病程，也能成为致死的影响因素，但死亡的主要原因还是由于心肺疾患，比如肺栓塞。

大部分文献报道的死亡率小于 0.5%，但这一数据并未包括除一些大型中心以外的统计。Flum 分析了华盛顿州地区医院 30 天院内的死亡率和出院后的死亡率，院内的死亡率是 1.1%，总体肥胖手术的死亡率是 1.9%。手术死亡率与学习曲线有关，经验少于 25 例的医生平均手术死亡率在 5% 左右，而超过 250 例的医生手术死亡率近乎是 0%。

与所有的治疗手段一样，预后与医生的经验有关，病态肥胖症外科治疗也不例外。然而，随着这个专业越来越被大众所接受，确切的死亡率、并发症的发生率以及体重最终减轻量等数据都将是判定一个医疗中心成熟的重要指标。

小结

由于减肥手术是选择性的择期手术，因此术者必须将患者的所有手术条件都调节到最佳状态才施行手术。术者需要将患者的血压、血糖控制在最优的范围内，积极改善心脏功能，治疗睡眠呼吸暂停综合征，并做好精神心理准备，这样才能将发生并发症的可能性降到最低。

降低并发症的发生率与严重程度不仅仅需要一位知识广博的术者，而更需要一个训练有素的专业团队一起努力。还需要医院提供满足手术苛刻要求的手术器械和诊疗服务。医院要为该学科团队提供

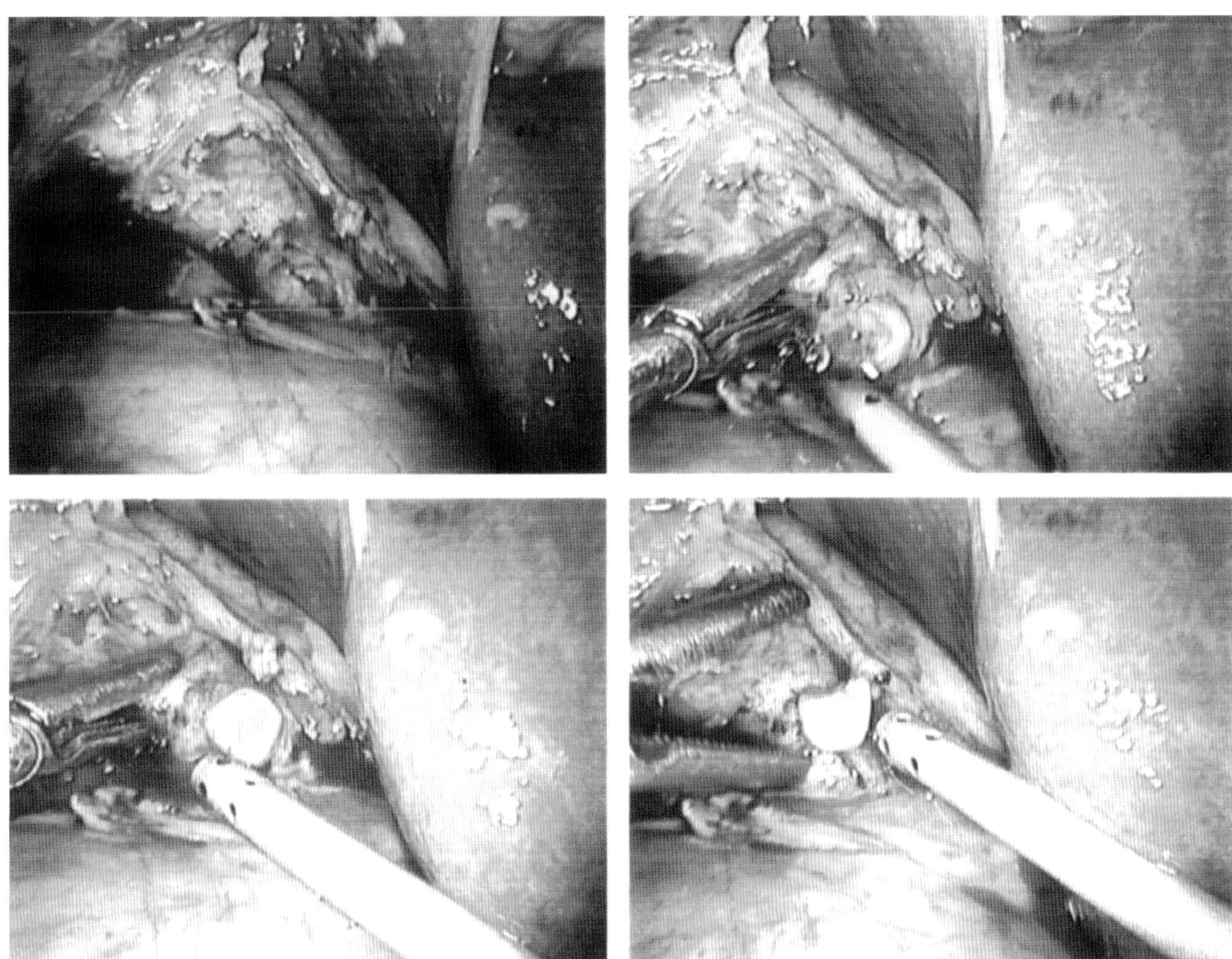

图 21.7-8　Y 型胃旁路术后的胆总管探查术

不仅仅是专业的手术室和高效的医疗费结算系统。减肥外科医生是团队的核心，需要协调团队中的心脏医生、肺科医生、重症监护专家、放射科医生，内分泌医生、心理医生、营养学家、麻醉医生以及护理团队，共同为治愈这一多系统疾病而努力。

综合性的减肥外科项目是大多数病态肥胖症患者达到长期控制体重的唯一希望。尽管微创外科通常学习曲线较长，但是，总体来说，微创手术方法相对于传统开腹手术的优势是明显的。

（郭玉霖 译　董光龙 审校）

参考文献

1. Ford ES, Giles WH, Dietz WH. Prevalence of the metabolic syndrome among US adults: findings from the third National Health and Nutrition Examination Survey. JAMA 2002;287:356–359.
2. Fontaine KR, Redden DT, Wang C, et al. Years of life lost due to obesity. JAMA 2003;289(2):287–293.
3. Wolf A, Colditz G. Current estimates of the economic cost of obesity in the United States. Obes Res 1998;6(2):97–106.
4. Torgerson JS. Effects of long-term weight loss maintenance on health-related quality of life and obesity related costs. The Swedish Obese Subjects (SOS) Study. In: Progress in Obesity Research, vol 9. Montrouge: John Libbey, Eurotext, 2003.
5. Flum DR, Dellinger EP. The impact of gastric bypass surgery on survival: a population-based analysis. Presented at the American College of Surgeons Clinical Congress, JACS 2004;199:543–551.
6. Courcoulas A, Perry Y, Buenaventura P, Luketich J. Com-

paring the outcomes after laparoscopic versus open gastric bypass: a matched paired analysis. Obes Surg 2003;13(3): 341–346.
7. Nguyen NT, Ho HS, Palmer LS, Wolfe BM. A comparison study of laparoscopic versus open gastric bypass for morbid obesity. J Am Coll Surg 2000;191(2):149–155; discussion 155–157.
8. Schauer PR, Ikramuddin S. Laparoscopic surgery for morbid obesitv. Surg Clin North Am 2001:81:1145–1179.
9. Podnos YD, Jimenez JC, Wilson SE, Stevens CM, Nguyen NT. Complications after laparoscopic gastric bypass. A review of 3464 cases. Arch Surg 2003;138:957–961.
10. Way LW, Stewart L, Gantert W, et al. Causes and prevention of laparoscopic bile duct injuries: analysis of 252 cases from a human factors and cognitive psychology perspective. Ann Surg 2003;237:460–469.
11. Philips P, Amaral J. Abdominal access complications in laparoscopic surgery. J Am Coll Surg 2001;192:525–536.
12. Serra C, Baltasar A, Bou R, Miró J, Cipagauta LA. Internal hernias and gastric perforation after a laparoscopic gastric bypass. Obes Surg 1999;9:546–549.
13. Singh R, Fisher BL. Sensitivity and specificity of postoperative upper GI series following gastric bypass. Obes surg 2003;13:73–75.
14. Ganci-Cerrud G, Herrera MF. Role of radiologic contrast studies in the early postoperative period after bariatric surgery. Obes Surg 1999;9:532–534.
15. Sims TL, Mullican MA, Hamilton EC, Provost DA, Jones DB. Routine upper gastrointestinal Gastrografin swallow after laparoscopic Roux-En-Y gastric bypass. Obes Surg 2003;13:66–67.
16. Schauer PR, Matter SG, Martin J, et al. Objective evidence of persistent acid reflux after Roux-en-Y gastric bypass for morbid obesity. In press.
17. Cameron. Current surgical therapy laparoscopic gastric bypass. In press.
18. Nguyen NT, Stevens CM, Wolfe BM. Incidence and outcome of anastomotic stricture after laparoscopic gastric bypass. J Gastrointest Surg 2003;7:997–1003.
19. Nguyen NT, Huerta S, Gelfand D, Stevens CM, Jim J. Bowel obstruction after laparoscopic Roux-en-Y gastric bypass. Obes Surg 2004;14:190–196.
20. Brolin RE. The antiobstruction stitch in stapled Roux-en-Y enteroenterostomy. Am J Surg 1995;169(3):355–357.
21. Champion JK, Williams M. Small bowel obstruction and internal hernias after laparoscopic Roux-en-Y gastric bypass. Obes Surg 2003;13(4):596–600.
22. Higa KD, Ho T, Boone KB. Internal hernias after laparoscopic Roux-en-Y gastric bypass: incidence, treatment and prevention. Obes Surg 2003;13(3):350–354.
23. Wu EC, Barba CA. Current practices in the prophylaxis of venous thromboembolism in bariatric surgery. Obes Surg 2000;10:7–13.
24. Shiffman ML, Sugerman HJ, Kellum JM, et al. Gallstone formation after rapid weight loss: a prospective study in patients undergoing gastric bypass surgery for treatment of morbid obesity. Am J Gastroenterol 1991;86:1000–1005.
25. Villegas L, Schneider B, Provost D, et al. Is routine cholecystectomy required during laparoscopic gastric bypass? Obes Surg 2004;14:60–66.
26. Sugerman HJ, Brewer WH, Shiffman ML, et al. A multicenter, placebo-controlled, randomized, double-blind, prospective trial of prophylactic ursodiol for the prevention of gallstone formation following gastric-bypass induced rapid weight loss. Am J Surg 1995;169:91–96; discussion 96–97.
27. Wudel LJ Jr, Wright JK, Debelak JP, et al. Prevention of gallstone formation in morbidly obese patients undergoing rapid weight loss: results of a randomized controlled pilot study. J Surg Res 2002;102:50–56.
28. Hamad GG, Ikramuddin S, Gourash WF, Schauer PR. Elective cholecystectomy during laparoscopic Roux-en-Y gastric bypass: is it worth the wait? Obes Surg 2003;13: 76–81.
29. Higa KD, Ho T, Boone KB, Roubicek MC. Narcotic withdrawal syndrome following gastric bypass—a difficult diagnosis. Obes Surg 2001;11:631–634.
30. Wittgrove AC, Endres JE, Davis M, et al. Perioperative complications in a single surgeon's experience with 1,000 consecutive laparoscopic Roux-en-Y gastric bypass operations for morbid obesity. Obes Surg 2002;12:457–458(abstr L4).
31. Schauer PR, Ikramuddin S, Gourash W, et al. Outcomes after laparoscopic Roux-en-Y gastric bypass for morbid obesity. Ann Surg 2000;232:515–529.
32. Higa K, Ho T, Boone K. Laparoscopic Roux-en-Y gastric bypass; technique and 3-year follow-up. J Laparoendosc Adv Surg Tech 2001;11:377–382.
33. Champion JK, Hunt T, DeLisle N. Laparoscopic vertical banded gastroplasty and Roux-en-Y gastric bypass in morbid obesity. Obes Surg 1999;9:123–144.
34. DeMaria EJ, Sugerman HJ, Kellum JM, et al. Results of 281 consecutive total laparoscopic Roux-en-Y gastric bypasses to treat morbid obesity. Ann Surg 2002;235:640–647.
35. Spaulding L. The incidence of small bowel resection on the incidence of stomal stenosis and marginal ulcer after gastric bypass. Obes Surg 1997;7:485–487.

第 21.8 章　修正治疗性的胃旁路手术

Rodrigo Gonzalez, Scott F. Gallagher, Michael G. Sarr 和 Michel M. Murr

在一些成熟的减肥外科中心，有 10% ~ 15% 的病例为再次行修正性的减肥手术，其中多数是由其他减肥外科医师转诊来的。据报道，5% ~ 36% 的垂直胃绑带术（VBG）的患者和 5% ~ 23% 的 Y 型胃旁路术（RYGB）后患者需要再次做修正手术[1-2]。本章节将对作为肥胖治疗手段的 RYGB 失败后如何进行补救修正手术进行讨论。尽管经腹腔镜做的修正手术的数量还很少，但有越来越多的证据支持腹腔镜行此手术的安全性和可行性[3-6]。但我们需要牢记的是，对减肥手术是否失败的评价标准以及是否需要进行修正手术治疗是根据循证医学方法和减肥外科专科临床实践中所积累的经验和教训来决定的。

术前注意事项

以前，一个减肥手术如果能使患者减掉 50% 以上的多余体重并且在长期随访中能保持此良好的效果，那么手术就被认为是成功的。最近，以并存疾病的控制和改善作为治疗效果的评价指标已被认为和体重下降同等重要。另一个判断肥胖治疗结果的重要指标是生活质量的改善度。

外科医生必须能充分认识到首次减肥手术失败的原因，而不是简单地把责任归咎于患者过度饮食。内镜检查、食管钡餐造影和 CT 检查必须要灵活适当地应用，而不应仅作为诊断手段。让患者充分认识到与初次减肥手术相比，补救修正手术具有相对高的手术风险和相对低的长期的预期体重下降也是十分重要的。除此之外，因为修正手术对技术有非常高的要求，故而只能由经过良好培训的并且经验丰富的外科医生来完成。

应由谁施行修正性的减肥手术？

肥胖外科治疗国际联合会（IFSO）声称："再次减肥手术是一个要求相当高并且非常复杂的领域，它需要术者具备相当丰富的治疗经验。对于低年资的减肥外科医生，他们应该将此种患者推荐给有更多手术经验的外科医师，或者邀请经验丰富的医师一起参与手术，并采用多学科合作模式，以便获得成功的长期疗效并且满足患者的要求。

手术注意事项

垂直胃绑带术（VBG）

在 20 世纪 80 年代许多减肥外科医师都会选择做垂直束带胃成形术。然而，由于这一术式所致的体重减轻不那么令人满意并且会引发相对较高的长期不良反应如呕吐、饮食习惯的过大改变以及胃食管反流病等，所以慢慢淡出了人们的视野[2]。我们建议对于首次 VBG 手术失败的患者应进行修正性的 RYGB 手术，以消除 VBG 术后的长期不良反应（如绑带处胃糜烂，进食口狭窄，食管反流和无法适应的饮食习惯改变），并获得持久的体重减轻。

如果诊断发现 VBG 术后患者的胃体钉合线出现损坏，那么他们的食量会高于预测，所以相应的可能抱怨体重反弹。相反地，VBG 术后胃小囊梗阻会使患者出现体重下降超过预期，但患者往往会对他们过度的体重减轻表示满意，并拒绝行二次修正手术，因为这些患者担心术后能够正常进食后，而致一定程度的体重反弹。

体重减轻效果不佳

在没有钉合线裂开出现的情况下（图 21.8-1），过量摄取高能量食物（汽水、冰淇淋、薯条等）削弱了减肥手术限制摄食量的效果，是 VBG 术后体重减轻不明显的主要原因。VBG 术后体重反弹的另一原因是胃垂直钉合线的开裂，这使患者能够摄取大

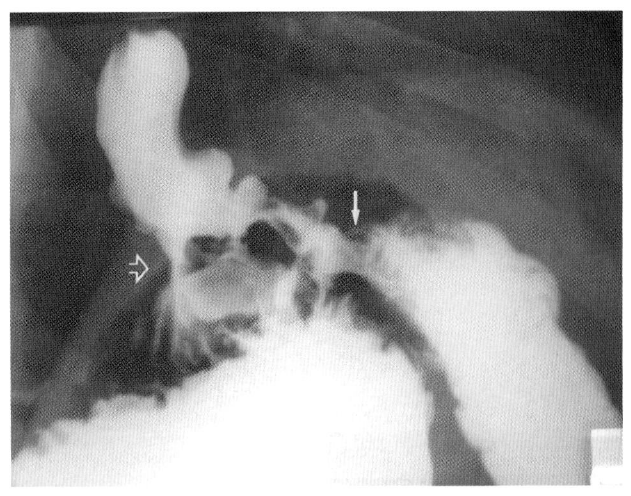

图 21.8-1 垂直胃绑带成形术后患者的 X 线片表现，从图中可以看出造影剂进入胃囊后首先填充了胃底和胃体，而不是通过胃绑带，这说明钉合线裂开了（实箭头所示）。胃囊的出口处有狭窄（空箭头所示）

量的食物；据报道高达 50% 的患者在 VBG 术后发生此并发症（图 21.8-2）[1-2, 7]。

绑带处胃道狭窄

有症状的绑带处胃道狭窄分为两类：机械性和功能性。机械性狭窄发病机理目前还不明确，可能是由于胃道的溃疡形成或是对绑带的纤维化反应。我们遇到过功能性狭窄患者，他们的胃小囊张力较低，缺乏有效地蠕动收缩推进功能或者是外延带倾斜角度过大从而使功能性的胃管腔直径缩小（图 21.8-1）[7-8]。胃道狭窄的临床表现常被误认为是摄食过量，而这和患者的呕吐、胃食管反流、麻醉药品依赖等症状也息息相关；因此，上胃肠道的放射检查和内镜检查对正确诊断十分重要。在采取最终的修正治疗措施前，用内镜扩张狭窄的胃道能达到暂时缓解症状的效果。

绑带处胃壁侵蚀

据报道，绑带致胃腐蚀糜烂的发生率为 1% ~ 7%，通常发生在术后 1 ~ 3 年间[1-2, 9]。绑带致胃糜烂会导致出血、难愈性溃疡、机械性梗阻以及偶见的穿孔。因此，患者一般首发症状为呕吐、上消化道出血、腹部不适甚至急腹症表现。而已有报道称在有指征的患者中采用内镜下移除绑带的方法已取得成功。

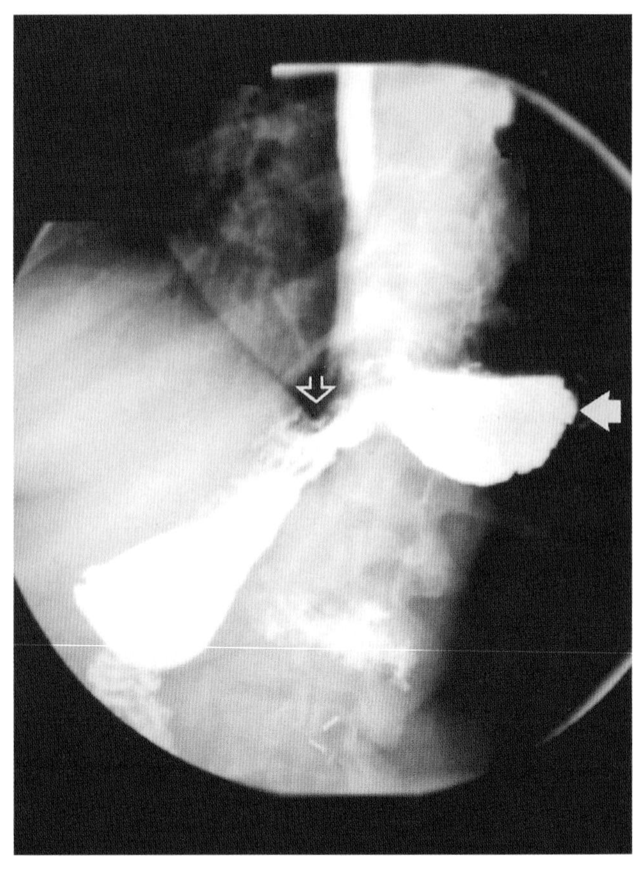

图 21.8-2 垂直胃绑带术后患者的 X 线片，患者在术后出现了减肥效果不满意以及无法适应新的饮食习惯。胃小囊（实箭头所示）扩张，由绑带处狭窄（空箭头所示）所致。垂直钉合线完整没有开裂

胃食管反流病（GERD）

对 VBG 术后患者来说，GERD 的症状很常见，其原因可能是餐后食管食物潴留或来自远端胃的真正的反流。已经证实由于把胃纵向分割以致干扰了胃囊的排空从而引发了胃囊 – 食管的反流。除此之外，较大的胃囊还可能包含有胃酸分泌的黏膜。独立存在的 Barrett’s 食管是否作为将 VBG 术修正为 RYGB 术式的指征还有待进一步证实，但如果反流症状持续存在，应考虑采用再次行修正性 RYGB 术。

手术操作步骤

手术的目的是将 VBG 或其他胃成形术改为 RYGB 术需要的垂直、分离的胃囊。我们曾在文献中描述了把失败的 VBG 术改为 RYGB 术的手术过

程[7]。首先，我们推荐在首次手术中对未切除胆囊的患者先行胆囊切除术。拆下固定的绑带先需要分离肝左叶，因为通常肝左叶都与绑带牢固的粘连在一起，或者是通过进入小网膜囊来结扎胃左动脉束。

随后分离绑带上方多余扩张的胃囊，以帮助定位之前的垂直钉合线。然后解剖游离 His 角，在神经血管束和胃小弯处距 VBG 术式吻合口几厘米的上部近心端位置造口以利于直线吻合器通过（图 21.8-3A）。此时可将绑带拆除，在束带附着处可通过切开胃壁进入扩张的胃袋，这样就可以对钉合线进行检查，并可使环状吻合器的钉砧头逆行插入胃囊，从而为下一步的胃空肠吻合术做准备[10]。如果近端胃囊没有扩张，那么理论上来说，更易于把环形吻合器钉砧头通过切开新建立的胃囊而逆行放入，并以荷包缝合固定之。胃小囊的远端部分包括原来的绑带放置处都要远离二次手术的钉合线，同时，可以通过原来的食物通过口或者是垂直钉合线上的豁口向远端的残胃囊中放入胃管。当绑带处胃管狭窄或者垂直钉合线完整时，就需要切开残胃以保证放入胃管。

对于束带已经糜烂并和胃组织相粘连的患者，需沿着第一条吻合线远端再次用 90mm 的吻合器行二次吻合以保证吻合能覆盖 VBG 术式的垂直吻合线全长。然后切除处于以上提到的两条吻合线中的胃

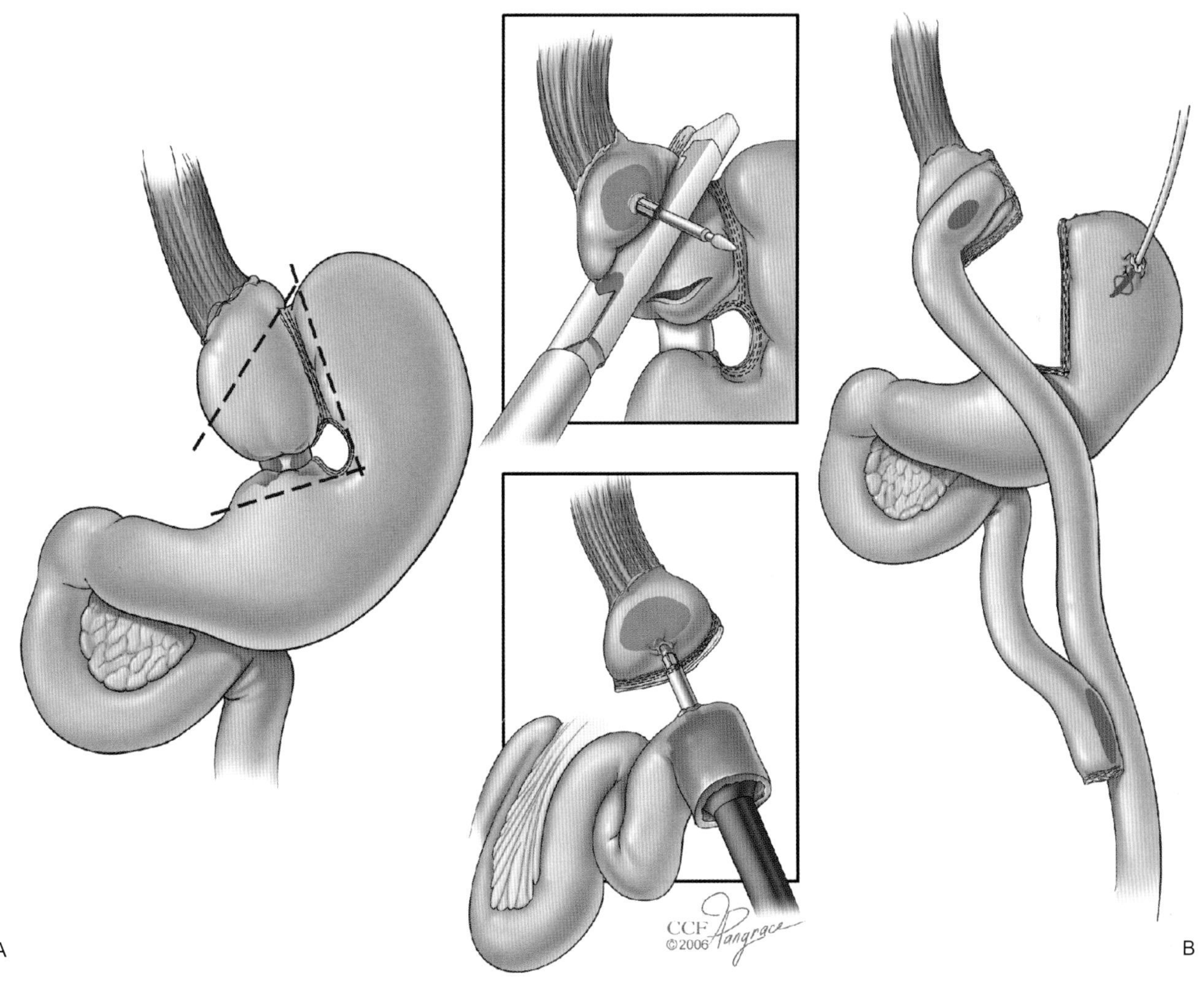

图 21.8-3 （A）垂直胃绑带术后胃小囊扩大以及胃管道狭窄。转做修正性 RYGB 的切割线已经在图上标明了。沿着胃小弯分离 His 角，在新的胃小囊内放入吻合器钉砧头，从贲门部前壁穿出（插图顶部）。一旦 RYBGP 手术所需的胃囊准备好了，就将之前的绑带和垂直钉合线都移除，将环形闭合器的另一部分接入进行吻合（插图底部）。（B）垂直胃绑带术修正为 Y 型胃旁路术完成，进行修正手术时，常规在残胃放置胃管（Courtesy of the Cleveland Clinic Foundation.）

组织。通常会在患者的远端残胃中插入一根胃管（图 21.8-3B）。

胃管主要起两方面的作用：一是为机能丧失的残胃囊部分减压并降低吻合口或切除线部位的压力，二是如果这个进行了复杂二次手术的部位出现了相关的并发症，造口管为此提供了进入肠道的永久性通道。当要进行胃空肠吻合术时，我们倾向于使用 21mm 环形闭合器，这和首次 RYGB 手术类似。对于过度肥胖（体重指数 >59）的 VBG 手术效果不理想的患者行修正性手术，我们推荐把 RYGB 的 Roux 肠袢加长，以此来进一步限制肠道营养吸收[11]。由于效果并不理想，所以对过度肥胖的患者我们已经放弃施行部分胰胆袢旁路手术[11]。

垂直胃绑带术后恢复手术的临床结果

单纯地移除胃绑带会导致患者体重再次增加，对于钉合线裂开和胃囊扩张的患者再次对胃囊进行钉合效果较差。从 VBG 术式改为行 RYGB 术后，有长期持久体重下降的效果[12-13]。在 25 位由于胃食管反流疾病而从 VBG 改为行 RYGB 术的患者中，我们发现 96% 有烧心症状的患者达到了完全或接近完全缓解，在有 Barrett 食管的患者中，我们也没发现有患者进展到重度不典型增生。然而术后并发症却有所上升，这和之前文献的报道是一致的[12]。

空肠回肠旁路术

纵观减肥手术的历史，空肠回肠旁路术（JIB）高发的代谢异常的并发症让外科医师头疼。这些并发症包括肝损害（如肝硬化）、严重电解质异常、草酸盐肾结石和肾病、自身免疫性多发性关节炎、胆石病和肠道疾病（肠炎所致旁路假性梗阻、细菌滋生、肠套叠）[14-16]。据报道术后 2 年总死亡率高达 4%，大多由肝衰竭所致[14, 16]。据估计有 25% ~ 40% 的患者由于代谢异常的并发症，而需要行恢复原有胃肠道解剖结构的复原性手术[14-19]。无明显肝硬化或其他代谢并发症的无症状患者应当被严密监控，可能不需要行复原性手术。

如果有需要复原空肠回肠吻合旁路术的指征，我们推荐同时行 RYGB 术式，因为如果不进行其他的减肥手段，在复原正常解剖结构后 90% 的患者体重会反弹[19]。术后建议患者采取饮食控制是非常必要的，因为在 JIB 术后，尽管有一些并发症，但很多患者因对术后的体重下降效果感到满意，他们通常更希望能像正常人一样进食。

手术技巧

进行手术时，先分清楚肠道解剖关系，并进行肝活检，以记录是否已有肝问题。如果初次手术时未切除胆囊，这时需先行胆囊切除术，这是因为术后胆结石发生率较高。功能性肠管较易分辨，因为肠腔的内腔会增加 2 ~ 3 倍并且肠壁会明显增厚，而被旁路的空肠和回肠通常口径更小，肠系膜更短。然而，被旁路部分肠管的末端，也就是与结肠或回肠的吻合处，由于特征性的膨大而很容易辨认出来。这时，像前面描述的那样，要把 RYGB 手术需要的胃囊准备好[10]。随后，将前次手术的空肠回肠吻合分离开，接着用钉合器或者手缝做一个回肠的侧侧吻合。如果回肠的内腔比较狭窄的话，最好做端侧吻合。用同样的方法做空肠 – 空肠吻合术，连接被旁路的残胃和 Roux 肠袢（被旁路的空肠）。

我们将被旁路的近端空肠准备为吻合用的 Roux 肠袢，分离 5 ~ 10cm 的肠系膜，使得接下来进行的胃空肠吻合处无张力。在远离 Roux 肠袢 20cm 处封闭空肠肠腔后，将空气注入肠腔内，既扩大了肠内腔又促进环形钉合器的放入。21mm 的环形钉合器经常会放不进近端空肠，这时只能手工吻合了。在被旁路的残胃中插入胃管直到被首次手术旁路并发生萎缩的小肠部分重新恢复功能。

空肠回肠旁路术的复原手术的预后

空肠回肠旁路手术后诸如腹泻、肝炎、肝纤维化、草酸过多和肾功能损害等并发症多能得到改善或者完全消除，但是该手术对肝硬化没有疗效[14, 18, 20]。尽管空肠回肠旁路手术所致的代谢异常的并发症能够被 RYGB 术纠正，但 67% 的患者对修正性 RYGB 术后要限制饮食习惯和可能发生体重反弹而并不满意[8]。

襻状胃旁路术

如今的 RYGB 手术是为了消除襻状胃旁路术后顽固性胆汁逆流，而从其发展而来的[21]。最近，腹腔镜下襻状胃旁路术又重新开展起来，并被称为简易型胃旁路手术（图 21.8-4）。尽管该手术也有可能达到足够的减轻体重的效果，但增加了患者发生

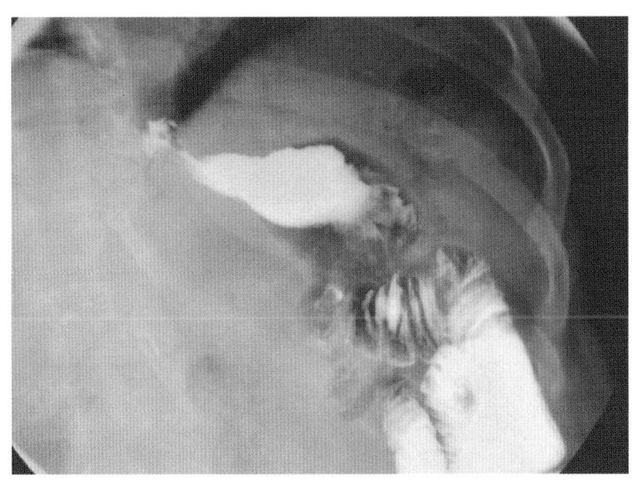

图 21.8-4　襻状胃旁路术（也称为简易型胃旁路手术）后患者的 X 线片。可以看见吻合口有出血性溃疡，输入袢（左侧）内造影剂逆行使肠管变得不透明；输出袢（右侧）内由于大量顺行的造影剂变得更加不透明

顽固性胆汁胃炎和食管炎的风险。襻状胃旁路术的修正性手术的最常见适应证是发生胆汁反流，而不论胆汁反流是否引发其他症状，包括例如食管炎、Barrett 食管和吸入性肺炎，以及体重减轻效果不满意。有必要时，我们建议将襻状胃旁路术修正为 RYGB 术。

手术技巧

通过输入和输出肠袢可轻易地辨别肠道的解剖关系（图 21.8-5A）。通常胃囊比较大，在胃空肠吻合被复原后，将输出袢当做 Roux 肠袢，在切断口远端 100 ~ 150cm 处吻合输入袢和 Roux 肠袢。（图 21.8-5B）切除胃大弯后，通常使用线性闭合器切割胃，建立一个 RYGB 术所需要的垂直的小胃囊，注

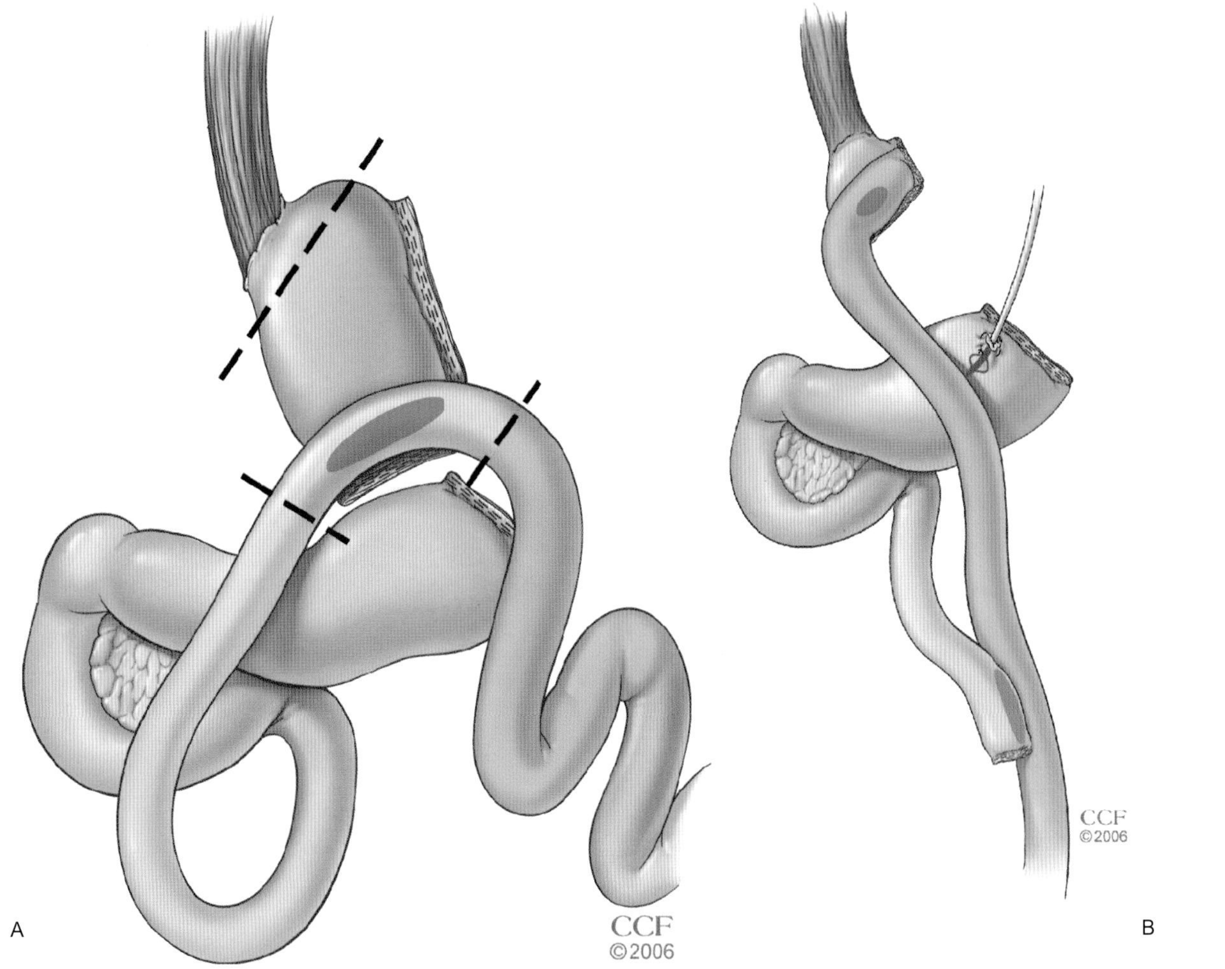

图 21.8-5 （A）环形胃旁路术或简易型胃旁路手术解剖。虚线显示从襻状胃旁路术变为 RYGB 术时需要闭合切割的位置。解剖胃小弯和 His 角以建立一个胃后壁的通路，用线性钉合器来制造一个小胃囊。如果打算用环形钉合器做胃空肠吻合，可以提前通过胃造口术放入吻合器钉砧头，分离输入和输出肠管，并在残余大胃囊的两边离断，输出袢变为 RYGB 术的 Roux 肠袢支，输入袢是胰胆管肠袢。（B）在完成修正性手术后，在残胃中放置胃管（Courtesy of the Cleveland Clinic Foundation.）

意保护神经血管束。在新形成的胃囊和远端钉合的原有胃囊之间的残胃可以切除或者是胃胃吻合术将其与远端胃囊吻合起来。在远端胃囊内导入胃管来达到减压目的。在极少数情况下，如果初次行环形胃旁路术时，近端胃囊较小，且之前切分出的胃很完整时，可以考虑将输出袢直接变为 RYGB 术的 Roux 肠袢支即可。

襻状胃旁路术后行修正性手术的预后

在将襻形胃旁路手术修正为 RYGB 术后，患者的胆汁逆流状况立即得到缓解，逆流引起的呼吸系统问题连同吻合口并发症都显著地减少了。

Y 型胃旁路术（RYGB）

大约有 15% 的患者在 RYGB 术后体重减轻效果并不理想。并发症是 RYGB 术后需要再次行修正性手术的最常见指征。尽管相对罕见，体重减轻过多也可能是需要修正性手术的指征。

胃小囊扩张

胃小囊扩张是 RYGB 术后体重减轻效果不理想和体重反弹的常见原因。水平切胃而导致的胃底容受性舒张是胃囊扩张的可能性最大的原因。

胃空肠吻合口狭窄

多数的非溃疡性胃空肠吻合口狭窄是由于肥胖患者体重过大导致关节痛而服用非甾体抗炎药所造成。吻合口的狭窄还往往与胃空肠吻合口的局部缺血有关，且与吻合口张力过大或者过度牵拉 Roux 肠袢的肠系膜有关。缺血性的狭窄通常发生在术后 90 天内，并且环形闭合器的发生率要高于手工缝合的发生率 [22]。溃疡性吻合口狭窄经常与吻合口溃疡一并发生，这种情况不但很难用药物治疗，还有可能会出现严重的出血。治疗手段包括停止服用所有的非甾体抗炎药和内窥镜下的球囊扩张术。修正性手术治疗只有在反复球囊扩张无效或者慢性狭窄伴随着纤维化反应已经延伸到吻合口之外的时候才使用。修复手术需要完全拆除先前的吻合，并建立新的吻合。

狭窄还有一个不太常见的原因就是消化道溃疡。溃疡发生在以下情况下：近端胃小囊包含壁细胞、闭合器的破坏、胃囊与残胃间瘘导致胃酸能从远端胃反流入近端胃小囊。RYGB 术后的胃食管反流是一个饱受争议的问题，我们将在第 31 章详细讨论。大多数专家建议缩小大的胃囊或重新钉合来治愈胃囊与残胃间瘘。

钉合线开裂

钉合线开裂发生率为 5% ~ 10%。最常见的是，钉合线裂开导致体重反弹以及在 Roux 肠袢或吻合口处可能发生反流症状和溃疡。胃囊与残胃间瘘可能会引起胃瘘，且瘘孔面积会增加，从而抵消 RYGB 术限制进食量的作用。

胆汁反流性食管炎

理论上这种并发症不应当发生，然而现实中胆汁反流性食管炎有可能因为钉合线裂开或 Roux 肠袢太短而发生。我们推荐初次手术的 Roux 肠袢不应小于 100cm，而行修正性手术时应至少建立 150cm 的 Roux 肠袢，尤其是在初次手术体重减轻效果不理想时。

腹泻 / 脂肪泻

在行远端 RYGB 术后，慢性腹泻或脂肪泻会导致严重的蛋白质和脂肪吸收不良。这类患者需要尽快应用肠外营养来保障机体的营养供应。之后再通过手术延长回肠的共用通道。经常需要插入胃造口管或空肠造口管来满足将来肠内营养的需要。

胃囊与远端残胃间瘘

只有不到 1% 的患者会因为分割胃囊钉合线渗漏而产生胃囊与远端残胃间瘘。也很少有报道提及因为体重减轻效果不满意或无法治愈的吻合口溃疡而以手术治疗胃囊与远端残胃间瘘。

体重减轻效果不满意

如果没有机械性的和解剖性的原因，体重减轻效果不满意的患者需要强化的心理辅导来戒除他们有害无益的饮食习惯。一旦找到所有其他潜在的解剖原因或者这些原因被消除后，那么患者就应该由多学科的医疗团队评估。我们观察过许多这类体重减轻不理想的患者，手术做得很好，但是自己却控制不住食欲，不断地吃高能量的食物。在一些病例中，再次加做一个以吸收不良为主的手术，比如采用超长 Roux 肠袢的胃旁路手术，比加做一个以限制摄食量的绑带手术更加有效，但是支持这种治疗策略的临床证据并不多[11]。对于体重减轻效果不理想的患者，行远端 RYGB 术，而无论是否将发生脂肪泻，这个问题仍然无一个答案。

手术技巧

当近端的胃囊太大的时候胃空肠吻合应当被拆下打开，通过直线切割闭合器将原有胃囊的胃底都切除使胃囊体积大大减少（图 21.8-6）。当钉合线裂开时，需要使用直线切割闭合器将网膜或者一圈空肠插入来将远端残胃和胃小囊分开。由于胃浆膜和周围组织的炎症导致的吻合口的狭窄是很难修复的，有时候甚至需要做食管空肠吻合术。

RYGB 术后再次修正手术的预后

通过修正手术来解决 RYGB 术后体重减轻效果不满意的疗效，并没有取得良好的预期效果。但通过修正性手术来解决 RYGB 术与解剖因素改变相关的并发症时，能一并解决这些并发症并且维持减肥效果。

Lap-Band 胃绑带

目前为止，我们对于失败的 Lap-Band 胃绑带术的修正性手术还没有太多的经验。然而我们估计作何种修正性手术需要以食管和绑带之间胃囊的大小

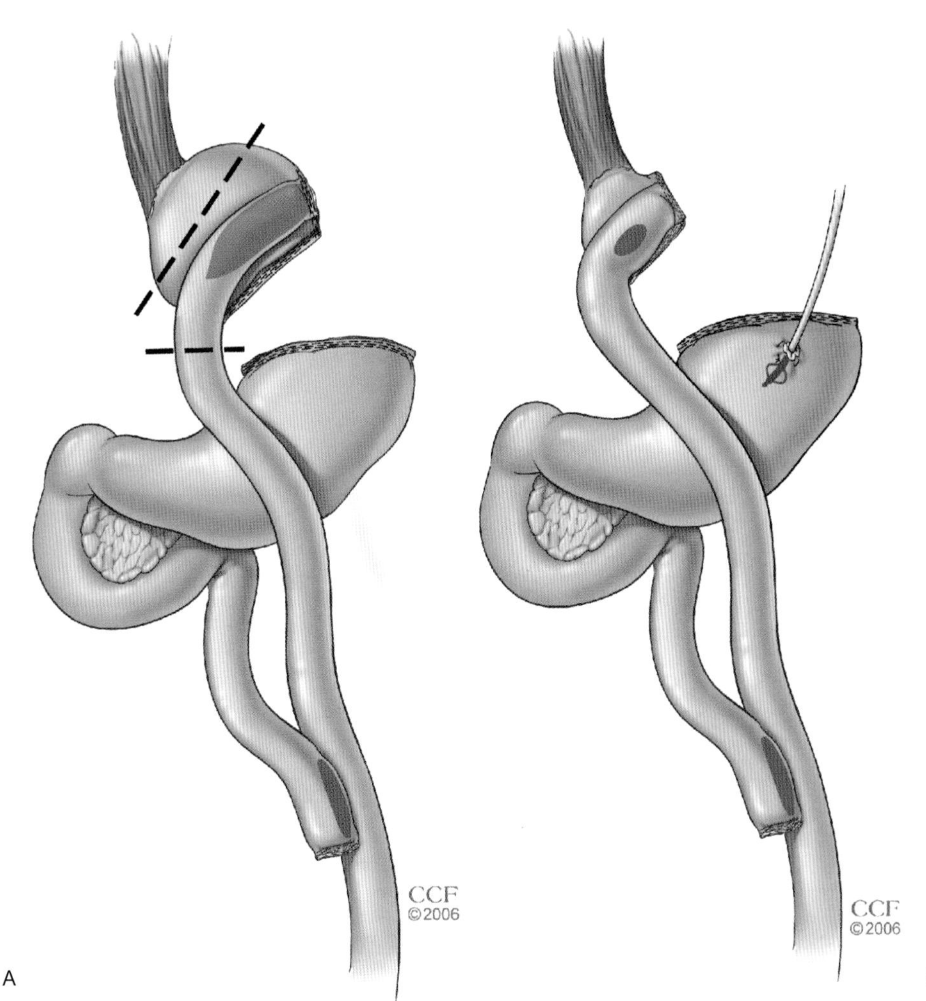

图 21.8-6 （A）：对于 RYGB 术失败后的修正手术包括减少胃小囊容积以及修正胃空肠吻合。虚线标出了需要切断的部分，通过切除扩张或是狭窄的吻合来得到一个更小的胃囊，为下一步修补手术做准备。（B）：修正手术时做一个 15ml 的垂直胃囊。在远端残余胃中放入胃引流管，一方面能达到胃肠减压的效果，必要时还能作为营养通路使用（Courtesy of the Cleveland ClinicFoundation.）

来决定。胃绑带术后需要再次行修正性手术的最常见原因有：①体重减轻不满意（占 62%）；②局部或者完全的梗阻（13%）；③胃囊扩张（9%）；④绑带腐蚀胃壁（6%）；⑤胃壁组织坏死（4%）；⑥反流性食管炎（2%）；⑦胃穿孔（2%）[23-24]。大多数减肥外科医生对于胃绑带术后减肥效果不理想的患者选择做胆胰转流并十二指肠转位术（BPD-DS）[24]，而不是重新更换胃绑带。手术技巧与 VBG 手术失败后重新做修正手术相似。

治疗法则

图 21.8-7 至图 21.8-10 列出了每一种减肥手术中特定症状和并发症的各种情况。这些图表试图为每一类患者的症状和并发症都设计合适的治疗补救方案。

我们推荐使用 RYGB 术作为其他限制食物摄入量型减肥手术效果不理想时的修正手术，尤其是对 VBG 和胃绑带手术。胃绑带术后再转化为 RYGB 术

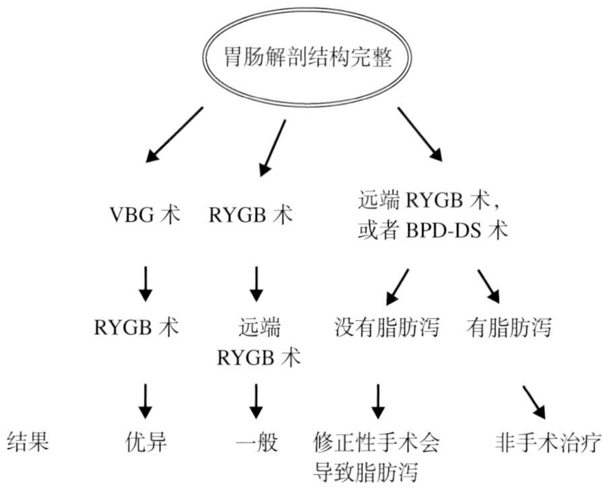

胃肠解剖结构完整

VBG 术 → RYGB 术 → 优异

RYGB 术 → 远端 RYGB 术 → 一般

远端 RYGB 术，或者 BPD-DS 术 → 没有脂肪泻 → 修正性手术会导致脂肪泻

远端 RYGB 术，或者 BPD-DS 术 → 有脂肪泻 → 非手术治疗

结果

图 21.8-7 术后胃肠解剖结构完整，但减肥效果不理想情况下做修正性手术的方案 BPD, 胆胰转流术；VBG, 垂直胃绑带术；RYGB, Y 型胃旁路术

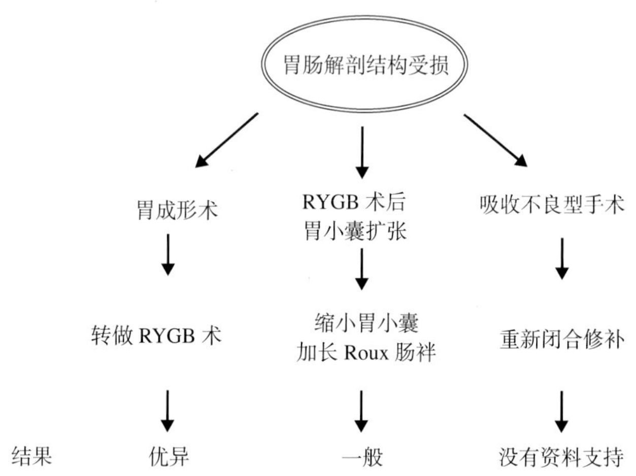

图 21.8-8 胃肠解剖结构受损而需做修正性手术的方案

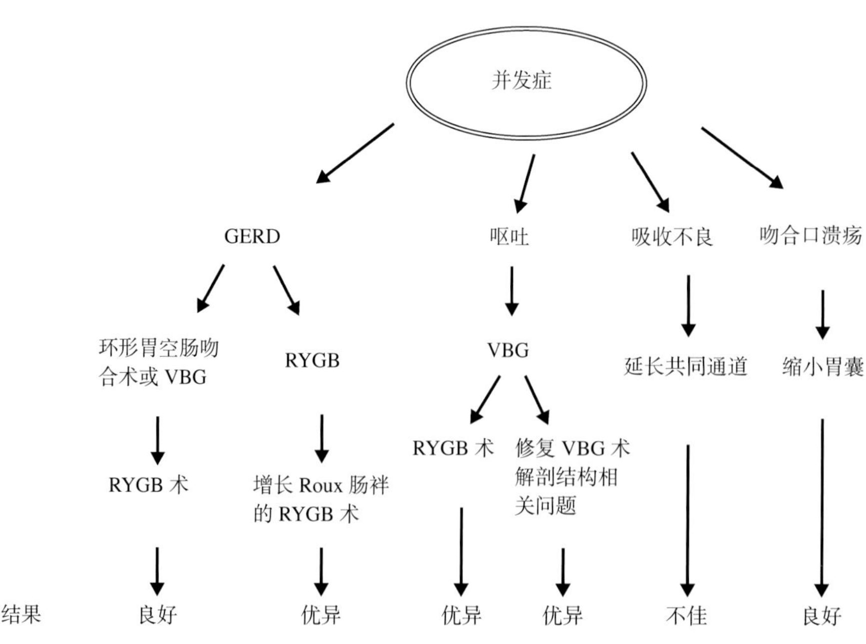

图 21.8-9 因术后并发症而需行修正性手术的原则；GERD，胃食管反流病

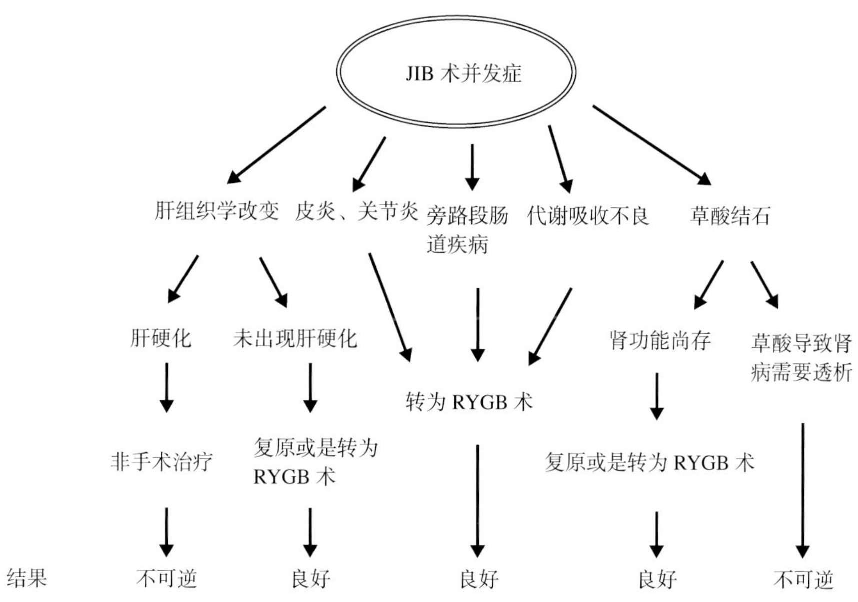

图 21.8-10　空肠回肠旁路术并发症的修正性手术治疗原则

的术式可行性是不必担心的。尽管不多见，我们也曾经复原失败的 JIB、RYGB、胃绑带或 RYGB 术，根据患者的意愿以及复原手术后体重反弹的理解而没有同时进行修正性的手术。

对于那些没有明显胃囊扩张而又减肥效果不理想的 RYGB 术后患者，通过修正性手术延长 Roux 肠袢，减少共用通路的效果一般，因为有潜在的饮食失控风险。同样，也似乎有报道对于无效的 RYGB 术再次施行胃绑带术而取得良好的体重减轻效果。

通常情况下，我们要处理不断增加的由于继发性吻合口高位狭窄和共用通道过短或者短肠综合征引发的严重蛋白质热量不足的患者。我们在营养治疗的初始阶段先暂且使用肠外营养。而后再通过鼻型肠营养管或者胃造口术进入残胃来恢复肠道营养喂养。可在营养指标正常后更安全地进行修正性手术。

小结

减肥外科手术的学习曲线很长并且进步不快。在学习阶段中，术后体重减轻效果不满意的情况时有发生，尤其是那些伴有肥胖相关合并症的患者。因此，有理由相信修正性手术更加难以掌握，也正是如此，手术就只能由经验丰富的减肥外科医生与经验丰富的多学科团队使用完善的设备来开展该手术，管理患者。修正性手术的结果对于一部分患者是有益处的，但手术死亡率以及并发症发病率都要比初次减肥手术高出很多。

（徐晓 译　董光龙 审校）

参考文献

1. MacLean LD, Rhode BM, Samplis J, et al. Results of the surgical treatment of obesity. Am J Surg 1993;165:155–162.
2. del Almo DA, Diez MM, Guedea ME, Diago VA. Vertical banded gastroplasty: is it a durable operation for morbid obesity? Obes Surg 2004;14:536–538.
3. McCormick JT, Papasavas PK, Caushaj PF, Gagne DJ. Laparoscopic revision of failed open bariatric procedures. Surg Endosc 2003;17:413–415.
4. Khaitan L, van Sickle K, Gonzalez R, Lin E, Ramshaw B, Smith CD. Laparoscopic revision of bariatric procedures: Is it feasible? Am Surg 2005;71:6–12.
5. Cohen R, Pinheiro JS, Correa JL, Schiavon C. Laparoscopic revisional bariatric surgery. Myths and facts. Surg Endosc 2005;19:822–825.
6. de Csepel J, Nahouraii R, Gagner M. Laparoscopic gastric bypass as a reoperative bariatric surgery for failed open restrictive procedures. Surg Endosc 2001;15:393–397.
7. Gonzalez R, Gallagher SF, Haines K, Murr MM. Operative technique for converting a failed vertical banded gastroplasty to Roux-en-Y gastric bypass. J Am Coll Surg 2005;201:366–374.
8. Behrns KE, Smith CD, Kelly KA, et al. Reoperative bariatric surgery. Lessons learned to improve patient selection and results. Ann Surg 1993;218:646–653.
9. Moreno P, Alastrué A, Rull M, et al. Band erosion in patients who have undergone vertical banded gastroplasty. Incidence and technical solutions. Arch Surg 1998;133:189–193.

10. Murr MM, Gallagher SF. Technical considerations for transabdominal loading of the circular stapler in laparoscopic Roux-en-Y gastric bypass. Am J Surg 2003;185:585–588.
11. Murr MM, Balsiger BM, Kennedy FP, Mai JL, Sarr MG. Malabsorptive procedures for severe obesity: comparison of pancreatico-biliary bypass and very very long Roux-en-Y gastric bypass. J Gastrointest Surg 1999;3:607–612.
12. Sugerman HJ, Kellum JM Jr, DeMaria EJ, Reines HD. Conversion of failed or complicated vertical banded gastroplasty to gastric bypass in morbid obesity. Am J Surg 1996; 171:263–269.
13. Balsiger BM, Murr MM, Mai J, Sarr MG. Gastroesophageal reflux after intact vertical banded gastroplasty: correction by conversion to Roux-en-Y gastric bypass. J Gastrointest Surg 2000;4:276–281.
14. Requarth JA, Burchard MD, Collachio TA, et al. Long-term morbidity following jejunoileal bypass: the continuing potential need for surgical reversal. Arch Surg 1995;130:318–325.
15. Kirkpatrick JR. Jejunoileal bypass: a legacy of late complications. Arch Surg 1987;122:610–614.
16. Hocking MP, Duerson MC, O'Leary JP, Woodward ER. Jejunoileal bypass for morbid obesity: late follow-up in 100 cases. N Engl J Med 1983;308:995–999.
17. Dean P, Joshi S, Kaminski DL. Jejunoileal bypass: can the mistake by corrected? Gastroenterology 1990;98:1710–1719.
18. Våge V, Solhaug JH, Berstad A, et al. Jejunoileal bypass in the treatment of morbid obesity: a 25-year follow-up study of 36 patients. Obes Surg 2002;12:312–318.
19. Frandsen J, Pedersen SB, Richelsen B. Long term follow up of patients who underwent jejunoileal bypass for morbid obesity. Eur J Surg 1998;164:281–286.
20. Styblo T, Martin S, Kaminski DL. The effects of reversal of jejunoileal bypass operations on hepatic triglyceride content and hepatic morphology. Surgery 1984;96:632–640.
21. Brown RG, O'Leary JP, Woodward ER. Hepatic effects of jejunoileal bypass for morbid obesity. Am J Surg 1974;127: 53–58.
22. Gonzalez R, Lin E, Venkatesh KR, et al. Gastrojejunostomy during laparoscopic gastric bypass. Analysis of 3 techniques. Arch Surg 2003;138:181–184.
23. van Wageningen B, Berends FJ, van Ramshorst B, Janssen IFM. Revision of failed laparoscopic adjustable gastric banding to Roux-en-Y gastric bypass. Obes Surg 2006;16: 137–141.
24. Weber M, Muller MK, Michael JM, Belal R, Horber F, Hauser R, Clavien PA. Laparoscopic Roux-en-Y gastric bypass, but not rebanding, should be proposed as rescue procedure for patients with failed laparoscopic gastric banding. Ann Surg 2003;6:827–834.

第 21.9 章　腹腔镜 Y 型胃旁路术：争议

J.K. Champion, Sayeed Ikramuddin

腹腔镜 Y 型胃旁路术（LRYGB）被许多学者推崇为减肥外科的金标准，其实是有误导性的，因为目前并没有一个标准的术式可让大多数外科医生遵循 [1]。如今的 LRYGB 术是由以往的开腹术式进行了广泛的改进转变而来 [2-6]。人们在不断地讨论和争论，希望能够找出一种理想的术式使得手术的效果更好同时并发症也更少，当然这也是所有手术术式的目标。这一章我们将探讨目前关于 LRYGB 术的一些争议。

如何增强减肥效果

为了加强减肥的效果，外科医生们进行了无数次改进术式的尝试，包括改变胃小囊大小和吻合口的形状以及 Roux 肠袢的长度。更进一步地改进还包括捆绑胃囊或者吻合来防止胃扩张。大多数这类的改进尝试都并不被人们所熟知，并且这些尝试的结果分析也都是回顾性的。只有少数几个针对各种术式更新的前瞻性研究。

术式设计和改进的主要原则是避免由于减肥失败而再次做修复手术，因为减肥修复手术既浪费时间，风险又高，而且做修复手术的效果通常不如初次手术就成功的效果好。只有在非做不可的情况下才考虑做修复手术。遗憾的是，我们对这个术式上变化产生的不同效果所知甚少。一些术式上的改进降低了再次做修复手术的可能性。最初的胃旁路手术是采用胃空肠吻合的方法，但由于碱性反流的发生率很高，迫使医生转变为 Roux-en-Y 术式；另一些改变是将胃囊钉合起来，而不是将胃囊分离开的胃旁路手术。近期外科医生开始将两个胃囊分开，彼此独立，这样因钉合器吻合失败而导致的胃囊与远端残胃间瘘就明显减少了。要在腹腔镜下做该手术就需要在切开胃体建立分离胃小囊时将其与远端残胃分开，但这样是否会导致顽固的吻合口溃疡，还需要进一步研究。

胃旁路手术后的体重回升是由于吻合口或胃囊的扩大造成的 [7]。我们要知道许多患者即使胃囊或吻合口扩大了也能获得很好的术后效果。而另一些患者虽然手术很成功，胃囊和吻合口也都没有扩大，但是体重却反弹回了术前水平。对胃小囊中度扩大的患者行修正性胃旁路手术，希望缩小并进一步限制胃囊扩张有时并不成功 [8]。在这种情况下，最好把标准的近端胃旁路手术转化为远端胃旁路手术，以轻度或中度改善体重减轻效果 [9]。

对于胃旁路手术后远期疗效不佳的问题，有的外科医生提倡重新加强胃囊和吻合口去应对这个问题。可以用硅橡胶圈或一小段阔筋膜张肌来完成加强手术 [10]。后者既能应用于胃囊也能用于吻合口。Fobi 等使用了一个 5.5cm 的硅橡胶圈进行垂直胃绑带术，并联合加做胃旁路手术 [9]。他们在第 2 年和第 6 年报道了追踪结果，超过 90% 的患者减去了超过 40% 的多余体重，但这个研究并没有设立对照，并且加强胃囊术式并不是没有并发症，比如绑带的侵蚀和食物的耐受不良。这种包含加强胃囊的术式也能在腹腔镜下做。Bessler 等 [10] 人最近也发表了他们的比较使用聚丙烯胃绑带与不使用胃绑带的随机前瞻双盲实验研究结果。这两种不同的术式一年内在减去重量和并发症发病率上没有显示出任何差别 [11]。Sapala 等 [12] 建议用微小胃囊来减少吻合口溃疡同时增强减肥效果，结果显示这种术式的效果与现有的术式相差无几。

限制食物的吸收是另一种增强减肥效果的方法，可以通过三种途径来实现：①延长 Roux 肠袢或营养肠袢；②缩短共同通道的长度；③增加胆胰分支的长度。有关具体方法已在前面的章节里面进行过描述。

除了被动扩散外，在缺乏胆汁和胰液的 Roux 肠袢中营养很难被吸收。Roux 肠袢的长度指的是从胃空肠吻合口到胆胰肠袢与Roux肠袢吻合口的距离。常规的胃肠道手术Roux肠袢的最小长度为40cm以降低发生碱性反流胃炎的风险。大多数时候，Roux肠袢的长度都在75cm左右。在延长或长肠袢的胃转流手术中Roux肠袢的长度能达到150cm。而在远端胃旁路手术中，Roux肠袢与胆胰肠袢在距离回盲瓣50~100cm的近段相吻合。尽管这是个分类患者的好方法，但这个方法没有考虑到小肠的长度会因为BMI指数的不同而也有很大的变化[13]。因此在旁路的小肠长度上的细微差异可能并不重要。

可能最能短期增强减肥效果的方法，尤其是对极度肥胖患者，就是延长Roux肠袢。Torres[14]最先提出远端胃旁路手术的作用。Brolin等[15]在1992年做了一个关于Roux肠袢的随机前瞻实验。他们给BMI大于50的患者分别作了75cm的Roux肠袢和150cm的Roux肠袢的胃旁路手术，胆胰肠袢长度恒定，跟踪了术后4年的效果。手术12个月后Roux肠袢长的那一组减肥效果显著优于短Roux肠袢组，这种差异持续了36个月后渐渐开始不明显。数年后，Brolin等[16]人将做远端胃旁路术的患者与Roux肠袢长或短的患者相比较发现，在跟踪人群中远端胃旁路手术减肥效果最好。值得注意的是，所有的远端胃旁路手术后患者都有各种形式的代谢后遗症，因此对于极度肥胖患者来说，吸收不良在减肥上还有一定的优势。但对于BMI小于50的患者来说延长Roux肠袢的手术术式就没有什么优势可言了，这一结果也被MacLean等人的研究所支持[7]，在他们的回顾研究中，在极度肥胖（BMI大于50）和病态肥胖症（BMI小于50）患者中研究是否延长Roux肠袢会影响Y型胃旁路术的减肥效果。他们跟踪了242例患者，平均5.5年。最短的Roux肠袢只有40cm和10cm的输入袢，而长的有100cm的Roux肠袢和100cm的输入袢。只有极度肥胖的患者从延长Roux肠袢中获益。最终在较短Roux肠袢组的BMI值是35.8 ± 6.7，而在延长Roux肠袢组是32.7 ± 5.1（P=0.049）。BMI指数大于60的患者从长Roux肠袢中受益最多。与Brolin等人的研究相比，长Roux肠袢胃旁路术并没有遇到特殊的营养相关并发症[7]。

Choba和Flancbaum[17]设计了一个关于胃旁路术的前瞻随机研究来搞清楚Roux肠袢长度与体重减轻之间的关系。每一个相同的体重组患者之间的年龄、性别、种族、初始BMI或体重超重量并没有显著差异。当以超重部分体重减轻量（EWL）是否达到50%作为评判标准，在BMI小于50的患者组，Roux肠袢长度长短并没有导致EWL的差异，但在BMI大于50的患者组，术后18个月时ROUX肠袢为250cm的一组患者中，更多的患者EWL超过50%，但这种差异在术后24到36个月时就不明显了。

胃空肠吻合口在胃囊上的位置可能也是影响减肥效果的一个因素。胃旁路手术有两种经典类型的胃囊，垂直或水平的。在水平胃囊术式中，胃空肠吻合口通常沿着His角并在较高的位置建立。TA-型的钉合器由胃大弯至胃小弯之间放入，切断结扎几个较短的胃血管而建立吻合的。理论上认为这种术式的缺陷在于会轻度增加胃囊扩张的几率。垂直胃小弯胃囊是现在LRYGB术中用得最多的胃囊形式之一。主要的优点在于由于胃小弯的延展性不佳，所以很难造成胃囊扩张。也有一些报道认为这种胃囊会发生边缘溃疡[12]。

极度肥胖和高风险患者手术的策略

最新的争论焦点集中在极度肥胖和高危险患者的手术方法上。一般认为BMI超过50，年龄较大的男性以及BMI大于50的向心型肥胖患者是高风险的患者，这些患者的围术期并发症发病率也较高[18]。极度肥胖的患者术后体重减轻所带来的好处并不能像一般肥胖患者那样多[19]。

对于这种肥胖患者，建议先行袖状胃切除术作为姑息性手术。这种术式原本是Magenstrasse和Mill设计的垂直胃绑带术的一种变化术式[20]。在1999年，McMahon介绍了以腹腔镜进行这个姑息性手术的方法。袖状胃切除成形术是一种更加简单且更加符合胃肠道生理的术式。通过这个手术先减轻部分体重，再进行吸收不良的手术方法。原因是高风险的肥胖患者或是那些共存疾病较多的患者可能无法耐受完整的胃旁路手术或者十二指肠转位术，所以先给患者做袖状胃切除术来减肥。

在这个术式中使用直线切割闭合器从距离幽门6cm处，在胃腔内Bougie的导引下，开始切除胃体，直至His角水平。在术后半年至一年间患者体重明显降低后，准备再次做其他减肥手术。理论上这是处理这类肥胖患者的理性方法。然而有些问题需要牢记，例如患者需要接受两次麻醉，医疗保险是否同意支付还有待决定，而且总有体重减轻没达到预期的风险。这个手术胃切除术钉合口漏的风险比起复杂的胃空肠吻合加上肠肠吻合术小一些，但是还是有一定的风险。一些研究者已经发表了这种手术的初步结果。短期的研究结果表明，与施行胃旁路手术的患者相比，袖状胃切除成形术手术后的患者体重减轻情况与胃旁路术相比没有统计学意义[21]；长期研究的结果还有待进一步随访确定。尽管还有许多问题悬而未决，但是却能给这些高风险的患者多提供一个有希望的选择。当对于第二次手术没有医疗保险支付的患者选择此种术式时，手术的风险、备选择的方案以及接受第二次手术的潜在风险都需要与患者好好沟通。

结肠前与结肠后的 Roux 肠袢位置

争论的焦点在于 LRYGB 术的 Roux 肠袢到底是结肠前位好还是结肠后位好。结肠后位的支持者认为这样做 Roux 肠袢到胃囊的距离最短，所以胃空肠吻合口的张力也小，因此发生瘘和狭窄的概率也要小[2]。缺点就是更长的手术时间以及会在结肠系膜上造成肠系膜缺口，这个缺口就有可能导致 Roux 肠袢狭窄或是由于缺口太大而形成内疝，这两个原因都会发生肠梗阻从而使患者不得不再次手术[22]。手术时间的延长是因为 Roux 肠袢穿过结肠系膜时是看不见的，必须不断地尝试，之后还要为了防止内疝而仔细地缝合结肠系膜。

支持结肠前术式的学者认为增长的 Roux 肠袢距离对大多数患者来说无关紧要，而这个术式是可视的，比起结肠后更简洁快速，也很少导致狭窄和内疝以及小肠梗阻[22-24]。

许多术者的结果证明结肠前术式要比结肠后术式有优势[22-24]。我们发表了 LRYGB 术的对比研究，包括 465 例结肠前术式和 246 例结肠后术式的结果，研究结果（P=0.006）证实，结肠前术式能减少小肠梗阻的发生率（结肠前术式 0.43%，结肠后术式 4.5%），并且没有增加瘘和狭窄的发生率[22]。相似的结果也反映在 Felix 和 Brown[23]（736 例患者，结肠前 1.5% 对比结肠后 5.0%）以及 Schauer 等[24]人（726 例患者，结肠前 0.4% 对比结肠后 2.0%）的报告中。

采用结肠前术式的术者需要知道，有时候 Roux 肠袢可能会因为肠系膜太短而无法到达胃囊，就需要做结肠后术式，因此，这两种术式都应该掌握。

内疝的预防

无论是选择开腹还是腹腔镜进行手术，内疝都是 RYGB 术的并发症[25]。内疝有可能发生在以下三个地方中的一处：横结肠系膜缺口、Petersen 空间以及其他肠系膜的缺口。最初以为，腹腔镜术式能够减少小肠梗阻的概率，但是现在已经证明情况并非如此。腹腔镜术式的内疝发生率相对较高，推测可能是由于腹腔镜手术这种微创手术的粘连少，导致肠系膜上缺口关闭不严[26]。许多开腹手术的术者不关闭肠系膜缺口，因此争议就在腹腔镜胃旁路术关闭肠系膜缺口是否减少了内疝的发生率，如果真是如此，那么关闭缺口的合适方法是什么？

缝合关闭这三处肠系膜缺口已经被证明能减少 LRYGB 术内疝的发生率，但是并无法做到完全消除这一并发症[22, 26]。我们对 246 例腹腔镜下结肠后胃旁路手术患者内疝的发生率做了一个比较，这 246 例患者中其中 149 例没有进行缝合缺口，另外的 97 例接受了连续缝合结肠系膜缺口[22]。内疝的发病率降低了但仍时有发生，而且两组间小肠梗阻的发病率并无不同（4.0% 对比 3.7%，P=0.70）。当缝合加固降低内疝的概率时又增加了因缝合产生粘连梗阻的风险，使得整体的并发症率和再次手术风险并没下降，只不过是由不同病因导致的并发症而已。此外，我们观察了那些减去大量体重的初次手术，并且手术时就缝合了缺口，但在术后 3 年中还是出现了内疝的患者。根据文献报道有强有力的证据显示降低内疝发病率的最好方法就是选择结肠前术式，在此术式中缝合缺口并不是必须的。任何术式都有发生内疝的可能，结肠前术式也不例外，但是结肠前术式没有结肠系膜上的缺口，遗留的缺口更加宽大，这样肠管能顺滑的穿过缺口，这可能是结肠前术式发生问题较少的原因。狭小紧缩的缺口，像 Roux 肠袢穿过结肠后时形成的缺口，就有很大的可能使得肠套叠和梗阻。

对于那些使用结肠后位术式的外科医生来说，他们面临的问题是能否找到一种修补肠系膜薄弱区的方法从而令结肠后术式也像其他术式那样很少发生内疝。可以使用间断或连续缝合可吸收或不可吸收线修复接肠系膜薄弱区。Higa 等 [5] 人已经报道使用连续可吸收线缝合的效果要更好一些。我们早期的经验也与此相同，使用间断缝合或者腔镜下的疝修补钉都因为线结之间的薄弱区依然存在而使得内疝的发病率没有下降。我们很快都接受了连续丝线缝合术，经验上来讲这种缝合技术的效果最好，我们推荐使用不可吸收线进行连续缝合。额外使用纤维蛋白胶可能对缝合口有止血和加强的效果，但除了增加手术费用外，在肠系膜薄弱区修补手术中的作用并不大。

LRYGB 术后瘘的预防

胃肠道瘘是 LRYGB 术的并发症，也是术后并发症和死亡的重要病因之一。因此，凡是能减少这一严重并发症发生的方法都大受减肥外科医师的欢迎 [3-5]。预防这种并发症的方法有吻合技术的改进、术中测试和放置引流以及术后影像学检查等。

如今胃空肠吻合的方法有很多，有环形吻合器，线形吻合器或手工缝合 [3-6]，不管选择哪一种吻合术式都有人支持有人反对，至于哪一种术式更能减少瘘的发生率还存在争议。只要是有较好腔镜下缝合经验的外科医生仔细操作，不管使用哪种缝合技术，瘘的发生率都差不多 [27]。早期的研究显示单纯使用环形或者直线吻合器进行吻合，而不再用缝线加固的吻合口发生瘘的风险相对要高，而追加缝线加固确实减少胃肠道瘘的概率 [4]。缝线加固的方法包括在钉合线上细密加固缝合以形成双层缝合加固，以及对肠切口进行简单的单层缝合，在其中插入直线闭合器进行吻合就形成了双层肠壁吻合。手工缝合用单层或双层缝合的方法来完成，二者效果差不多 [5, 27]。并没有资料显示可吸收线缝合和不可吸收线缝合对瘘的发生率产生不同结果。

以纤维蛋白胶或加固毡条加固钉合线和吻合口都能有效减少瘘的发生 [28-31]。使用纤维蛋白胶可减少吻合口瘘的经验在两个系列研究中都有报道，这些研究分别与以前的结果进行了对比，对本中心的病例与其他中心进行对比，但并不是随机的临床实验。此外使用纤维蛋白胶或者加固毡条导致手术材料费明显增加。使用血纤蛋白黏合剂还为时尚早，除非有前瞻性随机试验能证明使用它多花的费用是值得的。Shikora 等 [31] 人研究加固毡条在动物模型中能够减少钉合线受到的张力，并通过对比使用加固毡条后的临床病例与以前未使用加固毡条的病例，证实加固毡条的应用能减少钉合线瘘的概率。此研究有一定的缺陷，作者对比了他们最新做的 250 例 LRYGB 术和早期做的 100 例手术，但这早期的 100 例手术有许多是处于摸索学习手术的阶段，所以不是很有可比性。支持条也需要每台手术多花费近 1000 美金。从健康管理的角度来看，每一种手术器械都应考虑到它的效价比是否合理。加固毡条在现在来说其功能的有效性还有待进一步检验，在进一步推广使用前还需要做更多的研究。

在术中检查是否有缝合口瘘的问题还存在很大的争议，争议围绕两个方面，一是这个检查是否有必要；二是如果有必要，那么哪一种检测方法比较好，目前术中检查的方法包括：简单的探查，术中做食管胃十二指肠镜检查，通过胃管灌注美兰或者气体来检查 [32]。

目前最敏感的检查方法就是术中食管胃十二指肠镜检查，通过胃镜来灌注气体，将小肠夹闭将钉合线放到灌注的生理盐水液面下。Champion 等 [32] 人报道的 825 例 LRYGB 术，有 29 例术中检查出钉合线瘘的患者在缝合修复后，术后只有 3 例发生了瘘（占 0.36%）；Ramanathan[33] 等人也做出了相似的结果，在 182 例 LRYGB 术的患者中，在术中通过食管胃十二指肠镜检查，有 10% 的患者检查出瘘的存在，然而术后瘘的发生率只有 3.8%。批评这种检查手段的人认为通过胃镜在高压强力下灌注空气是过度的检查方法，这导致了很多假阳性结果的出现，而且这一检查方法太过复杂也增加了手术花费。然而，有的外科医生没有掌握术中胃镜操作的技能，或者是担心如果自己操作胃镜检查会引来胃肠病学家的批评，于是给自己避免进行这一检查找合理的借口。

Schauer 等 [3] 报道了术中胃肠镜检查与亚甲蓝的对照试验，通过放置在胃小囊内的胃管来灌注亚甲蓝来检测瘘的存在，没有胃肠镜检查敏感。但目前为止没有研究直接比较前一段中提及的三种瘘的检查方法，也没有单独比较过经胃管充气和胃肠镜的方法哪个更敏感。

在已经发表的报道中引流管的应用观点不一 [2-6]。有报道推荐常规使用引流管，也有选择性的对有适应证的患者使用引流，以及在LRYGB术后避免使用引流管。拔引流的时机也有多种说法。有些医生主张在出院前拔除引流；有些医生等到术后10天患者回来随访时再拔除。支持放置引流管的医生认为虽然引流不能够防止瘘的发生，但是在瘘发生时有利于处理瘘，使得患者不需要重新做手术；延迟拔除引流管可能产生引流管的感染或者引流刺激导致的继发钉合口腐蚀，可能会增加瘘的发生率。反对使用引流管的医生认为引流增加了不必要的费用并使得外科医生在对待瘘的治疗上趋向保守，这在某些临床情况下会造成很严重的后果。在肠肠吻合瘘中这一点确实是事实，当放置上腹部引流时，瘘的情况可能会不显著，而不及时的手术处理很可能会是致命的。瘘一旦发生，即使有引流管，也并不意味着可以保守治疗，还需要正确地判断患者的状况。如果有败血症存在就需要立即行手术探查，不管是否有引流。具有讽刺意味的是，有些外科医生在腹腔镜手术后使用引流而开腹手术后却不用引流[4]。

我们提倡术后尽早做胃肠造影，这能帮助外科医生在该手术学习阶段对瘘的判断。在最初施行的100例手术中应用常规胃肠造影，直到已经熟练掌握技巧。水溶性造影剂都有一定的假阴性和假阳性，还需要结合患者的临床表现来诊断[34]。瘘发生时的临床表现包括心动过速、呼吸急促、发热以及白细胞增多。许多报道已经确定根据患者的临床病程有选择的做上消化道造影是有效的，并能显著地降低许多不需要的费用[35-36]。

结论

对于胃旁路手术的技术要求条件有许多讨论，目前我们对手术本身及其机制的了解相对较少。我们确实明白手术对于肥胖患者的确有效。努力使术式标准化，目的是使并发症最少，各中心术后结果上报的标准化是有关RYGB术争议的解决办法。

（徐晓　译　董光龙　审校）

参考文献

1. Talieh J, Kirgan D, Fisher BL. Gastric bypass for morbid obesity: a standard surgical technique by consensus. Obes Surg 1997;7:198–202.
2. Wittgrove AC, Clark GW. Laparoscopic gastric bypass, Roux-en-Y—500 patients: technique and results, with 3–60 month follow-up. Obes Surg 2000;10:233–239.
3. Schauer PR, Ikramuddin S, Gourash W, et al. Outcomes after laparoscopic Roux-en-Y gastric bypass for morbid obesity. Ann Surg 2000;232:515–529.
4. DeMaria EJ, Sugerman HJ, Kellum JM, et al. Results of 281 consecutive total laparoscopic Roux-en-Y gastric bypasses to treat morbid obesity. Ann Surg 2002;235:640–647.
5. Higa KD, Boone KB, Ho T. Complications of the laparoscopic Roux-en-Y gastric bypass: 1040 patients—what have we learned? Obes Surg 2000;10:509–513.
6. Nguyen NT, Goldman C, Rosenquist CJ, et al. Laparoscopic versus open gastric bypass: a randomized study of outcomes, quality of life, and costs. Ann Surg 2001;234:279–291.
7. MacLean LD, Rhode BM, Nohr CW. Long-or short-limb gastric bypass? J Gastrointest Surg 2001;5:525–530.
8. Halverson JD, Koehler RE. Gastric bypass: analysis of weight loss and factors determining success. Surgery 1981; 90(3):446–455.
9. Fobi MAL, Lee H, Igwe D, et al. Revision of failed gastric bypass to distal Roux-en-Y gastric bypass: a review of 65 cases. Obes Surg 2001;11:190–195.
10. Bessler MD, Daud A, Olivero-Rivera D, DiGiorgi M. Prospective randomized double blinded trial of banded versus standard gastric bypass in patients with malignant obesity. Presented at the 21st annual meeting of the American Society for Bariatric Surgery, 2004.
11. Fobi MAL, Lee H, Igwe D, Malgorzatam S, Tambi J. Prospective Comparison of Stapled versus transected Silastic ring gastric bypass: 6-year follow-up. Obes Surg 2001;11:18–24.
12. Sapala JA, Wood MH, Sapala MA, Schuhknecht MP, Flake TM. The Micropouch gastric bypass: technical considerations in primary and revisionary operations. Obes Surg 2001; 11:3–17.
13. Hess DS, Hess DW. Biliopancreatic diversion with a duodenal switch. Obes Surg 1998;8(3):267–282.
14. Torres CJ. Why I prefer gastric bypass distal Roux-en-Y gastroileostomy. Obes Surg 1991;1:189–194.
15. Brolin RE, Kenler HA, Gorman JH, et al. Long limb gastric bypass in the superobese, a prospective randomized. Ann Surg 1992;215:387–395.
16. Brolin RE, La Marca LB, Kenler HA, et al. Malabsorptive gastric bypass in patients with superobesity. J Gastrointest Surg 2002;6:195–205.
17. Choban P, Flancbaum L. The effect of Roux limb length on outcome after Roux-en-Y gastric bypass: a randomized prospective clinical trial. Obes Surg 2002;12:540–545.
18. Livingston EH, Huerta S, Arthur D, Lee S, DeShields S, Heber D. Male gender is a predictor of morbidity and age a predictor of mortality for patients undergoing gastric bypass surgery. Ann Surg 2002;236:576–582.
19. Marceau S, Biron S, Lagace M, et al. Biliopancreatic diversion, with distal gastrectomy, 250 cm and 50 cm limbs: long-term results. Obes Surg 1995;5:302–307.
20. Johnston D, Dachtler J, Sue-Ling HM, King RF, Martin G. The Magenstrase and Mill operation for morbid obesity [see comment]. Obes Surg 2003;13(1):10–16.
21. Lee C, Cirangle PT, Feng JJ, Jossart GH. Comparison of BMI matched patients undergoing isolated laparoscopic sleeve gastrectomy versus the laparoscopic Roux-en-Y gastric bypass. Presented at the 21st annual meeting of the American Society for Bariatric Surgery, 2004.

22. Champion JK, Williams M. Small bowel obstruction and internal hernias after laparoscopic Roux-en-Y gastric bypass. Obes Surg 2003;13:596–600.
23. Felix E, Brown JE. Preventing small bowel obstruction after laparoscopic Roux-en-Y gastric bypass. Obes Surg 2002;12:197.
24. Schauer PR, Ikramuddin S, Hamad G, et al. Ante-colic versus retro-colic laparoscopic Roux-en-Y gastric bypass. Surg Endosc 2003;17:S188.
25. Schweitzer MA, DeMaria EJ, Broderick TJ, et al. Laparoscopic closure of mesenteric defects after Roux-en-Y gastric bypass. J Laproendosc Adv Surg Tech 2000;10:173–175.
26. Higa KD, Ho T, Boone KB. Internal hernias after laparoscopic Roux-en-Y gastric bypass: incidence, treatment and prevention. Obes Surg 2003;13:350–354.
27. Gonzalez R, Lin E, Venkatesh KR, et al. Gastrojejunostomy during laparoscopic gastric bypass. Arch Surg 2003; 138:181–184.
28. Liu CD, Glantz GJ, Livingston EH. Fibrin glue as a sealant for high risk anastomosis in surgery for morbid obesity. Obes Surg 2003;13:45–49.
29. Sapala JA, Wood MH. Prevention of anastomotic leaks using a vapor heated fibrin sealant: an analysis of 738 gastric bypass patients. Obes Surg 2003;13:211–212.
30. Arnold W, Shikora SA. Comparing seam burst pressure: buttressed versus non-buttressed linear cutting staple devices in a porcine model. Obes Surg 2002;12:208.
31. Shikora SA, Kim J, Tarnoff ME. Reinforcing gastric staple lines with bovine pericardial strips may decrease the likelihood of gastric leak after laparoscopic roux-en-y gastric bypass. Obes Surg 2003;13:37–44.
32. Champion JK, Hunt T, Delisle N. Role of routine intraoperative endoscopy in laparoscopic bariatric surgery. Surg Endosc 2002;16:1663–1665.
33. Ramanathan R, Ikramuddin S, Gourash W, et al. The value of intra-operative endoscopy during laparoscopic roux-en-y gastric bypass. Surg Endosc 2000;14:S212.
34. Hamilton EC, Sims TL, Hamilton TT, et al. Clinical predictors of leak after laparoscopic roux-en-y gastric bypass for morbid obesity. Surg Endosc 2003;17:679–684.
35. Hawthorne A, Kuhn J, McCarty T. The role of routine upper GI series following Roux-en-Y gastric bypass. Obes Surg 2003;13:222–223.
36. Singh R, Fisher BL. Sensitivity and specificity of post-op GI series following gastric bypass for morbid obesity. Obes Surg 2002;12:195–196.

第 22.1 章　腹腔镜胆胰转流并十二指肠转位术

Ronald Matteotti, Michel Gagner

空肠回肠旁路术是第一种问世的限制营养吸收的术式，在早期，它是唯一的减肥术式。该术式最早于 1953 年由 Varco 和 Kremen 提出，主导了减肥外科领域超过 20 年 [1]。该术式包括端端空肠回肠吻合术，并建立回肠盲肠吻合术以引流被旁路肠段。术后减肥效果良好，但有较严重的并发症，如胀气综合征、腹泻、电解质的变化、精神状态受损、肾结石、发疹性皮肤病变、肝纤维化和衰竭。由于存在这些严重的并发症，该术式并不作为常规使用 [1]。

1963 年，Payne 等发表了关于肠大部旁路手术的报道，几乎全部小肠、右升结肠以及横结肠的前半被旁路 [2]。该病例系列包括了 10 名病态肥胖症的女性患者，空肠近端 37.5cm 的肠道在横结肠的中间部分，与横结肠作 T 形端端吻合，以恢复肠道连续性。临床结果显示出现无法控制的严重腹泻、电解质紊乱和肝功能衰竭。最初这个术式被设计为一个两阶段的手术：第一步，使体重不受控制的减轻，在达到理想体重后，行第二步手术，恢复原解剖结构。然而所有的患者在接受第二步手术后体重恢复到术前水平 [3]。

1969 年 Payne 和 DeWind[3] 放弃了过激的在结肠处进行吻合，提出通过在回肠盲肠连接部近端进行空肠回肠端侧吻合，以建立肠道的连续性。这个改良手术的主要目标是要达到身体的热量摄入和需求之间的平衡，避免了在体重下降以后需要施行第二次的手术恢复肠道原解剖结构。

在接下来的几年里，设计了一些不太激进的手术方式，以避免主要的并发症 [4-5]。Payne 和 DeWind 完全放弃了直接旁路肠道至结肠。他们于 1969 年报道了对 80 例病态肥胖症患者进行的手术，将近端 35cm 空肠与回肠末端进行吻合，建立一个 10cm 的共同通道。这个手术一次操作完成，术后体重显著减轻，且中长期的不良反应显著减少。

后来几年中，这个术式在美国成为最常用的术式。这个经典的空肠回肠旁路术被广泛应用后，但近 10% 的患者没有达到预期的减肥效果，最有可能是由于营养物质的回流到被旁路的回肠中 [4]。因此，为了避免这种情况，一些团队 [6-8] 再次使用 Varco 和 Kremen 先前提出的术式，并重新开始进行端端吻合，把空肠残端与横结肠或盲肠连接，以避免肠套叠。在这种情况下，回盲瓣被保留下来，以减少术后腹泻，并避免电解质的丢失。后来对该术式进行了不同的变化，尤其是剩余回肠长度的变化。1971 年 Buchwald 和 Varco[8] 报道在回肠末端 4cm 处将 40cm 的空肠与回肠吻合，旁路肠段引流入盲肠。这个改良使得减肥效果很显著。此外，胆固醇和三酰甘油水平也显著下降。为避免营养物质反流，一些手术组 [9-13] 尝试了不同的空肠回肠吻合方式，例如进行回肠胃吻合以引流旁路部分的肠段，或者将近段空肠缩短至 Treitz 韧带。然而，这些术式并没有得到认同，仅限于发明该方法的外科医师所应用。

此前多年的实践所学到的经验是避免一些主要并发症，例如任何小肠部分都不应该被完全废用而无任何物质通过其中。所以，手术方式得到了不断改良，例如建立功能肠袢，食糜在其中通过；建立胆胰肠袢，让胆汁或胆汁和胰液在其中通过。1978 年，Lavorato 等 [14] 施行了标准的端侧空肠回肠旁路术，并让近端小肠旁路段与胆囊吻合，其目的是将胆汁分流到到旁路肠袢。1981 年，与此类似的另一种术式见诸报道，但并未得到广泛应用 [15]。

现代的以限制营养在肠道吸收的手术方式起源于意大利，以 Scopinaro 等 [16] 施行的经典的胆胰转流术（BPD）为标志。他们在 1979 年报道了最初的病例研究。该术式包括远端胃大部横切除，保留近端胃小囊 200 ~ 500ml，将十二指肠近端关闭，在回肠远端 250cm 处建立胃回肠吻合，在距离回盲瓣 50cm 处将胆胰肠袢吻合到回肠，创建一个极短的共同通道。

1993 年，Marceau 等[17]把这种最初的 BPD 改良成十二指肠转位术。通过行胃大弯切除术，沿胃小弯创建管状胃，保留幽门，将功能肠管在十二指肠近端与十二指肠吻合，横向闭合十二指肠远端，而并不将十二指肠切断。然而，这些患者都出现闭合线断裂，因为十二指肠不能耐受此种肠管闭合。

1998 年，Hess 和 Hess[18]改良了这种术式，在幽门远侧分离十二指肠，并将其横断，功能肠袢与十二指肠在幽门远侧吻合。该术式称为“胆胰转流并十二指肠转位术（BPD-DS）”，并迅速在全世界受到广泛接受。在这种以限制营养在肠道吸收为主的手术方式问世以后，最主要的创新是以腹腔镜完成此手术，这样，腹腔镜的优势和此种手术的优势得到良好结合。首例腹腔镜 BPD-DS 手术由 Gagner 医生在 1999 年 7 月初完成，并于 2001 年正式发表[19]。

手术技术

此术式包括两个步骤：第一步，在幽门远端分离十二指肠，然后行袖状胃切除术并保留幽门。第二步，建立十二指肠小肠吻合，创建消化功能肠袢分支，此时，测量共同通道，胆胰肠袢与远端回肠吻合。

手术准备

所有患者行全身麻醉，气管插管。患者戴气动加压袜带[20-21]，取平卧位，双腿分开，主刀医生站在患者双腿中间，于患者头部上方两侧分别放置一个显示器。通常两个助手，分别站于患者两侧（图 22.1-1）。切开脐部插入进腹套管，建立 CO_2 气腹，维持腹腔内压力 15mmHg，手术时通常需要 5mm、10mm 和 12mm 的套管，通常 7 个套管即足够，有

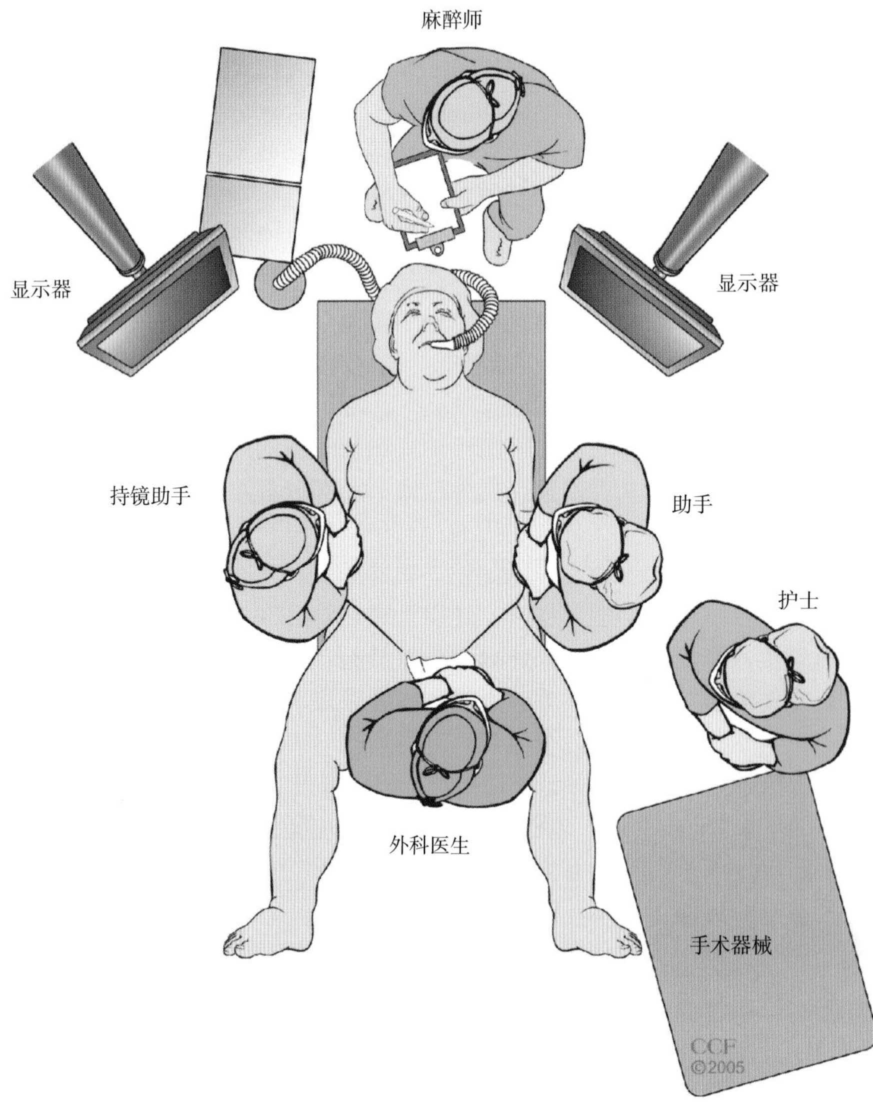

图 22.1-1 手术室准备及医生的站位（Courtesy of the Cleveland Clinic Foundation.）

时最多需要 9 个。

十二指肠横断和袖状胃切除术

置入肝自动牵引器以更好地暴露胃大弯，用 5mm 超声刀（Ethicon, New Brunswick, NJ，USA）进行分离。使用倾斜的内窥镜（10mm，30°～45°）可使 His 角的暴露更加方便。用线性吻合器，45mm/3.5mm（Tyco, U.S. Surgical Corp., Norwalk, CT，USA）在幽门远端 2cm 处横断十二指肠。沿胃小弯置入 60Fr 胃管。

沿胃管用吻合器制造管状胃，完成袖状胃切除术（图 22.1-2）。通常使用 60mm/4.8 mm 吻合器，再覆盖可吸收的生物物料 Seamguard（W.L. Gore & Associates, Medical Products Division, 3750 West Kiltie Lane, Flagstaff, AZ, USA），以防止出血和减少胃瘘的发生机会。所保留的胃囊一般为 150～200ml。

进行十二指肠小肠吻合，建立消化功能肠袢

胃囊与远端 250cm 的回肠建立吻合，形成消化功能肠袢，这部分肠袢中无胆汁和胰液通过。可使用线性吻合、2cm 的圆形吻合器或手工缝合技术在结肠前进行吻合。若使用线性吻合器，必须非常小心，用超声刀在十二指肠横断缝闭口的后方切开十二指肠。若使用圆形吻合器，将一个 25mm 的圆形端端吻合器（CEEA, U.S. Surgical Corp.）放入十二指肠近端残端，用 3-0 Prolene 行荷包缝合。另外，还可将吻合器钉砧缝合到鼻胃管断端口，经口放到十二指肠的开口处（图 22.1-3）。圆形吻合器本身经腹部置入，推进到远端回肠管腔，与已在十二指肠残端的钉砧相连建立吻合（图 22.1-4）。再用 2-0 丝线缝合关闭肠道缺口。在移出已污染的吻合器时，以无菌巾包裹吻合器，以保护腹壁切口。用亚甲蓝测试评估有无吻合口瘘。胃囊容积的大小与注入的亚甲蓝量相似。还有一些医师应用全手工缝合技术进行这个吻合[22]。

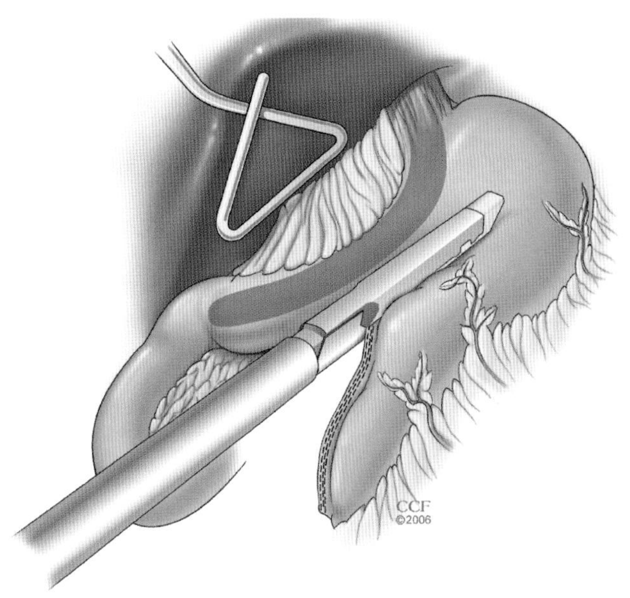

图 22.1-2　用线性吻合器行袖状胃切除术，保留幽门（Courtesy of the Cleveland Clinic Foundation.）

共同通道的测量

在中等程度牵伸的状态下，测量共同通道长度，通常先找到回肠盲肠交界处，然后应用 100cm 长的柔软的棉质带测量。并在 100cm 处以 2-0 丝线缝一针作为标记（图 22.1-5）。

回肠远端吻合，建立胆胰肠袢

旁路部分的十二指肠、空肠和近段回肠作为胆胰肠袢，并被完全旷置。胆胰肠袢与远端回肠的吻合使用直线型吻合器（图 22.1-6），并以 2-0 丝线连续缝合加固（图 22.1-7）。小肠系膜及结肠系膜用 2-0 丝线连续缝合关闭，此空间通常被称为 Petersen 空间。在此步骤之后，留置在左上腹部的胃标本放进标本袋内，经其中一个穿刺孔取出，通常需要稍微扩大一下这个穿刺孔。用缝合器关闭所有大于 5mm 的穿刺口筋膜层。当有胆囊结石时同时行胆囊切除术。通常消化功能肠袢长 150cm，共同通道 100cm（图 22.1-8）。

术后护理

术后第一天选择性进行上消化道造影，须使用水溶性造影剂（Gastrografin）。患者可进食清流食和口服止痛药，术后第二天继续流质饮食。术后随访定为术后 3 周、3 个月、6 个月以及 12 个月，之后每年一次。所有患者须接受后续的营养咨询指导，主要是进食富含蛋白质的饮食（80～100g/d）、多种维生素、口服钙补充剂（500mg/d）、铁和脂溶性维生素（D、E、A 和 K）。如果胆囊未被切除，应服用利胆药熊去氧胆酸（Actigall，Ciba-Geigy，Summit，NJ，USA）一天两次，300mg，以预防胆结石。术后 3 个月开始，每次随访均需评估营养情况，包括铁、铁蛋白、维生

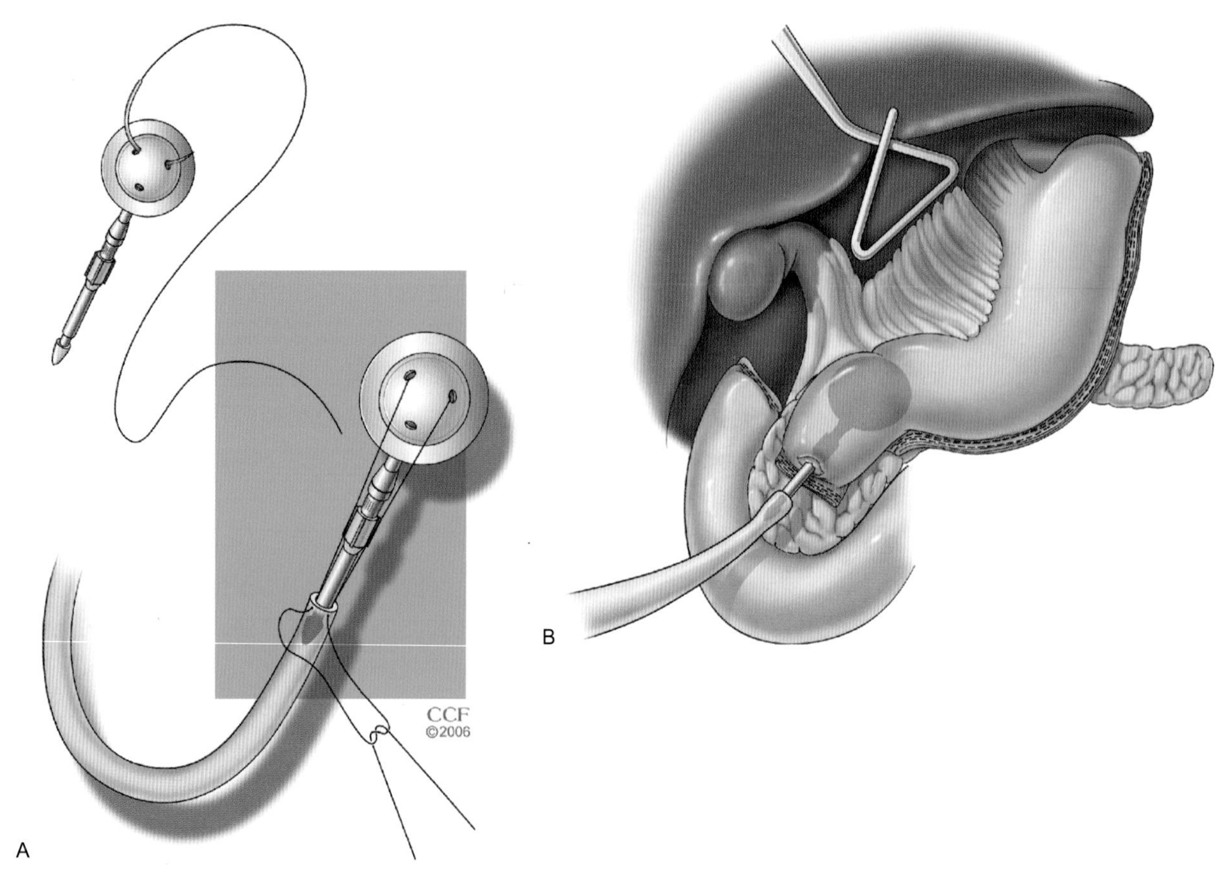

图 22.1-3 经口将用于端端吻合（EEA）的圆形吻合器置入十二指肠。（A）将圆形吻合器钉砧用 Prolene 缝线固定在 18Fr 鼻饲管上；（B）将带有吻合器钉砧的鼻饲管，经袖状胃，送到十二指肠，通过在十二指肠建立小开口牵出（Courtesy of the Cleveland Clinic Foundation.）

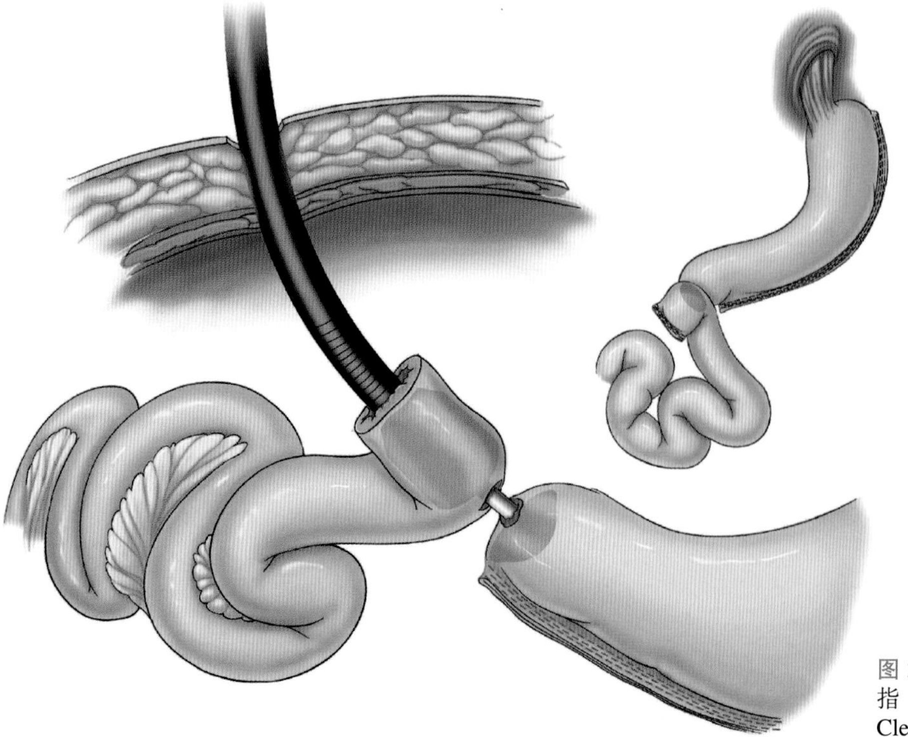

图 22.1-4 用圆形吻合器完成十二指肠回肠吻合术（Courtesy of the Cleveland Clinic Foundation.）

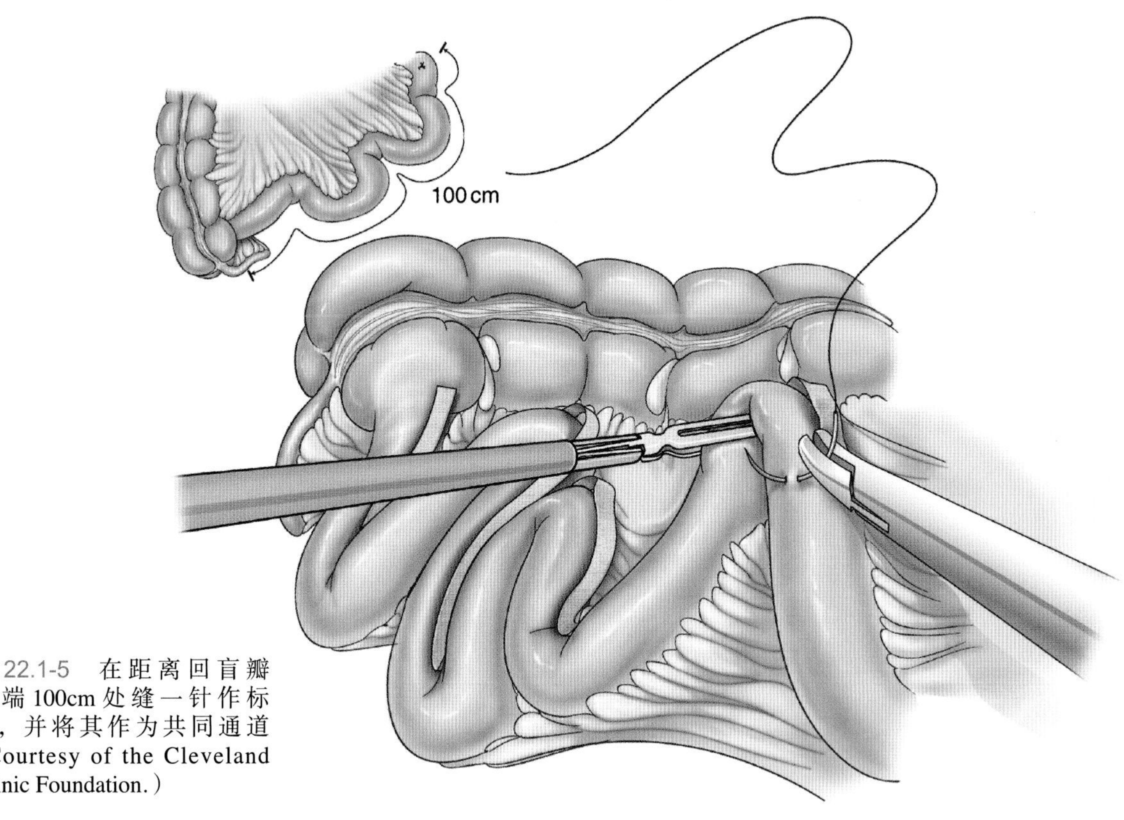

图 22.1-5　在距离回盲瓣近端 100cm 处缝一针作标记，并将其作为共同通道（Courtesy of the Cleveland Clinic Foundation.）

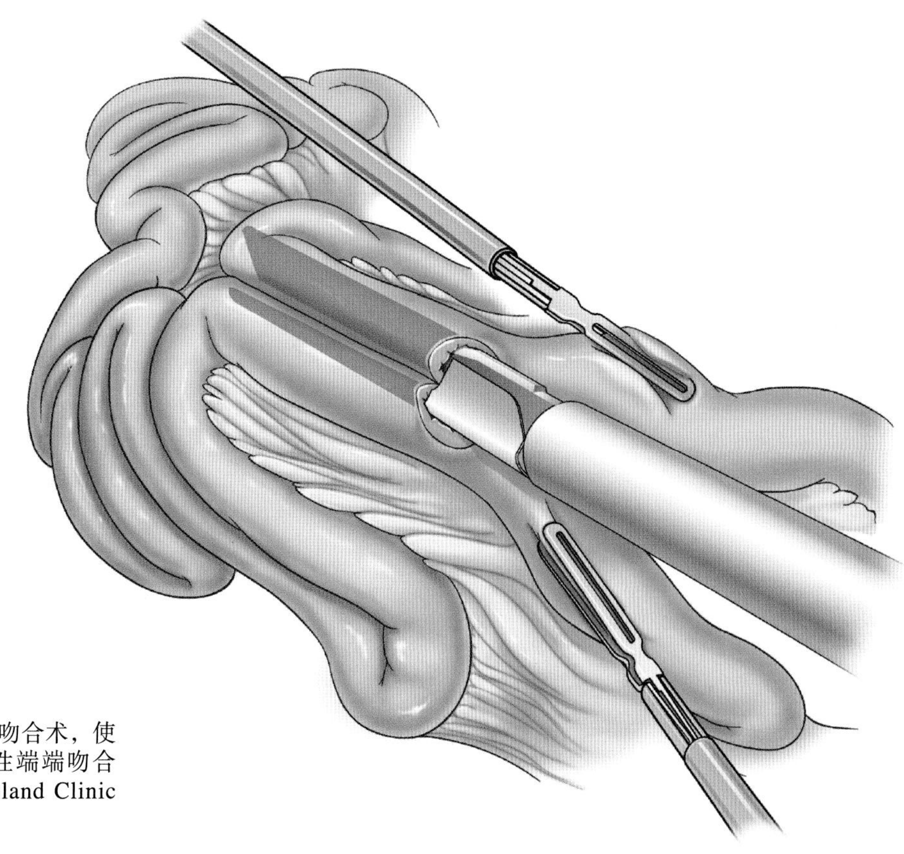

图 22.1-6　回肠 - 回肠吻合术，使用线性吻合器行功能性端端吻合（Courtesy of the Cleveland Clinic Foundation.）

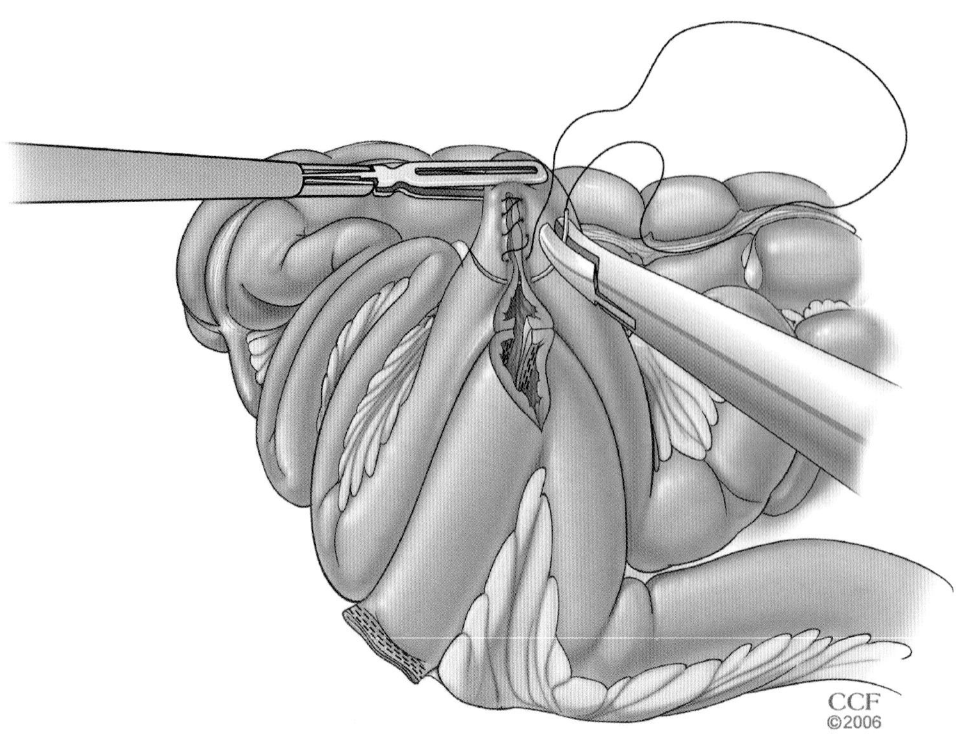

图 22.1-7 小肠吻合口用手工缝合关闭（Courtesy of the Cleveland Clinic Foundation.）

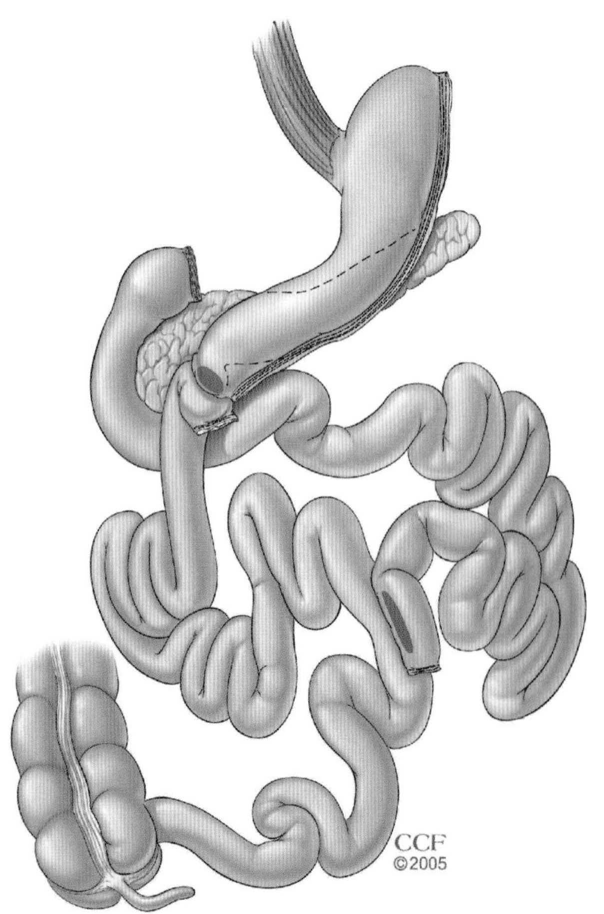

图 22.1-8 手术完毕
（Courtesy of the Cleveland Clinic Foundation.）

素 B_{12}、叶酸、白蛋白、甲状旁腺激素（PTH）、钙、磷、碱性磷酸酶、锌、硒、血脂、三酰甘油、电解质、全血细胞计数、维生素 D、维生素 A 等。鼓励患者参加每月一次的支持小组活动，通常参与者包括外科医生、营养师、临床护士、协调员和社工等。

手术结果以及其他手术方法

最近的一些文献报道的手术结果见表 22.1-1、表 22.1-2 和表 22.1-3。继 Scopinaro 等在 1979 年开拓了限制营养在肠道吸收的现代手术方式后[16]，空肠回肠旁路术由于难以避免的严重并发症而得到摒弃，并经过不断创新，而形成了目前的胆胰转流并十二指肠转位术（BPD-DS）。

袖状胃切除术限制了摄食量，胆胰肠袢的构建减少了食物在肠道的吸收。这个手术理念最先由 Marceau 等在 1993 年提出[17]，后来由 Hess 和 Hess 等于 1998 年改良后而定型[18]。最终改良的关键点在于横断十二指肠，而不是仅仅缝闭十二指肠而不加以切断。此手术方法称为十二指肠转位术，它保留了胃窦幽门泵作用，并可确保迷走神经支配不受影响，此外，袖状胃切除术通过减少胃壁细胞数量，而最大限度地减少了十二指肠溃疡的发生[23]。

以意大利 Scopinaro 为主，BPD 以开腹方式进行了多年，下一步顺理成章的是，应用腹腔镜技术进行这一富有挑战性的手术。主要的目标是不仅要展示应用腹腔镜技术进行 BPD-DS 的可行性，而且要展示应用腹腔镜在这类高风险的患者群中的优势，包括减少伤口并发症及心肺并发症。2001 年 Csepel 等 [19] 发表了第一次在猪模型使用腹腔镜行 BPD-DS 的可行性，在得到良好结果后，开始在患者身上开展。目前只有少数中心能够在腹腔镜下进行 BPD-DS 手术 [20, 22, 24-30]。这个术式非常复杂，技术难度大 [23-24]。迄今为止，所有研究（表 22.1-1）都是回顾性研究，还没有前瞻性随机对照研究来比较腹腔镜胃旁路术、BPD 或 BPD-DS 术。

所有文献共报道了 685 例腹腔镜 BPD 或 BPD-DS 手术，其中超过半数共 345 例使用手辅助技术 [26]。手辅助技术可能被 Gagner 等已经进行的完全腹腔镜操作所取代。所有患者的平均年龄为 41.1 岁，72.3% 为女性。术前平均 BMI 为 45.7。在这 9 个研究报告中，其中 4 个报道了多数患者患有肥胖相关共存疾病，如高血压、退行性骨关节病、糖尿病和睡眠呼吸暂停综合征 [20, 24]。如果我们看手术资料（表 22.1-2），各个报道也不相同。两组 [24-25] 施行 BPD 使用经典的远端胃大部切除术而不保留幽门，而保留幽门是 DS 术的主要目的 [20, 22, 26]。中转开腹率波动范围很大，在 Slater 和 Fielding[29] 的报道中最高，为 26%，平均为 9.3%。Slater 和 Fielding 的研究中有如此高的中转开腹率主要是由于病例数较少，而且他们的手术都是在初次减肥手术失败后进行的修正性手术。

表 22.1-1　腹腔镜胆胰转流术（BPD）或十二指肠转位术（DS）：患者基本情况

作者	发表年份	研究类型	患者（n）	年龄	女性比例（%）	BMI（术前）	共存疾病（%）
Gagner 等 [20]	2000 年	回顾性	40	43	70	60	75
Paiv 等 [24]	2002 年	回顾性	40	39	72	43.6	95
Scopinaro 等 [25]	2002 年	回顾性	26	36	73	43	NR
Baltasar 等 [22]	2002 年	回顾性	16	36.5	16	>40	NR
Rabkin 等 [26]*	2003 年	回顾性	345	43	86.6	50	NR
Dolan 和 Fielding 等 [27]	2004 年	回顾性	38[a]	42[a]	93.7	37[a]	NR
			21[b]	41[b]		34[b]	NR
Resa 等 [28]	2004 年	回顾性	65	45.3	69.2	48.4	100
Slater 和 Fielding 等 [29]	2004 年	回顾性	11	45	81.8	45.3	NR
Weiner 等 [30]	2004 年	回顾性	63	40.2	88.8	55.8	x
合计 / 平均	—	—	685	41.1	72.3	45.7	—

NR，没有记录。
[a] BPD。
[b] DS。
[*] 手辅助系列。
[x] 存在，但没有整体的报道。

如果我们看近端吻合的方法，技术则较为多样化。Gagner 等在最初使用 25mm 的圆形吻合器，而现在都使用 21mm 吻合器（CEEA，U.S. Surgical Corp.）来作近端吻合，而另外一些医生使用直线型吻合器甚至手工缝合技术建立胃回肠吻合或十二指肠回肠吻合。他们最初也使用圆形吻合器，后来改成线性吻合器，是因为将 25mm 的 CEEA 置入回肠端存在技术困难，且出现狭窄的机会较高 [25]。21mm 的 CEEA 是目前的首选。需要说明的是，吻合的效果与外科医生的经验也密切相关。有些医生会根据其经验的累积及并发症的出现而不断改变其吻合方式。这在 Dolan 和 Fielding 的病例研究报道中得到很好的证明 [27]，他们分别应用了圆形吻合器，直线形吻合器结合前壁缝线加固以及完全手工缝合。

还有一点文献中并没有完全阐明，即是否同时行胆囊切除术预防胆结石、切除阑尾，并采取肝活检，

表 22.1-2　腹腔镜 BPD 或 DS 术：手术资料

研究	术式	中转开腹（%）	手术时间（分）	吻合方式	胃囊容积（ml）	再手术率（%）	阑尾切除	胆囊切除	肝活检
Gagner 等[20]	DS	2.5	210	圆形	175	7.5	NR	No	NR
Paiva 等[24]	BPD	0	210	直线（圆形）	350	0	NR	Yes	NR
Scopinaro 等[25]	BPD	26	240	直线（圆形）	300	NR	NR	NR	NR
Baltasar 等[22]	DS	NR	232	手缝（圆形）	NR	12.5	NR	NR	NR
Rabkin 等[26]*	DS	2	201	圆形	124	4	Yes	Yes	Yes
Dolan 和 Fielding[27]	BPD DS	3.3	NR	NR	NR	13.5	NR	NR	NR
Resa 等[28]	BPD	4.6	176	直线	200	3	NR	NR	NR
Slater 和 Fielding[29]	DS	36.3	51	直线	**	NR	NR	NR	NR
Weiner 等[30]	DS	0	207	圆形、直线、手缝	NR	5.8	Yes	Yes	NR
合计 / 平均	—	9.3	190.8	—	229.8	6.6	—	—	—

[x] 存在，但没有整体的报道。
NR：没有记录。
[a] BPD。
[b] DS。
[*] 手工缝合。
[**] 没有建立小胃囊；原位 Lap-Band 修正手术。

以评估肝病变情况。从报道数据中看，只有 Paiva 等[24]、Rabkin 等[6]和 Weiner 等[30]常规施行胆囊切除术，而 Rabkin 等和 Weiner 等，同时行阑尾切除术，但只有 Rabkin 等报道常规进行肝活检。

术后随访资料显示（表 22.1-3），在平均 18.3 个月的随访中，多余体重平均减轻 60.8%。而在 Rabkin 等[26]的 24 个月随访报道中，多余体重平均减少 91%。在 Dolan 和 Fielding[27]的报道中，平均多余体重减轻比率最低，这会给人一种错误的印象。他们所施行的 BPD 术的患者体重减轻 38%，行 DS 的患者体重减轻 28%，这组患者当中包括一些腹腔镜可调节胃绑带术失败的患者。总体平均再手术率为可以接受的 6.6%，早期并发症发生率 10.7%，对于高风险的患者，这也正常。使用腹腔镜进行手术平均住院时间为 5 天，与另一个病例数达 701 例的开放式手术相比，开放手术住院日最少需要 5 天[31]。只有 3 个研究报道了死亡率，其中整体死亡率分别为 5%、2.5% 和 0.65%[20，28，32]。

表 22.1-3　腹腔镜胆胰转流术（BPD）或十二指肠转位术（DS）：随访资料

研究	随访（月）	住院日（天）	早期并发症（%）	死亡率（%）	多余体重减轻比率（%）
Gagner 等[20]	9	4	15	5	58
Paiva 等[24]	NR	4.3	12.5	2.5	NR
Scopinaro 等[25]	12	NR	NR	0	68
Baltasar 等[22]	NR	5.8	NR	0	NR
Rabkin 等[26]*	24	3	2.6	0	91
Dolan 和 Fielding[27]	36[a]	5[a]	11.9	0	38[a]
	12[b]	6[b]			28[b]
Resa 等[28]	36	7.8	12.3	0.65	81.82
Slater 和 Fielding[29]	6	2.5	NR	0	**
Weiner 等[30]	12	6.5	10	NR	NR
合计 / 平均	18.3	5	10.7	1	60.8

NR：没有记录。
[a] BPD。
[b] DS。
[*] 手辅助技术。
[xx] BMI<30。

结论

这些初步的病例结果表明BPD-DS技术可行，尤其是对于高风险的超级肥胖患者。还需要进一步进行更多病例数的研究，来证明该手术方式的有效性以及其对共存疾病的治疗作用，如高脂血症、睡眠呼吸暂停综合征、高血压和糖尿病等。我们建议使用腹腔镜施行此手术方式，以尽量减少这些高危患者的局部的和全身的并发症。在Dolan和Fielding[27]以及Slater和Fielding[29]的系列研究中，我们看到将来的趋势，即BPD或BPD-DS有可能成为其他各种减肥手术效果欠佳后的“最终减肥手术方案”。

（杨华 译 王存川 审校）

参考文献

1. Buchwald H, Rucker RD. The rise and fall of jejunoileal bypass. Norwalk, CT: Appleton Century Croft, 1987.
2. Payne JH, DeWind LT, Commons RR. Metabolic observations in patients with jejunocolic shunts. Am J Surg 1986; 106:272-289.
3. Payne JH, DeWind LT. Surgical treatment of obesity. Am J Surg 1969;118(2):141–147.
4. Deitel M. Jejunocolic and jejunoileal bypass: an historical perspective. In: Deitel M, ed. Surgery for the Morbidly Obese Patient. Philadelphia: Lea & Febiger, 1998:81–89.
5. Lewis LA, Turnbull RB Jr, Page IH. Effects of jejunocolic shunt on obesity, serum lipoproteins, lipids, and electrolytes. Arch Intern Med 1966;117(1):4–16.
6. Scott HW Jr, Sandstead HH, Brill AB, Burko H, Younger RK. Experience with a new technic of intestinal bypass in the treatment of morbid obesity. Ann Surg 1971;174(4):560–572.
7. Salmon PA. The results of small intestine bypass operations for the treatment of obesity. Surg Gynecol Obstet 1971; 132(6):965–979.
8. Buchwald H, Varco RL. A bypass operation for obese hyperlipidemic patients. Surgery 1971;70(1):62–70.
9. Palmer JA. The present status of surgical operation for obesity. In: Deitel M, ed. Nutrition in Clinical Surgery. Baltimore: Williams & Wilkins, 1980:281–292.
10. Kral JG. Duodenoileal bypass. In: Deitel M, ed. Surgery for the Morbidly Obese Patient. Philadelphia: Lea & Febiger, 1998:99–103.
11. Cleator IG, Gourlay RH. Ileogastrostomy for morbid obesity. Can J Surg 1988;31(2):114–116.
12. Forestierie P, DeLuca L, Bucci L. Surgical treatment of high degree obesity. Our own criteria to choose the appropriate type of jejuno-ileal bypass: a modified Payne technique. Chir Gastroenterol 1977;11:401–408.
13. Starkloff GB, Stothert JC, Sundaram M. Intestinal bypass: a modification. Ann Surg 1978;188(5):697–700.
14. Lavorato F, Doldi SB, Scaramella R. Evoluzione storica della terapia chirurgica della grande obesita. Minerva Med 1978;69:3847–3857.
15. Eriksson F. Biliointestinal bypass. Int J Obes 1981;5(4): 437–447.
16. Scopinaro N, Gianetta E, Civalleri D, Bonalumi U, Bachi V. Bilio-pancreatic bypass for obesity: II. Initial experience in man. Br J Surg 1979;66(9):618–620.
17. Marceau P, Biron S, Bourque RA, Potvin M, Hould FS, Simard S. Biliopancreatic diversion with a new type of gastrectomy. Obes Surg 1993;3(1):29–35.
18. Hess DS, Hess DW. Biliopancreatic diversion with a duodenal switch. Obes Surg 1998;8:267–282.
19. de Csepel J, Burpee S, Jossart G, et al. Laparoscopic biliopancreatic diversion with a duodenal switch for morbid obesity: a feasibility study in pigs. J Laparoendosc Adv Surg Tech A 2001;11(2):79–83.
20. Ren CJ, Patterson E, Gagner M. Early results of laparoscopic biliopancreatic diversion with duodenal switch: a case series of 40 consecutive patients. Obes Surg 2000;10(6):514–523; discussion 524.
21. Kim WW, Gagner M, Kini S, et al. Laparoscopic vs. open biliopancreatic diversion with duodenal switch: a comparative study. J Gastrointest Surg 2003;7(4):552–557.
22. Baltasar A, Bou R, Miro J, Bengochea M, Serra C, Perez N. Laparoscopic biliopancreatic diversion with duodenal switch: technique and initial experience. Obes Surg 2002; 12(2):245–248.
23. Marceau P, Hould FS, Simard S, et al. Biliopancreatic diversion with duodenal switch. World J Surg 1998;22(9):947–954.
24. Paiva D, Bernardes L, Suretti L. Laparoscopic biliopancreatic diversion: technique and initial results. Obes Surg 2002;12(3):358–361.
25. Scopinaro N, Marinari GM, Camerini G. Laparoscopic standard biliopancreatic diversion: technique and preliminary results. Obes Surg 2002;12(3):362–365.
26. Rabkin RA, Rabkin JM, Metcalf B, Lazo M, Rossi M, Lehmanbecker LB. Laparoscopic technique for performing duodenal switch with gastric reduction. Obes Surg 2003; 13(2):263–268.
27. Dolan K, Fielding G. Bilio pancreatic diversion following failure of laparoscopic adjustable gastric banding. Surg Endosc 2004;18(1):60–63.
28. Resa JJ, Solano J, Fatas JA, et al. Laparoscopic biliopancreatic diversion: technical aspects and results of our protocol. Obes Surg 2004;14(3):329–333; discussion 333.
29. Slater GH, Fielding GA. Combining laparoscopic adjustable gastric banding and biliopancreatic diversion after failed bariatric surgery. Obes Surg 2004;14(5):677–682.
30. Weiner RA, Blanco-Engert R, Weiner S, Pomhoff I, Schramm M. Laparoscopic biliopancreatic diversion with duodenal switch: three different duodeno-ileal anastomotic techniques and initial experience. Obes Surg 2004;14(3): 334–340.
31. Anthone GJ, Lord RV, DeMeester TR, Crookes PF. The duodenal switch operation for the treatment of morbid obesity. Ann Surg 2003;238(4):618–627; discussion 627–628.
32. Paiva D, Bernardes L, Suretti L. Laparoscopic biliopancreatic diversion for the treatment of morbid obesity: initial experience. Obes Surg 2001;11(5):619–622.

第 22.2 章　腹腔镜胆胰转流术的技巧

George A. Fielding

Scopinaro 对胆胰转流术（BPD）的长期执著，证明了该手术可长期减轻体重的有效性 [1]。Scopinaro 自从 1970 年代最初应用的手术方法，并没有太多变化。这个手术方法有双重作用，最初限制摄食量，然后再限制营养在肠道的吸收 [2]。腹腔镜技术在腹部手术的应用，消除了手术切口相关并发症，例如疼痛和不适以及切口本身所致的迟发并发症。对于切口相关并发症是术后主要并发症的一些术式，尤其是胆囊切除术、胃底折叠术、上腹部脾切除术以及下腹部的腹股沟疝修补和结肠切除术 [3-6]，腹腔镜技术的优点得到了更充分的发挥。

减肥外科手术切口相关并发症有各种情况，腹壁切口的尺寸与切口感染、呼吸系统并发症以及切口疝的发生率有关。然而，最严重的并发症是肠瘘 [7-8]。腹腔镜技术的应用并没有消除肠瘘的发生，而且在熟练掌握肥胖患者腹腔镜操作之前，肠瘘的发生率反而增高。由于在手术操作过程中，建立 Roux 肠袢的难度较大，而且需要将其牵拉到腹部食管胃交界部才能建立吻合，因而如何建立吻合，有各种方法，包括应用圆形吻合器、应用直线吻合器行侧侧吻合以及手工吻合 [9-12]。

开放方式和腹腔镜 BPD 手术的数量少于腹腔镜 Y 型胃旁路术（RYGB）。然而，在操作原则方面，二者并无差异。在 20 世纪 90 年代，事实已经证明，最安全有效的高级腹腔镜手术操作的方式是严格模拟开放式手术的过程，因为很多开放式手术已经过大量病例和时间的检验。本章所描述的腹腔镜 BPD 手术过程，是建立模拟 Scopinaro 等的开放式 BPD 的过程基础上 [13]。

手术过程

手术时，术者站在患者一侧（图 22.2-1）。然而在欧洲，术者通常站在患者两腿之间，摄像镜头置于中间，术者在镜头两侧操作。患者平卧且双腿并拢，可达到同样的腹腔内暴露效果，而且这种体位更简单一些，患者更舒服一些，深静脉血栓的发生率减少，术中护士和其他工作人员站位也更方便一些。由于所进行的是上腹部手术，所以不需要插入 Foley 导管，况且，对于肥胖患者进行各种插管，难度非常大，插管并不带来过多好处。在剑突下，将 Nathanson 肝牵引器（Cook 公司生产）插入，另一侧固定在手术台上，这是最为有效的牵开肝的方法。这个牵引器的好处是无需一个专门助手扶持，固定良好不移动，不损伤肝，并可有效暴露上腹部手术视野。通过腹壁切口，朝向右侧髂窝放入一个穿刺套管，以建立 Roux 肠袢，然后将穿刺套管移出，通过该切口，插入另一个朝向上腹部的套管，以进行胃部操作。在尽可能的情况下，应用可经肌肉置入的穿刺针套管，例如 Optiview（Ethicon, New Brunswick, NJ, USA），这样的话，术毕就不需要再缝穿刺套管留下的切口了。通常不同时行胆囊切除术，如果患者在手术以后发生胆绞痛，在进行胆囊切除术，此时患者体重已经得到减轻，而且肝体积也明显变小。

应用 Optiview 穿刺针套管，自左侧肋缘下插入腹腔，建立气腹，这里是病态肥胖症患者腹壁最为菲薄的地方。通过这里建立气腹，可以避免肚脐部复杂的分离操作，以及由于 Veress 穿刺针所造成的一些继发损伤。而且这样做最大的好处是，在术后腹壁仅留下 4 ~ 5mm 的切口，而不需缝合。通过左侧肋缘下建立气腹，使得胃大弯的视野更为清楚，而且可清除显露右侧髂窝，易于进行 Roux 肠袢的建立。

穿刺套管位置

腹壁穿刺孔的位置如图 22.2-2 所示。第 1 个穿刺套管置于左侧肋缘下，用于以 Optiview 穿刺针建立气腹；第 2 个套管置于左侧髂窝，在肚脐与髂前上嵴的中点，通过这个套管，建立 Roux 肠袢；第 3

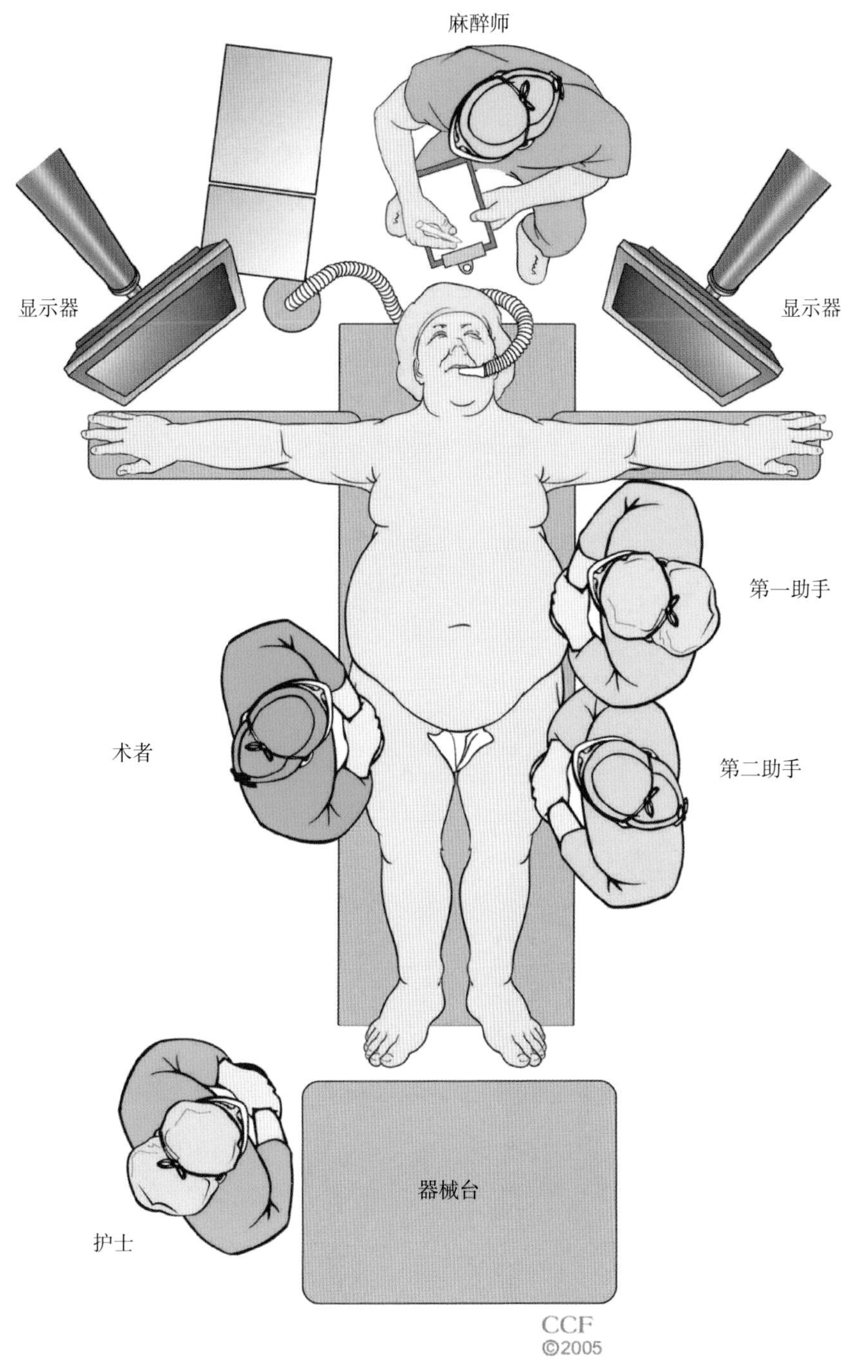

图 22.2-1　胆胰转流术中术者和助手的站位（Courtesy of the Cleveland Clinic Foundation.）

个套管置于剑突下，大小为 5mm，通过此套管置入 Nathanson肝牵引器；第4个穿刺套管置于腹正中线，在剑突与肚脐中点位置，通过这个套管，建立 Roux 肠袢，而且，也可通过此套管进行胃空肠吻合；第 5 个套管置于右肋缘下，朝向腋中线，先应用 12mm Optiview 套管，进行 Roux 肠袢的吻合，然后转向头端，分离十二指肠。有时也可考虑在第 4 个和第 5 个套管之间置入第 6 个套管，尤其是在进行十二指肠解剖时，胰腺难于推开。

腹腔镜胆胰转流术的方法采用标准的 Scopinaro 开放方式，即行胃切除建立 250ml 胃囊，然后与 200cm 长的消化功能肠袢吻合，共同肠道长度为 50cm。

建立胆胰转流

腹腔镜镜头由左下肋缘出的穿刺套管置入。将一个 50cm 长的软尺和一个 6 英寸长的 3-0 PDS 聚对二氧环已酮缝线放入腹腔，并暂时留在腹腔右上象限升结肠处。

寻找到回盲部，通过腹中线处的套管，放入超声刀，分离盲肠部的粘连，以游离盲肠。这样做，对于重度肥胖的男性患者更为有利，因为通常很难将远端的 Roux 肠袢牵拉至胃部建立吻合。

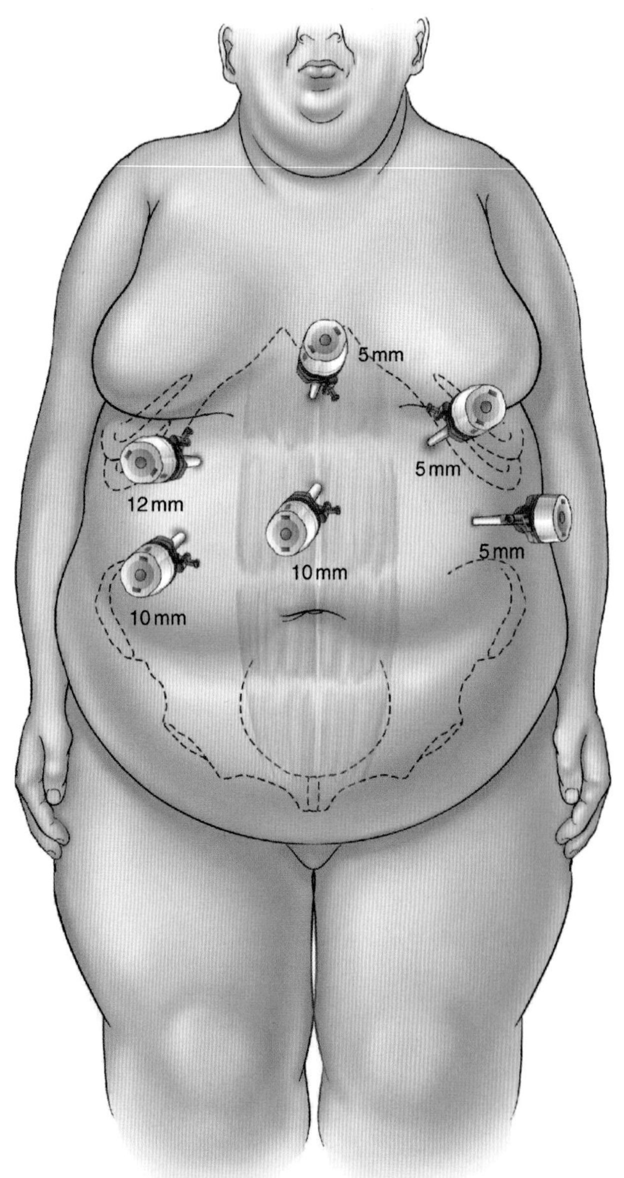

图 22.2-2　腹腔镜胆胰转流术时，腹壁穿刺套管的位置（Courtesy of the Cleveland Clinic Foundation.）

应用软尺沿着回肠末部向近端测量 50cm，以缝线标记，然后再向近端测量 200cm（图 22.2-3），在此处，应用两把肠抓钳，牵拉肠管，在两把抓钳之间，应用白色 60mm 线形吻合器，朝向肠系膜方向，切闭肠管，并以第二把白色 60mm 线形吻合器切断肠系膜。

在肠道被切断闭合以后，将近端肠道牵引至距离回盲瓣 50cm 的标志处，明确肠道走行方向。值得注意的是，肠道扭转甚至肠段混淆稍有不慎，即可发生，如果没有认真检查，混淆近端肠道和远端肠道，可造成“Roux-en-O”型吻合的重大失误[14]。然后应用白色线形吻合器，在此行肠道侧侧吻合（图 22.2-4）。在吻合不足的部位，应用 3-0 PDS 缝线（图 22.2-5），以手工方式连续缝合加固。肠系膜也应用 3-0 PDS 缝线连续缝合。

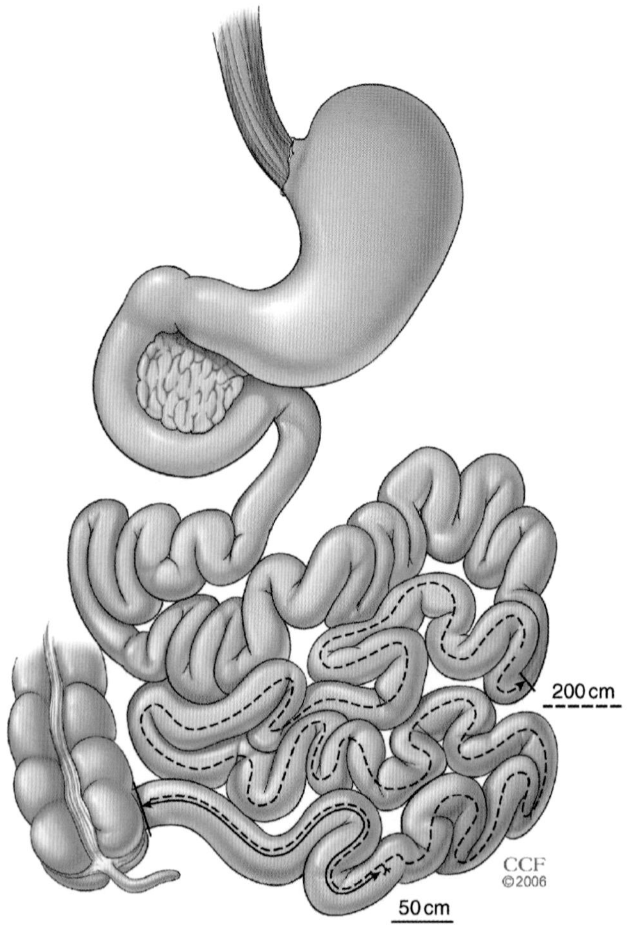

图 22.2-3　测量共同肠道（自回盲瓣 50cm），分离小肠（自回盲瓣 200cm）（Courtesy of the Cleveland Clinic Foundation.）

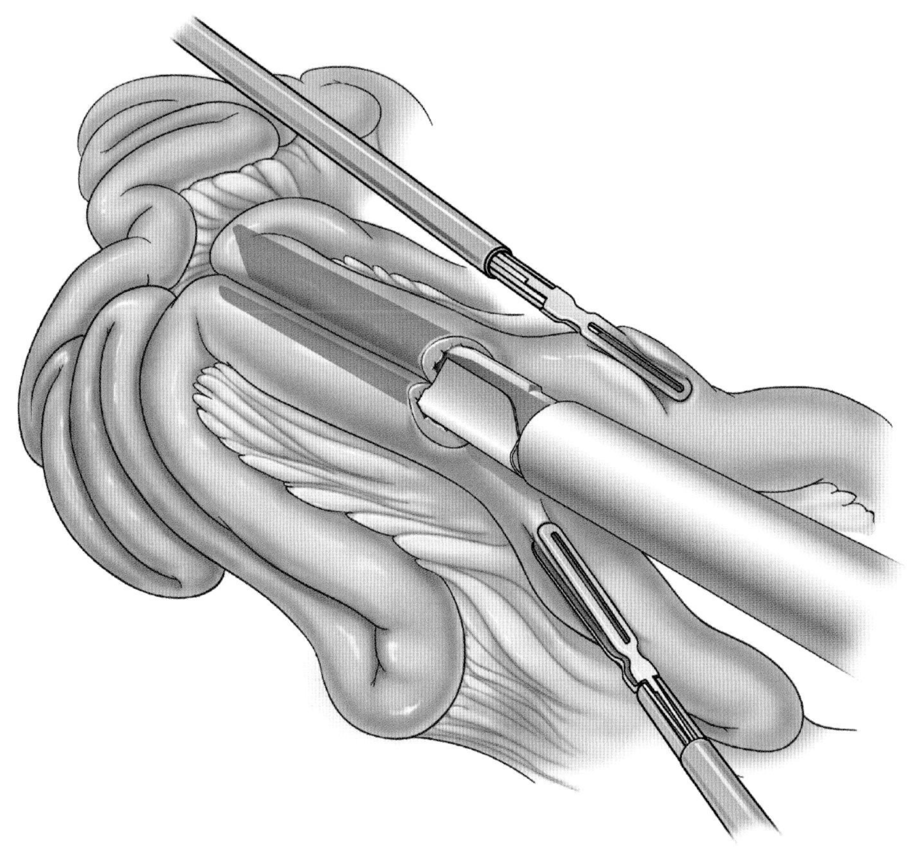

图 22.2-4　在距离回盲瓣 50cm 处，应用线形吻合器，进行小肠侧侧吻合
（Courtesy of the Cleveland Clinic Foundation.）

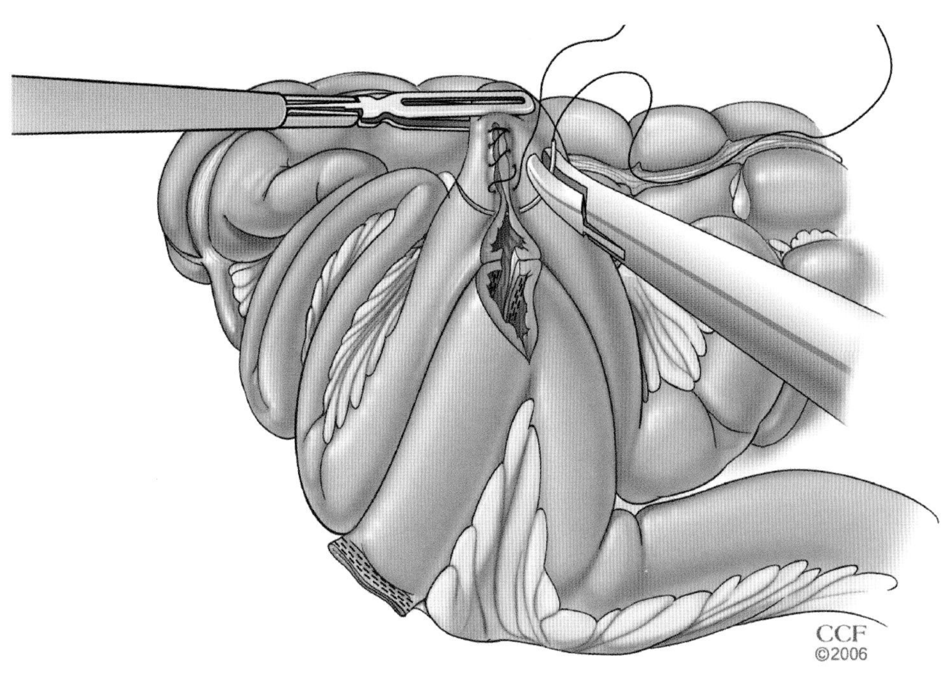

图 22.2-5　在以吻合器建立肠道吻合后，手工缝合肠道开口处
（Courtesy of the Cleveland Clinic Foundation.）

此后，将穿刺套管向回撤至筋膜层外，并重新向头侧插入。经剑突下穿刺孔置入肝牵开器，镜头仍保留在左肋缘下穿刺孔，因为在这个位置，可良好显露胃大弯。

胃切除术

在胃左动脉起始处远侧，朝向胃大弯上在 His 角以下 12～15cm 处开始切断胃（图 22.2-6）。很重要的是，要确切地切断并分离胃。以超声刀游离黏附在胃体上的网膜。另外，将远端残胃沿着胃大弯游离，直到幽门以远。在进行此操作时，术者可应用两手操作的技术进行此分离，腹腔镜镜头可仍然自左肋下缘穿刺孔置入。

然后，将镜头自腹中线穿刺套管置入腹腔，以便于更好观察十二指肠。因为胃幽门已被游离，而没有血供，所以很容易将十二指肠球部拉起来，应用白色订舱的线形吻合器，将十二指肠切割闭合。在这里应该留心胆总管的走行。

在近十二指肠处，分离胃右动脉，通常以超声刀进行此操作。以线形血管吻合器沿着胃小弯激发，切断胃小弯侧血供。然后，再找到胃左动脉起始部，在其远侧 2cm 处，切断胃。作者习惯是从胃小弯侧起始，朝向胃大弯侧进行。另外，自左肋缘下穿刺套管置入吻合器。这样更加易于进行胃的操作。作者通常应用 2 个 60mm 订舱，有时候需要 3 个。

吻合

在胃后壁进行吻合，Roux 肠袢在结肠前走行。应用一个牵拉缝线便于进行此操作。应用一个缝线，穿过胃，再穿过消化功能肠袢的无系膜侧，以此将消化功能肠袢向上牵拉后，再将缝线穿过胃壁和功能肠袢，这样在胃壁上和肠袢上各为双线。然后，将胃和

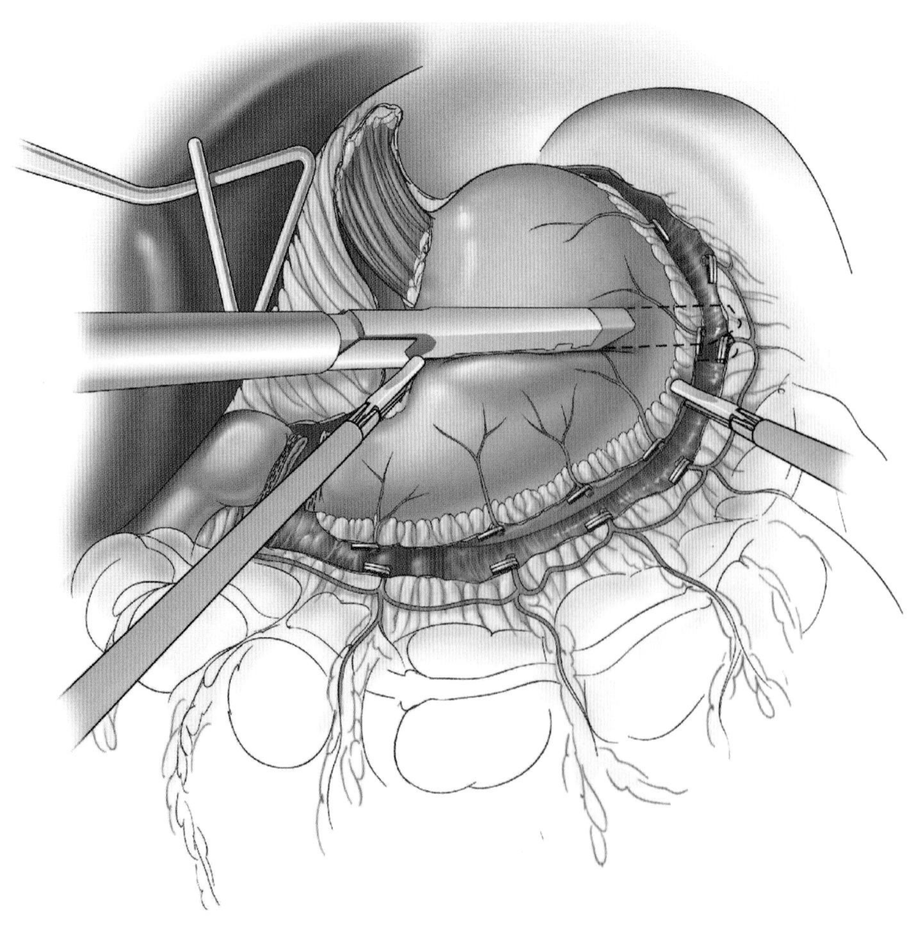

图 22.2-6　从胃左动脉起始处，朝向胃大弯上在 His 角以下 15cm 处，将胃切断。并将胃短血管及其向胃发出的分支分离，将十二指肠球部及小网膜分离，并以应用吻合器切断（Courtesy of the Cleveland Clinic Foundation.）

肠袢轻拉在一起打结，注意不要造成过度张力。

然后，将镜头自腹中线穿刺孔置入，将超声刀自肋缘下穿刺孔置入，在胃以及消化功能肠袢的无系膜侧各作一小切口，将白色60mm线形吻合器在左肋缘下穿刺孔置入，行胃肠侧侧吻合（图22.2-7），并以3-0 PDS缝线将切口连续缝合。

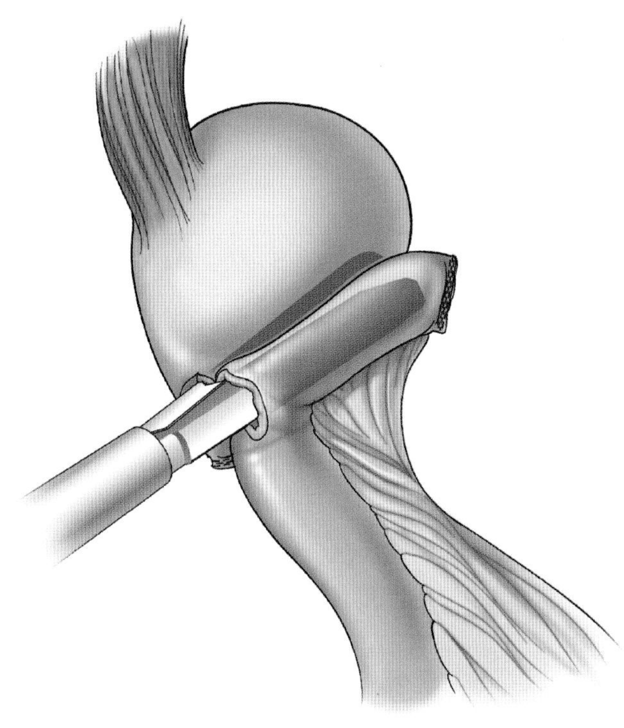

图 22.2-7　应用线形吻合器，将近端胃和消化功能肠袢进行侧侧吻合（Courtesy of the Cleveland Clinic Foundation.）

将吻合口的顶端以缝线加固，以减低张力。与RYGB相比，尽管吻合口在胃的更远端，然而肠袢却较短，所以更难于将远端的肠袢牵引至胃部进行吻合。

最后以空气水压试验检测有无吻合口瘘。将切除下来的胃体放入标本袋，从左下肋缘穿刺孔拉出（图22.2-8），通常需要将穿刺孔延长1英寸，以便于取出标本袋。置入引流条，将引流条放在十二指肠残端，经肝下至胃吻合口处。不必要缝合任何腹壁穿刺口。手术完成后的最终情况见图22.2-9。

术后护理

给予所有患者下肢加压泵、弹力袜、皮下注射肝素，并建议尽早下床活动。一旦胃肠功能恢复，既给予口饲流质食物。术后2周坚持流质饮食，之后逐渐过渡为正常饮食。一个完整的间种项目应该包括外科治疗及营养师指导。术后第一年，每6周随访一次，之后，每3个月随访一次。术后需常规补充的营养成分包括多种维生素、铁、叶酸、钙以及维生素D。每3个月进行一次血液化验。必要时，需要额外补充微量元素及脂溶性维生素。

结果

在1998年7月至2002年10月，作者共施行了255例BPD手术或者BPD并十二指肠转位术（DS）。前59位病例已开腹手术方式进行。前14例腹腔镜

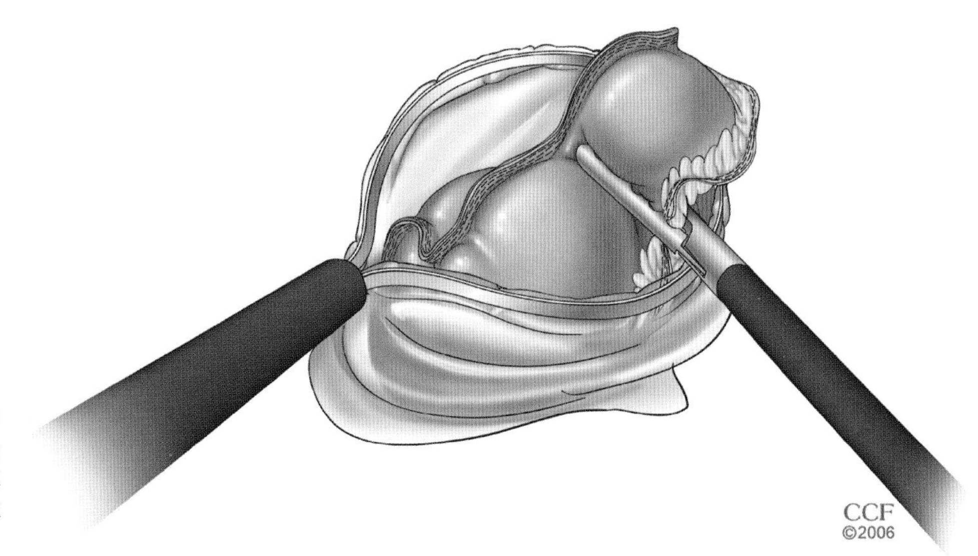

图 22.2-8　将切下来的胃体置入标本袋内，经左肋下缘的腹壁穿刺孔拉出体外（Courtesy of the Cleveland Clinic Foundation.）

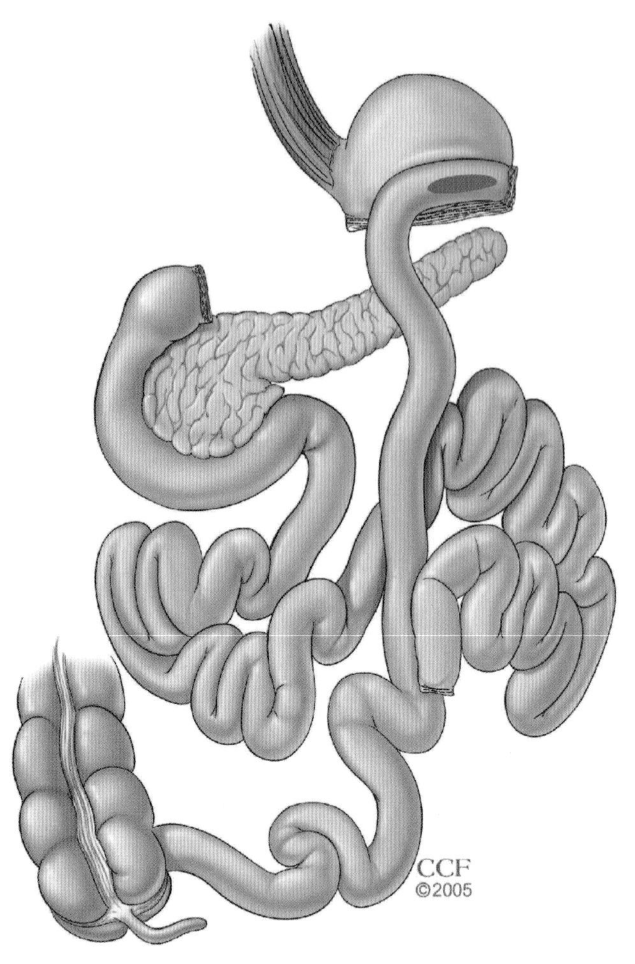

图 22.2-9 腹腔镜胆胰转流术完成后
（Courtesy of the Cleveland Clinic Foundation.）

BPD，已经进行了至少 3 年的随访，在此对其进行总结[15]。最初的 14 名腹腔镜 BPD 手术患者（包括 12 名女性和 2 名男性），平均年龄为 41 岁（范围为 28 ~ 57 岁），平均 BMI 为 44.8（范围 30.1 ~ 63）。其中 5 例为修正未能成功的胃绑带手术。平均手术时间为 169 分钟（范围 140 ~ 239 分钟），此前进行的开放式 BPD 手术的平均手术时间为 134 分钟（范围 83 ~ 290 分钟）。平均住院日为 6 天(范围 5 ~ 16 天)，而开放手术后的平均住院日为 8.5 天（范围 4 ~ 72 天）。没有发生主要并发症，也没有死亡病例。

平均随访了 41 个月（范围 30 ~ 45 个月）。在术后 36 月时，BMI 平均从术前的 44.8（范围 30.1 ~ 63）减低为 30.9（范围 22.1 ~ 38.5）。多余体重减轻比率（EWL%）在术后 12 个月时为 54.1%（范围 8.5% ~ 125.8%），术后 36 个月时为 69%（范围 34.2% ~ 120%）。与开放式手术相比，BMI 减低与 EWL% 均无显著性差异。在术后 41 个月时，一例患者由于体重减轻不理想，而需缩短共同通道，另一名患者由于营养紊乱而需要延长共同通道。

同期，又施行了 30 例 BPD-DS 手术，这些患者平均 BMI 为 45.5（范围 30 ~ 67），平均手术时间为 181 分钟(范围 92 ~ 315 分钟)，平均住院日为 7 天(范围 4 ~ 146 天)。随访时间也较短，平均为 30 个月(范围 10 ~ 39 个月)。手术后 3 年，这些患者平均 BMI 为 32（范围 30.4 ~ 39.5），平均 EWL% 为 65.9%（范围 27% ~ 79%）。

讨论

腹腔镜 BPD 手术有多个步骤，所以需要注意力集中、努力以及技术水平。不过，如果术者经验足够丰富，且有良好的配合人员，开展这个高级腹腔镜手术要相对容易许多。相较于袖状胃切除成形合并十二指肠转位术来讲，BPD 要更容易一些。这完全是由于十二指肠是在直视下分离，且血供已被切断，不需在胰腺和十二指肠这个狭小的空间，且有血供的情况下进行操作。

Paiva 等[16]报道了他在 2000 年 7 月至 2001 年 4 月间进行的 40 例腹腔镜 BPD 术。平均 BMI 为 43.6（范围 38 ~ 65），其中 35% 为重度肥胖。在手术当中，同时行胆囊切除术。1 例患者因为肺栓塞死亡。平均手术时间为 210 分钟，平均住院日为 4.3 天。主要并发症发生率为 12.5%，其中包括 2 例肺栓塞，2 例吻合口出血，1 例吻合口瘘，还包括 1 例因肺栓塞而死亡（2.5%）。正如 BPD 术后所期待的那样，这组患者体重降低非常显著。4 名患者在术后 6 个月随访时，EWL% 为 48%，更有 4 例患者，在术后 10 个月时，EWL% 为 91%。

Scopinaro 等[17]报道了 26 个病例，所有患者也同时进行了胆囊切除术。其中 5 例患者因为操作困难，在手术当中中转为开腹手术。2 例术后发生吻合口狭窄，与 Paiva 所报道的一样，体重减轻非常显著。7 个患者在术后 12 个月进行了随访，平均 EWL% 为 68%。

Paiva 与 Scopinaro 医生在进行手术时，均采取了将患者腿抬高的体位，术者站在患者两腿之间，并应用手持式的肝牵引器。这需要多一个手术助手和很多多余的动作。手术操作顺序也有所变化：首先进行胃切除，然后建立 Roux 肠袢，进行胃肠吻合。符合人体工程学的舒服的体位对于腹腔镜手术非常重要，尤其是进行一些耗时较长的复杂手术时，可明显减轻术者的疲惫感。如果先建立 Roux 肠袢，然后将穿刺套管朝向头端插入腹腔，一直到手术结束，这样胃的游离、胃切除、胃肠吻合均可在这样同一个设置下完成。

Roux 肠袢的建立是最为麻烦的步骤。小肠不断移动使得操作不易进行。所以，将这个步骤在手术开始时先完成，好过在术者感到疲惫、注意力不太集中的时候才进行。胃切除相对较为容易，因为胃是一个相对固定的器官。流畅地在舒服的体位下将手术一气完成，无论是对术者还是助手，都感觉更好一些。

与 Paiva 和 Scopinaro 医生所报道的手术相比，最后一个主要的差异他们均采用结肠后方式。作者认为没有必要这样做。从功能上来讲，这样做没有任何更多的益处，只有在 Roux 肠袢在没有张力的情况下，难以达到胃部时，才采取结肠后方式。通过游离盲肠，使得 Roux 肠袢的基部可向头侧移动，可以改善 Roux 肠袢的移动性。根据作者以及 Paiva 与 Scopinaro 医生的临床结果，正如我们所预测的那样，从功能上来讲，腹腔镜 BPD 与开放式 BPD 结果相同。

（杨华 译　王存川 审校）

参考文献

1. Scopinaro N, Adami GF, Marinari GM, et al. Biliopancreatic diversion. World J Surg 1998;22(9):936–946.
2. Scopinaro N, Gianette E, Cavalleri D. Biliopancreatic bypass for obesity: II. Initial experiences in man. Br J Surg 1979;66:618–620.
3. Martin IJ, Bailey IS, Rhodes M, et al. Towards T-tube free laparoscopic bile duct exploration: a methodologic evolution during 300 consecutive procedures. Ann Surg 1998; 228(1):29–34.
4. Stevenson AR, Stitz RW, Lumley JW, et al. Laparoscopically assisted anterior resection for diverticular disease: follow-up of 100 consecutive patients. Ann Surg 1998; 227(3):335–342.
5. Rhodes M, Rudd M, O'Rourke N, et al. Laparoscopic splenectomy and lymph node biopsy for hematologic disorders. Ann Surg 1995;222(1):43–46.
6. Bessell Jr, Finch R, Gotley DC, et al. Chronic dysphagia following laparoscopic fundoplication. Br J Surg 2000;87(10): 1341–1345.
7. Sarr MG, Felty CL, Hilmer DM, et al. Technical and practical considerations involved in operations on patients weighing more than 270kg. Arch Surg 1995;130(1): L102–105.
8. Fernandez AZ, DeMaria EJ, Tichansky DS, et al. Experience with over 3000 open and laparoscopic bariatric procedures: multivariate analysis of factors related to mortality and leak. Surg Endosc 2003;17(suppl).
9. Oliak D, Ballantyne GH, Davies RJ. Short-term results of laparoscopic gastric bypass in patients with BMI ≥60. Obes Surg 2002;12:643–647.
10. Gibbs K, White N, Vaimakis S, et al. Laparoscopic gastric bypass in the "massive superobese." Obes Surg 2003;13: 221–222.
11. Schauer PR, Ikramuddin S, Gourash W, et al. Outcomes after laparoscopic Roux-en-Y gastric bypass for morbid obesity. Ann Surg 2000;232:515–529.
12. DeMaria EJ, Sugerman HJ, Kellum JM, et al. Results of 281 consecutive total laparoscopic Roux-en-Y gastric bypasses to treat morbid obesity. Ann Surg 2002;235:640–647.
13. Scopinaro N, Adami GF, Marinari GM, et al. Biliopancreatic diversion. World J Surg 1998;22(9):936–946.
14. Mitchell MT, Pizzitola VJ, Knuttinen MG, et al. Atypical complications of gastric bypass surgery. Eur J Radiol 2005;53:366–373.
15. Dolan K, Hatzifotis M, Newbury L, et al. A nutritional and weight loss comparison between pancreatico-biliary diversion and duodenal switch. Ann Surg 2004;240(1):51–56.
16. Paiva D, Bernardes L, Suretti L. Laparoscopic biliopancreatic diversion: technique and initial results. Obes Surg 2002; 12(3):358–361.
17. Scopinaro N, Marinari GM, Camerini G. Laparoscopic standard biliopancreatic diversion: technique and preliminary results. Obes Surg 2002;12(3):362–365.

第 22.3 章　限制营养吸收型减肥手术：临床结果

Jay C. Jan, Emma J. Patterson

以限制营养在肠道吸收为主的手术方式开始于50年前[1]。空肠回肠旁路术及其他一些早期小肠旁路术依赖于减少营养成分的吸收而达到减肥的目的。然而，空肠回肠旁路术由于旁路段的肠道废用，而导致了一些严重的营养代谢相关并发症。其他严重的并发症包括腹泻、电解质紊乱、高草酸尿症、肾结石、关节炎、贫血、肝功能异常，甚至肝功能衰竭，最终以空肠回肠旁路术为代表的第一代限制营养吸收型手术被弃用。现代的以限制营养吸收为主的手术方式基于 Scopinaro 在 1976 年所开展的胆胰转流术（BPD）[2]。与第一代手术不同的是，现代的手术方式没有任何一段肠道被废用，因而避免了很多空肠回肠旁路术特有的并发症。与其他手术相比，胆胰转流术的优势在于术后饮食限制更少，进食模式更接近正常，去除了难以用胃镜检查的残胃以及更加优异的减轻体重效果。然而，以限制营养吸收为主的手术方式并没有很快流行，主要原因是对于术后并发症和死亡率的担忧，尤其是术后一些早期并发症，包括吻合口瘘、出血、胰腺炎以及远期并发症例如营养紊乱。最近，已经开始应用腹腔镜技术施行限制营养吸收型的减肥手术。

开放式胆胰转流术的沿革及临床结果

胆胰转流术（BPD）既有短期的中等程度的限制胃容积作用以及长期的限制小肠营养吸收的作用。Scopinaro 的手术方法包括水平的胃切除，以建立一个 200 ~ 500ml 的胃囊以及一个较长肠袢的 Roux-en-Y[3]。小肠在距离回盲瓣近端 250cm 处横断，这样，近段肠道变为胆胰肠袢，远端肠道变为消化功能肠袢。之后，将胆胰肠袢在距离回盲交接部 50cm 处吻合至消化功能肠袢，并与之汇合形成共同通道。将具有消化功能的肠袢缩短至 250cm，减少了吸收面积，从而限制了营养成分的吸收。另外，将胆汁和胰液引流至远端小肠，推迟了其与食物的有效混合，从而脂肪的吸收也大为减少。

为了减少边缘性溃疡的发生和倾倒综合征，而同时保留胆胰转流术合并远端胃切除术（BPD-DG）良好的减轻体重效果，Marceau 等[4]和 Hess 等[5]改良了 Scopinaro 的手术方法：以一个垂直的 2/3 的袖状胃切除术取代远端胃水平切除，并同时加做十二指肠转位术（DS）。十二指肠转位术最先由 DeMeester 等[6]在 1987 年报道，最初是用于治疗胆汁反流性胃炎。应用犬模型，DeMeester 发现在壶腹乳头近端行十二指肠空肠吻合，与胃空肠吻合相比，边缘性溃疡发生率更低。在胆胰转流并十二指肠转位术 (BPD-DS) 当中，进行十二指肠与回肠的吻合，这样保留了胃幽门，且在消化功能肠袢中，有一段十二指肠。十二指肠通过分泌碳酸氢钠，抑制胃酸，从而减少消化性溃疡的发生。另外，为了减少蛋白质吸收不良的发生及肝脂肪样变的严重程度，Marceau 还将共同通道的长度由 50cm 延长至 100cm。

有几个大样本的关于 BPD-DG 和 BPD-DS 的远期临床结果的报道（表 22.3-1）。围术期并发症发生率为 2% ~ 16%，死亡率为 0% ~ 1.9%，多于体重减轻 66% ~ 80%。1998 年，Scopinaro 等[7]报道了 2241 例患者 21 年随访结果。结果显示，术后体重减轻效果非常显著，并发症和死亡率均低。在术后 2 年，平均减去 74% 多余体重，术后 12 年，则多余体重减轻比率为 78%。胆胰转流术在治疗肥胖共存疾病方面也效果优异，高脂血症和糖尿病的治愈率均达到 100%，大多数患者的高血压得到显著改善。远期并发症包括贫血、吻合口溃疡以及蛋白质性营养不良。最初贫血的发生率为 35% ~ 40%，但在补充铁剂以后，降至 5% 以下。吻合口溃疡发生率为 15%，在以 H_2 受体拮抗剂进行预防性治疗以后，将为 3.2%。蛋白质性营养不良，表现为低白蛋白血症、

表 22.3-1 开放式胆胰转流术病例报道

作者	病例数	手术方式	年龄（岁）	女性比例（%）	术前BMI	早期并发症率（%）	随访期（年）	EWL(%)	再次手术率（%）	围术期死亡率（%）
Scopinaro 等[3,7]	2241	BPD-DG	37	69	47	1.7	12	78	4	0.4
Marceau 等[4]	252	BPD-DG	37	80	46	16.7	8	61	1.7*	1.6
Marceau 等[4]	465	BPD-DS	37	80	47	16.3	4	73	0.1*	1.9
Hess 和 Hess[5]	440	BPD-DS	40	78	50	7.0	8	70	3.9	0.5
Baltasar 等[9]	125	BPD-DS	37	77	50	NR	5	81	2.5	1.6
Anthone 等[8]	701	BPD-DS	42	78	53	2.9	5	66	5.7	1.4

BPD-DG：胆胰转流术并远端胃切除术；BPD-DS：胆胰转流并十二指肠转位术；BMI：体重指数；EWL：多余体重减轻；NR：未报道
*：每年再手术率

贫血、水肿、瘦弱、脱发，是胆胰转流术后严重的并发症，一般需要住院给予胃肠外营养支持治疗[3]。术后 11.9% 的患者发生蛋白质性营养不良，在增大胃小囊容积和延长消化功能肠袢以后，发生率降为 3.2%。

新近，Anthone 等[8] 报道了 701 例开放式 BPD-DS 术的 10 年经验总结。围术期并发症，包括吻合口瘘、出血、肠梗阻、脓血症、臀部横纹肌溶解和切口裂开，发生率为 2.9%，围术期死亡率为 1.4%。在术后 5 年，患者平均减去 66% 的多余体重。在远期并发症方面，1.7% 患者发生低白蛋白血症，29.3% 发生低钙血症，贫血的发生率为 48.3%。胆胰转流术术后患者一般每天排便 2～4 次，粪便通常较软，且由于脂肪痢的缘故而气味恶臭[3-4, 9]。最多有 5.7% 的患者因为蛋白质性营养不良或者持续性腹泻而需要再次行修正性手术。修正手术的方法通常是延长肠道的共同通道。由于长期营养不良的风险较高，所以患者术后需要补充维生素和微量元素，并需要长期密切随访。

相比于目前在美国最为流行的 Y 型胃肠旁路手术（RYBGP），以限制营养吸收为主的手术方式理论上有几个独特的优势，胆胰转流术术后患者无需改变进食方式。Marceau 等[4] 报道在 BPD 术后，患者通常表现为食欲降低，在饮食方面无需限制。Anthone 报道在术后 3 年，患者摄食量为术前的 2/3，且无特殊的食物不耐受现象；而 Scopinaro 等[3] 报道术后患者摄食量反而增加。RYGB 和胆胰转流术均可达到良好的体重减轻效果，且同时改善肥胖相关的共存疾病。然而，在 RYGB 术后，患者体重在术后 12～18 月间达到最低，之后大多数患者在术后 3～5 年体重有所反弹。

Pories 等[10] 报道 608 例开腹 RYGB 术后患者长达 14 年以上的随访结果。这些患者在术后两年体重达到最低点，即减去 70% 多余体重，此后，体重逐渐增加，在 14 年时，平均多余体重减轻 49%。Scopinaro[3] 关于 BPD-DG 的报道显示，在术后 18 年，患者仍然维持多余体重减轻 72% 的状态，这是目前本学科领域最长的体重减轻报道。此外，在重度肥胖的患者当中，尤其是当 BMI≥50 时，体重减轻程度更为优异。在另一项 BPD-DS 的研究中，在术后 5 年随访时，82% 的患者达到了预期的良好效果（多余体重减轻＞50%）。其中包括 95% 的 BMI＜50 和 73.3% 的 BMI≥50 的患者。Hess 等[5] 和 Batasar 等[9] 也报道了相似的结果。与 MacLean 等[11] 的 RYGB 随访结果比较，RYGB 术后 5 年，93% 的 BMI＜50 和 57% 的 BMI≥50 的患者作取得了预期的理想效果，而一些报道的 BPD 的结果与此相似甚至更好一些。

腹腔镜胆胰转流术的沿革及临床结果

已经有一些关于应用腹腔镜技术行以限制营养吸收为主的减肥手术的报道。与其他腹腔镜手术的目的一样，应用腹腔镜进行减肥手术，目的在于改善围术期并发症、减轻疼痛、预防切口相关并发症，以便患者早日恢复正常工作。腹腔镜手术的技术原则与开放式手术一样，所以可以期望两类手术的减肥效果也应该相似。迄今为止，共有 5 个系列的以腹腔镜技术进行的限制营养吸收型手术的报道（表 22.3-2），其中两个报道是关于 BPD-DG，两个关于 BPD-DS，还有一个病例数最多的报道，作者为 Rabkin 等[12]，应用了手助腹腔镜技术进行 BPD-DS。围术期并发症总发生率为 7.7%～37.5%，总体死亡

表 22.3-2 腹腔镜胆胰转流术病例报道

作者	病例数	手术方式	年龄（岁）	女性比例（%）	术前BMI	手术需时（分钟）	住院日（天）	中转开腹率（%）	早期并发症率（%）	死亡率(%)	随访期（年）	EWL(%)
Ren 等 [13]	40	BPD-DS	43	70	60	210	4	2.5	15	5.0	9	58
Paiva 等 [15]	40	BPD-DG	39	73	43.6	210	4.3	0	12.5	2.5	10	90
Scopinaro 等 [14]	26	BPD-DG	36	73	43	NR	NR	26	7.7	0	12	68
Baltasar 等 [19]	16	BPD-DS	23 ~ 50	88	43 ~ 56	195 ~ 270	5 ~ 8	0	37.5	0	NR	NR
Rabkin 等 [12]	345	BPD-DS*	43	87	50	201	3	2	10	0	24	91

BPD-DG：胆胰转流术并远端胃切除术；BPD-DS：胆胰转流并十二指肠转位术；BMI：体质指数；EWL：多余体重减轻；NR：未报道
*：腹腔镜辅助或者手助。

率为 0%～5%。中转开腹率和手术时间差异较大。Ren 等 [13] 注意到随着 BMI 增加，手术需时也相应延长。经过对主要并发症、死亡率和中转开腹率进行分析，发现 BMI≥65 的患者，并发症发生率高于 BMI＜65 的患者（38% 对比 8.3%）。仅有的近期随访结果显示，腹腔镜和开放式胆胰转流术术后体重减轻效果相似 [12-15]。

在唯一一个对开方式和腹腔镜 BPD-DS 对比研究的报道中，Kim 等 [16] 回顾性分析了 54 例重度肥胖（BMI≥50）患者，部分患者接受了开放式 BPD-DS 手术，其他患者为腹腔镜 BPD-DS 手术（表 22.3-3）。结果显示，手术需时、失血量、住院日、围术期并发症和死亡率以及体重减轻情况均无显著差异。这些研究证明了应用腹腔镜微创技术对病态肥胖症和严重肥胖症患者进行限制营养吸收型减肥手术的技术可行性，不过对于 BMI≥60 的患者，手术风险会显著增加。另一些创伤性更小的手术方式，例如腹腔镜可调节胃绑带术或者 RYGB 术可能更加适合这类极度肥胖的患者。

由于对于极度肥胖患者应用腹腔镜技术进行 BPD-DS 术的围术期并发症非常高，一些中心开始将手术分两个步骤进行，以减低围术期并发症和死亡率 [17-18]。第一步先作一个简单的袖状胃切除术，其原理是先以一个简单的风险较低的手术，降低部分体重，在一段时间以后，再行二期手术，即十二指肠转位术时，风险变得小一些。然而，一些问题还没有得到解决，例如患者选择标准，两次手术的间隔时间，与一次手术比，两步手术的近期和长期临床结果如何等。另外一个新兴的两步手术方法是先进行腹腔镜可调节胃绑带术，如必要，再行二期的十二指肠转位术。这样做的好处是，只有患者的第一次手术效果不理想的情况下，才进行更加复杂以及风险更高的胆胰转流术。

结论

胆胰转流术（BPD），无论是否加做十二指肠转位术（DS），均有显著的长期减肥效果以及改善肥胖相关合并症的效果。应用腹腔镜技术进行此类手术，经验还比较有限，技术难度比较富有挑战性。现有

表 22.3-3 腹腔镜和开放式胆胰转流并十二指肠转位术的比较

手术结果	腹腔镜 BPD-DS（*n*=28）	开放式 BPD-DS（n=28）	*P* 值
手术时间中位数（分钟）	210	259	NS
估计失血量中位数 (ml)	100	300	NS
住院日中位数（天）	4	5	NS
围术期并发症 (%)	23	17	NS
围术期死亡率 (%)	7.6	3.5	NS
术后 12 月多余体重减轻中位数 (kg)	76.7	56.8	NS

BPD-DS: 胆胰转流并十二指肠转位术
来源：Kim 等 [16]，已被授权使用

资料报道，应用腹腔镜进行 BPD 手术具有技术可行性，如果病例选择适当，并发症和死亡率均可被接受。由于在手术方法上，开放式和腹腔镜手术相似，所以可以期望术后长期的体重减轻效果也应该相似。腹腔镜 BPD 手术的相对风险和获益，与其他减肥手术，例如 RYGB 和可调节胃绑带术具有可比性，尽管迄今还没有一个前瞻性的研究比较这些手术方式。

（杨华 译　王存川 审校）

参考文献

1. Kremen AJ, Linner JH, Nelson CH. An experimental evaluation of the nutritional importance of proximal and distal small intestine. Ann Surg 1954;140(3):439–448.
2. Scopinaro N, Gianetta E, Civalleri D, Bonalumi U, Bachi V. Bilio-pancreatic bypass for obesity: II. Initial experience in man. Br J Surg 1979;66(9):618–620.
3. Scopinaro N, Gianetta E, Adami GF, et al. Biliopancreatic diversion for obesity at eighteen years. Surgery 1996;119(3):261–268.
4. Marceau P, Hould FS, Simard S, et al. Biliopancreatic diversion with duodenal switch. World J Surg 1998;22(9):947–954.
5. Hess DS, Hess DW. Biliopancreatic diversion with a duodenal switch. Obes Surg 1998;8(3):267–282.
6. DeMeester TR, Fuchs KH, Ball CS, Albertucci M, Smyrk TC, Marcus JN. Experimental and clinical results with proximal end-to-end duodenojejunostomy for pathologic duodenogastric reflux. Ann Surg 1987;206(4):414–426.
7. Scopinaro N, Adami GF, Marinari GM, et al. Biliopancreatic diversion. World J Surg 1998;22(9):936–946.
8. Anthone GJ, Lord RV, DeMeester TR, Crookes PF. The duodenal switch operation for the treatment of morbid obesity. Ann Surg 2003;238(4):618–628.
9. Baltasar A, Bou R, Bengochea M, et al. Duodenal switch: an effective therapy for morbid obesity—intermediate results. Obes Surg 2001;11(1):54–58.
10. Pories WJ, Swanson MS, Macdonald KG, et al. Who would have thought it? An operation proves to be the most effective therapy for adult-onset diabetes mellitus. Ann Surg 1995;222(3):339–350.
11. MacLean LD, Rhode BM, Nohr CW. Late outcome of isolated gastric bypass. Ann Surg 2000;231(4):524–528.
12. Rabkin RA, Rabkin JM, Metcalf B, Lazo M, Rossi M, Lehmanbecker LB. Laparoscopic technique for performing duodenal switch with gastric reduction. Obes Surg 2003;13(2):263–268.
13. Ren CJ, Patterson E, Gagner M. Early results of laparoscopic biliopancreatic diversion with duodenal switch: a case series of 40 consecutive patients. Obes Surg 2000;10(6):514–523.
14. Scopinaro N, Marinari GM, Camerini G. Laparoscopic standard biliopancreatic diversion: technique and preliminary results. Obes Surg 2002;12(2):241–244.
15. Paiva D, Bernardes L, Suretti L. Laparoscopic biliopancreatic diversion: technique and initial results. Obes Surg 2002;12(3):358–361.
16. Kim WW, Gagner M, Kini S, et al. Laparoscopic vs. open biliopancreatic diversion with duodenal switch: a comparative study. J Gastrointest Surg 2003;7(4):552–557.
17. Crookes PF, Almogy G, Hamoui N, Anthone GJ. Isolated sleeve gastrectomy for high risk morbidly obese patients. Obes Surg 2003;13(4):534(abstr).
18. Himpens J, Vleugels T, Sonneville T. Isolated sleeve gastrectomy for morbid obesity. Obes Surg 2003;13(4):562 (abstr).
19. Baltasar A, Bou R, Miro J, Bengochea M, Serra C, Perez N. Laparoscopic biliopancreatic diversion with duodenal switch: technique and initial experience. Obes Surg 2002;12(2):245–248.

第 22.4 章　限制营养吸收型腹腔镜减肥手术：术后管理和营养评估

Dennis Hong, Emma J.Patterson

以限制营养成分在胃肠道吸收为主的微创手术方式，例如由 Scopinaro 等[1]首先开展的胆胰转流术（BPD）和由 Marceau 等[2]和 Hess[3]等推广的十二指肠转位术（DS），均可有效减轻肥胖患者的体重，然而在技术难度、并发症率和死亡率方面，超过了腹腔镜可调节胃绑带术（LAGB）和腹腔镜 Y 型胃旁路术（RYGB）[4]。此外，限制营养吸收型减肥手术营养紊乱的发生率高，例如蛋白质缺乏和维生素缺乏。由于这些高风险因素，所以术后患者的管理和营养监护是一个终生的任务。

限制营养吸收型微创减肥手术是新近开展起来的治疗方式，长期随访资料仍然有限。然而，先前进行的大量的开腹式的限制营养吸收型的手术，显示营养和维生素紊乱是术后一个致命性的并发症。因此，在每次进行随访时，医生均应该高度警惕。这一章将介绍在限制营养吸收型微创减肥手术以后的术后管理常规。

住院患者术后管理

由于这类患者术后并发症的复杂性及严重性，仔细严密的术后监护和管理对手术的成功至关重要。住院期间的术后监护常规在表 22.4-1 中列出。在患者入院时，鼓励患者将其在家常用的持续正压通气（CPAP）设备在手术当日带到医院来，以便在术后麻醉苏醒室时使用。一旦患者完全清醒，即转回常规病房，由减肥外科的护士进行术后监护。另一种流程是术后当夜患者在 ICU 进行监护，尤其是在开腹手术后常采取这个流程。术后第 1 个 12h，根据患者需要给予止痛药（通常是吗啡或者哌替啶）。在术后 24h 以内，分 3 次给予酮咯酸。在患者可以经口进食以后，给予口服镇痛药。并积极使用止吐药，例如昂丹司琼，以避免恶心和反胃。鼓励患者早期下床活动，并使用间歇气压仪器以预防深静脉血栓栓塞。

美国减肥外科医师学会的调查报道，50% 的外科医生用普通肝素、33% 用充气压缩设备、13% 用低分子肝素、38% 用各种方法的联合预防深静脉血栓[5]。然而我们相信并没有充分的证据支持术后常规使用肝素和其他预防治疗。除了早期下床活动以外，我们坚持对于睡眠呼吸暂停的患者术后使用 CPAP，以预防肺部并发症。但这并没有被广泛接受，因为担忧将气体吹入胃部和小肠，而增加胃瘘的概率，不过大多数的研究并没有发现这种情况发生[6]。尽管有些外科医师喜欢术后使用鼻胃管和腹腔引流，但我们并不常规这样做。这方面的临床证据结果各异，并没有取得共识[7-8]。

表 22.4-1　限制营养吸收型手术后患者在住院期间的术后常规管理

术后时间	管理
手术当日	1. 禁食 2. 维持静脉输液 3. 充气弹力长袜以抗血栓栓塞 4. 留置尿管 5. 患者控制的止痛法（吗啡或者哌替啶）和酮咯酸 6. 止吐药（昂丹司琼） 7. 下床活动 8. 鼓励自主呼吸，如果需要，给予 CPAP
第一天	1. 应用水溶性造影剂进行 UGI，如果正常，即开始进流食 2. 常规验血，包括：CBC，电解质，肾功能 3. 去除导尿管 4. 应用口服止痛药 5. 恢复患者术前用药（如需要，将药片碾碎） 6. 下床活动 7. 鼓励自主呼吸，如果需要，给予 CPAP
第二天	1. 开始半流食 2. 出院前营养师咨询 3. 如果可耐受经口饮食且疼痛得到控制，即可出院

CBC，全血细胞计数；
CPAP，持续正压通气；
UGI，上消化道。

术后如果患者情况稳定，即可在次日清晨拔除导尿管。应用水溶性造影剂进行上消化道造影，以排除吻合口瘘。关于术后是否进行上消化道放射学检查的支持证据还有争论。一些医生认为术后应用放射学检查诊断是否有早期并发症[9-10]，而另一些医生认为常规放射学检查并没有更多益处，建议只有在存在临床指征时，才进行检查[11]。我们的经验表明，术后早期进行常规的上消化道造影检查，有助于早期确认有无吻合口瘘，而且此检查也可以作为以后检查的对照资料。

在进行上消化道造影检查时，如果未发现异常，即可开始清流质饮食，并可给予口服镇痛药。服用口服药物时，需要将药片碾碎。我们通常给患者指导那些药片可以碾碎服用。并不断给患者强调多下床活动。

术后第二天，患者可以开始浓浆饮食。我们的营养师在患者出院前对每一位患者进行术后饮食咨询指导，以促进培养其正确的饮食习惯，并且告知他们术后的食物选择和补充维生素的重要性，并强调摄取足够水分的重要性（目标是每日至少摄取 60 盎司液体）。此外，还强调高蛋白饮食的重要性，高度患者术后早期每日应该进食 60 ~ 80g 蛋白质，随后增加至每日 80 ~ 100g。大多数患者在术后第二天即可自带口服镇痛药出院。应该指导患者术后维持浓浆饮食，直到术后 3 个星期第一次随访为止。

门诊患者术后管理和营养评估

表 22.4-2 列出了限制营养吸收的减肥手术后患者的门诊随访管理常规。由于对潜在并发症和代谢紊乱的不良后遗症的担忧，需要对所有患者进行密切和终身随访。由于术后 2 年以内，患者解剖和代谢相关并发症的发病率较高，所以在这期间随访应较为频繁。以限制营养吸收为主的减肥手术后常发生的特殊并发症为蛋白质营养不良和维生素缺乏。每次门诊随访时，我们通过仔细的病史询问、体检甚至实验室检查，以筛查患者可能存在的各种营养成分缺乏。

蛋白质缺乏

以低白蛋白血症、贫血、水肿、衰弱和秃头症为特征表现的蛋白质缺乏，是限制营养吸收型减肥手术后最严重的并发症。手术后最初 6 个月是关键阶段，此时低白蛋白血症的发生率可高达 20%[12]。这通常是肠功能恢复之前蛋白质摄入不充分的结果。我们强烈推荐在手术后 3 周，即应将患者每日蛋白质摄入提高到最少 80g。

在文献中报道的蛋白质营养不良的发生率根据术式的不同而有所差异。Brolin 报道了在接受远端 Y 型胃旁路术的患者中（共同通道长度为 75cm），其中 13%（39 名患者中有 5 名）的患者发生低白蛋白血症。发生迪拜蛋白血症的 5 名患者中有 2 名需要进行肠外营养支持。Baltasar 等[14]报道在 60 名胆胰转流并十二指肠转位术后患者中，3 人发生低白蛋白血症，经门诊治疗成功治愈。Scopinaro 等[15]报道了对 958 名建立 50cm 共同通道的 BPD 术后患者，进行了至少 2 年的随访，结果有 114 名患者发生蛋白质营养不良，结果 39 名患者（1.7%）需要再次手术延长共同通道的长度或者恢复小肠正常的解剖。

手术后蛋白质缺乏比较棘手，因此，需要高度警惕，并进行终生随访，并且在每次随访时注意血清白蛋白和总体蛋白质水平（表 22.4-2）。轻度低白蛋白血症可通过将每日蛋白质摄入量增加到最少 100 克而得到治疗。鼓励患者坚持进行饮食记录，定期咨询营养师，每 3 周进行血清白蛋白和前白蛋白水平检验。Scopinaro 等[16]证明在肠道内蛋白质吸收量与摄入量之间为正性相关关系，因此，通过增加蛋白质摄入量，可以纠正轻度和中度的蛋白质不足。增加口服蛋白质摄入量不能改善蛋白质营养不良时，患者应该入院接受治疗。如果存在严重的蛋白质营养不良，是肠内营养或静脉营养的指征。在十二指肠转位术以后，需要入院进行肠外营养支持的年发生率为 1%[12]。在严重情况下，难治性蛋白质营养不良的患者，可能需要再次手术延长肠道共同通道，甚至恢复肠道解剖为术前状态。

维生素缺乏

维生素吸收不良主要由两个因素引起：①食物不经过对大多数维生素进行吸收的十二指肠和近段空肠；②限制营养吸收的减肥手术后对脂肪的吸收能力下降。这两个因素能导致脂溶性维生素，如 A、D、E、K 和非脂溶性维生素和微量元素，如钙、铁、维生素 B_{12} 的缺乏。建议使用这些维生素和微量元素的口服添加剂以预防维生素和微量元素缺乏（表

22.4-2）。

铁缺乏是以限制营养吸收为主的减肥手术后最常见的异常，对于月经期女性尤其如此。铁缺乏表现为血清铁和铁蛋白水平减低以及小红细胞性贫血。术后需要常规口服添加剂，如果实验室检查发现血清铁水平异常，则要求增加口服铁剂的量。高达10%的患者要求以肠外途径补铁以治疗严重的铁缺乏[17]。

钙和维生素D吸收的紊乱可能会增加术后骨疾病的风险。所有的患者，尤其是绝经后的女性，应该明白每日补充钙和维生素D的重要性。每次随访时，均要进行甲状旁腺激素（PTH）、钙和维生素D-25水平的检查。钙缺乏一个早期表现为PTH水平的增加。除此之外，每年都要进行骨密度扫描，以检测骨质缺乏或者骨质疏松症。尽管存在这些风险，骨质似乎对限制营养吸收的减肥手术所带来的代谢变化耐受相对良好。在对随访10年的33名患者进行的前瞻性研究中，Marceau等[18]发现术后在髋部总体骨密度无变化，在腰椎处减低4%，总体的骨折风险没有增加。

由于术后脂肪吸收不足，可能发生维生素A、D、E和K的缺乏。最常见的是维生素D的缺乏，发生率接近50%[13]。建议常规补充上述4种脂溶性维生素，并且对维生素D-25水平进行检测，因为其与骨矿密度有关。除非有临床指征或者需要，通常我们不检测维生素E和胡萝卜素（维生素A）水平以及国际正常化率（代表维生素K水平）。

锌和维生素B_1缺乏不大常见，但也有报道。实验动物模型表明，胰腺分泌与锌吸收有关[19]。然而，Scopinaro等[20]发现，14名胆胰转流术患者术后1年时，与未接受手术治疗的病态肥胖症患者相比，血清和头发锌水平均无差别。

术后维生素B_1的缺乏也很棘手，尤其是患者存在慢性呕吐和进食不足时。常见于慢性酗酒者的Wernicke-Korsakoff症状，发生于0.18%胆胰转流术后的患者中[21]。尽管维生素B_1缺乏很少发生，但是如果没有及时和恰当的诊断和治疗，其结果将是灾难性的。

尽管以限制营养吸收为主的减肥手术已经有长达20年的历史，但是仍然没有关于补充维生素和微量元素的指南。对于24名外科医师的胆胰转流术调查结果显示，其中95%的医生给予患者使用多种维生素制剂，95%补充钙制剂，67%补充铁制剂，42%使用维生素B_{12}，58%使用维生素A，67%使用维生素D[22]。同样，已没有一个关于多长时间进行一次血液检查的共识，46%的医生让患者每3个月进行一次血液检查，33%的医生让每6个月检查1次，16%的医生让每年检查1次。令人惊讶的是，5%的医生通常不给患者进行血液检查。我们通常在术后第1年，让患者每3个月进行一次血液检查，术后第2年，改为每6个月进行一次检查，此后，如果没有并发症，则每年进行一次血液检查，如果合并有并发症，则增加血液检查频率（表22.4-2）。在每次门诊随访时，了解患者身体情况的变化，评估是否有维生素和微量元素缺乏的症状和体征（表22.4-3），并且进行常规的实验室检查（表22.4-2）。

结论

以限制营养吸收为主的微创减肥外科手术的术后管理和营养评估对于手术治疗的最终成功来说是至关重要的。由于对术后蛋白质和维生素严重缺乏的担忧，此类手术仍未获得广泛接受。我们建议选择那些能够坚持长期随访和依从性好的患者。

表22.4-2　门诊患者限制营养吸收型手术后处理常规

术后时期	处理
3周	1. 检查伤口 2. 进食高蛋白软质食物，如果能够耐受，逐渐过渡至正常饮食 3. 开始补充维生素制剂：多种维生素每日一次；Niferex Forte 150mg每日2次；枸橼酸钙，每日2次，每次2勺；维生素B_{12}，100μg，隔日一次 4. 如果保留胆囊，给予熊去氧胆酸，每日2次，每次300mg，服用6个月
每3个月，直到术后1年	1. 常规实验室检查：全血细胞计数，血液生化，肝功能，血脂全套，促甲状腺激素，铁，B_{12}，叶酸，总蛋白，白蛋白，甲状旁腺素，钙，维生素D-25水平 2. 术后1年进行骨密度扫描，并每年进行一次
每6个月，直到术后2年	同上
每年1次	同上

PTH，甲状旁腺素；TSH，促甲状腺激素

表 22.4-3　**以限制营养吸收为主的减肥手术后可能发生的维生素缺乏**

维生素缺乏	症状和体征
非脂溶性	
Ca^{2+}	急性：神经肌肉兴奋性增强，感觉异常，Chvostek 征和 Trousseau 征，喉痉挛，手足抽搐，心电图表现为 QT 间期延长。 慢性：肌肉痉挛，智力发育迟滞，假性视盘水肿，锥体外系体征，人格障碍，皮肤干燥粗糙，秃头症，异常齿列，骨质疏松症。
Fe^{2+}	小细胞低色素性贫血
B_{12}（钴胺素）	巨幼细胞贫血，黄疸，舌头痛，厌食，腹泻，麻木和四肢感觉异常，虚弱，共济失调，Romberg 征和 Babinski 征阳性，心理状态紊乱，精神错乱
维生素 B_1	早期阶段：厌食、易怒、冷漠、身体虚弱 慢性缺乏：Wernicke 脑病 - 水平眼球震颤，眼肌麻痹，小脑性共济失调，精神障碍，Wernicke-Korsakoff 综合征，Wernicke 脑病和记忆缺失，闲谈精神病
锌	免疫缺陷，伤口延迟愈合，皮肤病，舌炎，畏光，脱发，腹泻，昏沉
脂溶性	
维生素 D	低钙血症和血磷酸盐过少的体征和症状，佝偻病（儿童），骨软化
维生素 E	反射消失，共济失调步态，震动和位置感觉下降，眼肌麻痹，骨骼肌病，色素性视网膜病变
维生素 A	皮肤过度角化病变，夜盲症，眼干燥症，干燥病，毕脱班
维生素 K	凝血异常

（杨华 译　王存川 审校）

参考文献

1. Scopinaro N, Gianetta E, Friedman D, Adami GF, Traverso E, Bachi V. Evoluation of biliopancreatic bypass. Clin Nutr 1986;137–146.
2. Marceau P, Hould FS, Simard S, et al. Biliopancreatic diversion with duodenal switch. World J Surg 1998;22:947–954.
3. Hess DS. Bilio-pancreatic bypass with a duodenal switch procedure. Obes Surg 1994;4:106(abstr).
4. Ren C, Patterson E, Gagner M. Early results of laparoscopic biliopancreatic diversion with duodenal switch: a case series of 40 consecutive patients. Obes Surg 2000;10:514–523.
5. Wu EC, Barba CA. Current practices in the prophylaxis of venous thromboembolism in bariatric surgery. Obes Surg 2000;10(1):7–13.
6. Huerta S, Deshields S, Shpiner R, et al. Safety and efficacy of postoperative continuous positive airway pressure to prevent pulmonary complications after Roux-en-Y gastric bypass. J Gastrointest Surg 2002;6(3):354–358.
7. Huerta S, Arteaga JR, Sawicki MP, et al. Assessment of routine elimination of postoperative nasogastric decompression after Roux-en-Y gastric bypass. Surgery 2002;132(5):844–848.
8. Serafini F, Anderson W, Ghassemi P, et al. The utility of contrast studies and drains in the management of patients after Roux-en-Y gastric bypass. Obes Surg 2002;12(1):34–38.
9. Toppino M, Cesarani F, Comba A, et al. The role of early radiological studies after gastric bariatric surgery. Obes Surg 2001;11(4):447–454.
10. Sims TL, Mullican MA, Hamilton EC, et al. Routine upper gastrointestinal Gastrografin swallow after laparoscopic Roux-en-Y gastric bypass. Obes Surg 2003;13(1):66–72.
11. Singh R, Fisher BL. Sensitivity and specificity of postoperative upper GI series following gastric bypass. Obes Surg 2003;13(1):73–75.
12. Marceau P, Hould FS, Lebel S, et al. Malabsorptive Obesity Surgery. Surg Clin North Am 2001;81(5):1113–1127.
13. Brolin RE, LaMarca LB, Kenler HA, Cody RP. Malabsorptive Gastric Bypass in patients with superobesity. J Gastrointest Surg 2002;6:195–205.
14. Baltasar A, del Rio J, Escriva C, et al. Preliminary results of the duodenal switch. Obes Surg 1997;7;500–504.
15. Scopinaro N, Gianetta E, Adami GF, et al. Biliopancreatic diversion for obesity at eighteen years. Surgery 1996;119:261–268.
16. Scopinaro N, Marinari GM, Camerini G, et al. Energy and nitrogen absorption after Biliopancreatic diversion. Obes Surg 2000;10:436–441.
17. Baltasar A, Bou R, Bengochea M, et al. Duodenal switch: an effective therapy for morbid obesity—intermediate results. Obes Surg 2001;11:54–58.
18. Marceau P, Biron S, Lebel S, et al. Does bone change after biliopancreatic diversion? J Gastrointest Surg 2002;6:690–698.
19. Adamama-Moraitou K, Rallis T, Papasteriadis A, et al. Iron, zinc and copper concentration in serum, various organs, and hair of dogs with experimentally induced exocrine pancreatic insufficiency. Dig Dis Sci 2001;46(7):1444–1457.
20. Vanderhoof JA, Scopinaro N, Tuma DJ, et al. Hair and plasma zinc levels following exclusion of biliopancreatic secretions from functioning gastrointestinal tract in humans. Dig Disc Sci 1983;29(4):300–305.
21. Primavera A, Brusa G, Novello P, et al. Wernicke-Korsakoff Encephalopathy following biliopancreatic diversion. Obes Surg 1993;3(2):175–177.
22. Brolin RE, Leung M. Survey of vitamin and mineral supplementation after gastric bypass and biliopancreatic diversion for morbid obesity. Obes Surg 1999;9:150–154.

第 22.5 章　限制营养吸收型腹腔镜减肥手术：术后并发症

Christine J. Ren

胆胰转流术（BPD），不论是否同时进行十二指肠转位术（BPD-DS），术后，不论摄入量多少，均限制营养成分的吸收。由于肥胖患者本身手术风险较高、这些术式的复杂性及可能引起的一系列营养紊乱，这类手术的风险明显增加。

病态肥胖症患者的开腹手术会导致严重的并发症，通常开放式限制营养吸收型减肥手术的死亡率波动为 0% ~ 1.7%[1-13]。腹腔镜可显著减少伤口和心肺并发症，而这些并发症常见于病态肥胖症患者中。腹腔镜技术的发展与人们对于不断增加的病态减肥手术的需求是一致的。然而，微创技术也有其一系列特殊的并发症，早期开展的限制营养吸收型的腹腔镜手术的死亡率较高（2.5%）[10, 14-18]。由于这个原因，腹腔镜 BPD 和 BPD 合并十二指肠转位术（BPD-DS）应该由丰富腹腔镜操作有经验的外科医师所承担，并且这些外科医师还应该意识到减肥外科多学科团队建设的重要性。本章将重点讨论单纯胆胰转流术和胆胰转流并十二指肠转位术后特异的手术和营养学相关并发症。（表 22.5-1）。

表 22.5-1　**腹腔镜限制营养吸收型微创减肥手术并发症**

1. 术中和术后急性并发症
   a. 肺栓塞
   b. 腹内瘘
   c. 出血
2. 延迟性术后并发症
   a. 胃肠系统
      i. 边缘性溃疡
      ii. 胃排出道阻塞
      iii. 肠道阻塞
      iv. 肠道细菌过度增生
   b. 营养
      i. 蛋白质营养不良
      ii. 贫血
      iii. 代谢性骨疾病
      iv. 脂溶性维生素缺乏

术后一般并发症

肥胖本身就是一种危险因素。对于这些患者的术前、术中和术后管理具有特殊的挑战性。肥胖相关共存疾病会影响围术期过程，且鉴别诊断、麻醉管理和手术操作会异常困难。

表 22.5-2 至表 22.5-5 回顾了文献中发表的开放和腹腔镜 BPD 和 BPD-DS 术后的主要并发症。三个共存的变量与限制吸收型腹腔镜手术后不良的预后相关：体重指数（BMI）>65、向心性肥胖体型和再次行修正性手术。

Ren 等[16]对 40 名腹腔镜 BPD-DS 术后患者（75% 的患者术前 BMI>50）的系列研究中发现，BMI>65 的患者中，并发症率（包括主要并发症、死亡率和中转开腹率）高达 50%，而 BMI<65 的患者中，并发症率为 8%。这与其他非减肥目的的开放性手术随着体重的增加并发症增多的现象是一致的。Prem 等[19]发现，进行子宫肿瘤手术时，体重超过 300 磅的女性患者死亡率高达 20%，而体重低于 300 磅的患者，手术死亡率为 2%。相似的是，即使是有经验的外科医师，BMI 过高同样会增加吻合口瘘的发生率及 Y 型胃旁路术的死亡率[20]。这个事实已经促使一些微创减肥外科医师为超级肥胖患者去寻找更为安全的手术选择，即分步进行手术，即第一步先施行一个较为简单的手术，比如腹腔镜可调节胃绑带术或者腹腔镜袖状胃切除术，它们的术后并发症发生率很低。在体重显著减轻后，手术风险得以降低，接下来进行第二次手术，即十二指肠转位术，以在先前的限制摄食量的手术基础上，再限制营养成分在胃肠道的吸收。

肥胖患者的体型对外科手术有重要影响。向心性肥胖的患者，脂肪堆积于躯干部，与高血压和心脏疾病的发生相关，在男性更为明显。在进行腹腔镜手术时，向心性肥胖由于不但使得入腹困难，而且限制了手术器械在腹腔的可活动范围，在患有 4 或者 5 度血管翳尤为如此。这些患者可能更适合开腹手术。相对而言，梨形体型的肥胖患者，身体脂肪主要分布于臀部和大腿部，应用腹腔镜技术进行手术，获益更多。

将以限制营养吸收为主的减肥手术作为前次手术失败后的修正手术，并发症风险更高，尤其是吻合口瘘的风险。在 125 名 BPD-DS 患者中，Baltasar 等 [12] 发现有 2 例死亡病例，以及 5 例吻合口瘘中的 4 例患者，均为对未能成功的垂直胃绑带术再次进行修正性手术的病例。Dolan 和 Fielding[21] 相似地发现，在 79 名 BPD 患者中，发生主要并发症的 5 例患者，其中 4 例（80%）为修正性手术病例。

表 22.5-2　开放式和腹腔镜胆胰转流术

第一作者，年份	*n*	BMI	性别比例（%）	最长随访月数（区间）	死亡率（%，30 天）	早期并发症 *n*（%）	远期并发症 *n*（%）
开放式 BPD 手术							
Michielson，1996	33	49.5	70	36	0	21	63
Nanni，1997	59	48.6	91.5	24	1.7	5.1	23.7
Scopinaro，1998	1356	47	68	155	0.4（0.7*）	2.8	—
Marceau，1998	252	46	80	156	1.6	16.7	—
Noya，1998	50	50.7	50	24	2	10	30
Rabkin，1998	32	45	81	48	0	—	—
Totte，1999	180	48.8	80	36	0	16	30.6
Murr，1999	11	64	30	108	0（10*）	20	—
Bajardi，2000	142	—	—	24	—	14.8	—
Dolan*，2003	59	45	79	53	0	21	19
腹腔镜 BPD							
Paiva，2002	40	43.6	80	10	2.5	25	12.5
Scopinaro，2002	26	43	73	12	0	7.7	—
Dolan，2003	14	45	86	38	0	7	21

N. 患者例数；BMI，体重指数；—，未报道
*30 天后发生远期死亡

表 22.5-3　开放式和腹腔镜胆胰转流术的并发症

第一作者，年份	PE（%）	吻合瘘（%）	出血（%）	胰腺炎（%）	胃排空延迟（%）	伤口感染、裂开（%）	吻合口边缘溃疡（%）	吻合口狭窄（%）	切口疝（%）	因蛋白质营养不良而需行修正手术（%）
开腹 BPD 手术										
Michielson，1996	0	—	—	—	—	15	15	—	15	—
Nanni，1997	1.7	—	—	—	—	—	2	—	17	—
Scopinaro，1998	0.7	0.2	0.2	—	—	1.7	8.3（3.2*）	—	15	7.1
Marceau，1998	0.4	1.6	—	1.6	9.1	0.8	—	—	—	1.7%/ 年
Noya，1998	0	2	—	—	6	—	10	2	12	1.7
Totte，1999	0.6	1.1	—	0.6	6.1	5	11	—	17.8	3
Murr，1999	0	10	10	0	—	—	—	—	—	—
Dolan，2003	0	3	0	0	—	11	0	0	—	—
腹腔镜 BPD 手术										
Paiva，2002	5	2.5	5	—	—	2.5	—	—	—	—
Scopinaro，2002						7.7**		7.7	0	—
Dolan，2003	0	7	0	0	0	0	0	0	0	—

BMI，体重指数；—，未报道
* 服用 H_2 拮抗剂
** 四例均为中转开腹患者

表 22.5-4　开腹和腹腔镜胆胰转流并十二指肠转位术的比较

第一作者，年份	n	BMI	女性（%）	最长随访月数（区间）	死亡率，30 天（%）	早期并发症 n（%）	远期并发症 n（%）
开放式 BPD-DS 手术							
Marceau，1998	465	47	80	49	2	16.3	—
Hess，1998	440	50	78	108	0.5	9	—
Rabkin，1998	37	—	—	48	0	16	40.5
Baltasar，2001	125*	50	77	60	1.6	8.8	4
Anthone，2003	701	53	78	120	1.4	2.9	—
Dolan，2003	31	44	71	37	0	35	—
腹腔镜 BPD-DS 手术							
Ren，2000	40	60	70	12	2.5(2.5)	15	—
Baltasar，2002	16	>40	88	18	0	43.8	—
Rabkin，2003**	345	50	87	24	0	7.2	7.8
Dolan，2003	30	46	67	39	3.3	23.3	—

*102 例患者 BPD-DS 为首次手术

** 腹腔镜和手助联合

↑并发症包括近期和远期

手术和术后急性并发症

在以限制吸收为主的减肥手术后，三个潜在的最为严重且可致命的手术并发症，分别为：①肺栓塞（PE）；②吻合口瘘；③出血。

肺栓塞

肥胖、手术时间过长以及术后缺乏下床活动会增加血栓栓塞的可能。除此之外，能够增加血栓栓塞风险的其他因素包括外源性雌激素、缺氧、既往血栓栓塞病史，静脉淤滞疾病和高凝状态的基因倾向。因此，由于腹腔镜手术花费时间较长，故有可能增加患者发生 PE 风险，所以应该被避免。在对美国减肥外科学会成员最近的一项调查研究中，结果显示，有 95% 的手术为开腹操作，深静脉栓塞（DVT）的发生率为 2.6%，PE 的发生率为 0.95%[22]。

有趣的是，血栓栓塞的发生率在腹腔镜减肥外科文献报道中稍低一些。在大样本的腹腔镜 Y 型胃旁路术（RYGB）患者，DVT 和 PE 的发生率均为 0%～0.3%[23-24]。关于 BPD 和 BPD-DS 的报道显示，术后 PE 发生率为 0%～5.4%（表 22.5-3 和表 22.5-5）。

正如上述所提到的，早期下床活动是预防腹腔镜减肥手术后 DVT 的最有效的方法之一。还应当在术后常规使用连续气压装置和皮下注射肝素以预防 DVT。

腹腔内吻合口瘘

很难辨别病态肥胖症患者发生的腹膜炎。腹内吻合口瘘所致的高死亡率是由于诊断不及时。患者能否存活的最重要决定因素是高度怀疑和早期发现。

吻合口瘘可能发生在钉线或者缝合线处。BPD 和 BPD-DS 对肠道的广泛切除和重建导致这种并发症的发生，瘘通常发生在：①近端胃肠吻合或者十二指肠回肠吻合处；②胃小囊钉线；③十二指肠残端钉合线；④远端肠肠吻合处。由于手术学习曲线及手术操作相对更加复杂，因而腹腔镜手术操作发生瘘的概率相对较高。通常，BPD-DS 发生瘘的概率高于单纯 BPD，因为前者有一个较长的袖状胃切除术闭合线。

开腹进行的减肥手术后吻合口瘘以及胃瘘与 55% 的死亡病例相关。对于术后发生急性呼吸衰竭的任何病态肥胖症患者，应该高度怀疑发生了腹膜炎。临床症状和体征与大面积肺栓塞的症状相似，包括严重的呼吸急促、心动过速（心率 >120 次 / 分）和突发的低血压。除此之外，急性呼吸衰竭综合征（ARDS）也有可能是脓毒症诱导的。偶尔，可在闭式腹腔引流管中看到胆汁或者清亮泡状液体。

用水溶性对比剂，比如泛影葡胺进行上消化道放射造影检查具有诊断意义。如果腹腔引流管未被

表 22.5-5　有十二指肠转换的开放和腹腔镜胆胰转流并十二指肠转位术

第一作者，年份	PE（%）	吻合口瘘（%）	出血（%）	胰腺炎（%）	胃排空延迟（%）	伤口感染、溃疡（%）	边缘性溃疡（%）	胃体阻塞	切口疝（%）	因蛋白质营养不良而需学修正性手术（%）
开放式 BPD 手术										
Marceau，1998	0.7	4.9	—	1.7	6.2	1	0	—	—	每年 0.1%
Hess，1998	0.5	4	1.4	—	—	—	0	—	—	2.3
Rabkin，1998	5.4	5.4	—	2.7	—	5.4	—	—	24	12.2
Baltasar，2001	0.8	4	1.6	0	—	0.8	—	—	5.8	2.4
Anthone，2003	0.6	0.7	0.7*	—	—	0.7	—		—	5.7
Dolan，2003	0	6.5	0	0	0	8	—	—	0	—
腹腔镜 BPD 手术										
Ren，2000	0	2.5	10	0	0	0	—	—	—	—
Baltasar，2002	0	0	6.3	—	6.3	18.8	—	—	—	—
Rabkin，2003*	0.9	4.3	—	—	—	—	—	1.7	—	—
Dolan，2003	0	6.6	6.6	3.3	0	—	—	0	—	—

* 包括三个脾切除术病例

拔除，则让患者喝稀释的葡甲胺蓝，以检查是否可从引流管排出。对于十二指肠残端或远端空肠－空肠吻合，由于造影剂难以到达该处，所以应用放射造影检查的方法通常难于诊断。对十二指肠残端瘘唯一有意义的检测方法是核素肝胆管扫描（HIDA），证明胆汁通过胆胰肠袢，漏入腹膜腔。然而，它特异性不高，通常很难判断。实验室检查指标通常是正常的，但偶然会出现白细胞计数的增高。还可以对引流液进行检查，以测定有无淀粉酶和胆红素。如果患者的病情恶化，即便影像学和实验室检查正常，也必须考虑腹内瘘，需立即通过腹腔镜或者开腹手术进行探查。

腹腔内瘘的治疗与瘘的大小有关，更重要的是患者的临床状态。造影检查发现近端吻合口较小的瘘能够通过引流、抗菌和肠外营养等保守治疗而获得治愈。然而，当患者持续存在一个较大的并且进展的瘘时，或患者的临床状态恶化等情况，均为手术修复或者引流的指征。当患者仍不能进食时，应在空肠造口放入空肠营养管进行肠道营养支持。可通过腹腔镜或者开腹完成这些操作。十二指肠残端瘘更难诊断，并且治疗起来更加危险。残端的简单缝合不足以阻止再次裂开。如果瘘口较大，可能需应用十二指肠引流管。

出血

术后出血引起心动过速、低血压、少尿和血球容积的减少、引流液呈血性、吐血或者便血。开放式和腹腔镜 BPD 和 BPD-DS 手术后的发生率高达 10%。在 BPD-DS 术中，沿着袖状胃切除术线的钉线容易出血，并且因为术后皮下给予肝素而加剧。所以，在进行胃切除时，建议使用 3.5mm 订舱的线形吻合器，过大的订舱易于导致出血。吻合线处的渗血，通常可以止血钛夹、缝合或者超声刀予以制止。一些外科医师使用加固组织的药剂，比如纤维蛋白胶或者牛心包带。吻合钉线出血通常是自限性的。

吐血表明黏膜钉线出血进入到消化道内腔。上消化道内窥镜能够直接观察和止血，同时可使用肾上腺素或者烧灼治疗。尽管大多数外科医师对新鲜的吻合口进行内窥镜检查不太认可，但是我们已经成功地在早至术后几个小时运用食管、胃、十二指肠内窥镜（EGD）进行消化道检查，以及对钉线出血进行止血，没有发现不良的后遗症。通常仅对于年纪较大和有症状的患者进行输血。

诊断出血的唯一金标准是通过腹腔镜或者剖腹手术探查。血流动力学不稳定或者血细胞容积持续下降的患者必须重返手术室进行处理。要根据出血的原因而治疗。

迟发性术后并发症

以限制营养吸收为主的腹腔镜减肥手术术后迟

发的胃肠道和营养并发症，与开腹手术类似。

胃肠道并发症

吻合口边缘溃疡

Scopinaro 等[3]最初报道的吻合口边缘溃疡的发生率是 12.5%，在切除更多的远端胃之后下降到 8.3%，在术后预防性使用 H2 阻断剂后进一步下降到 3.2%。BPD-DS 术由于对十二指肠进行转位，边缘性溃疡这一并发症的发生得以消除许多外科医师相信，大多数产酸黏膜因为袖状胃切除术而被切除，并且十二指肠的保留对空肠黏膜也具有保护作用。但目前没有针对 BPD 术与 BPD-DS 术后边缘性溃疡的系列对比研究[4, 10]，但是一些病例数较少的研究支持这样的解释。然而，推荐所有患者终身服用 H_2 受体阻滞药。

胃出口梗阻

胃的排空依赖于胃出口的大小和胃推进式的运动模式。手术造成的机械性和功能性胃肠结构重建可能导致食物通道梗阻。近端的吻合口狭窄可在 BPD 和 BPD-DS 术后均发生。术后早期胃阻塞通常是由于组织水肿，会在几天后恢复。持续的胃出口阻塞也许是由于机械性或者功能性的原因。其次，技术失误造成的吻合口狭窄更可能在 BPD-DS 后发生，因为十二指肠内腔更小。如果有胃出口梗阻，患者不能耐受所有的经口摄入，包括液体。钡餐吞咽和上消化道内窥镜检查可观察到食物通道的狭窄和梗阻。治疗上则必须对吻合进行手术修正。

溃疡手术文献中详细描述了胃切除术后的胃轻瘫。事实上，远端胃切除术合并 Y 型重建后，胃排空延迟发生率为 27%[25]。在进行胰十二指肠切除术时保留胃幽门比切除幽门，胃轻瘫更加常见[26]。用稀释的液体钡进行上消化道放射造影研究可以清楚地显示胃囊扩大，食物通道正常但胃没有排空。典型的患者不耐受固体食物，但是能够饮用液体。上消化道内窥镜检查可证实吻合口畅通。胃动力通常在 4 ~ 6 周的肠管休息和全肠外营养支持后恢复。

术后 4 ~ 6 周出现的食物通道狭窄通常有以下几个原因：缝合材料、缺血和瘘。缝线可能会引起炎症性反应导致纤维化。缺血也许是由于吻合口的张力所导致，在胃切除分离过程中胃囊的血供阻断，或者在肠系膜分离后空肠的血行阻断。无临床症状的已被包裹的瘘，经常导致腹膜腔炎症和纤维化。除此之外，边缘性溃疡的纤维化能够引起狭窄。由于纤维化导致的吻合口通道狭窄也许在 BPD 术后更加常见，原因是胃的自然反应，或许可以通过在进行吻合时，使吻合口直径不少于 6cm 来避免。

肠梗阻

腹腔镜减肥手术后肠梗阻的原因包括：①粘连；②内疝；③小肠狭窄；④肠管吻合不正确。

在关于开放式手术的文献报道中，由粘连引起的肠管梗阻最为常见，发生率为 3% ~ 4%。腹腔镜技术降低了术后粘连的可能，并将粘连性肠梗阻的发生率降低到 0.3%[24]。尽管腹腔镜手术后粘连的发生率很低，但是也存在其他引起小肠梗阻的原因：①以前的手术已经造成粘连，尤其是前次手术为开腹手术；②肠管或者网膜在腹腔镜穿刺套管伤口处粘连到腹前壁；③未发现或者术后亚临床性瘘所引起的粘连。

目前没有有效的治疗方法能够阻止粘连性肠梗阻的发生。然而，由于腹内疝导致的肠梗阻发生率是 2% ~ 3%，并且在腹腔镜减肥手术中，一直是一个问题。它主要由于技术失误，即没有充分地关闭潜在的疝缺陷。尽管几乎没有资料表明限制营养吸收性减肥手术后肠梗阻的发生率，但是能够从腹腔镜胃旁路术文献中得到推断。典型的小肠狭窄通常发生在远端的吻合口（发生率 0.73%）和结肠后 Roux 肠袢的肠系膜窗（发生率 0.4% ~ 0.9%）[23-24]。大多数粘连性小肠梗阻通过保守性治疗能够得到解决。相反，腹内疝引起的阻塞是一个外科急症，需要把嵌顿的不能存活小肠切除，尽可能修复吻合口，并且修补缺陷。因为这个原因，推荐对机械性小肠阻塞的患者进行较为积极的治疗。

文献中通常不报道不正确的小肠肠袢吻合（Roux-en-O)，但不幸的是仍然会发生。将 Roux 肠袢不正确的吻合到胃囊或十二指肠，造成一个环形肠道，而致完全梗阻的表现。这种情况下，所有的上消化道放射学检查都是正常的。

消化功能肠袢或者肠道共同通道的梗阻表现为小肠梗阻，伴有恶心、呕吐和顽固性便秘的典型症状。相反，胆胰肠袢的梗阻更加难以捉摸。它也许会引起腹部胀满和因内脏膨胀或者胰腺炎产生的疼痛。实验室指标可能显示高淀粉酶血症或者肝酶含量的升高。我们必须要警惕胆胰肠袢的阻塞，它导致十二指肠扩张，伴有胆汁和胰腺酶，最终可能导致十二指肠残端破裂。

Bertolotto 等[27]发现在 15 个有小肠梗阻的 BPD 患者中，67% 有胆胰肠袢的阻塞。他们发现拍摄腹部平片是没有用的，但是腹部超声和腹部计算机断层扫描（CT）能够显示异常的非特异性发现，典型扩张的或厚壁小肠管（尤其是十二指肠）或者骨盆腹水。如果高度怀疑胃肠道阻塞存在，即使影像学结果阴性，也应该进行外科探查。腹腔镜能够起到诊断和治疗的作用。

肠管细菌增生

BPD 和 BPD-DS 手术不产生废用的肠管。然而，这些限制营养吸收的手术会偶然引起肠道有害细菌的增生。发生率还不确定，但是抗菌药有助于许多术后消化道症状的好转，为细菌增生提供了一些证据。特别是甲硝唑对于治疗腹胀、假性阻塞，夜间腹泻、直肠炎和急性关节痛十分有效[28]。肠道过短[29]、蛋白质营养不良[30]、胆汁和胰腺分泌缺乏[31]、结肠中未被消化吸收的食物的存在[32]也许都能为细菌滋生创造一个环境。一项研究显示术后细菌增生发生率为 27%，可通过抗菌药物成功治疗[1]。过度简单的糖类而缺乏蛋白质的饮食也许会增加细菌增生的风险，如果慢性，也许要求手术修复。通过将一部分的胆胰肠袢分支合并使消化道延长将会增加糖类的吸收，这可使进入结肠的糖类量减少，而结肠通常是细菌增殖的常见部位。

营养缺乏

对患者进行认真的选择和教育以及长期的随访是成功维持体重而不致反弹的基础。限制营养吸收型减肥手术后，患者依从性对于避免营养不良起到重要的作用。没有确切的线索能够预测患者依从性，它很关键但并不受外科医师的控制。患者对于不能遵从饮食指导、营养补充和定期门诊随访为体重减轻不理想和营养不良的最常见的原因[34]。需要对患者的饮食和营养补充进行指导，并强调长期随访预约和实验室评估的重要性。术前介绍和对患者的指导，并在术后有营养师再次对患者加强指导。要筛选那些可能不依从术后饮食营养指导的患者，并督促他们。精神治疗可对患者接受新的生活方式和习惯有帮助。患有精神症状或者药物滥用的患者，可影响到对新的生活方式和习惯的接受，这类患者有自杀倾向。

蛋白质营养不良

蛋白质营养不良也许是轻度的，也许是严重的，文献经常不能区分这种差别。典型的低白蛋白血症指的是需要饮食补充或者短期TPN的轻度营养不良；严重的蛋白质营养不良需要住院治疗和延长 TPN 的时间，反复需要 TPN 治疗或者对 TPN 治疗效果不著的患者，需要再次行修正性手术。BPD[2,4,7,33]和 BPD-DS[4,10,12-13]术后严重蛋白质营养不良发生率为 2%～7%。通常由吸收不足或者摄入不足所导致。

经典的 BPD 术保留有 150～250ml 的胃小囊、200cm 消化功能肠道（Roux) 和 1 个 50cm 肠道共同通道，这种解剖结构可对消化后的蛋白质的吸收率为 57%[3]。消化功能肠袢和共同通道的吸收容量依赖于：①每平方厘米绒毛的数量，②食物通过时间；③从最近的吻合口到回盲肠的肠管总长度。任何可导致绒毛肥大的情况均增加肠道食物通过时间（肠胃炎、细菌增生、高腔内渗透压），另外，缩短消化功能肠袢和共同通道的长度（如瘘管、炎症性肠道疾病），使发生严重蛋白质营养不良的风险升高。肠道功能亢进或者严重腹泻也许是蛋白质营养不良的前兆。应该通过恰当的药物来纠正病因。口服胰酶可有利于蛋白质吸收。修正性手术可能对于肠管不能适应有绒毛肥大的短肠综合征的患者来说是必要的，这需要将胆胰肠袢和共同通道的总长度增加到 400cm。

患者对于不能很好地遵从蛋白质摄入是低白蛋白血症的主要原因。Scopinaro 等[3]观察到饮食中蛋白质摄入不多而吃较多糖类的南部意大利人，其蛋白质营养不良发生概率比北部意大利人高。除此之外，高达 20% 的患者在 BPD-DS 术后 6 个月血清白蛋白水平很低，但是这个现象在术后 9 年降低到 10% 以下[28]。这是由于胃切除术后初期胃容量的限制、吻合口水肿和胃排空的延迟。蛋白质营养不良常见于未被发现的精神病的患者中，精神病使他们日常生活完全紊乱[7]。

必须反复忠告患者，每天蛋白质摄入量最少是 90g。患者必须进食这么多蛋白质，这是对中度大小（150～300ml）胃囊的需要。这解释了为什么远端 RYGB 因蛋白质营养不足而导致的死亡率达到 16%[35]。然而，其他医生还并没有意识到这是一个问题[36]。

我们不能低估蛋白质营养不良。已经有两个文献报道了由于蛋白质营养不良而发生远期死亡[3, 12]的病例。对于心理上不能耐受手术，或由于营养不良而恶化的疾病状态的患者，例如肝硬化、肾病综合征、恶性肿瘤或精神病，需再次手术完全恢复肠管原有解剖。

贫血

术后贫血是典型的小细胞低色素性贫血，几乎均由于铁吸收不良造成的，罕见的原因是叶酸或维生素 B_{12} 缺乏。铁主要在十二指肠吸收，而十二指肠在术后被排除参与消化吸收功能。铁缺乏是预期结果，需要术后常规补充。高达 6% 的患者，通常是月经期女性，出现严重的贫血，而需要肠外补充铁剂或输血[28]。在 DS 术中，保留了部分十二指肠，然而这部分保留的十二指肠对于对铁吸收的作用，还没有研究。事实上，Dolan 等[10]发现 BPD 和 BPD-DS 术后患者之间在铁缺乏方面没有不同（12.8% 和 36.1%）[10]。

代谢性骨病

低钙血症是限制营养吸收性减肥手术后公认的常见并发症。Marceau 等[4]观察到低钙血症有 20% 的发生率，每年有 2% 的患者发生骨折。BPD 术后患者对摄入的钙的吸收率为 26%[3]。维生素 D 吸收不良干扰了肠管对钙的吸收，导致继发性甲状旁腺功能亢进。继发性甲状旁腺功能亢进和软骨病在以前的胆胰转流术后已经被报道，但是其长期影响还不明确。血清甲状旁腺激素（PTH）水平超过 100mg/L，以及碱性磷酸酶升高导致骨去矿化作用。尽管患者每天口服 2g 钙补充剂，并且每个月肌内注射 400000IU 的维生素 D（除了在需要时给予更多补充），Scopinaro 等[33]发现 252 名患者中几乎 1/3 在髂骨间骨活组织检查时有骨去矿化作用的组织形态学现象。尽管它似乎随着时间推移而改善，但是 11% 的患者仍然在 10 年后有骨的去矿化作用，并且 6% 抱怨有骨痛。他们也发现，骨去矿化作用在年龄较大和体重较重的患者中更严重。结果 4 名患者需要进行手术逆转复原，以恢复十二指肠，增加钙的吸收。Marceau 等发现 41%BPD 术后患者和 29%DS 术后患者主诉骨痛。Murr 等[8]报道 18% 的患者患有代谢性骨病。

Slater 等[37]的 376 名患者中，85% 在术后 1 年发生低钙血症，52% 在 4 年后仍然有低钙血症。超过一半患者甲状旁腺素增高长达 4 年以上，其中 27% 的患者 PTH>100mg/L。这与 Marceau 等的报道相似[4]。然而，在术后 4 年时，仅有 4% 的患者有代谢性骨病的证据。

脂溶性维生素缺乏

术后初期的体重减轻归因于中等程度胃容量限制。然而，长期而持久的体重减轻缘于胰酶和胆汁分流至远端小肠，而不经过消化功能肠袢，以及食糜不经过空肠和近段回肠。肠道共同通道为末端的 50～100cm 的远端回肠，在这个地方，食糜才与胆汁和胰液混合，使得脂肪的吸收量仅为摄入量的 28%[3]。脂溶性维生素（维生素 A、D、E、K）的功能重要性各有不同，并且仅仅在代谢性后遗症明显的情况下才被认识到。这从 Scopinaro 等[33]和一些个案报道中[38-40]，共 1344 名 BPD 术后患者，其中 37 例发生夜盲症（2.8%）的病例，充分说明脂溶性维生素缺乏的存在。只有一项研究报道了限制营养吸收型减肥手术后脂溶性维生素缺乏症的发生率。一项由 Wesley 医学中心（Brisbane, Australia）和纽约大学医学院（New York，NY，USA）联合进行的研究观察了 376 名在其综合减肥中心接受限制营养吸收手术的患者[37]。这项研究表明，尽管有有效的营养建议和经验性的补充治疗，维生素 A 缺乏症的发生率随着时间而增加，以至于 70% 的患者在术后 4 年之内发生维生素 A 缺乏症。维生素 D 缺乏症在术后 1 年的发生率为 57%，术后 4 年为 63%。维生素 K 缺乏症术后 1 年发生率为 14%，在术后 4 年时逐渐增加到 42%。维生素 E 缺乏症发生率非常低，在术后 4 年，仅有 4% 的患者发生。尽管还没有清楚地认识到锌对身体的益处，但是从术后 1 年到 4 年超过 50% 的患者锌含量异常性的低下。

结论

以限制营养吸收为主的腹腔镜减肥手术，可有效减轻体重。不过应该对降低肥胖相关并存疾病发生率的相对益处，与营养吸收不良对机体所致的长期影响进行权衡。此类手术复杂，难度较大，术者应该有良好的腹腔镜操作技巧。由于术后相对较高的营养并发症，这类手术应该在一些综合的减肥中心进行，以为患者提供终生的随访治疗和指导。

（杨华 译 王存川 审校）

参考文献

1. Michielson D, Hendrickx L, van Hee R. Complications of biliopancreatic diversion surgery as proposed by Scopinaro in the treatment of morbid obesity. Obes Surg 1996;6:416–420.
2. Nanni G, Balduzzi GF, Capoluongo R, et al. Biliopancreatic diversion: clinical experience. Obes Surg 1997;7:26–29.
3. Scopinaro N, Adami GF, Marinari GM, et al. Biliopancreatic diversion. World J. Surg 1998;22:936–946.
4. Marceau P, Hould FS, Simard S, et al. Biliopancreatic diversion with duodenal switch. World J.Surg 1998;22:947–954.
5. Noya G, Cossu ML, Coppola M, et al. Biliopancreatic diversion for treatment of morbid obesity: experience in 50 cases. Obes Surg 1998;8:61–66.
6. Rabkin RA. Distal gastric bypass/duodenal switch procedure, Roux-en Y gastric bypass and biliopancreatic diversion in a community practice. Obes Surg 1998;8:53–59.
7. Totte E, Hendrickx L, van Hee R. Biliopancreatic diversion for treatment of morbid obesity: experience in 180 consecutive cases. Obes Surg 1999;9:161–165.
8. Murr MM, Balsiger BM, Kennedy FP, et al. Malabsorptive procedures for severe obesity: comparison of pancreaticobiliary bypass and very very long limb Roux-en Y gastric bypass. J Gastrointest Surg 1999;3:607–612.
9. Bajardi G, Ricevuto G, Mastrandrea G, et al. Surgical treatment of morbid obesity with biliopancreatic diversion and gastric banding: report on an 8-year experience involving 235 cases. Ann Chir 2000;125:155–162.
10. Dolan K, Hatzifotis M, Newbury L, et al. A clinical and nutritional comparison of biliopancreatic diversion with and without duodenal switch. Ann Surg 2004;240(1):51–56.
11. Hess DS, Hess DW. Biliopancreatic diversion with a duodenal switch. Obes.Surg 1998;8:267–282.
12. Baltasar A, Bou R, Bengochea M, et al. Duodenal switch: an effective therapy for morbid obesity—intermediate results. Obes Surg 2001;11:54–58.
13. Anthone G. Malabsorptive Procedures. Boston: American Society for Bariatric Surgery, Essentials Course, June 2003.
14. Paiva D, Bernardes L, Suretti L. Laparoscopic biliopancreatic diversion for the treatment of morbid obesity: initial experience. Obes Surg 2002;12:358–361.
15. Scopinaro N, Marinari GM, Camerini G. Laparoscopic standard biliopancreatic diversion: technique and preliminary results. Obes Surg 2002;12:362–365.
16. Ren CJ, Patterson E, Gagner M. Early results of laparoscopic biliopancreatic diversion with duodenal switch for morbid obesity: a case series of 40 consecutive patients. Obes Surg 2000;10:514–523.
17. Baltasar A, Bou R, Miro J, et al. Laparoscopic biliopancreatic diversion with duodenal switch: technique and initial experience. Obes Surg 2002;12:245–248.
18. Rabkin RA, Rabkin JM, Metcalf B, et al. Laparoscopic technique for performing duodenal switch with gastric reduction. Obes Surg 2003;13:263–268.
19. Prem KA, Mensheha NM, McKelvey JL. Operative treatment of adenocarcinoma of the endometrium in obese women. Am J Obstet Gynecol 1965;92:16–22.
20. Fernandez AZ, DeMaria EJ, Tichansky DS, et al. Experience with over 3000 open and laparoscopic bariatric procedures: multivariate analysis of factors related to mortality and leak. Surg Endosc 2004;18(2):193–197.
21. Dolan K, Fielding G. Biliopancreatic diversion following failure of laparoscopic adjustable gastric banding. Surg Endosc 2004;18:45–47.
22. Wu EC, Barba CA. Current practices in the prophylaxis of venous thromboembolism in bariatric surgery. Obes Surg 2000;10:7–13.
23. Higa KD, Boone KB, Ho T, Davies OG. Laparoscopic Roux-en-Y gastric bypass for morbid obesity: technique and preliminary results of our first 400 patients. Arch Surg 2000;135:1029–1034.
24. Schauer PR, Ikramuddin S, Gourash WF, Ramanathan R, Luketich J. Outcomes after laparoscopic Roux-en-Y gastric bypass for morbid obesity. Ann Surg 2000;232:515–529.
25. Pelligrini CA, Patti MG, Lewin M, et al. Alkaline reflux gastritis and the effect of biliary diversion on gastric emptying of solid food. Am J Surg 1985;150:166.
26. Bell RH. Neoplasms of the exocrine pancreas. In: Bell RH, Rikkers LF, Mulholland MW, eds. Digestive Tract Surgery: A Text and Atlas, 1st ed. Philadelphia: Lippincott-Raven, 1996:867.
27. Bertolotto M, Gianetta E, Rollandi GA, et al. Imaging of patients with pancreaticobiliary diversion for obesity: postoperative anatomy and findings in small bowel obstruction. Br J Radiol 1996;69:708–716.
28. Marceau P, Hould FS, Lebel S, et al. Malabsorptive obesity surgery. Surg Clin North Am 2001;81:1113–1127.
29. Vanderhoof JA, Young RJ, Murray N, et al. Treatment strategies for small bowel bacterial overgrowth in short bowel syndrome. J Pediatr Gastroenterol Nutr 1998;27:155–160.
30. Li M, Specian RE, Berg RD, et al. Effects of protein malnutrition and endotoxin on the intestinal mucosal barrier to the translocation of indigenous flora in mice. J Parenter Enteral Nutr 1989;13:572–578.
31. Slocum MM, Sittig KM, Specian RD, et al. Absence of intestinal bile promotes bacterial translocation. Am Surg 1992;58:305–310.
32. Sedman PC, Macfie J, Sagar P, et al. The prevalence of gut translocation in humans. Gastroenterology 1994;107:643–649.
33. Scopinaro N, Adami GF, Marinari GM, et al. Biliopancreatic diversion: two decades of experience. In: Deitel M, Cowan G, eds. Update: Surgery for the Morbidly Obese Patient: The Field of Extreme Obesity Including Laparoscopy and Allied Care. Toronto: FD-Communications, 2000:227–258.
34. Brolin RE, Leung M. Survey of vitamin and mineral supplementation after gastric bypass and biliopancreatic diversion for morbid obesity. Obes Surg 1999;9(2):150–154.
35. Fox SR, Fox KS, Oh KH. The gastric bypass for failed bariatric surgical procedures. Obes Surg 1996;6:145–150.
36. Skroubis G, Sakellaropoulos G, Pouggouras K, et al. Comparison of nutritional deficiencies after Roux-en-Y gastric bypass and after biliopancreatic diversion with Roux-en-Y

gastric bypass. Obes Surg 2002;12:551–558.
37. Slater G, Ren CJ, Siegel N, et al. Serum fat-soluble vitamin deficiency and abnormal calcium metabolism after malabsorptive bariatric surgery. J Gastrointest Surg 2004;8:48–55.
38. Smets RM, Waeben M. Unusual combination of night blindness and optic neuropathy after biliopancreatic bypass. Bull Soc Belge Ophtalmol 1999;271:93–96.
39. Huerta S, Rogers LM, Li Z, et al. Vitamin A deficiency in a newborn resulting from maternal hypovitaminosis A after biliopancreatic diversion for the treatment of morbid obesity. Am J Clin Nutr 2002;76(2):426–429.
40. Hatzifotis M, Dolan K, Newbury L, Fielding GA. Symptomatic vitamin A deficiency following biliopancreatic diversion. Obes Surg 2003;13(4):655–657.

第 22.6 章　限制营养吸收型腹腔镜减肥手术：争议

George A. Fielding

自从 Scopinaro 1979 年发表了里程碑式的胆胰转流术（目前被命名为胆胰转流术，BPD）以后，一直存在争议[1]。这种手术的操作更为困难,风险更大,术后严重的代谢相关后遗症也更多。许多外科医生认为这个手术应该仅作为首次手术失败后的修正性手术，或者仅适用于重度肥胖患者。但开展这个手术的外科医生却认为，该手术对体重减轻和维持效果非常良好，这是将该手术作为首选手术方式的最有说服力的理由。这个争论似乎可从 Scopinaro 医生对 Buchwald 医生所制订的减肥手术方式选择路径的辩论中得到最好的总结：Buchwald 医生[2]描述 BPD 在意大利比较流行，然而 Scopinaro[3] 回应说 BPD 手术孕育于意大利，并在全球流行。

在这个学术争论中存在着诸多能够证明各自观点的要素，包括支持和反对。下面我将讨论如下争论问题。

- BPD可以作为首选手术吗?
- BPD仅被用于治疗重度肥胖吗?
- 在什么情况下，BPD应当被用作修正性手术?
- 同时加做十二指肠转位术，比单纯做BPD更有益处吗?
- 在治疗Prader-Will综合征和儿童肥胖，BPD的地位在哪里?
- BPD手术对妊娠有何影响?

胆胰转流术可以作为首选手术吗?

BPD 有效吗?

BPD 手术是一种非常有效的减肥措施。Scopinaro 等[4]的研究资料表明该手术早期减肥效果和长期维持效果明确。他们在这项 2241 名患者的临床研究中发现，随访 20 年间，患者永久性地减少了 75% 的多余体重。最初的减肥是快速的，或许是由于胃容量限制的原因，而体重的长期维持，源于对营养吸收的限制。Scopinaro 相信因为存在一个对脂肪和淀粉吸收的阈值，这更加剧了静息能量的消耗，而不像腹腔镜可调节胃绑带术和 Y 型胃旁路术那样依赖于对摄食量的限制来长期维持体重下降。

BPD 的吸引力并非在于能够大幅度地减轻体重，而是在于它对减轻后体重的长期保持。目前减肥外科学界普遍过于强调各种手术后多余体重减轻的百分比和程度的差别，譬如 55%、65% 和 75% 的差别，然而，对于一个 300 磅体重，BMI 为 48 的女性患者来讲，65% 和 55% 多余体重减轻，而实际的体重减轻量并没有太大差别，两种情况体重差别仅为 16 磅，即衣服尺寸小了 1.5 个尺码，这对于减轻肥胖相关并存疾病来说，并无差别，因为那些共存疾病在此时已经得到好转或治愈。而且，如果体重没有维持，这个数字毫无疑义。相比之下，BPD 术后体重减轻效果最为明显，并且可以维持最长时间。

并非所有的患者都减轻了大量体重（表 22.6-1）。令人不可思议的是，鉴于 BPD 造成的营养吸收限制的程度不同，有一些进行 BPD 的患者并没有减去大量体重。Marceau 等[5]的报道表明，13% 的患者减少不到 50% 的多余体重。Marceau 等发现仅仅 41% 的 BPD 和 61% 的胆胰转流并十二指肠转位术后患者消除了饥饿感。Sanchez-Cabezudo 和 Larrad[6] 回顾了 75 例术后随访 5 年的患者,发现 9 名患者 (12%) 获得不足 50% 的 EWL,平均值为 36.9%。在统计学上，减肥失败的患者更有可能缺乏饱腹感，或者未婚或失业。然而，尽管只获得 36.9% 的 EWL，大多数患者术前的肥胖相关共存疾病至少有所改善。作为对失败的 Lap-Band 进行修正的手术，仍有 21% 的患者体重减轻不理想，尽管有些患者仅保留有 30cm 长的肠道共同通道[7]。Anthone 等[8]的 701 例 BPD-DS 手术报道发现，18% 的患者在术后 5 年不能维持 50% 的 EWL。在第 5 年，这个组的体质指数从 52 降低到 32。值得重复指出的是，在术后一年 BMI 即显著降为 32，并已保持了 5 年。

表 22.6-1　EWL<50% 的发生率

第一作者（参考文献编号）	共同通道肠道长度（cm）	患者数百分比
Marceau[5]	100	13
Sanchez-Cabezudo [6]	100	12
Anthone[8]BMI⩾50	100	27
Anthone [8] BMI<50	100	18
Fielding[42]（修正）	50	21

BMI，体重指数

这个手术安全吗?

直到腹腔镜可调节胃绑带手术的出现，所有的减肥手术均牵涉到肠管的手术和某种肠管吻合。这带来了瘘、毒血症和死亡的风险。经验丰富的医生，其患者发生瘘、败血症和死亡的概率相对比较小。当考虑到这些患者的共存疾病时，发生率会更小；在一些大型的临床报道中，手术死亡率为 0.5%～1.5%，而在同期美国、英国和欧洲其他国家统计的胃切除术、胰切除术和食管切除术，死亡率为 8%～10%[9-10]。减肥手术数量正在经历爆炸式增长。Lap-Band 手术量已超过 10 万。在美国，RYGB 手术数量与此相近。这 10 万例 Lap-Band 手术病例仅有 34 例手术相关死亡 [11]。一些团队报道超过 1000 例 Lap-Band 手术，而没有手术相关死亡 [12-13]。而同期，BPD 和 BPD-DS 病例数却少很多。有报道，10 万例 RYGB 术和 BPD 手术，手术总体死亡率为 0.5%～1.5%，相当于总共 500～1500 例死亡病例，而 Lap-Band 术只有 34 例死亡。对于严重肥胖患者，两者的风险差异要更多一些。

手术技术

没有证据表明在开放式 BPD 手术比开放式胃旁路手术危险度更高。Sarr 等 [14] 对比了对重度肥胖患者进行的 11 例 BPD 手术和 26 例超长胆胰肠袢的胃旁路术，并没有发现发病率或死亡率有所区别。

腹腔镜手术可能有不同的结果。腹腔镜 BPD 和腹腔镜 RYGB 之间的关键技术区别是 Roux 肠袢支在远端小肠。尽管胃吻合比 RYGB 远 14～15cm，然而消化功能肠袢更接近小肠末端，并偏右腹部。分离解剖盲肠，和更深层次的肠系膜分离，能够帮助将消化功能肠袢支送到胃部进行吻合。然而，有时候腹腔镜 BPD 术难以实现无张力的胃空肠吻合。

腹腔镜标准的 BPD 的早期结果是确切的（表 22.6-2），因为在最初的三个小系列报道中还没有死亡的发生。Paiva 等 [15] 在 40 例腔镜操作下的平均手术时间是 210 分钟（波动在 130～480），BMI 平均为 43（波动在 36～65）。Scopinaro 等 [16] 的 26 例患者中的 5 例中转为开腹手术，平均 BMI 为 43（波动在 36～56）。Fielding 的等对 30 名患者的平均手术时间是 181 分钟（波动在 92～315），平均 BMI 为 46(范围 30～67)，没有中转开腹手术病例。Baltasar 等 [18] 在他们最初的 16 例患者中，腹腔镜下平均手术时间波动在 195～270 分钟，BMI 为 43～56。

表 22.6-2　腹腔镜胆胰转流术和胆胰转流并十二指肠转位术

第一作者（参考文献编号）	术式	病例数	BMI	中转开腹手术	平均手术时间（范围）
Ren[19]	BPD-DS	40	60	2.5	210 (110～360)
Baltasar[18]	BPD-DS	26	45	0	(195～270)
Dolan[17]	BPD-DS	30	46	0	181 (92～315)
Paiva[15]	BPD	40	43	0	210 (130～480)
Scopinaro[16]	BPD	26	43	20.0	—
Dolan[17]	BPD	14	45	0	169 (140～239)

重度肥胖症显著增加手术难度。肠系膜厚且重，肠管很难向头部方向移动，这样就导致了更长时间的手术操作，从而使深静脉血栓的发生风险增高。在张力存在下进行吻合将会花费更长的时间。有证据表明腹腔镜 BPD-DS 在 BMI 超过 60 的患者中更加危险。Ren 发表了 Gagner 的经验 [19]，显示了重度肥胖给腹腔镜 BPD-DS 手术所带来的困难程度，40 例患者的平均手术时间为 210 分钟（波动在 110～360），只有 1 例中转为开腹手术，1 例死亡及 1 例住院死亡，平均 BMI 为 60（波动在 42～85）。然而，腹腔镜 Y 型胃旁路术在这个群体的患者中的危险度也更高。Oliak 等 [20] 报道在 BMI 大于 60 的患者中，术后并发症的发生率增加 2 倍，术后死亡率为 5%，而 BMI 小于 60 的患者，手术死亡率仅为 0.4%。Fernandez 等 [21] 对 Sugerman 的超过 3000

例 RYGB 的经验进行回顾时发现，在 BMI 较高的男性患者中，吻合口瘘和死亡率均增高，这与腹腔镜 BPD-DS 的结果相似。

腹腔镜 BPD 或 BPD-DS 是一项长、复杂、强度大和具有挑战性的手术。外科医生必须有高度的腹腔镜技术，尤其是在肠道操作和和缝合技术上。腹腔镜手术的主要益处是减少伤口并发症和能够更早地恢复正常活动，然而也应该考虑腹腔镜手术需要更长手术时间及其特有并发症这些不足之处。

这类手术远期安全性如何?

似乎 BPD 的远期效果很好，但代价是什么？争议主要集中在术后贫血和蛋白质营养不良上。贫血是这类患者固定的风险，特别是月经期妇女，所有的患者将需要额外服用铁剂[22]。如果血清铁离子水平仍然很低，患者需要肠外补给的方法，例如肌内或者静脉内铁注射。蛋白质营养不良是很明显的。这些患者变得非常瘦弱，需要在进行再次手术以延长肠道共同通道，或者恢复小肠原状前，给予静脉内营养。然而，这种情况的实际发生率很低，并且可能被 BPD 的反对者所高估（表 22.6-3）。Scopinaro 等[4]报道了在保留 50cm 的共同通道的患者中，6% 发生蛋白营养不良；Clare 等[23]报道了 3.2% 的发生率，Hess 和 Hess 等[24]报道为 2.2%，Marceau 等[5]报道保留有 100cm 共同通道的患者，蛋白营养不良的年发生率为 0.9%。而 Anthone 等[8]报道了保留有 100cm 共同通道的患者当中，在术后 5 年，5.5% 患者发生蛋白营养不良。

所有作者强调通过终身随访评估营养状况和终身服用营养添加剂的必需性。

但现实情况是，对这些患者的随访通常是不到位的。最大系列的报道表明术后 5 年仅有 50% ~ 70% 的随访率[25-26]。Scopinaro 等[27]试图使人们相信较低的随访率是因为 BPD 术后，患者感到很快乐，且身体不再肥胖，而自觉不再需要进行随访。这也许是真的。然而，令人担心的是，这些患者也许体重会过度减轻，甚至发生严重营养不良，并且存在维生素缺乏。对长期营养不良的担忧也许限制了 BPD 在减肥外科领域的广泛采用。

尽管患者在术前接受了最大程度的教育和术后持续服用维生素的鼓励，但是患者对补充剂的依从率仅仅达到 80%[28]。另外，我们最近记录了对 BPD 患者进行的 4 年的随访期间维生素水平检查，发现维生素缺乏症的发生率值得警惕，40% 的术后患者有维生素 A、D、K 及锌和钙的不足[29]。这些维生素的缺乏随着时间的延长变得更加严重，尽管有严格的术前咨询和术后随访，维生素缺乏仍然会发生。Brolin 等[30]报道远端 Y 型胃旁路术的相似的结果。他们也认真地回顾了减肥医生对这些患者维生素缺乏程度的估计[31]。令人吃惊的是，大多数外科医生认为仅仅 4% ~ 5% 的患者有维生素缺乏，而不是我们所发现的 40%。外科医生必须建立一个流程，以随访和监测这些患者术后的营养问题。

表 22.6-3　因营养不良而需再次行修正性手术的总结

第一作者（参考文献编号）	共同通道（cm）	需行修正性手术（%）
Clare[23]	100	3.2
Hess[24]	100	2.2
Marceau[5]	100	0.9
Anthone[8]	100	5.7
Scopinaro[4]	50	2.7
Dolan[17]	50	5.1

胆胰转流术仅可用于重度肥胖患者吗?

有一种广泛的看法认为 BPD 对于重度肥胖患者是一种可以选择的术式。Ren、Patterson 和 Gagner[19]报道了对 BMI 超过 60 的患者术后并发症和死亡率明显增高。Gagner[32]和 Anthone 等[33]建议仅仅进行袖状胃切除术，作为初步的术式。这个手术仅仅通过限制摄食量就能减轻相当一些体重。在体重减轻达到最多时，再次进行十二指肠转位术，以造成限制营养吸收，达到进一步减轻体重的目的。我已经进行了 9 例这种两阶段术式，在第二阶段进行十二指肠吻合时，变得非常容易，因为患者已经减轻了许多体重，肝体积减小，网膜和肠系膜组织脂肪减少，使肠管移动范围增加。这个做法是建立在相信 BPD 对于重度肥胖患者最为有效的信念上。而 Lap-Band[34-35]和 RYGB[36-38]的倡导者并不同意，他们认为当一种术式已经能够满足大多数病例时，需要质疑这个两步骤手术的必要性。

Lap-Band 的问世拓宽了肥胖手术的应用范围，使得微创手术在肥胖管理领域有一席之地。Gagner

的团队[39]当然不是Lap-Band的推崇者，然而在他们最近的一个报道中，对5例平均BMI为52（范围：40～64）的患者，施行了Lap-Band加十二指肠转位术，而没有进行胃部分切除，在术后12个月时，体重减轻效果良好[40]。Yashkov等[41]先前也报道了类似的思路，对于垂直胃绑带术（VBG）后效果不显著的患者，行十二指肠转位术。

作者有一组患者，通过加做十二指肠转位术来挽救效果不显著的Lap-Band手术（7例患者），或者对于BPD术后效果不显著的患者，加做Lap-Band以进一步控制饥饿感（7例患者）。14例手术中，11例在腹腔镜下进行，另外3例开腹进行。标准的BPD或者BPD-DS已经被用来作为失败的胃绑带手术的修正手术，但是，与Gagner一样，作者认为不进行胃切除，益处更多[42]。正如Gagner所说的，“即使袖状胃切除术也会有瘘和梗阻的术后并发症”[40]。作者认为这种联合治疗在修正性手术中具有实际价值，值得推广。

Stucki等[4]表示BPD是唯一一种体重减轻量与术前体重和目标体重无直接关系的减肥治疗手段。它对病态肥胖症和重度肥胖效果同样有效。这个事实已经在一系列对比病态肥胖症和重度肥胖患者的BPD术的研究中有所报道[43]。1998—2002年间所进行的68例BPD手术，有44名为病态肥胖症，他们的平均BMI是42（范围33～49.9），而另外24名是重度肥胖症，其平均BMI是57（范围51～84）。术后3年，病态肥胖症组的平均BMI降到27.5，而重度肥胖组，BMI降低至37。相较而言，病态肥胖症组多余体重减轻率更高。

也许更重要的是，病态肥胖症患者与重度肥胖患者在术后的维生素、微量元素或蛋白质不足的发生率没有明显差异。对BMI较低的患者进行BPD的安全性，也表现在对79例Lap-Band效果不显著的修正性BPD手术中。再次手术后2年，79名患者的平均BMI从37降到29，并且稳定到这一水平[42]。

没有证据表明，BMI较低的患者进行BPD手术后营养不良相关并发症发生率增高。相反，Surgerman等[44]总结到对于重度肥胖患者进行BPD手术，并发症率过高，所以不支持将其作为一个首选治疗性的手术。这是争议的一部分。Fobi的团队[45]探讨了将标准Roux-en-Y修正为远端Roux-en-Y，仅保留一个小胃囊，而不行BPD。维持足够的胃容积，以充分摄取好的蛋白质对于BPD术后患者的安全性至关重要。Fox等[46]对将VBG修正为BPD表示了极大的担忧。

胆胰转流术作为修正性手术

BPD被一些人认为是一项有效的修正性术式。然而，需要注意的是，将一个限制营养吸收的手术叠加于保留极小胃囊的限制胃容量的手术之上，可能是治疗严重问题的方法。像前文所提及的那样，Scopinaro已经对此进行警告，一些进行过将标准RYGB修正为远端RYGB的医生可能同意他的观点。另外，Sarr等[14]报道了11名重度肥胖患者将BPD作为首选术式，术后随访8年，一位患者死于肝衰竭，两名患有代谢性骨病；而26名进行了远端胃旁路术的患者中，没有人出现以上结果。与此相反，Brolin等[47]和Skroubis等[48]持有不同的观点。他们并没有发现远端RYGB引起营养相关并发症的增加。而且，即使BPD手术组患者减去更多体重，而远端RYGB对于肥胖相关并发症的治疗效果与BPD术无异。这是一个重要的争论点，即如何修正未能成功的RYGB手术。

对于Lap-Band来讲，这样的问题并不存在。胃绑带术最大的优点之一是易于将胃绑带取出。尽管Gagner和其他人认为再次应用腹腔镜移除Lap-Band不那么容易，然而，确实较为简单[22]。在绑带被移除后，胃还是完整的，如果需要，仍可进行BPD手术。这时，可以避开原来胃绑带的位置，将其修正为标准的BPD术式，或者放松绑带，而修正为十二指肠转位术。BPD由于保留足够大的胃容积，因而是一个理想的修正手术方式。没有证据显示，在这种情况下再次施行BPD手术，手术风险会增加。作者曾经进行过79例这样的手术，其中59例完全用腹腔镜完成[42]，术后并发症极少。另外20例为开放式手术，并发症稍多，但并无死亡病例。对于进行过VBG的患者，作者目前不再将其修正为Lap-Band。Lemmens等[49]的经验与此相似，他报道了1620例BPD手术，其中37例为修正性手术，其中20例为修正前次的VBG，17例修正前次的Lap-Band。结果，没有病例死亡，3例瘘，3例患者因为营养不良需要延长共同通道，5例患者没有体重减轻。

目前，减肥外科领域有两个阵营：包括那些相信RYGB是解决所有问题的方法的一个阵营和另一个因为Lap-Band安全性而将其作为一项主要手术方法的阵营，如果 Lap-Band 术后效果不佳，即可将其修正为 BPD。在作者所进行的 1600 例胃绑带术的 7 年经验中，术后需要移除绑带的概率为 5.5%。

标准胆胰转流术与胆胰转流并十二指肠转位术的比较

很多人推测在 BPD 术的基础上加做十二指肠转位术比单纯 BPD 术益处更多。Marceau 等 [5] 和 Hess 等 [24] 强烈支持采用 BPD-DS 以减少蛋白质营养不良和铁缺乏性贫血的发生。Ren 的团队 [19] 首先报道了 Gager 关于这种手术的各种腹腔镜操作方法的经验。

最近，Anthone 等 [8] 公布了来自于南加利福尼亚大学的经验。正如所有已经报道过十二指肠转位术的美国外科医生一样，他应用 100cm 长的共同通道，而在欧洲，大家习惯于 Scopinaro 所介绍的 50cm 共同通道。理论上，延长共同通道的长度可以改善术后营养不良。他的这个 701 例患者的大型病例报道对 BPD-DS 的争论有意义，而且对于将 BPD 作为一个首选手术方式有实践意义。

（1）这个手术是一个主要肠道手术。有 1.4% 的死亡率（701 例患者中有 10 例死亡）。另 21 例患者有显著的非致命性并发症。所有常见的死亡原因如下：肺栓塞、肺炎、横纹肌溶解、十二指肠残端瘘、胃瘘和吻合口瘘、出血和脾切除术。

（2）手术对于 BMI<50 的患者与 BMI≥50 的患者治疗效果不同。BMI<50 的患者组中，术后 5 年 BMI 降为 28，EWL 为 70%；另一组中，术后 5 年 BMI 降为 36，EWL 为 63%。实际上，这个组中，在术后 12 个月 BMI 稳定在 36，并在后来的 4 年中没有改变。两个组术后 5 年总体的 EWL 为 65%，而且 BMI 在术后 1～5 年当中维持在 31 。在这个大样本中，对于重度肥胖患者，BPD-DS 并没有额外的益处。

十二指肠转位术已被作为一种减少贫血和蛋白质营养不良的手术方法。然而从这 701 例的证据中表明并非如此。在共同通道长度为 100cm 的患者中，48% 患有贫血。正如前文所述，应用血清白蛋白结果反映蛋白质营养不良的指标，显示蛋白质营养不良的实际发生率很低，大约为 2%。尽管加做了十二指肠转位术，40 例患者（5.7%）需要再次手术已延长共同通道，其中 34 例因为有明显营养不良，4 例持续腹泻和 2 例慢性疼痛。

在澳大利亚布里斯班市所发表的结果与上相似[17]，其中 73 例行标准的 BPD，61 例行 BPD-DS 手术，所有患者肠道共同通道为 50cm。中位数为 28 个月的随访结果发现，加做十二指肠转位术并没有改善体重减轻量，也没有减少胃肠相关和营养相关的并发症。两组患者术后 36 个月的 EWL 是 72%，平均 BMI 为 31.5。饮食量、脂肪摄入量、恶心或呕吐、腹泻或营养参数方面均没有不同。80% 的患者确认了对维生素添加剂的依从性。在这个组中，总的来讲，18% 的患者血清白蛋白偏低，32% 发生贫血，25% 低钙血症，并且近 50% 的患者合并有维生素 A、D 和 K 缺乏。由于术后体重减轻不理想而要求缩短共同通道的患者中，有 7 名患者为 BPD 术后（9.6%），8 名为 BPD-DS 术后患者（13.1%）。4 名患者由于 BPD 而造成的过度体重减轻而要求延长他们的共同通道，而 BPD-DS 术后的患者有 3 名要求延长共同通道。再一次证明 BPD 和 BPD-DS 之间没有差异。

BPD-DS 有显著的技术难度。正如被 Anthone 所指出的那样，在进行吻合时，如果是开放式手术会容易很多，吻合处没有任何张力。然而，这个优势被开放手术中朝向胃的顶端进行好的袖状胃切除术的困难而抵消，正如被 Anthone 等的脾切除术的发生率所证实。在腹腔镜手术当中，当解剖十二指肠，并将其从胰腺游离开，而还需要保留其血供，在肥胖患者体内操作是相当困难的。吻合本身也有难度，使得这个手术成为一个耗时和令人疲惫的术式。此外，结肠周围脂肪过多过厚，对于十二指肠的暴露，也造成困难。建立吻合的方法有多种，包括经口进路的端端吻合（EEA）、胃肠的侧侧吻合（GIA）、腹腔镜手工缝合和腹腔镜辅助操作或者做一个小切口进行吻合操作 [50]。尤其是最后一种方法，很有实用意义。作者也偶然采用肋骨下小切口，使得术野变得非常清楚，并发症率低，也从未有切口疝的发生。Jones[51] 已经早在几年前就推荐使用这种方法。

美国对 BPD-DS 术的兴趣在快速提升，主要是因为对于胃幽门的保留，而且，对这种术式的关注，在一定程度上由互联网所驱使。几乎没有证据表明 BPD-DS 比标准 BPD 手术有更多功能性的优势。作者已经不再施行 BPD-DS 加袖状胃切除术，因为发现标准 BPD 手术更加容易，而且与 BPD-DS 术后结局相比没有差异。

胆胰转流术对于 Prader-Willi 综合征和肥胖儿童的意义是什么?

有关儿童减肥手术的资料很少，直到目前为止，美国仍然首选RYGB。Brolin的团队[52]，Sugerman等[53]以及 Endres 和 Wittgrove[54] 都已经报道 RYGB 术后的良好结果。我们最近报道了对于儿童人群的一系列的 Lap-Band 手术，结果与 RYGB 术相当[55]。Sugerman 等在他的系列患者中描述了 3 例远端胃旁路术，其中一例因为营养不良而再次行修正性手术。我仅仅发现了 1 例关于儿童的 BPD 手术的报道：Breaux[56] 报道了 22 例年龄从 8 岁到 18 岁的肥胖儿童，其中 4 例接受了 BPD 手术，他们中的大多数患有睡眠呼吸暂停综合征。从体重减轻的角度来看，效果良好，然而 4 例患者当中的 3 例发生蛋白质营养不良，并且所有的 4 名患者发生维生素 A 和 D 缺乏或者叶酸缺乏。也有 2 例在术后 15 个月和 3.5 年后死亡。

无论如何，BPD 很难应用于儿童或青少年。术后的依从性对于儿童总是一个问题，而不论是哪种手术方式。而且，儿童不容易遵从术后营养监测及补充的要求。

对儿童的另外一个争论的问题是 BPD 在 Prader-Willi 综合征中的使用。提倡对这些患者施行 BPD 的学者包括 Antal 和 Levin[57] 以及 Scopinaro 的团队[58]。尽管在 Scopinaro 的一组病例中，术后 10 年有体重反弹，EWL 维持在 40%，对于这种难治的患者来说，效果良好。

Grugni 等[59] 发表了一个个案报道，在术后 3 年，体重完全反弹至术前水平，并且合并有贫血、高蛋白血症以及腹泻。患者缺乏自主限制摄食量的依从性，表明限制摄食量的手术方法对于这类患者并无帮助。然而何种做法是一个正确的方法，还没有明确的答案。

妊娠

避孕是 BPD 术后的一个重要问题。如同其他所有减肥手术一样，BPD 术后患者受孕能力增强。由于胃肠道吸收功能的降低，口服避孕药的效果不确切。比利时的 Garrits 等[60] 报道 9 名在 BPD 术后服用避孕药的患者中，其中 2 例受孕。绝大多数医生并不支持患者在 BPD 术后一年受孕，因为快速的体重减轻不可避免的会发生贫血和叶酸缺乏，后者会导致胎儿脊髓异常。Scopinaro 等[61] 发现，239 名 BPD 术后妊娠妇女当中，21% 需要在孕期给予胃肠外营养支持，27.8% 的胎儿小于同龄胎儿。在术前，应向患者说明术后受孕机率增高以及口服避孕药的不确切性。

（杨华 译　王存川 审校）

参考文献

1. Scopinaro N, Gianette E, Civalleri D. Biliopancreatic bypass for obesity: II. Initial experiences in man. Br J Surg 1979; 66:618–620.
2. Buchwald H. A bariatric surgery algorithm. Obes Surg 2002;12(6):733–746.
3. Scopinaro N. Comments to presidential address: gastric bypass and biliopancreatic diversion operations. Obes Surg 2002;12:881–883.
4. Scopinaro N, Adami GF, Marinari GM, et al. Biliopancreatic diversion. World J Surg 1998;22(9):936–946.
5. Marceau P, Hould F-S, Simard S, et al. Biliopancreatic diversion with duodenal switch. World J Surg 1998;22:947–954.
6. Sanchez-Cabezudo DC, Larrad JA. Analysis of weight loss with the biliopancreatic diversion of Larrad: absolute failures or relative successes? Obes Surg 2002;12(2):253.
7. Slater GH, Duncombe J, Fielding GA. Poor weight loss after revised bilio-pancreatic diversion for laparoscopic gastric band failure: an analysis of 18 cases. Surg Obes Relat Dis 2005;1:573–579.
8. Anthone GA, Lord RNV, DeMeester TR, et al. The Duodenal Switch Operation for the Treatment of Morbid Obesity: A 10-Year Experience. Presented at American Society for Bariatric Surgery (ASBS) Essentials in Bariatric Surgery, Course, Boston, MA: 2003.
9. Goodney PP, Siewers AE, Stukel TA, et al. Is Surgery getting safer? National trends in operative mortality. J Am Coll Surg 2002;195(2):219–227.
10. Grossmann EM, Longo WE, Virgo KS. Morbidity and mortality of gastrectomy for cancer in Department of Veterans Affairs Medical Centers. Surgery 2002;131(5):484–490.
11. O'Brien PE, Dixon JB. Weight loss and early and late complications—the international experience. Am J Surg 2002;184(6B):42S–45S.
12. Angrisani L, Alkilani M, Basso N, et al. Laparoscopic Italian experience with the Lap Band. Obes Surg 2001;11(3):307–310.
13. Weiner R, Blanco-Eugert R, Weiner S, et al. Outcome after laparoscopic adjustable gastric banding—8 years' experience. Obes Surg 2003;13(3):427–434.
14. Sarr MG, Felty CL, Hilmer DM, et al. Technical and practical considerations involved in operations on patients weighing more than 270kg. Arch Surg 1995;130(1):L102–105.
15. Paiva D, Bernardes L, Suretti L. Laparoscopic biliopancreatic diversion: technique and initial results. Obes Surg 2002; 12(3):358–361.
16. Scopinaro N, Marinari GM, Camerini G. Laparoscopic standard biliopancreatic diversion: technique and preliminary

results. Obes Surg 2002;12(3):362–365.
17. Dolan K, Hatzifotis M, Newbury L, Lowe N, Fielding G. A clinical and nutritional comparison of biliopancreatic diversion with and without duodenal switch. Ann Surg 2004;240: 51–56.
18. Baltasar A, Bou R, Miro J, et al. Laparoscopic biliopancreatic diversion with duodenal switch: technique and initial experience. Obes Surg 2002;12:245–248.
19. Ren C, Patterson E, Gagner M. Early results of laparoscopic bilio-pancreatic diversion with duodenal switch. Obes Surg 2000;10:514–523.
20. Oliak D, Ballantyne GH, Davies RJ. Short-term results of laparoscopic gastric bypass in patients with BMI ≥60. Obes Surg 2002;12:643–647.
21. Fernandez AZ, DeMaria EJ, Tichansky DS, et al. Experience with over 3000 open and laparoscopic bariatric procedures: multivariate analysis of factors related to mortality and leak. Surg Endosc 2003;17(suppl).
22. Stucki A, Grob JP, Chapuis G, et al. Biliopancreatic bypass and disorders of iron absorption. Schweiz Med Wochenschr 1991;121(50):1894–1896.
23. Clare MW. An analysis of 37 reversals on 504 biliopancreatic surgeries over 12 years. Obes Surg 1993;3:169–173.
24. Hess DW, Hess DS. Biliopancreatic diversion with a duodenal switch. Obes Surg 1998;8:267–282.
25. Jones KB. Quo Vadis? Obes Surg 2002;12:617–622.
26. Brolin RE, Gorman RC, Milgrim LM, et al. Multivitamin prophylaxis in prevention of post-gastric bypass vitamin and mineral deficiencies. Int J Obes 1991;15:661–668.
27. Scopinaro N. Comments to presidential address: gastric bypass and biliopancreatic diversion operations. Obes Surg 2002;12:881–884.
28. Newbury L, Dolan K, Hatzifotis M, et al. Calcium, vitamin D, alkaline phosphatase and parathyroid hormone following pancreatico-biliary diversion. Obes Surg 2003;13: 893–895.
29. Slater GH, Ren CJ, Siegel N, et al. Serum fat-soluble vitamin deficiency and abnormal calcium metabolism after malabsorptive bariatric surgery. J Gastrointest Surg 2004; 8:48–55.
30. Brolin RE, Gorman JH, Gorman RC, et al. Prophylactic iron supplementation after Roux-en-Y gastric bypass: a prospective, double-blind, randomized study. Arch Surg 1998;133:740–744.
31. Brolin RE, Leung M. Survey of vitamin and mineral supplementation after gastric bypass and biliopancreatic diversion for morbid obesity. Obes Surg 1999;9(2):150–154.
32. Chu CA, Gagner M, Quinn T, et al. Two-stage laparoscopic biliopancreatic diversion with duodenal switch: an alternative approach to super-super morbid obesity. Surg Endosc 2002;16:S187–S231.
33. Anthone G, Lord R, Almogy G, et al. Gastrectomy alone as surgical treatment for morbid and super-morbid obesity. Obes Surg 2003;13:209–210.
34. Dixon JB, O'Brien P. Selecting the optimal patient for lapband placement. Am J Surg 2002;184:175–205.
35. Fielding GA. Laparoscopic adjustable gastric banding for massive super obesity BMI >60. Surg Endosc 2003;17:1541–1545.
36. Gibbs K, White N, Vaimakis S, et al. Laparoscopic gastric bypass in the "massive superobese." Obes Surg 2003;13: 221–222.
37. Schauer PR, Ikramuddin S, Gourash W, et al. Outcomes after laparoscopic Roux-en-Y gastric bypass for morbid obesity. Ann Surg 2000;232:515–529.
38. DeMaria EJ, Sugerman HJ, Kellum JM, et al. Results of 281 consecutive total laparoscopic Roux-en-Y gastric bypasses to treat morbid obesity. Ann Surg 2002;235:640–647.
39. De Csepel J, Quinn T, Pomp A, Gagner M. Conversion to a laparoscopic biliopancreatic diversion with a duodenal switch for a failed laparoscopic adjustable silicone gastric banding. J Laparoendosc Adv Surg Tech A 2002;12(4):237–240.
40. Gagner M, Steffen R, Biertho L, et al. Laparoscopic adjustable gastric banding with duodenal switch for morbid obesity: technique and preliminary results. Obes Surg 2003;13:444–449.
41. Yashkov YI, Oppel TA, Shishlo LA, et al. Improvement of weight loss and metabolic effects of vertical banded gastroplasty by an added duodenal switch procedure. Obes Surg 2001;11:635–639.
42. Dolan K, Fielding G. Bilio pancreatic diversion following failure of laparoscopic adjustable gastric banding. Surg Endosc 2004;18:60–63.
43. Dolan K, Hatzifotis M, Newbury L, Fielding G. A comparison of laparoscopic adjustable gastric banding and biliopancreatic diversion in superobesity. Obes Surg 2004;14: 165–169.
44. Sugerman HJ, Kellum JM, Engle K, et al. Randomized trial of proximal and distal gastric bypass in the super-obese: early results [abstract]. Presented at the 4th International Symposium on Obesity Surgery, London, UK, August 24, 1989.
45. Fobi M, Lee H, Igwe D, et al. Revision of failed gastric bypass to distal Roux-en-Y gastric bypass: a review of 65 cases. Obes Surg 2001;11:190–195.
46. Fox SR, Fox KS, Oh KH. The gastric bypass for failed bariatric surgical procedures. Obes Surg 1996;6:145–150.
47. Brolin RE, Kenler HA, Gorman JH, et al. Long-limb gastric bypass in the superobese. A prospective randomized study. Ann Surg 1992;21:387–395.
48. Skroubis G, Sakellaropoulos G, Pouggouras K, et al. Comparison of nutritional deficiencies after Roux-en-Y gastric bypass and after biliopancreatic diversion with Roux-en-Y gastric bypass. Obes Surg 2002;12:551–558.
49. Lemmens L. Biliopancreatic diversion as a redo operation for failed restrictive gastric surgery. Obes Surg 2002;12: 479.
50. Rabkin RA, Rabkin JM, Metcalf B, et al. Laparoscopic technique for performing duodenal switch with gastric reduction. Obes Surg 2003;13:263–268.
51. Jones KB. The superiority of the left subcostal incision compared to mid-line incisions in surgery for morbid obesity. Obes Surg 1993;3:201–205.
52. Strauss RS, Bradley LJ, Brolin RE. Gastric bypass surgery in adolescents with morbid obesity. J Pediatr 2000;138:499–504.
53. Sugerman HJ, Sugerman EL, DeMaria EJ, et al. Bariatric surgery for severely obese adolescents. J Gastrointest Surg 2003;7:102–108.
54. Endres JE, Wittgrove AC. Laparoscopic Roux-en-Y gastric bypass in adolescents. Obes Surg 2003;13:206.
55. Dolan K, Creighton L, Hopkins G, et al. Laparoscopic gastric banding for morbidly obese adolescents. Obes Surg 2003;13:101–104.

56. Breaux CW. Obesity surgery in children. Obes Surg 1995;5: 279–284.
57. Antal S, Levin H. Biliopancreatic diversion in Prader-Willi syndrome associated with obesity. Obes Surg 1996;6:58–62.
58. Marinari GM, Camerini G, Novelli GB, et al. Outcome of biliopancreatic diversion in subjects with Prader-Willi syndrome. Obes Surg 2001;11:491–495.
59. Grugni G, Guzzaloni G, Morabito F. Failure of biliopancreatic diversion in Prader-Willi syndrome. Obes Surg 2000; 10:179–181.
60. Gerrits EG, Ceulemans R, van Hee R, et al. Contraceptive treatment after biliopancreatic diversion needs consensus. Obes Surg 2003;13:378–382.
61. Friedman D, Cuneo S, Valenzano M, et al. Pregnancies in an 18-year follow-up after biliopancreatic diversion. Obes Surg 1995;5:308–313.

第 23 章　手助腹腔镜减肥手术

Dean J. Mikami, W. Scott Melvin

手术治疗病态肥胖症可以长期缓解肥胖相关疾病。体重指数大于或等于 35 的患者，手术治疗是一种公认的安全有效的治疗手段。随着腹腔镜技术和影像设备的发展，我们可以将微创外科技术应用于减肥手术中。对比于开放减肥手术，腹腔镜手术有显著的优势,尤其是腹腔镜 Y 型胃旁路术（LRYGB）。然而，腹腔镜减肥手术仍面临一些难题，它们主要来自器械如何进入体内、组织器官牵开、组织操作处理和解剖学标志的识别。这些难题使腹腔镜减肥手术很难掌握，对那些缺少一个经验丰富的助手的外科医生来说也难以操作。而手助腹腔镜手术（HALS）是一种非常有效的技术，可在多种腹腔镜手术中使用[1]。它可使组织操作、牵引、触觉反馈、钝性分离更加精确，因此，这项技术是进行完全腹腔镜手术的有效的过渡办法。

HALS 需要配有一些特殊的设备，它可以允许术者的手进入腹腔，同时保持腹腔的封闭性从而维持气腹状态，这意味着其他器械或者手可以交换进入腹腔而不会导致漏气漏压。

应用于减肥手术时，手助腹腔镜技术和常规微创手术各具特色，他们分别适用于不同的医生、患者和机构。在适用的减肥手术中，手助腹腔镜手术是个有效的而且高收益的技术。另外，当外科医生处在学习腹腔镜的初期阶段，当术者只有一个人或者没有一个技术娴熟的助手，或者当遇到一个手术难度很大的患者，HALS 都是一个很好的选择，它还作为在腹腔镜手术转做开放手术之前的挽救性措施。

在腹腔镜技术应用于减肥手术的发展和应用过程中，HALS 可以使腹腔镜减肥手术更加容易。它可以允许一个具有熟练的常规减肥手术技术的外科医生独自完成腹腔镜下 Y 型胃旁路术。在 HALS 技术的辅助下，暴露近端胃、鉴别网膜囊、钝性分离胃小弯并鉴别出 Treitz 韧带和近端空场。肠的缝合器件操作则依靠触觉反馈功能来完成，随后的手术操作则在术者手进入腹腔的协助下更加高效。HALS 甚至可以辅助鼻胃管的放置。起初，我们力求用手助腹腔镜减肥术的方法获得和开放手术一样的手术结果，如低吻合口瘘发生率和低死亡率。后来，我们的目标是进一步利用 HALS 降低切口相关并发症并促进快速康复。

HALS 的适用范围还包括了对超级肥胖患者群体的微创手术。在我们最初一系列病例中，参加治疗的患者平均体重指数在 55 以上[2]，那个时期，手术助手多为没有太多减肥外科手术经验的住院医师或者接受专科培训的医生，我们从中也积累了大量的经验。在以后的临床实践中，我们将这些技能应用到全腹腔镜手术当中，并进一步对此技能进行优化。随着经验的进一步积累，我们目前在进行减肥手术时，对于大多数患者，HALS 已经不是首要的选择了。

HALS 在以下情况下可以考虑使用，包括再次手术以及超级肥胖患者，在这种情况下，HALS 对于手术经验不太丰富的医生很有帮助。

文献中已经报道了许多手助腹腔手术。Kurian 等人发表的一篇综述中报道了 100 多个应用手助腹腔镜技术治疗的病例[3]。手助腹腔镜手术允许外科医生直接用手对组织进行操作。当因为患者特殊体型或者暴露很难而造成手术视野受限时，手助腹腔镜技术可以很大程度上允许手对组织的触诊和直接的操作。

作为通向完全腹腔镜手术的桥梁，手助腹腔镜 Y 型胃旁路术在取得与开放式减肥手术一样的减肥效果的同时，可降低手术并发症率。与传统腹腔镜技术相比，手助腹腔镜术允许术者运用其非优势手去对组织进行直接的操作和还纳，这样操作就变得容易得多。在传统的腹腔镜手术中，术者及其助手都需接受高级腹腔镜技术训练。所以 HALS 可以作为从开放式手术过渡到完全腹腔镜手术中间的跳板。

相比于完全腹腔镜手术，初学 RYGB 术的医生采用手助腹腔镜术的手术时间会更短。

设备

在美国，有多种手助腹腔镜器械。这些美国 FDA（食品药品管理局）批准的器械包括：气压套筒（Dexterity, Atlanta, GA, USA）、手（Smith and Nephew, Andover，MA，USA）、插入器（MedTech, Dublin, Ireland）、凝胶端口（Applied Medical, Rancho Santa Margarita, CA, USA）以及立盘（Johnson & Johnson, Cincinnati, OH, USA）。不同的器械有不同的设置和用途。手助装置的理论基础是防止人工气腹泄漏和使辅助手与器械等之间易于交换。在 Stielman[5] 的一项研究中，研究者在 133 例猪肾切除术中使用不同的手助器械。研究中，插入器在总体设计和总体满意度上表现最好，手术中气腹气体泄漏率为 15%；手助器最易掌握，但是术后气体泄漏发生率最高，为 27%；气压套筒作为最早在美国批准的手助器械，它的术后气体泄漏发生率最低，为 13%。研究表明上述三种手助器械都是有效的，但也有各自的优势和劣势。

手助腹腔镜 Y 型胃旁路术的手术方法

我们与美国各地的许多中心采用的技术方案具有可比性。术前 30 分钟注射 2g 头孢唑林（对青霉素过敏患者，用 900mg 克林霉素代替），皮下注射 5000 单位肝素。手术中及术后，我们间歇性地给患者使用下肢静脉加压装置。

手术采用仰卧位，麻醉后插入导尿管。在脐上方切开长 1cm 的切口，标准法使用气腹针制造人工气腹。接下来再在这个位置安置一个 10mm 的套管，然后在直视下安装其余套管（图 23-1），其中右上腹接近锁骨中线处安装 15mm 的套管。这样我们就可以探查腹腔内有无异常病理改变。而术者的手可以通过肚脐上方气压套筒内的切口（图 23-2）进入腹腔进行操作。

提起大网膜和横结肠，暴露 Treitz 韧带，再从 Treitz 韧带处沿小肠往回探查 30cm 左右，可以到达冗余的肠段，再向上就很容易地找到胃食管结合部。

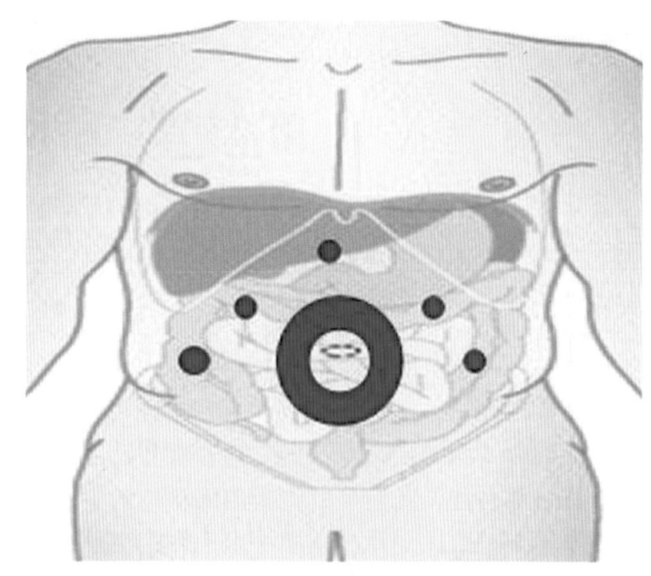

图 23-1　手助腹腔镜胃旁路术切口位置

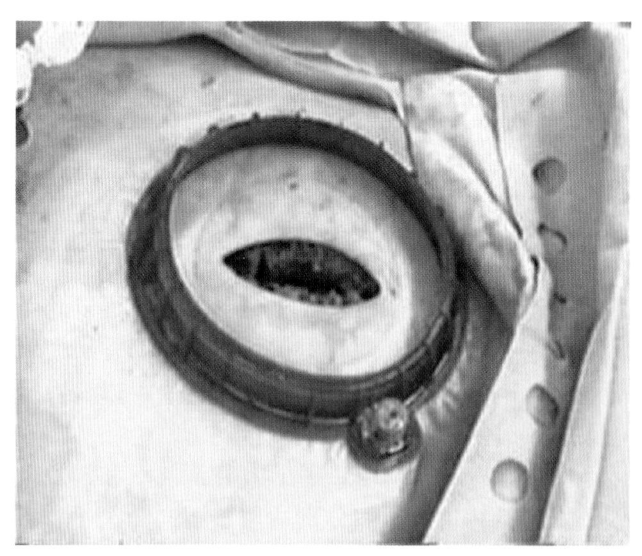

图 23-2　气压套筒安装于患者腹部

用 45mm 线形切割吻合器进一步横断肠系膜。再将引流管缝合于后面将要横断的肠管头侧以便辨认。向下测量小肠至 150cm 处，用 60mm 线型切割吻合器行空肠远近端侧侧吻合（2.5mm 缝线），重建小肠连续性结构。关闭缝合肠系膜，利用保留的缝合线防止吻合口扭转。体内缝合采用标准缝合线和腹腔镜持针器，打结也是在插入腹腔的手的协助下完成。顺着 Roux 肠袢支向上检查至引流管处，确保肠管无扭转。

小肠吻合结束后，接下来提起大网膜和横结肠，或者用手沿着结肠系膜通过横结肠下方的方法，将Roux肠袢支从横结肠下方穿过至网膜囊位置，为行胃空肠吻合做准备。插入肝牵开器，牵开肝，暴露食管裂孔。撤掉经口胃管。这时候将注意力转至胃食管交界处，并在直视下对此区域进行解剖分离（图23-3）。准确定位胃小弯，并在覆有脂肪垫的胃食管结合部远端选取一个点，作为吻合器钉抽出的位置。在这个位置的远端，用指头钝性分离从胃小弯到胃大弯之间的胃后壁，以保留末端胃组织的神经和血管。

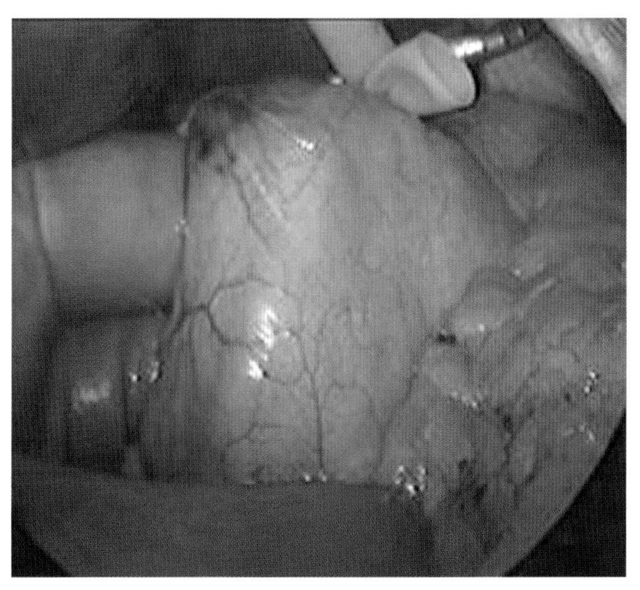

图 23-3　图示术者的非优势手已进入腹腔到达胃食管结合部，钝性分离后，可以看见胃后壁，为建立胃小囊做好准备

通过右上腹部的15mm套管，插入25mm环状吻合器。在造胃小囊之前，我们采用远端胃造瘘术将吻合器底钉座放置于胃上部，或者用更常用的方法，利用手助技术做一个小的荷包式胃造瘘口。

用网状3.5mm/45mm线形切割缝合器，采用多点同时切割的方式，沿曲线横形切割至His角，最终形成1个约30ml的胃小囊（图23-4）。

最后，将Roux肠袢支拉到吻合器底钉座，用超声刀进一步向下切割肠系膜，将Roux-en-Y肠袢支闭合线以超声刀切开，将25mm端端吻合器插入到Roux肠袢支的内腔（图25-5），行空肠胃小囊端端吻合，其余切开的肠管用60mm切割缝合器（2.5mm缝线）关闭。缝合口两侧都分别保留一段缝线以去除缝线张力，增强缝合效果。撤出手助器械，关闭切口。放入手助装置的腹壁切口长度一般在6～8cm（图23-6）。

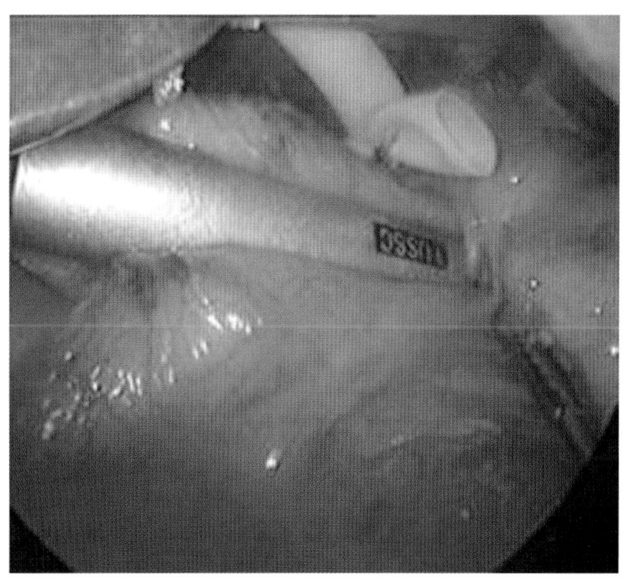

图 23-4　采用US Surgical公司专用的45mm线形切割缝合器切割建立胃小囊

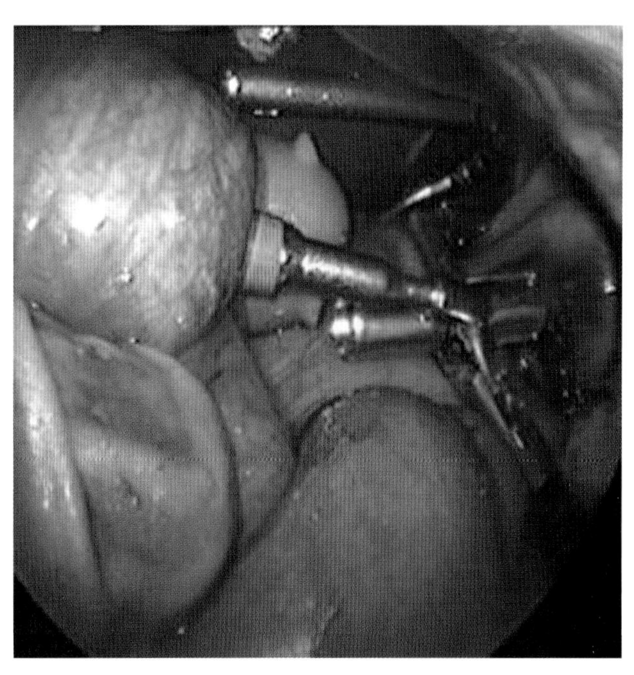

图 23-5　将US Surgical公司的25mm端端吻合器（EEA USA）插入到Roux肠袢支的内腔行空肠胃小囊端侧吻合

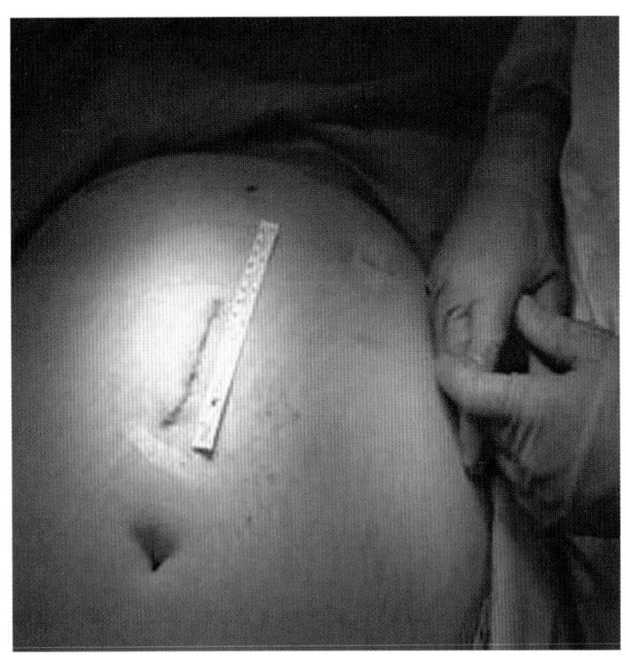

图 23-6 术后手助器件切口外观，长度为 7cm

讨论

我们在俄亥俄州立大学医学中心进行了一项研究，对已实施Y型胃旁路术病态肥胖症患者进行了比较。其中运用手助腹腔镜术的40例，开放手术的80例[4]。总体伤口感染率相似，然而第一个月里，手助腹腔镜组需要再次手术的人数更少。对完成积累了10例手术经验后，开放组和手助组的手术时间大致相同。体重减轻效果在术后早期也都非常显著，而且所有患者也对手术效果表示满意。但是如果把患者术后并发症考虑进来，采用手助腹腔镜Y型胃旁路术的花费则更低。综上所述，我们认为手助腹腔镜技术的优势在于更短的手术时间、操作时更好的触觉反馈和更低的伤口并发症发生率。

在Y型胃旁路术学习初期，触觉反馈对于确保吻合口完整性很重要。手助装置可以帮助术者更好的控制手术和提供更好的视野和对手术的感觉。手助腹腔镜也同样允许体内缝合打结，而这在常规腹腔镜手术中是很难的技巧。Naitoh 等人[6]证实手助腹腔镜手术可以增加腹部恶性肿瘤和肥胖手术患者的安全性。在这些病例中，手助装置腹壁切口的平均长度为7.8cm。

随着腹腔镜仪器的快速发展，完全腹腔镜Y型胃旁路术已是一个常规手术。我们将此推荐给患者作为首选的手术方式。手助腹腔镜手术的学习对于从开放式减肥手术向完全腹腔镜Y型胃旁路术的转变变得更加容易[7]。但是，对于外科医生来说，重要的是先学会开放手术，然后再向腹腔镜手术过渡。

即使你已掌握了腹腔镜Y型胃旁路术，手助腹腔镜Y型胃旁路术仍然是需要掌握的一项技术。当医生认为可能有必要转为开放手术时，这时这项技术就可以派上用场了。许多时候，仅多一只手来帮助或者控制出血，就可能不必转做开腹手术了。

结论

手助腹腔镜减肥术已被证实是一项安全有效的技术。相比于完全腹腔镜手术，这项技术可以缩短手术时间、辅助牵开组织器官和提供更好的手术触觉反馈。同时，体内缝合变得更快更简单，对于需要快速结扎止血情况，这显得更重要。随着腹腔镜技术的进一步发展，有很多新技术不断出现。这些新技术会帮助医生完成更复杂的手术，即使如此，所有的腹腔镜医生也应掌握手助腹腔镜手术。在从开放式手术向完全腹腔镜手术过渡的过程中，手助腹腔镜技术是一个非常有效的辅助手段。

（季刚　译）

参考文献

1. Westling A. Laparoscopic vs. open Roux-en-Y gastric bypass: a prospective, randomized trial. Obes Surg 2001;11(3):284–292.
2. Gould JC, Needleman BJ, Ellison EC, Muscarella P, Schneider C, Melvin WS. Evolution of minimally invasive bariatric surgery. Surgery 2002;132(4):565–571; discussion 571–572.
3. Kurian MS, Patterson E, Andrei VE, Edye MB. Hand-assisted laparoscopic surgery: an emerging technique. Surg Endosc 2001;15:1277–1281.
4. Needleman BJ, Damore LJ, Ellison EC, Cook CH, Dominguez E, Melvin WS. Hand-assisted laparoscopic Roux-en-Y gastric bypass: a safe alternative in minimally invasive bariatric surgery. SAGES Scientific Session, March 2000.
5. Stielman M. Prospective comparison of hand-assisted laparoscopic devices. Urology 2002;59(5):668–672.
6. Naitoh T, Gagner M, Garcia-Ruiz A, Heniford BT, Ise H, Matsuno S. Hand-assisted laparoscopic digestive surgery provides safety and tactile sensation for malignancy or obesity. Surg Endosc 1999;13:157–160.
7. McGrath V, Needleman BJ, Melvin WS. Evolution of the laparoscopic gastric bypass. J Laparoendosc Adv Surg Tech A 2003;13(4):221–227.

第 24 章　腹腔镜减肥手术的风险和获益分析

Stacy A. Brethauer, Philip R. Schauer

减肥外科学在上一个十年得到了迅猛地发展。腹腔镜减肥手术的开展和由此带来的体重减轻的益处让患者对这些治疗方法的需求增加。外科医生也在迅速对这些具有挑战性的微创治疗方法感兴趣。在我们对每一种治疗方法不断积累更多经验的同时，我们仍然不知道对于一个具体的患者什么样的治疗方法是最适合的。当前还没有明确可用的可以去根据一个患者特征（肥胖分布、饮食习惯、并存病、心理社会因素等）去匹配哪一种具体治疗方法的资料。手术方式的决定主要是根据外科医生的经验及患者对风险和创伤的接受度 [1]。

在 1987 年，Sugerman 提出喜好甜食者应该进行胃旁路术而不是限制摄食量的手术治疗方法。术后仍然坚持不良的饮食习惯（高热量和高糖）必然会导致限制性治疗手术后的失败，例如患者在接受垂直胃绑带术（VBG）后长期效果不佳。然而 Dixon 和 O’Brien[2] 通过对 440 例腹腔镜下可调节胃绑带术（LAGB）患者的分析发现术前好食甜食与术后体重减轻程度并无关联。他们提议不要将患者是否喜好甜食作为是否手术或者选择手术方法的决定因素。该项 LAGB 研究将年龄增长、体重指数增加（大于 50）、胰岛素抵抗、较少运动、高的疼痛指数及较差的全身状况作为术后体重减轻的负向的预测指标。作者很小心地指出即使对于这些带有负向预测指标的、体重减轻较少的患者手术治疗的总体获益还是很大的，对这些患者仍有必要进行手术治疗。Lindroos 等 [3] 比较了限制摄食性手术方法（垂直胃绑带手术和可调节胃绑带术）和 Y 型胃旁路术（RYGB），发现那些术前吃较多甜食的患者在术后两年的时候比吃更少甜食的患者减轻了更多的体重。

绝大多数的减肥外科中心以及医疗保险公司要求在术前对患者进行心理评估。这一评估可以把那些可能有心理问题、术后随访不太可能会配合的患者区分出来。然而，对于大部分的情况来说，肥胖症治疗的术前心理评估不能有效地预测手术成功与否。

最终，在患者充分了解每一种术式的利弊之后，患者自己可以选择某种手术方式。毫无疑问，外科医师的经验和偏好也会影响患者的决定。另外，在大多数情况下，患者会根据自己的术式选择去寻找或者由内科医生推荐擅长于该特定手术的外科医生。在术前，要和患者仔细讨论每一种术式的优点及独特的风险和并发症。如果手术成功，那么每一个手术方法都会带来很好的减轻体重的治疗效果及有效地控制手术风险。与大部分外科手术一样，仔细的患者选择很大程度上影响最终结果。选择合适的病例不仅仅是选择需要手术的患者，重要的是要和患者仔细讨论每种术式的优劣性。这一章将介绍腹腔镜下 RYGB、LAGB 和胆胰转流并十二指肠转位术（BPD-DS）几种术式的重要区别。腹腔镜下袖状胃切除术（LSG）一直被用作高风险患者在接受 Y 型胃旁路术（LRYGB）或和胆胰转流术（BPD）术前的过渡治疗。最近，LSG 在一些中心已经被作为一种成功的主要治疗术式，关于 LSG 当前的资料仍然有限，并在 19.2 章节讨论。

手术风险

腹腔镜手术中转开腹率

应用腹腔镜技术进行可调节胃绑带术，需中转开腹完成手术的概率较低（0 ~ 3.1%）[4-14]。其主要原因是不需要建立吻合、手术并不复杂以及仔细选择患者。LRYGB 术的中转开腹率是 0 ~ 8%[6, 15-25]，腹腔镜下 BPD 或 DS 的中转开腹率为 0 ~ 26%[26-29]。在一个 3464 例的综述中 Pondons 等报告 LRYGB 腹腔镜手术中转开腹的概率为 2.2%，其最主要原因是肝大（48%）。467 例腹腔镜下 BPD-DS 的患者需要中转开腹的平均概率为 6%，但一项研究报告在学习腹腔镜技术的早期阶段，中转开腹率达到 26%[30]。随着腹腔镜下 BPD-DS 手术经验的增加，其中转开腹率与 LRYGB 相似（低于 5%）。腹腔镜下手术时有可能需要转做开腹手术，这不应该成为术式选择的主要因素，但是外科医师应该知道他们手术过程中转做为开腹手术的概率并将这些信息在术前告诉给患者。

术后早期并发症

文献报道以上三种术式的术后早期并发症发生率各异。LRYGB 术后早期大的、小的并发症的发生概率大约为 30%。在 Podnos 等 [21] 对包括 3464 名患者的 10 项研究的综述里报道，LRYGB 术后最常见的并发症是伤口感染（2.9%），随后是吻合口的渗漏（2%）和胃肠道的出血（1.9%）。Schauer 等 [22] 报道 27% 患者发生一些较小的并发症，这些包括伤口感染或红斑（5.1%）、肺不张（4.4%）、尿道感染（2.5%）和没有症状性的或内在的吻合口渗漏（2.5%）。在这个 275 名患者的研究中，9 名患者术后早期出现主要并发症（3.3%）。LAGB 术后的早期并发症发生相对更少，主要是因为手术没有涉及胃肠道吻合。O’Briena 等 [9] 报道在进行 LAGB 的 648 名患者只有 1.2% 的早期术后并发症，而这些并发症主要是绑带皮下泵体部位的感染。而腹腔镜下 BPD 的早期并发症仅是一些初步研究，这方面的资料比较有限，但这些初步研究证实早期主要并发症的发生率可以被接受，像吻合口渗漏、伤口感染及血栓事件。在目前发表的最大系列的十二指肠转位术（主要是手工吻合方式）系列研究中，作者 Rabkin 等 [27] 报道总体围术期并发症发生率为 10%。而在 Ren 等的系列研究中，当 BMI≥65 时，术后并发症发生率会更高，BMI<65 的患者术后并发症的发生率是 8.3%，而 BMI>65 的则为 38%。高 BMI 的患者术中中转开腹率和死亡率也更高。

术后出血在 BPS-DS 患者中更常见，主要是由于在残留胃上更大的吻合口。根据文献报道，BPD-DS 术后出血的发生率为 5%～10%。Ren 报道了 40 名腹腔镜下 BPS-DS 手术的患者，其中 4 个出现了吻合口的出血。一项研究显示在进行吻合时，可以应用可吸收的垫片，以减少吻合口的出血 [31]。LRYGB 术后发生出血的概率不到 5%，而对 LAGB 则更少。在一项回顾了全球范围内包含了 8504 名患者文献的综述中，仅有 4 例（0.05%）LAGB 术后出血，包括胃肠道出血。在一项包括 3464 名进行 LRYGB 手术的患者的综述中术后胃肠道出血的概率为 1.93%。

LRYGB 或者 BPD-DS 术后吻合口瘘可以导致非常严重的后果，约有 30% 的吻合口瘘是致命性的，其临床表现可能是隐性的或者迟发的。LRYGB 和 BPD-DS 发生吻合口瘘的概率相当，不超过 5%。Wittgrove 和 Clark’s 等的经验表明吻合口瘘的发生率会随着外科医师经验增长而减少 [24]。另外，LAGB 术后胃穿孔的发生率为 0.5%～0.8%。

伤口感染在腹腔镜手术中比开腹手术相对更少发生 [18]。表 24-1 中，腹腔镜下 BPD 术后伤口感染率较高，其中一组 18 例患者的研究中有 3 例出现伤口感染 [32]。不像开放手术的伤口感染，腹腔镜手术伤口感染更容易通过局部的伤口处理得到控制，通常不会造成严重后果。在 LRYGB 和 LAGB 术后伤口感染率较低，总体不超过 9%。在 Chapman[74] 对 LAGB 的综述报道中，LAGB 术后伤口感染率仅为 0.28%，而 Podnos 等 [21] 对 LRYGB 研究的综述中报道 LRYGB 术后伤口感染发生率为 2.98%。LAGB 更低的伤口感染发生率可能归功于术中没有切开胃肠道，这也是 LAGB 术的主要优势之一。

幸运的是，在所有研究中深静脉血栓（DVT）和肺栓塞（PE）都是比较罕见的并发症。减肥手术后肺栓塞是术后死亡的主要原因。有两项腹腔镜 BPD-DS 的研究报告其发生率为 0.5%[27]～2.5%（40 名患者中一例发生 DVT）[28]。在一项超过 100 名患者的 LRYGB 的研究中术后 DVT 的发生率为 0%～0.3%，而 PE 发生率为 0.3%～1.1%[15-16, 20, 22]。O’Brien[71] 报道超过 700 名 LAGB 患者术后 DVT 发生率（0.15%）及术后 PE 的发生率（<0.2%）均很低。LAGB 术后 DVT/PE 低发生率可能和患者的选择（更低的 BMI）和更短的手术时间有关。这些报道中所有的患者都有严格的预防 DVT 和 PE 的措施，统计的 DVT/PE 并发症均表现有显著的临床症状（研究方案中不包括那些无症状的并发症）。

远期并发症

LAGB 手术早期并发症发生率很低，主要是由

表 24.1　腹腔镜减肥手术风险 - 获益分析

	腹腔镜 RYGB 术	LAGB	腹腔镜 BPD，BPD-DS 术 *
风险			
中转为开腹手术	0% ~ 8%[6, 15-19, 21-25, 58]	0% ~ 3.1%[5-12, 14, 63-65]	0% ~ 26%[26-29]
术后早期并发症	4.2% ~ 30%[6, 22, 66, 67]	0.8% ~ 12%[5-9, 14, 65, 68-71]	2.6% ~ 22.5%[26-28]
大出血和小出血 0.1%[5, 6]	0.4% ~ 4%[6, 15-19, 21-25, 58]	0.1%[5, 6]	5% ~ 10%[26, 28, 32]
瘘	0% ~ 4.4%[6, 15-19, 21-25, 58, 72, 73]	0.5% ~ 0.8%[5, 74]	2.5% ~ 3.2%[26-28]
伤口感染	0% ~ 8.7%[15-19, 21-25, 58]	0.1% ~ 8.8%[5, 7-11, 14, 63-65]	2.5% ~ 18.7%[26, 28-29, 32]
DVT	0% ~ 1.3%[15, 16, 18-19, 22, 24, 58]	0% ~ 1.3%[15-16, 18-19, 22, 24, 58]	0.5% ~ 2.5%[27-28]
PE	0% ~ 1.1%[15, 16, 18-19, 21-24, 58, 72]	0.1%[5, 74]	0.9%[27]
术后远期并发症	8.1% ~ 47%[6, 22, 66, 67, 76]	6% ~ 26%[5-8, 14, 65, 68-69]	1.5% ~ 7.6%[27, 29]
大的和小的吻合口狭窄	2% ~ 16%[6, 15-19, 21-25, 33, 58]	N/A	(非长期 f/u)1.7% ~ 7.6%[27, 29]
吻合口边缘溃疡	0.7% ~ 5.1%[15-17, 19, 22, 58]	N/A	1.6%[77] (DS)
肠梗阻	1.1% ~ 10.5%[15-17, 19, 22, 58, 67, 72]	0[74]	1.5%[27]**
再手术率	9.8% ~ 13.8%[18, 22, 67]	4% ~ 19%[5, 8-12, 63, 75, 78]	0% ~ 12.5%[26-27, 32, 79]
绑带相关并发症			
脱垂	N/A	2% ~ 25%[6-12, 14, 63-64, 71, 75, 78, 80]	N/A
腐蚀	N/A	0% ~ 3%[5, 7-12, 14, 63, 64, 74-75]	N/A
胃出口阻塞或胃小囊扩张	N/A	0.2% ~ 14%[5, 8, 63, 74-75, 80]	N/A
注水管或者注水泵故障	N/A	0.4% ~ 7%[5-6, 8-11, 63, 74, 80]	N/A
不能耐受绑带	N/A	0.4% ~ 3.1%[6, 75]	N/A
营养缺乏			
铁	6% ~ 52%[81]	NR	23% ~ 44%[81]
维生素 B_{12}	3% ~ 37%[81]	NR	22%[81]
脂溶性维生素	10% ~ 51% (远端 RYGB)[81]	NR	5% ~ 69%[81]
钙	10% (远端 RYGB)[81]	NR	25% ~ 48%[81]
蛋白质营养不良	0% ~ 13% (远端 RYGB)[81]	NR	3% ~ 18%[81]
死亡率	0% ~ 2%[15-19, 21, 22, 24, 58, 72]	0% ~ 0.7%[5-10, 12, 34, 63, 64, 74, 78, 80, 82]	0% ~ 2.5%[26-28]
获益			
多余体重减轻	68% ~ 80% 在 12 ~ 60 个月随访[15-19, 22, 24, 58]	44% ~ 68%[9, 34, 74, 80, 83, 84]	65% ~ 91.5%[26-29]
EWL（BMI>50）	51% ~ 69%[6, 35-36]	47% ~ 49%[36-37]	77%[36]
住院时间（平均）	2 ~ 4 天[15-19, 22, 24, 58]	1 ~ 2 天[34, 39, 80]	4[27, 28]
耐久性	49% ~ 75% EWL 在 10 ~ 14 年（开放系列）[85-86]	57% EWL 在 6 年[9]	没有长期的腹腔镜手术资料 77% 在 18 年（开放系列）[38]
合并症的治愈			
糖尿病	82% ~ 98%[15, 22, 24]	54% ~ 64%[9, 83]	100%[28]
高血压	36% ~ 92%[15, 22, 24]	55%[9]	80%[28]
高脂血症	63%[22]	74%[9]	55%[28]
GERD	72% ~ 98%[15, 22, 24]	76% ~ 89%[9, 83]	NR
睡眠呼吸暂停	74% ~ 98%[22, 24]	94%[9, 83]	70%[28]
DJD	41% ~ 76%[15, 22]	NR	NR
尿失禁	44% ~ 88%[15, 22]	NR	NR
其他因素			
患者依从性	选择患者时优先考虑 术后维生素、蛋白质的摄取	绑带调整时优先考虑与 EWL 相关的随访[87] 要求更频繁的术后随访	由于潜在营养缺乏，选择患者时优先考虑 术后维生素、蛋白质的摄取
怀孕	有限的资料显示怀孕是安全的 RYGB[42, 43]	有限的资料显示胃绑带术后怀孕是安全的	有限的资料显示体重减轻后生育能力得到改善
青少年	病例选择合适时，安全有效[47, 50, 51]	病例选择合适时，安全有效[52]	没有资料
老年人	大于 65 岁的患者，死亡率高[56] 病例选择合适时，安全有效[57-59]	病例选择合适时，安全有效[61]	大于 55 岁的患者，开腹手术时并发症发生率会增高
可复原性	可以，重建胃的连续性	可以，移除绑带并不困难	可以，只可以在腹腔镜下恢复营养吸收不良，但不能恢复胃体积
外科医师学习曲线	陡峭 75 ~ 100 例[88]	中等 50 ~ 75 例	非常陡峭 150 例
手术时间（分钟）	75 ~ 260(平均 130)[15, 17-19, 22, 25, 58, 89]	55 ~ 70[9, 34, 80]	210 ~ 240[26-29, 32]

* 五项研究 347 名患者，短期随访（6~24 个月）。** 手助的。LRYRGB，腹腔镜 Y 型胃旁路术；LAGB，腹腔镜可调节胃绑带术；BPD，胆胰转流术；DS，十二指肠转位术；NR，未见报道；DJD，退行性关节疾病；GERD，胃食管反流性疾病；EWL，多余体重减轻；BMI，体重指数。

于在手术时不涉及胃肠吻合及与之相关的瘘和出血。但三种术式，在术后晚期均可出现并发症（>术后30天），且并发症的类型与术式相关。LAGB 患者通常没有吻合口相关的或营养相关的并发症，但是因为绑带、注水管及泵等因素，有可能在术后几个月至几年需要再次手术。目前还没有腹腔镜减肥手术大于 10 年的长期随访报道。总体来说，在胃基地部表面放置一个硅胶绑带，对胃的长期影响还未知。远期的腐蚀作用、食管扩张可能是个问题，但是目前 6 年的随访结果表明这些尚不是胃绑带术后一个主要问题。一些在开腹进行的 RYGB 和 BPD-DS 手术远期可能会发生的并发症，在腹腔镜手术后同样也会遇到（例如肠梗阻、吻合口狭窄、营养缺乏），但是切口疝的发生率在腹腔镜手术后会大大减少。

远期并发症报道的方式在不同研究中会不同，当前还没有关于主要和次要并发症界定的分法。Schauer 等 [22] 报道了 LRGBP 术后远期并发症发生率为 47%。这包含了主要的和次要的并发症，例如吻合口狭窄或溃疡、胃瘘、DVT、疝、贫血、低钾血症及其他的副作用如顽固恶心或呕吐以及有症状的胆管炎。

在一些大型研究中，LRGBP 术后远期吻合口狭窄发生率为 2% ~ 11%，但是应用圆形吻合器，尤其是应用 21mm 的圆形吻合器进行胃空肠吻合，吻合口狭窄的发生率为 26%[33]。腹腔镜 BPD-DS 手术后吻合口狭窄发生率从 1.7% 到 7.6% 不等，这个发生率可以被接受，且大多数情况下可以通过内窥镜进行治疗。虽然开腹手术的研究报道显示边缘性溃疡这一并发症的发生率在 3% ~ 10%，目前还没有腹腔镜下 BPD-DS 手术关于边缘性溃疡的发生率的数据。肠梗阻能通过 Peterson 空间发生在结肠后 Roux 肠袢支的横结肠系膜上或者发生在进行肠肠吻合时的肠系膜缺口上。对于 RYGB 来说其发生率会高达 10%。关于腹腔镜 BPD-DS 术后肠梗阻的数据较少，在 Rabkin 的手助腹腔镜的 345 患者的研究中，其中有 1.5% 的术后肠梗阻发生率。

各种术式的再手术率相对恒定，通常 LAGB 由于绑带滑脱或者注水泵的问题，在手术率较高一些。LAGB 有一些比较特殊的远期并发症，包括绑带移位、脱落、绑带对胃造成腐蚀、胃出口梗阻、注水管和注水泵失功或者感染等。偶尔，约有 3.1% 的患者不能耐受绑带对胃所造成的限制，而要求移除绑带 [6]。

总体上，LAGB 术后早期及远期并发症发生率较低，绑带相关的并发症的发生率，包括绑带移位或滑脱，与 LRYGB 术式本身特有的一些并发症发生率相似，包括吻合口瘘、狭窄、肠梗阻等。LRYGB 的术后并发症发生率介于 LAGB 和 BPD-DS 的并发症发生率之间，一般可被接受。目前，关于腹腔镜 BPD-DS 远期并发症的报道文献比较有限，如果以开放式的 BPD-DS 来比较，尽管有非常良好的和持久的体重减轻效果，然而并发症发生率也很高。

对于需要旁路任意肠段的手术，营养不良都不可避免。而限制摄食量的手术，例如 LAGB，通常不引起营养的缺乏。而造成营养吸收不良的手术，例如 BPD-DS 和远端 RYGB，营养问题包括蛋白质营养不良的发生率较高。维生素和微量元素的缺乏可以口服补充剂得以纠正。接受这些手术的患者应该清楚他们需要终生服用营养补充剂，如果不能遵循这一点，则该患者不适宜接受此类手术。

死亡率

在 Buchwaldde[90] 的 Meta 分析中，30 天的围术期死亡率：BPD（全开腹）是 1.1%，RYGB（开腹式和腹腔镜下）是 0.5%，限制摄食量的手术（包括 LAGB）是 0.1%。一些大样本量的腹腔镜减肥外科手术相关死亡率范围见表 24.1。在所有的手术方式中腹腔镜 BPD 术死亡率是最高的，尽管病例数仅为 40 例，而其中有一名患者死亡，死亡率为 2.5%。BPD 术的死亡率通常高于其他两种术式，大家已基本接受这个认识，且此结论得到了 Meta 分析的支持。这可能和患者选择相关。接受 BPD-DS 手术的患者通常要比 LRYGB 或 LAGB 手术的患者具有更高的 BMI，而 BMI 增加是围术期并发症发生率和死亡率的预测因素。

手术获益

多余体重减轻（EWL）

BPD 和 BPD-DS 术后 EWL 最为理想且持久，而且该效果已被开腹手术所证明。LRYGB 术后的体重减轻也相当理想，介于 LAGB 和 BPD 之间。LAGB 的体重减轻比 RYGB 术较为缓慢，这一点在术前一定要告知患者。许多研究报道 LAGB 术后 EWL 小于 LRYGB。也有一些研究报道 LAGB 术后 4～6 年 EWL 达到 57%～64%，这与 LRYGB 术后 EWL 相当[9，34]。通常患者选择 LAGB 术，是因为患者不愿意承担 LRYGB 所带来的高风险，他们更倾向于选择威胁生命的并发症发生率更低的 LAGB 术。

对于超级肥胖（BMI>50）的患者，LAGB 和 LRYGB 术后 EWL 一般更少些[6，35-37]。而开腹的 BPD-DS 术后的 EWL 通常比较理想，在一项腹腔镜 BPD-DS 手术的研究中报道术后 EWL 可以达到 77%[36]。Scopinaro 等[38]对开腹式的 BPD 手术进行研究，发现术前多余体重超过 120% 的患者与低于 120% 的患者，术后 EWL 没有差别。

持久性

当前没有足够的比较不同术式长期效果的资料，LRYGB 报道的最长随访是术后 5 年，大部分患者 EWL 达到 >75%[24]。Pories[85]报道开腹 RYGB 术后 15 年，EWL 仍为 49%，理论上讲，腹腔镜 RYGB 术后也至少可以达到这个效果。LAGB 报道的最长的随访时间是 O'Brien 和 Dixon 的术后 6 年随访，此时平均 EWL 为 57%，与 RYGB 相当。在美国，Ponce 等[34]报道了 LAGB 术后 4 年的 EWL 为 64%（>85% 随访率）。对于腹腔镜 BPD-DS 手术还没有长期有效的随访。有报道，开腹式的 BPD 术在术后 18 年，EWL 仍然达到 77%[38]，这一术式和十二指肠转位术是效果最为持久的治疗肥胖症的手术方式。

肥胖相关共存疾病的缓解

有一些大型研究表明，在 LRYGB 和 LAGB 术后一些肥胖相关的共存疾病得到治愈或缓解。另一项小型的腹腔镜 BPD-DS 手术研究发现，该术式对共存疾病的治疗效果与开腹 BPD 手术同样优异[28]。对于治疗糖尿病，LRYGB 比 LAGB 更优，这可能是由于 LRYGB 术后体重减轻较快或是更可能由于 LRYGB 术后肠道 - 胰岛素轴和胃肠激素的改变，这些改变会促进糖代谢（在体重减轻之前）。正是由于这点区别，对于存在胰岛素抵抗或糖尿病的患者，外科医生会倾向于为患者去选择 LRYGB，而非 LAGB 术式。

住院日

腹腔镜手术的一个重要优势是更短的住院时间。减肥手术后，腹腔镜手术的患者通常比同样的开腹手术患者要少住院 1 天。大多数的 LRYGB 患者都会在术后 2 天或 3 天出院。与其他两种术式相比，腹腔镜 BPD-DS 手术患者住院时间更长，这可能反映了接受这一术式的人群手术风险更大。当前，在各种腹腔镜减肥外科手术当中，LAGB 住院天数最短，在一些中心患者可在手术当天出院[39]。

其他因素

妊娠

有关 RYGB、LAGB 和胆胰转流术后患者受孕的情况，已有一些研究评价报道。接受减肥手术的大部分女性患者是育龄期女性，在快速减肥期间应该重视避孕。在体重快速减轻期和稳定期，外科手术引起的体重减轻可显著增强患者的受孕能力。

在妊娠期间，根据孕期体重变化，可以对可调节胃绑带术的绑带进行相应调节，以达到管理体重的目的。LAGB 术后患者妊娠的安全性已被几个研究所证实。在接受 LAGB 术后，新生儿超重、妊娠高血压、妊娠糖尿病的发病率与正常人群相似，且都低于未接受手术的肥胖孕妇对照组[40]。

BPD 术后的体重减轻有利于以下几个方面：控制妊娠期体重变化和新生儿出生体重以及降低巨大儿的发生率。孕妇接受 BPD 手术后，胎儿按照正常的生长模式生长发育[41]。对于孕妇来讲，BPD 术后，蛋白质和热量的吸收可能不够，所以多达 20% 的 BPD 术后孕妇需要胃肠外营养支持。因此，专家们建议等到减肥稳定后再受孕。

胃旁路手术后怀孕，其妊娠相关并发症少于那些没有接受胃旁路手术的肥胖女性。妊娠期糖尿病[42]、高血压、巨大婴儿的发病率都显著降低[43]。孕期应严密观察患者营养状况，尤其应补充铁、钙、叶酸和维生素 B_{12}。

青少年减肥手术

在过去的 20 年里青少年儿童肥胖率急剧上升，并且在最近的 10 年里患者数翻了一倍[44]。肥胖的青少年常常合并一些成人的伴随病症，如与同龄正常体重人相比肥胖的青少年更易患高血压、高胆固醇血症、2 型糖尿病、睡眠呼吸暂停综合征、假性脑瘤、多囊卵巢综合征、非酒精性脂肪肝和肌肉骨骼发育异常。这些代谢性综合征存在于 30% 超重和 50% 重度肥胖的青少年中 [45-46]。肥胖的儿童和青少年还存在严重的心理和社会问题以及不良的身体状况相关的生活质量问题 [47-49]。

一些数据显示如病例选择得当，青少年 RYGB[47，50-51] 和 LAGB[52] 手术是安全和有效的。青少年的手术标准通常要求较为严格，其对 BMI 的要求高于成年人（有严重的肥胖相关疾病且体重指数≥40 或者肥胖相关病症不显著且体重指数≥50）[53]。在考虑手术之前，这些患者必须保证骨发育完全（女孩年龄在 13 ~ 14 岁，男孩 15 ~ 16 岁），而且有至少在术前进行 6 个月时间的保守减肥，但未成功。手术前对这群患者进行心理评估是为了明确患者的心理成熟度、动机和家庭支持以及区分有无心理和社会禁忌证 [54]。

青少年开腹以及腹腔镜 RYGB 术后的短期效果令人满意，EWL 为 62% ~ 87%，而且所有患者的肥胖相关疾病在术后 1 ~ 2 年也得到完全缓解 [47,50]。但对于青少年的腹腔镜减肥手术的远期疗效还没有相关报道。

现今，在美国，尚未批准对于青少年施行 LAGB 术，但其他国家已有报道此类临床研究。Dolan[52] 报道过 17 例患者术后 24 个月 EWL 为 59%。在这个报道中只有 2 个绑带相关的并发症。对于青少年来说 LAGB 是一个有吸引力的选择，因其是可逆的，但是其长期疗效的随访数据有限。

从减肥效果及其耐久性看，胆胰转流术是一种最有效的术式，但该手术的并发症发生率和死亡率均较高，而且术后营养不良常见，这些因素使得在青少年中不推广用此术式。

老年人减肥手术

与青少年减肥手术类似，在 1991 年，美国国立卫生研究院（NIH）在 60 岁以上的患者是否进行手术这个问题上并未达成共识。现今，大于 60 岁的美国人中 33% 患有肥胖并且 3.9% 为重度肥胖（BMI≥40）。这些患者常伴发一些肥胖相关并发症，而且因长期存在心血管和肺部疾病而具有较高手术风险。年龄超过 55 岁是预测减肥手术后死亡率的一个独立指标 [55]。Flum[56] 曾经报导过年龄超过 65 岁的医保患者在围术期死亡率较高。年龄超过 65 岁患者在 30 天内死亡率是 4.8%，90 天内死亡率是 6.9%，而低于 65 岁患者其 30、90 天死亡率仅分别为 1.7% 和 2.3%。然而，在这一年龄组中如果仔细筛选手术适应条件将有助于患者达到手术减肥的目的。比实际年龄更重要的是，患者的生理年龄、并发症严重情况以及机体的功能状况将决定患者能否耐受手术或者从减肥手术中获益。现今研究支持老年人可接受的减肥手术类型有开放或腹腔镜 RYGB[57-59]、腹腔镜胃绑带术 [60-61] 和胆胰转流术 [62]。在 Papasavas 等 [58] 的研究病例中大于 59 岁的患者 2 年内 EWL 极佳（67%），而且超过 70% 的患者在 1 年内治愈了糖尿病、高血压和睡眠呼吸暂停综合征等肥胖相关合并症，仅 3 个患者（4%）需要术后康复治疗。其他的研究报道也证实了对老年人施行胃旁路术的安全性，但也证明体重减轻效果和肥胖相关合并症的完全缓解率稍低 [57，59]。

胃绑带术可使超过 50 岁的老年人 1 年内 EWL 达到 68%。10% 的患者因并发症需要再次手术，而 97% 的患者肥胖合并症得到改善 [61]。一项研究比较了接受胆胰转流术的老年和青年患者的长期减肥疗效和并发症发生率，发现他们的 5 年减肥效果相似，但有较高的蛋白质营养不良、吻合口溃疡的发生率，而且超过 55 岁的患者需要复原手术的概率也增高 [62]。

手术的可逆性

理论上讲，所有这三种手术都是可以逆转的。LAGB 手术可以简单地通过移除绑带得到解剖复原。这对于许多愿意接受自己胃肠解剖暂时发生剧烈改变的患者来说是个很有诱惑力的特征。另外，对于青少年来讲，由于其生理正在发育过程中，LAGB 可能是最好的选择。胃旁路术后，可以通过再造胃的连续性和完整性、去除或再吻合 Roux 肠袢支来维持肠管长度，这就维持了正常的食物在十二指肠的通过。BPD-DS 手术能通过再造一个近端的肠肠吻合达到生理的复原，这样可以有效减少共同肠道过短所带来的影响。显然，BPD-DS 术时的半胃切除或袖状胃切除术将会带来胃解剖的永久改变。

外科医师的学习曲线

根据当前文献的报道，BPD-DS是最复杂的腹腔镜减肥手术方式，即使是有经验的医生，该手术仍然会导致高的并发症率和更长的手术时间。该术式还没有被社区医生广泛采用，并且关于该术式的学习曲线资料有限。根据一些小规模的研究，腹腔镜下BPD-DS手术的学习曲线是非常陡的。关于LRYGB的学习曲线的许多研究，已在第七章讨论。通常来说，LRYGB的学习曲线是75～100例手术。当跨过学习曲线，手术时间和并发症率可与平均水平相似。

患者的依从性

任何成功的减肥手术都要求有强烈愿望且依从性好的患者。但在现实中，减肥术后患者对术后进一步的治疗方案遵循情况各异。另外，许多患者在很远的中心接受手术治疗，遵照术后频繁的随访并不现实。然而，术前仍然应该针对患者的依从性进行评估。

对于会造成营养吸收不良的手术，术后遵循营养指导的依从性非常重要。BPD或DS术后未按期随访的患者，严重蛋白质缺乏或微量元素和维生素缺乏的风险加大。对于LRYGB手术其随访也很重要，因为其中的很多患者可能会发生缺铁性贫血或维生素B_{12}的缺乏。在每一次随访时，都应该对患者强调对蛋白质摄取和营养补充的依从性。LAGB术后是否坚持按期随访，会影响体重减轻程度。这一术式和其他的术式相比，其独特的地方在于它要求术后反复进行绑带调整，这会直接影响手术的治疗效果。在Shen[87]等的研究中，对186名LAGB和115名LRYGB患者术后一年随访和体重减轻进行了比较。在第一年里回访6次或更少的患者总体EWL为42%，而随访超过6次的患者EWL达到50%（P=0.005）。LRYGB患者术后1年的总体EWL是66%，和患者随访次数相关性不大。

结论

当前还没有一个前瞻性的随机研究来指导腹腔镜手术的术式选择。有关术式选择的决定主要取决于外科医师的经验和患者期望值。对风险承受力差的患者可以选择LAGB，而想要获得更多的体重减轻并且依从性较好的患者，则可以选择LRYGB或BPD。当前LRYGB是全球范围内使用最多的减肥手术，这主要可能源于它的安全性、长期较为理想的体重减轻和其对肥胖相关合并症的治疗效果。可调节胃绑带术由于其并发症率低及死亡率低，并有不错的中期效果，所以其应用正在增多。然而，腹腔镜下营养吸收不良性手术当前只在一些高度专业化的中心进行，同时由于其技术的复杂性和较高的营养不良发生率，在美国大量开展的可能性不大。

（季刚　译）

参考文献

1. Ren CJ, Cabrera I, Rajaram K, Fielding GA. Factors influencing patient choice for bariatric operation. Obes Surg 2005;15(2):202–206.
2. Dixon JB, O'Brien PE. Selecting the optimal patient for LAP-BAND placement. Am J Surg 2002;184(6B):17S20S.
3. Lindroos AK, Lissner L, Sjostrom L. Weight change in relation to intake of sugar and sweet foods before and after weight reducing gastric surgery. Int J Obes Relat Metab Disord 1996;20(7):634–643.
4. Angrisani L, Alkilani M, Basso N, et al. Laparoscopic Italian experience with the Lap-Band. Obes Surg 2001;11(3):307–310.
5. Belachew M, Belva PH, Desaive C. Long-term results of laparoscopic adjustable gastric banding for the treatment of morbid obesity. Obes Surg 2002;12(4):564–568.
6. Biertho L, Steffen R, Ricklin T, et al. Laparoscopic gastric bypass versus laparoscopic adjustable gastric banding: a comparative study of 1,200 cases. J Am Coll Surg 2003; 197(4):536–544; discussion 544–545.
7. Cadiere GB, Himpens J, Hainaux B, et al. Laparoscopic adjustable gastric banding. Semin Laparosc Surg 2002;9(2): 105–114.
8. Dargent J. Laparoscopic adjustable gastric banding: lessons from the first 500 patients in a single institution. Obes Surg 1999;9(5):446–452.
9. O'Brien PE, Dixon JB, Brown W, et al. The laparoscopic adjustable gastric band (Lap-Band): a prospective study of medium-term effects on weight, health and quality of life. Obes Surg 2002;12(5):652–660.
10. Ren CJ, Horgan S, Ponce J. US experience with the LAP-BAND system. Am J Surg 2002;184(6B):46S–50S.
11. Rubenstein RB. Laparoscopic adjustable gastric banding at a U.S. center with up to 3–year follow-up. Obes Surg 2002; 12(3):380–384.
12. Weiner R, Blanco-Engert R, Weiner S, et al. Outcome after laparoscopic adjustable gastric banding—8 years experience. Obes Surg 2003;13(3):427–434.
13. DeMaria EJ, Sugerman HJ, Meador JG, et al. High failure rate after laparoscopic adjustable silicone gastric banding for treatment of morbid obesity. Ann Surg 2001;233(6):809–818.
14. Fielding GA, Rhodes M, Nathanson LK. Laparoscopic gastric banding for morbid obesity. Surgical outcome in 335

cases. Surg Endosc 1999;13(6):550–554.
15. DeMaria EJ, Sugerman HJ, Kellum JM, et al. Results of 281 consecutive total laparoscopic Roux-en-Y gastric bypasses to treat morbid obesity. Ann Surg 2002;235(5):640–645; discussion 645–647.
16. Higa KD, Boone KB, Ho T. Complications of the laparoscopic Roux-en-Y gastric bypass: 1,040 patients–what have we learned? Obes Surg 2000;10(6):509–513.
17. Lujan JA, Frutos MD, Hernandez Q, et al. Laparoscopic versus open gastric bypass in the treatment of morbid obesity: a randomized prospective study. Ann Surg 2004; 239(4):433–437.
18. Nguyen NT, Goldman C, Rosenquist CJ, et al. Laparoscopic versus open gastric bypass: a randomized study of outcomes, quality of life, and costs. Ann Surg 2001;234(3):279–289; discussion 289–291.
19. Nguyen NT, Ho HS, Palmer LS, Wolfe BM. A comparison study of laparoscopic versus open gastric bypass for morbid obesity. J Am Coll Surg 2000;191(2):149–155; discussion 155–157.
20. Papasavas PK, Hayetian FD, Caushaj PF, et al. Outcome analysis of laparoscopic Roux-en-Y gastric bypass for morbid obesity. The first 116 cases. Surg Endosc 2002;16(12): 1653–1657.
21. Podnos YD, Jimenez JC, Wilson SE, et al. Complications after laparoscopic gastric bypass: a review of 3464 cases. Arch Surg 2003;138(9):957–961.
22. Schauer PR, Ikramuddin S, Gourash W, et al. Outcomes after laparoscopic Roux-en-Y gastric bypass for morbid obesity. 2000;232(4):515–529.
23. Westling A, Gustavsson S. Laparoscopic vs open Roux-en-Y gastric bypass: a prospective, randomized trial. Obes Surg 2001;11(3):284–292.
24. Wittgrove AC, Clark GW. Laparoscopic gastric bypass, Roux-en-Y- 500 patients: technique and results, with 3–60 month follow-up. Obes Surg 2000;10(3):233–239.
25. de la Torre RA, Scott JS. Laparoscopic Roux-en-Y gastric bypass: a totally intra-abdominal approach–technique and preliminary report. Obes Surg 1999;9(5):492–498.
26. Paiva D, Bernardes L, Suretti L. Laparoscopic biliopancreatic diversion: technique and initial results. Obes Surg 2002;12(3):358–361.
27. Rabkin RA, Rabkin JM, Metcalf B, et al. Laparoscopic technique for performing duodenal switch with gastric reduction. Obes Surg 2003;13(2):263–268.
28. Ren CJ, Patterson E, Gagner M. Early results of laparoscopic biliopancreatic diversion with duodenal switch: a case series of 40 consecutive patients. Obes Surg 2000; 10(6):514–523; discussion 524.
29. Scopinaro N, Marinari GM, Camerini G. Laparoscopic standard biliopancreatic diversion: technique and preliminary results. Obes Surg 2002;12(2):241–244.
30. Gagner M, Steffen R, Biertho L, Horber F. Laparoscopic adjustable gastric banding with duodenal switch for morbid obesity: technique and preliminary results. Obes Surg 2003; 13(3):444–449.
31. Consten EC, Gagner M, Pomp A, Inabnet WB. Decreased bleeding after laparoscopic sleeve gastrectomy with or without duodenal switch for morbid obesity using a stapled buttressed absorbable polymer membrane. Obes Surg 2004; 14(10):1360–1366.
32. Baltasar A, Bou R, Miro J, et al. Laparoscopic biliopancreatic diversion with duodenal switch: technique and initial experience. Obes Surg 2002;12(2):245–248.
33. Nguyen NT, Stevens CM, Wolfe BM. Incidence and outcome of anastomotic stricture after laparoscopic gastric bypass. J Gastrointest Surg 2003;7(8):997–1003; discussion 1003.
34. Ponce J, Paynter S, Fromm R. Laparoscopic adjustable gastric banding: 1,014 consecutive cases. J Am Coll Surg 2005;201(4):529–535.
35. Farkas DT, Vemulapalli P, Haider A, et al. Laparoscopic Roux-en-Y gastric bypass is safe and effective in patients with a BMI > or = 60. Obes Surg 2005;15(4):486–493.
36. Parikh MS, Shen R, Weiner M, et al. Laparoscopic bariatric surgery in super-obese patients (BMI > 50) is safe and effective: a review of 332 patients. Obes Surg 2005;15(6):858–863.
37. Dolan K, Hatzifotis M, Newbury L, Fielding G. A comparison of laparoscopic adjustable gastric banding and biliopancreatic diversion in superobesity. Obes Surg 2004; 14(2):165–169.
38. Scopinaro N, Gianetta E, Adami GF, et al. Biliopancreatic diversion for obesity at eighteen years. Surgery 1996;119(3): 261–268.
39. Kormanova K, Fried M, Hainer V, Kunesova M. Is laparoscopic adjustable gastric banding a day surgery procedure? Obes Surg 2004;14(9):1237–1240.
40. Dixon JB, Dixon ME, O'Brien P E. Birth outcomes in obese women after laparoscopic adjustable gastric banding. Obstet Gynecol 2005;106(5):965–972.
41. Marceau P, Kaufman D, Biron S, et al. Outcome of pregnancies after biliopancreatic diversion. Obes Surg 2004; 14(3):318–324.
42. Wittgrove AC, Jester L, Wittgrove P, Clark GW. Pregnancy following gastric bypass for morbid obesity. Obes Surg 1998;8(4):461–464; discussion 465–466.
43. Richards DS, Miller DK, Goodman GN. Pregnancy after gastric bypass for morbid obesity. J Reprod Med 1987; 32(3):172–176.
44. Kimm SY, Barton BA, Obarzanek E, et al. Obesity development during adolescence in a biracial cohort: the NHLBI Growth and Health Study. Pediatrics 2002;110(5):e54.
45. Cook S, Weitzman M, Auinger P, et al. Prevalence of a metabolic syndrome phenotype in adolescents: findings from the third National Health and Nutrition Examination Survey, 1988–1994. Arch Pediatr Adolesc Med 2003;157(8):821–827.
46. Weiss R, Dziura J, Burgert TS, et al. Obesity and the metabolic syndrome in children and adolescents. N Engl J Med 2004;350(23):2362–2374.
47. Strauss RS, Bradley LJ, Brolin RE. Gastric bypass surgery in adolescents with morbid obesity. J Pediatr 2001;138(4): 499–504.
48. Falkner NH, Neumark-Sztainer D, Story M, et al. Social, educational, and psychological correlates of weight status in adolescents. Obes Res 2001;9(1):32–42.
49. Schwimmer JB, Burwinkle TM, Varni JW. Health-related quality of life of severely obese children and adolescents. Jama 2003;289(14):1813–1819.
50. Stanford A, Glascock JM, Eid GM, et al. Laparoscopic Roux-en-Y gastric bypass in morbidly obese adolescents. J Pediatr Surg 2003;38(3):430–433.
51. Sugerman HJ, Sugerman EL, DeMaria EJ, et al. Bariatric surgery for severely obese adolescents. J Gastrointest Surg 2003;7(1):102–107; discussion 107–108.
52. Dolan K, Creighton L, Hopkins G, Fielding G. Laparoscopic gastric banding in morbidly obese adolescents. Obes Surg 2003;13(1):101–104.

53. Inge TH, Garcia V, Daniels S, et al. A multidisciplinary approach to the adolescent bariatric surgical patient. J Pediatr Surg 2004;39(3):442–447; discussion 446–447.
54. Inge TH, Zeller M, Garcia VF, Daniels SR. Surgical approach to adolescent obesity. Adolesc Med Clin 2004; 15(3):429–453.
55. Livingston EH, Huerta S, Arthur D, et al. Male gender is a predictor of morbidity and age a predictor of mortality for patients undergoing gastric bypass surgery. Ann Surg 2002;236(5):576–582.
56. Flum DR, Salem L, Elrod JA, et al. Early mortality among Medicare beneficiaries undergoing bariatric surgical procedures. AMA 2005;294(15):1903–1908.
57. St Peter SD, Craft RO, Tiede JL, Swain JM. Impact of advanced age on weight loss and health benefits after laparoscopic gastric bypass. Arch Surg 2005;140(2):165–168.
58. Papasavas PK, Gagne DJ, Kelly J, Caushaj PF. Laparoscopic Roux-En-Y gastric bypass is a safe and effective operation for the treatment of morbid obesity in patients older than 55 years. Obes Surg 2004;14(8):1056–1061.
59. Sugerman HJ, DeMaria EJ, Kellum JM, et al. Effects of bariatric surgery in older patients. Ann Surg 2004;240(2): 243–247.
60. Abu-Abeid S, Keidar A, Szold A. Resolution of chronic medical conditions after laparoscopic adjustable silicone gastric banding for the treatment of morbid obesity in the elderly. Surg Endosc 2001;15(2):132–134.
61. Weiss HG, Nehoda H, Labeck B, et al. Pregnancies after adjustable gastric banding. Obes Surg 2001;11(3):303–306.
62. Cossu ML, Fais E, Meloni GB, et al. Impact of age on long-term complications after biliopancreatic diversion. Obes Surg 2004;14(9):1182–1186.
63. Angrisani L, Furbetta F, Doldi SB, et al. Lap Band adjustable gastric banding system: the Italian experience with 1863 patients operated on 6 years. Surg Endosc 2003; 17(3):409–412.
64. DeMaria EJ. Laparoscopic adjustable silicone gastric banding. Surg Clin North Am 2001;81(5):1129–1144, vii.
65. Weiner R, Gutberlet H, Bockhorn H. Preparation of extremely obese patients for laparoscopic gastric banding by gastric-balloon therapy. Obes Surg 1999;9(3):261–264.
66. Fobi MA, Lee H. The surgical technique of the Fobi-Pouch operation for obesity (the transected silastic vertical gastric bypass). Obes Surg 1998;8(3):283–288.
67. Higa KD, Boone KB, Ho T, Davies OG. Laparoscopic Roux-en-Y gastric bypass for morbid obesity: technique and preliminary results of our first 400 patients. Arch Surg 2000;135(9):1029–1033;discussion 1033–1034.
68. Chelala E, Cadiere GB, Favretti F, et al. Conversions and complications in 185 laparoscopic adjustable silicone gastric banding cases. Surg Endosc 1997;11(3):268–271.
69. Belachew M, Legrand M, Vincent V, et al. Laparoscopic adjustable gastric banding. World J Surg 1998;22(9):955–963.
70. Hauri P, Steffen R, Ricklin T, et al. Treatment of morbid obesity with the Swedish adjustable gastric band (SAGB): complication rate during a 12-month follow-up period. Surgery 2000;127(5):484–488.
71. O'Brien PE, Dixon JB. Weight loss and early and late complications—the international experience. Am J Surg 2002;184(6B):42S–45S.
72. Fernandez AZ, Jr., Demaria EJ, Tichansky DS, et al. Multivariate analysis of risk factors for death following gastric bypass for treatment of morbid obesity. Ann Surg 2004; 239(5):698–702; discussion 702–703.
73. Fernandez AZ, Jr., DeMaria EJ, Tichansky DS, et al. Experience with over 3,000 open and laparoscopic bariatric procedures: multivariate analysis of factors related to leak and resultant mortality. Surg Endosc 2004;18(2):193–197.
74. Chapman AE, Kiroff G, Game P, et al. Laparoscopic adjustable gastric banding in the treatment of obesity: a systematic literature review. Surgery 2004;135(3):326–351.
75. Vertruyen M. Experience with Lap-band System up to 7 years. Obes Surg 2002;12(4):569–572.
76. Christou NV, Sampalis JS, Liberman M, et al. Surgery decreases long-term mortality, morbidity, and health care use in morbidly obese patients. Ann Surg 2004;240(3):416–423; discussion 423–424.
77. Weiner RA, Blanco-Engert R, Weiner S, et al. Laparoscopic biliopancreatic diversion with duodenal switch: three different duodeno-ileal anastomotic techniques and initial experience. Obes Surg 2004;14(3):334–340.
78. Favretti F, Cadiere GB, Segato G, et al. Laparoscopic banding: selection and technique in 830 patients. Obes Surg 2002;12(3):385–390.
79. Gagner M, Matteotti R. Laparoscopic biliopancreatic diversion with duodenal switch. Surg Clin North Am 2005; 85(1):141–149, x–xi.
80. Watkins BM, Montgomery KF, Ahroni JH. Laparoscopic adjustable gastric banding: early experience in 400 consecutive patients in the USA. Obes Surg 2005;15(1):82–87.
81. Bloomberg RD, Fleishman A, Nalle JE, et al. Nutritional deficiencies following bariatric surgery: what have we learned? Obes Surg 2005;15(2):145–154.
82. DeMaria EJ, Jamal MK. Laparoscopic adjustable gastric banding: evolving clinical experience. Surg Clin North Am 2005;85(4):773–787, vii.
83. O'Brien PE, Dixon JB. Lap-band: outcomes and results. J Laparoendosc Adv Surg Tech A 2003;13(4):265–270.
84. O'Brien PE, Brown WA, Smith A, et al. Prospective study of a laparoscopically placed, adjustable gastric band in the treatment of morbid obesity. Br J Surg 1999;86(1):113–118.
85. Pories WJ, Swanson MS, MacDonald KG, et al. Who would have thought it? An operation proves to be the most effective therapy for adult-onset diabetes mellitus. Ann Surg 1995;222(3):339–350; discussion 350–352.
86. White S, Brooks E, Jurikova L, Stubbs RS. Long-term outcomes after gastric bypass. Obes Surg 2005;15(2):155–163.
87. Shen R, Dugay G, Rajaram K, et al. Impact of patient follow-up on weight loss after bariatric surgery. Obes Surg 2004;14(4):514–519.
88. Schauer P, Ikramuddin S, Hamad G, Gourash W. The learning curve for laparoscopic Roux-en-Y gastric bypass is 100 cases. Surg Endosc 2003;17(2):212–215.
89. Dresel A, Kuhn JA, McCarty TM. Laparoscopic Roux-en-Y gastric bypass in morbidly obese and super morbidly obese patients. Am J Surg 2004;187(2):230–232; discussion 232.
90. Buchwald H, Avidor Y, Braunwald E, et al. Bariatric surgery: a systematic review and meta-analysis. JAMA 2004;292(14):1724–1737.

第 25.1 章　新型微创治疗方法：胃起搏

Scott Shikora

目前，约有 66% 的美国成年人超重或肥胖[1]，其中 4.8% 的人体重指数（BMI）≥40。统计显示美国超级病态肥胖症的人数达惊人的 1400 万到 1600 万。这些肥胖患者承受着多种多样合并症之苦，已然演变成为了排在吸烟（>300000 死亡病例 / 年）之后第二大可预防死亡事故的人群[2]。在美国，治疗肥胖的费用是相当惊人的，达到每年约 700 亿美元[3]。肥胖的影响不仅限于美国，还波及全世界。新近统计显示，全球超重或肥胖的人数估计为 17 亿[4]，这其中每年约有 250 万死亡[5]。除了成年人肥胖以外，青少年超重的流行趋势也越来越明显。目前，因为对于术后并发症和长期依从性的担心，外科手术很少提供给这些青少年。

对于严重的肥胖症，减肥外科手术是目前普遍认可的治疗手段。众多研究表明，通过手术减轻体重后，肥胖相关的合并症也可得到引人瞩目的改善[6-8]。然而目前满足外科治疗标准的人中，每年只有少于 1% 的患者有手术机会。许多符合手术指征的患者由于缺乏医疗保险、缺乏对于手术的了解或者其他原因，而无法得到手术治疗。大部分人还因为担心潜在术后并发症和手术的长期预后而拒绝手术。

植入式胃电刺激是一个令人兴奋的肥胖治疗新概念。它的优势不仅在于微创，而且不改变胃肠道的解剖结构和连接关系。这种治疗方法起源于 20 世纪 90 年代中期，国际调查显示，在术后并发症和长期预后方面，它是所有肥胖治疗方法中最安全的。此外，这项技术的进步改善了疗效。本章回顾目前植入式胃电刺激治疗肥胖的基本理论和经验。

胃电生理学和胃动力

胃动力是人体消化道最关键的生理功能之一。没有协调的胃动力，食物中营养物质就不能被消化和吸收。为了有效地完成此功能，消化道需要产生协调的收缩力，使管腔内容物运输（蠕动）到能最大程度吸收营养物质的位置。此外，要避免因减少营养物质与黏膜接触而对其吸收有消极影响的肠道运动功能亢进。同样地，胃正常排空也需要协调的胃收缩。

胃收缩由胃肌电活动调节。正常胃肌电活动由两部分组成：慢波和锋电位[9]。无论胃是否收缩，慢波普遍存在且规律发生。它起源于胃基地部并向远端传播至幽门口（图 25.1-1）。胃慢波决定胃收缩的最大频率、传播速度和传播方向。人类胃慢波的简正频率约为 3 周期 / 分钟（cpm），而狗为 5cpm。当锋电位（类似于动作电位）叠加在胃慢波上时，会发生较强的腔内咬合收缩。

胃节律紊乱表示胃肌电活动失常。类似于心律失常，包括异常地迅速收缩（胃动过速）和异常慢波（胃动过缓）。例如（图 25.1-2），除头区胃的正常起搏点以外，在尾区胃有一异位起搏点。异位起搏点产生比正常慢波频率更高的波（胃动过速），并逆行向头区胃传播。这些异常波会干扰正常慢波的传播并可能中断正常胃蠕动。

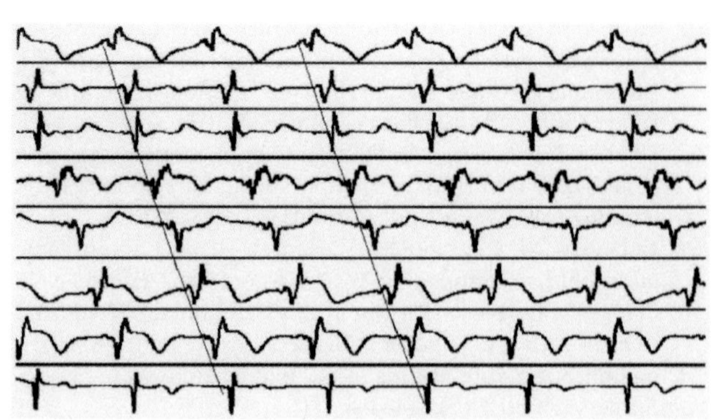

图 25.1-1　正常胃慢波。由健康的狗体内沿胃大弯植于胃浆膜表面的电极所记录（记录时间为 1.5 分钟）。最上面的波形为距离幽门口上 16cm 的一对电极所记录，最下面一条波形由距幽门口上 2cm 电极所记录（Courtesy of Jiande Chen, Ph.D.）

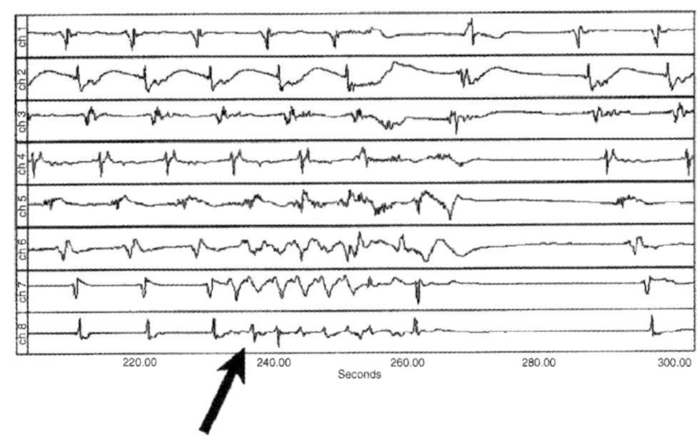

图 25.1-2 胃动过速。由沿胃大弯植于胃浆膜表面的电极记录的胃慢波显示了远端胃异常胃动过速的活动（箭头所示）。最上面的波形为距离幽门口上 16cm 的一对电极所记录，最下面一条波形由距幽门口上 2cm 电极所记录（Courtesy of Jiande Chen, Ph.D.）

最近关于多种胃节律障碍患病率和病因的研究[10]发现大部分胃动过缓（80.5% ± 9.4%）起源于头区胃（P<0.04，与其他部位比较）并沿路向远端胃窦传播，胃动过缓是由于正常起搏点的频率降低。相反，胃动过速主要起源于远端胃窦（80.6% ± 8.8%）（P<0.04，与其他部位比较）并部分或全部向头区胃传播。胃动过速时头区胃的正常起搏点仍可能存在。正常慢波支配头区胃，同时胃动过速支配尾区胃，这种情况并不罕见。总体上，远端胃窦部的胃节律障碍发生率高而胃近心端发病率低。

在进食和禁食状态下胃动力模式是不同的[11]。进食状态下，人体胃以最高频率 3cpm 进行收缩。收缩起于近端胃，远端向幽门传播。正常人体摄入食物的 50% 以上一般在餐后 2 小时排空，95% 以上在餐后 4 小时排空[12]。胃动力模式在胃排空完成时发生改变。禁食状态下的胃动力模式经历一个周期性波动的循环，分为三个时相：时相Ⅰ（无收缩，40 ~ 60 分钟），时相Ⅱ（间歇性收缩，20 ~ 40 分钟），时相Ⅲ（规则的节律性收缩，2 ~ 10 分钟）。

胃排空在调节食物摄入中扮演着重要的角色。一些研究显示胃饱胀可作为饱食的信号来抑制进食[13]。此外，胃排空加快与暴食和肥胖症有密切的关系。这在下丘脑区损伤的动物中尤为正确[14]。在一项由 46 名肥胖个体和 31 名同年龄、同性别、同种族的非肥胖个体组成的 77 名受试者研究中，肥胖个体比非肥胖个体的胃排空速度更快[15]。推断肥胖受试者的固体食物的胃排空率异常加快。胃排空这一改变的意义和原因仍待确定。然而，根据 1913 年芝加哥大学的研究，Carlson[16]提出在胃肠道和下丘脑间存在关联以调节饮食摄入。最近的研究显示包括缩胆囊素（CCK）和促肾上腺皮质激素释放因子（CRF）等在内一些多肽能抑制进食并减少胃活动。在多种种系中，给予 CCK-8 可以降低胃排空率并减少进食量[17]。注射 CRF 也显示可以降低胃排空率并减少进食[18]。最近研究显示 ob/ob 肥胖大鼠（一种肥胖症的转基因动物模型）的胃排空率高于非肥胖大鼠[19]。作为 CRF 家族成员的尿皮质醇，是一个 40 氨基多肽。它能随剂量的增大，可有效地减少 ob/ob 大鼠的食物摄入、体重增加和胃排空率。提示胃排空加快可能导致 ob/ob 大鼠饮食过量而造成肥胖症，这也为肥胖症治疗开辟了新领域。

胃电刺激和起搏

胃电刺激包括运用胃的电流改变胃的功能。只有在外源电流产生正常胃起搏的电压时，胃起搏才能得以实现。事实上这已经在犬类[20]和人类[21]身上得到证明，但它如何影响胃功能仍未知。

胃电刺激可以由近端指向远端（顺向起搏）或由远端指向近端（逆向起搏）。有假设认为顺向兴奋可以促进正常胃排空，逆向兴奋可以延缓或抑制正常胃排空，但这一关系没有在人类受试者中得到最后证明。

然而许多文献报道了在犬类和人类中，应用胃肠的电刺激来治疗胃肠蠕动功能紊乱。这些机能紊乱以收缩减弱和排空延迟（与肥胖症相反）为特点，此装置中电刺激的目标是使紊乱的电节律恢复正常，并增加胃收缩功能和排空率。通常，通过顺向或向前的胃（或肠）电刺激可达到此目标。

早前对于顺向胃肠电刺激的研究集中于它对①胃肌电活动；②胃动力；③胃排空；④胃肠症状的影响[22-29]。这些研究显示胃慢波的输送可以使用人工起搏来进行，并且，人工起搏成功与否取决于一些重要参数，包括刺激脉冲波的宽度和频率[22]。此外，顺向肠电刺激可以利用浆膜电极或管腔内的环状电极产生肠慢波[25, 28]。McCallum 等[26]证明在 9 名患胃轻瘫的住院患者中，顺向胃起搏可以产生胃慢波。胃大弯的起搏频率比测到的慢波频率高约 10%。两名患者中胃动过速转换为正常胃慢波。事实上，胃电起搏明显改善了这些患者的胃排空和症状。在一例个案报道中，Familoni 等 [30] 通过高频率的胃起搏（12cpm）改善了一名严重糖尿病性胃轻瘫患者的胃排空和症状。相反，Hocking[31] 不能用起搏治疗一名因十二指肠溃疡阻塞行迷走神经切断术和胃空肠吻合术患者胃切除术后的胃节律障碍。

逆向起搏可能对有倾倒综合征和病态肥胖症患者的异常快速胃排空有益处 [23]。逆向胃电刺激的原理与胃排空减慢患者的原理相反。逆向胃电刺激采用逆向起搏的方式（图 25.1-3）。先前的研究认为逆向起搏可能延缓胃蠕动和胃排空。这个作用可用于治疗肥胖症，因为延缓胃排空可以较早产生饱感并减少食物摄入。同样地，电刺激延缓胃排空的作用机理尚未在人类受试者中得到证明。

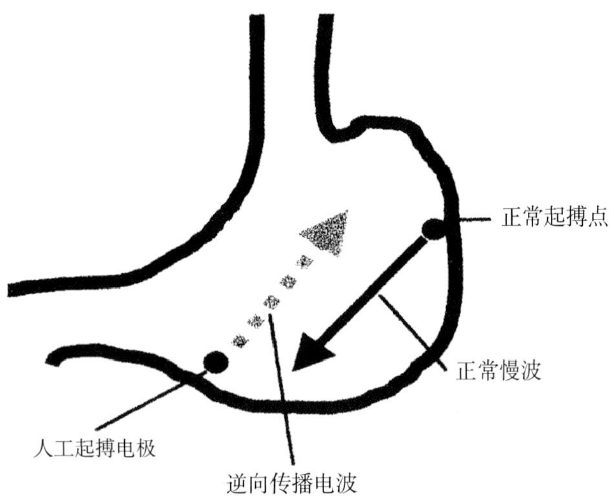

图 25.1-3　逆向胃电刺激。位于尾区胃的异位起搏点产生的电刺激可能延缓胃排空（Courtesy of Jiande Chen, Ph.D.）

为了完成逆向胃电刺激，将人工起搏电极沿胃小弯连接至尾区胃，使电波由尾区胃向头区胃传播。这些电波和由头区胃向尾区胃传播的正常生理电波冲突。最终诱发了胃节律障碍并破坏了胃电波的规律传播。电刺激的强度决定了胃节律紊乱的严重程度。

应用植入式胃电刺激减轻体重

无论胃电刺激是否可以延缓胃排空，它在治疗重度肥胖症中是安全有效的。这一概念在 20 世纪 80 年代晚期由意大利外科医生 Valerio Cigaina 首先提出。他假设外源性电脉冲可以使肥胖患者的正常胃电活动失调，从而减轻体重。虽然作用机理尚未阐明，但胃电刺激可以有效地减轻体重。最近通过动物实验建立的理论认为电刺激可使胃底部舒张。这一舒张见于正常进食后的胃胀的情况下，并可导致饱感 [32]。

Cigaina 等 [33] 于 1996 年第一次报道了在猪模型中通过胃电刺激减轻体重的研究。结果显示在生长期的实验猪中逆向胃电刺激能安全有效地延缓体重增长。受试动物分为三组，其中两组于远端胃窦肌层植入电极，对照动物行模拟手术。植入电极的两组猪分别接受 3 个月强度为 5Hz 或 8 个月强度为 100Hz 的胃窦部电刺激。所有受试动物饮食无特殊，均按需自主进食。对照组的实验动物如预期，进食增加且体重日渐增加。研究最初的 12 周，各组间在进食和体重方面未出现差异（对照组和受刺激组的进食量和体重均增加）。13 周后高频刺激组的受试动物与对照组相比，食物摄入和体重均减少。8 个月后，刺激强度为 100Hz 的受试组动物体重比对照组轻 10.5%。100Hz 受试组动物总共进食量比对照组少 12.8%。然而，低频刺激（5Hz）3 个月的受激组动物与对照组相比没有明显改变。

猪模型也被用于研究胃蠕动。电刺激能明显改变胃蠕动。研究显示 40Hz 的电刺激能明显导致蠕动减少 [34]。然而，其准确的作用机制尚未阐明，且其对胃排空的作用没有研究。

在动物研究结果的基础上，1995 年进行了初步的人体试验 [35]。将电极植入 4 名 BMI≥40 的女性体内并随访 40 个月。铂电极经腹腔镜植入患者胃前壁肌层，毗邻胃小弯。装置设计正负双极电极植入胃肌层，在前腹壁的皮下袋中植入标准电刺激器。4 名患者均可随意按需进食饮水。植入 40 个月后，一名患者减肥 32kg，另一名减肥 62kg，其他 2 名患者的刺激装置发生故障。1 名患者电极中起调节作用的导联断裂，植入 40 个月后，此患者的 BMI 仅减少 2。类似地，另一名患者电极导联也断裂，患者的体重没有减少。与预期双极刺激相比，这两名患者因电极断裂只接受了单极起搏。两名导联正常且受双极刺激的受试者获得良好的结果。因此，认为双极电刺激是必要的。此外，有报道认为长期胃电刺激安全无副作用。

1998 年，进行了第二个人体试验，以对第一代的胃刺激仪，即 Prelude 植入式胃刺激系统的安全性和有效性进行研究[36]。所有纳入患者的BMI均大于40，有不成功的减肥史，无严重心脏、呼吸、精神问题。10名患者经微创手术植入装置，植入后连续刺激30日。所有受试者植入后在三餐期间可随意进食饮水，但餐间不可进食。且所有受试者禁止摄入甜食和酒精饮料。患者约每月进行一次随访，通过经皮射频遥控，连接植入装置和电脑系统的刺激器。校对胃刺激仪的刺激参数、导联阻抗和剩余电池容量。

这项研究安全有效，研究期间无死亡或其他明显医疗问题，无操作相关并发症，也没有长期合并症。特别是没有导联断裂或装置电子元件失灵。经过51个月的电刺激后，10名患者平均减轻多余体重的23%并且保持良好（图25.1-4）。电池耗竭导致体重恢复，更换电池后体重再次减轻。

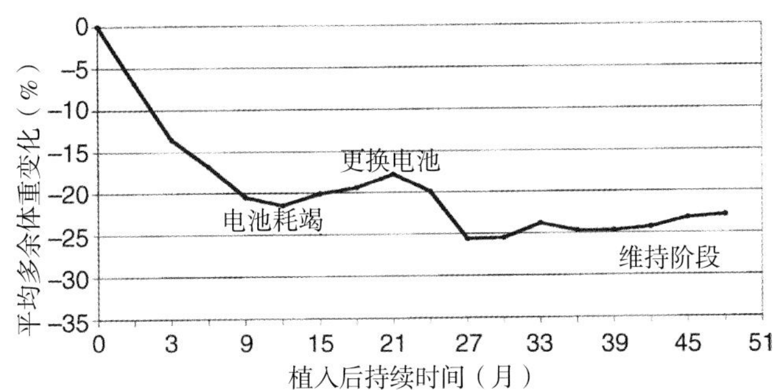

图25.1-4　Cigaina等初步研究的长期结果[36]。10名患者随访51个月，患者平均减轻多余体重的23%。电池耗竭时患者体重明显增加，更换电池后体重再次减轻

目前以植入式胃电刺激减轻体重的国际经验

植入式胃电刺激（IGS）是一个类似于起搏器的装置（Transcend, Transneuronix, Mt. Arlington, NJ, USA），包括以电池为电源的脉冲发生器和双极导联。发生器类似于心脏起搏器，大小如怀表，植于腹壁左上象限皮下（图25.1-5）。装置导联经腹腔镜植入胃前壁的浆膜层中。一般手术不到1小时即可完成，大部分患者可在手术当日或次日出院。程序器是一个连接程序设计识别装置的标准计算机。程序器通过经皮射频遥控的方法经电脑和识别装置与植入IGS沟通。临床或工作中，可以快速简单地对

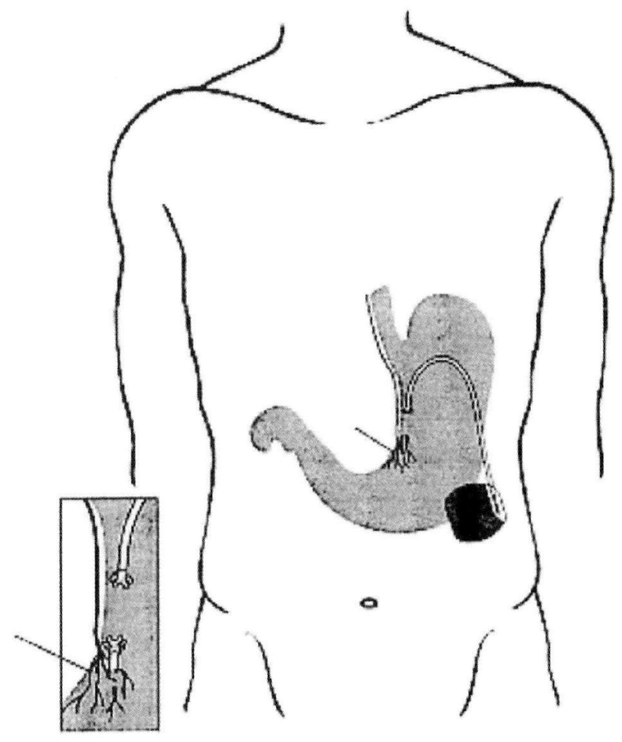

图25.1-5　植入式胃电刺激（IGS）装置。植入式胃电刺激的双极导联沿胃小弯植于肌层，靠近迷走神经"鸦爪"支

IGS检测或编程。目前全世界有超过800名患者加入这项研究实验，植入IGS装置，尚无死亡或重大并发症。

欧洲多中心研究

在Cigaina等人的开创性研究之后，在欧洲开展了多中心试验。50名患者在7个临床中心（意大利、法国、德国、瑞典、希腊、澳大利亚和比利时）植入IGS。每一个临床中心试验设计稍有不同，均为开放性试验。所有的患者都没有出现明显的并发症，经过2年随访后患者平均多余体重减轻超过40%（图25.1-6）。

腹腔镜肥胖刺激研究（LOSS）

欧洲又开展了另一个多中心研究。最初有来自八个参加点的60名患者加入。与前一个研究一样，没有明显的并发症。经过为期10个月的随访后，多余体重平均减轻超过20%（图25.1-7）。对于91名患者，植入两年后平均多余体重减轻持续达25%[37]。

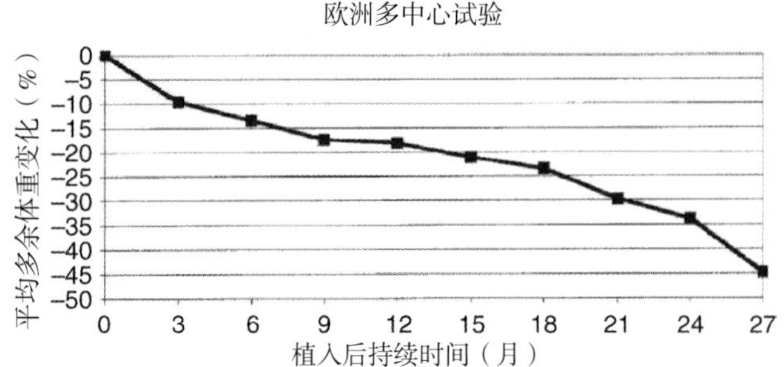

图 25.1-6 欧洲多中心研究。包括 7 个临床中心共 50 名患者。经平均 27 个月随访，多余体重减轻达 40%

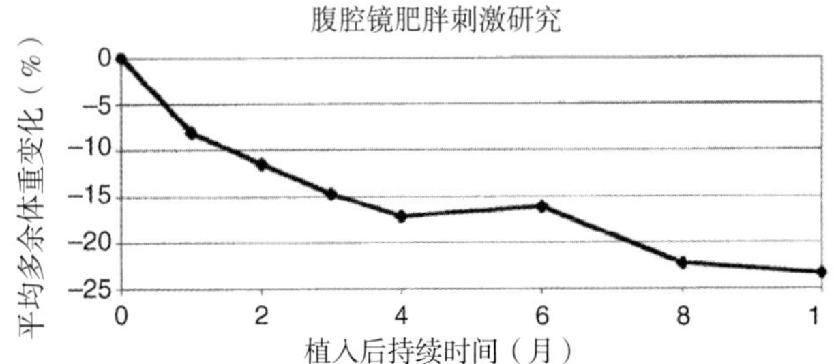

图 25.1-7 腹腔镜肥胖刺激研究（LOSS）。中期结果来自包含来自 8 个临床中心的 60 名患者的欧洲多中心研究。经平均 10 个月随访后，患者多余体重平均减轻超过 20% 且植入两年后减肥效果仍能持续

美国 O-01 试验

在美国，第一个评价 IGS 装置的安全有效性的研究是一个多中心、随机控制双盲试验，有 103 名患者参与。IGS 导联经腹腔镜植入 100 名患者体内（另有 3 名患者由传统手术经小正中切口植入装置）。植入 1 月后，随机将患者的装置激活或装置仍处于关闭模式。7 个月后，激活关闭组的装置。所有患者的装置设置相同。患者经 24 个月的每月临床评估，仔细监测并发症和体重减轻。不给受试者进行饮食或行为方面的咨询。

目前尚无因植入引起的死亡和并发症。尽管此试验过程中没有患者产生不良反应，但最初的 41 个导联中有 17 个从胃壁上脱落 [38]。这一情况促使技术更新以确保导联安全性的提高。然而，几乎可以确定导联脱落会影响减肥的结果。此外，由于缺少饮食或行为咨询及患者中包括一些有暴饮暴食疾病的患者，也可能影响减肥结果。有趣的是，许多患者承认在最初的 6 个月曾有意的暴食或尝试各种食物以分辨他们体内的装置是否激活。尽管有这些不利因素，经刺激 1 年后，20% 的患者减去总体重的 5% 以上，试验组平均体重减轻达总体重的 11%。

美国双导联植入式胃电刺激试验（DIGEST 试验）

基于欧洲多中心研究和美国 O-0.1 试验的结果，美国设计了一个预试验来确定其治疗效果能否进一步改善。双导联植入式胃电刺激试验（DIGEST）是一个开放性试验，它纳入了来自两个临床中心的 30 名患者。这个试验因以下几个原因而显得独特。①除外暴饮暴食者，因为他们在试验初期表现不明显；②在试验中对受试者进行行为指导和膳食咨询；③装置内有两个导联（四个电极），可以分别或协同控制；④针对每名患者具体情况设置刺激程序。研究早期有一个突破，即大多数患者在高电输出量程序下立刻出现了胃胀、恶心、干呕或腹痛症状。这一发现可能与心脏起搏时夺获心节律相似。输出量后被减至症状阈值以下。出现上述症状的患者大部分出现剧烈的食欲减退，并且大部分达到减肥目标。38 周时多余体重减轻达 15%（图 25.1-8），16 个月时多余体重减轻达 23%。然而，在我们中心，经平均 9.5 个月的随访，多余体重减轻平均为 30.4%[8-14]；80% 的患者有不同程度的体重减轻，且 60% 的患者多余体重减轻达 10% 以上（多余体重减轻范围 14.7% ~ 104%）。两个研究中心得到有明显差异的结果反映了患者选择和管理流程的差异，这也说明选择合适患者和支持的重要性。

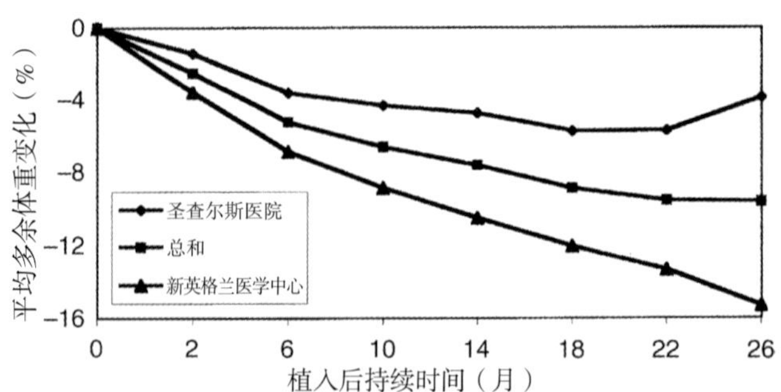

图 25.1-8 双导联植入式胃电刺激试验（DIGEST）。图为来自两个临床中心（新英格兰医学中心和圣查尔斯医院）的 30 名患者的初步结果。两个中心结果的差异反映了患者选择标准的差异

患者选择注意事项

迄今全世界关于 IGS 装置的试验已经证明它可以像所有其他外科治疗一样达到减肥效果，然而，没有任何一种治疗方法适用于所有患者。我们开发了一个简单的患者筛选工具（BaroScreen™），并用此工具回顾分析了国际上约 252 例 IGS 受试者。此筛选工具基于人口统计学和调查表项目的反馈，可以准确地预测对治疗有应答者和无应答者。患者的接受治疗的愿望和动力似乎是最重要的。应用这个筛选工具，被归类为应答者的部分受试者 IGS 的治疗效果明显优于被预测为无应答者的那些受试者。在两个美国开展 IGS 临床试验的中心，应用此筛选工具，约总共 252 例受试者中，需排除约 75% 的参与者。不过，根据此筛选工具，符合入选的受试者，均有非常优异的体重减轻效果（图 25.1-9）。将来的前瞻性分析需要进一步证明这些前期发现。

表面上筛除 75% 潜在患者似乎会影响这项技术未来发展和应用。然而，对于数以亿计的肥胖患者，即使只有 25% 能够从这一技术中获益，仍是相当可观的数目。

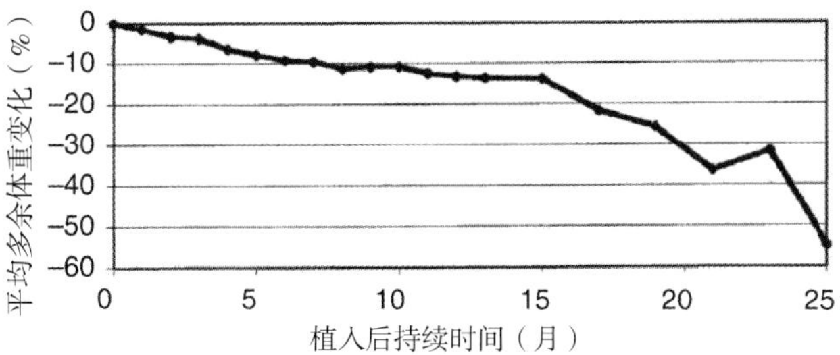

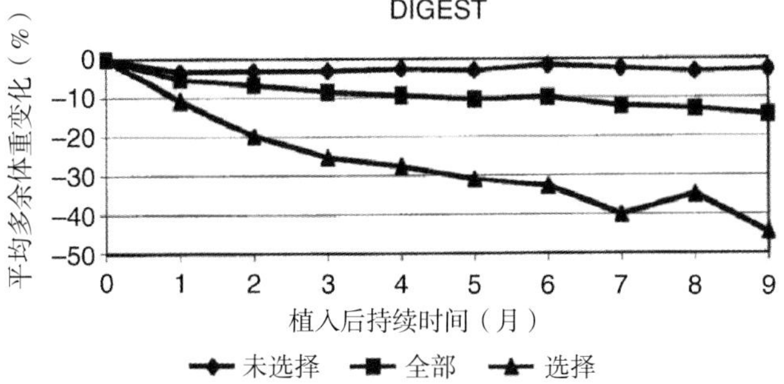

图 25.1-9　重新用患者筛选工具对美国试验进行分析。这个患者筛选工具用于预测治疗应答者和无应答者。这些曲线图描述了在美国开展的两个试验结果，只包含应答者。上图为美国 O-0.1 试验，下图为 DIGEST 试验

关于植入式胃电刺激未来的思考

尽管 IGS 是一个令人兴奋的治疗严重肥胖症的新途径，仍有问题待解决。为了明确它的作用机制、患者选择和适应证，仍需进一步的动物和人体试验。

胃排空延迟仍可能是该治疗可能的作用机制，尽管有待于更多的试验来证明。胃电刺激对胃肠道激素分泌和神经功能的影响等也有可能是机制之一。在早期一个有 11 名患者的研究中，Cigaina 和 Hirshberg[39] 发现 IGS 起搏引起缩胆囊素和生长激素释放抑制因子的餐后应答，且与对照组比较，胰高血糖类似肽 -1 和瘦素基础水平明显下降。关于胃饥饿素等胃肠激素的进一步研究仍在进行中。

如何选择合适患者这一问题需要认真分析和定义。患者筛选工具（BaroScreenTM）的开发能够在重要的第一步中将应答者从无应答者中分离出来。像患癫痫、尿失禁等也伴有电刺激的情况的患者往往无应答，因此，避免对他们行植入治疗可以有效地提高结果。此外，决定此技术下肥胖症患者的再次分组也是很重要的。肥胖症是一个非常复杂的疾病，比如，此装置对 BMI 在 35 ~ 45 的患者有效，但对 BMI 值超过 60 的患者效果甚微。对 BMI 在 30 ~ 40 的患者最为有效，美国有约 5 千万成年人 BMI 值在此范围内，他们大多数不考虑手术治疗，且药物减肥治疗效果十分有限。IGS 对青春期肥胖症患者和需要维持体重的非手术治疗患者有吸引力。

未来需进一步完成对装置的适宜电刺激参数的细化，同样要确定胃壁上导联放置的最佳位置。因双导联效果优于单导联，是否可以考虑多重导联？最后，IGS 还可以新增一些功能。例如，IGS 可以用于像严重胃肠反流等胃肠疾病。来自德国的初步研究发现 IGS 同时改善了 5 名严重反流患者的食管下段压力和下段 DeMeester 评分[40]。

结论

肥胖症已经明显成为了一个全球问题，并且其患病率的增长令人担忧。目前手术是唯一确切有效并持久的减轻体重的治疗方法，大多数符合手术指征的患者因为惧怕手术并发症和长期后遗症而拒绝接受手术。植入式胃电刺激是一种可以安全有效减肥的全新外科治疗模式。国际范围内的研究结果已

经证明它是各种肥胖治疗手术中最为安全的方法，对于肥胖的治疗效果也有望达到与减肥手术可比的程度。

虽然此项技术仍有许多亟待研究，但明确的是，IGS 开辟了外科治疗严重肥胖症的新途径，并有望成为治疗肥胖症的另一个可靠的选择。

（王宇菲 译　令狐恩强 审校）

参考文献

1. Ogden CL, Carroll MD, Curtin LR, McDowell MA, Tabak CJ, Flegal KM. Prevalence of overweight and obesity in the United States, 1999–2004. JAMA 2006;295(13):1549–1555.
2. Mokdad AH, Ford ES, Bowman BA, et al. Prevalence of obesity, diabetes, and obesity-related health risk factors, 2001. JAMA 2003;289:76–79.
3. Colditz GA. Economic costs of obesity and inactivity. Med Sports 1999;31:S663–S667.
4. Deitel M. Overweight and obesity worldwide now estimated at 1.7 billion people. Obes Surg 2003;13:329–330.
5. World Health Report 2002. www.iotf.org.
6. Schauer P, Ikramuddin S, Gourash W, et al. Outcomes after laparoscopic Roux-en-Y gastric bypass for morbid obesity. Ann Surg 2000;232:515–529.
7. Pories WJ, Swanson MS, MacDonald KG, et al. Who would have thought it? An operation proves to be the most effective therapy for adult-onset diabetes mellitus. Ann Surg 1995;222:339–352.
8. Dixon JB. O'Brien P. Health outcomes of severely obese type 2 diabetic subjects 1 year after laparoscopic adjustable silicone gastric banding. Diab Care 2002;25:358–363.
9. Chen JDZ, McCallum RW, ed. Electrogastrography: Principles and Applications. New York: Raven, 1995.
10. Qian LW, Pasricha PJ, Chen JDZ. Origins and patterns of spontaneous and drug-induced canine gastric myoelectrical dysrhythmia. Dig Dis Sci 2003;48;508–515.
11. Hasler WL. The physiology of gastric motility and gastric emptying. In: Yamada T, Alpers DH, Owyang C, Powell DW, Silverstein FE, eds. Textbook of Gastroenterology, 2nd ed. Philadelphia: Lippincott Williams & Wilkins, 1995:181–206.
12. Tougas G, Eaker EY, Abell TL, et al. Assessment of gastric emptying using a low fat meal: establishment of international control values. Am J Gastroenterology 2000;95: 1456–1462.
13. Phillips RJ, Powley TL. Gastric volume rather than nutrient content inhibits food intake. Am J Physiol 1996;271:R766–R779.
14. Duggan JP, Booth DA. Obesity, overeating, and rapid gastric emptying in rats with ventromedial hypothalamic lesions. Science 1986;231:609–611.
15. Wright RA, Krinsky S, Fleeman C, et al. Gastric emptying and obesity. Gastroenterology 1983;84:747–751.
16. Carlson AJ. The Control of Hunger in Health and Disease (Psychic Secretion in Man). Chicago: University of Chicago Press, 1916.
17. Moran TH, McHugh PR. Cholecystokinin suppresses food intake by inhibiting gastric emptying. Am J Physiol 1982;242:R491–R497.
18. Sheldon RJ, Qi JA, Porreca F, et al. Gastrointestinal motor effects of corticotropic-releasing factor in mice. Regul Pept 1990;28:137–151.
19. Asakawa A, Inui A, Ueno N, et al. Urocortin reduces food intake and gastric emptying in lean and ob/ob obese mice. Gastroenterology 1999;116:1287–1292.
20. Kelly KA. Differential responses of the canine gastric corpus and antrum to electrical stimulation. Am J Physiol 1974;226:230–234.
21. Miedema BW, Sarr MG, Kelly KA. Pacing the human stomach. Surgery 1992;111:143–150.
22. Lin ZY, McCallum RW, Schirmer BD, et al. Effects of pacing parameters in the entrainment of gastric slow waves in patients with gastroparesis. Am J Physiol (Gastrointes Liver Physiol) 1998;37:G186–G191.
23. Eagon JC, Kelly KA. Effects of gastric pacing on canine gastric motility and emptying. Am J Physiol 1993;265: G767–G774.
24. Hocking MP, Vogel SB, Sninsky CA. Human gastric myoelectrical activity and gastric emptying following gastric surgery and with pacing. Gastroenterology 1992;103:1811–1816.
25. Lin XM, Peters LJ, Hayes J, et al. Entrainment of segmental small intestinal slow waves with electrical stimulation in dogs. Dig Dis Sci 2000;45:652–656.
26. McCallum RW, Chen JDZ, Lin ZY, et al. Gastric pacing improves emptying and symptoms in patients with gastroparesis. Gastroenterology 1998;114:456–461.
27. Qian LW, Lin XM, Chen JDZ. Normalization of atropine-induced postprandial dysrhythmias with gastric pacing. Am J Physiol (Gastrointest Liver Physiol 39) 1999;276:G387–G392.
28. Abo M, Liang J, Qian LW, et al. Normalization of distention-induced intestinal dysrhythmia with intestinal pacing in dogs. Dig Dis Sci 2000;45:129–135.
29. Bellahsene BE, Lind CD, Schlimer BD, et al. Acceleration of gastric emptying with electrical stimulation in canine model of gastroparesis. Am J Physiol 1992;262:G826–G834.
30. Familoni BO, Abell TL, Voeller G, et al. Electrical stimulation at a frequency higher than usual rate in human stomach. Dig Dis Sci 1997;42:885–891.
31. Hocking MP. Postoperative gastroparesis and tachygastria-response to electrical stimulation and erythromycin. Surgery 1993;114:538–542.
32. Xing JH, Brody F, Brodsky J, et al. Gastric electrical stimulation at proximal stomach induces gastric relaxation in dogs. Neurogastroenterol Motil 2003;15:15–23.
33. Cigaina V, Saggioro A, Rigo V, et al. Long-term effects of gastric pacing to reduce feed intake in swine. Obes Surg 1996;6:250–253.
34. Cigaina V. Gastric peristalsis control by mono situ electrical stimulation: a preliminary study. Obes Surg 1996;6: 247–249.
35. Cigaina V, Rigo V, Greenstein RJ. Gastric myo-electrical pacing as therapy for morbid obesity: Preliminary results. Obes Surg 1999;9:333.
36. Cigaina V. Gastric pacing as therapy for morbid obesity: Preliminary results. Obes Surg 2002;12:12S–16S.
37. Miller K, Hoeller E, Aigner F. The implantable gastric stimulator for obesity: an update of the European Experience in the LOSS (Laparoscopic Obesity Stimulation Survey) Study. Treat Endocrinol 2006;5(1):53–58.

38. Shikora SA, Knox TA, Bailen L, et al. Successful use of endoscopic ultrasound (EU) to verify lead placement for the implantable gastric stimulator (IGS™). Obes Surg 2001;11:403.
39. Cigaina V, Hirshberg A. Gastric pacing for morbid obesity: Plasma levels of gastrointestinal peptides and leptin. Obes Res 2003;11:1456–1462.
40. Knippig C, Wolff S, Weigt H, et al. Gastric pacing has a positive effect on gastrointestinal reflux disease. Obes Surg 2002;12:473.

第 25.2 章　BioEnterics 胃内球囊：治疗肥胖症的非手术方法

Franco Favretti, Maurizio De Luca, Gianni Segato, Luca Busetto, Enzo Bortolozzi, Alessandro Magon 和 Tommaso Maccari

近年来，开发针对病态肥胖症的非外科治疗方法重新引起人们的兴趣。这些新方法背后体现了人们对于生活质量问题关注敏感性的提高，因此，对每一项治疗手段和每一个患者都要进行风险 – 获益以及解剖和功能变化的仔细评估。

20 世纪 80 年代早期，胃内球囊就被用作肥胖症和病态肥胖症的短期非手术治疗。20 世纪 90 年代早期，设计了一个全新胃内球囊，其安全性和有效性得到了优化。这个新的球囊，即 BioEnterics 胃内球囊（BIB; Inamed Health, Santa Barbara, CA, USA）是一个球形的、内充盐水的耐用装置，容积范围在 400 ~ 700ml。

从 1999 年 1 月到 2003 年 4 月，我们在帕多瓦中心（帕多瓦，意大利）对 225 个患者进行了胃内球囊治疗。我们此次研究的目的是为了确定胃内球囊治疗的适应证和禁忌证。此外，我们还想确定球囊放置和取出的最佳方法，随访、药疗和饮食支持的最佳方案以及并发症的处理。

研究背景

在肥胖症的治疗中，胃内球囊的作用类似于自由浮动于胃内的人工占位物。它通过诱发饱感使患者减少摄食，最终适应新的饮食习惯以达到减肥的目的。

多年来，各种球囊被推向市场，这些球囊的大小、形状、材质、充填系统等各不相同。随着大家对这项新技术逐渐关注，许多医疗单位发现这个装置不能达到安全有效性的期望值，文献中开始出现批判性的报道。

早期的两种球囊是 Garren-Edwards 泡（美国制造销售，1984）和 Ballobes（丹麦制造）。Garren-Edwards 填充空气，其最大容量是 220ml，建议放置 3 个月，形如边缘锋利的铁罐，由塑料人造橡胶制成。Ballobes 也是填充空气，最大容量达 500ml，呈边缘锋利的卵圆形，最多可放置 4 个月。

我们发现这两种装置由于边缘锋利都会引起并发症的高发。这些并发症包括：压迫性溃疡（3% ~ 7%）[1-3] 和自发性球囊漏气（5% ~ 11%）[1-3]，同样也有几例肠梗阻的报道 [1-3]。此外，由于他们的最大容量较低且填充空气，它们并不能达到足够的减肥效果。然而，这些球囊被卖给了一些肥胖症手术治疗经验较少或几乎没有经验的医生。所有这些问题导致了对胃内球囊关注降低、最终从市场上消失。

此后，1987 年在佛罗里达州 Tarpon Springs 市召开了一个学术会议，共有 75 名胃肠病学、外科学、肥胖症、营养、行为医疗方面的国际专家参会。目的是为了研究胃内球囊并对这项技术的未来发展、应用、治疗选取形成共识。讨论会共识认为胃内球囊有如下特点：

- 有效促进体重减轻。
- 应充填液体（不是气体）。
- 应该可以调节成不同大小。
- 表面应该平滑，以降低引起溃疡和梗阻的潜在可能。
- 包含不透X线标志以允许装置放气时的观察。
- 由不渗漏的耐久材料做成。

现在有一种更好的胃内球囊，即基于 Tarpon Springs 讨论会的结论，由 Inamed Health 公司研发的 BIB。它由高质量硅树脂制成，使用寿命长、弹性好且表面光滑，表面没有接缝和隆起，不会刺激胃黏膜或导致腐蚀和溃疡（图 25.2-1）。最多可容纳 700ml 盐水（容积越大，减肥效果越好）外加 10ml 亚甲蓝（一旦球囊漏气，尿液会出现特异性蓝色），并且可以最长放置达 6 个月。BIB 膨胀后呈球形，放气的球囊包于光滑的硅树脂护套中（如同气球膨胀）以便自食管植入（图 25.2-2）。不透 X 线标志允

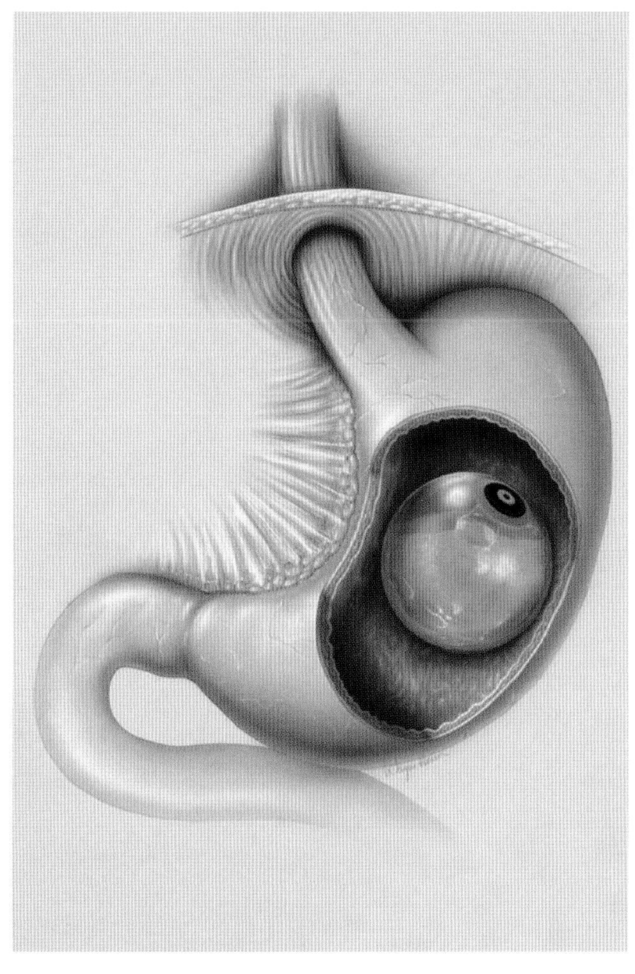

图 25.2-1　BioEnterics 胃内球囊（Inamed Health，Santa Barbara, CA, USA）在胃腔内

许操作者在 X 线下对球囊定位显影和判断自动关闭阀的位置。

BIB 适应证

BioEnterics 胃内球囊的适应证如下 [4-5]：

- 准备和考虑进一步手术（Lap-Band，Inamed Health，Santa Barbara, CA, USA）的手术风险较高的超级肥胖患者
- BIB试验性治疗，用于选择限制摄食性手术的患者（如Lap-Band）
- BMI≥35且拒绝临床治疗或目前为外科治疗禁忌
- BMI＜35伴肥胖相关并发症且拒绝临床治疗
- 降低麻醉风险（普通外科，矫形外科，心血管外科等）

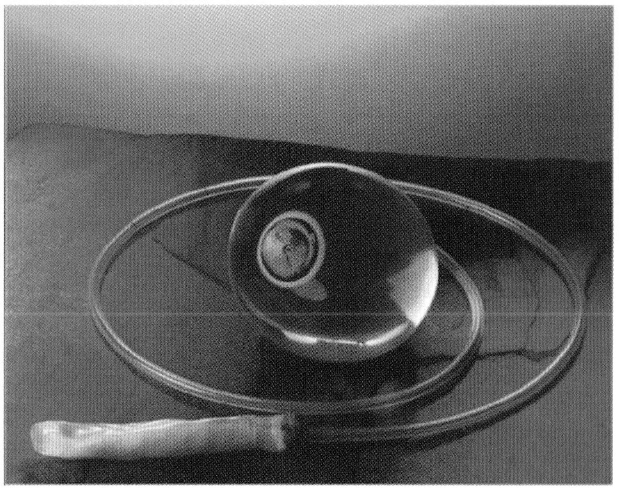

图 25.2-2　在体外展示胃内球囊充盈（中间）和应用细的硅胶管放气（Inamed Health，Santa Barbara, CA, USA）

BIB 禁忌证

胃内球囊的绝对和相对禁忌证如下 [4-8]：

绝对禁忌证

- 严重和活动性食管炎
- 活动性胃炎或十二指肠溃疡
- 炎性肠病
- 癌症
- 活动性胃肠道出血
- 酒精中毒或药物成瘾

相对禁忌证

- 巨大食管裂孔疝（＞5cm）
- 既往胃肠手术史
- 患者服用抗凝药或胃刺激性物质
- 精神疾病

胃内球囊的放置 / 取出

麻醉

BIB 的放置 / 取出 [5-6, 9]，需要进行麻醉，且麻醉医师必须在场，但不需气管插管，麻醉用地西泮 10mg，加正丁基溴 30mg，还可使用异丙酚。

置入

开始先用内镜检查胃部（诊断内镜）。若未发现异常，术者在内镜引导下将BIB经嘴、食管向下送入到胃进行放置（使用前用利多卡因凝胶润滑BIB）。一旦BIB进入到胃，立即通过球囊上连接的小填充管（导管）填充无菌盐水（700ml）和10ml亚甲蓝。球囊充满后，术者轻拉体外装置末端除去导管。BIB有一个自动关闭阀，可以在胃内自由浮动。检查阀门，取出内镜。

BIB放置后的药物治疗

放置后的药物治疗推荐如下：

- 静脉液体（葡萄糖和电解质），2500～3000ml/d，应用1～2d
- 甲氧氯普胺 经静脉60mg/d，应用1～2d
- 甲氧氯普胺 肌内注射40mg/d，应用2～3d
- 质子泵抑制药（PPI）40mg/d，应用2d
- 质子泵抑制药（PPI）口服20mg/d，自球囊放置起15d

—有症状的患者口服质子泵抑制药（PPI）40mg/d

—若出现上腹痛：溴化*N*-正丁基东莨菪碱（Buscopan）1fl肌内注射，需要时，酮咯酸氨丁三醇1fl肌内注射，30mg肌内注射

—若出现呕吐：甲氧氯普胺40mg肌内注射

取出

目前BIB可在体内放置6个月，患者需在取出前进流食3天。取出方式同放置方式一样，在内镜引导下经食管和口取出。放入内镜后，术者使用BIB取出针（Aprime, Brussels, Belgium）戳破球囊使之压瘪。使用异物抓钳（Aprime; Scandimed, Glastrup, Denmark; Olympus, Hamburg, Germany）将球囊即可取出（图25.2-3）。

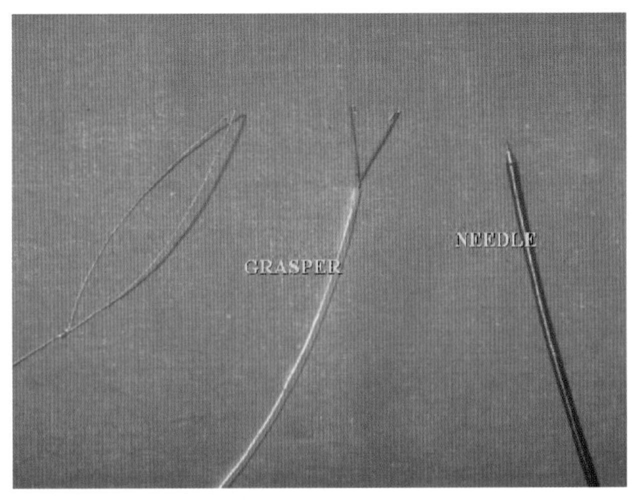

图25.2-3 用于穿刺和取出胃内球囊的内镜器械（Aprime; Scandimed, Glastrup, Denmark; Olympus, Hamburg, Germany）

我们应用胃内球囊的经验

从1999年1月至2003年4月，225名肥胖或病态肥胖症患者在我们机构接受了BIB治疗（表25.2-1）。

表25.2-1 所有225名患者特点

	n	男性	女性
全部患者	225	108	117
BMI	52.6±4.8	53.7±4.9	49.2±4.7
序贯性治疗（BIB+Lap-Band）	41	23	18
BMI	58.6±5.8	57.7±5.9	59.9±5.6
BIB治疗性试验	16	6	10
BMI	51.3±7.9	52.1±4.7	50.8±6.6
低BMI且拒绝临床治疗	65	7	58
BMI	34.6±2.8	34.9±1.9	34.6±1.6
伴肥胖相关共存病患者	51	26	25
BMI	46.0±7.6	47.9±6.9	45.6±6.8

注：BIB，BioEnterics胃内球囊；BMI：体重指数

胃内球囊治疗的适应证：所有225名患者结果

90名患者最初预定做Lap-Band手术；其中68名术前行球囊治疗。然而，2名患者发生致死性肺栓塞，6名患者提前取出胃内球囊；至此有60名患者完成了术前胃内球囊治疗。之后，8名患者拒绝进一步手术治疗，11名患者仍旧等待Lap-Band手术。共有41名患者完成了序贯性治疗（BIB+Lap-Band）。

16名患者（BMI≈51）只准备行BIB治疗性试验（评价患者是否适合限制摄食性手术Lap-Band）。其他接受BIB治疗的患者包括65名低BMI（<35）且拒绝临床治疗的患者，51名伴肥胖相关共存疾病的患者（BMI≈46）以及3名既往Lap-Band手术未成功的患者。

结果

通过对这组225名患者的胃内球囊治疗得出结果：平均体重129.1±27.4kg，BMI 45.9±6.2，多余体重减轻百分比（%EWL）22.1±18.5。所有的患者组均在表25.2中列出。41名Lap-Band手术前接受BIB治疗的患者（BIB+Lap-Band）显示的是术后2年的结果。

表25.2-2 结果：按照适应证分组

BIB适应证	患者数	体重（kg）	BMI	%EWL
总数	225	129.1±27.4	45.9±6.2	22.1±18.5
BIB治疗性试验	16	119.7±19.3	44.9±7.0	21.3±13.4
低BMI	65	79.2±12.7	29.8±3.6	30.2±11.9
伴肥胖合并症	51	112.9±17.8	40.5±8.2	17.8±16.4
前次Lap-Band未能成功	3（1名患者未完成BIB治疗）	114.3±13.8	42.2±7.1	9.7±7.4

注：%EWL，多余体重减轻百分比

我们的随访包括手术和营养评估，在放置球囊后的第1、4、12和24周；腹部超声评估胃内球囊的位置和大小；对有症状患者行放射检查或胃镜检查；患者自行检查尿、便颜色。

并发症：总225名患者结果

225名患者中出现并发症者共包括：10例（4.4%）胃内球囊漏液、压瘪；4例（1.8%）胃内球囊经便排出；无小肠梗阻（0%）；5例（2.2%）胃内球囊不耐受；12例（5.3%）出现超过2周呕吐；1例（0.4%）马－韦综合征；1例（0.4%）压迫性溃疡；2例（0.8%）胃出血；2例（0.8%）致死性肺栓塞。

讨论

依据我们的经验总结，胃内球囊治疗最适当的临床适应证是：①准备或选择未来行手术（Lap-Banad）的超肥胖患者且手术风险极高；②胃内球囊试验用于评价和选择行限制摄食性手术的患者（我们应用Lap-Band手术）[5]。

巴西一项多中心研究（2001年7月）对219名患者分析后显示24名超肥胖患者（BMI＞50）平均体重减轻（WL）为39kg，%EWL为31.7，所有胃内球囊治疗前ASA（美国麻醉医师协会）Ⅳ级患者经治疗后达ASAⅡ级[6]。

手术前的体重减轻对降低麻醉风险和手术期间并发症是十分重要的，这也是我们对适当的患者采用称之为序贯性治疗的策略（Lap-Band＋Lap-Band）的主因之一。我们41名行序贯治疗的患者，Lap-Band手术2年后%EWL为35.5±16.2（表25.2-3）；在Lap-Band手术之前，经BIB治疗，%EWL达到23.1±11.5。在体重方面，放置BIB前平均体重172.3±27.4kg，行Lap-Band手术时患者平均体重为148.5±22.9kg，Lap-Band术后2年体重降为131.8±21.9kg。从我们的经验和麻醉安全观点考虑，此项治疗被证明非常有效。

表25.2-3 结果：序贯治疗（BIB+Lap-Band）

时间	患者数	体重（kg）	BMI	%EWL
BIB	41	172.3±27.4	58.6±5.8	—
Lap-Band	41	148.5±22.9	50.7±5.8	23.1±11.5
6个月	30	139.7±21.1	47.1±5.6	31.3±12.8
1年	26	134.5±24.0	46.3±6.9	34.8±16.5
2年	12	131.8±21.9	46.6±7.9	35.3±16.2

Doldi等[10]比较了BIB+饮食控制与单独饮食控制，BIB+饮食控制比单独应用BIB治疗获得更好的短期减肥效果；12个月的单独饮食控制与BIB+饮食控制6个月的减肥效果相似。Doldi等对349名BIB治疗患者的最新研究有助于进一步界定胃内球囊的最佳适应证。这些患者放置胃内球囊4个月同时给予1000kcal/d的饮食。治疗期结束后，BMI平均减少达4.8。这项研究得出结论：胃内球囊对准备行减肥手术的肥胖症或超肥胖患者是最合适的，同样也对于BMI在35～40、术前有严重并存病的患者合适。BMI＜35的患者可以将放置胃内球囊作为多学科联合肥胖治疗的一部分以控制慢性并存病[11]。包含2515名行胃内球囊治疗并给予1000kcal/d饮食6个月的患者的大样本回顾性研究报道，总并发症率为2.8%，其中胃穿孔5例（0.2%），其中4名患者之前曾行胃手术治疗。其他并发症包括19例胃梗阻（0.76%）需行球囊取出，9例球囊破裂（0.36%），32例食管炎（1.27%）和5例胃溃疡（0.2%）。44.8%患者术前共存病改善，44.3%患者共存病消失。治疗后6个月，此项研究报道BMI平均减少9.3，%EWL为33.9±18[12]。

Genco 等[13]报道称，在一项由 32 名平均 BMI 达 43.7 的患者参与的随机交叉对照试验中，有 16 名接受胃内球囊治疗的患者在最初的 3 个月里 BMI 下降了 5.5，这 16 名患者是被随机分配接受球囊治疗和饮食控制的。这一组患者在 3 个月的时候取出了球囊，但在研究的最后 3 个月里，他们的 BMI 仍旧下降了 1。第二组患者在研究初期接受了安慰性治疗并且每天饮食摄入 1000kcal 的热量，其 BMI 仅仅下降了 0.5。在接受了 3 个月的交叉胃内球囊治疗后，这一组患者体重减轻的量与第一组相似（BMI 下降了 4.3）。这项研究显示出胃内球囊治疗是比饮食控制更适合在减肥手术前进行减轻体重的有效辅助方法[13]。

在我们研究中，BMI<35 且拒绝临床治疗这一组患者显示出了最好的效果。放置胃内球囊时所有患者的平均体重是 91.6 ± 9.7kg，而在取出胃内球囊时其体重降低至 79.2 ± 12.7kg，并且 %EWL 达到了 30.2 ± 11.9。这对于术后两年减肥效果的评价，将会非常重要。

一组因为有肥胖相关共存病而放置胃内球囊的患者（51 名患者）的 BMI 平均水平在放置胃内球囊之前是 46，而在取出胃内球囊之后则降低至 40.5（表 25.2-4）。胃内球囊治疗后，63% 患有高血压的患者减少了用药量，并且有 26% 的患者完全无需再服药。在一部分患有 2 型糖尿病的患者中，47% 的患者减少了用药量，而 26% 的患者无需再服药。另有 57% 的呼吸睡眠暂停的患者可以停止应用连续气道正压通气（CPAP）。

表 25.2-4　BIB 对肥胖相关共存病影响

BIB 治疗前并存病	胃内球囊取出时——结果	
	用药减少	停止用药
2 型糖尿病—19 例	9（47%）	5（26%）
高血压—27 例	17（63%）	7（26%）
心脏病发作后 2 例	2（100%）	—
睡眠呼吸暂停（CPAP）—14 例	4（29%）	8（57%）
关节病—26 例	9（35%）	4（15%）
抑郁症—9 例	3（33%）	—
创伤后脊髓损伤—2 例	—	—

有 3 名患者，Lap-Band 手术后，减轻体重不成功（在平均时间达 26 个月的时间里，体重从 129.4 ± 15.9kg 仅减至 124.2 ± 13.1kg）。当这种情况发生时，我们通常建议为患者施行保留胃的十二指肠转位术（Bandinaro，第 20.5 章）。然而，对于这 3 名患者，在多学科团队（外科、营养以及心理学）的讨论下，我们尝试了一种更为保守的方法（BIB）来减轻体重，这样可避免营养吸收不良。1 名患者因为心律失常而过早的终止了治疗，另外 2 名患者目前仍在治疗中。虽然我们不认为这 3 名用 Lap-Band 治疗失败的患者在统计学上有任何的相关性，但我们仍然从目前的结果中倍受鼓舞：在放置胃内球囊后的 4 个月里，患者的平均体重减到了 114.3 ± 13.8kg，并且 %EWL 达到了 9.7 ± 7.4。尽管这组患者的疗效并不显著，但我们相信，在这种情况下，胃内球囊可以成为患者在进行其他的（以营养吸收不良为主）手术治疗之前的一个很好的、可供选择的保守治疗方法。

我们组中的最后 75 名患者里，胃内球囊的膨胀已或多或少的达到了最大限度（大约 700ml），因此几乎所有在这个组中的患者都出现上腹部疼痛，并且有些患者还有持续 1 ~ 2 天的呕吐发作。由于这些早期的不适，所以我们没有让这些患者过早出院。即使如此，这组患者在 %EWL 方面的效果还是相当优异。

5 名不能忍受胃内球囊治疗的患者要求用内镜取出胃内球囊，这 5 名患者均来自于 BMI<35 的患者组，他们在术前准备时对于达到足够疗效的动机和需求，可能并不及重度肥胖的患者。1 名患者在取出胃内球囊时，发现其胃窦部有压力性溃疡。这名患者继续进行了 PPI 治疗，并用内镜进行控制。在取出胃内球囊一个月后溃疡痊愈。

小结

我们已经将 BIB 作为一种暂时的、非外科的方法，用以治疗肥胖和病态肥胖症，并且发现这种治疗方法并发症风险最低，且可使 %EWL 超过 20。在我们的病例中，BIB 最合适的适应证是那些极度肥胖并且手术风险高的患者，作为在准备择期进行进一步手术（Lap-Band）前的过渡以及用 BIB 进行试验性治疗来选择适于限制摄食性手术（Lap-Band）的患者。虽然 BIB 对于 BMI<35 的患者有最好的效果，但是在高 BMI 且有肥胖相关共存病的患者中同样取得了良好的临床结果。

（王宇菲 译　令狐恩强 审校）

参考文献

1. Garren L. Garren Gastric bubble. Bariatr Surg 1985;3: 14–15.
2. Mathus Vliegen EMH, Tytgat GNJ, Veldhuizen-Offermans EAML. Intragastric balloon in the treatment of super-morbid obesity. Double blind, sham controlled, crossover evaluation of 500 milliliter balloon. Gastroenterology 1990;99:362–369.
3. Siardi C, Vita PM, Granelli P, De Roberto F, Doldi SB, Montorsi W. Il trattamento dell'obesità con palloncino gastrico. Minerva Dietol Gastroenterol 1990;36(1):13–17.
4. Nieben OG, Harboe H. Intragastric balloon as an artificial bezoar for treatment for obesity. Lancet 1990;1:189–199.
5. Bortolozzi L, Maccari T, De Luca M, Segato G, Busetto L, Favretti F. BioEnterics Intragastric Balloon (BIB). The University of Padua Obesity Center series. The Intragastric Balloon. Endoscopic gastroplasty for the treatment of obesity. Caminho Editorial, San Paolo, Brazil, 2002.
6. Sallet JA. The Intragastric Balloon. Endoscopic gastroplasty for the treatment of obesity. Caminho Editorial, Sao Paolo, Brazil, 2002.
7. Tottè E, Hendrickx L, Pauwels M, Van Hee R. Weight reduction by means of intragastric device: experience with the BioEnterics Intragastric Balloon. Obes Surg 2001; 11(4):519–523.
8. Weiner R, Gutberlet H, Bockhom H. Pre-surgical treatment of extremely obese patients with the intragastric balloon. Obes Surg 1998;8:367–368.
9. Walhen CH, Bastens B, Herve J, et al. The BioEnterics Intragastric Balloon (BIB): How to use it. Obes Surg 2001;11(4):524–527.
10. Doldi SB, Micheletto G, Di Prisco F, et al. Intragastric Balloon in obese patients. Obes Surg 2000;7:361–366.
11. Doldi SB, Micheletto G, Perrini MN, Rapetti R. Intragastric balloon: another option for treatment of obesity and morbid obesity. Hepatogastroenterology 2004;51(55):294–297.
12. Genco A, Bruni T, Doldi SB, et al. BioEnterics Intragastric Balloon: the Italian experience with 2,515 patients. Obes Surg 2005;15(8):1161–1164.
13. Genco A, Cipriano M, Bacci V, et al. BioEnterics(R) Intragastric Balloon (BIB(R)): a short-term, double-blind, randomised, controlled, crossover study on weight reduction in morbidly obese patients. Int J Obes (Lond) 2006;30:129–133.

第 25.3 章　减肥外科的新兴技术：肠腔内和经胃手术

Philip R. Schauer, Bipan Chand 和 Stacy A. Brethauer

作为微创外科手术进一步的重要革命，胃肠腔内的操作技术正在兴起。血管外科领域的腔内技术已成功起步，血管腔内治疗已在普遍应用。腔内技术用于减肥手术也将有许多的优势。应用这些技术进行减肥手术，不需要皮肤切口和全身麻醉，就如同门诊手术，并且还可能降低手术的风险所造成的不适和费用。这个领域一些创新的设备已经被开发出来，并得到美国 FDA 批准将其用于治疗胃食管反流病（GERD），而且它们可能会进一步被用于减肥外科或者在此基础上，设计新的适合减肥外科使用的腔内设备和器械。本章将综合阐述腔内技术目前的发展、其在减肥外科初步的临床和临床前应用情况以及未来的腔内减肥手术。

通过把目前高成功率的外科减肥手术[1]与低并发症以及获益于自然腔道入路的手术方法相结合，这些方法可能代表了未来的一个发展方向，即一种潜在的、相对于目前微创手术更安全、更简单、成本更低的选择。在 1998 至 2002 年间[2]，每年的减肥手术量增加了五倍之多，并且在接下来的几十年里，这样的需求肯定会持续上升。这种需求压力将迫使越来越多的门诊手术。腔内和经胃的治疗将可能显著地改变肥胖治疗的方法。

这个新兴领域最近被称作经自然腔道内镜手术（NOTES）[3]。自然腔道手术评估与研究协会（NOSCAR）是一个新的、有组织的外科医生和胃肠道内镜医生的团体，他们致力于为这种技术的发展和临床应用建立相应的指南[3]。

内镜减肥手术的潜在应用包括减肥手术前减轻部分体重，针对有吻合口和胃囊扩大的修复手术以及单独或一期减肥手术。

腔内手术：原理的验证

腔内手术被普遍应用的首要适应证是治疗 GERD，这得益于医疗器械公司的相关研发。Swain 发明腔内“缝合器”促使了多种腔内缝合设备的发展，比如最初的 EndoCinch™ 缝合体系（Davol，Cranston, RI, USA）（图 25.3-1）[4-5]。其他的缝合设备随之应运而生，包括内镜缝合设备®（ESD；Wilson Cook Medical，Winston-Salem，NC, USA）（图 25.3-2）和 PlicatorTM（NDO Surgical，Mansfield，MA）（图 25.3-3, USA）。EndoCinch 和 Plicator 都经过 FDA 批准用于治疗 GERD。这些缝合设备的操作原理是试图模仿 Nissen 胃底折叠术，在食管和胃的连接处形成一个腔内的机械屏障来抑制反流。目前经过 FDA 批准用于治疗 GERD 的其他技术有 Stretta® 设备（Curon Medical, Sunnyvale, CA, USA），它是利用高频能量（RFE）来进行组织切除的，同时，被批准的还有一种可植入的高分子共聚物 Enteryx®（Boston Scientific，Natick，MA, USA）。其他一些用于治疗 GERD 的设备都处在不同阶段的临床开发中。

腔内设备长期应用的结果，连同来自于最近发表的对照试验的初步数据都表明，GRED 的腔内治疗是相对有效和持久的，但是这种方法仍然存在争议[5-7]。

GERD 腔内疗法的成功开发为腔内减肥手术的原理提供了证据。众多成熟的和新兴的医疗设备器械公司已经在致力于研发治疗肥胖的腔内疗法（表 25.3-1）。

缝合和吻合设备

如上所述，多个缝合平台都是在治疗 GERD 的 Swain 设计的“缝合器”的基础上发展而来，包括上述的 EndoCinch、ESD 以及 Plicator。这其中的许多设备，包括局部和全层折叠术技术，可能会适用于减肥手术。此外，腔内缝合技术正朝着模拟袖状胃成形术的方向发展（图 25.3-4）。这些设备在减肥手术中的效用，在临床前期和临床研究中都正被逐渐

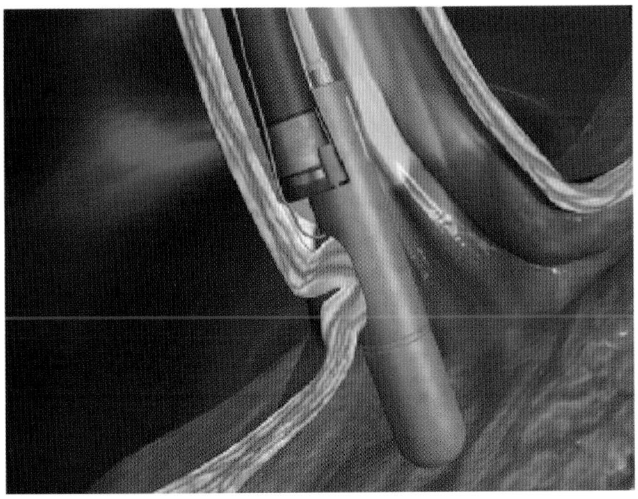

在Z线之下吸住组织

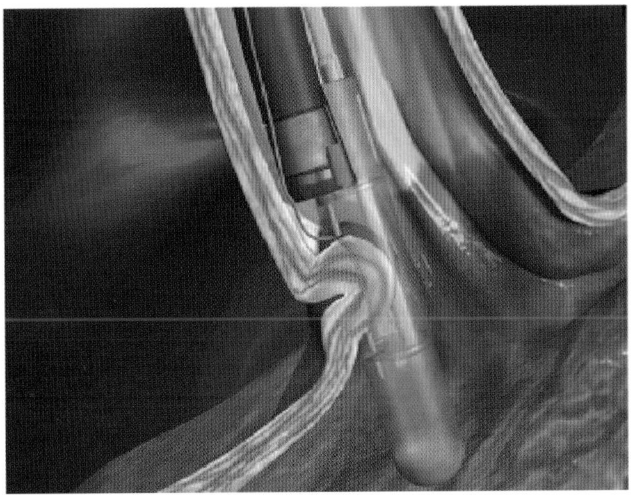

进针，针已带有缝合线

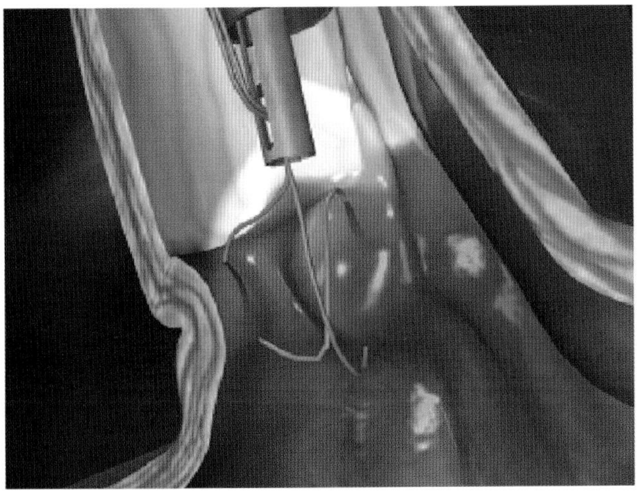

束紧 / 展开功能的缝合器进行缝合

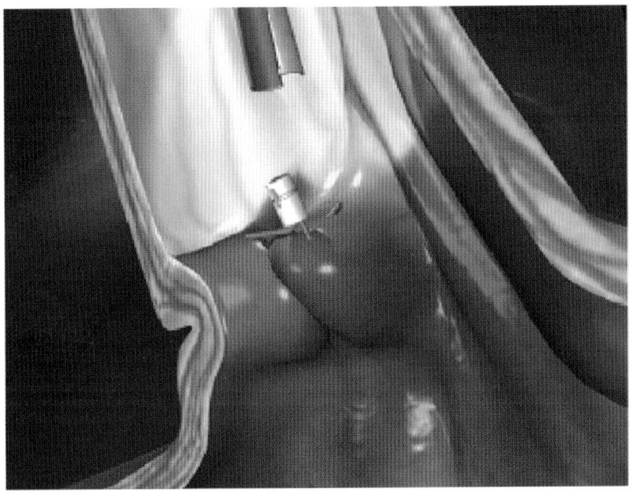

贲门部折叠术的最终外观

图 25.3-1　EndoCinch 腔内缝合（Courtesy of Davol Inc., Cranston, RI.）

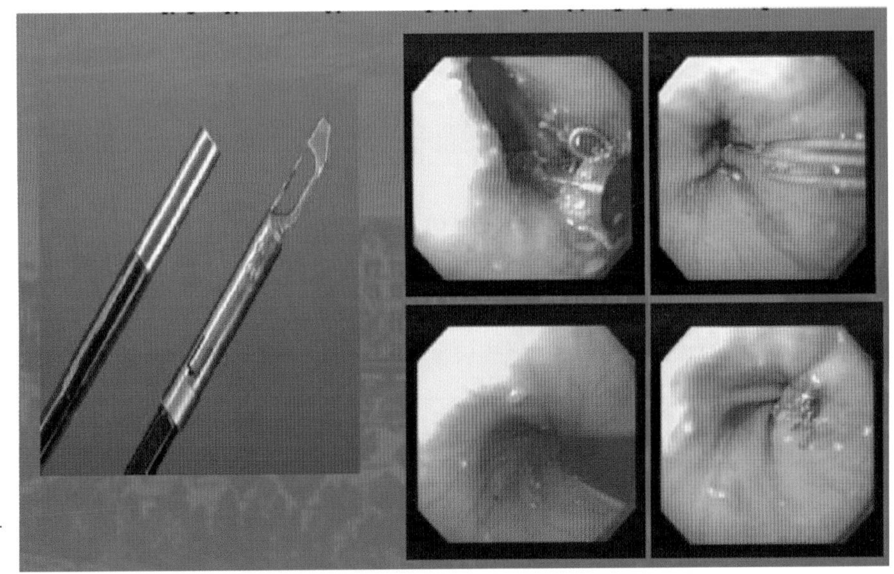

图 25.3-2　Wilson Cook 内镜缝合设备（Courtesy of Wilson Cook Medical, Winston-Salem, NC.）

表 25.3-1 **目前已经研发成功的腔内技术设备**

技术类别	公司	商标	作用机制和临床应用
腔内缝合及吻合	Davol,Inc., 隶属于 C.R.Bard,Inc.（Cranston,RI）	EndoCinch Suturing System*	部分层次的折叠 治疗 GERD
	WilsonCookMedical（Winston-Salem, NC）	Endoscopic Suturing Device	部分层次的折叠 治疗 GERD
	NDO Surgical, Inc.（Mansfield, MA）	Plicator*	全层折叠 治疗 GERD
	Syntheon（Miami, FL）	Antireflux Device	全层折叠治疗 GERD
	Olympus（Tokyo, Japan）	Eagle Claw	胃内缝合器械 治疗肥胖
	USGI Medical（San Clemente, CA）		胃内缝合器械 治疗肥胖
	Power Medical Interventions,Inc.（New Hope, PA）	SurgASSIST	管腔内弹性环形吻合器
注射剂或假体	Boston Scientific Corp.（Natick, MA）	Enteryx**	生物相容性共聚物膨胀剂 治疗 GERD
	Wilson Cook Medical（Winston-Salem, NC）		占据间隙的牛黄样塑胶扎带 治疗肥胖
	GI Dynamics（Newton, MA）		用装有镍钛合金夹的板创造胃囊 治疗肥胖
	GI Dynamics（Newton, MA）		针对消化不良在十二指肠置管 / 支架治疗肥胖
	BaroSense（Menlo Park, CA）		用杯形阀创造胃囊 治疗肥胖
	Cook Surgical（Bloomington, IN）	Surgisis	用聚丙烯网片进行胃分隔治疗肥胖
	Allergan（Irvine, CA），先前是 Inamed Corp.（Santa Barbara, CA）	BioEnterics Intragastric Balloon	腔内球囊 治疗肥胖
	Satiety（Palo Alto, CA）		将定位件用于胃缩小术 治疗肥胖
	Polymorfix（Emeryville, CA）		酸敏感胶囊在胃内释放高聚物抑制饥饿治疗肥胖
电刺激	IntraPace（Menlo Park, CA）		胃内的电极可以减缓胃排空 治疗肥胖
	Enteromedics		迷走神经下调以减缓胃排空、消化以及抑制饥饿 治疗肥胖
消融	Curon Medical（Sunnyvale, CA）	Stretta*	在远端食管或直肠应用 RFE 治疗 GERD
	Silhouette Medical（Mountain View, CA）		用 RFE 进行胃窦部消融治疗 GERD
其他技术	USGI Medical（San Clemente, CA）	Shape Locking Endoscopic Overtube	Overtube 可以隐藏于不同的位置 应用于多种内镜
	Barosense（Menlo Park, CA）	Articulating endoscope	将内镜连接起来以创建新技术应用于多种内镜

GERD：胃食管反流病；RFE：高频能量
* FDA 已批准可在美国临床应用
** FDA 已批准可在美国临床应用，但目前仍没有上市
来源：美国专利局，网址：http://www.uspto.gov/patft/index.html. 欧洲专利局，网址：www.european-patentoffice.org.

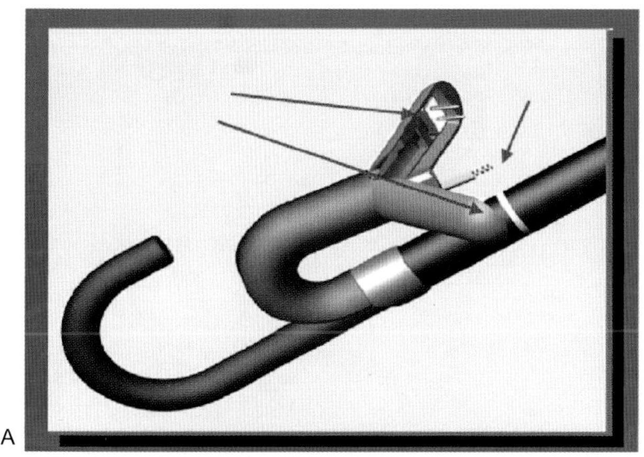

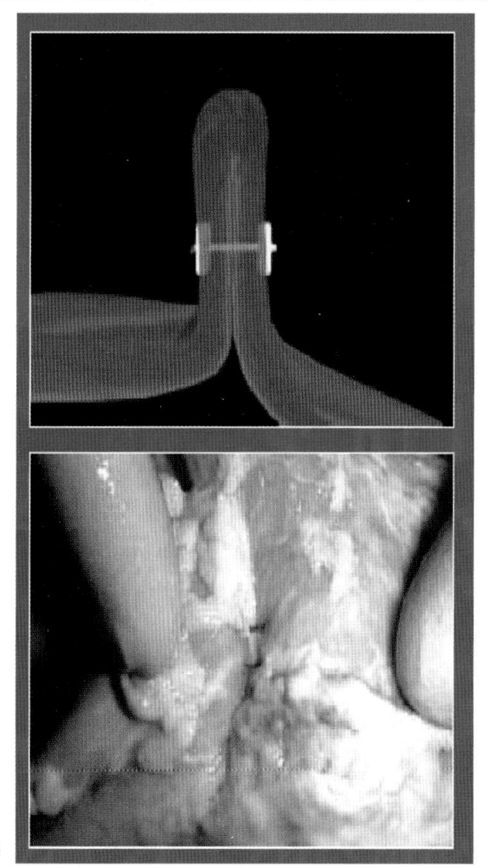

图 25.3-3　（A）NDO 缝合器 . ePTFE，膨体聚四氟乙烯（B）胃壁的全层皱襞（Courtesy of NDO Surgical, Inc., Mansfield, MA.）

开发出来，包括修正性手术和潜在的一期减肥手术。

内镜缝合需要克服的一个主要问题是持久性。胃内的黏膜并置可能不能提供持久的分隔，除非诱导组织间桥产生或者组织分隔已经形成。而内镜吻合设备则在腔内减肥手术中有着巨大的潜在优势。SurgASSIST® 弹性内镜缝合器（Power Medical Interventions，New Hope，PA，USA）已经上市，但这种环形腔内缝合器目前的适用性是有限的。从长远的观点看，腔内直线切割吻合器可以安全地创建一个分隔的区域，这将可能提供一个持久的腔内解决方案。不过，进行此类手术必将承担切割线渗漏的风险，而这将可能影响此类手术的风险 - 受益比率。在诸如此类设备能真正广泛应用于临床之前，尚有许多设计上的问题亟待解决。其他一些技术理念，比如腔内钳夹或者牢固的缝合线，正在研发之中（图 25.3-5）。

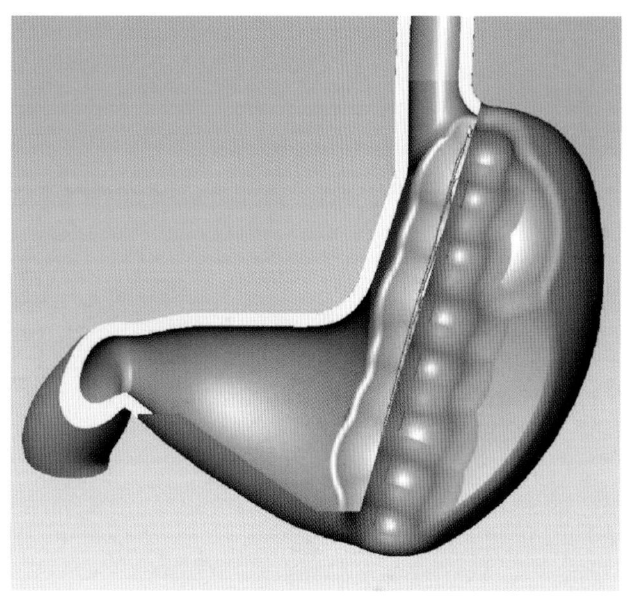

图 25.3-4　腔内缝合（Courtesy of Davol Inc., Cranston, RI.）

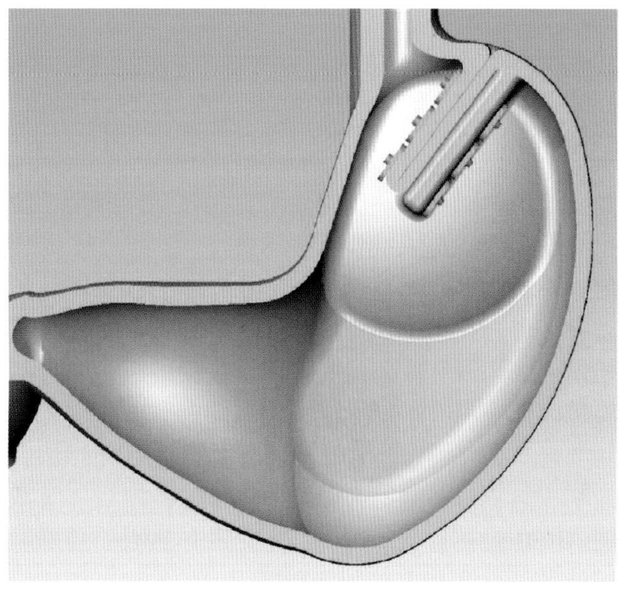

图 25.3-5　钳夹 / 钉合（Courtesy of Davol Inc., Cranston, RI.）

胃内的人工装置

胃内球囊（BioEnterics Intragastric Balloon，BIB, Inamed Health, Santa Barbara, CA, USA）是目前此类设备中唯一被批准应用于临床的。在临床研究中，它已用于诱导术前体重减轻，这可以减少重度肥胖患者手术技术上的挑战和麻醉的风险，使其更好地耐受手术[8]。新的用于减肥手术的人工假体正在研发之中，其中包括机械性胃分隔和其他的占位设备（图 25.3-6）以及腔内管道或支架（图 25.3-7），它们会把食物与胃体部或小肠的可吸收内膜面隔离开。

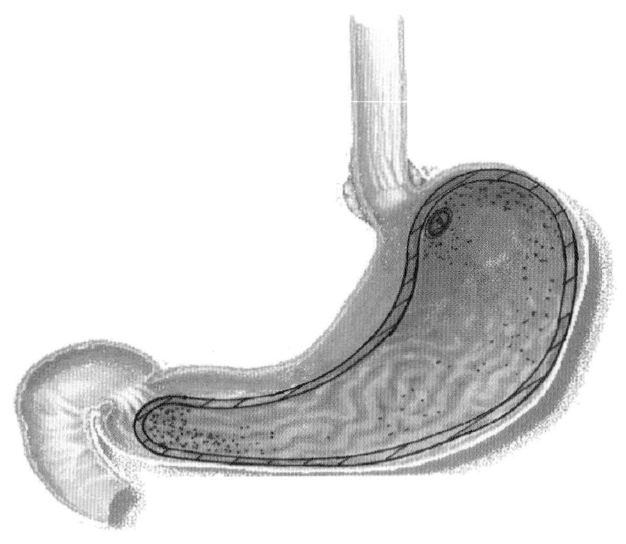

图 25.3-6　内镜下放置的占据胃腔的球囊（Courtesy of Davol Inc., Cranston, RI.）

黏膜消融

设备中能引起黏膜消融的方法包括注射剂（硬化疗法）和高能射频消融（RFE）（例如上述提到的 Stretta 设备）。这些已被应用于治疗 GERD 和 Y 型胃旁路术（RYGB）后体重反弹的患者。在临床前期和临床研究中，这些技术正被改进应用于自然腔道减肥手术。Spaulding[9] 提供了一组 20 位有胃空肠吻合口扩张的患者在胃旁路术后接受硬化疗法后的临床数据，75% 的患者经过这样的治疗后体重减轻。RFE 会在目标组织内产生热量，从而使局部组织消融，故将 RFE 应用于减肥手术的治疗可能也行之有效。SilhouetteTM Medical 消融体系（Silhouette

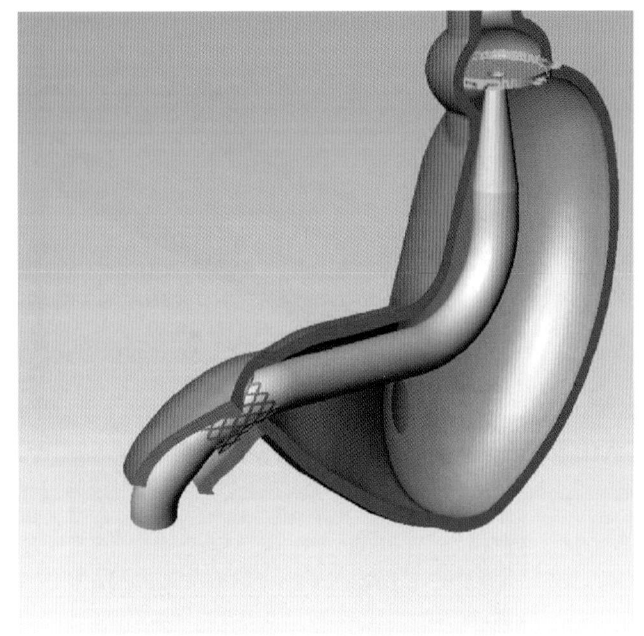

图 25.3-7　胃出口限制性器械（Courtesy of Davol Inc., Cranston, RI.）

Medical，Mountain View，CA，USA）以胃窦部或幽门部为目标，用 RFE 消融来减少胃排空[10]。

电刺激

人们对于治疗肥胖症的电刺激和可控制支配胃活动的设备有极大的兴趣，这其中最广为人知的就是 Transcend® 系统（Medtronic, Minneapolis, MN, USA）。这些设备可以通过开放或腹腔镜途径植入，但是人们正在兴致勃勃地尝试开展腔内电刺激系统（图 25.3-8）。IntraPace 公司（Menlo Park, CA, USA）正在为治疗肥胖而开发一个内镜下胃起搏器。内镜下胃起搏技术的引进，将进一步扩大自然腔道手术的应用领域，也将作为治疗肥胖的潜在方法。

目前用于减肥治疗的腔内治疗模式

随着腔内减肥手术新兴和现有技术的发展，针对每一类型手术具体适应证的问题也接踵而至。在目前的文献报道中，胃肠腔内治疗共有三类适应证在进行研究，分别是减肥手术前减轻体重、针对以往减肥手术效果不著的修正性手术以及一期减肥手术。在减肥术前通过腔内治疗可以引起重度肥胖患者短期的体重下降，从而减少麻醉的风险和手术并

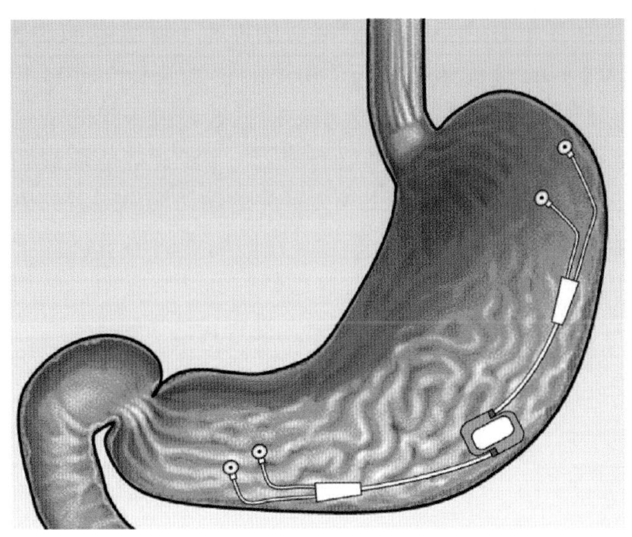

图 25.3-8　内镜下放置的胃的电刺激装置
（Courtesy of Davol Inc., Cranston, RI.）

发症；术后的修复治疗旨在减少胃空肠吻合处扩张，治疗狭窄或者修复缝合处或钉合线；作为一期手术的腔内治疗可能最终会成为减肥手术的一个主流部分，但对于可行性和持久性，这些主要的问题仍需要解决。

减肥手术前应用腔内治疗减轻体重

一些外科医生主张分两阶段进行减肥手术，以降低肥胖相关的风险 [11-13]。Regan 等 [11] 讲述了这种两阶段手术，包括袖状胃切除术（第一阶段）和之后的 RYGB 或十二指肠转位术（第二阶段）。它的基本原理是因为第一阶段的袖状胃切除术相对简单（无需行吻合术），耗时少（1 ~ 2 小时），并且可以达到减轻 40 ~ 50kg 体重的预期结果。这种程度的体重减轻可以降低第二阶段手术的风险，使其有可能降低更多的体重并获得更好的持久性。其他多阶段的手术则应用 BIB 技术，对重度肥胖患者进行第一阶段手术。有限的临床数据表明，术前应用胃内球囊不仅可以降低体重和围术期风险，而且可以减少减肥手术时间以及住院时间 [14-15]。

减肥手术后的修正性治疗

多种腔内技术都已经用来处理减肥手术的并发症。应用内镜下缝合设备、胃内球囊、消融疗法、纤维蛋白胶以及其他技术的经验已经在文献中有所报道。减肥手术，诸如 RYGB 和胃成形术，其晚期并发症包括缝合线断裂、胃囊扩张、胃道狭窄、吻合口狭窄以及胃瘘 [16]。许多腔内技术正在被用来处理这些并发症，包括应用缝合设备、消融疗法、纤维蛋白胶以及其他技术。

据报道，在众多腔内修复治疗中，更令人兴奋的一个便是腔内缝合平台。最近，已有关于应用 EndoCinch 和 ESD 的经验报道。在 Thompson[17] 报道的一项研究中，8 名接受过 RYGB 但有胃空肠吻合口扩张和明显体重反弹（比最低体重平均高出 24kg）的患者，接受了 EndoCinch 治疗（图 25.3-9）。皱襞被吻合在了吻合口的边缘，以缩小吻合口的直径。在修复治疗后，8 名患者其中的 6 名在 4 个月里体重有所减轻（平均减轻 10kg），其中的 4 名称在饱腹感方面有显著改善。另有 3 名称在饱腹感方面仅有短暂改善，对这 3 名患者进行了第二次吻合口缩小，其中 1 名在 5 个月内体重减轻了 19kg，另 1 名则减轻了 20kg。研究中未报道发生显著的并发症。第二项研究由 Schweitzer[18] 报道的，他用 ESD 来治疗那些在 RYGB 治疗后体重反弹的患者。参与研究的 4 名患者均称在饱腹感方面有所改善，并且在早期体重就有所下降。长期的数据并未见报道。

这两项研究中所报道的初始数据说明，针对 RYGB 治疗后的体重反弹，用腔内缝合这种方法处理是可行并且有潜在疗效的。虽然在减肥手术中应用折叠术的远期疗效尚不清楚，但据目前治疗 GERD

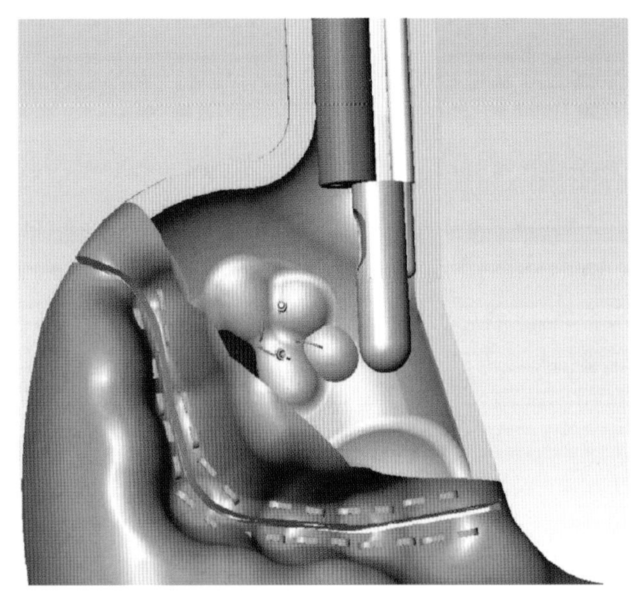

图 25.3-9　应用腔内缝合设备缩小吻合口
（Courtesy of Davol Inc., Cranston, RI.）

的长期数据来看，这种疗效可以持续 1～2 年[5]。

其他用于术后修正性治疗的腔内技术包括硬化疗法和应用纤维蛋白胶疗法。在两项研究中，内镜下硬化疗法被用于治疗 RYGB 和垂直胃绑带术（VBG）的并发症，并且在一项研究中，达到了减轻体重的效果[9, 19]。而纤维蛋白胶的成功应用，也在一项 VBG 研究中被报道。Papavramidis 等人[20] 描述了纤维蛋白黏合剂在治疗胃外瘘方面的应用，这些胃外瘘患者中有 2 名做了 VBG，1 名做了胆胰转流术。在进行一次或多次内镜修复后，这 3 名患者的治疗均很成功。

应用腔内技术进行一期减肥手术

应用腔内技术单独治疗肥胖尚处于初始阶段。然而，这是一个有活力并且迅速发展的领域。胃内球囊已经应用于不同程度的肥胖患者以减轻体重[21]，而不依赖于预定的减肥手术。腔内缝合技术也处于发展之中，其目标是通过内镜的方法模拟胃缩小术。对这种手术的预期疗效仍有待于进一步判断。很肯定的，它的安全性将优于目前的腹腔镜手术。然而，体重的减轻和其持久性更难以预测。对于任何减肥手术，最终的目标是改善甚至治愈肥胖相关的共存疾病。未来的腔内手术将需要证明这些效果以使之获得承认。患者及其家庭医生可能会惧怕外科减肥手术，这也许能解释为什么符合 NIH 减肥手术指征的患者当中，仅有 1% 的患者接受这种手术[22]。安全有效的腔内手术方法对于消除患者和家庭医生的担心将大有帮助，这样，减肥手术的病例数将进一步提升。

应用胃内球囊进行一期减肥治疗

胃内球囊治疗的唯一一组长期临床数据来自于 Mathus-Vliegen 和 Tytgat 的一项研究[23]。这个单中心研究将 43 名患者随机分为两组：一组接受 3 个月的球囊治疗（n=20），另一组则进行安慰性治疗（n=23）。在初始阶段的治疗结束后，安慰性治疗的患者接受了球囊治疗。所有的患者都进行了总计为期 1 年（对于最初接受安慰性治疗的患者则是 9 个月）的 BIB 治疗，并且每隔 3 个月更换一个新的球囊。治疗 1 年之后，再对所有患者在为期 1 年无球囊的随访期中进行进一步评估。在这项研究中，安慰性治疗也获得了显著的治疗效果，安慰性治疗组和球囊治疗组在 3 个月之后减轻了相似的体重 [对照组 11.2kg（9%）vs. 球囊组 12.9kg（10.4%）；无统计学差异]。然而，在治疗组，超过 70% 的患者经过 1 年的治疗后体重减轻≥15%，并且有将近一半的患者体重减轻≥20%。虽然在此后 1 年无球囊的随访期里患者的体重有反弹，但总体上参与研究的患者的体重仍低于治疗前 12.7kg（9.9%）。这项研究的结果表明，应用胃内球囊可减轻体重，其持久性可长达 2 年。

内镜下胃成形术的理念

目前，利用腔内缝合技术来进行胃缩小术正在研究之中。迄今为止，除了一个以外的所有试验均在临床前阶段。在这些研究中，有两项研究评估了一种名为蝴蝶式腔内胃成形术的技术[24-25]。此腔内技术包括建立一个限制排出口的小胃囊，这个缩小的胃出口可通过内镜调节大小。第一项研究比较了四个不同小组进食的模拟效果[25]。12 个猪的离体胃被分为对照组、VBG 组、可调节胃绑带术（AGB）组以及蝴蝶式腔内治疗组，对离体胃进行模拟进食，结果发现，蝴蝶式腔内治疗手术组的进食压力和食物流动特性与 VBG 以及 AGB 很相似。三个治疗组进食所产生的压力和食物流动速率无统计学差异，但相比与对照组相比却有明显差异（P<0.001）。第二项研究比较了在猪的模型上缩小限制性胃出口的不同方法[24]。研究中展示了两种方法（管状延长和折叠）均可对胃出口产生有效的紧缩效果，证明两种方法均可行。对比蝴蝶式腔内胃成形术与已成熟的胃成形术，两者以相似的方式限制进食压力和食物流动。

迄今为止，已报道的唯一一个关于应用腔内缝合技术进行减肥的临床研究是由 Fogel 等人完成的[26]。研究包括 10 名自愿参与的超重患者，他们的体重指数（BMI）为 28～43 不等，并且他们都用 EndoCinch 技术做过沿胃小弯侧的内镜下胃折叠术。在所有 10 名患者里，皱襞的缝合都很成功。这种手术的时间要求在 60～90 分钟，并且没有直接并发症。所有患者体重都有所减轻，在术后 9 个月里总体重下降 15～49kg 不等。其中一名患者因为在首次手术后 9 个月发生了皱襞破裂，故而又进行了一次相同的手术。这些初始数据表明，这种腔内缝合技术对于超重个体达到短期的体重减轻效果是可行、安全并且有效的。

新兴的腔内技术

经自然腔道手术入路的蓬勃发展激励研究者开发新的手术方法和器械。此类手术入路正在被逐渐应用于减肥手术。虽然这些发展仍处于初始阶段，但已经有一部分的动物研究报道。有两项独立研究已经开发出经自然腔道的胃空肠吻合术和旁路术的方法[27-28]。Kantsevoy 等人[27]报道了这样一个操作过程，他们用弹性内镜从胃壁进入腹腔，抓取一小部分肠袢，将其缩进胃腔并创建了胃空肠吻合术（图 25.3-10）。Park 等人[28]描述了一个新颖的肠吻合设备，它是一个能够连接两段肠腔的弹性内镜。

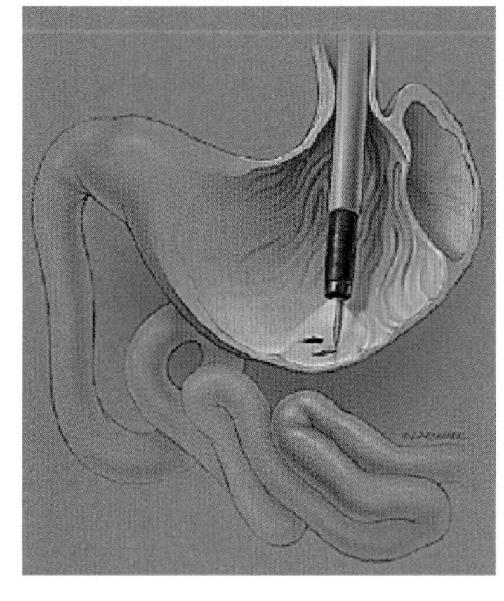
A

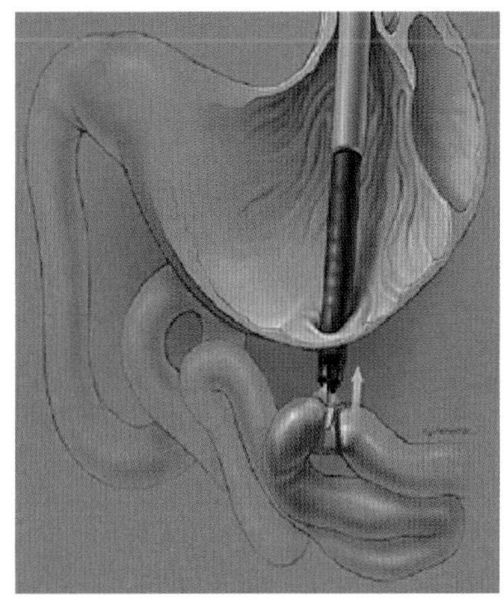
B

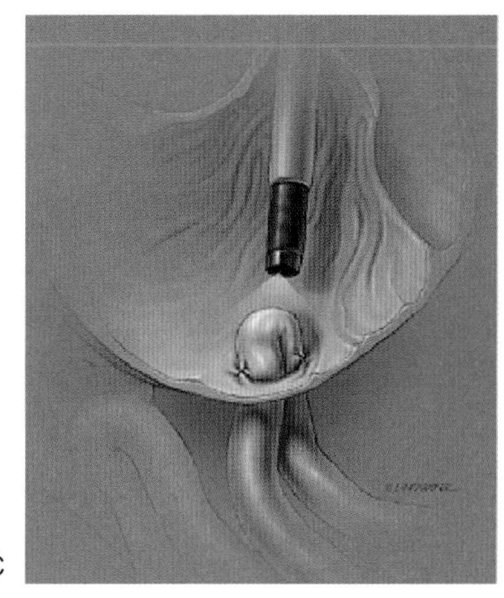
C

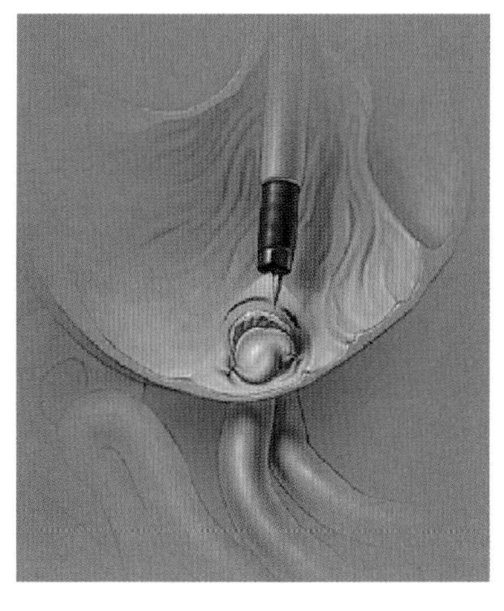
D

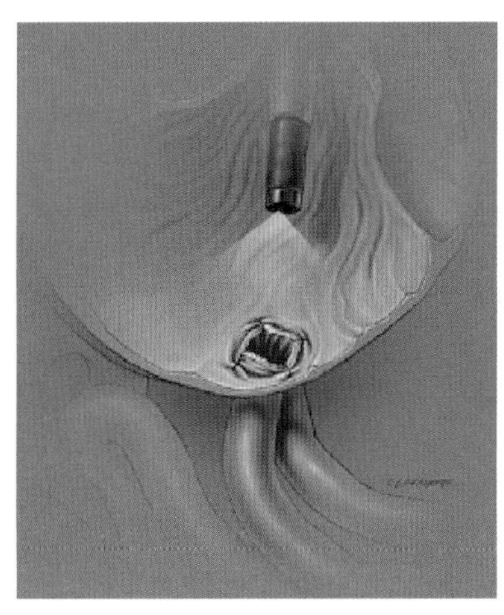
E

图 25.3-10　经胃的胃空肠吻合术。（A）用内镜行胃造口；（B）抓住一段空肠袢并将其拉回胃里；（C）缝合在合适的地方；（D）创建肠切开术；（E）用间断缝合完成胃空肠吻合术。（From Kantsevoy et al.[27], with permission.）

新的研发热点集中于开发新器械和仪器来满足经腔道手术的独特需求。Swanstrom 等人[29]开发了一种为经胃手术特别设计的新型接入设备（图 25.3-11）。这种新型设备使多种仪器能更容易地进入腔内，使组织更易牵开，提高可操作性、平台稳定性以及手术视野中仪器的一些有限的三角测量。这种设备在猪的模型上已成功地完成了腹腔探查和经胃胆囊切除术。在腹腔内的手术完成后，会用一套缝合设备来缝合胃切口。迄今为止，虽然这种设备在经胃手术中代表了最好的进展，但在它应用于人之前，仍需要许多技术上的改进和改良。

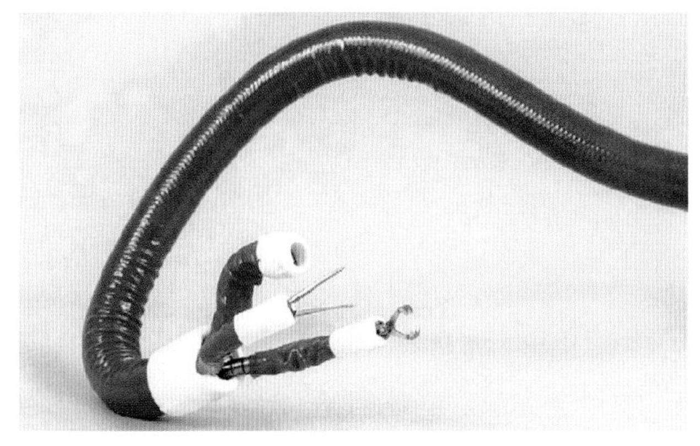

图 25.3-11　进行经胃手术的新颖的接入设备（From Swanstrom et al.[29], with permission.）

腔内手术在减肥外科实践中的角色

在普通外科和减肥外科应用这些腔内技术，其相对疗效、持久性以及安全性问题还有待进一步解决。质疑者会提出，腹腔镜手术并发症发生率低，且能在不侵扰胃肠道的情况下完成手术。目前和将来的临床试验对于解决这些疑问，指导治疗的选择以及推动这种技术的发展是必不可少的。这些技术的首要适应证是应用于减肥术前减轻体重和术后修正性治疗，对于这一点，初步的临床研究结果已经表明了腔内技术的安全性和相对有效性。NOTES团体已经前瞻性地确定了此领域手术将要遵循的路径。通过谨慎的、分阶段的方法来做每一例腔内手术，以确保安全性。在适当的临床前期和临床工作完成后，仍需要进行一些前瞻性随机试验。

腔内技术在减肥外科实践中的应用很有前景。此类手术有可能减少甚至消除与目前手术相关的诸多风险，并且能创建一种新的门诊减肥手术（表25.3-2）。腔内手术可能还会降低治疗费用，使更多的人可以接受治疗，此外，对于非重度肥胖的患者

表 25.3-2　减肥手术和腔内技术的比较

方法	类型	手术方法	应用范围	体重减轻的程度	减肥的持久性	风险 / 并发症
腹腔镜	限制摄食性手术	可调节胃绑带术	病态肥胖症	平均减轻50%多余体重[31]	在长期随访中效果稳定[31]	围术期： -- 感染 -- 出血 术后： -- 绑带滑脱 -- 胃囊扩大 -- 胃糜烂 -- 胃反酸 -- 梗阻 -- 不能耐受
	吸收不良型手术	胆胰分流术	病态肥胖症	平均减轻75%多余体重[32]	在15年后平均减轻了70%的多余体重[32]	围术期： -- 感染 -- 出血 术后： -- 营养失调 -- 贫血 -- 骨质脱钙 -- 胃溃疡 -- 倾倒综合征
	同时限制摄食和减少营养吸收的手术	Y型胃旁路术	病态肥胖症	减轻多达50%～75%的多余体重[33-34]	在长期随访中效果稳定[33-34]	围术期： -- 感染 -- 出血 术后： -- 渗漏 -- 吻合线断裂 -- 狭窄 -- 瘘 -- 体重反弹
	电刺激治疗	植入电刺激器	病态肥胖症	不稳定；在部分患者中减轻达到超过20%多余体重[35]	在术后14个月平均减轻19%的多余体重[35]	胃穿孔，装置脱出
腔内技术	占据胃内空间技术	胃内球囊	术前过渡治疗	减轻多达26%多余体重[14-15, 36]	在球囊移除后反弹[14-15, 36]	呕吐，反酸，低血钾，肾功能不全，肠道梗阻
			作为主要治疗手段	减轻多达38%的多余体重[8, 22]	在术后1年有大约10%的患者体重有所减轻[8, 22]	呕吐，反酸，低血钾，肾功能不全，肠道梗阻
	缝合技术	腔内缝合	修正性治疗	平均减轻10kg[17]	长达4个月的随访[17]	未见报道
			作为主要治疗手段	术后9个月减轻15～49kg不等	术后9个月时，10例中有1例发生了缝合线断裂[26]	术中无并发症；无晚期并发症

可能更加适合。

关于由谁来实施这些腔内减肥手术则是另一个重要问题。目前，治疗 GERD 的腔内手术主要由消化科医生来完成，但是越来越多的外科医生涉及这一学科的现象令人鼓舞[30]。腔内手术代表了一种外科手术技术和非常特殊灵活的内镜技术的学科联合。此外，每一个独特的设备在操作技术上都是一个挑战，并且需要大量的训练和经验才能有效果。然而，未来可能要求针对这项新颖技术制订培训计划，以解决腔内介入治疗肥胖的特殊需求。而胃肠病学和外科领域在多学科框架下的合作将是十分必要的，这样才能确保安全地开展这些新技术。

致谢：Bard 和 EndoCinch 是 C. R. Bard 公司或其附属公司的注册商标。Plicator 是 NDO Surgical 公司的注册商标。SurgASSIST 是 Gerald Dorros 博士的注册商标。BioEnterics 是 BioEnterics Corporation 的注册商标。Silhouette 是 Silhouette Medical 公司的商标。Transcend 是 Medtronic Transneuronix 公司的注册商标。Eagle Claw 是 Olympus America 公司的商标。Enteryx 是 Boston Scientific Scimed 公司的注册商标。Surgisis 是 Cook Biotech 公司的注册商标。

（王楠钧 译　令狐恩强 审校）

参考文献

1. Buchwald H, Avidor Y, Braunwald E, et al. Bariatric surgery: a systematic review and meta-analysis. JAMA 2004;292:1724–1737.
2. Nguyen NT, Root J, Zainabadi K, et al. Accelerated growth of bariatric surgery with the introduction of minimally invasive surgery. Arch Surg 2005;140:1198–1202.
3. Hawes R. ASGE/SAGES Working Group on Natural Orifice Translumenal Endoscopic Surgery. Gastrointest Endosc 2006;63:199–203.
4. Kadirkamanathan SS, Evans DF, Gong F, Yazaki E, Scott M, Swain CP. Antireflux operations at flexible endoscopy using endoluminal stitching techniques: an experimental study. Gastrointest Endosc 1996;44:133–143.
5. Chen YK, Raijmann I, Ben-Menachem T, et al. Long-term outcomes of endoluminal gastroplication: a U.S. multicenter trial. Gastrointest Endosc 2005;61:659–667.
6. Corley DA, Katz P, Wo JM, et al. Improvement of gastroesophageal reflux symptoms after radiofrequency energy: a randomized, sham-controlled trial. Gastroenterology 2003;125:668–676.
7. Deviere J, Costamagna G, Neuhaus H, et al. Nonresorbable copolymer implantation for gastroesophageal reflux disease: a randomized sham-controlled multicenter trial. Gastroenterology 2005;128:532–540.
8. Doldi SB, Micheletto G, Perrini MN, Rapetti R. Intragastric balloon: another option for treatment of obesity and morbid obesity. Hepatogastroenterology 2004;51:294–297.
9. Spaulding L. Treatment of dilated gastrojejunostomy with sclerotherapy. Obes Surg 2003;13:254–257.
10. European Patent Office. www.european-patent-office.org. Accessed October 2005.
11. Regan JP, Inabnet WB, Gagner M, Pomp A. Early experience with two-stage laparoscopic Roux-en-Y gastric bypass as an alternative in the super-super obese patient. Obes Surg 2003;13:861–864.
12. Cottam D, Mattar S, Sharma S, et al. Sleeve gastrectomy as an initial weight loss procedure for high risk patients with morbid obesity. Surg Endosc 2006;20:859–863.
13. Almogy G, Crookes PF, Anthone GJ. Longitudinal gastrectomy as a treatment for the high-risk super-obese patient. Obes Surg 2004;14:492–497.
14. Sallet JA, Marchesini JC, Ribeiro MR, Pizani CE, Kamoto K, Sallet PC. Utilization of the intragastric balloon (BIB) in pre-operative preparation for super obese patients with high surgical risk. Presented at the 21st Annual Meeting of American Society for Bariatric Surgery, 2004:P69.
15. Busetto L, Segato G, De Luca M, et al. Preoperative weight loss by intragastric balloon in super-obese patients treated with laparoscopic gastric banding: a case-control study. Obes Surg 2004;14:671–676.
16. Livingston EH. Complications of bariatric surgery. Surg Clin North Am 2005;85:853–868, vii.
17. Thompson CC. Per-oral endoscopic reduction of dilated gastrojejunal anastomosis following Roux-en-Y gastric bypass: a possible new option for patients with weight regain. SOARD 2005;1:223.
18. Schweitzer M. Endoscopic intraluminal suture plication of the gastric pouch and stoma in postoperative Roux-en-Y gastric bypass patients. J Laparoendosc Adv Surg Tech A 2004;14:223–226.
19. Catalano MJ, George S, Thomas M, Geenen JE, Chua T. Weight gain following bariatric surgery secondary to staple line disruption and stomal dilation: endotherapy using sodium morrhuate to induce stomal stenosis prevents need for surgical revision. Gastrointest Endosc 2004;59:P149.
20. Papavramidis ST, Eleftheriadis EE, Papavramidis TS, Kotzampassi KE, Gamvros OG. Endoscopic management of gastrocutaneous fistula after bariatric surgery by using a fibrin sealant. Gastrointest Endosc 2004;59:296–300.
21. Roman S, Napoleon B, Mion F, et al. Intragastric balloon for "non-morbid" obesity: a retrospective evaluation of tolerance and efficacy. Obes Surg 2004;14:539–544.
22. U.S. surgical procedure volumes. MedTech Insight 2005;7:136.
23. Mathus-Vliegen EM, Tytgat GN. Intragastric balloon for treatment-resistant obesity: safety, tolerance, and efficacy of 1-year balloon treatment followed by a 1-year balloon-free follow-up. Gastrointest Endosc 2005;61:19–27.
24. Kelleher B, Stone C, Burns M, Gaskill H. The butterfly procedure for endoluminal treatment of obesity. Gastrointest Endosc 2003;57:AB186
25. Swain CP, Park P-O, Savides T, Kelleher B, Stone C, Burns M. In vivo evaluation of the butterfly endoluminal gastroplasty procedure for obesity. Gastrointest Endosc 2003;57:AB83.
26. Fogel R, De La Fuente R, Bonilla Y. Endoscopic vertical

gastroplasty: a novel technique for treatment of obesity: a preliminary report Gastrointest Endosc 2005;61:AB106.
27. Kantsevoy S, Jagannath S, Niiyama H, et al. Endoscopic gastrojejunostomy with survival in a porcine model. Gastrointest Endosc 2005;62:287–292.
28. Park A, Adrales G, McKinlay R, Knapp C. A novel anastomotic device in a porcine model. Am Surg 2004;70:767–773.
29. Swanstrom L, Kozarek R, Pasricha P, et al. Development of a new access device for transgastric surgery Surg 2005;9: 1129–1137.
30. MacFadyen BV Jr, Cuschieri A. Endoluminal surgery. Surg Endosc 2005;19:1–3.
31. O'Brien PE, Brown WA, Smith A, McMurrick PJ, Stephens M. Prospective study of a laparoscopically placed, adjustable gastric band in the treatment of morbid obesity. Br J Surg 1999;86(1):113–118.
32. Scopinaro N, Gianetta E, Adami GF, Friedman D, Traverso E, Marinari GM, Cuneo S, Vitale B, Ballari F, Colombini M, Baschieri G, Bachi V. Biliopancreatic diversion for obesity at eighteen years. Surgery 1996;119(3):261–268.
33. Wittgrove AC, Clark GW. Laparoscopic gastric bypass, Roux-en-Y-500 patients: technique and results, with 3-60 month follow-up. Obes Surg 2000;10(3):233–239.
34. Schauer PR, Ikramuddin S, Gourash W, Ramanathan R, Luketich J. Outcomes after laparoscopic Roux-en-Y gastric bypass for morbid obesity. Ann Surg 2000;232(4):515–529.
35. Shikora SA, Storch K, Investigational team, 2004 ABS Consensus Conference. Implantable gastric stimulation for the treatment of severe obesity: the American experience. Surg Obes Relat Dis 2005;1(3):334–342.
36. Weiner R, Gutberlet H, Bockhorn H. Preparation of extremely obese patients for laparoscopic gastric banding by gastric-balloon therapy. Obes Surg 1999;9:261–264.

第 26 章　静脉血栓形成和肺栓塞

Gianluca Bonanomi, Giselle Hamad 和 Franklin A. Bontempo

肥胖患者深静脉血栓形成和肺栓塞风险

病态肥胖症是深静脉血栓形成（DVT）和肺栓塞（PE）的一个主要风险因素。血栓栓塞并发症是减肥手术中最常见的死亡原因，并且患者提高术后并发症发生率[1]。一项对住院患者的研究表明静脉血栓栓塞风险因素包括年龄在 40 岁以上、肥胖及大手术[2]。病态肥胖症导致血栓栓塞风险的增加归因于习惯于静坐的生活方式、腹部压力增加及过重体重对下腔静脉回流造成的压迫。其他风险因素包括既往有 DVT 和 PE 病史、不活动、妊娠、口服避孕药、吸烟、血液高凝状态、恶性肿瘤和创伤（表 26-1）。虽然 DVT 和 PE 通常被诊断为术后并发症，但也可发生在非住院患者身上。针对普通人群的一些研究显示静脉血栓栓塞风险因素与肥胖有关，这表明病态肥胖症是 DVT 和 PE 的一项独立风险因素[3-4]。

表 26-1　深静脉血栓形成（DVT）和肺栓塞（PE）风险因素

年龄 40 岁以上
血栓栓塞病史
肥胖
吸烟
妊娠
口服避孕药
恶性肿瘤
创伤
大手术
缺乏运动
血液高凝状态

肥胖患者的凝血机制异常

血栓形成是促凝血级联反应和抗凝血纤溶机制、生理抗凝血蛋白失去平衡所致的一个复杂过程。促凝血作用力以内在和外在的凝血通路为代表，而基于纤维蛋白溶酶原的溶纤维蛋白机制随同天然凝血抑制物如抗凝血酶Ⅲ、C 蛋白及 S 蛋白是主要的抗凝血作用力。所有先天性的或获得性的凝血异常都可以改变这种平衡而导致血栓形成。肥胖与一些凝血机制异常有关。在肥胖患者体内可发现纤维蛋白原浓度、von Willebrand 因子、组织纤维蛋白溶酶原激活物 (t-PA)、Ⅶ因子及纤维蛋白溶酶原激活抑制因子 -1（PAI-1）升高。而且，肥胖患者血小板聚集出现增加，而瘦激素是血小板聚集的激活子。肥胖相关代谢综合征也可导致凝血机制异常及血栓形成的风险增加[5]。

有意义的是，体重减轻可使一些凝血指标正常。肥胖患者体内抗凝血酶Ⅲ（AT- Ⅲ）的缺乏可因为体重减轻而得到逆转[6]。同样的，纤维蛋白原、von Willebrand 因子、组织纤维蛋白溶酶原激活物 (t-PA)、纤维蛋白溶酶原激活抑制因子 -1（PAI-1）及Ⅶ因子的水平也随着体重减轻而降低[7-8]。因此，药物或手术治疗病态肥胖症可逆转一些凝血异常并进而减少与之相关的血栓栓塞及心血管疾病的风险。为了判别哪些患者术后存在血栓栓塞事件的高风险以及哪些患者能通过严密监测和可能抗凝治疗获益，应该对既往有 DVT 和 PE 病史的肥胖患者进行筛查，以确定是否存在先天性的或获得性的高凝状态。推荐诊断高凝状态的检查项目应该包括筛查狼疮抗凝物（LACs）、抗凝血酶Ⅲ（AT- Ⅲ）、C 蛋白和 S 蛋白缺乏、用以判定 V 因子 Leiden 点突变的活化 C 蛋白（APC）抵抗以及凝血酶原基因变异。可在肥胖患者身上观察到的以及易感 DVT 和 PE 的常见凝血机制异常详见表 26-2。

引起深静脉血栓形成的术中因素

病态肥胖症患者进行手术时具有发生 DVT 和 PE 的风险。血栓栓塞事件仍然是减肥手术最常见的

表 26-2 与病态肥胖症相关的凝血机制异常

纤维蛋白原水平升高
Ⅶ因子升高
von Willebrand 因子升高
组织纤维蛋白溶酶原激活物 (t-PA) 升高
纤维蛋白溶酶原激活抑制因子 -1（PAI-1）升高
抗凝血酶Ⅲ（AT- Ⅲ）缺乏
C 蛋白缺乏
S 蛋白缺乏
狼疮抗凝物（LACs）
V 因子 Leiden 点突变
凝血酶原基因变异
异常纤维蛋白原
血小板聚集增加

导致死亡的原因。在美国减肥外科协会会员的一项调查中，自我报告的 DVT 和 PE 发生率分别为 2.63% 和 0.95%[9]。48% 的减肥外科医生报道在其临床工作中至少有一例患者死于 PE。DVT 归因于菲尔绍（Virchow）淤滞三联征、内皮损伤及高凝状态。腹腔镜减肥手术术中一些特有的因素也可导致 DVT 的发生。腹腔镜手术中能引起静脉瘀滞的因素包括反向头低脚高位和人工气腹，这些因素可以压迫双侧髂总静脉及下腔静脉从而减弱静脉回流。在腹腔镜胆囊切除术中，已证实持续使用气压装置可以逆转股静脉回流的减少[10]。而且，一些研究证明腹腔镜手术可以导致动物和人体内的高凝状态[11-13]。但是，腹腔镜手术本身造成的 DVT 风险增加这一不利因素，可以通过手术创伤较小、术后可早期活动及术后急性期反应减轻等而得以抵消[14]。

预防的重要性

接受普通外科手术患者如果不采取预防措施，DVT 的发生率将近 20% ~ 30%。而采取围术期预防措施可分别减少 DVT 和 PE 发生率 70% 和 50%[15]。DVT 需要预防的理论依据是基于肥胖患者中静脉血栓栓塞的高患病率、临床症状隐匿、由此引起的并发症、死亡和额外医疗费用。DVT 临床诊断常常不可靠，还会使患者面临 PE 的风险。因此，建议对静脉血栓栓塞及相关并发症和由此导致的死亡的原因采取一级预防措施。传统的预防和治疗血栓栓塞的药物包括普通肝素（UFH）、低分子肝素（LMWHs）和华法林[16-17]。其他预防措施有长筒逐段加压袜、间歇气压及早期活动。具有血栓栓塞高风险并且又禁忌使用抗凝药的患者，术前可考虑置入腔静脉滤器[18]。

普通肝素（UFH）是最广泛使用的预防 DVT 药物。首次剂量为术前皮下注射 5000U，术后每隔 8h 或 12h 继续使用直到患者能够走动。许多报道已经证明在普外科手术患者中使用普通肝素（UFH）具有很好的预防 DVT 效果[19-20]。

同普通肝素（UFH）相比，低分子量肝素血浆蛋白结合率较低，皮下注射生物利用度较高，清除率为非剂量依赖性，生物半衰期较长。这些药物在预防和治疗 DVT 和 PE 方面的功效已得到证实[21-22]。普通肝素（UFH）要求一天注射两到三次，而低分子肝素则一天注射一次。

关于哪种方法可以最好地预防病态肥胖症人群术后血栓的问题，文献中还没有一致的意见。还不清楚对所有患者应用同一剂量的方案是否安全。因为体重增加，按照标准的剂量而不论体重大小来预防性用药，肥胖患者就可能治疗不足。相反，根据实际体重来决定药物剂量的方案则可致过度抗凝和出血。由于肥胖患者生理学的变化，药代动力学也有异于正常人[23]。但是，还不能确定对于肥胖患者，预防剂量的决定应根据体重还是肾功能，抑或两者都需要。肝素的分布容积接近血液容积，而脂肪组织中血液容量相对较低。因此，在肝素剂量计算中采用全身体重就可能导致肥胖患者体内过高的肝素浓度。目前还没有直接测量低分子肝素水平的检测方法和试剂。因此，大多数低分子肝素药代动力学实验采用替代生物标记物检测，如抗 Xa 因子和 AT- Ⅲ活性。有几名作者已经证明，在抗 Xa 活性与体重、血栓形成和出血事件的相关性上存在变异，因此，对在病态肥胖症患者中采用低分子量肝素来预防性抗凝的恒定性提出疑虑[24-25]。

根据对美国减肥外科协会成员中的一项调查，95% 的外科医生会对肥胖患者采用常规预防措施来防止静脉血栓栓塞的发生，最常采用的是小剂量普通肝素（UFH）或低分子肝素与间歇气压相结合[9]。

针对这个人数日益增加的高危人群，需要获得关于血栓栓塞预防的确切临床资料。确定最好的预防措施的唯一方法是进行多中心、前瞻性的随机试验，这样可以考虑到所有不同的策略并且筛查所有的患者。

诊断

临床诊断DVT常常产生误导且不可靠。同DVT有关的临床表现包括下肢水肿、红斑和发热、发烧、小腿肌肉疼痛和压痛、小腿肌肉背屈引发的疼痛（Homans’征）及可触及的静脉索。多普勒成像是标准的、非侵袭性检测DVT的方法，已经替代了对比剂静脉造影术。与阻抗体积描记法和便携式多普勒不同，多普勒成像能够使栓子显影，并能评估其解剖等级和范围。与对比剂静脉造影术相比，多普勒成像已经被证明是一项精确的检查方法[26]。但肥胖患者的体型有可能影响多普勒扫描的准确性。

PE是DVT可能带来的灾难性后果之一。但是，只有不到30%诊断肺栓塞的患者出现下肢深静脉血栓（DVT）的临床表现。肺栓塞的临床表现包括呼吸困难、胸痛、心动过速、呼吸急促、低血压、发热及咯血。与PE相关的死亡率为30%，但如果及时识别并治疗的话，死亡率可下降到2.5%。必须将肺栓塞同减肥手术另一项可能致死性的并发症吻合口瘘区分开来。吻合口瘘也可表现出心动过速、胸痛、发烧及呼吸困难。因此，对肺栓塞和吻合口瘘认知、早期识别和鉴别诊断是减肥手术围术期管理的关键环节。是否需要对肺栓塞或吻合口瘘进行评定应根据临床表现来决定。如果临床表现有明显肺栓塞迹象，应立即行胸部CT及通气/灌注（V/Q）扫描。如果怀疑吻合口瘘，应实施上消化道（UGI）检查或行剖腹探查术。

胸部螺旋CT扫描是目前诊断PE的主要方法[27]。同通气/灌注（V/Q）扫描相比，螺旋CT扫描检测肺栓塞已经显示出较高的敏感性、特异性及阳性、阴性预测值[28]。应该为病态肥胖症患者准备好特殊的设备。这项检查需要静脉注射对照染料，因此，严重肾功能衰竭和对染料过敏的患者禁忌行这项检查。

当怀疑有肺栓塞时，通气/灌注扫描检查是最常用的影像学方法。但此项检查的准确率低，据报道将近70%的扫描不能确诊。肺栓塞诊断(PIOPED）前瞻性调查研究发现88%肺栓塞患者通气/灌注扫描提示高可能性，而12%的肺栓塞患者通气/灌注提示为低可能性[29]。因此，通气/灌注扫描判断应该与临床医生怀疑相结合，需要进一步确认检查才能确诊。

肺血管造影被认为是诊断PE的金标准。当通气/灌注（V/Q）或CT扫描疑似但又不能确诊时应该进行血管造影。但是，螺旋CT技术的最新进步日益替代了侵袭性影像技术来诊断肺栓塞。

D-二聚体血液检查能够检测纤维蛋白水解和血管内栓子形成。PE和DVT与D-二聚体水平升高有关。虽然不是诊断性的，但此项检查阴性预测值高，因此，在排除肺栓塞诊断上有用。

MRI是一项前景较好的非侵袭性诊断工具，但其应用需要进一步评估，尚未常规用于PE的诊断。

治疗

急性DVT和PE的标准治疗是先给予肝素、继之以华法林钠盐的方案。肝素能防止已生成血栓扩大和新的血栓生成，使生理纤溶系统作用更有效。肝素为静脉注射，首次剂量为1000U推注，继之以10～15U/kg/h持续静脉点滴，维持部分凝血活酶时间（PTT）为对照值的1.5～2倍。肝素治疗的并发症包括血小板减少和出血。口服华法林通常在首次肝素治疗后24小时患者条件稳定后开始。肝素可持续一周或持续到华法林达到其治疗剂量。通常华法林治疗可持续3～6个月,并维持凝血酶原时间（PT）为正常值的1.5～2倍。由于术后进食及维生素吸收减少，接受减肥手术后的肥胖患者口服华法林可能有一些问题需要考虑。因为患者可出现维生素K缺乏，因此，在口服华法林开始后应反复监测凝血酶原时间（PT）。

急性DVT和PE也可采用低分子肝素钠（LMWHs）治疗。在数个研究中，LMWHs已被证明是安全的，其疗效等同甚至优于普通肝素（UFH）或华法林[30]。并发症同UFH的相似，但发生率相对较低。更重要的是，LMWHs具有更高的生物利用度和可预测抗凝效果的优势，因而不必监测抗凝效果，并可在门诊使用。目前评价肥胖患者根据体重给予LMWHs剂量的安全性的文献数量有限[31]。通常根据体重来决定LMWHs的使用剂量，但不要超过厂家建议的每日最大剂量。

结论

肥胖是血栓栓塞发生的一项独立风险因素。DVT 和 PE 是造成病残和术后死亡的一个主要原因。在围术期预防血栓栓塞十分关键，但是采用何种预防方法最适合病态肥胖症患者，目前尚未达成共识。DVT 和 PE 的鉴别诊断和早期识别在减肥手术围术期管理中相对比较困难。

（吴国强 译　董光龙 审校）

参考文献

1. Eriksson S, Backman L, Ljungstrom KG. The incidence of clinical postoperative thrombosis after gastric surgery for obesity during 16 years. Obes Surg 1997;7:332–335.
2. Anderson FA, Wheeler B, Goldberg RJ, Hosmer DW, Forcier A. The prevalence of risk factors for venous thromboembolism among hospital patients. Arch Intern Med 1992; 152:1660–1664.
3. Goldhaber SZ, Savage DD, Garrison RJ, et al. Risk factors for pulmonary embolism. The Framingham study. Am J Med 1983;74:1023–1028.
4. Hansson PO, Eriksson H, Welin L, Svardsudd K, Wilhemsen L. Smoking and abdominal obesity. Risk factors for venous thromboembolism among middle-aged men. Arch Intern Med 1999;159:1886–1890.
5. Bosello O, Zamboni M. Visceral obesity and metabolic syndrome. Obes Rev 2000;1:47–56.
6. Batist G, Bothe A, Bern M, Bistrian BR, Blackburn GL. Low antithrombin III in morbid obesity: return to normal with weight reduction. JPEN 1983;7:447–449.
7. Folsom AR, Qamhieh HT, Wing RR, et al. Impact of weight loss on plasminogen activator inhibitor (PAI-1), factor VII, and other hemostatic factors in moderately overweight adults. Arterioscler Thromb 1993;13:162–169.
8. Primrose JN, Davies JA, Prentice CRM, Hughes R, Johnston D. Reduction in factor VII, fibrinogen and plasminogen activator inhibitor-1 activity after surgical treatment of morbid obesity. Thromb Haemost 1992;68:396–399.
9. Wu EC, Barba Ca. Current practices in the prophylaxis of venous thromboembolism in bariatric surgery. Obes Surg 2000;10:7–13.
10. Schwenk W, Bohm B, Fugener A, Muller JM. Intermittent pneumatic sequential compression (ISC) of the lower extremities prevents venous stasis during laparoscopic cholecystectomy. A prospective randomized study. Surg Endosc 1998;12:7–11.
11. Caprini JA, Arcelus JI, Laubach M, Size G, Hoffman KN, Coats RW, Blattner S. Postoperative hypercoagulability and deep vein thrombosis after laparoscopic cholecystectomy. Surg Endosc 1995;9:304–309.
12. Nguyen NT, Luketich JD, Shurin MR, et al. Coagulation modifications after laparoscopic and open cholecystectomy in a swine model. Surg Endosc 1998;12:973–978.
13. Lindberg F, Rasmussen I, Siegbahn A, Bergqvist Dl. Coagulation activation after laparoscopic cholecystectomy in spite of thromboembolism prophylaxis. Surg Endosc 2000; 14:858–861.
14. Nguyen NT, Goldman CD, Ho HS, Gosselin RC, Singh A, Wolfe BM. Systemic stress response after laparoscopic and open gastric bypass. J Am Coll Surg 2002;194:557–566.
15. Clagett G, Reisch J. Prevention of venous thromboembolism in general surgical patients. Results of meta-analysis. Ann Surg 1988;208:227–240.
16. Hirsh J, Warkentin TE, Shaughnessy SG, et al. Heparin and low-molecular weight heparin. Chest 2001;119:64S-94S.
17. Geerts WH, Heit JA, Clagett GP, et al. Prevention of venous thromboembolism. Chest 2001;119:132S–175S.
18. Sugerman HJ, Sugerman EL, Wolfe L, Kellum JM, Schweitzer MA, DeMaria EJ. Risks and benefits of gastric bypass in morbidly obese patients with severe venous stasis disease. Ann Surg. 2001;234:41–46.
19. National Institutes of Health. Consensus conference on prevention of venous thrombosis and pulmonary embolism. JAMA 1986;256:744–748.
20. Prevention of fatal postoperative pulmonary embolism by low doses of heparin: an international multicentre study. Lancet 1975;2:45–51.
21. Kakkar VV, Cohen AT, Edmonson RA, et al. Low molecular weight heparin versus standard heparin for prevention of venous thromboembolism after major abdominal surgery. Lancet 1993;341:256–259.
22. Palmer AJ, Schramm W, Kirchof B. Low molecular weight heparin and unfractionated heparin for prevention of thromboembolism in general surgery: a meta-analysis of randomized clinical trials. Haemostasis 1997;27:65–74.
23. Cleymol G. Effects of obesity on pharmacokinetics: implications for drug therapy. Clin Pharmacol 2000;39:215–231.
24. Levine MN, Planes A, Hirsh J, Goodyear M, Vochelle N, Gent M. The relationship between anti-factor Xa level and clinical outcome in patients receiving enoxaparin low molecular weight heparin to prevent deep vein thrombosis after hip replacement. Thromb Haemost 1989;62:940–944.
25. Kovacs MJ, Weir K, MacKinnon K, Keeney M, Brien WF, Cruickhank MK. Body weight does not predict for anti-Xa levels after fixed dose prophylaxis with enoxaparin after orthopedic surgery. Thromb Res 1998;91:137–142.
26. Vogel P, Laing PC, Jeffrey RB. Deep venous thrombosis of the lower extremity: ultrasound evaluation. Radiology 1987;163:747–751.
27. Tapson VF. Pulmonary embolism—new diagnostic approaches. N Engl J Med 1997;336:1449–1451.
28. Blachere H, Latrabe V, Montaudon M. Pulmonary embolism revealed on helical CT angiography: comparison with ventilation-perfusion radionuclide lung scanning. Am J Roentgenol 2000:174:1041–1047.
29. The PIOPED Investigators. Value of the ventilation/perfusion scan in acute pulmonary embolism. Results of the prospective investigation of pulmonary embolism diagnosis (PIOPED). JAMA 1990;263:2753–2759.
30. Quader MA, Stump LS, Sumpio BE. Low molecular weight heparins: current use and indications. J Am Coll Surg 1998; 187:641–658.
31. Wilson SJ, Wilbur K, Burton E, Anderson DR. Effect of patient weight on the anticoagulant response to adjusted therapeutic dosage of low molecular weight heparin for the treatment of venous thromboembolism. Haemostasis 2001; 31:42–48.

第 27 章　内镜在减肥外科中的作用

Bruce R. Schirmer

减肥外科近些年来发展迅猛，从 1998 年至 2003 年间，患者的手术需求、减肥手术例数和减肥外科医师的数量都与日俱增。然而在那以后，医疗保险业限制减肥外科的发展，包括不将减肥手术纳入医疗保险涵盖范围，对于有减肥手术意向的患者要求支付更加昂贵的保险费，否则找各种借口以限制其接受减肥外科治疗。这限制了这个对肥胖及其相关共存疾病唯一有效的治疗的开展。

21 世纪初，减肥外科领域迅速扩张，主要原因是因为应用腹腔镜技术可以进行所有主要的减肥外科手术。其他的原因包括越来越多的患者从媒体的报道中或者通过网络对外科减肥知识的了解以及越来越多的年轻微创外科医生进入此领域，促进了减肥外科的发展。因此，减肥外科在美国已经逐渐发展成为主流的学科。很明显，这个转变对于病态肥胖症的患者具有积极的意义。

由于许多从事微创减肥手术的外科医生刚刚进入这个领域，所以他们全方面地进行减肥外科实践和学习显得非常重要，这将有利于提高手术治疗效果。从这一方面考虑，减肥外科医师应当重视熟练使用胃镜在术前、术中和术后对手术患者进行相应处理。本章讨论的中心将是减肥外科需要熟练掌握内镜的原因、如何使用内镜以及在哪些方面需要用到内镜。

术前评估

目前已有足够的研究证明，对计划实施 Y 型胃旁路术（RYGB）的患者例行胃镜检查具有潜在的优势。对于这个手术有大量这方面的研究，我们也有足够的理由相信一些术前需进行胃镜检查的指征，例如对于有胃食管反流病（GERD）病史的患者行胃镜检查以排除 Barrett 食管炎，不光适用于 RYGB 术，而应该适用于所有的减肥手术。

在弗吉尼亚大学，从 1986 年至 2001 年末，有 596 例 RYGB 手术患者和 71 例垂直胃绑带术（VBG）的患者，在术前接受了胃镜检查。尽管绝大多数患者的检查结果是正常的，但仍有一部分患者（31 例，占 4.6%）的胃镜病理结果改变了之前的手术计划。其中导致手术方案改变的主要病变是重度胃炎、十二指肠溃疡和十二指肠炎。这些患者中的大多数人，在进行 RYGB 术的同时，进行了远端胃切除术，有 2 例患者则进行了 VBG 手术。其他导致手术方案改变的病理结果包括胃息肉、大型食管裂孔疝和 Barrett 食管炎合并不典型性增生。

1997 至 2001 年间，在弗吉尼亚大学，术前内镜检查包括常规的幽门前活检来检测幽门螺旋杆菌（H. pylori）。受检者 H. pylori 感染率超过 30%。在那之前，术前没有接受检查的 354 例患者中，有 24 例发生吻合口溃疡（6.8%）。而从 1997 年起术前接受 H. pylori 检查的患者，如果结果为阳性就接受抗菌治疗，这些患者术后吻合口溃疡的累积发病率仅为 2.6%，比未进行 H. pylori 检查和治疗的患者显著降低（$P<0.05$）[1]。Ramaswamy[2] 等发现患者术前 H. pylori 的感染率是 24%。术后前肠综合征在 H.pylori 阳性的患者中发生率为 48%，而在 H.pylori 阴性的患者中发生率则为 19%，两组具有显著差异。

基于这些研究结果，我们推荐在减肥手术治疗前常规行 H. pylori 检测。如果患者接受术前胃镜检查，则用活检所得的幽门前标本行 H.pylori 的组织学检测。如果没有进行内镜检查，则需进行血清学化验来检测 H. pylori 的感染情况。尽管血清检验阳性结果并不能确定体内存在活动性 H.pylori 感染，但这却使得对未接受过抗 H. pylori 治疗的患者进行治疗显得很有必要。我们没有对 H.pylori 阳性患者进行抗 H. pylori 治疗后进行呼气试验来检测治疗的效果，因为我们考虑到医疗成本的增加以及药物治疗的无效率相对较低（通常只有 10% 左右），这对肥胖人群总体发生吻合口溃疡的影响微乎其微。需注意的是，这一临床决策并不是基于文献数据而做出的。

其他研究者报道过在减肥手术前行胃镜检查的优点。Sharaf 等 [3] 对 195 位患者在减肥手术前行胃镜检查，发现 89.7% 的患者上消化道有一处或多处病灶，其中 61.5% 的病例具有重要的临床意义。最常见的病灶是食管裂孔疝（40%）、胃炎（29%）、食管炎（9%）、胃溃疡（3.6%）、Barrett 食管炎（3%）和食管溃疡（3%）。Verset 等 [4] 报道 159 位 VBG 手术患者在术前常规进行内镜检查，发现胃十二指肠病变发生率为 37%，食管炎发病率为 31%。其中大多数胃十二指肠的病变是无症状的，而且食管炎几乎总与食管裂孔疝或贲门失迟缓有关。重度肥胖患者食管炎发病率很高，而且其他研究也多有报道 [5]。

Papavramidis 等报道了对 VBG 手术的患者行术前评估 [6]。他们发现食管裂孔疝发病率为 16.6%，食管炎发病率 13.3%，胃炎发病率 30%，十二指肠炎发病率 6.6%。

术前内镜检查对于先前接受减肥手术治疗失败的患者也有必要。这些患者由于减肥效果不佳或是更急性的症状，而常考虑再次接受手术治疗。例如，15% ~ 18%VBG 手术治疗后的患者患有 GERD[4, 6]。对胃囊的大小，吻合钉线的完整性，吻合口的位置和大小以及由于手术引发的任何上消化道的病变的评估，皆需外科医师来决定再次手术是否可行，是否合适以及是否有明确的指征。而且可有助于合理处理吻合问题以及再次手术前的其他病变。只有在术前进行恰当的评估和计划，才能够在再次手术中获得最好的结果。

术中内镜检查

对于有些减肥手术方法，内镜可能会成为该手术，尤其是腹腔镜下进行该手术治疗的必要组成部分。Wittgrove 和 Clark[7] 描述了在腹腔镜 RYGB 术中行胃空肠吻合的手术方法，即用内镜引导放置端端吻合器的钉砧。Schauer 等 [8] 报道了应用软质纤维胃镜来检查腹腔镜 RYGB 术中胃空肠吻合口，并且用空气加压方法来检测是否漏气。Gagner 等人 [9] 描述 RYGB 术中使用内镜经鼻胃管传送 EEA 缝合器。Champion 等人 [10] 在 825 例减肥手术中使用内镜，其中多数为 RYGB 术，并在术中发现 4.1% 的手术在建立胃小囊或者吻合时存在问题。他们共发现 34 个操作失误，多为渗漏，在术中修补以后，只有一个在术后仍然存在问题。因而术中内镜是这些专家施行 RYGB 术时的重要组成部分。目前许多减肥外科医师常规将术中内镜检查作为他们手术的标准程序之一，其中多为 RYGB 手术，但对其他手术也是如此。

修正性减肥手术也常依赖于术中内镜来确定胃小囊的大小和边界，并确保找到进行近端胃小囊吻合的恰当位置。内镜也用来检查确认修正性减肥手术后吻合的完整性和通畅性。

在学术性医学中心，术中内镜检查也是培养未来的胃肠外科医师和减肥外科医师的重要工具。最近美国外科委员会要求上报所进行的上消化道和下消化道内镜检查的次数。同时，也有较多关于住院医师在术中进行内镜操作的有效性和安全性的文献报道 [11]。

术后内镜检查

软质内镜在术后阶段对外科医师是最有价值的。减肥手术后的患者可能会出现各种各样的症状，提示术后上消化道病变。内镜可以帮助外科医生对解剖和病变进行评估和检查。只有先前施行手术的医师才掌握有关于手术内容和过程的第一手资料。术后内镜检查为下一位接诊医师提供明确现存病变的信息外，还反馈了先前手术解剖的重建情况。在内镜检查的同时可以对现存病变进行迅速评估，并提出最佳治疗方法。尽管消化科医师具有专业的内镜知识，但是他们对减肥手术的解剖知识并不熟悉，这常会导致其对内镜所见产生错误理解。

梗阻

减肥手术后，梗阻、疼痛、出血和反流等症状都是最常见的需要进行内镜检查的指征。梗阻症状有可能或者并不伴有胃空肠吻合口（RYGB 术）或者胃流出道（VBG 术）解剖学狭窄。胃镜很少用于诊断腹腔镜可调节胃绑带术（LAGB）后的食物反流和对食物不耐受的问题，这些症状多是由绑带脱垂引起的，钡剂上消化道造影对此具有诊断价值。RYGB 术后进行性吞咽困难，即先是固体食物吞咽困难，继之液体吞咽困难，多发生于术后 3 ~ 8 周，这强烈暗示远端吻合口狭窄。尽管上消化道钡剂造影能够提供确定的证据证实吻合口狭窄的存在，内镜则可以提供更为确凿的证据来评估狭窄的大小，并可同时对狭窄行球囊扩张术。

以前，施行 RYGB 术时，通常应用 21mm 的 EEA 吻合器，并用不可吸收线加固吻合处，术后远端吻合口狭窄的发生率高达 14%，而最近使用线形吻合器，并仅在前壁亦可吸收风险加强吻合处，狭窄的发生率降低至 2% 以下。术后症状高发期是术后 4 ~ 6 周。先用内镜证实狭窄存在，再做球囊扩张术。标准的扩张术是在内镜直视下进行的，使可充气的 18Fr 至 20Fr 球囊通过吻合处，进而实施球囊扩张。用这种方法，吻合口狭窄处理论上可被扩张至与内镜尺寸同样大小的程度。而在最初内镜检查时，狭窄的吻合口直径经常是 3mm 或更小。

内镜医师必须确定是否有必要进行球囊扩张，操作时不可盲目地使较硬的球囊末端通过吻合口处，然后施力进行扩张。RYGB 术中建立的胃空肠端侧吻合，使得球囊扩张存在一定的危险。内镜医师必须在进行第一次扩张时，保证只有球囊的末端刚刚通过吻合口狭窄处。一旦吻合口扩大到足够大，可以更清楚看到整个狭窄情况时，进行下一步扩张，这时可以将球囊放置在更有利的位置，进而向球囊充气，加大球囊体积，同时施加更大的压力扩张吻合口处。一旦内镜本身可通过吻合口处，扩张术就基本完成了。不过，此时需要再进行最后一次扩张，将球囊通过狭窄处并到达狭窄远端可见的肠腔内，然后回撤内镜并将球囊直接置于狭窄处进行充气和扩张。

有时患者的主诉可能会有吻合口梗阻的症状，而在内镜检查时则发现吻合口处大小是正常的。在我们最初的 560 位 RYGB 手术患者中，有 72 位患者的症状提示存在术后吻合口狭窄。其中 54（75%）位患者确实存在问题（定义为吻合口尺寸过小，以至于内镜不能通过）。然而，25% 患者并没有发现狭窄。这 18 例患者因为吻合口狭窄的假阳性症状，共接受了 28 次内镜检查。我们对其他 54 位吻合口狭窄的患者进行了 80 次扩张术，并获得了成功 [1]。

尽管早期内镜检查可以同时对狭窄进行诊断和治疗，然而扩张术的扩张极限是最大号的球囊的大小，即 20Fr。因此，对于第一次内镜扩张术后复发的严重狭窄的患者，我们常推荐患者去放射科接受 X 线下透视引导的球囊扩张术治疗，该方法常用球囊的尺寸是 30Fr 至 36Fr，可以使狭窄部扩张得更大。进行此操作时，放射科医师对患者咽喉进行表面麻醉，然后经鼻向胃送下引导线，在 X 线透视引导下使其通过吻合口部。扩张球囊经导线到达预定部位。X 线透视和内镜直视引导下的球囊扩张术具有非常好的安全性和有效性。在我们所有的 RYGB 术后狭窄的患者中，仅有 4 名患者因为术后发生吻合口溃疡，而不能够进行充分的球囊扩张治疗，需要再次手术纠正，其他患者在不多于三次的球囊扩张后得到治愈。

Go 等人 [12] 也对腹腔镜下 RYGB 的术后狭窄进行了报道，其发生率是 6.8%，平均发病时间是术后 7.7 周。这些患者需要球囊扩张治疗狭窄的平均次数是 2.1 次，其中 29% 的患者需要三次或更多。同作者的经验一样，最后一次扩张治疗对大多数患者有效。Goitein 等 [13] 回顾了他们所进行的腹腔镜 RYGB 术的患者，术后胃空肠狭窄发生率为 5.1%。对其中大多数（90%）患者进行内镜下球囊扩张治疗。平均发病时间是术后 32 天，多数患者需要 2 次以上的扩张治疗。然而，所有接受扩张治疗的患者，在术后 21 个月随访时，狭窄症状都消失了。

Schwartz 等 [14] 描述了他们治疗 RYGB 术后胃空肠吻合处狭窄的经验。他们在进行吻合时，在吻合口周围缝合一片筋膜韧带。尽管狭窄发生率很低（3.3%），也许正是这种手术方式造成了术后狭窄的发生明显推迟（发生狭窄的患者中，有一半发生在术后 3 个月以后），其中 25% 的患者不能成功进行扩张治疗，12.5% 的患者在接受扩张治疗时发生穿孔。

VBG 术后的胃流出道狭窄通常由于进行性挛缩和远端胃流出道瘢痕形成导致的。绑带可以引发环形肥厚瘢痕的形成，随着时间进行性增厚。在我们的病例中，17%VBG 术后患者需要治疗胃流出道梗阻 [15]。这些患者需要接受内镜直视下或 / 和 X 线透视引导下的球囊扩张术。对于半数以上的患者，一系列的扩张术并不能有效地缓解梗阻，这就需要再次手术治疗。Papavramidis 等人 [6] 报道 VBG 术后狭窄发病率为 13.3%，与我们的结果相当。其他人报道的结果与此相似，但是发病率稍低一些：Wayman 等 [16] 人发现他们 VBG 术后患者狭窄发生率为 8%，除了 1 例以外，球囊扩张治疗均有效果。

其他需要内镜诊断和治疗的术后症状包括出血和腹痛。在我们中心，74 名患者出现此类症状，共接受了 99 次内镜检查治疗[1]。这两个症状中，更为常见的内镜诊断和治疗的适应证是腹痛，因为其暗示吻合口溃疡的存在。通常内镜诊断吻合口溃疡的结果都是阴性的（超过 60% 的病例）。在我们的病例中，RYGB 术后致命性出血实际上是很罕见的，并且只在一例患者内镜检查中发现活动性出血。如果在术后早期发现出血，则通常是由于吻合缝合处出血。可通过内镜下注射肾上腺素以治疗出血。外科内镜医师在新鲜的吻合口周围的肠段中，必须认真操作，术后吻合口破裂并不是内镜检查的禁忌证。而如果操作准确，则可以避免再次手术。

总体上，在我们中心接受减肥手术的患者，术后随访过程中共有超过 20% 患者需要进行内镜检查，这也再次证明了对于减肥手术患者，内镜在检查和治疗方面的重要性。

值得指出的是，当需要对术后患者进行内镜检查时，患者总是放松和安心，因为他们在术前已有过内镜检查，对此感到熟悉，而且患者知道通常不需要再次手术。

结论

在减肥手术前，应用胃镜检查患者上消化道病变的情况，对手术很有帮助。我们通过术前常规进行胃镜检查，根据检查结果，我们对 4.6% 的患者改变了手术方案。其他一些人报道因术前进行胃镜检查，而根据检查结果改变手术方案的发生率稍高于我们。而选择性的进行术前内镜检查时，可能会有更多的患者在检查以后需要改变手术方案。

术前进行胃镜检查时，常规对 H.pylori 进行筛查和治疗，能够使患者的吻合口溃疡发生率从 6.8% 降至 2.6%。所以强烈推荐在术前内镜检查时，进行组织活检检测 H.pylori。

美国几家较大的减肥外科中心，常规在术中使用内镜，并将其作为腹腔镜 RYGB 术的一个组成部分。

RYGB 术后吻合口狭窄的发生率为 2% ~ 15% 不等，这种情况通常可通过对患者进行内镜检查，并同时行球囊扩张术得到纠正。单独行内镜下球囊扩张术或是同 X 线透视引导下球囊扩张术联合使用，对 RYGB 术后吻合口狭窄的治疗效果非常好。

根据我们的经验，RYGB 术后，超过 20% 的患者出现的症状和体征都是胃镜检查治疗的指征。术者最了解手术，对术后胃镜检查结果能更好地进行解释。减肥外科医师应当认真考虑将胃镜纳入他们对患者的总体治疗计划之中。

（郭玉霖 译　董光龙 审校）

参考文献

1. Schirmer B, Erenoglu C, Miller A. Flexible endoscopy in the management of patients undergoing Roux-en-Y gastric bypass. Obes Surg 2002;12:634–638.
2. Ramaswamy A, Lin E, Ramshaw BJ, Smith CD. Early effects of Helicobacter pylori infection in patients undergoing bariatric surgery. Arch Surg 2004;139:1094–1096.
3. Sharaf RN, Weinshel EH, Bini EJ, Rosenberg J, Sherman A, Ren CJ. Endoscopy plays an important preoperative role in bariatric surgery. Obes Surg 2004;14:1367–1372.
4. Verset D, Houben J-J, Gay F, Elcheroth J, Bourgeois V, Van Gossum A. The place of upper gastrointestinal tract endoscopy before and after vertical banded gastroplasty for morbid obesity. Dig Dis Sci 1997;42:2333–2337.
5. Hagen J, Deitel M, Khanna RK, Ilves R. Gastroesophageal reflux in the massively obese. Int Surg 1987;72:1–3.
6. Papavramidis ST, Theorcharidis AJ, Zaraboukas TG, et al. Upper gastrointestinal endoscopic and histologic findings before and after vertical banded gastroplasty. Surgical Endoscopy 1996;10:825–830.
7. Wittgrove AC, Clark GW. Laparoscopic gastric bypass: a five-year prospective study of 500 patients followed from 3 to 60 months. Obes Surg 1999;9:123–143.
8. Schauer PR, Ikramuddin S, Gourash W, Ramanathan R, Luketich J. Outcomes after laparoscopic Roux-en-Y gastric bypass for morbid obesity. Ann Surg 2000;232:515–529.
9. Gagner M, Garcia-Ruiz A, Arca MJ, Heniford TB. Laparoscopic isolated gastric bypass for morbid obesity. Surg Endosc 1999;S19:S6.
10. Champion JK, Hunt T, DeLisle N. Role of routine intraoperative endoscopy in laparoscopic bariatric surgery. Surg Endosc 2002;16:1663–1665.
11. Mittendorf EA, Brandt CP. Utility of intraoperative endoscopy: implications for surgical education. Surg Endosc 2002;16:703–706.
12. Go MR, Muscarella P, Needleman BJ, et al. Endoscopic management of stomal stenosis after Roux-en-Y gastric bypass. Surg Endosc 2004;18:56–59.
13. Goitein D, Papasavas PK, Gagne D, et al. Gastrojejunal strictures following laparoscopic Roux-en-Y gastric bypass for morbid obesity. Surg Endosc 2005;19:628–632.
14. Schwartz ML, Drew RL, Roiger RW, Ketover SR, Chazin-Caldie M. Stenosis of the gastroenterostomy after laparoscopic gastric bypass. Obes Surg 2004;484–491.
15. Vance PL, de Lange EE, Shaffer HA Jr, Schirmer B. Gastric outlet obstruction following surgery for morbid obesity: efficacy of fluoroscopically guided balloon dilatation. Radiology 2002;222:70–72.
16. Wayman CS, Nord JH, Combs WM, Rosemurgy AS. The role of endoscopy after vertical banded gastroplasty. Gastrointest Endosc 1992;38:44–46.

第 28 章　青少年肥胖症的外科治疗

Timothy D. Kane, Victor F. Garcia 和 Thomas H. Inge

目前成人肥胖症盛行，同时儿童肥胖症的发病率和患病率也呈现上升趋势。在美国，成年人中近 2/3 超重，1/3 肥胖 [1]，并且有 17% 的儿童和青少年超重或者肥胖 [2]。儿童肥胖造成的近远期健康影响以及社会心理效应和经济效应，日益成为手术治疗以达到有效降低体重的有力依据。为了给青少年肥胖症的手术决策与实施提供框架，本章将讨论儿童肥胖症的基本概念，包括定义、危险因素及对于青少年特异的健康影响。另外，我们将回顾肥胖治疗有效性方面的证据，并为读者提供青少年肥胖手术治疗上所建议采纳的指南与路径。

儿童肥胖的定义

BMI 是定义成年人超重的比较简单的指标。成年人中 BMI>25 的为超重，而 BMI≥30 的为肥胖。儿童或青少年在生长过程中势必会在体脂率、身高和体重方面生理性增长，因此，我们不能仅仅用 BMI 值对肥胖症进行准确预测。相反，对于大多数儿童或青少年而言，生长曲线可用来快捷地描述具有年龄、种族、性别特异性的肥胖症情况 [3]。由此，一些学者将儿科肥胖症定义为 BMI 值大于同年龄性别 BMI 分布的 95%，把超重或者有超重风险定义为 BMI 值大于同年龄性别 BMI 分布的 85%[4-5]。但对于肥胖、超重的这些百分位数定义对于极度的肥胖症不适用，认识到这一点很重要。事实上，对于非常严重而需要考虑手术治疗的青少年肥胖症，目前尚无强有力而可靠的群体研究数据以计算其百分位数界限。这是因为 BMI>40 的儿童或者青少年的数据很少在国家健康与营养检测调查中心（提供身高体重信息以制作常用儿科生长曲线的数据组）呈现。比如，存在可靠的流行病学数据以确定 BMI 为 40 的 20 岁男子其 BMI 值在同年龄分布的 98.5%。未来有可能可以考虑将此病态肥胖症定义的 98.5%应用到儿童组,但其科学依据尚未建立。作为一种选择，目前许多学者把 BMI>40 作为定义儿童、青少年病态肥胖症的保守界值，这与世界卫生组织对于成人肥胖的定义一致。

采纳一个 BMI 界值，以作为考虑手术治疗肥胖症的普遍方针。这是基于这样一个认识：不管 BMI 值水平如何，有严重、进展期且明显肥胖相关疾病的青少年应该考虑减肥手术。换句话说，虽然人数不多，但也有一些肥胖症青少年需行手术以缓解急剧而威胁生命的疾病，因此，他们不需要符合固定的 BMI 界值标准以确定治疗方案。

儿童肥胖的危险因素

在决定青少年是否行肥胖症手术治疗时，鉴定哪些患者会持续性肥胖及产生后遗症风险最高很重要。的确，最近关于肥胖的产生原因的深入研究有助于青少年肥胖症手术进行与否的临床评估 [6]。一名儿童肥胖持续至成年的危险因素涉及生物学、心理学、文化、环境方面 [7]。在孕前与青春期之间的肥胖发育过程有一些重要阶段 [8-9]。新生儿较低出生体重与儿童及成人时期较高 BMI 值相关 [10–14]。体脂率反弹年龄极大地影响慢性肥胖的风险 [7]。人们将体脂率反弹年龄定义为 BMI 生理低值出现的年龄，大约在 6 岁。慢性肥胖症风险最高的患者可在 3 或 4 岁左右呈现体脂率反弹。有糖尿病的母亲其子女患小儿肥胖症的风险比普通儿童更高 [15]。出生后母乳喂养时间的延长可降低儿童超重的风险 [16-17]。相反地，奶瓶喂养时间延长、母亲怀孕期间吸烟、社会地位低都是儿童超重、肥胖的危险因素。事实上，早期奶瓶喂养可加快并提早体脂率反弹，这可以作为预测将来肥胖的因素 [18]。

部分由于快速的荷尔蒙变化，青春期也是产生胰岛素抵抗 [19] 和肥胖 [20] 的关键时期。肥胖儿童性体征出现提前，这表明肥胖儿童生理性成熟过程相比于正常儿童提前了[21]。

家庭成员肥胖是青少年肥胖又一个重要的危险因素。如果父母中一方肥胖，那么儿童肥胖演变为成年肥胖的风险提高3倍；如果父母双方都肥胖，此风险提高10倍[22-23]。肥胖儿童的肥胖症持续到成年的风险远远高于超重儿童[24]。最后，在肥胖的风险上还有一个预先存在的种族差别[5]，即社会经济状况较差的群体对肥胖易感，因为饮食情况较差且锻炼身体的机会较少[25]。

总之，儿童肥胖重要的危险因素有①低出生体重；②奶瓶喂养；③体脂率反弹年龄提早；④母亲患糖尿病；⑤父母肥胖。对于青少年肥胖及其持续到成人期的这些重要危险因素的认识有助于深入理解一些个体的表型，这些个体不进行肥胖症手术治疗难有成效，或者说，他们可能从早期外科治疗中受益最多。

儿童肥胖的特异影响

青少年肥胖与发生在成年人的许多近远期健康影响相关。成年人与肥胖相关的合并症包括心血管疾病（尤其是高血压）、高血脂、糖尿病、胆囊疾病、特定类型的癌症流行程度和死亡率增加、较低的社会经济地位和社会心理障碍[26]。肥胖成年人负面健康影响的严重程度被低估了，因为多个研究证实肥胖成年人患病率和死亡率，尤其是早逝发生率增加[27–29]。这些因素提高了人们对青少年肥胖后果的关注程度。

肥胖青少年在发育成熟前发生疾病的风险增加，并有广泛的器官系统受到影响[30-31]。动脉粥样硬化的危险因素与冠状动脉疾病共存于血脂高的肥胖儿童，且比正常儿童也更常见[32-33]。Bogalusa心脏研究中几乎60%的肥胖儿童有一种心血管疾病危险因素，20%有两个或两个以上的危险因素[34]。

作为非胰岛素依赖型糖尿病（NIDDM）的临床表现，葡萄糖耐受不良也是成年人肥胖一个常见后果。糖类代谢紊乱，主要是胰岛素抵抗，显然与儿童肥胖有关[19]。1996年，辛辛那提儿童医院的一些专家报道青少年2型糖尿病的发病率增加了10倍[35]。在新近诊断为糖尿病的青少年中，2型糖尿病占1/3。19%～27%的重度肥胖成年人[36-37]和17%～25%的肥胖儿童或青少年[38-39]葡萄糖耐受不良，而成人2型糖尿病的患病率是24%～27%，肥胖儿童仅为4%～6%。因此，胰岛素抵抗和葡萄糖耐受不良在肥胖成人和儿童非常普遍。胰岛素抵抗可能成为心血管代谢疾病综合征[40]进展过程中的潜在的根本原因。鉴于目前儿童糖尿病和肥胖症患病率在上升，美国疾病控制中心（CDC）的流行病学家最近做了一个发人深省的预测：2000年出生的美国人2型糖尿病患病率预计将涨至33%～50%[41]。

与小儿肥胖的其他健康问题包括睡眠效率降低和阻塞性睡眠呼吸暂停。睡眠不足，白天过度嗜睡在肥胖儿童更常见。这些儿童学习成绩差与睡眠障碍有关[42-43]。尤其值得关注的情况是，儿童阻塞性睡眠呼吸暂停患者还表现出早期心脏异常如左心室肥大，且扩大的心室[44]不会因中等程度的减肥而改善[45]。

与肥胖相关的骨骼疾病表明：随着时间推移，过多的体重会影响骨和软骨结构的发育。超过2/3的布朗特患者患有肥胖症[46]。该病特征是儿童的胫骨异常弯曲，并导致近端胫骨干骺端内侧面过度增殖。股骨头骨骺滑脱源于体重增加影响了髋关节软骨板生长。高达50%的股骨头骨骺滑脱的儿童体重超重，如果体重不减低，手术矫正后仍会复发[47]。

高血压在儿童期总体来说少见，但在肥胖儿童其风险增加9倍[48]。颅脑假瘤是一种罕见的儿童疾病，与颅内压升高有关。虽然假瘤表现为头痛和跳动的耳鸣，它可以发展为视神经乳头水肿而需要视神经开窗术以缓解。多达50%有这种症状的儿童肥胖，然而症状出现与肥胖的关系尚不清楚[49]。

青少年肥胖的流行可导致多囊卵巢综合征（PCOS）发病率越来越高以及与胰岛素抵抗、高胰岛素相关的雄激素过多症，从而影响卵巢功能[50]。患多囊卵巢综合征的青少年大约50%患有肥胖症，因此持续减肥可以改善痤疮和多毛症等临床症状，并有效降低胰岛素抵抗[50]。

非酒精性脂肪肝和肝脂肪样变更多发生在肥胖儿童或青少年[51]。肥胖相关肝损伤最严重的后果为肝纤维化和肝硬化加速，从而导致终末期肝病。最后，某些癌症的风险，特别是妇科恶性肿瘤，与青少年肥胖也有关[52–54]。

社会心理问题和生活质量问题在肥胖青少年中很受关注。肥胖儿童受歧视的思维模式在人生早期已建立，并且在以瘦为美的文化中根深蒂固[16, 55]。虽然年幼的孩子没有表现出自尊心受挫或自我形象变差[56]，但是青少年产生的消极的自我观念可能会持续到成年[57]。此外，肥胖患者称他们的体重对他们日常生活的几个方面有负面影响，包括机体功能、自尊心、性功能和就业方面[58]。

Wang 和 Dietz[59] 判定：在过去的 20 年（1979—1999 年），诊断为肥胖相关疾病的 6～17 岁儿童的健康保健费从 3500 万美元增长超过 3 倍，达到 1.27 亿美元。他们把这一总增长归因于糖尿病、胆囊疾病并发症、阻塞性睡眠呼吸暂停综合征发生率的增加。

青少年减肥手术

对青少年实施减肥手术的原因是预防或改变那些肥胖所带来的不利的健康影响，这些影响与过早死亡有关。在成年肥胖人群中，过早死亡的概率会增加。在成年患者中，减肥手术所带来的健康益处是无可否认的，这种益处也极有可能发生在接受减肥手术的青少年中。因此，减肥手术应用于这样的患者比较合理：即经仔细选择的重度肥胖且伴有肥胖相关并存病，但不能用常规疗法达到健康体重的青少年。

我们连同一些小儿肥胖专家和外科医师提议了青少年减肥手术的指南和建议[58]。对肥胖青少年施行减肥手术前，应该考虑手术指征的纳入与排除标准（表 28-1）。

表 28-1　青少年减肥手术的适应证和禁忌证

适应证
至少在半年内在有专家指导下试图减肥而失败的；以及
患者已达到生理成熟（如果有极度严重的伴随病者，则不需符合此项）；以及
重度肥胖（BMI＞40）并伴有肥胖相关并存病，或 BMI＞50 的患者；以及
承诺在术前术后愿意接受综合性医学及心理学评估的患者；以及
同意至少在术后一年内避免怀孕的患者；以及
能够坚持遵守术后营养指南的患者；以及
签署手术治疗知情同意书的患者；以及
有判断能力的患者；以及
有足够家庭支持的患者
禁忌证
在前一年有药物滥用史的患者，或
患者存在精神心理问题，在术后无法按方案饮食和服药物的患者；或
内分泌、下丘脑或者垂体问题导致肥胖的患者（内分泌、下丘脑或垂体原因）；或
患者或其家属无法或不愿意完全理解该手术的过程及意义；或
无法接受或拒绝接受终生治疗的患者

相对于这些传统的适应证，另一种方法是在青少年患者病程的更早时期为其实施减肥手术。仅对已有严重并存病或者重度肥胖的青少年患者实施减肥手术，可能会导致并发症率增高和减肥效果不佳。然而，对青少年在肥胖的早期 BMI 较低的时候施行减肥手术，可能会降低他们的手术风险并得到好的效果。基于危险因素分析而不是以 BMI 来选择患者的理念目前还没有被广泛接受，但是这个方法可能适用于肥胖的成年人和青少年。不过，在接受这个理念，而不论 BMI 大小选择患者之前，仍需要进一步的临床研究数据来支持。

美国减肥外科学会（ASBS）并不认为 BMI 等于 40 是病态肥胖症的青少年有减肥手术指征的严格截点。这样的截点可能会阻止低 BMI 但有严重并存病需要行手术治疗的青少年患者。此外，ASBS 也在质疑将有并存病作为青少年减肥手术指征的必要性。考虑到肥胖的自然进程，病态肥胖症的儿童在他们向成年发育的过程中几乎都会出现严重的并存病。ASBS 已经强调应该通过早期手术来预防并存病而不是任凭其病情进展。总之，对于青少年患者的减肥手术，ASBS 支持采用与 1991 年美国国立卫生研究院（NIH）共识会议上制订的病态肥胖症成年人减肥手术相同的标准[60]。

青少年的减肥手术应该是多学科模式的儿童体重管理项目的一个组成部分。在此综合项目中，多学科的专家共同努力应该能够确保有最佳的结果。这些学科包括青少年医学、心理学、营养学和运动生理学。而根据个体情况，也可能需要其他学科的专家参与，包括小儿内分泌学、肺病学、胃肠病学、心脏病学和骨科的专家。

青少年减肥手术的特点

由于青少年代表了一个生理上和情感上生长和成熟的人生阶段，当考虑实施减肥手术的时候，特别关注青少年的发育是非常重要的，因为该手术将会显著影响他们今后的生长发育。对于已达到足够程度（95%）线性生长的青少年而言，显然没有理由相信生长会因为减肥手术而受到影响[61]。根据对正常体重的青少年的生长速度高峰检测发现，女孩每年长高 8~9cm，男孩每年长高 9~10cm，女孩应该在 13 岁达到身高发育的高峰而男孩则应在 15 岁左右[62]。女孩的第一次月经来潮也是身体发育成熟的标志，一般在初潮后两年内生长发育结束。如果对生理发育的阶段不确定，也可以通过手腕部的 X 线片来评估骨龄。列线图被放射科医师用于精确预测儿童已达到的成年身高百分位。

专门的小儿科心理医师和长期术后随访的重要性不言而喻。随着生理上的生长成熟，青少年在心理上也会迅速成熟。由于年龄和思想的成熟不能准确对应，青少年对健康、疾病以及治疗决策的理解受其认知能力所限。从长远来看，患有慢性疾病的青少年通常表现出对治疗方案和临床随访的抵触[63-64]。Rand 和 Macgregor[65] 报道在接受胃旁路术的青少年中只有不到 1/5 的患者对术后多种维生素饮食和营养支持完全顺从。相反地，有研究表明在这一年龄段，通过以家庭为基础的行为疗法能够促进其遵守药物治疗和饮食控制[66-68]。例如，对患有囊性纤维化、哮喘或者 1 型糖尿病的青少年坚持确切的行为干预后，会提高他们对饮食控制方面进行坚持的能力。因此，来自其他慢性病模型的科学严谨的证据表明：持续的行为疗法有助于青少年在减肥手术后长期遵守饮食方案。

青少年接受减肥手术治疗的临床路径

胃旁路术可以降低食物的摄入量以及减少富含必需脂肪酸、维生素和其他特殊营养物质的吸收，其远期疗效仍不确定并且需要适当关注。特别需要考虑的是大部分要求行减肥手术的青少年患者是女性，她们现在或不久有生育需求。荷兰一项关于饥饿的队列研究显示[11]：在胎儿发育时期母亲的营养不良很可能会导致胎儿的健康受损或者将来的肥胖。因此，青少年减肥手术是否成功应该需要终生来检验，它不仅体现在持续的体重减轻方面，而且要有青少年到成年的正常生长发育，最终体现在正常的生育繁衍。

青少年是减肥手术的高危群体，因此，减肥手术的实施应该在专门化的区域医疗中心，这些中心有完备的多学科团队为肥胖患者提供服务。这种建立区域化的专门中心的潜在优势在近二十年已经得到证明[69-72]。最近的研究表明在过去的十年间近 3000 名青少年接受了减肥手术，数量相当于成年人减肥手术量的 1%。此外，在 2000—2003 年，青少年减肥手术量增长了 3 倍（数据来源于与 R.Burd 博士 2006 年 5 月的个人通信）。这些结果显示开展青少年减肥手术项目的各个中心应该认真收集临床资料。当前仍不清楚青少年减肥手术的远期后遗症；因此，临床路径应该达到这样的目标：不仅取得显著和持久的减肥效果和消除伴随病，还应该察觉减肥手术潜在的副作用以及远期体重反弹的危险因素，并且应该选择最为有效的手术方式。

青少年接受胃旁路术后出现的维生素缺乏病应该受到高度关注[65]。肥胖是术前微量营养素失调的一个危险因素[73]，而且术前微量营养素失调还可能与术后产生的微量营养素缺乏相叠加，且通常胃旁路术后患者有不遵循营养方案的倾向[65]。的确，出现有症状的脚气病的青少年需要在口服多种维生素的同时，需要额外经肠外途径强化补充一段时间维生素[74]。

术后维生素和无机盐的补充方法应该采用成年人减肥术后的最佳方法；不幸的是，减肥手术后微量营养素的管理还没有循证指南的支持。但是，很多人同意最低限度应该规定患者服用两种小儿咀嚼型多维生素片，此外还应服用钙片，对于月经来潮的女性应该注意同时补铁。应重点考虑复合维生素 B 的额外补充，以便增加硫胺素的水平[74]。但是，青少年组的风险是抵触服用维生素和微量元素的补充剂，这要求一种更简化的维生素补充方法，并要求术后更加严格地进行营养监护。当患者没有很好地遵循补充方案时，需要通过测量血清微量元素的水平来确认补充量是否足够（如叶酸，维生素 A、B_1、B_6 和 B_{12}）。

身体组成成分评定法也应该用于正快速减肥的青少年。在术前及术后定期用生物电阻测量（体重超过 300 磅的患者）或者双能 X 线吸收法分析（DEXA，体重低于 300 磅的患者）进行评定。DEXA 测量脂肪和去脂体重减少率和相对量，通过腰椎扫描可定量骨密度。骨密度的检测更加有意义，因为在 30 岁以前骨内无机盐连续增加，而且直到 25 岁以后才完全停止。研究显示即使在青少年骨内的无机盐含量仅减少两个标准差，即可显著增加成年以后患骨质疏松和骨折的风险，因此详细地监测各种营养物、维生素以及无机盐非常重要[75-76]。身体组成成分分析也可用于调整饮食方案，以保证在减肥期间维持去脂体重。

青少年减肥手术的预后

目前尚没有对青少年肥胖手术治疗进行评估，或与非手术疗法进行比较的前瞻性研究。但是，来自若干小型研究的有限经验，表明胃旁路术和可调节胃绑带术可以安全有效的应用于青少年患者[65, 77-81]。大多数已发表的文章报道了开放的Y型胃旁路术，目前腹腔镜下胃旁路术已经成功应用于青少年肥胖患者，且手术并发症较少[82-83]。Stanford等人[83]报道在行腹腔镜胃旁路术后大于20个月的随访中，4个患者中有3个多余体重减轻率超过80%。在大多数机构，胃旁路术后患者的体重减轻令人满意。Strauss等[78]报道10个患者，当中有9个患者多余体重减轻超过59%。Sugerman等[79]也有相似的报道，对20名12～17岁的青少年患者行胃旁路术，术后10年以上随访发现其多余体重减轻达56%[78-79]。

针对重度肥胖的青少年患者，在应该选择胃旁路术（开腹或者腹腔镜）还是腹腔镜下的可调节胃绑带术的问题上一直争论不休。作为金标准的Y型胃旁路术能够达到持续体重减轻的效果[36]，尽管如此，可调节胃绑带术已成功地应用于肥胖的青少年患者。针对青少年患者的可调节胃绑带术的吸引力在于其可逆性、低并发症率和死亡率以及可能避免与吸收不良型手术相关的重度营养风险[84]。Dolan等[81]报道，对17名接受腹腔镜下可调节胃绑带术的肥胖患者（12～19岁、平均术前BMI为44.7）进行两年的随访，其术后多余体重平均减轻达到59.3%，且绝大多数（76.5%）患者多余体重减轻超过50%（术后BMI为30.2）。这项研究中很多患者的肥胖相关并存病得到了显著改善。其他学者在可调节胃绑带术的青少年患者中观察到相似的结果[85]。为了确定并存病是否消除和减肥的维持是否持久以及与胃绑带术相关的并发症是否可以接受，必须对患者进行长期的随访。2001年6月美国食品药品监督管理局（FDA）批准可调节性人工胃绑带仅适用于成年人。2005年11月召开的FDA专家小组会议试图设计一种适用于青少年的用于减肥治疗的医疗器械。然而，至今为止，尚没有任何一种用于治疗青少年和儿童肥胖的植入式医疗器械获得批准。

目前，接受胃旁路术的青少年患者的手术相关死亡率还没有报道。术后的早期并发症包括肺动脉栓塞、切口感染、吻合口狭窄以及吻合口溃疡。远期并发症包括小肠梗阻、切口疝、有症状的胆石症、蛋白质卡路里不足和微量营养素缺乏以及远期体重反弹（发生率：10%～15%）[77-80]。这些术后并发症的可预测性与成年患者相类似，因此，终生随访是必须的。2001年，在美国辛辛那提市儿童医院医疗中心启动了第一个以儿童医院为基础的包括减肥手术在内的肥胖综合治疗项目。中心专家们达到一个共识，就是在肥胖治疗早期，应由多学科团队介入[86]。他们对许多医疗流程进行了调整和评估，以方便和优化对肥胖儿童的医疗服务，其中最主要的是对放射科一些设备的体重限制进行了评估[87]。

在辛辛那提市儿童医院，70多名青少年患者接受了腹腔镜下Y型胃旁路术。患者的平均年龄为17岁。然而每个患者都有肥胖相关的合并症，半数以上的患者患有阻塞性睡眠呼吸暂停综合征[88]。最年轻的患者是一个患有2型糖尿病的14岁女孩。大多数青少年患者表现出代谢综合征的一些特性[89]。83%的患者有脂肪肝，1/4的患者仅表现出肝脂肪变性，1/3的患者有肝炎症改变和脂肪变性，20%的患者表现出非酒精性脂肪肝炎[90]。大多数患者的生活质量显著受损，甚至比患有肿瘤的青少年的生活质量还差[91]。

我们中心的患者术前平均体重为361磅(164kg)，BMI的范围从44到85，平均为57。术后一年的平均体重为222磅（101kg），BMI范围从26到58，平均为35。这说明经过一年BMI降低了39%。术后多余体重减轻率为63%。与此相比，接受非手术减肥治疗的12名患者一年后也被纳入该队列研究，结果是BMI从47.2到46，下降了2.6%(无统计学差异)。术后多导睡眠图（6个月）显示所有患者的阻塞性睡眠呼吸暂停综合征（OSA）的严重程度大幅降低，且90%的患者OSA完全消退[87]；同样地，6名诊断为2型糖尿病的患者接受减肥手术一年后，糖尿病症状消退了。代谢方面，在胃旁路术后，胰岛素抵抗和高三酰甘油血症也消退了[89]。总体上患者和其父母对疗效感到满意。尽管参与人数比预计的少，病友支持小组也发挥了积极作用，已接受手术和准备接受手术治疗的患者家属之间，对一些信息和问题进行了坦诚交流。

结论

减肥手术对已出现肥胖相关并存病，并且不能通过其他治疗获得体重的持续减轻的重度肥胖的青少年很适用。推荐的手术适应证和禁忌证并不是刻板地适用于每一个患者，而应该将其作为青少年减肥手术的指南。根据肥胖的程度、共存病的严重程度、患者的生理和心理的成熟度以及家庭收入是否稳定等因素来综合考虑个体的治疗方案。对于青少年患者减肥的多学科综合治疗和减肥手术所得到的益处不能过分强调。患者及其家人应该参与术前决策的每一个环节，并且应该在术前全面理解手术带来的可能并发症。家属和患者还必须理解该手术仅是一个有减肥作用的工具，并不是完全治愈肥胖，在术后还应提倡一直遵循新的生活方式和饮食习惯。青少年减肥手术应仅在有能力处理青少年重度肥胖并发症的医疗机构开展，同时也必须进行详细的临床资料收集和预后研究。最后，经过严格培训且具备熟练手术技能的减肥外科医生以及相关的多学科综合治疗团队必须发挥整体作用，以保证减肥手术的安全和其在青少年患者中的恰当应用。

（杨雁灵　译）

参考文献

1. Flegal KM, Carroll MD, Ogden CL, Johnson CL. Prevalence and trends in obesity among US adults, 1999–2000. JAMA 2002;288:1723–1727.
2. Ogden CL, et al. Prevalence of overweight and obesity in the United States, 1999–2004. JAMA 2006;295(13):1549–1555.
3. Himes JH, Dietz WH. Guidelines for overweight in adolescent preventive services: recommendations from an expert committee. The Expert Committee on Clinical Guidelines for Overweight in Adolescent Preventive Services. Am J Clin Nutr 1994;59:309–316.
4. Yanovski JA. Pediatric obesity. Rev Endocr Metab Disord 2001;2(4):371–383.
5. Strauss RS, Pollack HA. Epidemic increase in childhood overweight, 1986–1998. JAMA 2001;286:2845–2848.
6. Oken E, Gillman MW. Fetal origins of obesity. Obes Res 2003;11(4):496–506.
7. Cameron N, Demerath EW. Critical periods in human growth and their relationship to diseases of aging. Am J Phys Anthropol 2002;suppl 35:159–184.
8. Michels KB. Early life predictors of chronic disease. J Womens Health (Larchmt) 2003;12(2):157–161.
9. Wahlqvist ML. Chronic disease prevention: a life-cycle approach which takes account of the environmental impact and opportunities of food, nutrition and public health policies—the rationale for an eco-nutritional disease nomenclature. Asia Pac J Clin Nutr 2002;11(suppl 9):S759–762.
10. Bavdekar A, Yanik CS, Fall CH, et al. Insulin resistance syndrome in 8-year-old Indian children: small at birth, big at 8 years, or both? Diabetes 1999;48(12):2422–2429.
11. Ravelli AC, van Der Meulen S, Osmond C, et al. Obesity at the age of 50 y in men and women exposed to famine prenatally. Am J Clin Nutr 1999;70(5):811–816.
12. Parsons TJ, Powers C, Logan S, et al. Childhood predictors of adult obesity: a systematic review. Int J Obes Relat Metab Disord 1999;23(suppl 8):S1–107.
13. Sorensen HT, Sabroe S, Rothman KJ, et al. Relation between weight and length at birth and body mass index in young adulthood: cohort study. BMJ 1997;315(7116):1137.
14. Byberg L, McKeigue PM, Zethelius B, et al. Birth weight and the insulin resistance syndrome: association of low birth weight with truncal obesity and raised plasminogen activator inhibitor-1 but not with abdominal obesity or plasma lipid disturbances. Diabetologia 2000;43(1):54–60.
15. Silverman BL, Rizzo TA, Cho NH, et al. Long-term effects of the intrauterine environment. The Northwestern University Diabetes in Pregnancy Center. Diabetes Care 1998;21(suppl 2):B142–149.
16. Gillman MW. Breast-feeding and obesity. J Pediatr 2002;141(6):749–757.
17. Gillman MW, Rifas-Shiman SL, Camargo CA Jr, et al. Risk of overweight among adolescents who were breastfed as infants. JAMA 2001;285(19):2461–2467.
18. Bergmann KE, Bergmann RL, Von Kries R, et al. Early determinants of childhood overweight and adiposity in a birth cohort study: role of breast-feeding. Int J Obes Relat Metab Disord 2003;27(2):162–172.
19. Caprio S. Insulin resistance in childhood obesity. J Pediatr Endocrinol Metab 2002;15(suppl 1):487–492.
20. Heald FP, Khan MA. Teenage obesity. Pediatr Clin North Am 1973;20(4):807–817.
21. Wattigney WA, Srinivasan SR, Chen W, et al. Secular trend of earlier onset of menarche with increasing obesity in black and white girls: the Bogalusa Heart Study. Ethn Dis 1999;9(2):181–189.
22. Whitaker RC, Wright JP, Peper MS, et al. Predicting obesity in young adulthood from childhood and parental obesity. N Engl J Med 1997;337(13):869–873.
23. Pi-Sunyer FX. The obesity epidemic: pathophysiology and consequences of obesity. Obes Res 2002;10(suppl 2):97S–104S.
24. Whitaker RC. Understanding the complex journey to obesity in early adulthood. Ann Intern Med 2002;136(12):923–925.
25. Gordon-Larsen P, Adair LS, Popkin BM. Ethnic differences in physical activity and inactivity patterns and overweight status. Obes Res 2002;10(3):141–149.
26. Health implications of obesity. National Institutes of Health Consensus Development Conference Statement. Ann Intern Med 1985;103(pt 2):1073.
27. Peeters A, Barendregt JJ, Willekens F, et al. Obesity in adulthood and its consequences for life expectancy: a life-

table analysis. Ann Intern Med 2003;138:24–32.
28. Raman RP. Obesity and health risks. J Am Coll Nutr 2002; 21:134S–139S.
29. Sonne-Holm S, Sorensen TI, Christensen U. Risk of early death in extremely overweight young men. Br Med J (Clin Res Ed) 1983;287:795–797.
30. Must A, Jacques PF, Dallal GE, et al. Long-term morbidity and mortality of overweight adolescents: a follow-up of the Harvard Growth Study of 1922–1935. N Engl J Med 1992; 327:1350–1355.
31. Dietz WH. Health consequences of obesity in youth: childhood predictors of adult disease. Pediatrics 1998;101;(3 pt 2): 518–525.
32. Daniels SR. Cardiovascular disease risk factors and atherosclerosis in children and adolescents. Curr Atheroscler Rep 2001;3:479–485.
33. Freedman DS, Srinivasan SR, Harsha DW, et al. Relation of body fat patterning to lipid and lipoprotein concentrations in children and adolescents: the Bogalusa Heart Study. Am J Clin Nutr 1989;50:930–939.
34. Freedman DS, Khan LK, Dietz WH, et al. Relationship of childhood obesity to coronary heart disease risk factors in adulthood: the Bogalusa Heart Study. Pediatrics 2001;108: 712–718.
35. Pinhas-Hamiel O, Dolan LM, Daniels SR, et al. Increased incidence of non-insulin dependent diabetes mellitus among adolescents. J Pediatr 1996;128:608–615.
36. Pories WJ, Swanson MS, MacDonald KG, et al. Who would have thought it? An operation proves to be the most effective therapy for adult-onset diabetes mellitus. Ann Surg 1995;222(3):339–350.
37. Cowan GS Jr, Buffington CK. Significant changes in blood pressure, glucose, and lipids with gastric bypass surgery. World J Surg 1998;22(9):987–992.
38. Sinha R, Fisch G, Teague B, et al. Prevalence of impaired glucose tolerance among children and adolescents with marked obesity. N Engl J Med 2002;346(11):802–810.
39. Paulsen EP, Richenderfer L, Ginsberg-Fellner F. Plasma glucose, free fatty acids, and immunoreactive insulin in sixty-six obese children. Studies in reference to a family history of diabetes mellitus. Diabetes 1968;17(5):261–269.
40. Steinberger J, Daniels SR. Obesity, insulin resistance, diabetes, and cardiovascular risk in children: an American Heart Association scientific statement from the Atherosclerosis, Hypertension, and Obesity in the Young Committee (Council on Cardiovascular Disease in the Young) and the Diabetes Committee (Council on Nutrition, Physical Activity, and Metabolism). Circulation 2003;107(10):1448–1453).
41. Narayan K, Boyle J, Thompson T, Sorensen S. Lifetime risk for diabetes mellitus in the United States. Diabetes 2003; suppl 1:A225(abstract 967–P).
42. Gozal D, Wang M, Pope DW. Objective sleepiness measures in pediatric obstructive sleep apnea. Pediatrics 2001;108: 693–697.
43. Gozal D. Sleep-disordered breathing and school performance in children. Pediatrics 1998;102:616–620.
44. Amin RS, Kimball TR, Bean JA, et al. Left ventricular hypertrophy and abnormal ventricular geometry in children and adolescents with obstructive sleep apnea. Am J Respir Crit Care Med 2002;165:1395–1399.
45. Witt SA, Glascock BJ, Khoury P, Kimball, TR, Daniels SR. Does obesity and weight reduction affect cardiac geometry and function in normotensive children? Presented at the 74th Scientific Sessions of the American Heart Association, Anaheim, CA, November 13, 2001.
46. Dietz WH, Gross WL, Kirkpatrick JA. Blount disease (tibia vara): another skeletal disorder associated with childhood obesity. J Pediatr 1982;101:735–737.
47. Kelsey JL, Acheson RM, Keggi KJ. The body build of patients with slipped capital femoral epiphysis. Am J Dis Child 1972;124:276–281.
48. Rosner B, Prineas R, Daniels SR, et al. Blood pressure difference between blacks and whites in relation to body size and among US children and adolescents. Am J Epidemiol 2000;151:1007–1019.
49. Weisberg LA, Chutorian AM. Pseudotumor cerebri of childhood. Am J Dis Child 1977;131:1243–1248.
50. Gordon CM. Menstrual disorders in adolescents. Excess androgens and polycystic ovarian syndrome. Pediatr Clin North Am 1999;46(3);519–543.
51. Xanthakos S, Miles L, Bucuvalas J, Daniels S, Garcia V, Inge T. Histologic spectrum of NASH in morbidly obese adolescents differs from adults. Clin Gastroenterol Hepatol 2006;4(2):226–232.
52. Bergstrom A, Pisani P, Tenet V, et al. Overweight as an avoidable cause of cancer in Europe. Int J Cancer 2001;91: 421–430.
53. Wolk A, Gridley G, Svensson M, et al. A prospective study of obesity and cancer risk (Sweden). Cancer Causes Control 2001;12:13–21.
54. Lubin F, Chetrit A, Freedman LS, et al. Body mass index at age 18 years and during adult life and ovarian cancer risk. Am J Epidemiol 2003;157:113–120.
55. Richardson SA, Goodman N, Hastorf AH, et al. Cultural uniformity in reaction to physical disabilities. Am Soc Rev 1961;26:241–247.
56. Kaplan KM, Wadden TA. Childhood obesity and self-esteem. J Pediatr 1986;109:367–370.
57. Stunkard A, Burt V. Obesity and the body image II. Age at onset of disturbances in the body image. Am J Psychiatry 1967;123:1443–1447.
58. Kolotkin RL, Crosby RD, Williams GR, et al. The relationship between health-related quality of life and weight loss. Obes Res 2001;9:564–567.
59. Wang G, Dietz WH. Economic burden of obesity in youths aged 6 to 17 years: 1979–1999. Pediatrics 2002;109(6):E81.
60. Wittgrove AC, Buchwald H, Sugerman H, Pories W. Surgery for severely obese adolescents: further insight from the American Society for Bariatric Surgery. Pediatrics 2004; 114(1):253–254.
61. Inge TH, et al. Bariatric surgery for overweight adolescents? Concerns and recommendations. Pediatrics 2004; 114:217–223.
62. Tanner JM, Davies PS. Clinical longitudinal standards for height and weight velocity for North American children. J Pediatr 1985;107:317–329.
63. Borowitz D, Wegman T, Harris M. Preventive care for patients with chronic illness. Multivitamin use in patients with cystic fibrosis. Clin Pediatr (Phila) 1994;33:720–725.
64. Phipps S, De Cuir-Whalley S. Adherence issues in pediatric bone marrow transplantation. J Pediatr Psychol 1990;15: 459–475.
65. Rand CS, Macgregor AM. Adolescents having obesity surgery: a 6-year follow-up. South Med J 1994;87:1208–1213.

66. Wysocki T, Harris MA, Greco P, et al. Randomized, controlled trial of behavioral therapy for families of adolescents with insulin-dependent diabetes mellitus. J Pediatr Psychol 2000;25:23–33.
67. Lemanek KL, Kamps J, Chung NB. Empirically supported treatments in pediatric psychology: regimen adherence. J Pediatr Psychol 2001;26:253–275.
68. Fielding D, Duff A. Compliance with treatment protocols: interventions for children with chronic illness. Arch Dis Child 1999;80 196–200.
69. Norton EC, Garfinkel SA, McQuay LJ, et al. The effect of hospital volume on the in-hospital complication rate in knee replacement patients. Health Serv Res 1998;33(5 pt 1): 1191–1210.
70. Flood AB, Scott WR, Ewy W. Does practice make perfect? Part II: the relation between volume and outcomes and other hospital characteristics. Med Care 1984;22(2):115–125.
71. Gordon TA, Bowman HM, Tielsch JM, et al. Statewide regionalization of pancreaticoduodenectomy and its effect on in-hospital mortality. Ann Surg 1998;228(1):71–78.
72. Hamilton SM, Letourneau S, Pekeles E, et al. The impact of regionalization on a surgery program in the Canadian health care system. Arch Surg 1997;132(6):605–609; discussion 609–611.
73. Harnroongroj T, Jintaridhi P, Vudhivai N, et al. B vitamins, vitamin C and hematological measurements in overweight and obese Thais in Bangkok. J Med Assoc Thai 2002; 85(1):17–25.
74. Towbin A, Inge TH, Garcia VF, et al. Beriberi after gastric bypass surgery in adolescence. J Pediatr 2004;145(2): 263–267.
75. Nguyen TV, Maynard LM, Towne B, et al. Sex differences in bone mass acquisition during growth: the Fels Longitudinal Study. J Clin Densitom 2001;4(2):147–157.
76. Whiting SJ. Obesity is not protective for bones in childhood and adolescence. Nutr Rev 2002;60(1):27–30.
77. Breaux CW. Obesity surgery in children. Obes Surg 1995;5: 279–284.
78. Strauss RS, Bradley LJ, Brolin RE. Gastric bypass in adolescents with morbid obesity. J Pediatr 2001;138:499–504.
79. Sugerman HJ, Sugerman EL, DeMaria EJ, Kellum JM, Kennedy C, Mowery Y. Bariatric surgery for severely obese adolescents. J Gastrointestinal Surg 2003;7:102–108.
80. Lawson L, Harmon C, Chen M, et al. One year outcomes of Roux en Y gastric bypass in adolescents: a multicenter report from the Pediatric Bariatric Study Group. J Pediatr Surg 2006 41(1):137–143; discussion 137–143.
81. Dolan K, Creighton L, Hopkins G, Fielding G. Laparoscopic gastric banding in morbidly obese adolescents. Obes Surg 2003;13:101–105.
82. Garica VF, Langford L, Inge T. Application of laparoscopy for bariatric surgery in adolescents. Cur Opinion in Pediatrics 2003;15:248–255.
83. Stanford A, Glascock JM, Eid GM, et al. Laparoscopic Roux-en Y gastric bypass in morbidly obese adolescents. J Pediatr Surg 2003;38(3):430–433.
84. O'Brien PE, Dixon JB. Laparoscopic adjustable gastric banding in the treatment of morbid obesity. Arch Surg 2003;138:376–382.
85. Angrisani L, Favretti F, Furbetta F, et al. Obese teenagers treated by Lap-Band System: the Italian experience. Surgery 2005;138:877–881.
86. Inge TH, Garcia VF, Daniels SR, et al. A multidisciplinary approach to the adolescent bariatric surgical patient. J Pediatr Surg 2004;39:442–447
87. Inge TH, Donnelly LF, Vierra M, Cohen A, Daniels SR, Garcia VF. Managing bariatric patients in a children's hospital: radiologic considerations and limitations. J Pediatr Surg 2005;40:609–617.
88. Kalra M, Inge T, Garcia V, et al. Obstructive sleep apnea in morbidly obese adolescents: effect of bariatric surgical intervention. Obes Res 2005;13:1175–1179.
89. Lawson L, Harmon C, Chen M, et al. One year outcomes of Roux-en-Y gastric bypass in adolescents: a multicenter report from the Pediatric Bariatric Study Group. J Pediatr Surg 2006;41(1):137–143; discussion 137–143.
90. Xanthakos S, Miles L, Bucuvalas J, Daniels S, Garcia V, Inge T. Histologic spectrum of NASH in morbidly obese adolescents differs from adults. Clin Gastroenterol Hepatol 2006;4(2):226–232.
91. Zeller MH, Roehrig HR, Modi AC, Daniels SR, Inge TH. Adolescents seeking bariatric surgery: an examination of health-related quality of life and depressive symptoms. Pediatrics 2006;117(4):1155–1161.

第 29 章　老年肥胖症的外科治疗

Julie Kim, Scott Shikora 和 Michael Tarnoff

由于卫生保健领域的发展，人类与以前相比寿命更长、生活也越来越健康。目前人类的平均寿命已经达到 70 岁。与古罗马时代人类 25 ~ 30 岁的平均寿命相比，这是巨大的进步。在 1990 年，超过 3 千万以上的美国人年龄超过 65 岁。预计到 2025 年，这个数字将会翻倍，达到约 5 890 万，将占美国人口总数的 20%[1]。与其他年龄段相比，目前 65 岁以上的人接受过手术治疗的比例更高，并且这个比例在未来几年内将会继续升高 [2]。这种现象也引起了所有外科医生的关注，包括肥胖症外科治疗领域的外科医生。

在提到老年人减肥外科之前，我们需要首先明确"老年人"的标准是什么。然而到目前为止，在外科领域的文献中，对"老年人"的标准没有明确的定义和共识。公众对"老年人"的定义也有不同的标准，从 50 岁以上到 80 岁以上不等 [3-5]。依据政府目前使用的对年龄段的分类方法，我们在此将 60 岁及 60 岁以上的人定义为"老年人"，以便讨论。

评估年龄对于手术风险的影响是一件困难的事情。正如前面提到的，年龄对于不同时代来说是相对的，这也是一直以来没有一个确切的年龄分类标准的原因。比如，在 20 世纪 50 年代所做的关于年龄与手术风险相关性研究中，两者的相关性与当今时代所做的研究相比，可能会有明显差别。而且不同时代手术本身的不同也会造成结果的偏倚。因此，在老年人肥胖症外科治疗领域，也很少有学者对年龄和手术风险进行研究。而老年人肥胖症的外科治疗的手术风险其本身也与白内障手术、肿瘤切除手术或者心脏手术等手术风险有所不同。大部分对于老年人肥胖症围术期护理的分析来源于年轻患者，所以容易得到错误的结论。最后，微创技术的发展已经成为影响手术风险的另一个因素。

在美国，大约 20% 的肥胖症患者是老年人。由于这个比例有可能继续增长，因此，制订一个标准化的指南显得极为重要，这样才能合适地选择具有手术适应证的患者并对这些患者进行正确的围术期处理。目前，在有大量的前瞻性随机对照研究的证据之前，老年人肥胖症患者是否具有手术治疗适应证大多只能取决于每个外科医生的观点和经验。在我们的所做的 70 岁以上的老年人减肥手术中，并发症率及死亡率无明显增加。

肥胖症是如何影响老年人的?

大多数肥胖症的研究是针对青年人和中年人。关于超重和肥胖症对老年人有何预后意义一直很少有数据报道。值得注意的是，与年轻人相比，超重和中度肥胖症在 65 岁及以上人群中不会显著增加该人群的心血管疾病死亡率。事实上，该数据说明 65 岁及 65 岁以上人群的理想 BMI 应该稍高，而不是目前政府已公布的针对所有人群的理想 BMI 标准：18.7 ~ 24.9[6]。一些研究还发现，由肥胖症引起的死亡率会随着年龄的增加而减少 [7]。所以，在针对特定年龄段人群的减肥手术治疗适应证新标准得到制订以前，目前老年肥胖症患者是否符合外科手术治疗适应证，只能严格按照 NIH 规定的体重标准进行衡量。除此之外，对老年肥胖症患者的保守治疗效果也很少有报道。而且大多数关于控食治疗和药物治疗肥胖症的研究都是针对年轻患者的。因此，老年肥胖症患者行外科手术治疗前，需确实经过内科保守减肥治疗。

老年人减肥外科患者选择及术前风险评估

由于没有能够达成共识的标准来评估老年患者的手术风险，所以老年患者是否符合手术适应证只能取决于外科医生。年龄是影响患者预后的一个独立因素。除了必须符合 NIH 规定的减肥手术标准以外，对于手术患者的选择还必须注意对每个患者本身的身体状况进行评估[8]。年龄对手术风险的影响主要在于，随着年龄的增长，人体主要生命器官的功能就会逐渐减退。伴随正常生理功能的减退以及老年患者本身伴有的各种疾病，使患者自身对手术的应激反应能力有所下降[1]。但是，年龄本身并不是一个危险因素。应该根据患者本身伴有的相关疾病数量将不同患者分类为高风险和低风险患者。已有的数据资料显示，患者手术前的身体状况与手术过程相比，前者对影响和评估患者预后更重要。数据显示，伴有多个系统疾病的老年患者在手术期间死亡率明显增加。患者发病前的不良健康状况，如充血性心力衰竭和冠状动脉粥样硬化性心脏病等，都会增加手术期间的风险[9]。任何一个减肥手术方式的目的都在于提高或者至少不能影响到患者术后的生存质量。所以老年患者手术前需要尽可能改善其身体状况，并尽可能早地进行手术治疗。

有些随着年龄增长的正常生理改变或许没有明显的临床症状。这些生理改变会影响重要器官的功能，最常见以及最重要的是心肺功能和肾功能。随着年龄的增长和器官的老化，心肌对儿茶酚胺类药物反应性降低，使心脏在应激状况下输出量降低。左心室肥厚也会加重患者已有的舒张期功能障碍。在对老年患者进行负荷状态下心功能评估时，即使患者的心电图结果正常，也应谨慎，最好进一步行运动负荷实验或者心肌核素扫描。对既往有充血性心力衰竭病史的患者也应行超声心动图检查。

呼吸系统的改变包括胸壁顺应性降低、肺活量减少和呼吸肌收缩能力下降，这些均引起老年患者整体肺功能的下降。因此老年患者术后更易发生呼吸系统并发症。肺功能检测在传统的减肥外科治疗患者中不是必须的检查项目，但是当患者合并有慢性肺部疾病（有肺炎病史、长期吸烟史、肺栓塞或哮喘史）或者肥胖性通气不足综合征时，肺功能检查有助于了解患者的肺功能储备。

正常的肾功能改变包括肾血流灌注量减少以及肾小球滤过率的下降和血肌酐清除率的下降。对那些肾功能情况代偿期的患者，应该注意其围术期的液体量和体液状况。轻度补充液体，只要不引起体液大量潴留，一般耐受良好。手术前，任何有肾毒性的药物都应该停止使用[1]。

谵妄是老年患者一个特殊的术后并发症。谵妄是指患者短期内注意力和认知力发生改变的临床综合征[10]。谵妄最常见于心脏手术和整形手术，但是也有人认为在所有类型手术中均会发生谵妄并发症。有报道称术后有谵妄并发症的患者，其术后死亡率都会升高[11]。术前的一些危险因素包括年龄、饮酒史、抑郁史、痴呆以及任何原因引起的代谢紊乱[11]。术前应及时排查这些危险因素并尽可能予以纠正。

运动减少是病态肥胖症的一个主要原因，并且在老年患者当中该问题更严重。关节退行性疾病的发生率随着年龄的增长而增加，并且许多重度肥胖的老年患者由于超重而使关节疾病更加严重。同时这些老年患者的活动减少会限制他们通过传统的方法如控制饮食、积极锻炼来进行减肥，所以在仅剩下的为数不多的减肥方法中，手术减肥是可供选择的有效方式。此外活动减少也会引起伤口愈合延缓甚至褥疮，而且术后需要长期特级护理的老年肥胖症患者更容易发生褥疮。对于那些没有术后并发症的老年患者，在理疗师和护士的帮助下及早下床活动是必要的。

老年减肥外科手术的预后

有一些研究认为老年患者接受减肥手术后死亡风险明显高于其他年龄组患者。但是这些研究都是小样本调查，并且研究中包括了一些 80 岁或 90 岁以上的患者以及一些接受过肿瘤切除手术、心脏手术或急诊手术的患者[12-15]。以往的大部分这方面的研究都存在入组标准不够标准化、严格的问题。这样的研究结果直到现在仍会影响医生的抉择，导致一部分本该得到手术治疗的老年肥胖症患者不能够得到有效的治疗。在如何更安全地对老年肥胖症患者进行治疗的问题上，我们一直在不断研究和改进，并且已建立一些可行的标准。急诊手术对于所有年龄段的患者，尤其是老年患者来说，意味着更高的风险和死亡率。老年肥胖症患者一旦发生肥胖相关的共存疾病，往往病情更急、更重，需要立刻进行手术治疗。而且，术后一旦发生手术并发症，老年患者往往不能像年轻患者那样能够耐受；因此，对这些并发症进行提前预防非常重要[9]。

对于老年患者的减肥外科治疗效果和预后的研究很少，仅有的一些报道仅局限于回顾性分析或非随机前瞻性对照研究。还有一些研究是关于不同术式的结合与改进，包括垂直胃绑带术、Y 型胃旁路术、胆胰转流术、腹腔镜下胃绑带术、腹腔镜下Y型胃旁路术等，这些研究对临床的指导意义有限。

直到最近几年，一些肥胖症外科治疗中心才开始对年龄大于50岁的患者行手术治疗。在1977年，Printen等[3]报道在行胃旁路手术的患者当中，年龄小于50岁的患者死亡率是2.8%，而年龄大于50岁的患者行该手术后死亡率升高了2倍多，达到8.0%。当然，这只是36例患者的小样本调查，而且在当时那个年代，胃旁路术的死亡率远比现在高得多。相反，MacGregor和Rand[4]在1993年报道50岁及50岁以上肥胖症患者行各种减肥手术治疗后，其手术死亡率与年轻患者相比没有统计学差异（1.1% vs 0.6%）。1995年Murr等[5]也报道了相同的结果。后来Livingston等[16]主持的研究也显示，胃旁路手术的死亡率不随年龄的增加而增长。但是，如果老年患者术后发生并发症,那么其手术死亡率会增加3倍。

以上这些数据都说明：与年轻患者相比，老年患者对手术打击的耐受能力更弱。随着治疗肥胖症药物以及微创技术的发展和广泛应用，患者的整体死亡率和术后并发症发生率已经显著降低。腹腔镜胃旁路手术在不增加患者死亡率和术后复发率的基础上，对患者造成的创伤应激反应更小，术后恢复更快，术后疼痛显著减少[17-18]。Gonzalez等[19]报道对于50岁及50岁以上的老年患者，腹腔镜胃旁路手术与开放手术相比，监护时间及住院时间均可减少。有报道认为腹腔镜胃旁路手术对老年患者来说是安全的,可以作为一项有效的治疗手段[20-21]。另外，在一些非肥胖症外科治疗措施中，对于老年人来讲，腹腔镜手术也是安全有效的，包括腹腔镜胆囊切除、腹腔镜胃底折叠术、腹腔镜结肠切除等[22-25]。

目前，针对老年肥胖症患者是否行手术治疗仍存在争议，一些学者认为，与年轻的严重肥胖症患者相比，老年患者不一定能够通过手术治疗在延长生命和提高生存质量方面获益。因此，在目前只有大约1%的患者能有幸接受减肥手术治疗并从中获益的情况下，我们应该认真考虑是应该继续以治疗年轻患者为主，还是也应该对那些风险较低的老年患者进行手术。

结论

由于目前没有公认的指南或标准，老年肥胖症患者是否行手术治疗仍存在争议。在美国，各年龄阶段中，老年人口数量增长最快，而且符合减肥手术适应证的老年患者比例在未来几十年内将会进一步升高，因此，这样的情况应该引起减肥外科医生的关注。随着我们不断对老年生理学的深入了解和对手术危险因素判断力的提升，我们将会更准确地对手术风险较低的老年患者进行筛选。因此，术前对患者进行仔细筛查，并调整患者的身体状况至最佳状态，以确保获得良好的预后。年龄因素的临床意义或许并没有我们想象的那样重要，微创技术的发展对肥胖症外科治疗领域也起到了巨大的推动作用。越来越多的外科医生能够熟练掌握微创手术，使得对更多的老年肥胖症患者行安全有效的手术治疗更有前景。

（杨雁灵　译）

参考文献

1. Beliveau MM, Multach M. Perioperative care for the elderly patient. Med Clin North Am 2003;87:273–289.
2. Ergina P, Gold S, Meakin J. Perioperative care of the elderly patient. World J Surg 1993;17:192–198.
3. Printen KJ, Mason EE. Gastric bypass for morbid obesity in patients more than fifty years of age. Surg Gynecol Obstet 1977;144:192–194.
4. MacGregor AMC, Rand CS. Gastric surgery in morbid obesity. Outcome in patients aged 55 and older. Arch Surg 1993;128:1153–1157.
5. Murr MM, Siadati MR, Sarr MG. Results of bariatric surgery for morbid obesity in patients older than 50 years. Obes Surg 1995;5:399–402.
6. Heiat A, Vaccarino V, Krunholz HM. An evidence-based assessment of federal guidelines for overweight and obesity as they apply to elderly persons. Arch Intern Med 2001;161:1194–1203.
7. Bender R, Jockel KH, Trautner C, et al. Effect of age on excess mortality in obesity. JAMA 1999;281:1498–1504.
8. Gastrointestinal surgery for severe obesity. National Institutes of Health Consensus Development Conference Statement. Am J Cli Nutr 1992;55:615s–619s.
9. Liu L, Leung JM. Predicting adverse postoperative outcomes in patients aged 80 years or older. J Am Geritr Soc 2000;48:405–412.
10. Marcantonio ER, Goldman L, Mangione CM, et al. A clinical prediction rule for delirium after elective non-cardiac surgery. JAMA 1994;271:134–139.
11. Marcantonio ER, Goldman L, Ovar EJ, et al. The association of intraoperative factors with the development of postoperative delirium. Am J Med 1998;105:380–384.
12. Bender J, Magnunsun T, Zenilman M et al. Outcome following colon surgery in the octogenarian. Am Surg 1996;62:276–279.
13. Keating J III. Major surgery in nursing home patients: pro-

cedures, morbidity and mortality in the frailest of the frail elderly. J Am Geriatr Soc 1992;40:8–11.
14. Adkins RJ, Scott HJ. Surgical procedures in patients aged 90 years and older. South Med J 1984;77:1357–1364.
15. Osaki T, Shirakusa T, Kodate M, et al. Surgical treatment of lung cancer in the octogenarian. Ann Thorac Surg 1994; 57:188–193.
16. Livingston EH, Huerta S, Arthur D, et al. Male gender is a predictor of morbidity and age a predictor of mortality in patients undergoing gastric bypass surgery. Ann Surg 2002;236:576–582.
17. Ngyuyen NT. Systemic response after laparoscopic and open gastric bypass. J Am Coll Surg 2002;194:557–566.
18. Schauer PR, Ikramuddin S, Gourash WF, et al. Outcomes after laparoscopic Roux-en-Y gastric bypass for morbid obesity. Ann Surg 2000;232:515–529.
19. Gonzalez R, Lin E, Mattar SG, et al. Gastric bypass for morbid obesity in patients 50 years or older: laparoscopic technique safer? Am Surg 2003;69:547–553.
20. Nehoda H, Hourmont K, Sauper T, et al. Laparoscopic gastric banding in older patients. Arch Surg 2001;136:1171–1176.
21. Abu-Abeid S, Keider A, Szoid A. Resolution of chronic medical conditions after laparoscopic adjustable silicone gastric banding for the treatment of morbid obesity in the elderly. Surg Endsc 2001;15:132–134.
22. Trus TL, Laycock WS, Wo JM, et al. Laparoscopic antireflux surgery in the elderly. Am J Gastroenterol 1998;93: 351–353.
23. Bammer T, Hinder RA, Klaus A, et al. Safety and long-term outcome of laparoscopic antireflux surgery in patients in their eighties and older. Surg Endosc 2002;16:40–42.
24. Law WL, Chu KW, Tung PH. Laparoscopic colorectal resection: a safe option for elderly patients. J Am Coll Surg 2002;195:768–773.
25. Bingener J, Richards ML, Schwesinger WH. Laparoscopic cholecystectomy for elderly patients: gold standard for golden years? Arch Surg 2003;138:535–536.

第 30 章　减肥外科高危患者

Vicki March, Kim M. Pierce

随着肥胖症的发病率越来越高，接受减肥外科手术的患者数量和施行减肥外科手术的医生及中心的数量也相应增加了。尽管外科手术可治疗绝大多数肥胖症，且治疗效果持久，但是根据报道，围术期的死亡率高达 1.5%，且大多数研究发现并发症率超过 10%。

对于所有的外科手术，确定其风险程度相当关键，这不仅可以指导医生对其进行治疗，而且可以帮助患者对自己的治疗做出有根据的选择。

已发表的关于术前风险分级的指南有效地改善了外科手术的效果和预后。这些标准对于评估肥胖症患者也可适用。因此，应当将目前美国心脏医师学会基金会和美国心脏学会发表的建议，以及美国麻醉学会的分级标准，应用到患者术前评估中。

此外，肥胖症本身就是手术的一个危险因素。预测减肥手术术后并发症和死亡的因素和手术并发症本身，在 BMI 大于 40 的病态肥胖症患者当中比较特殊。尴尬的是，由于体重过高，符合减肥手术指征，并从中获益最大的那部分人群，也正是手术风险最高的部分人群。

基于已有的减肥手术临床预后结果，这一章将介绍对于重度肥胖症患者，如何区分高风险个体以及在术前减低风险的策略。

区分高风险患者

哪些人是外科减肥手术的高危患者？这个定义基于有限的证据，且仍在不断的演变。只有少数研究试图定义行外科或非外科治疗的病态肥胖症患者预后的预测因素。尽管近 5 年，美国的减肥手术数量增长快速，相关文献也逐渐增多，但准确的术前风险分层仍难以描述。病态肥胖症患者的风险分层不仅为外科医生和患者提供有价值的术前信息，而且是对不同中心的结果进行准确对比的工具 [1]。

早期外科减肥患者的早期死亡率与术前患者特征及围术期并发症相关 [2]。减肥外科手术患者最常见的不良事件包括肺栓塞、肺炎、吻合口瘘、边缘溃疡、切口裂开以及小肠梗阻。预测术后早期死亡（术后 30 天内）最常见的并发症包括肺栓塞和肠瘘。此外，术前 BMI 越高，患者越容易出现不良的预后。

已知的应用于普通人群的手术危险因素和建议仍然适用于减肥手术患者，包括那些被认为是外科手术禁忌证的情况。对于此群体的专门的指南尚未制订，而鉴别减肥外科高风险患者是制订指南的一个重要步骤。

概率分析被用来确定各独立危险因素对于患者在减肥手术后的总体预后的相对贡献值（表 30-1）。Livingston 和 Ko[3] 对 1067 名进行了 Y 型胃旁路术（RYGB）的患者做了这样的分析，发现总体的并发症发生率为 5.8%。一名典型患者，女性，42 岁，体重 334 磅，并发症发生率为 3.9%。另一名 62 岁患有糖尿病及高血压的男性吸烟患者，伴有睡眠呼吸暂停综合征，体重 646 磅，再次行修正性手术，所预测的手术并发症发生率为 33.7%。这两个例子强调了对单个减肥外科患者风险分层和治疗效果分析的重要性。

减肥手术对象的手术危险因素可分为以下几类：患者特征；肥胖症患者的身体状况（包括并存疾病）和外科手术因素。

患者特征

年龄和性别

随着肥胖症患者年龄的增加，出现并发症和其他术后不良事件的风险也相应增加。年龄大于 50 岁是术后并发症的危险因素 [4]。在一项评估胃旁路手术死亡率的多变量分析中，年龄大于 55 岁的患者

表 30-1　**预测不良事件的术前危险因素的敏感性分析**

	年龄	性别	体重	吸烟	HTN	OA⁻	DM	SA	CPAP	Redo	
危险因素: C_o^a	$1.43E^{-2}$	0.48	$2.08E^{-3}$	0.16	0.16	$9.71E^{-2}$	0.31	0.33	−0.27	0.55	风险（%）
患者平均值	42.3	F	334	N	N	N	N	N	N	N	3.9
+CPAP	42.3	F	334	N	N	N	N	N	**Y**	N	3.0
+OA	42.3	F	334	N	N	**Y**	N	N	N	N	3.5
+1 SD 体重	42.3	F	**399**	N	N	N	N	N	N	N	4.4
+2 SD 体重	42.3	F	**464**	N	N	N	N	N	N	N	5.0
+1 SD 年龄	**52.1**	F	334	N	N	N	N	N	N	N	4.4
+2 SD 年龄	**61.6**	F	334	N	N	N	N	N	N	N	5.0
+HTN	42.3	F	334	N	Y	N	N	N	N	N	4.5
+ 吸烟	42.3	F	334	**Y**	N	N	N	N	N	N	4.5
+DM	42.3	F	334	N	N	N	**Y**	N	N	N	5.2
+SA	42.3	F	334	N	N	N	N	**Y**	N	N	5.3
+ 男性	42.3	**M**	334	N	N	N	N	N	N	N	6.1
+ 再次手术	42.3	F	334	N	N	N	N	N	N	**Y**	6.5
男性 + 多个风险因素	42.3	**M**	334	**Y**	**Y**	N	**Y**	Y	N	**Y**	22.7
再次手术 / 大体型女性	42.3	F	**464**	N	N	N	N	N	N	**Y**	8.4
再次手术 / 大体型男性	42.3	**M**	**464**	N	N	N	N	N	N	**Y**	12.9
老年 / 大体型 + 多个风险因素	61.6	**M**	**464**	**Y**	**Y**	N	**Y**	**Y**	N	**Y**	33.7

注：第一列概括了行敏感性分析的独立或者联合的危险因素。第一行的数字显示了回归方程系数。最后一列显示当独立危险因素列入回归方程后主要并发症的预测危险度。黑体字标注的危险因素是在敏感性分析中相对于平均的患者水平发生了改变。

[a] Logistic：回归方程的系数；截距值（C_O）=−4.52；HTN：高血压；OA：骨关节炎；DM，糖尿病；SA，睡眠呼吸障碍；CPAP，持续气道正压通气。来源 : Livingston and Ko [3]。

手术死亡率增高 3 倍 [2]。在一项对 1997 年到 2002 年的超过 16000 例行减肥手术的美国联邦医疗保险（Medicare）患者的回顾性分析中，Flum 等 [5] 发现相对于年轻患者，年龄大于 65 岁的患者死亡率较高（30 天死亡率 4.8%vs.1.7%；90 天，6.9%vs.2.3%；1 年，11.1% vs.3.9%；$P<0.001$）。

男性肥胖症患者的并发症率和死亡率的风险也较高。尽管男性常常较女性体重大，但是性别为男性却被发现是一个独立的危险因素。虽然性别和年龄无法改变，但可在术前使这些患者对其高风险有所了解。

体重指数

BMI 超过 50 为并发症率和死亡率升高的一个独立危险因素 [2]。推测此危险因素是因 BMI 升高而带来的并存疾病增多和手术难度增加。初期的回顾性研究证明了相比较于术前不减肥的患者，那些术前体重减少 5% 的患者手术操作变得容易了，出血减少 [6]，手术时间减少，而且术后体重减轻更多 [7]。如果更大规模的前瞻性研究发现术前减肥有益，那么需进一步分析为了使手术危险程度降低，在术前体重需要降低的百分比。

久坐的生活方式

大多数严重的肥胖症患者健康逐渐恶化，并且久坐的生活方式增加了手术并发症率和死亡率。一个患者的活动状况应该同心血管健康情况一起纳入术前评估中。应该鼓励患者进行适度的运动，比如每天步行 5～10 分钟。术前心肺状况的改善会对手术预后产生良好的影响。

吸烟

吸烟是一种患者自己可以克服的生活习惯，它可能对手术预后产生不良影响。吸烟可以加重肥胖症患者的血液高凝状态，增加术后肺不张和肺炎的风险，并且可加重哮喘、肥胖过度换气综合征和阻塞性睡眠呼吸暂停综合征。此外，吸烟被认为是胃旁路术后发生吻合口溃疡的一个危险因素。所以，行减肥手术前应劝导患者停止吸烟。

身体状况及并存疾病

对于所有外科手术，术前风险分层均要取决于对心肺状况的评估。但是，评估减肥手术的患者，降低心肺危险只是诸多目标中的一个方面。

计算和评分系统在风险分层以及术前、术中和术后疾病的优化控制方面被认为是很有用处的。伴随着许多慢性疾病的稳定，手术风险可降至一个可接受的水平。

寻求外科减肥的患者常常伴随一些并存疾病（见第 2 章表 2-1），这些并存疾病也因肥胖而恶化，或因肥胖所导致，它们会对预后产生不利的影响。因为肥胖症患者较正常体重人群预防性体检做的较少，所以直到术前，这些并存疾病才被诊断出来，而之前并没有任何治疗。并存疾病增加了手术风险，这些疾病包括心血管疾病（高血压、充血性心力衰竭、心肌炎、不稳定型心绞痛、心肌梗死或 12 个月内血管重建、脑卒中），肺部疾病［阻塞性和中枢性睡眠呼吸暂停、哮喘、慢性阻塞性肺疾病（COPD）、限制性肺疾病］，高凝状态（遗传性、获得性、创伤性或医源性），妊娠，糖尿病，肾功能不全，肝病［非酒精性脂肪肝（NASH）、肝功能不全］，血管炎以及免疫功能不全。

高血压

在一项计算外科减肥术后死亡率的危险因素的多变量分析中，高血压是一项独立的危险因素[2]。高血压是指静坐状态下收缩压≥150mmHg，或舒张压≥90mmHg，或者正在使用降压药物治疗。

高凝状态

在一项 2000 例减肥手术患者的研究中[2]，术后肺栓塞是围术期死亡率的一个独立危险因素。由于肥胖、腹部手术、高概率的静脉淤滞疾病和术后卧床，实施减肥手术的患者发生栓塞的风险比较高。其他导致高凝状态的情况有肥胖本身导致的内皮细胞功能受损、吸烟、因吸烟或肥胖过度换气综合征导致的红细胞增多症以及潜在的高凝状态功能失调，例如高同型半胱氨酸血症。术前应当仔细筛查患者个人和家族的栓塞病史，如深静脉血栓（DVT）、肺栓塞或脑卒中。积极的围术期 DVT 预防对降低手术风险很重要。

糖尿病

难以控制的糖尿病，无论是 1 型或者 2 型，均增加了术后感染和切口愈合不良的风险。对于减肥手术患者来说，必须仔细进行糖尿病检查和治疗。第 33 章将详细论述。

阻塞性睡眠呼吸暂停

尽管术前常常未能诊断，阻塞性睡眠呼吸暂停和肥胖症过度换气综合征都增加了围术期风险。除了增加了肺动脉高压、心血管风险以及威胁生命的心律失常，这些患者术后常见的并发症还有气管插管拔管困难，因对麻醉药敏感性增加而出现的 CO_2 中毒昏迷。根据术前问卷调查和睡眠研究，推荐在住院前和住院期间对患者行持续气道正压通气（CPAP）治疗。

手术因素

在许多研究中，围术期和术后死亡的预测因素已经被确定[2]。手术方式会影响预后，限制摄食型手术方式的死亡率低于胃旁路手术和营养吸收不良型手术[9]。在 1 项包括 3464 例腹腔镜下和 2771 例开放性胃旁路手术的分析中，开放组死亡率较高（0.87 vs. 0.23, P=0.001）[10]。在另三项比较开放式和腹腔镜胃旁路术的随机对照试验中则显示，开放组与腹腔镜组的死亡率并无显著差异[11-13]。可能这些研究并不足以发现这些相对较小的差异。患者的特征常影响手术术式的选择。高 BMI 患者（高风险患者）常实施创伤较大的术式，如胃旁路术或胆胰转流术，以更多地减少体重。对于 BMI 超过 65 的患者，直接行减肥手术出现主要并发症的概率为 38%，且有 6.25% 的死亡率，比大部分减肥外科手术高出很多[14]。对这些超级肥胖患者的风险分析应不同于低 BMI 的患者，但也不应因为“太过病态”而将他们排除在减肥手术之外。术前对身体状况细致地评价和改善可以将这些患者的风险降至可以接受的水平。

NASH 患者出现的脂肪浸润和肝体积增大对于手

术风险的降低还没有一个满意的解释。但是，肝的大小对手术操作难度方面存在影响，会影响手术视野和操作空间，导致腹腔镜术式中转开腹的概率增高了或者增加需再次手术的几率，延长了手术时间。

外科医生的手术量已反复被证明会影响减肥手术的预后。当评估患者的风险之时，外科医生也应该评价自己的手术经验，以决定是否可以对高风险患者进行手术。对于减肥外科手术，手术量较多的医院和外科医生意味着明显降低的死亡率[2, 15]。

结论

如果发现并确定并存疾病及手术危险因素，那么术前应该对患者进行治疗，以降低手术风险。内、外科共同参与的术前跨学科评估，包括详细的病史、体格检查和对并存疾病诊断研究等，对降低患者的手术风险相当关键。术前应对患者的并存疾病进行适当的临床处理，本书其他章节将对如何在术前治疗这些疾病做更详细的讨论。

很清楚的是重度肥胖患者出现围术期和术后并发症的风险最高，而且因为体重过高，出现过早死亡的概率也最高。因此，应当逐例对患者仔细评估减肥手术的风险 - 获益比。此外，许多疾病都已经制订了术前准备的标准，减肥手术患者术前评估与管理的标准也正在逐步建立中。尽管许多其他疾病的术前风险评估标准也可适用于减肥外科术前评估，但是随着减肥外科的迅猛发展以及重度肥胖症患者数量的增加，尚没有一个明确推荐的术前流程。随着来自于更多的开展减肥外科的医疗机构临床数据的积累和分析，将形成更为综合全面的术前准备建议。这些建议将不仅对减肥外科，同时也为肥胖症患者进行其他手术具有指导意义。

（杨雁灵　译）

参考文献

1. Jamal MK, DeMaria EJ, Johnson JM, et al. Impact of major co-morbidities on mortality and complications after gastric bypass. Surg Obes Relat Dis 2005;1:511–516.
2. Fernandez AZ Jr, Demaria EJ, Tichansky DS, et al. Multivariate analysis of risk factors for death following gastric bypass for treatment of morbid obesity. Ann Surg 2004; 239(5):698–702; discussion 702–703.
3. Livingston EH, Ko CY. Assessing the relative contribution of individual risk factors on surgical outcome for gastric bypass surgery: a baseline probability analysis. J Surg Res 2002;105(1):48–52.
4. Nguyen NT, Rivers R, Wolfe BM. Factors associated with operative outcomes in laparoscopic gastric bypass. J Am Coll Surg 2003;197(4):548–555; discussion 555–557.
5. Flum DR, Salem L, Elrod JA, et al. Early mortality among Medicare beneficiaries undergoing bariatric surgical procedures. JAMA 2005;294(15):1903–1908.
6. Liu RC, Sabnis AA, Forsyth C, Chand B. The effects of acute preoperative weight loss on laparoscopic Roux-en-Y gastric bypass. Obes Surg 2005;15(10):1396–1402.
7. Alvarado R, Alami RS, Hsu G, et al. The impact of preoperative weight loss in patients undergoing laparoscopic Roux-en-Y gastric bypass. Obes Surg 2005;15(9):1282–1286.
8. Residori L, Garcia-Lorda P, Flancbaum L, et al. Prevalence of co-morbidities in obese patients before bariatric surgery: effect of race. Obes Surg 2003;13(3):333–340.
9. Buchwald H, Avidor Y, Braunwald E, et al. Bariatric surgery: a systematic review and meta-analysis. JAMA 2004;292(14):1724–1737.
10. Podnos YD, Jimenez JC, Wilson SE, et al. Complications after laparoscopic gastric bypass: a review of 3464 cases. Arch Surg 2003;138(9):957–961.
11. Lujan JA, Frutos MD, Hernandez Q, et al. Laparoscopic versus open gastric bypass in the treatment of morbid obesity: a randomized prospective study. Ann Surg 2004; 239(4):433–437.
12. Nguyen NT, Goldman C, Rosenquist CJ, et al. Laparoscopic versus open gastric bypass: a randomized study of outcomes, quality of life, and costs. Ann Surg 2001;234(3): 279–289; discussion 289–291.
13. Westling A, Gustavsson S. Laparoscopic vs open Roux-en-Y gastric bypass: a prospective, randomized trial. Obes Surg 2001;11(3):284–292.
14. Regan JP, Inabnet WB, Gagner M, Pomp A. Early experience with two-stage laparoscopic Roux-en-Y gastric bypass as an alternative in the super-super obese patient. Obes Surg 2003;13(6):861–864.
15. Schauer P, Ikramuddin S, Hamad G, Gourash W. The learning curve for laparoscopic Roux-en-Y gastric bypass is 100 cases. Surg Endosc 2003;17(2):212–215.

第 31 章　减肥外科患者的胃食管反流病

Paul A. Thodiyil, Samer G. Mattar 和 Philip R. Schauer

在美国，食管腺癌和贲门腺癌发病率的攀升与肥胖症患病率的升高相平行。食管腺癌的危险因素包括高体重指数（BMI）[1-4]、胃食管反流症状[5-6]、食管裂孔疝和食管炎[7]。

较高的 BMI 与许多因素相关，这些因素诱发胃食管反流并使其治疗复杂化。此外，减肥手术又很大程度地改变了前段胃肠道的解剖结构，以至于不能进行传统的抗反流胃底折叠术。例如，建立小胃囊或者行袖状胃切除术会使创建传递胃压力的胃底折叠的手术无法进行。

定义和临床表现

胃食管反流病（GERD）是一种以食管病理性酸化为特征的疾病。该病可以出现症状或没有症状，可以发生食管黏膜糜烂或者没有糜烂。典型的反流症状包括：烧心、反流、胸痛和吞咽困难，不典型的症状有：声音嘶哑、喘鸣或哮喘、咳嗽和鼻窦分泌。约 5% 的患者患非糜烂性胃食管反流病（NERD），就症状缓解而言，NERD 的治疗更具挑战性。

流行病学和危险因素

在美国，病态肥胖症的患病率已经达到流行病的程度[8]，大约 66% 成人超重，其中 32% 成人为肥胖（BMI>30）[9]。肥胖症为多种疾病的发生发展带来重大风险。GERD 是肥胖症的常见共患病，大约 58% 的病态肥胖症患者有 GERD 的症状，有 21% 的肥胖患者被证实患有 GERD[10]。Bristol 螺杆菌项目是一项基于人群的横断面研究[11]，有 10 537 名受试者参与，年龄为 20 ~ 59 岁，该研究发现，BMI>30 的受试者经历至少每周一次反流症状的校正优势比（OR）为 1.8[11]。Olmsted 基于人口的横断面研究，有 1524 名受试者参与，年龄为 25 ~ 76 岁，发现BMI>30 者合并有反流症状的校正 OR 为 2.8[12]。在 65 名 BMI>35 的患者中进行的一项研究发现，烧心和反流症状的发生率分别为 79% 和 66%，糜烂性食管炎占 49%，短段柱状上皮为 18%，Barrett 化生为 9%[13]。可是，该研究并未显示肥胖程度和食管损伤之间有显著的相关性。然而，其他研究却发现肥胖程度和内镜下食管炎发生频率之间显著相关（OR, 1.8; 95%CI, 1.4 ~ 2.1）[14]。还有一些研究显示 BMI 越高的患者 GERD 越严重，而且越肥胖者食管 pH 值就越高，但是在食管下段括约肌（LES）长度或者压力方面无差异[15]。值得注意是，与 BMI 介于 35 和 39.9 之间的受试者比较，BMI 超过 50 者 LES 压力和腹段长度明显增加，但是，这两组患者的 24 小时 pH 监测无差异[13]。上述观察结果与已知的腹内压升高可以促使肥胖者发生 GERD 的病因学相符合[15]。

肥胖症是食管裂孔疝的一个至关重要的独立危险因素，肥胖症与食管炎显著相关，这种相关关系部分地是由于肥胖人群中食管裂孔疝发病率较高的原因[14]。随着 BMI 的升高，食管裂孔疝发生的可能性也明显增加（$P<0.01$）。

然而，也有一些研究认为病态肥胖症和 GERD 之间的相关性不足（16 ~ 18）。与年龄和性别匹配的对照组比较，BMI>35 的受试组烧心和酸反流分别占 37% 和 28%，体重、BMI 和腰臀比与 24 小时 pH 监测的任何反流变量均无明显相关性[16]。这种相关性的缺乏仅限于病态肥胖症的男性。这是因为与男性不同，女性的雌激素作用可增加 GERD 的风险[17]。

病态肥胖症中 GERD 的病理生理学

在病态肥胖症患者中，腹内压增高加上食管裂孔疝发生率增高可导致 GERD 的发生率增高。

增高的腹内压

在食管下段括约肌（LES）功能正常的个体，肥胖可破坏胃食管反流的屏障[15]。主要的作用机制是腹内压的增加（图 31-1）。体外研究已经证实，面对腹内压时，LES 长度和压力在维持抗反流能力方面的作用至关重要，腹内压越高，对维持该能力的 LES 长度和压力的要求就越高（图 31-2）[19]。一项论证肥胖患者有更高胃食管压力梯度的体内研究

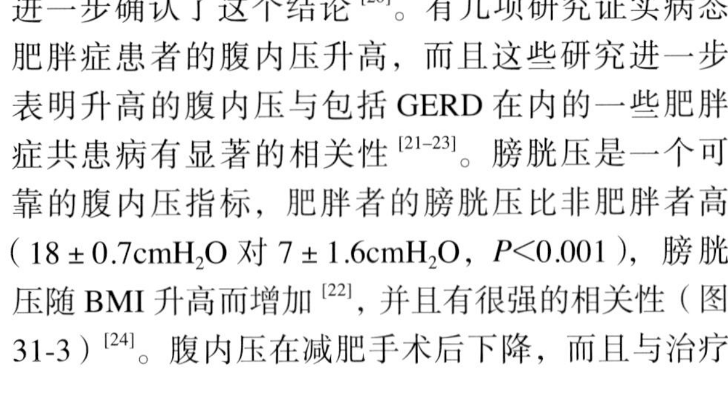

进一步确认了这个结论[20]。有几项研究证实病态肥胖症患者的腹内压升高，而且这些研究进一步表明升高的腹内压与包括 GERD 在内的一些肥胖症共患病有显著的相关性[21-23]。膀胱压是一个可靠的腹内压指标，肥胖者的膀胱压比非肥胖者高（18 ± 0.7cmH_2O 对 7 ± 1.6cmH_2O，$P<0.001$），膀胱压随 BMI 升高而增加[22]，并且有很强的相关性（图 31-3）[24]。腹内压在减肥手术后下降，而且与治疗

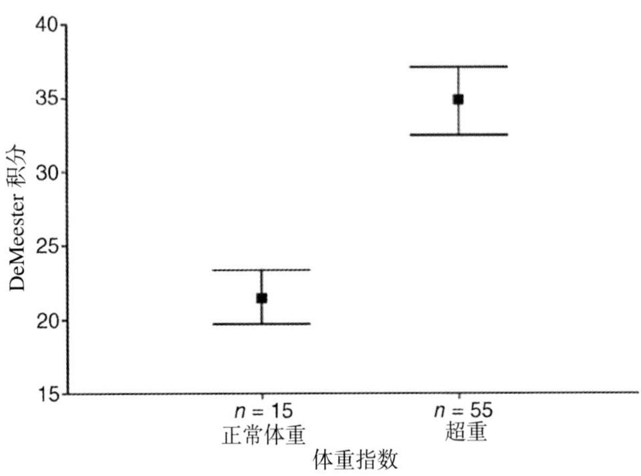

图 31-1　BMI 升高破坏了食管下段括约肌（LES）功能正常的个体的反流屏障

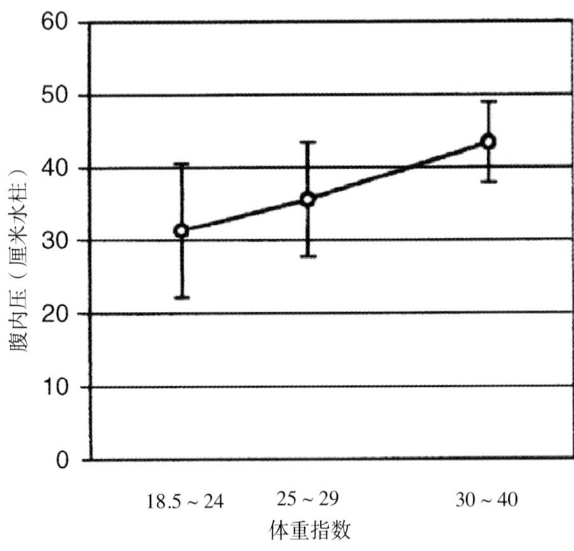

图 31-3　不同 BMI 组的腹内压（r=0.52，P<0.01）

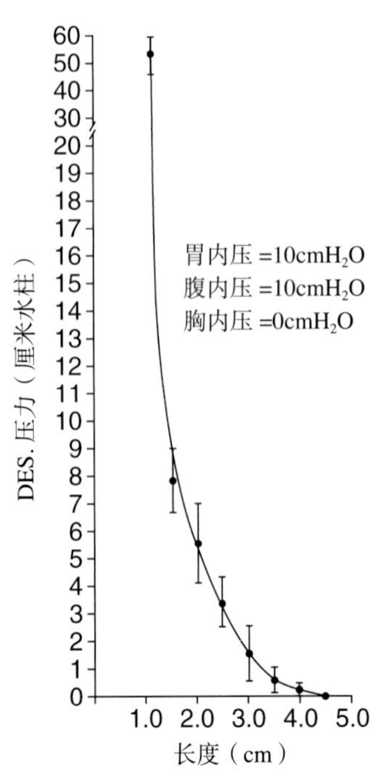

图 31-2　LES 压力和长度与腹内段食管之间的作用关系

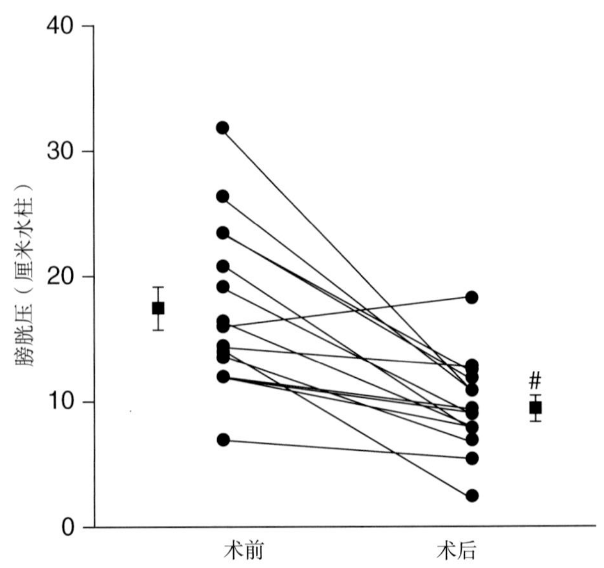

图 31-4　减肥术前和术后 1 年的膀胱压（*P<0.001）

相关（图 31-4）。

食管裂孔疝

在实际体重为理想体重 2 倍的受试者中，食管裂孔疝引起 LES 破坏的发生率为 13%[25]。然而，同一团队的最新研究结果却显示，BMI>35 的患者（201 名中有 22%）中食管裂孔疝患病率与健康志愿者（56 名中有 27%）相似[26]。此项观察结果的意义尚不清楚，尚需基于人口的横断面研究验证。此前，食管裂孔疝的存在是食管炎最有力的预测指标[27-29]。

食管传输时间

峰值传输速度代表了食管体泵功能，它也受到腹内压增高所产生的后负荷的不利影响。放射性核素食管传输研究显示：合并有反流的肥胖患者，食管传输时间比非肥胖个体（无论是否有反流）延长。食管传输时间的延长与胃食管压差增大有关（图 31-5），而胃食管压差增大是因为腹内压增高所致[30]。延长的传输时间意味着食管酸清除的延迟，继而造成食管黏膜损伤。

临床表现

实际体重为理想体重 2 倍的肥胖症患者，发生烧心和反流的概率超过 70%[25]，其中有 4% 伴有夜间误吸或癔球症。大约 55% 的病态肥胖症患者有 GERD 的一些症状。慢性 GERD 症状包括烧心（占 87%）、胃灼热（18%）、喘鸣（40%）、喉炎（17%）和误吸（14%）[31]。

在 55 名病态肥胖症患者中，13% 的患者检出食管裂孔疝，50% 有 LES 低压[25]。在 BMI>50 且不伴食管裂孔疝的患者中，LES 压力及其腹内段长度显著高于正常对照组[13]。

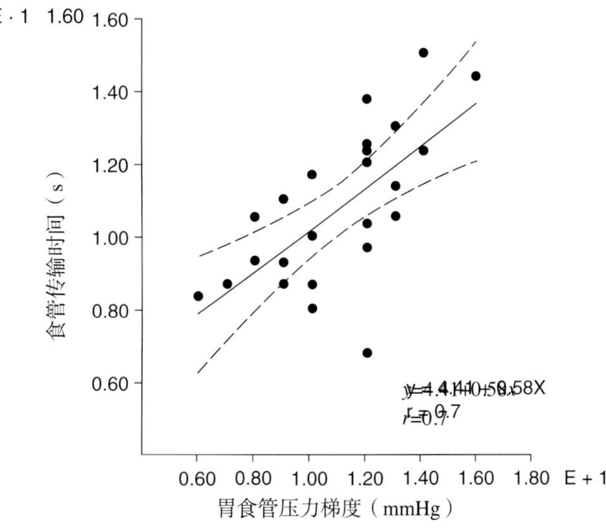

图 31-5　胃食管压力梯度对食管传输时间的影响

临床诊断

GERD 临床诊断建立在病史、体格检查、胃镜检查和选择性应用食管测压术及食管 24 小时 pH 监测的基础之上[32]。DeMeester 积分大于 14.8 或者 pH<4 时间百分比超过 4% 可以确立病理性食管酸化。

食管阻抗研究在确定食管酸暴露和清除时间方面是有帮助的[33-35]，尤其适应于 pH 监测无法检出的、60% 的非酸反流患者。胃食管连接部和贲门处多块活检，对于评估包括 Barrett 化生在内的食管黏膜损伤是有价值的。就 GERD 的外科治疗而论，确定食管黏膜发育不良出现与否必不可少，因为在这些病例中，除了进行抗反流手术，还可能需要加做食管切除，或者进行严格的内镜随诊[36]。强烈推荐进行 24 小时 pH 监测，如果 pH 监测的结果正常，需考虑其他诊断[36-37]。食管 X 线造影检查有助于识别不可复性食管裂孔疝。超过 5cm 的不可复性食管裂孔疝提示食管短缩，这是抗反流手术失败可能性较大的警告信号。这样的情况需要经胸通路的广泛食管松解术，必要时辅以 Collis 胃成形术和经胸的 Nissen 或者 Belsey 胃底折叠术[38]。

治疗方法

GERD 的标准外科治疗包括食管裂孔重建和胃底折叠术。在一般人群中，Nissen 胃底折叠术后 96 个月的成功率是 93%[39]。肥胖症对 Nissen 胃底折叠术的长期疗效的影响是负面的，在一项平均 37 个月的随访研究中，与非肥胖组 4.5% 的复发率比较，224 名肥胖患者在 Nissen 胃底折叠术后 GERD 复发率为 31%[40]。此外，胃底折叠术仅解决了几个肥胖相关共患病之中的一个。

病态肥胖症者 GERD 的病理生理学提示，治疗此类 GERD 应该包括以下原则：

（1）降低胃食管压力梯度以改善食管传输。减轻体重是最有效的途径。

（2）修复食管裂孔疝引起的 LES 结构缺陷。

饮食结构和生活方式的改善能够使体重减轻 5%～10%。减肥外科手术，无论胃旁路手术还是可调节胃绑带术或者胆胰转流术（BPD），是唯一被证实有效的治疗方式，这种治疗方式可使多余的体重显著减轻超过 50%，65% 的患者的疗效维持可达 10 年以上[10, 41-43]。

胃旁路手术有效地减轻 GERD 症状，术后 1 年的资料显示 GERD 症状完全缓解，伴随膀胱压（由 17 ± 2cmH_2O 降至 10 ± 1cmH_2O）、体重（由 140 ± 8 降至 87 ± 6kg，多余体重减轻比率 69% ± 4%）和 BMI（由 52 ± 3 降至 33 ± 2）的显著下降[44]。腹腔镜 Y 型胃旁路术（RYGB）可使烧心（从术前 87% 到术后 22%，$P<0.001$）、胃灼热（从 18% 到 7%，$P<0.05$）、喘鸣（从 40% 到 5%，$P<0.001$）、喉炎（从 17% 到 7%，$P<0.05$）和误吸（从 14% 到 2%，$P<0.05$）[31] 明显缓解，健康调查简表（SF-36）测定的患者身心功能也得以改善，97% 的患者对治疗感到满意。术后抑酸药物的应用也显著减少，质子泵抑制药的使用率由术前 44% 降至术后 9%（$P<0.001$），H_2 受体阻滞药的使用率由 60% 降至 10%（$P<0.01$）[31]。

与 RYGB 有关的食管裂孔疝的治疗研究报道非常少。一项研究显示，辅以膈前脚修补加胃后固定术的 RYGB 使 Visick 分级得到改善，121 名患者中 94% 由术前的Ⅳ级降到术后的Ⅰ级或者Ⅱ级[45]。其中，与 RYGB 联合进行的有膈前脚修补术以及使用间断丝线或编织尼龙缝线将胃食管连接部锚定在横膈下面的胃固定术[45]。

这种令人鼓舞的治疗效果，并没有在 24 小时 pH 监测证实有酸反流的病态肥胖症伴有 GERD 的患者中出现。在接受 RYGB 且 pH 监测证实伴有 GERD 的肥胖患者中，虽然 BMI 平均降低 18.6，但是术后 13 个月，42% 患者仍有症状且需要服用抑酸药物。这项研究中的 19 名患者，仅有 41% 的患者 DeMeester 积分达到正常。84% 患者胃囊黏膜活检刚果红阳性，89% 可见壁细胞。小胃囊长度不影响 GERD 症状、pH 值或者壁细胞的存在[46]。令人意外的是，反流症状和 DeMeester 积分之间的相关性尽管广为认可，但在术后的患者中并非如此，术后 GERD 症状和 DeMeester 积分之间没有联系[46]。

腹腔镜胃绑带术对治疗病态肥胖症患者合并的 GERD 也有效，包括它的一些不典型症状，例如哮喘，术后所有患者的哮喘评分明显改善[47]。手术纠正了食管 pH 异常和 LES 静息压[48]。术后 6 个月，LES 松弛明显受损（从 16% 升到 42%）而且食管传输功能退化（从术前的 23% 到术后的 47%）合并食管扩张（28%，43 例患者中的 12 名）的患者需要进行食管扩张术。尽管胃绑带引起食管流出道阻力增加，但其并未导致吞咽困难或者再次手术纠正[48]。在开展胃绑带成形术较少的中心，手术效果欠佳，出现小胃囊扩张伴食管酸暴露增加的情况[50]。

胆胰转流术（BPD）等引起营养吸收不良的手术对病态肥胖症患者酸反流治疗作用的资料不多[51]。单独的 BPD 或者联合十二指肠转位术可有效地使胆汁改道[52]，可能通过其减肥效果对 GERD 产生有益的影响。

预后

Y 型胃旁路术和可调节胃绑带术都是治疗病态肥胖症患者胃食管反流的有效方法。然而，通过监测 pH 证实有酸反流的一类患者中，对 GERD 的疗效不甚满意。这些患者在减肥手术后会继续受到 GERD 症状的困扰。胃绑带成形手术后大约 2% 患者持续存在反流症状[48]。在伴有 GERD 的病态肥胖症患者中，营养吸收不良性手术的治疗价值尚未得到证实。

（王利营 黄启阳 译 杨云生 审校）

参考文献

1. Chow WH, et al. Body mass index and risk of adenocarcinomas of the esophagus and gastric cardia. J Natl Cancer Inst 1998;90:150–155.
2. Lagergren J, Bergstrom R, Adami HO, Nyren O. Association between body mass and adenocarcinoma of the esophagus and gastric cardia. Ann Intern Med 2000;130:883–890.
3. Wu AH, Wan P, Bernstein L. A multiethnic population-based study of smoking, alcohol and body size and risk of adenocarcinomas of the stomach and esophagus (United States). Cancer Causes Control 2001;12:721–732.
4. Vaughan TL, Davis S, Kristal A, Thomas DB. Obesity, alcohol, and tobacco as risk factors for cancers of the esophagus and gastric cardia: adenocarcinoma versus squamous cell carcinoma. Cancer Epidemiol Biomarkers Prev 1995;4:

85–92.
5. Lagergren J, Bergstrom R, Lindgren A, Nyren O. Symptomatic gastroesophageal reflux as a risk factor for esophageal adenocarcinoma. N Engl J Med 1999;340:825–831.
6. Shaheen N, Ransohoff DF. Gastroesophageal reflux, Barrett esophagus, and esophageal cancer: scientific review. JAMA 2002;287:1972–1981.
7. Chow WH, et al. The relation of gastroesophageal reflux disease and its treatment to adenocarcinomas of the esophagus and gastric cardia. JAMA 1995;274:474–477.
8. Kuczmarski RJ, Flegal KM, Campbell SM, Johnson CL. Increasing prevalence of overweight among US adults. The National Health and Nutrition Examination Surveys, 1960 to 1991. JAMA 1994;272:205–211.
9. Ogden CL, Carroll MD, Curtin LR, McDowell MA, Tabak CJ, Flegal KM. Prevalence of overweight and obesity in the United States, 1999–2004. JAMA 2006;295(13)1549–1555.
10. Schauer PR, Ikramuddin S, Gourash W, Ramanathan R, Luketich J. Outcomes after laparoscopic Roux-en-Y gastric bypass for morbid obesity. Ann Surg 2000;232:515–529.
11. Murray L, et al. Relationship between body mass and gastro-oesophageal reflux symptoms: The Bristol Helicobacter Project. Int J Epidemiol 2003;32:645–650.
12. Locke GR 3rd, Talley NJ, Fett SL, Zinsmeister AR, Melton LJ 3rd. Risk factors associated with symptoms of gastroesophageal reflux. Am J Med 1999;106:642–649.
13. Csendes A, Burdiles P, Rojas J, Burgos A, Henriquez A. [Pathological gastroesophageal reflux in patients with severe, morbid and hyper obesity]. Rev Med Chil 2001;129: 1038–1043.
14. Wilson LJ, Ma W, Hirschowitz BI. Association of obesity with hiatal hernia and esophagitis. Am J Gastroenterol 1999;94:2840–2844.
15. Wajed SA, Streets CG, Bremner CG, DeMeester TR. Elevated body mass disrupts the barrier to gastroesophageal reflux. Arch Surg 2001;136:1014–1018; discussion 1018–1019.
16. Lundell L, Ruth M, Sandberg N, Bove-Nielsen M. Does massive obesity promote abnormal gastroesophageal reflux? Dig Dis Sci 1995;40:1632–1635.
17. Nilsson M, Lundegardh G, Carling L, Ye W, Lagergren J. Body mass and reflux oesophagitis: an oestrogen-dependent association? Scand J Gastroenterol 2002;37: 626–630.
18. Lagergren J, Bergstrom R, Nyren O. No relation between body mass and gastro-oesophageal reflux symptoms in a Swedish population based study. Gut 2000;47:26–29.
19. DeMeester TR, Wernly JA, Bryant GH, Little AG, Skinner DB. Clinical and in vitro analysis of determinants of gastroesophageal competence. A study of the principles of antireflux surgery. Am J Surg 1979;137:39–46.
20. Mercer CD, Wren SF, DaCosta LR, Beck IT. Lower esophageal sphincter pressure and gastroesophageal pressure gradients in excessively obese patients. J Med 1987;18: 135–146.
21. Sugerman H, Windsor A, Bessos M, Wolfe L. Intra-abdominal pressure, sagittal abdominal diameter and obesity comorbidity. J Intern Med 1997;241:71–79.
22. McIntosh S, et al. Relationship of abdominal pressure and body mass index in men with LUTS. Neurourol Urodyn 2003;22:602–605.
23. Sanchez NC, et al. What is normal intra-abdominal pressure? Am Surg 2001;67:243–248.
24. Noblett KL, Jensen JK, Ostergard DR. The relationship of body mass index to intra-abdominal pressure as measured by multichannel cystometry. Int Urogynecol J Pelvic Floor Dysfunct 1997;8:323–326.
25. Hagen J, Deitel M, Khanna RK, Ilves R. Gastroesophageal reflux in the massively obese. Int Surg 1987;72:1–3.
26. Hamoui N, Hagen JA, Tamhankar AP, Anthone G, Crookes P. In: Digestive Diseases Week. New Orleans, 2004.
27. Jones MP, et al. Hiatal hernia size is the dominant determinant of esophagitis presence and severity in gastroesophageal reflux disease. Am J Gastroenterol 2001;96:1711–1717.
28. Fein M, et al. Role of the lower esophageal sphincter and hiatal hernia in the pathogenesis of gastroesophageal reflux disease. J Gastrointest Surg 1999;3:405–410.
29. Kahrilas PJ, Lin S, Chen J, Manka M. The effect of hiatus hernia on gastro-oesophageal junction pressure. Gut 1999;44:476–482.
30. Mercer CD, Rue C, Hanelin L, Hill LD. Effect of obesity on esophageal transit. Am J Surg 1985;149:177–181.
31. Frezza EE, et al. Symptomatic improvement in gastroesophageal reflux disease (GERD) following laparoscopic Roux-en-Y gastric bypass. Surg Endosc 2002;16:1027–1031.
32. American Gastroenterological Association. Medical position statement: guidelines on the use of esophageal pH recording. Gastroenterology 1996;110:1981.
33. Kahrilas PJ. Will impedence testing rewrite the book on GERD? Gastroenterology 2001;120:1862–1864.
34. Balaji NS, Blom D, DeMeester TR, Peters JH. Redefining gastroesophageal reflux (GER). Surg Endosc 2003;17: 1380–1385.
35. Sifrim D, Castell D, Dent J, Kahrilas PJ. Gastro-oesophageal reflux monitoring: review and consensus report on detection and definitions of acid, non-acid, and gas reflux. Gut 2004;53:1024–1031.
36. Guidelines for surgical treatment of gastroesophageal reflux disease (GERD). Society of American Gastrointestinal Endoscopic Surgeons (SAGES). Surg Endosc 1998; 12:186–188.
37. Klingman RR, Stein HJ, DeMeester TR. The current management of gastroesophageal reflux. Adv Surg 1991;24:259–291.
38. Kauer WK, et al. A tailored approach to antireflux surgery. J Thorac Cardiovasc Surg 1995;110:141–146; discussion 146–147.
39. Bremner RM, et al. The effect of symptoms and nonspecific motility abnormalities on outcomes of surgical therapy for gastroesophageal reflux disease. J Thorac Cardiovasc Surg 1994;107:1244–1249; discussion 1249–1250.
40. Perez AR, Moncure AC, Rattner DW. Obesity adversely affects the outcome of antireflux operations. Surg Endosc 2001;15:986–989.
41. MacLean LD, Rhode BM, Sampalis J, Forse RA. Results of the surgical treatment of obesity. Am J Surg 1993;165: 155–160; discussion 160–162.
42. Hall JC, et al. Gastric surgery for morbid obesity. The Adelaide Study. Ann Surg 1990;211:419–427.
43. Mason EE, Printen KJ, Blommers TJ, Scott DH. Gastric bypass for obesity after ten years experience. Int J Obes 1978;2:197–206.
44. Sugerman H, et al. Effects of surgically induced weight loss on urinary bladder pressure, sagittal abdominal diameter and obesity co-morbidity. Int J Obes Relat Metab Disord

1998;22:230–235.
45. Smith SC, Edwards CB, Goodman GN. Symptomatic and clinical improvement in morbidly obese patients with gastroesophageal reflux disease following Roux-en-Y gastric bypass. Obes Surg 1997;7:479–484.
46. Schauer P-R, et al. Objective evidence of persistent acid reflux after Roux-en-Y gastric bypass for morbid obesity. Digestive Disease Week Abstracts and Itinerary Planner 2003, abstract No. 2003.
47. Dixon JB, Chapman L, O'Brien P. Marked improvement in asthma after Lap-Band surgery for morbid obesity. Obes Surg 1999;9:385–389.
48. Weiss HG, et al. Treatment of morbid obesity with laparoscopic adjustable gastric banding affects esophageal motility. Am J Surg 2000;180:479–482.
49. DeMaria EJ, et al. High failure rate after laparoscopic adjustable silicone gastric banding for treatment of morbid obesity. Ann Surg 2001;233:809–818.
50. Iovino P, et al. Abnormal esophageal acid exposure is common in morbidly obese patients and improves after a successful Lap-band system implantation. Surg Endosc 2002;16:1631–1635.
51. Scopinaro N, et al. Biliopancreatic diversion. World J Surg 1998;22:936–946.
52. Welch NT, et al. Effect of duodenal switch procedure on gastric acid production, intragastric pH, gastric emptying, and gastrointestinal hormones. Am J Surg 1992;163:37–44; discussion 44–45.

第 32 章　减肥外科中的胆囊疾病问题

Carol A. McCloskey, Giselle Hamad

在美国，肥胖是一个主要的营养相关健康问题，同时也是胆固醇结石形成过程中众所周知的危险因素。文献报道，病态肥胖症患者的胆道疾病发病率为 28% ~ 45.2%[1-3]，是普通人群的 3 ~ 4 倍。

当胆汁处于过饱和状态，即胆固醇相对过量或胆汁酸相对缺乏时[5]，容易形成胆固醇结石。胆囊中胆汁的成分分析显示，病态肥胖症患者胆汁中胆固醇的饱和度升高，缘于肝分泌胆固醇的增加，而胆盐的分泌则没有明显变化[1]。体重与胆汁中胆固醇的分泌量呈线性相关[6]。胆汁中胆固醇的过饱和状态是胆固醇结石的主要成因，而结石会促进胆囊炎的发生。因此，急慢性胆囊炎更常见于肥胖患者[4]。即使在没有结石，术前超声检查正常的肥胖患者切除胆囊中，胆囊的黏膜异常发生率也显著增高[7]。最常见的是胆固醇沉积症 (37%)，其次是慢性胆囊炎合并胆固醇沉积症 (18%)。Amaral 和 Thompson 的研究显示[8]，46% 的病态肥胖症患者存在胆固醇沉积症，而 18.2% 的胆固醇沉积的患者合并胆囊结石，胆囊结石的患者中 50% 存在胆固醇沉积症。同时也有研究提出，胆固醇沉积症先于胆石症和胆囊炎发生，但二者之间因果关系尚不明确[9]，胆固醇沉积症作为胆囊切除的指征仍然存在争议。

胆固醇结石形成的其他危险因素包括体重快速下降、饮食习惯、遗传和种族因素、回肠疾病以及饮酒[10]。体重下降使胆盐生成减少，而胆固醇分泌减少的程度则相对较轻，这可能是由于脂肪动员增加所致。由此产生便于胆固醇沉积和结石形成的胆汁成分[6, 11]。胆囊收缩力的下降，可能继发于对胆囊收缩素的敏感性下降。而胆囊排空障碍同样会促进结石形成[12]。

因此，病态肥胖症患者在减肥手术后发生胆囊结石的风险较高(表 32-1)。Shiffman 等[13]观察到 49% 的胃旁路手术患者术后会出现胆泥或结石，其中 95% 发生于术后 6 个月内。Wattchow 等[3]在 4 ~ 27 个月的随访期内观察到了 33% 的结石发生率，同时发现胆囊结石患者术后早期体重下降比无结石患者更加明显。Amaral 和 Thompson 的研究发现[8]，在 Y 型胃旁路术 (RYGB) 后 3 年内，28.7% 的患者需要切除胆囊，手术指征包括急性胆囊炎、胆源性胰腺炎以及胆总管结石。然而 O'Brien 和 Dixon[14] 的研究发现，与未手术的肥胖人群相比，腹腔镜下可调节胃绑带术后胆囊切除术的发生率并没有明显差别。同时提出，胃旁路手术后吸收不良等其他因素也可能会促使结石形成。病态肥胖症患者减肥手术后胆囊疾病发生率升高这一现象促使人们开始考虑常规行预防性胆囊切除术，无论是否存在结石或症状。在胃旁路术中同时行胆囊切除术，有许多因素值得关注，包括手术时间延长、肝肿大或胆管 / 动脉解剖变异所增加的技术难度，以及附加手术可能引起的围术期并发症增加。此外，有人提出一部分患者可能永远不会发生胆囊结石，或只发生无症状胆囊结石，不应当接受不必要的手术。相反，主张同期行胆囊切除的学者则会强调后续胆囊疾病的危害以及再次手术所产生的额外花费。

表 32-1　胃旁路术后胆道疾病的发生率

作者	术后胆道疾病的发生率(%)	随访时间(月)
Knecht 等[2]	13.8	6 ~ 24
Amaral 等[8]	28.7	36
Wattchow 等[3]	33.0	4 ~ 27
Schmidt 等[15]	40	6
Schiffman 等[13]	5.0	24

开腹减肥手术的若干研究主张行胃旁路联合预防性胆囊切除术。Schimidt 等[15]回顾分析了 218 例开腹 RYGB 术前、术后胆石症的发生率后发现，30% 的患者在术前或术中存在临床可检测到的胆囊疾病，40% 在术后 24 个月内出现了胆石症并需行胆囊切除术，基于上述结果，作者建议减肥手

术同期行预防性胆囊切除。与之类似，在 Amaral 和 Thompson 的报道中[8]，开腹 RYGB 术后 3 年内 28.7% 的患者需行胆囊切除术，因此他们也推荐在减肥手术中常规行胆囊切除。Fobi 等人回顾了 RYGB 并胃小囊绑带术联合预防性胆囊切除患者的资料[16]，23% 既往已行胆囊切除，20% 术前发现胆囊结石，429 例术前胆囊超声阴性的患者中 324 例存在病理证实的胆囊疾病。因此，只有 14% 患者手术时没有胆囊疾病的证据。作者认为即使术前检查阴性，过高的胆囊疾病发生率也足以保证减肥手术同期胆囊切除的合理性。

考虑到联合手术的潜在风险，许多外科医生试图识别术后易发胆道疾病的高危人群，并以此为依据选择性地施行。然而各家标准大不相同。有的外科医生以术前超声诊断胆囊结石为依据，其他人则以症状、术中可触及结石或术中发现胆固醇沉积症、慢性胆囊炎以及术中超声异常所见为依据。Sugerman 等人[17]报道，仅在术中超声显示胆囊结石或胆泥形成，才行同期胆囊切除。Jones[18]在 1983—1986 年以胆石症或胆固醇沉积作为联合胆囊切除的指征，有 13% 的患者需术后再次行胆道手术。在 1986—1993 年，他又加入了胆道疾病家族史和慢性胆囊炎临床表现作为联合胆囊切除的指征，结果因胆道疾病的再次手术率下降为 9%。这显示出谨慎选择适应证，识别和治疗术后再发胆道疾病高危人群的重要性。

Hamad 等[19]人首先报道了腹腔镜胃旁路手术中选择性联合胆囊切除的结果。手术指征为术前超声诊断的胆囊结石。结果显示联合胆囊切除是安全、可行的，既不增加中转开腹率，也不增加胆道相关并发症的发生率，但手术时间和住院时间明显延长。

可靠地诊断病态肥胖症患者合并胆囊结石对决定选择性施行联合胆囊切除术非常重要。在 Amaral 和 Thompson 的报道中，术前胆囊超声诊断正常的胃旁路手术患者中仅有 14.9% 在大体及镜下病理中显示胆囊正常。在该研究中，术前超声诊断胆囊结石的敏感性只有 63%，而之前报道的普通人群中超声诊断敏感性则高达 92%[20-21]。大量脂肪组织使得采集到的超声回波图像质量较差，造成了较高的假阴性率。Seinage 等[22]人也认为术前超声或胆道核素显像无法准确预测哪些患者可以从胆囊切除手术中获益，同时除可触及结石外，其他术中所见也不可靠。

相反，Oria[23]也就病态肥胖症患者超声检查的假阴性进行讨论。在回顾比较 5257 例患者的影像、术中所见及病理结果后发现，仅有 1.1% 的病例存在偏差。作者因此认为有经验的影像医师的超声诊断结果是可靠的。假阴性常由于结石质软、微小结石、胆固醇息肉或积液等情况引起，超声看不见通常是技术问题，和患者的体重无关。

对于减肥手术时未发现结石的患者，术后快速减肥期间使用胆盐（熊去氧胆酸）预防结石形成是胆囊切除的一个替代治疗方案。在一项多中心、安慰剂对照的随机临床试验中，233 例术中超声未发现胆囊结石的患者在 RYGB 术后 10 天内开始口服熊去氧胆酸，并持续治疗 6 个月。结果显示：对照组 32% 患者术后新发结石，而 600mg 熊去氧胆酸组的胆石发生率降至 2%，口服 1200mg 组为 6%[17]。在该研究中推荐的疗程是与快速减肥期相对应的 6 个月，但并未指出最适宜的疗程时限。长期应用熊去氧胆酸的临床数据较为匮乏，仅有少数药物不良反应报道。另一项研究认为熊去氧胆酸无效，但该研究中患者依从率仅为 28%[24]。

随着肥胖的患病率和严重程度逐渐升高，手术治疗的广泛应用以及腹腔镜手术的比例逐渐增加。减肥手术中常规行预防性胆囊切除仍存在争议。总体来说，由于开腹和腔镜下完成的不同术式较难做出比较，从而阻碍了对减肥手术文献的进一步分析。此外，不同研究中患者的性别、年龄以及最初的体重指数均存在一定差异。

为了评价目前的治疗标准，Mason 和 Renquist[25]收集了国际减肥外科登记数据库第 28 次报告和美国减肥外科协会会员所发表的数据。结果显示过去 15 年同期胆囊切除呈上升趋势。大范围短路手术（远端 RYGB 或胆胰转流并十二指肠转位术）的患者全部进行了胆囊切除术。在施行标准 RYGB 时，只有 30% 的术者切除了正常胆囊，大多数主张选择性切除。术中探查胆囊未见异常的患者中约 1/3 接受了术后熊去氧胆酸治疗。然而，按照当前的标准治疗方案，预防性胆囊切除和选择性胆囊切除均已持续减少。

综上所述，发达国家病态肥胖症患病率仍在持续稳定升高，减肥手术也越来越多地应用于非手术治疗无效的患者。肥胖和快速减肥显著增加了这一人群胆道疾病的风险。常规行预防性胆囊切除与选择性胆囊切除仍存在争议。两种方案都是可行的，最后决策取决于手术类型、谨慎的选择标准以及可靠的诊断工具。对于熊去氧胆酸等预防性药物治疗的进一步研究，是对选择性胆囊切除的重要补充。希望人们对这一问题的理解将会随着手术量的增加而更加深入。同时，每一位减肥外科医师都应当将胆囊结石的诊断和治疗作为这一人群常规评估和手术方案制订的重要组成部分。

（童俊翔 译　王宏光 审校）

参考文献

1. Mabee TM, Meyer P, DenBesten L, et al. The mechanism of increased gallstone formation in obese human subjects. Surgery 1976;79(4):460–468.
2. Knecht BH. Experience with gastric bypass for massive obesity. Am Surg 1978;44(8):496–504.
3. Wattchow DA, Hall JC, Whiting MJ, et al. Prevalence and treatment of gallstones after gastric bypass surgery for morbid obesity. Br Med J (Clin Res Ed) 1983;286(6367):763.
4. Friedman GD, Kannel WB, Dawber TR. The epidemiology of gallbladder disease: observations in the Framingham Study. J Chronic Dis 1966;19(3):273–292.
5. Carey MC, Small DM. The physical chemistry of cholesterol solubility in bile. Relationship to gallstone formation and dissolution in man. J Clin Invest 1978;61(4):998–1026.
6. Bennion LJ, Grundy SM. Effects of obesity and caloric intake on biliary lipid metabolism in man. J Clin Invest 1975;56(4):996–1011.
7. Csendes A, Burdiles P, Smok, et al. Histologic findings of gallbladder mucosa in 87 patients with morbid obesity without gallstones compared to 87 control subjects. J Gastrointest Surg 2003;7(4):547–551.
8. Amaral JF, Thompson WR. Gallbladder disease in the morbidly obese. Am J Surg 1985;149(4):551–557.
9. Acalovschi M, Dumitrascu D, Grigorescu M, et al. Pathogenetic interrelations between cholesterolosis and cholesterol gallstone disease. Med Interne 1983;21(3):175–179.
10. Scragg RK, McMichael AJ, Baghurst PA. Diet, alcohol, and relative weight in gall stone disease: a case-control study. Br Med J (Clin Res Ed) 1984;288(6424):1113–1119.
11. Schlierf G, Schellenberg B, Stiehl A, et al. Biliary cholesterol saturation and weight reduction—effects of fasting and low calorie diet. Digestion 1981;21(1):44–49.
12. Liddle RA, Goldstein RB, Saxton J. Gallstone formation during weight-reduction dieting. Arch Intern Med 1989;149(8):1750–1753.
13. Shiffman ML, Sugerman HJ, Kellum JM, et al. Gallstone formation after rapid weight loss: a prospective study in patients undergoing gastric bypass surgery for treatment of morbid obesity. Am J Gastroenterol 1991;86:1000–1005.
14. O'Brien PE, Dixon JB. A rational approach to cholelithiasis in bariatric surgery. Arch Surg 2003;138:908–912.
15. Schmidt JH, Hocking MP, Rout WR, et al. The case for prophylactic cholecystectomy concomitant with gastric restriction for morbid obesity. Am Surg 1988;54(5):269–272.
16. Fobi M, Lee H, Igwe D, Felahy B, et al. Prophylactic cholecystectomy with gastric bypass operation: incidence of gallbladder disease. Obes Surg 2002;12(3):350–353.
17. Sugerman HJ, Brewer WH, Shiffman ML, et al. A multicenter, placebo-controlled, randomized, double-blind, prospective trial of prophylactic ursodiol for the prevention of gallstone formation following gastric-bypass-induced rapid weight loss. Am J Surg 1995;169(1):91–96.
18. Jones KB, Jr. Simultaneous cholecystectomy: to be or not to be. Obes Surg 1995;5(1):52–54.
19. Hamad GG, Ikramuddin S, Gourash WF, et al. Elective cholecystectomy during laparoscopic Roux-en-Y gastric bypass: is it worth the wait? Obes Surg 2003;13:76–81.
20. Cooperberg PL, Burhenne HJ. Real-time ultrasonography. Diagnostic technique of choice in calculous gallbladder disease. N Engl J Med 1980;302(23):1277–1279.
21. Lee JK, Melson GL, Koehler RE, et al. Cholecystosonography: accuracy, pitfalls and unusual findings. Am J Surg 1980;139(2):223–228.
22. Seinige UL, Sataloff DM, Lieber CP, et al. Gallbladder disease in the morbidly obese patient. Obes Surg 1991;1(1):51–56.
23. Oria HE. Pitfalls in the diagnosis of gallbladder disease in clinically severe obesity. Obes Surg 1998;8(4):444–451.
24. Wudel LJ Jr, Wright JK, Debelak JP, et al. Prevention of gallstone formation in morbidly obese patients undergoing rapid weight loss: results of a randomized controlled pilot study. J Surg Res 2002;102(1):50–56.
25. Mason EE, Renquist KE. Gallbladder management in obesity surgery. Obes Surg 2002;12(2):222–229.

第 33 章　减肥外科手术与糖尿病

Panduranga Yenumula, Carolina Gomes Goncalves, Stacy A. Brethauer, Sangeeta Kashyap 和 Philip R. Schauer

患病率

最新的美国国家糖尿病统计报告显示：美国大约有 1820 万人患糖尿病，约占总人数的 6.3%。其中，1300 万已经确诊为糖尿病，520 万尚未被确诊。20 岁以上人群每年约有 130 万人口被新确诊为糖尿病。

肥胖和 2 型糖尿病是西方社会最常见的两大慢性、致死性疾病，近几十年其患病率剧增。这两种代谢紊乱疾病间的关系十分密切，可以形象地称之为"糖肥病（Diabesity）"。美国成年人群约 34% 超重（BMI 为 25～29.9），另有 32% 的人口为肥胖（BMI>30）[1]。自 20 世纪 80 年代以来，肥胖的患病率上升了 75% 以上[2]。在美国，每年有 80 万新发糖尿病患者（几乎都是 2 型糖尿病），目前将近 8% 的成年人以及 19% 的 65 岁以上老人患糖尿病[3]。众所周知，肥胖是 2 型糖尿病发生发展的病理生理学中心环节和重要的致病因素[4]。然而尽管应用降糖药物，现今的医疗手段仍旧难以根治糖尿病，随着病情的逐步进展，最终出现微血管及大血管并发症，包括糖尿病神经病变、糖尿病肾病、阴茎勃起功能障碍、视网膜病变和动脉粥样硬化性心脏病[5]。在美国，2 型糖尿病是失明、肾衰竭、截肢等疾病的最常见病因，70% 以上的糖尿病患者最终死于心血管疾病[5-6]。美国每年用于治疗糖尿病及其并发症的花费约为 1000 亿美元[7]。

诊断

糖尿病的诊断依据 3 个标准：①空腹血糖≥126mg/dl；②随机血糖≥200mg/dl，且伴有典型糖尿病症状（多饮、多尿、难以解释的体重下降）；③应用 75g 葡萄糖进行口服葡萄糖耐量试验(OGTT)，2h 血糖≥200mg/dl。一次随机血糖升高时应需在另外一天重复试验，若仍然升高才支持诊断[8-9]。

血糖介于正常和糖尿病范围之间的患者诊断为空腹血糖受损（IFG）或糖耐量减低（IGT），IFG 指空腹血浆葡萄糖≥100mg/dl 且＜126mg/dl，IGT 指餐后 2h 血浆葡萄糖≥140mg/dl 且＜200mg/dl。IFG 和 IGT 并不是明确的临床疾病，但二者均是糖尿病和心血管疾病发生发展的危险因素[8-9]。二者都存在胰岛素抵抗且均增加动脉粥样硬化性心脏病的发生风险。

1 型糖尿病

1 型糖尿病是胰岛 β 细胞进行性破坏进而引起胰岛素分泌缺乏所致[10]。它又分为两种亚型。1A 型糖尿病是一种自身免疫性疾病，特征是体内存在与胰岛细胞有关的自身抗体对抗胰岛细胞，这些抗体包括：胰岛细胞抗体（ICAs）、胰岛素自身抗体（IAAs）和谷氨酸脱羧酶 $_{65}$ 抗体（GAD_{65} 抗体）。它们逐渐破坏自身胰岛细胞致使胰岛素生成缺陷直至患者出现代谢失衡。1B 型糖尿病是一种特发性、非自身免疫性 B 细胞功能丧失所引起的疾病状态[11]。1 型糖尿病患者表现为高血糖、体重下降进而发展为酮症酸中毒。这种急性代谢综合征需要立即给予外源性胰岛素和液体复苏治疗。若酸中毒状态未能得到及时纠正，死亡风险将会明显增加。渡过急性期后，需持续给予外源性胰岛素治疗以弥补内源性胰岛素的缺乏。

胰岛素缺乏是 1 型糖尿病患者的主要代谢缺陷；然而有几项研究表明：大多数病程长的 1 型糖尿病患者也存在不同程度的胰岛素抵抗[12-18]。胰岛素抵抗与腹部脂肪密切相关。1 型糖尿病患者长期应用外源性胰岛素可以导致相对全身高胰岛素血症，进而引起腹部脂肪的堆积。已经证实胰岛素可增加 11β- 羟类固醇脱氢酶的活性，后者刺激网膜脂肪（非皮下脂肪）的脂肪基质干细胞向脂肪细胞分化，网膜脂肪组织长期暴露在糖皮质激素中又可促进腹型肥胖的发生[19-20]。

2 型糖尿病

2 型糖尿病是一种多器官长期共同受损所导致的复杂的代谢紊乱。对其复杂性的深入认识使得临床医生能够更好地利用现有的医疗资源模式为患者服务。美国胆固醇教育项目专家小组在发现、评估和治疗成年人高胆固醇血症的报告（ATP Ⅲ）中对代谢综合征或代谢紊乱进行了定义，具体标准为测定以下 5 项，有 3 项符合者即可诊断为代谢综合征：

（1）腹型肥胖：男性腰围＞102cm、女性腰围＞88cm；

（2）高三酰甘油血症：＞150mg/dl；

（3）高密度脂蛋白胆固醇（HDL）降低：男性＜40mg/dl、女性＜50mg/dl；

（4）高血压：＞130/85mmHg；

（5）空腹血糖升高：＞110mg/dl。

胰岛素抵抗是代谢综合征患者的根本特征。近年来的研究表明：优化饮食结构、加强运动锻炼及服用二甲双胍可以延缓或者预防糖耐量受损向 2 型糖尿病进展[21]。

2 型糖尿病是一种兼具胰岛素分泌不足和胰岛素作用缺陷的复杂的慢性代谢性疾病。空腹及餐后高血糖是 2 型糖尿病的主要特点。这种高血糖主要是胰岛素抵抗和相对性胰岛素分泌不足二者相互作用所致。在高胰岛素血症的作用下，基础肝葡萄糖生成率增加是空腹高血糖的主要原因；而餐后，肝葡萄糖生成未受抑制且胰岛素介导的肌肉组织摄取利用葡萄糖减少是造成餐后高血糖的主要原因。2 型糖尿病及空腹高血糖患者，尽管血胰岛素水平升高达正常水平的 2～4 倍，基础肝糖输出仍然过多。这些事实证明肝对胰岛素产生抵抗，胰岛素抑制肝糖输出的作用受损。

胰岛素抵抗也存在于肌肉组织，在肌肉组织中需要高浓度的胰岛素才能促进葡萄糖进入肌细胞内。糖尿病患者的一级亲属也检出存在有胰岛素抵抗，而胰岛素抵抗是 2 型糖尿病发生发展的预测因子。在肥胖个体，胰岛素抵抗导致代偿性高胰岛素血症来维持机体正常的糖代谢。随着疾病进展，胰岛素分泌逐步失代偿，血糖升高即发展至糖尿病。

2 型糖尿病的发生与体重指数 BMI 有明确的关系，BMI>35 的个体发生糖尿病的概率增加 20 倍[22]。因此，就超重和肥胖者而言，适度减轻体重的 10% 将带来极大的临床获益，包括改善糖耐量受损、非胰岛素依赖性糖尿病、高血压及血脂紊乱等疾病的发生风险[23-24]。饮食控制和运动锻炼是 2 型糖尿病起始治疗的基石，目前研究表明，饮食控制和运动干预可使 2 型糖尿病的患病率降低 58%[25]。

肥胖型 2 型糖尿病的内、外科治疗

考虑到 2 型糖尿病发生发展复杂的病理生理学特征，药物治疗应针对糖尿病的多个病理生理机制从多部位、多靶点来纠正代谢紊乱。故而，最佳的治疗模式应兼顾减轻体重、改善胰岛素抵抗（如二甲双胍、噻唑烷二酮类药物）、恢复胰岛细胞功能、刺激肠促胰岛素分泌（如艾塞那肽）。肥胖 2 型糖尿病患者微血管病变主要由高血糖引起，因此，严格的血糖控制是治疗的基础。血糖控制的目标是：餐前血糖 90～130mg/dl，睡前血糖 110～150mg/dl，糖化血红蛋白 HbA1c 小于 7%[9]。图 33-1 描述了 2 型糖尿病的管理标准，详细介绍了随着疾病逐步进展，从口服药物治疗到应用胰岛素治疗的一个阶梯式治疗路径。2006 年，美国糖尿病学会（ADA）2 型糖尿病防治指南提出将减肥手术作为治疗糖尿病的一个方案，在谈及手术治疗 2 型糖尿病的地位时指出“胃旁路术或胃成形术可显著地改善血糖控制，并可减少甚至停用降糖药物治疗”。这是减肥手术作为糖尿病的一种治疗手段首次被认可且出现在 ADA 糖尿病指南中。尽管有充足的证据说明减肥手术在 2 型糖尿病治疗中的潜在益处，临床上，许多内科专家仍存有疑虑，他们极少推荐重度肥胖患者通过行减肥手术来治疗糖尿病[26]。

英国前瞻性糖尿病研究（UKPDS）和糖尿病控制与并发症研究（DCCT）结果均提示应用药物严格控制血糖可以减少糖尿病相关的微血管病变的发生风险[27-28]，HbA1c 每下降 1%，微血管病变的发生风险下降 25%～45%。然而，在部分患者，为达到理想的血糖控制（HbA1c≤7%），每日所需的胰岛素剂量高达 100U。在目前的社区医疗模式下，95% 以上的 2 型糖尿病患者 HbA1c 多控制在 8.5%～9%，充分说明仅应用药物很难将血糖控制在理想范围[27]。

运动锻炼可以不依赖体重减轻而起到改善胰岛

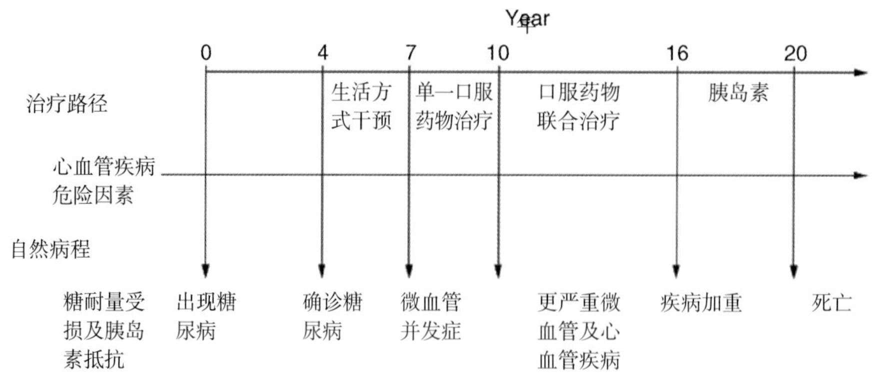

图 33-1　2 型糖尿病的自然病程，包括高血糖发生、并发症的出现及治疗路径

素敏感性的作用，在肥胖型 2 型糖尿病患者的血糖控制中起到至关重要的作用[29]。饮食控制和运动锻炼通常需要联合口服药物来控制血糖。口服药物主要针对 2 型糖尿病发生的两大主要病理生理环节，即胰岛素抵抗和胰岛 β 细胞功能缺陷[30]。随着胰岛 β 细胞功能缺陷逐步进展，最终胰岛素分泌不能克服胰岛素抵抗，出现失代偿，即胰岛素分泌绝对不足。此时，在其他治疗措施难以奏效时，这时需要应用胰岛素来替代治疗[31]。

体重控制是糖尿病管理中一个关键的组成部分。然而，应用传统的减肥方法，甚至同时加用药物辅助治疗，大多数肥胖患者仅能在短期内减轻体重，很难达到长期控制体重的效果[32]。

表 33-1 总结了有关非手术减肥方法治疗轻度肥胖（BMI 不超过 35）[33-40]。仅两项研究结果显示非手术方法可长期维持（1 年以上）体重减轻[34, 36]，其他的研究均提示非手术方法在减轻体重方面效果有限（3 ~ 5kg 或是 2 ~ 3kg/m^2）。在大多数研究中，尽管血糖水平有所改善，平均 HbA1c 仍旧高于 7%。Shi 等的研究[40]结果提示经药物治疗后，平均 HbA1c 在 7% 以下，但是，该研究所纳入的均为新诊断糖尿病患者，其基线 HbA1c 较低（7.3%）。

对重度肥胖患者（BMI>40）而言，饮食控制及生活方式干预和药物疗法的长期疗效不容乐观。饮食疗法在 5 年之内反弹率接近 100%[41-42]。再者，西布曲明（曲美）和奥利司他等药物减轻体重的效果也有限，且上述两种药物不适用于病态肥胖症需大幅度减轻体重并要长期维持减肥效果的患者[43]。

减肥手术在长时间内减轻体重、控制血糖、缓解各种肥胖相关并发症的临床疗效已经得到证实。胃旁路术后 2 年内，几乎可减轻近 2/3 的多余体重，而且这种减肥效果可维持 14 年以上[44]。Schauer 等研究[45]结果表明腹腔镜下胃旁路术后可获得满意的血糖控制，HbA1c 水平明显降低，该研究同时报道这种术式的并发症出现率及死亡率分别为 13.6% 和 0.5%。

减肥手术治疗糖尿病的效果

就病态肥胖症患者而言，现今的临床结果证实，减肥手术是唯一能够在长时间内起到减轻体重及减少糖尿病相关并发症的一种治疗方式[46]。包括 Y 型胃旁路术、胆胰转流术 / 十二指肠转位术及胃绑带术在内的种种减肥手术的一个惊人的临床效果是可以缓解甚至逆转糖尿病，而在此之前，人们普遍认为 2 型糖尿病是一个逐步进展的、不可逆转的疾病。

5 项研究数据显示，3685 例糖尿病患者行胃旁路术后疾病的完全缓解率为 82% ~ 98%，其中，多数研究结果提示约 83% 患者可得到治愈[44-45, 47-50]。

Schauer 等[45]的研究纳入了 1160 例行胃旁路术的病态肥胖症患者，其中 240 例（21%）在术前已确诊空腹血糖受损（IFG）或 2 型糖尿病，术后随访到 191 例患者（随访率 80%）。结果显示：术后空腹血糖及 HbA1c 完全恢复正常或明显改善的比例分别是 83%、17%；口服药物或者胰岛素用量明显减少的比例分别是 80%、79%。病程小于 5 年，坚持饮食控制和运动锻炼、术后体重明显减轻的 2 型糖尿病患者大多能完全缓解。因此，可以得出结论：胃旁路术可使体重明显减轻（减轻多余体重部分的 60%）、治疗糖尿病（缓解率为 83%）；另外，病程不超过 5 年的伴有病态肥胖症的 2 型糖尿病患者早

表 33-1　2 型糖尿病药物治疗后体重减轻情况

研究	例数	时间	治疗方案	T2DM 严重程度	体重 /BMI		HbA1C（%）		FPG		治疗后降糖药物变化
					治疗前	治疗后	治疗前	治疗后	治疗前	治疗后	
Uusitupa[33]	86	1 年	饮食控制	DC-T2DM	91kg	86kg	8.4	6.6	7.6mmol/L	6.2mmol/L	N/A
Agurs-Collins 等 [38]	64	6 月	氟苯丙胺及苯丁胺治疗 + 饮食控制	OA/I-T2DM	93kg	90kg	11	9.9	N/A	N/A	N/A
Pan 等 [34]	577	6 年	饮食和运动	IFG	29BMI	27BMI	N/A	N/A	5.9mmol/L	7.6mmol/L	加用 OA
Redmon 等 [35]	44	1 年	饮食和运动	OA/I-T2DM	37BMI	33.6BMI	8.3	7.6	175mg/ml	137mg/ml	OA 剂量减少
Metz 等 [37]	119	1 年	*VLCD/VLCD+* 运动	DC/OA-T2DM	33BMI	32BMI	8.7	8.5	10.7mmol/L	9.96mmol/L	N/A
Paisey 等 [36]	45	5 年	饮食和运动	OA/I-T2DM	36BMI	33BMI	N/A	N/A	13*mmol/L	14*mmol/L	N/A
Halpern 等 [39]	280	6 月	奥利司他 + 饮食控制 / 安慰剂 + 饮食控制	DC/OA-T2DM	89.5kg 89.7kg	84.8kg 86.7kg	8.4 8.5	7.8 8.3	11.05mmol/L 11.50mmol/L	10.05mmol/L 11.49mmol/L	N/A
Shi 等 [40]	249	6 月	奥利司他 + 饮食控制 / 安慰剂 + 饮食控制	DC-T2DM	78.7kg 79.4kg	73.3kg 77kg	7.3 7.3	6.8 6.4	8.0mmol/L 8.1mmol/L	6.7mmol/L 7.6mmol/L	N/A

注：* 餐后 2 小时血糖

DC：饮食控制；I: 胰岛素；N/A：未说明；OA：口服药物；VLCD：极低热量饮食

来源：Modified from Schauer et al. [45], with permission from Lippincott Williams & Wilkins.

期手术治疗术后糖尿病临床缓解率更高（约95%），而在病程6～10年及10年以上患者中，2型糖尿病临床缓解率分别是75%和54%（$P<0.001$）。

未达到糖尿病诊断标准的糖耐量受损患者术后血糖水平几乎都能逆转，可以避免发展至糖尿病阶段，术后可停用所有降糖药物，且空腹血糖及HbA1c仍可以维持在正常水平。一项对体型肥胖的糖耐量受损患者随访约5.5年的纵向研究结果表明：减肥手术可以使糖耐量异常进展至2型糖尿病的风险减低30倍以上[51]。

最近的研究均表明减肥手术（包括垂直胃绑带术、腹腔镜下可调节胃绑带术、Y型胃旁路术和胆胰转流术）可使2型糖尿病病情显著改善（表33-2）[45, 47-48, 50, 52-58]。但是难以对这些研究做直接对比分析，原因主要在于各研究所选择的观测人群（例如各个研究中空腹血糖受损、通过饮食可以控制的糖尿病、应用口服药物治疗的糖尿病以及需要胰岛素治疗的糖尿病这几类患者比例各不相同、评估病情的临床和生化方法有很大不同。

Buchwald等[58]对不同类型减肥手术对糖尿病的治疗作用进行了一项Meta分析（表33-2）。该研究强有力地说明了在2型糖尿病和糖耐量受损患者中，各类减肥手术均有助于停用降糖药物而维持血糖在理想水平。有关术后糖尿病缓解率的研究提示：1 846例患者术后有1 417例（均值76.8%，95% CI，70.7%～82.9%）2型糖尿病可得到完全缓解；把完全缓解和显著改善加在一起，485例患者术后有414例（均值86.0%，95% CI，78.4%～93.7%）糖尿病得到完全缓解或是有所改善。

四种不同减肥手术方式对糖尿病的治疗效果各不相同。就术后糖尿病缓解率而言，四种术式从高到低依次是：胆胰转流术或十二指肠转位术98.9%（95% CI，96.8%～100%）、胃旁路术83.7%（95% CI，77.3%～90.1%）、胃减容成形术71.6%（95% CI，55.1%～88.2%）、胃绑带术47.9%（95% CI，29.1%～66.7%）。一些研究中术后糖尿病缓解率或是改善率有所不同，可能与所纳入样本量大小有关[58]。

与上述结论相吻合，Torquati等最近的一项研究[50]结果也表明有74%的2型糖尿病患者行减肥术后糖尿病病情获得明显临床治愈。该研究同时还发现：外周脂肪分布（腰围小）及术前未应用胰岛素治疗是术后病情能完全缓解的重要且独立的预测因子。

减肥手术治疗糖尿病主要有以下机制：术后患者体重明显减轻改善了胰岛素敏感性，进而减轻胰腺的分泌负担；体重减轻还可以降低血糖、血脂水平，改善“糖毒性”及“脂毒性”，从而改善胰岛素抵抗、使胰岛β细胞功能得到恢复。术后体重明显减轻的患者体内脂联素（脂肪细胞特异分泌的一种细胞因子，它可以增加肌肉组织胰岛素敏感性）水平明显升高、肌肉组织胰岛素受体增多，肌细胞内脂质及脂肪酰基辅酶A（一种通过脂毒性引起胰岛素抵抗的体液分子）减少[59-61]。与预估结果一致，行胃旁路术后体重减少的患者胰岛素敏感性较术前增加4～5倍[59, 61]。然而，胃旁路手术治疗糖尿病的作用不单是通过减轻体重实现的，最有说服力的一个现象是糖尿病患者在行胃旁路术后出院时（术后一周）就停用了术前所有降糖药物，而此时体重还没有减轻[62]。

减肥手术迅速缓解糖尿病的另一个机制是术后机体能量处于负平衡状态。术后最初一段时间患者进食量极少可使胰岛β细胞负荷显著减轻。当术后逐步恢复平常进食时，这些患者体重已经减轻且机体供能已处于负平衡状态，这种负平衡状态有助于改善糖耐量。综上所述，手术治疗糖尿病的机制可以总结为减肥手术使患者体重减轻，而体重减轻可以起到增加胰岛素敏感性、降低糖毒性和脂毒性及改善胰岛β细胞功能的作用。

减肥手术的另一个可起到减轻体重作用的机制在于改变了机体内部胃肠激素的合成和释放，而这些胃肠激素可影响体内胰岛素的分泌和作用。Ghrelin又称“食欲刺激素”，是一种在体内可升高血糖的激素，在胃旁路术后其水平明显降低。外源性注射Ghrelin会刺激机体三种应激反应激素如生长激素、皮质醇及肾上腺素等的分泌[63]，而这三种激素在体内可对抗胰岛素的作用。除此，即使是在高血糖时Ghrelin在体内仍旧会抑制胰岛素分泌[64]。在活体肝细胞内，Ghrelin直接抑制胰岛素介导的有关糖代谢的信号转导通路[65]。因此，至少在药理剂量下，Ghrelin会抑制机体胰岛素的分泌和作用，长期注射Ghrelin受体激动药会导致糖耐量受损[66]。如果Ghrelin可以起到拮抗肠促胰素的生理效应，抑制空腹和餐前外周血葡萄糖的利用，那么抑制Ghrelin的水平将有助于葡萄糖的利用。行减肥手术的患者，Ghrelin水平降低也是维持体重在较低水平的一个因

表 33-2 减肥手术对 2 型糖尿病的治疗效果

研究	术式	例数	体重（BMI, kg, 或 %IBW）	T2DM 患者比例	T2DM 严重程度（IFG, T2DM, DC, OA,IU）	随访（年）	%EWL	FPG（术前 vs 术后）	HbA1C（术前 vs 术后）	治疗效果
Pasquali 等 [52]	VBG	52	46	N/A	N/A	15 月	T2DM=N/A All=46kg lost	6.4vs.5.5mmol/L	N/A	N/A
SOS 研究 (1999, 2000)[53]	70%VBG 24%RYGB 6%RYGB	1029	42	19%	N/A	2	RYGB=33%EWL VBG=23%EWL GB=21%EWL	N/A	N/A	R=46% I/U=N/A
Dixon 与 O'Brien[54]	LAGB	500	48	11%	67IGF 51DC 4IU	1	T2DM=38% All=47%	6.2mmol/L	7.8vs.6.2	R=64% I=26% U=10%
Pontiroli 等 [55]	LAGB	143	45	47%IFG 19%T2DM	47IFG 19T2DM	3	T2DM=N/A All=BMI45-37	6.2vs.5.4mmol/L	6.3vs.5.3	R=80% I/U=N/A
Pories 等 [44]	RYGB	608	134kg	27%	165IFG 165DC/OA	10	T2DM=N/A All=54%@10 年	117mg/dl	12.3vs.6.6	R=89% I=7% U=4%
Schauer 等 [45]	LRYGB	1160	50.4	20%	14IFG 32DC 93OA 52IU	4	T2DM=60% All=N/A	180vs.98mg/dl	8.2vs.5.6	R=83% I=17%
Wittgrove 与 Clark[48]	LRYGB	500	N/A	17%	50IFG 46DC 30OA 9IU	5	T2DM=72% All=82%	N/A	N/A	R=98% I=2%
Sugerman 等 [47]	LRYGB RYGB	1025	51	15%	40DC 114OA/I	1～10	T2DM=N/A All=66%	N/A	N/A	R=86%
Marceau 等 [56]	BPD/DS	465	47	15%	72T2DM	4	T2DM=N/A BPD=61% DS=73%	N/A	N/A	R=96% I=2.5% U=1.5%
Scopinaro 等 [57]	BPD	2241	117% IBW	8%	275IFG 137OA 39IU	1～21	T2DM=N/A All=75%	NL 术后	N/A	R=100%
Buchwald 等 [58]	VBG LABG BPD/DS RYGB	22094	47	N/A	N/A	N/A	T2DM=57.25% RYGB=61% VBG=68% GB=47.5% BPD/DS=70.1%	N/A	N/A	R=77% I=86%
Torquati 等 [50]	LRYGB	117		100%	117T2DM	1	RYGB=69%EWL	N/A	7.7VS.6.0	R=74% I=26%

注：BPD：胆胰转流术；DC：饮食控制；DS：胆胰转流并十二指肠转位术；I：改善；IU: 应用胰岛素者；LAGB: 腹腔镜下可调节胃绑带术；LRYGB: 腹腔镜下 Y 型胃旁路术；OA: 口服药物；R：治愈；RYGB: 开放胃旁路术；U: 无改变；VBG：垂直胃绑带术；%EWL：多余体重减轻百分比；N/A：未说明；%IBW: 占理想体重的百分数；PTS：患者；NL：正常

来源：Schauer 等 [45]，with permission from Lippincott Williams & Wilkins.

素。包括恶性肿瘤晚期恶病质等在内的许多病理性体重减轻患者的一个共同特点是：体内刺激体重增长的 Ghrelin 水平升高。

胃旁路术的降糖效应还通过体内胰高血糖素样肽 -1（GLP-1）介导。葡萄糖依赖性胰岛素释放肽（GIP）和 GLP-1 是经典的在体内可以刺激胰岛素分泌的胃肠激素。另外，GLP-1 在体内可以刺激胰岛β细胞增殖、抑制其凋亡[67]。还可以间接改善胰岛素敏感性[68]。因此，就 2 型糖尿病的治疗而言，能够增强 GLP-1 信号通路活性的治疗方法都是极有发展前景的[63]。而且，GLP-1 还可以延缓胃排空、减少食物摄入[69]。GLP-1 主要是进食后经远段肠道分泌，这种分泌反应部分是肠内营养物质对肠道分泌 GLP-1 的 L 细胞直接刺激引起。行胃旁路术后，摄入的营养物质可以绕过部分前段肠道，更直接地到达后肠道。餐后远段肠道大量营养物质充盈可以促进 GLP-1 分泌。几项有关空肠回肠旁路术（该术式也可以加速食物向后肠道运送）的研究也表明：无论是术后 1 年还是 20 年，GLP-1 水平较术前都是升高的[70-72]。胆胰转流术也可以使食物通过类似的捷径到达回肠，该术式也可以刺激 L 细胞分泌激素，就治疗糖尿病而言，其效应类似胃旁路术[73]。近期一项有关胃旁路术的研究评估了术后胃肠激素的分泌情况。结果表明：在术后 1、3、6 个月，GLP-1 水平逐步升高[74]。Le Roux 等的研究[75]还表明行胃旁路术的患者，餐后 GLP-1 水平也是升高的。

如果其他胃肠激素也能在胃旁路术后有类似升高，将有助于体内糖代谢及能量代谢的平衡。近期的研究提示酪酪肽（PYY）在人体有抑制摄食作用，在啮齿动物有减轻体重作用[76-77]；PYY 主要是一种后肠道激素，胃旁路术后患者血浆中 PYY 水平，尤其是进餐后有明显升高[74-75]，这可能有助于减轻体重。在其他多种能加快食物向后肠道输送的手术（包括广泛面积的小肠切除[78]）术后 9 个月甚至 20 年，空腹和餐后血浆中 PYY 水平都是升高的[70, 72]。

前段和后段肠道在胃旁路术治疗糖尿病中的作用

虽然所有的减肥手术都有助于减轻体重、改善糖代谢，但是，就上述 2 个最终效果而言，胃旁路术、胆胰转流术见效最快、效果最好[45, 79-80]。80% 以上的患者在行上述两种手术后，糖尿病获长期缓解，尤其是在术后最初一段时间[46, 79-81]。与其他减肥手术不同，胃旁路术及胆胰转流术两种术式破坏了消化道的连续性，废弃了前段肠道的吸收功能。有学者猜测，胃旁路术后激素活跃区的旷置可能是减肥手术治疗糖尿病的主要机制[79]。如前所述，胃旁路术减轻体重、维持糖代谢平衡的作用可用术后前段肠道 Ghrelin 的分泌受抑制来解释。将 Ghrelin 数据与前段肠道假说做一整合，可以预测出以下结果：标准的胆胰转流术因保留了消化道 Ghrelin 密集的胃底故而难以有效抑制 Ghrelin 的分泌；而十二指肠转位术切除旷置了大部分 Ghrelin 密集的组织，可显著抑制 Ghrelin 的分泌。

Rubino 和 Marescaux[82]用 GK 大鼠（一种自发性非肥胖 2 型糖尿病模型）进行实验研究，其结果进一步支持了“前肠道假说”，同时该研究将胃旁路术旷置十二指肠及近端回肠与缩小胃容量对改善糖耐量的作用进行了分离。该研究最有趣的一个发现是：与对照组（施行假手术）大鼠相比，尽管两组大鼠体重相等，行胃空肠旁路术组术后糖耐量显著改善。无论是罗格列酮治疗组还是经严格限制摄食体重明显减轻组，其血糖控制均不及行胃空肠旁路术组。这个现象启示我们：食物绕过前段肠道早期到达回肠末端（例如行胃旁路术或是胆胰转流术）可能通过一种我们尚不清楚的独立于减轻体重以外的机制而起到控制血糖的作用。研究者猜测可能是手术导致胃肠激素的改变，但目前猜测的可能会有改变的激素经检测均无明显变化。葡萄糖依赖性促胰岛素分泌多肽（GIP）主要由前肠道产生，机体摄入营养物质可刺激其分泌，在体内有促进胰岛素分泌的作用。理论上讲，胃旁路术绕过前肠道，GIP 分泌会减少，不过目前有关旁路手术对 GIP 产生何种影响尚无统一定论；多数研究认为术后 GIP 水平是降低的[83-84]。

另一种可能的机制，被称为“后段肠道假说”，认为机体摄入的食物快速到达后段肠道引起回肠内容物通过受阻从而减轻体重。回肠内容物突然增加抑制了胃肠蠕动、胃排空及小肠食物的运送进而导致营养物质不能被吸收。与激素一样，神经机制也参与机体这种反应。空肠回肠旁路术后，PYY、GLP-1、神经加压素、肠高血糖素等的基础水平和进食后均会升高[70-73, 85-86]。胃旁路术后，PYY 和

GLP-1 水平也会有所升高[74-75]。肠高血糖素是小肠L细胞合成和分泌的生物标记质，在胃旁路术及胆胰转流术后其水平也升高。正如之前所述，营养物质迅速进入后肠道后刺激 GLP-1 分泌似乎可以解释 RYGB、JIB 及 BPD[81-87] 的降血糖作用。支持"后段肠道学说"的有啮齿类动物实验研究[88]，在实验中，切除动物的部分回肠并将其拼接到十二指肠中段，既没有在生理上对动物实施限制也不会造成营养物质吸收不良，这种简单的回肠间置术就使动物减轻了大部分体重，其理论基础很可能是摄入的营养物质能够很快与回肠接触使回肠迅速充盈进而刺激回肠激素的分泌。与这一机制相吻合，回肠间置术的位置转换使 PYY、GLP-1 和肠高血糖素的水平升高，并延缓了胃的蠕动和排空[88-90]。

减肥手术改善糖耐量及减轻体重的机制可以概括如下：①缩小胃容积，进食早期即出现饱腹感，抑制进食量；②旷置了前段肠道，通过某种不明机制抑制 Ghrelin 分泌，营养物质吸收长期障碍；③加快了营养物质到达后段肠道的速度，使回肠快速充盈进而刺激 PYY、GLP-1 的分泌，而这两种激素在体内可通过促胰液素起到抑制食欲、促进胰岛素分泌的作用。一些患者在术后进食糖类时可能会出现倾倒综合征。除了上述假说，还有许多我们不清楚的胃肠激素与糖尿病的治疗有关。毫无疑问，对广大的科研人员来说，阐明减肥手术治疗糖尿病的具体机制是一个极大的机遇与挑战。最近，美国国立卫生研究院（NIH）发起了涉及 6 个中心的研究项目，即减肥手术的纵向评估（the Longitudinal Assessment of Bariatric Surgery, LABS）, 意图在接下来的 5 年内或是更长一段时间逐步解决上述疑问。该研究和其他的一些研究有望帮我们研究出一些可以模拟部分手术效果的新型药物，而最终使患者避免行手术治疗。

（李乐乐 译　窦京涛 审校）

参考文献

1. Ogden CL, Carroll MD, Curtin LR, McDowell MA, Tabak CJ, Flegal KM. Prevalence of overweight and obesity in the United States, 1999–2004. JAMA 2006;295(13):1549–1555.
2. Flegal K, Carroll M, Kuczmarski R, et al. Overweight and obesity in the United States: prevalence and trends, 1960–1994. Int J Obes Relat Metab Dis 1998;22:39–47.
3. Harris M, Flegal K, Cowie C, et al. Prevalence of diabetes, impaired fasting glucose, and impaired glucose tolerance in U.S. adults. Diabetes Care 1998;21:518–524.
4. National Task Force on the Prevention and Treatment of Obesity. Over-weight, obesity, and health risk. Arch Intern Med 2000;160:898–904.
5. Nathan D. Initial management of glycemia in type 2 diabetes mellitus. N Engl J Med 2002;347:1342–1349.
6. Panzram G. Mortality and survival in type 2 (non-insulin-dependent) diabetes mellitus. Diabetologia 1998;30:123–131.
7. Rubin R, Altman W, Mendelson D. Health care expenditures for people with diabetes mellitus, 1992. J Clin Endocrinol Metab 1994;78:809A–809F.
8. American Diabetes Association. Report of the expert committee on the diagnosis and classification of diabetes mellitus. Diabetes Care 2002;25(suppl 1):S5–S20.
9. American Diabetes Association. Diagnosis and classification of diabetes mellitus. Diabetes Care 2006;29(suppl 1): S43–S48.
10. Atkinson MA, Maclaren NK. The pathogenesis of insulin-dependent diabetes mellitus. N Engl J Med 1994;331: 1428–1436.
11. Imagawa A, Hanafusa T, Miyagawa J, et al. A novel subtype of type 1 diabetes mellitus characterized by a rapid onset and an absence of diabetes-related antibodies. N Engl J Med 2000;342:301–307.
12. Lager I, Lonnroth P, von Schenck H, Smith U. Reversal of insulin resistance in type I diabetes after treatment with continuous subcutaneous insulin infusion. Br Med J (Clin Res Ed) 1983;287:1661–1664.
13. DeFronzo RA, Hendler R, Simonson D. Insulin resistance is a prominent feature of insulin-dependent diabetes. Diabetes 1982;31:795–801.
14. Yki-Jarvinen H, Koivisto VA. Natural course of insulin resistance in type I diabetes. N Engl J Med 1986;315:224–230.
15. DeFronzo RA, Simonson D, Ferrannini E. Hepatic and peripheral insulin resistance: a common feature of type 2 (non-insulin-dependent) and type 1 (insulin-dependent) diabetes mellitus. Diabetologia 1982;23:313–319.
16. Samaras K, Nguyen TV, Jenkins AB, et al. Clustering of insulin resistance, total and central abdominal fat: same genes or same environment? Twin Res 1999;2:218–225.
17. Carey DG, Jenkins AB, Campbell LV, Freund J, Chisholm DJ. Abdominal fat and insulin resistance in normal and overweight women: direct measurements reveal a strong relationship in subjects at both low and high risk of NIDDM. Diabetes 1996;45:633–638.
18. Kabadi UM, Vora A, Kabadi M. Hyperinsulinemia and central adiposity: influence of chronic insulin therapy in type 1 diabetes. Diabetes Care 2000;23:1024–1025.
19. Bujalska IJ, Kumar S, Stewart PM. Does central obesity reflect "Cushing's disease of the omentum"? Lancet 1997; 349:1210–1213.
20. Pernet A, Trimble ER, Kuntschen F, et al. Insulin resistance in Type 1 (insulin-dependent) diabetes: dependence on plasma insulin concentration. Diabetologia 1984;26:255–260.
21. Shahady E. Exercise as medication: how to motivate your patients. Consultant 2000;40:2174–2178.
22. Levey AS, Adler S, Caggiula AW, et al. Effects of dietary protein restriction on the progression of advanced renal disease in the Modification of Diet in Renal Disease Study. Am J Kidney Dis 1996;27:652–663.
23. Koivisto VA, DeFronzo RA. Physical training and insulin sensitivity. Diabetes Metab Rev 1986;1:445–481.

24. DeFronzo RA, Ferrannini E, Sato Y, et al. Synergistic interaction between exercise and insulin on peripheral glucose uptake. J Clin Invest 1981;68:1468–1474.
25. Tuomilehto J, Lindstrom J, Eriksson JG, et al. Finnish Diabetes Prevention Study Group. Prevention of type 2 diabetes mellitus by changes in lifestyle among subjects with impaired glucose tolerance. N Engl J Med 2001;344:1343–1350.
26. Dixon JB, Pories WJ, O'Brien PE, Schauer PR, Zimmet P. Surgery as an effective early intervention for diabesity: Why the reluctance? Diabetes Care 2005;28:472–474.
27. Intensive blood glucose control with sulphonylureas or insulin compared with conventional treatment and risk of complications in patients with type 2 diabetes (UKPDS 33). Lancet 1998;352:837–853.
28. The relationship of glycemic exposure (HbA sub1c) to the risk of development and progression of retinopathy in the diabetes control and complications trial. Diabetes 1995;44: 968–983.
29. Helmrich SP, Ragland DR, Leung RW, Paffenbarger RS Jr. Physical activity and reduced occurrence of non-insulin-dependent diabetes mellitus. N Engl J Med 1991;325(3): 147–152.
30. Inzucchi SE. Oral antihyperglycemic therapy for type 2 diabetes. JAMA 2002;287:360–372.
31. American Diabetes Association. The pharmacologic treatment of hyperglycemia in NIDDM. Diabetes Care 1995;18: 1510–1518.
32. Halford JC. Clinical pharmacotherapy for obesity: current drugs and those in advanced development. Curr Drug Targets 2004;5:637–646.
33. Uusitupa MIJ. Early lifestyle intervention in patients with non-insulin dependent diabetes mellitus and impaired glucose tolerance. Ann Med 1996;28:445–449.
34. Pan X, Li G, Hu Y, et al. Effects of diet and exercise in preventing NIDDM in people with impaired glucose tolerance: the Da Qing IGT and Diabetes Study. Diabetes Care 1997; 20:537–544.
35. Redmon J, Raatz S, Kwong C, et al. Pharmacologic induction of weight loss to treat type 2 diabetes. Diabetes Care 1999;22:896–903.
36. Paisey R, Frost J, Harvey A, et al. Five year results of a prospective very low calorie diet or conventional weight loss programme in type 2 diabetes. J Hum Nutr Dietet 2002;15:121–127.
37. Metz J, Stern JS, Kris-Etherton P, et al. A randomized trial of improved weight loss with a prepared meal plan in overweight and obese patients: impact on cardiovascular risk reduction. Arch Intern Med 2000;160:2150–2158.
38. Agurs-Collins T, Kumanyika S, Ten Have T, et al. A randomized controlled trial of weight reduction and exercise for diabetes management in older African American subjects. Diabetes Care 1997;20:1503–1511.
39. Halpern A, Mancini MC, Suplicy H, et al. Latin-American trial of orlistat for weight loss and improvement in glycaemic profile in obese diabetic patients. Diabetes, Obesity and Metaboism, 2003;5:180–188.
40. Shi YF, Pan CY, Hill J, Gao Y. Orlistat in the treatment of overweight or obese Chinese patients with newly diagnosed type 2 diabetes. Diabet Med 2005;22:1737–1743.
41. Johnson D, Drenick EJ. Therapeutic fasting in morbid obesity. Arch Intern Med 1977;137:1381–1382.
42. Andersen T, Backer OG, Stokholm KH, et al. Randomized trial of diet and gastroplasty compared with diet alone in morbid obesity. N Engl J Med 1984;310:352–356.
43. NIH Technology Assessment Conference Panel. Methods for voluntary weight loss and control. Ann Intern Med 1992;116:942–949.
44. Pories WJ, Swanson MS, MacDonald KG, et al. Who would have thought it? An operation proves to be the most effective therapy for adult-onset diabetes mellitus. Ann Surg 1995;222:339–352.
45. Schauer PR, Burguera B, Ikramuddin S, et al. Effect of laparoscopic Roux-en Y gastric bypass on type 2 diabetes mellitus. Ann Surg 2003;238:467–484; discussion 484–485.
46. Crookes PF. Surgical treatment of morbid obesity. Annu Rev Med 2006;57:243–264.
47. Sugerman HJ, Wolfe LG, Sica DA, Clore JN. Diabetes and hypertension in severe obesity and effects of gastric bypass-induced weight loss. Ann Surg 2003;237:751–756; discussion 757–758.
48. Wittgrove AC, Clark GW. Laparoscopic gastric bypass, Roux-en-Y—500 patients: technique and results, with 3–60 month follow-up. Obes Surg 2000;10:233–239.
49. Schauer PR, Ikramuddin S, Gourash W, et al. Outcomes after laparoscopic Roux-en-Y gastric bypass for morbid obesity. Ann Surg 2000;232:515–529.
50. Torquati A, Lutfi R, Abumrad N, Richards WO. Is Roux-en-Y gastric bypass surgery the most effective treatment for type 2 diabetes mellitus in morbidly obese patients? J Gastrointest Surg 2005;9:1112–1116.
51. Long SD, O'Brien K, MacDonald KG Jr, et al. Weight loss in severely obese subjects prevents the progression of impaired glucose tolerance to type II diabetes. A longitudinal interventional study. Diabetes Care 1994;17:372–375.
52. Pasquali R, Vicennati V, Scopinaro N, et al. Achievement of near-normal body weight as the prerequisite to normalize sex hormone-binding globulin concentrations in massively obese men. Int J Obes 1997;21:1–5.
53. Sjostrom C, Lissner L, Wedel H, et al. Reduction in incidence of diabetes, hypertension and lipid disturbances after intentional weight loss induced by bariatric surgery: the SOS Intervention Study. Obes Res 1999;7:477–484.
54. Dixon JB, O'Brien PE. Health outcomes of severely obese type 2 diabetic subjects 1 year after laparoscopic adjustable gastric banding. Diabetes Care 2002;25:358–363.
55. Pontiroli A Pizzocri P, Librenti M, et al. Laparoscopic adjustable gastric banding for the treatment of morbid (grade 3) obesity and its metabolic complications: a three year study. J Clin Endocrinol Metab 2002;87:3555–3561.
56. Marceau P Hould FS, Simard S, et al. Biliopancreatic diversion with duodenal switch. World J Surg 1998;22:947–954.
57. Scopinaro N, Gianetta E, Adani GF, et al. Biliopancreatic diversion for obesity at eighteen years. Surgery 1996;119:261–268.
58. Buchwald H, Avidor Y, Braunwald E, et al. Bariatric surgery: a systematic review and meta-analysis. JAMA 2004;292:1724–1737.
59. Pender C, Goldfine ID, Tanner CJ, et al. Muscle insulin receptor concentrations in obese patients post bariatric surgery: relationship to hyperinsulinemia. Int J Obes Relat Metab Disord 2004;28:363–369.
60. Gray RE, Tanner CJ, Pories WJ, MacDonald KG, Houmard JA. Effect of weight loss on muscle lipid content in mor-

bidly obese subjects. Am J Physiol Endocrinol Metab 2003; 284:E726–E732.
61. Houmard JA, Tanner CJ, Yu C, et al. Effect of weight loss on insulin sensitivity and intramuscular long-chain fatty acyl-CoAs in morbidly obese subjects. Diabetes 2002;51: 2959–2963.
62. Pories WJ. Diabetes: the evolution of a new paradigm. Ann Surg 2004;239:12–13.
63. Cummings DE, Shannon MH. Roles for ghrelin in the regulation of appetite and body weight. Arch Surg 2003;138: 389–396.
64. Broglio F, Arvat E, Benso A, et al. Ghrelin, a natural GH secretagogue produced by the stomach, induces hyperglycemia and reduces insulin secretion in humans. J Clin Endocrinol Metab 2001;86:5083–5086.
65. Murata M, Okimura Y, Iida K, et al. Ghrelin modulates the downstream molecules of insulin signaling in hepatoma cells. J Biol Chem 2002;277:5667–5674.
66. Svensson J, Lonn L, Jansson JO, et al. Two-month treatment of obese subjects with the oral growth hormone (GH) secretagogue MK-677 increases GH secretion, fat-free mass, and energy expenditure. J Clin Endocrinol Metab 1998;83: 362–369.
67. Drucker DJ. Glucagon-like peptide-1 and the islet β-cell: augmentation of cell proliferation and inhibition of apoptosis. Endocrinology 2003;144:5145–5148.
68. Zander M, Madsbad S, Madsen JL, Holst JJ. Effect of 6-week course of glucagon-like peptide 1 on glycemic control, insulin sensitivity, and β-cell function in type 2 diabetes: a parallel-group study. Lancet 2002;359:824–830.
69. Drucker DJ. Enhancing incretin action for the treatment of type 2 diabetes. Diabetes Care 2003;26:2929–2940.
70. Naslund E, Gryback P, Backman L, et al. Distal small bowel hormones: correlation with fasting antroduodenal motility and gastric emptying. Dig Dis Sci 1998;43:945–952.
71. Naslund E, Backman L, Holst JJ, Theodorsson E, Hellstrom PM. Importance of small bowel peptides for the improved glucose metabolism 20 years after jejunoileal bypass for obesity. Obes Surg 1998;8:253–260.
72. Naslund E, Gryback P, Hellstrom PM, et al. Gastrointestinal hormones and gastric emptying 20 years after jejunoileal bypass for massive obesity. Int J Obes Relat Metab Disord 1997;21:387–392.
73. Sarson DL, Scopinaro N, Bloom SR. Gut hormone changes after jejunoileal (JIB) or biliopancreatic (BPB) bypass surgery for morbid obesity. Int J Obes 1981;5:471–480.
74. Borg CM, le Roux CW, Ghatei MA, Bloom SR, Patel AG, Aylwin SJ. Progressive rise in gut hormone levels after Roux-en-Y gastric bypass suggests gut adaptation and explains altered satiety. Br J Surg 2006;93:210–215.
75. Le Roux CW, Aylwin SJ, Batterham RL, et al. Gut hormone profiles following bariatric surgery favor an anorectic state, facilitate weight loss, and improve metabolic parameters. Ann Surg 2006;243:108–114.
76. Batterham RL, Cohen MA, Ellis SM, et al. Inhibition of food intake in obese subjects by peptide YY3–36. N Engl J Med 2003;349:941–948.
77. Batterham RL, Cowley MA, Small CJ, et al. Gut hormone PYY(3–36) physiologically inhibits food intake. Nature 2002;418:650–654.
78. Andrews NJ, Irving MH. Human gut hormone profiles in patients with short bowel syndrome. Dig Dis Sci 1992;37: 729–732.
79. Greenway SE, Greenway FL, Klein S. Effects of obesity surgery on non-insulin-dependent diabetes mellitus. Arch Surg 2002;137:1109–1117.
80. Rubino F, Gagner M. Potential of surgery for curing type 2 diabetes mellitus. Ann Surg 2002;236:554–559.
81. Scopinaro N, Adami GF, Marinari GM, et al. Biliopancreatic diversion. World J Surg 1998;22:936–946.
82. Rubino F, Marescaux J. Effect of duodenal-jejunal exclusion in a nonobese animal model of type 2 diabetes: a new perspective for an old disease. Ann Surg 2004;239:1–11.
83. Clements RH, Gonzalez QH, Long CI, Wittert G, Laws HL. Hormonal changes after Roux-en Y gastric bypass for morbid obesity and the control of type-II diabetes mellitus. Am Surg 2004;70:1–4.
84. Rubino F, Gagner M, Gentileschi P, et al. The early effect of the Roux-en-Y gastric bypass on hormones involved in body weight regulation and glucose metabolism. Ann Surg 2004;240:236–242.
85. Kellum JM, Kuemmerle JF, O'Dorisio TM, et al. Gastrointestinal hormone responses to meals before and after gastric bypass and vertical banded gastroplasty. Ann Surg 1990;211:763–770.
86. Sorensen TI, Lauritsen KB, Holst JJ, Stadil F, Andersen B. Gut and pancreatic hormones after jejunoileal bypass with 3:1 or 1:3 jejunoileal ratio. Digestion 1983;26:137–145.
87. Meryn S, Stein D, Straus EW. Pancreatic polypeptide, pancreatic glucagon, and enteroglucagon in morbid obesity and following gastric bypass operation. Int J Obes 1986;10:37–42.
88. Koopmans HS, Ferri GL, Sarson DL, Polak JM, Bloom SR. The effects of ileal transposition and jejunoileal bypass on food intake and GI hormone levels in rats. Physiol Behav 1984;33:601–609.
89. Ueno T, Shibata C, Naito H, et al. Ileojejunal transposition delays gastric emptying and decreases fecal water content in dogs with total colectomy. Dis Colon Rectum 2002; 45:109–116.
90. Ohtani N, Sasaki I, Naito H, Shibata C, Tsuchiya T, Matsuno S. Effect of ileojejunal transposition of gastrointestinal motility, gastric emptying, and small intestinal transit in dogs. J Gastrointest Surg 1999;3:516–523.

第 34 章　减肥外科患者的心血管疾病和高血压

Daniel Edmundowicz

肥胖增加了个体罹患心血管病的风险，发生的机制包括心脏结构改变、血流动力学改变以及严重代谢紊乱，这些变化引起心肌和内皮功能紊乱。肥胖患者中，脂肪过度积蓄提高了代谢需求，从而增加血液总量和心输出量，而增高的心脏负荷导致左室肥厚，从而引起临床上心肌灌注与代谢需求间的失衡，也就是我们所指的肥胖性心肌病[1]。

肥胖性心肌病最常见于体重指数（BMI）大于 40（或比理想体重超出 75%）的患者，达到此标准的人群中有超过 10%（特别是那些病程超过 10 年）的患者有发展为肥胖性心肌病的可能。此综合征的主要死因为进行性充血性心力衰竭和心源性猝死[2]。

血流动力学方面，Alex 等[3]学者证明：在肥胖性心肌病中，心输出量增加来源于左心室每搏输出量增加，而非心率加快；De Divitiis 等[4]学者证明：在肥胖患者中，需氧量、心输出量、左心室每搏输出量、右心室舒张末期压、平均肺动脉压、平均肺毛细血管楔压均超过正常值范围，这些因素可导致左心室扩张、左心室壁增厚、左心室代偿性肥厚、左室舒张性心力衰竭。最终，失代偿的心肌肥厚引起左心室壁压力持续性升高，导致左心室收缩性心力衰竭。

临床上，劳力性呼吸困难、端坐呼吸、夜间阵发性呼吸困难、水肿是肥胖性心肌病早期、左心室收缩功能尚正常时常出现的典型症状。另外还有至少 10% 的患者合并睡眠呼吸暂停 / 低通气综合征，这可能加剧患者右心衰竭的症状。即使不合并睡眠呼吸紊乱，肥厚性心肌病的患者仍可能伴随异常心脏奔马律、肺部湿啰音、水肿和腹水等症状。

需要指出的是，肥胖与冠心病的关系仍存在争议。当肥胖症以传统的测量指标（如体重和 BMI）表示时，这个关系变得更加模糊，因为这些指标并不能完整地描述肥胖症。举例来说，Gillum[5] 和 Hodgson[6] 等学者发现：腹型肥胖患者冠心病风险的增加是由其他风险因素间接介导的。还有一项历时 8 年，通过 121 700 名女性护士的观察研究表明，肥胖是冠心病的一个决定因素。吸烟行为是评价肥胖与冠心病相关性的一个影响因子，在控制了吸烟后，研究人员发现即使轻到中度超重仍会增加冠心病的风险[7]。

最后一个例子是 PROCAM 研究。它于 1979 年至 1991 年[8]开展，共入组 16 288 名年龄在 40.6 ± 11.3 岁的男性和 7328 名 36.0 ± 12.3 岁的女性，研究发现，以一些传统的冠心病的风险因子来评估，BMI 与充血性心脏病导致的死亡相关。

如考虑身体脂肪分布的因素后，肥胖与充血性心脏病的关系则更加确定。Clark 等[9]学者的一项非洲裔美国女性的研究表明：腰围臀围比大于 0.85 是冠心病最强的预测因素。Gaudet 等[10]学者也发现：在家族性高胆固醇血症所致的低密度胆固醇（LDL）增高的男性患者中，单独腹型肥胖是冠心病有力的预测因素。

高血压

相当充足的证据表明：严重肥胖常合并动脉高血压。肥胖与高血压对心脏负担的负面效果是叠加的，而高血压本身就是肥胖性心肌病的一个主要因素，因此，肥胖合并高血压将增加患者患充血性心力衰竭的风险，研究明确指出心脏重量在这类患者中显著增加[11]。

高血压（特别在肥胖人群中）是一系列血流动力学和代谢变化的最终表现，而很多代谢变化与胰岛素抵抗紧密相关。Alexander 的早期研究表明：肥胖患者心输出量的增高很有可能与过度脂肪累积引起的代谢需求增加有关。尽管为适应增大的心输出量，全身外周血管阻力在早期可代偿性下降，但这种代偿效果并非是持续的。在这种情况下，全身外周血管阻力受到各种血管收缩因素的介导，包括肾上腺素的增强、内皮功能的改变、肾素－血管紧张素系统的激活以及神经肽 Y（NPY，研究显示 NPY 是一种血管紧张因子）的升高，而维持正常[12]。大多数（但并非全部）肥胖患者在减肥后，神经内分泌激素、血液动力学及血压水平均明显得到改善。

无论在肥胖还是偏瘦的人群中，钠过量都是高血压进展中的一个启动因素。肥胖人群中的胰岛素抵抗，可能提高交感兴奋水平，导致了肾素及血管紧张素的分泌，血管紧张素Ⅰ转化为血管紧张素Ⅱ，又刺激了醛固酮的分泌，醛固酮作为一种盐皮质激素可导致水钠潴留。肾排钠障碍及钠跨膜转运障碍均可引起钠潴留，使全身有效循环血量增加，这样就增加了心脏前负荷和心输出量，最终导致系统性高血压。

正如之前所说，肥胖人群中高血压及动脉粥样硬化与代谢紊乱紧密关联。肥胖人群中代谢紊乱伴随高血压、动脉粥样硬化和其引起的冠心病高风险已经得到很好的解释[13]。大量的临床和实验数据表明：向心性肥胖、脂代谢紊乱、高血压、胰岛素抵抗构成了一组特殊的临床综合征，可预测 2 型糖尿病和心血管疾病的进展[14-17]。很显然，这些症状容易发生在同一患者身上[18-19]，现在我们称之为代谢综合征[20-21]。尽管并非所有肥胖患者都患有代谢综合征，然而我们仍应重视这些患者在减肥手术术前及术后处理中可能存在的心血管问题。

脂肪组织不再被仅仅视为一个惰性的多余脂肪沉积的场所。实际上，现在已有证据表明：脂肪组织是细胞因子的一个重要来源[22]，而且肥胖症本身就可引起炎症前状态[23]。因此，脂肪是一个活动的内分泌器官和代谢高度活跃的组织，可产生和分泌很多炎症因子，我们称之为脂肪细胞因子或脂肪因子，包括肿瘤坏死因子（TNF-α）、瘦蛋白（leptin）、纤溶酶原激活物抑制剂 -1（PAI-1）、白介素 -6（IL-6）、抵抗素（resistin）和血管紧张肽原（angiotensinogen）[22]。在肥胖症的人或动物血清中，这些脂肪因子均升高[23-26]。更为重要的是，内脏脂肪与皮下脂肪相比，所产生的临床预后更差，而且，内脏脂肪也更活跃地分泌这些脂肪因子[27-30]。

值得一提的是，机体脂肪组织的减少与血浆中脂肪因子的减少显著相关[31-35]。这说明用于减肥的方法可减少与肥胖相关的前炎症因子的产生。

新证据还显示：一些脂肪因子和胰岛素代谢之间存在联系。大家都知道，TNF-α 可抑制胰岛素受体中酪氨酸激酶的磷酸化，使胰岛素信号通路传导受阻[36]，而最终导致胰岛素抵抗及葡萄糖转运障碍，这是代谢综合征和心血管并发症（如高血压）进展中的关键几步。此外，这些脂肪因子还可促进单核细胞在血管壁中的黏附和迁移，使它们转化为巨噬细胞，是为血管粥样硬化进展中的关键因素[37]。具体来讲，TNF-α 可特异性激活转录因子核因子(NF)-κB，促使黏附分子表达，如细胞间黏附因子 -1 和血管细胞黏附因子 -1[38-41]，从而加强单核细胞与血管壁的黏附[42-44]；促进单核细胞趋化蛋白 -1 和巨噬细胞集落刺激因子（M-CSF）的产生；活化处于前炎症状态的巨噬细胞，导致巨噬细胞中一氧化氮合酶、白介素及过氧化物歧化酶的表达的增加[45-48]。同时，T 淋巴细胞也被活化，增强了巨噬细胞在粥样硬化中的活性[49]。

此外，leptin 是脂肪细胞分泌的一种血浆蛋白，参与体重调节[50]。肥胖人群中 leptin 的血浆浓度升高，并与体内脂肪重量成正比[51]。除了长期调节体重，最近一项研究还显示 leptin 在动脉粥样硬化中也起作用[52]。在这项大型的前瞻性研究中，leptin 被认为是冠心病的一个新的危险因素，随后的研究阐明了该机制为 leptin 依赖的前血栓状态和血小板前聚集效果[53]。研究还表明[54]：leptin 可增强细胞免疫反应、升高血压[55-56]。另外，Leptin 还可通过巨噬细胞刺激胆固醇的积聚，特别在高血糖状态下[57]。

最后需要指出的是，高胰岛素血症使肥胖人群患心血管病的风险持续存在，这些患者都存在胰岛素抵抗，可刺激脂肪和其他组织分泌 PAI-1[58]。实际上，仅仅高热量、高糖的饮食就会刺激胰岛素的分泌，进而导致血浆 PAI-1 水平[59-60]增高，而当禁食、给予二甲双胍或胰岛素致敏剂时，循环中胰岛素和 PAI-1 的水平则降低。PAI-1 与糖尿病的关系是否不仅仅是炎症和胰岛素抵抗，而是通过遗传、肾上腺类固醇或其他因素所介导，还需进一步研究探索。无论结果如何，血浆 PAI-1 似乎是糖尿病的一个预测因素，可以降低循环 PAI-1 水平的治疗方法可能用于糖尿病的预防[61]。

尽管胰岛素抵抗一般被视为代谢综合征中最主要的代谢异常，并可导致代谢综合征的其他异常症状，然而躯干性肥胖似乎也是这一系列事件中的关键因素。曾有研究指出：胰岛素抵抗和代谢综合征是脂毒性作用于各个器官的结果[62]。进一步更多的证据表明：脂肪细胞功能活跃，可分泌或影响很多细胞因子包括脂联素（adiponectin）、瘦蛋白（leptin）、组织因子（tissue factor）、血管紧张肽原（angiotensinogen）、脂蛋白脂肪酶（lipoprotein lipase）、白介素-6（IL-6）、PAI-1及其他因子，不仅导致血管损伤，还可通过改变氧化应激平衡和前炎症反应使损伤持续存在。

心血管疾病是多种表型疾病中很好的例子。正如之前提到，一些心血管病危险因素有共同发生的趋势，这些共同发生的代谢危险因素称之为胰岛素抵抗综合征[63-65]。更为重要的是，肥胖、代谢综合征和心血管疾病不良预后之间所存在的重要关联，给我们研究疾病内在的病理生理过程提出了很重要的问题。

肥胖患者的术前评估

任何患者术前的初次评估都应包括详细的病史和体格检查，这往往能提示潜在的严重心血管病风险。病史和体格检查可为重要心血管疾病的诊断提供线索，也为随后的心脏专科检查提供重要信息。

症状和体征

心血管疾病或肥胖性心肌病的症状在肥胖与非肥胖患者中是相似的。由于肥胖患者存在冠心病的一系列危险因素，医生需要特别询问和确认胸痛综合征。

呼吸困难（Dyspnea）定义为在呼吸过程中不适的感知。劳力性呼吸困难常被描述为“心绞痛的等位征”，因为它是缺血性心肌病最主要的主诉。然而在肥胖患者中，由于心内压力升高，肺充血持续存在，呼吸困难常与舒张期或收缩期心功能不全同时发生。呼吸困难还可表现为锻炼和活动中的反应，这给我们鉴别潜在的心肌病或冠心病带来了困难。

随着左心室重塑的进展，其他症状也将出现，如常见的端坐呼吸，阵发性夜间呼吸困难，下肢水肿及体重增加。在肥胖人群中，这些症状常见于单纯的舒张期心功能不全，而不一定预示收缩期心功能不全的存在。另外，这些症状还可能见于睡眠呼吸暂停和肥胖低通气综合征的患者中，这是因为慢性动脉高血压最终不可避免的导致右心衰竭。

心悸或同时伴有头晕和眩晕，可发生于房性或室性心律不齐的患者中。肥胖患者晕厥的发病率并不高于普通人群，但如晕厥一旦发生，医生必须仔细进行评估。

临床检查的重点是发现有无心肌病的体征。心脏奔马律（如 S_3 或 S_4）提示左心室重塑已经发生。肺部湿啰音提示容量负荷过重或心室充盈压升高。颈静脉充盈，肝颈静脉回流征及下肢水肿见于右心衰竭的患者中，发病原因可能为左心衰竭或睡眠呼吸暂停/肥胖低通气综合征。肝大和腹水也是常见的体征，但在体重较大和向心性肥胖的患者中较难鉴别诊断。

心电图（ECG）

心电图是术前评估心血管风险的主要手段。心电图可探明既往心肌梗死病史或正在发生的心肌缺血，还可帮助医生在术前识别高危患者。肥胖患者的心电图已得到广泛研究[3-4]，现在我们很清楚肥胖可改变静息状态下心电图。随着体重指数的增大，心脏与胸前壁之间软组织的增多，胸前导联的QRS电压降低[17]。肥胖患者的心电图可见到P波、QRS、T波左偏[18]，这可能是因为左室肥厚及腹部肥胖导致的心脏水平偏移所致。肥胖患者的心电图还可见到T波异常[16]。T波低平远比T波倒置常见，这些改变常发生在下壁、侧壁和下侧壁导联中[17]。这些异常并非是缺血特异的改变，而是因为肥胖患者心脏水平移位所致。左心房异常是肥胖患者另一个在心电图上可显示的改变，最佳检测方法为 V_1 导联上心房终末电压超过0.04ms[17]。

左心室肥厚常见于肥胖患者中，原因为左心室扩大和系统性高血压导致的长期效果[19]。左心室肥厚的Cornell电压标准(aVL导联R波+V_3导联S波)相比其他标准有更高的敏感性（特别是将肥胖因素计算在内时),此结论经心脏超声检查比对所证实[20]。然而心电图诊断左心室肥厚的准确性不高，不应单独应用作为诊断依据。

肥胖症患者有效的体重减轻可改善心脏血流动力学及心脏结构[21, 66]。经胃旁路手术治疗后，肥胖症患者心脏结构上的改变可逆转与肥胖相关的心电图表现异常[67]。

（陈韵岱　译）

参考文献

1. Benotti PN, Bistrain B, Benotti JR, Blackburn G, Forse RA. Heart disease and hypertension in severe obesity: the benefits of weight reduction. Am J Clin Nutr 1992;55:586S–590S.
2. Alpert MA. Obesity cardiomyopathy: pathophysiology and evolution of the clinical syndrome. Am J Med Sci 2001;321(4):225–236.
3. Alexander JK, Dennis EW, Smith WG, et al. Blood volume, cardiac output and distribution of systemic blood flow in extreme obesity. Cardiovasc Res Center Bull 1961;1:39–44.
4. DeDivitiis O, Fazio S, Pettitto M, et al. Obesity and cardiac function. Circulation 1981;64:477–482.
5. Gillum RF, Mussolino ME, Madans JH. Body fat distribution and hypertension incidence in women and men. The NHANES I Epidemiologic Follow-up Study. Int J Obes Relat Metab Disord 1998;22:127–134.
6. Hodgson JM, Wahlqvist ML, Balazs ND, Boxall JA. Coronary atherosclerosis in relation to body fatness and its distribution. Int J Obes Relat Metab Disord 1994;18:41–46.
7. Manson JE, Colditz GA, Stampfer MJ, et al. A prospective study of obesity and risk of coronary heart disease in women (see comments). N Engl J Med 1990;322:882–889.
8. Schulte H, Cullen P, Assmann G. Obesity, mortality and cardiovascular disease in the Munster Heart Study (PROCAM). Atherosclerosis 1999;144:199–209.
9. Clark LT, Karve MM, Rones KT, et al. Obesity: distribution of body fat and coronary heart disease in black women. Am J Cardiol 1994;73:895–896.
10. Gaudet D, Vohl MC, Perron P, et al. Relationships of abdominal obesity and hyperinsulinemia to angiographically assessed coronary artery disease in men with known mutations in the LDL receptor gene. Circulation 1998;97:871–877.
11. Benotti PN, Bistrian B, Benotti JR, et al. Heart disease and hypertension in severe obesity: the benefits of weight reduction. Am J Clin Nutr 1992;55:586S.
12. Clarke J, Benjamin N, Larkin S, et al. Interaction of neuropeptide Y and the sympathetic nervous system in vascular control in man. Circulation 1991;83:774–777.
13. Reaven GM. Role of insulin resistance in human disease. Diabetes 1988;37:1595–1607.
14. Kannel WB, McGee DL. Diabetes and cardiovascular disease: the Framingham Study. JAMA 1979;241:2035–2038.
15. Haffner SM, Stern MP, Hazuda HP, Mitchell BD, Patterson JK. Cardiovascular risk factors in confirmed prediabetic individuals: does the clock for coronary heart disease start ticking before the onset of diabetes? JAMA 1990;263:2893–2898.
16. Despres J-P, Lamarche B, Mauriege P, et al. Hyperinsulinemia as an independent risk factor for ischemic heart disease. N Engl J Med 1996;334:952–957.
17. Wilson PW, McGee DL, Kannel WB. Obesity, very low density lipoproteins, and glucose intolerance over fourteen years: the Framingham Study. Am J Epidemiol 1981;114:697–704.
18. Schmidt MI, Watson RL, Duncan BB, et al. Clustering of dyslipidemia, hyperuricemia, diabetes, and hypertension and its association with fasting insulin and central and overall obesity in a general population. Metabolism 1996;45:699–706.
19. Wilson PWF, Kannel WB, Silbershatz H, D'Agostino RB. Clustering of metabolic factors and coronary heart disease. Arch Intern Med 1999;159:1104–1109.
20. Meigs JB, D'Agostino RB, Wilson PWF, Cupples LA, Nathan DM, Singer DE. Risk variable clustering in the insulin resistance syndrome: the Framingham Offspring Study. Diabetes 1997;46:1594–1600.
21. Meigs JB. Invited commentary: insulin resistance syndrome? Syndrome X? Multiple metabolic syndrome? A syndrome at all? Factor analysis reveals patterns in the fabric of correlated metabolic risk factors. Am J Epidemiol 2000;152:908–911.
22. Ahima RS, Flier JS. Adipose tissue as an endocrine organ. Trends Endocrinol Metab 2000;11:327–332.
23. Yudkin JS, Stehouwer CD, Emeis JJ, Coppack SW. C-reactive protein in healthy subjects: associations with obesity, insulin resistance, and endothelial dysfunction: a potential role for cytokines originating from adipose tissue? Arterioscler Thromb Vasc Biol 1999;19:972–978.
24. Samad F, Loskutoff DJ. Tissue distribution and regulation of plasminogen activator inhibitor-1 in obese mice. Mol Med 1996;2:568–582.
25. Samad F, Yamamoto K, Pandey M, Loskutoff DJ. Elevated expression of transforming growth factor-β in adipose tissue from obese mice. Mol Med 1997;3:37–48.
26. Zhang B, Graziano MP, Doebber TW, et al. Down-regulation of the expression of the obese gene by an antidiabetic thiazolidinedione in Zucker diabetic fatty rats and db/db mice. J Biol Chem 1996;271:9455–9459.
27. Dusserre E, Moulin P, Vidal H. Differences in mRNA expression of the proteins secreted by the adipocytes in human subcutaneous and visceral adipose tissues. Biochim Biophys Acta 2000;1500:88–96.
28. Fried SK, Bunkin DA, Greenberg AS. Omental and subcutaneous adipose tissues of obese subjects release interleukin-6: depot difference and regulation by glucocorticoid. J Clin Endocrinol Metab 1998;83:847–850.
29. Eriksson P, Van Harmelen V, Hoffstedt J, et al. Regional variation in plasminogen activator inhibitor-1 expression in adipose tissue from obese individuals. Thromb Haemost 2000;83:545–548.
30. Giacchetti G, Faloia E, Mariniello B, et al. Overexpression of the renin-angiotensin system in human visceral adipose tissue in normal and overweight subjects. Am J Hypertens 2002;15:381–388.
31. Dandona P, Weinstock R, Thusu K, Abdel-Rahman E, Aljada A, Wadden T. Tumor necrosis factor-α in sera of obese patients: fall with weight loss. J Clin Endocrinol Metab 1998;83:2907–2910.
32. Ziccardi P, Nappo F, Giugliano G, et al. Reduction of inflammatory cytokine concentrations and improvement of endothelial functions in obese women after weight loss over one year. Circulation 2002;105:804–809.
33. Primrose JN, Davies JA, Prentice CR, Hughes R, Johnston D. Reduction in factor VII, fibrinogen and plasminogen activator inhibitor-1 activity after surgical treatment of morbid obesity. Thromb Haemost 1992;68:396–399.
34. Folsom AR, Qamhieh HT, Wing RR, et al. Impact of weight loss on plasminogen activator inhibitor (PAI-1), factor VII, and other hemostatic factors in moderately overweight

adults. Arterioscler Thromb 1993;13:162–169.
35. Itoh K, Imai K, Masuda T, et al. Relationship between changes in serum leptin levels and blood pressure after weight loss. Hypertens Res 2002;25:881–886.
36. Feinstein R, Kanety H, Papa MZ, Lunenfeld B, Karasik A. Tumor necrosis factor-α suppresses insulin-induced tyrosine phosphorylation of insulin receptor and its substrates. J Biol Chem 1993;268:26055–26058.
37. Libby P. Changing concepts of atherogenesis. J Intern Med 2000;247:349–358.
38. Landry DB, Couper LL, Bryant SR, Lindner V. Activation of the NF-κB and IκB system in smooth muscle cells after rat arterial injury. Induction of vascular cell adhesion molecule-1 and monocyte chemoattractant protein-1. Am J Pathol 1997;151:1085–1095.
39. Iademarco MF, McQuillan JJ, Dean DC. Vascular cell adhesion molecule 1: contrasting transcriptional control mechanisms in muscle and endothelium. Proc Natl Acad Sci USA 1993;90:3943–3947.
40. Eck SL, Perkins ND, Carr DP, Nabel GJ. Inhibition of phorbol ester-induced cellular adhesion by competitive binding of NF-κB in vivo. Mol Cell Biol 1993;13:6530–6536.
41. Clesham GJ, Adam PJ, Proudfoot D, Flynn PD, Efstathiou S, Weissberg PL. High adenoviral loads stimulate NFκB-dependent gene expression in human vascular smooth muscle cells. Gene Ther 1998;5:174–180.
42. Martin T, Cardarelli PM, Parry GC, Felts KA, Cobb RR. Cytokine induction of monocyte chemoattractant protein-1 gene expression in human endothelial cells depends on the cooperative action of NF-κB and AP-1. Eur J Immunol 1997;27:1091–1097.
43. Peng HB, Rajavashisth TB, Libby P, Liao JK. Nitric oxide inhibits macrophage-colony stimulating factor gene transcription in vascular endothelial cells. J Biol Chem 1995; 270:17050–17055.
44. Rajavashisth TB, Yamada H, Mishra NK. Transcriptional activation of the macrophage-colony stimulating factor gene by minimally modified LDL. Involvement of nuclear factor-κB. Arterioscler Thromb Vasc Biol 1995;15:1591–1598.
45. Xie QW, Kashiwabara Y, Nathan C. Role of transcription factor NF-κB/Rel in induction of nitric oxide synthase. J Biol Chem 1994;269:4705–4708.
46. Goto M, Katayama KI, Shirakawa F, Tanaka I. Involvement of NF-κB p50/p65 heterodimer in activation of the human pro-interleukin-1β gene at two subregions of the upstream enhancer element. Cytokine 1999;11:16–28.
47. Kawashima T, Murata K, Akira S, et al. STAT5 induces macrophage differentiation of M1 leukemia cells through activation of IL-6 production mediated by NF-κB p65. J Immunol 2001;167:3652–3660.
48. Kelly KA, Hill MR, Youkhana K, Wanker F, Gimble JM. Dimethyl sulfoxide modulates NF-κB and cytokine activation in lipopolysaccharide-treated murine macrophages. Infect Immun 1994;62:3122–3128.
49. Frostegard J, Ulfgren AK, Nyberg P, et al. Cytokine expression in advanced human atherosclerotic plaques: dominance of pro-inflammatory (Th1) and macrophage-stimulating cytokines. Atherosclerosis 1999;145:33–43.
50. Mantzoros CS. The role of leptin in human obesity and disease: a review of current evidence. Ann Intern Med 1999;130:671–680.
51. Considine RV, Sinha MK, Heiman ML, et al. Serum immunoreactive-leptin concentrations in normal-weight and obese human. N Engl J Med 1996;334:292–295.
52. Wallace AM, McMahon AD, Packard CJ, et al. Plasma leptin and the risk of cardiovascular disease in West of Scotland Coronary Prevention Study (WOSCOPS). Circulation 2001;104:3052–3056.
53. Konstantinides S, Schafer K, Koschnick S, Loskutoff DJ. Leptin-dependent platelet aggregation and arterial thrombosis suggests a mechanism for atherothrombotic disease in obesity. J Clin Invest 2001;108:1533–1540.
54. Lord GM, Matarese G, Howard JK, Baker RJ, Bloom SR, Lechler RI. Leptin modulates the T-cell immune response and reverses starvation-induced immunosuppression. Nature 1998;394:897–901.
55. Shek EW, Brands MW, Hall JE. Chronic leptin infusion increases arterial pressure. Hypertension 1998;31:409–414.
56. Correia ML, Morgan DA, Sivitz WI, Mark AL, Haynes WG. Leptin acts in the central nervous system to produce dose-dependent changes in arterial pressure. Hypertension 2001; 37:936–942.
57. O'Rourke L, Gronning LM, Yeaman SJ, Shepherd PR. Glucose-dependent regulation of cholesterol ester metabolism in macrophages by insulin and leptin. J Biol Chem 2002;277:42557–42562.
58. Samad F, Loskutoff DJ. Tissue distribution and regulation of plasminogen activator inhibitor-1 in obese mice. Mol Med 1996;2:568–582.
59. Loskutoff DJ, Samad F. The adipocyte and hemostatic balance in obesity: studies of PAI-1. Arterioscler Thromb Vasc Biol 1998;18:1–6.
60. Chu NV, Kong APS, Kimm DD, et al. Differential effects of metformin and troglitazone on cardiovascular risk factors in patients with type 2 diabetes. Diabetes Care 2002; 25:542–549.
61. Lyon CJ, Hsueh WA. Effect of plasminogen activator inhibitor-1 in diabetes mellitus and cardiovascular disease. Am J Med 2003;115:62–68.
62. Unger RH. Lipotoxic diseases. Annu Rev Med 2002;53: 319–336.
63. Reaven GM. Banting lecture 1988: Role of insulin resistance in human disease. Diabetes 1988;37:1595–1607.
64. Haffner SM. Epidemiology of hypertension and insulin resistance syndrome. J Hypertens Suppl 1997;15:S25–30.
65. Lopez-Candales A. Metabolic syndrome X: a comprehensive review of the pathophysiology and recommended therapy. J Med 2001;32:283–300.
66. Deedwania PC. The deadly quartet revisited. Am J Med 1998;105(1A):1S–3S.
67. Alberti KG, Zimmet PZ. Definition, diagnosis and classification of diabetes mellitus and its complications. Part 1: Diagnosis and Classification of Diabetes Mellitus, provisional report of a WHO consultation. Diabet Med 1998;15:539–553.

第 35 章　减肥手术与睡眠呼吸暂停

Rachel J.Givelber, Mark H.Sanders

阻塞性睡眠呼吸暂停低通气综合征（OSAHS）是一种慢性病，其特征是反复间歇发作的呼吸障碍及睡眠期间上气道阻塞。这种症状极易出现于减肥外科的患者中，并会造成围术期间并发症的产生。OSAHS 是肥胖相关的并存症之一，可以通过减肥手术后体重减轻而得到治疗。本章将回顾 OSAHS 的病理生理学和临床表现，与肥胖的关系、术前和术后管理以及围术期应该注意的问题。

病理生理和流行病学

阻塞性睡眠呼吸暂停低通气综合征（OSAHS）的特征是睡眠中反复间歇发作的阻塞性呼吸暂停（完全性上气道闭塞，并且气流中断，图 35-1）或低通气（上气道部分关闭，气流减小，但是未阻塞）。按传统的定义，阻塞和低通气至少要持续 10 秒，阻塞和低通气可引起相同的生理功能紊乱。传统方法对疾病严重程度的估计，依赖于每小时呼吸紊乱的次数[1]（阻塞及低通气指数，AHI 指数，表 35-1）及患者的症状。在清醒期，阻塞性呼吸暂停及低通气患者可能没有任何肺损害。上气道（或咽腔）的尺寸由管腔向外扩张以及向内塌陷的力量平衡所决定。在睡眠期，一些因素造成了气道的狭窄。在睡眠起始，上气道扩张肌的神经生理活性降低；同时，这些肌肉（包括颏舌肌、颏舌骨肌及腭张肌）的张力减退，远远超过气道张力肌肉神经紧张的减退。胸内负压和气道内压力在呼吸过程中产生并传送到不稳定的咽部，由于咽腔在睡眠时期的不稳定性而产生狭窄。这样，正常的睡眠相关的上气道阻力增加，通常不引起负面的作用。然而，在正常情况下咽部肌肉的张力在睡眠期间会降低以及上气道在解剖结构上易于塌陷，更导致显著的气流限制或停止，结果出现氧饱和度减低和睡眠障碍。

咽部一小块的交叉区域是 OSAHS 的危险所在。在肥胖，尤其是向心型肥胖患者中，颈围增加是 OSAHS 的易感因素，可能是由于在咽侧部的脂肪垫过多的脂肪组织以及因咽侧壁的肌肉组织增厚而使得气道变狭窄。此外，颅面的畸形，例如颌后缩和小颌畸形使上气道尺寸减小，易于患 OSAHS。这些情况在清醒时不限制气流，此时气道扩张肌肉活性增加；而在睡眠时期，上气道扩张肌的生理活性降低，失去了神经性的补偿作用，所以可显著限制上呼吸道气流。

呼吸暂停及低通气短期的生理结果包括血氧饱和度下降及睡眠中的微觉醒。氧饱和度下降的程度和速度依赖于基础血氧饱和度和呼吸暂停及低通气的持续时间。在病态肥胖症患者氧饱和度可能即使

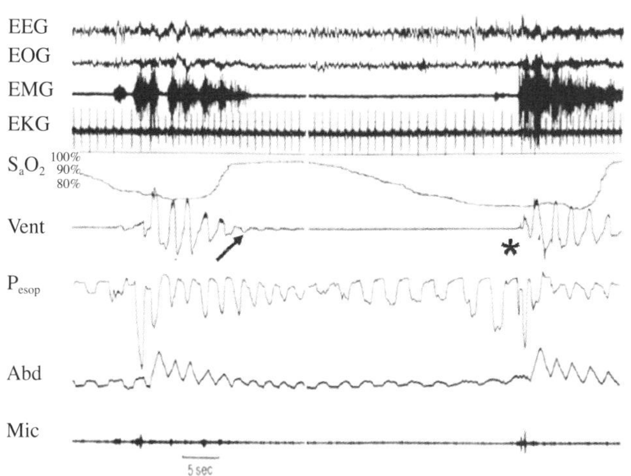

图 35-1　重度阻塞性呼吸暂停患者的阻塞性睡眠呼吸暂停（OSAH）。箭头处所示，当食管压抵抗性的摆动，腹部持续运动等呼吸努力表现被记录到的同时，气流有中断，提示气道有阻塞。气流恢复（在星号处）伴随下颌肌肉紧张度的增加，心率和脑电图频率的变化提示有睡眠中的微觉醒。EEG，脑电图 C4–A1；EOG，眼电图；EMG，肌电图；EKG，心电图；SaO_2，氧饱和度；Vent，每分钟通气升数；P_{esop}，食管压；Abd，腹部运动；Mic，鼾声记录（Adapted from Kryger MH, Roth T, Dement WC. Principles and Practices of Sleep Medicine, 3rd ed. Philadelphia: WB Saunders, 2000.）

表 35-1 阻塞性睡眠呼吸暂停及低通气（OSAHS）的程度

程度	暂停及低通气指数
轻度	5 ~ 15 次 / 小时
中度	16 ~ 30 次 / 小时
重度	>30 次 / 小时

在清醒时也减低，这是因为胸腹部过度的肥胖减少了肺的残余量，伴随小气道的关闭及通气和换气失平衡。另外，肺的氧储存能力因为肺容量的减小而下降，这些可能加速了氧饱和度下降的程度及速率，这些协同作用加深了睡眠障碍以及气道阻塞和低通气。肥胖患者另外一个重要问题是肺泡换气不足，甚至在清醒时情况也如此（定义为动脉二氧化碳的分压增加，$PaCO_2$>45mmHg），进一步导致白天的氧饱和度下降，结果造成严重的睡眠相关的氧饱和度不足症状。有人认为患者斜卧体位加重了氧饱和度的异常。基础氧饱和度较低，使患者接近于急速下降的氧饱和曲线阶段，在此范围，较小的动脉氧饱和度的下降（PaO_2），导致相对较大程度的缺氧。阻塞或低通气终结时，常伴随有睡眠中的微觉醒，这种事件的重复发生导致睡眠呈现片段样。在发生阻塞性呼吸时，心率常常下降，而血压则可上升、下降或保持不变。然而，当阻塞解除，交感神经系统活性突然增高，导致血压增高及心动过速。

阻塞性睡眠呼吸暂停及低通气在一般人群中很常见。社区抽样调查研究显示，20 ~ 80 岁的成年人当中，每 5 人中就有 1 人患有轻度的睡眠呼吸暂停，即睡眠期间中每小时有 5 次或更多的呼吸障碍，而每 15 人中即有 1 人在睡眠当中每小时有多于 15 次或更多的睡眠呼吸障碍时相 [2]。睡眠呼吸暂停的发病率从青年到 65 岁一直呈上升趋势，然后下降 [3]。男性比女性发病率高，而经过更年期后，妇女的发病率上升已经接近于男性。OSAHS 影响所有人种，但非裔发病率略高于白种人。

在一般人群，OSAHS 与肥胖有很强的关联，在体重指数（BMI）、颈围、腰臀比值三种标准变量每增加一个标准差，OSAHS 患病风险增加 3 倍 [4]。矛盾的是，在需要行减肥手术的重度肥胖患者当中，这种相关性不明显，或许是因为在这组患者中，OSAHS 的发病率太高所造成。在没有在术前检查 OSAHS 的患者当中，1/4 ~ 1/3 的患者是在进行手术时发现患有 OSAHS 的 [5-7]，但是这样可能低估了这组人群的发病率。在连续 170 例行减肥手术的病例中，96% 的患者接受睡眠检查，结果 OSAHS 的发生率是 77%[8]，与其他小样本研究结果一致 [9-10]。在一般人群和接受减肥手术的病例中，任何同等程度的肥胖，男性比女性 OSAHS 更要严重。所以尽管女性做减肥手术的数量高于男性，但女性的 OSAHS 症状通常较轻 [8]。

一些 OSAHS 患者白天也出现高碳酸血症和慢性呼吸性酸中毒，通常认为是肺换气不足症状。这些患者通常伴有慢性阻塞性肺疾病（COPD）。患者伴随静止时期的高碳酸血症一般更易于肥胖，并有更严重的夜间低氧血症和严重的肺动脉高压 [11-12]。对于换气功能不足的肥胖个体，在围术期患肺和心脏并发症的风险比单纯鼾症患者要高，尽管在这方面尚缺乏临床数据。

临床特征

患有 OSAHS 的患者可以有夜间或白天的症状或者夜间和白天均有或者均没有症状（表 35-2）。打鼾伴随苏醒时的鼻喘息声或有明确的睡眠阻塞，这些症状常常被配偶或室友发现。患者常会抱怨会有无规律时间的睡眠，常有过度的白天嗜睡，少数患者在觉醒具有憋闷及喘息样的感觉 [13]。他们承认有夜尿症 [14]，常有夜间不明原因觉醒，晨起头痛 [15]。家庭成员会发觉患者情绪的变化，易怒以及抑郁 [16]。然而，流行病学研究提示：许多具有 OSAHS 的患者无明显临床症状，并且从来没有寻求治疗 [4, 17]。

患者的许多症状常不是特异性的，例如嗜睡，

表 35-2 OSAHS 的常见症状

症状	百分比 [28]
睡眠中呼吸事件	
每周至少 3 晚打鼾	>50
鼾声较大	>50
每周至少 1 晚有呼吸停顿	7 ~ 25
每周至少 1 晚有睡眠中踢腿	13
觉醒时的症状	
醒后需恢复性睡眠，每周至少 1 次	>33
看电视时打盹 每周至少 1 晚	30 ~ 50
维持睡眠困难	10 ~ 25
觉醒时头痛	5 ~ 15

这在现代社会很普遍[18]。进一步的对于睡眠呼吸暂停的风险评估显示，嗜睡和睡后头脑不清醒在肥胖患者甚至在无 OSAHS 的患者中均是常见的主诉[19]。这种情况是由于机体具有较高水平的炎性细胞因子，包括 IL-6 及 TNF-α 等，这些情况已经在动物模型中得到证实[20]。在一组行腹腔镜胃绑带术的 313 例患者中，52% 男性和 26% 的女性报道具有呼吸暂停，仅仅有 25% 的患者认为其睡眠质量好[21]。这样，对于减肥外科的患者来讲，判断是否患有 OSAHS，白天嗜睡既不是特异的也不是敏感的症状，对于这些高危人群附加的诊断调查是必要的。

尽管对于睡眠相关的、归因于 OSAHS 的死亡率目前尚不清楚，但是有不断增加的证据表明，这些症状的存在对健康显著不利。OSAHS 是高血压的一个独立的危险因素[22]，并伴随心血管疾病、充血性心力衰竭、休克、糖尿病和代谢综合征[23-25]。具有睡眠呼吸暂停的患者有较高的发生交通事故的风险[26]。

诊断

用临床检查来预测 OSAHS

虽然 OSAHS 的诊断常根据临床表现，但单独以这些症状,不可预测是否患有 OSAHS 及其严重性。与男性相比，妇女患有 OSAHS 时，很少有习惯性的打鼾，但却常常抱怨白天疲劳[27-28]。一些研究认为以观察到呼吸暂停作为一个预测因素，但是如果单独睡眠的话，这是缺乏学科历史信息的。Epworth 睡眠量表（ESS 量表）是一个包括 8 个项目的自我填写的调查表，询问患者以评估在每天各种情况下打盹的概率，例如是否在读一本书时或者午后会打盹[29]。尽管 ESS 量表是睡眠门诊筛查睡眠呼吸暂停常用的方法，但它对每一个人风险的预测作用是有限的，尤其对肥胖患者如此[10，30]。多变量的睡眠呼吸暂停危险指数，结合问卷调查表和人口统计信息，已经有效地应用于睡眠门诊中，但是尚未应用于减肥外科评估中[31]。

一些小组试图基于症状和体检，去创建对于 OSAHS 的预测模型。全部的模型包括测量肥胖、体重指数（BMI）和颈围，以及习惯性的打鼾和观察到的呼吸暂停。一般来讲，除了模型设计者以外，没有其他人对这些模型确切的预测功效进行过评价，所以在实践中其应用是有限的。与此同时，在可验证的范围内，这些模型已在睡眠门诊应用，然而其在减肥外科应用的有效性尚未得到验证。

Dixon 等[30]在 99 个接受减肥外科手术的患者中发现了 OSAHS 的预测因素。他们选取的病例均有 OSAHS 症状，所以所有患者均有习惯性打鼾。分别评价了人口学因素、临床症状、肥胖的程度、血液生化分析可单独作为预测 AHI 的指标。在多因素分析中，BMI≥45、年龄≥38 岁、患有睡眠呼吸暂停、糖化血红蛋白≥6%、空腹血浆胰岛素≥28μmol/L 以及性别为男性，是预测 AHI≥15 的独立的预测指标。应用每个因素的首个字母，这些因素可被缩写成 BASH‘IM。这些独立的预测因素在模型中具有相同的权重，BASH’IM 的量化评分从 0～6。在他们的人群中，如果 BASH‘IM 量化评分大于等于 3，则预测 AHI≥15 的敏感性为 89%，特异性为 81%。在 31 例 BASH‘IM 评分为 0～1 的患者中，无 1 例被诊断为 OSAHS（定义为 AHI>15）；此外，在 24 例 BASH‘IM 评分为 2 的患者中，仅有 4 例确诊 OSAHS。所以，这个模型在确定每一个体 OSAHS 风险很低，而无需进一步检查方面非常具有价值。这个模型的潜在限制包括需要测量空腹血糖和糖化血红蛋白水平，并且对于不怀疑为 OSAHS 的患者仍缺乏必要的信息，也没有进行多导睡眠图的检查。这里存在一个问题，对于重度肥胖的人群，依靠症状来预测 OSAHS 的价值较小。这个模型尚未应用于其他的人群或其他的研究中心。

阻塞睡眠呼吸暂停及低通气的客观检查

对于 OSAHS 诊断的金标准是在睡眠实验室内进行的多导睡眠图（PSG）检查，由有经验的技师来完成，以获取理想的数据收集。PSG 测量脑电图、眼球运动以及肌肉运动以确定睡眠阶段、血氧饱和度、心率以及呼吸难度及气流测量。PSG 有一些局限性，多数患者感觉监测带来的不便并且监测比较耗时。目前对于睡眠实验室的需求大于供给，所以 PSG 检查常常有所拖延。睡眠实验室要求具有熟练的工作人员和先进的设备,所以费用比较昂贵。然而，仅仅通过 PSG 就能精确地评价睡眠状态并测量的睡眠连续状态。

由于在睡眠实验室 PSG 监测存在固有的缺陷，研究者试图设计一种便携式的监测仪，能够在患者家中应用，以判断是否存在 OSAHS 或简单进行定性。这种技术包括从仅仅记录氧饱和及心率，到全导记录 PSG 的家用设备。但是，通常这些设备能够测量 4 种或更多的心肺信号（例如胸腹运动以反映呼吸努力程度、气流、氧饱和度以及心率）。遗憾的是，尚无能够严格满足临床应用的无人监测的测量技术 [32]，在肥胖治疗的人群中其应用也没有被充分证明是有效的。一般来讲，便携式的监测仪低估了 OSAHS 的严重性，这是由于它所监测的是在床时间而非睡眠时间，且有问题的部件通常不能得到及时替换，所以相比较于正式的睡眠实验室检测结果，家庭式的睡眠监测丢失数据现象很常见。另外，呼吸事件导致的氧饱和度降低可能被错失记录。另外矛盾的是，便携式监测进行手动评分时，却高估了 AHI 指数 [33]。如果基于家庭式的便携式睡眠监测高度怀疑 OSAHS 事件的话，在进行正压通气治疗前，在睡眠实验室的 PSG 检查仍是必要的。

没有进一步实验能清晰地提示，在实施减肥外科手术之前，作为工作流程的一部分，哪类患者需要术前的 OSAHS 评价。我们的实践经验是，对于具有主观睡眠障碍主诉的患者，包括醒后无清新感的睡眠、白天嗜睡或者其配偶发现其在睡眠中有呼吸暂停现象者，实施 PSG 检查。另外，如具有心源性疾病，尤其是充血性心力衰竭，显著地增加了 OSAHS 的风险，对于这些个体也必须进行 PSG 检查。最终，同时患有肺部疾病、低氧饱和度、在清醒阶段或白天出现高碳酸血症，都有可能具有更严重的夜间氧饱和度降低，故也应该进行 PSG 检查。在我们的临床实践中，对于这些不能按时在睡眠实验室接受监测的患者，便携式监测是常规的检查手段。

OSAHS 的治疗

对 OSAHS 的有效治疗，必须保证在睡眠期间上呼吸道开放和维持足够的血氧饱和度，同时还要保持好睡眠的延续性。最常用和快速有效的治疗方法是气道正压通气治疗（持续的正压通气，CPAP）或双水平正压通气（BiPAP）。这些装置驱使气流以一定的压力经过鼻部或口鼻面罩进入上呼吸道（图 35-2）。增加的腔内压驱使上呼吸道开放，并且防止其塌陷。连续的正压通气，是一种正压治疗模式，在整个通气时相中，通气压力保持恒定。BiPAP 可在吸气时维持高压力，而在呼气时给予相对较低的压力。基于临床观察，在睡眠期间，为维持上呼吸道在吸气阶段的开放，需要相对于呼气阶段较高的压力 [34]。两种模式都能促进患者开始吸气和呼气，所以很大程度上依赖于他们自己的呼吸方式。对 OSAHS 患者，CPAP 治疗相对于 BiPAP 治疗来说是首选的，数据表明患者对 CPAP[35] 具有更好的顺应性，而且 BiPAP 治疗费用较高。然而，BiPAP 在平均气道压较低时是有效的，并且相比较于传统的 CPAP，患者感觉较为舒服 [36]。在我们的中心，对于具有明显换气不足的

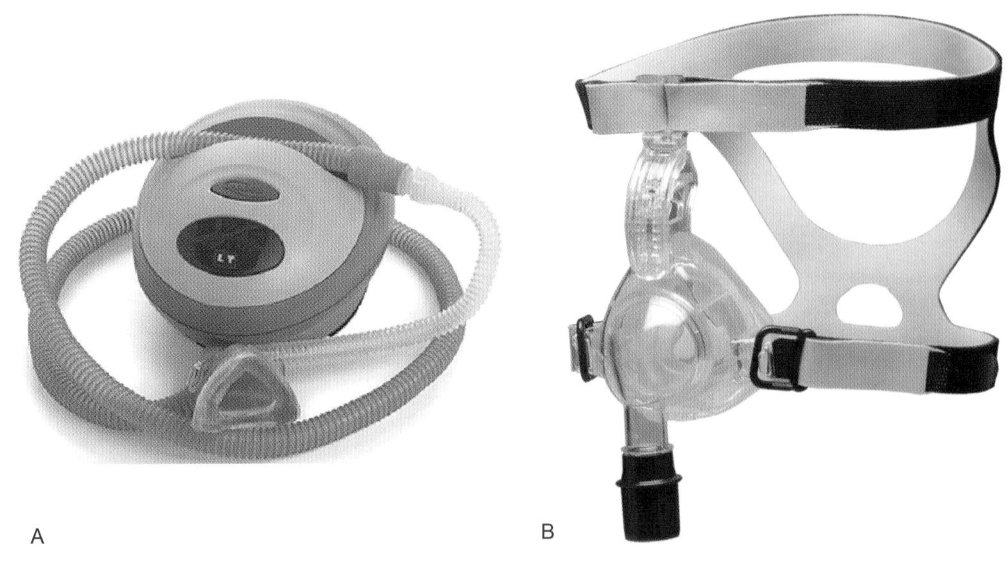

A　　B

图 35-2　持续正压通气装置（CPAP）（A）及其面罩（B）（Courtesy of Invacare, Elyria, OH.）

患者以及因为鼻部不适和口腔气体泄露、呼气压力不足、由于肺容量的增高而造成的胸部不适等不能耐受CPAP的患者，BiPAP是首选的治疗。

治疗用的正压水平是在PSG监测时所决定的，PSP通常在睡眠实验室内进行，由技术人员进行调节CPAP或BiPAP设置以消除呼吸暂停、低通气或血氧饱和度下降以及睡眠片段化。可自动调节的CPAP装置也已达到商业化的应用，但是，没有研究证实他们在肥胖的人群中的效果。这种装置设计了专门的运算法则，用来"察觉"可能发生的呼吸暂停或低通气，以增加通气压力。在呼吸暂停及低通气消失后，压力即逐渐减少，直到呼吸问题重新发生，装置再次"察觉"而相应增加压力传递。这种装置目前还不是OSAHS的主流治疗，不推荐对于过度肥胖患者使用这种装置，因为这些患者因肥胖而造成肺换气不足综合征或还伴有其他的肺及心脏的疾病，其应用的安全性及有效性尚未证实[37]。另外，在我们的实验中，肥胖患者像许多OSAHS患者一样，对CPAP或BiPAP治疗有适应性困难，所以并不能从治疗中受益。正压通气常常是安全和有效的，但不总是能被患者所接收。面罩不合适、鼻部的干燥或鼻塞、幽闭恐惧症可能影响患者接受这种治疗的意愿。应用简单的治疗方法和拥有培训良好的睡眠治疗技术员能够显著改善患者对CPAP治疗的适应性[38]。

上气道开放的维持也可以通过口腔内器械来实现，由经验丰富的牙科医生来制作，用以治疗OSAHS。有各种样式的口腔内器械，他们都是靠前伸下颌以增加舌后气道的尺寸来实现，用于稳定睡眠时的上气道（图35-3）。牙周疾病和牙齿的不足是应用这种器械的禁忌证。颞下颌关节疾病也是一种绝对或相对的禁忌证（需由经过适当培训的人员或有经验的牙科医师来确定）。尽管口腔内器械治疗很好耐受，且患者更愿意使用，但它比CPAP的治疗效果差些，尤其对于氧饱和度较差的患者[39-40]。而且，在美国，这种器械并非医疗保险的项目，所以其应用受到限制。此外，口腔内器械的适应期和治疗常常需要花费数周和数月的时间，这对于计划接受减肥手术治疗的患者来说，可能不是首选考虑。对于肥胖患者应用口腔内器械，其有效性尚未得到证实，较低的BMI指数是口腔内器械治疗有效的预测指标[41]，这提示对肥胖患者应用口腔内器械治疗效果可能并不理想。

针对OSAHS的治疗有几种手术方式。悬雍垂腭咽成形术对50%的OSAHS病例有效，但对于病态肥胖症的患者效果可能不太理想，因为肥胖患者通常有舌后区的气道阻塞而非单纯腭后部的阻塞[42-44]。一些中心已经报道，上下颌截骨术和前移术可治愈多达75%～90%的患者，但这些患者不是过于肥胖的[45-46]。

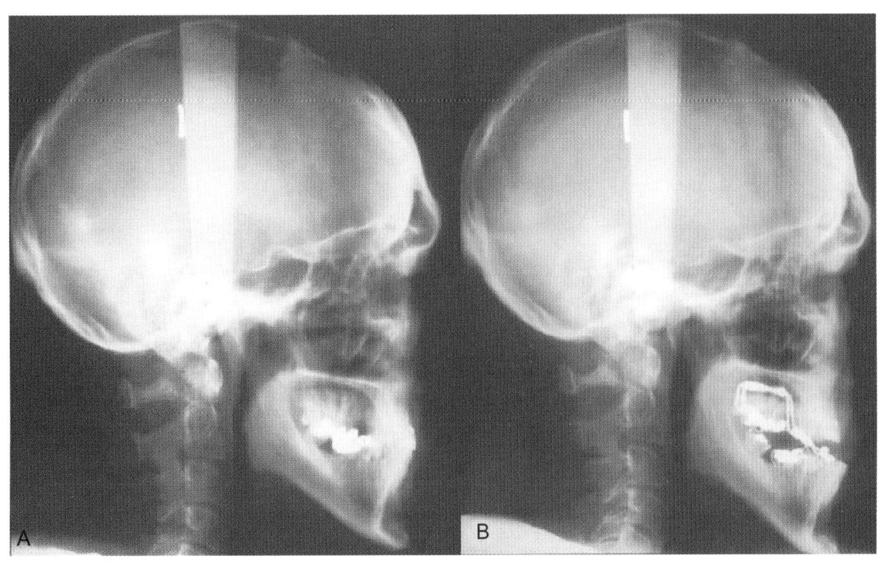

图35-3 一个患有睡眠呼吸暂停患者的头颅侧位片，不伴有（A）和伴有（B）颚复位装置。颚的复位装置可以牵拉颚部向前，以增加舌后气道空间的尺寸（Courtesy of Dr. Kathleen Ferguson, University of Western Ontario.）

对于病态肥胖症患者 OSAHS 的手术治疗在减少，因为肥胖患者的麻醉和围术期的风险较高，尤其是因为对 OSAHS 的治疗效果并不理想。气管切开术有效地绕开了 OSAHS 的阻塞部位，因而效果十分明显。但正如所料，这不被多数患者所接受。然而，气管切开对于有生命危险的 OSAHS 患者，尤其对于正压通气治疗失败的患者尤为重要。此外，对于一些重度肥胖且伴重度 OSAHS 需要行减肥手术治疗的患者，若伴有肺换气不足及严重心肺疾病，且正压通气治疗无效，气管切开是最安全的治疗方式。

OSAHS 的治疗决策是基于症状以及机体病理生理的紊乱来综合考虑的。患者具有过度的白天嗜睡，频繁的夜间觉醒（尤其是伴随憋闷的感觉、压迫感或窒息感），或其他一些类似症状时，则一定需要治疗，即使 AHI 仅仅有轻微的增加（AHI 为 5～10）。对无明显嗜睡患者处理的效果目前尚不清楚[47]。肥胖患者常常有严重的低氧饱和度，在手术后，这种情况更加严重，尤其是给予麻醉药及肌松药后。在减肥手术前，对于各种程度的睡眠呼吸暂停进行治疗的的重要性，目前还没有前瞻性的研究。直觉上，在手术前有效治疗睡眠呼吸暂停，将有助于减少手术前夜的夜间血氧不足和心血管系统的负担，减少上气道的水肿，而使得气道的顺畅和安全，并易于进行围术期及术后管理。基于这些考虑以及患者使用 CPAP 或者 BiPAP 需要进行适应性训练这一临床经验，建议在手术之前对于 OSAHS 的治疗要小心谨慎。另外，术前对于治疗条件的评价可指导术后 CPAP 及 BiPAP 的压力设置。术后的治疗需要较高的压力设置，应该仔细监测以达到好的治疗效果。

OSAHS 对减肥外科手术效果的影响

肺及心脏并发症

减肥手术后患者即使没有 OSAHS，也常发生一些肺部并发症。腹部手术，尤其是上腹部的手术，引起可逆的肺功能损害持续最少 48h[48]。术后早期和远期的低氧血症，在腹部手术后的健康人群中可观测到[49]。而患有 OASHS 的患者，肺功能损害的风险更大。美国睡眠医学会（AASM）发布了一个简单的问卷调查表，以帮助发现患有 OSAHS 的患者[50]（表 35-3）。

表 35-3　OSAHS 症状调查问询表

别人告诉我有打鼾	Y N
夜间醒来感觉气短，或有窒息感	Y N
别人说我睡眠中握拳、窒息、打鼾	Y N
别人说我睡眠中有呼吸暂停	Y N
我醒来时感觉依然疲惫，甚至比睡前还重	Y N
我醒来时常常伴有头痛	Y N
我常常难以用鼻子呼吸	Y N
在白天常常嗜睡	Y N
我在晚餐前后放松时常常倒下熟睡	Y N
朋友、同事或家人常常谈论我的嗜睡	Y N

来源：Meoli et al.[50], with permission.

麻醉会影响上呼吸道，加重上呼吸道的阻塞并导致低氧及高碳酸血症所致的呼吸衰竭。所以在麻醉插管前或无人看护时，应该避免使用阿片类及镇痛类药物，并且在手术后尽量使用非阿片类止痛药[51]。另外，OSAHS 的患者可能有插管困难的情况，因为过多的组织增加了上呼吸道的阻塞。插管和拔管期间，潜在的风险是存在的。对于怀疑具有 OSAHS 的患者，应该非常重视。术后，在拔除气管插管以前，需要证明患者已经恢复了自主运动，并已从神经肌肉阻滞中恢复，可以采用一些方法来验证，例如在气管插管拔出之前，头部抬高最少持续 5 秒钟等。手术中麻醉药及镇静药的时机和剂量必须仔细调节，以达到疼痛控制目的的同时，又无麻醉过度或影响上呼吸道。

术后一周内非预期的和无法解释的意外死亡常常发生于夜间[52]，低氧血症被认为是最可能导致患者死亡的原因[53]。首先，术后当晚夜间快眼动（REM）睡眠显著地减少，在术后的第二、第三夜 REM 的百分比反弹上升。因为神经输入到呼吸肌在此阶段受到最大程度的抑制，快眼动睡眠易于导致 OSAHS，这样观察到在夜间的低氧可能是由 REM 反弹增多所引起[54]。

为减轻 OSAHS 患者的症状的上呼吸道手术，有许多并发症。然而，涉及 OSAHS 的并发症可能也会发生在任何其他类型的手术中。例如，OSAHS 患者行冠状动脉搭桥术（CABG）者，术后用 CPAP 治疗预后较好[55]。术前未诊断出的 OSAHS 对术后并发症及住院时间的影响，已有回顾性研究的报道。研究对象为接受髋关节或者膝关节置换术的 101 对配对患者，分别合并有或者没有合并 OSAHS[56]。在本研究中，两组患者中，骨科手术相关并发症相似，然而，合并有OSAHS的患者，严重并发症发生率是24%，严重并发症包括急性的心血管意外、需要ICU治疗或者需要紧急机械呼吸支持。而对照组严重并发症发生率为9%。此外，患有OSAHS的患者，平均住院日比不患有OSAHS的患者长1.7天。在一个非随机的研究中，应用CPAP对OSAHS进行治疗，心肺并发症得到减低。对此，虽然没有进行随机对照试验证明对于OSAHS的治疗可减少减肥手术后的呼吸并发症，但在理论上和临床观察上，这个推断都是成立的。

OSAHS伴随心律不齐，包括心动过速、心房颤动、室上性和室性心动过速，但最常见的是严重的窦性心动过速和房室传导阻滞[57]。心律失常的严重程度与OSAHS的严重性以及夜间缺氧程度相关[59]。电生理学研究常常是正常的，提示有过度的迷走性紧张，这通常发生在氧饱和度较低的情况下，并可导致心动过缓[59]。对于OSAHS有效的治疗，即使不进行针对心脏的治疗，也去消除睡眠相关的心律失常[59-62]。减肥手术患者术后睡眠中发生无临床征兆的心脏传导阻滞，这种情况已经报道3例，这几例患者被诊断或怀疑有睡眠呼吸暂停[63]。即使没有针对OSAHS进行治疗，也没有患者需要应用起搏器，没有患者发生晕厥。

OSAHS和肥胖都与充血性心力衰竭相关。心脏结构异常性疾病和OSAHS都有增加心脏并发症的风险。在不同的研究机构，ICU或进行远程遥控监测的病房各不相同。我们根据实践推荐在术后的早期阶段加强对严重OSAHS患者、OSAHS合并有心脏疾病的患者以及术后早期有呼吸系统并发症患者的监测。根据这些患者病情的紧急程度以及医院的设置，对这些高危险患者在不同的病房进行监护（包括ICU、过渡病房和遥控监护病房），最低的要求是需要持续监测动脉血氧以及心电图。

与吻合相关的并发症

有两个大型的连续病例研究发现OSAHS是术后并发症，主要是与吻合相关的并发症的风险因子。Perugini等[5]报道了188名患者的研究，对他们行腹腔镜Y型胃旁路术，其中22%的患者患有OSAHS。多因素分析结果发现，相比较于无OSAHS的患者，患有睡眠呼吸暂停的患者，发生需要以有创治疗方法进行治疗的并发症的概率，为普通患者的3倍（95%可信区间为1.3～1.7）。在所有于术后并发症相关的风险因子当中，唯一比OSAHS更显著的是术者的经验。大多数的并发症与胃－空肠吻合口相关，还有其他一些并发症，包括出血、疝、渗漏和瘘管形成甚至死亡。由于患者数量太少，不足以分析各种特定并发症与OSAHS或其他并存疾病之间的关系。正压通气治疗OSAHS的重要性也没有讨论。

在弗吉尼亚Commonwealth大学对行开放式或胃镜下减肥手术的3073例患者的治疗效果和与并发症相关的风险因素进行了报道[64]。在这一组中病例中，23.4%没有OSAHS的患者发生吻合口瘘，同时，患有OSAHS的患者吻合口瘘的发生率为34.3%（P=0.0037）。在多因素分析中，在所有患者当中，OSAHS不是导致瘘的显著的危险因素。但对于开放式胃旁路手术的患者来说，它则仍然是一个独立的危险因素。用CPAP对OSAHS治疗的影响在此没有表述。Livingston等[65]在对OSAHS患者的研究中，发现CPAP和并发症风险增加不存在关联性，这些风险包括吻合口瘘等。

在所有这些病例研究当中，OSAHS不是导致死亡的风险因素。在一个研究当中，严重的OSAHS常伴随医院费用的增加，可能因为有术后并发症的存在、需延长机械通气支持时间及重症监护病房的时间[66]。

在正压通气治疗中，经过鼻腔以及口鼻面罩，有一定压力的气体被输送到上呼吸道，有部分正压可被传递到达胃肠道。当CPAP用以治疗急性呼吸衰竭时，可能会发生胃膨胀，这种膨胀一般不太严重，很少会妨碍正常的治疗。值得注意的是，CPAP也可减少胃食管反射，是由于食道内压缓慢增加所致[67]（在鼻部CPAP压力为8cm时，中段食管压力从－3.5cm增加到－0.9cm）。我们还注意到，在胃肠吻合的患者，术后的正压通气治疗可能会导致吻合口的爆裂，尤其是对于那些旁路了具有保护作用的胃幽门的患者。对于这个问题，尚没有在大样本的术后患者中进行观察。这个问题没有在一项大型的前瞻性研究中观察到。为检验术后CPAP治疗的效果，观察发生吻合口裂或肺部并发症的风险，对于接受RYGB[68]型胃旁路术的159例CPAP治疗和908例没有进行CPAP治疗患者进行了观察，并没有发现两组之间存在吻合口瘘或呼吸并发症发生率的差别[68]。最近报道有两例睡眠呼吸暂停患者应用

BiPAP 进行治疗，术后发生肠膨胀和吻合口裂[69]。目前尚不能肯定这些报道的病例是否说明 BiPAP 的风险大于 CPAP 或者是否这些并发症与 BiPAP 并无关联，因为这个研究并没有说明样本量有多大，也没有明确肠道膨胀是否在术前就存在。两个患者都接受 BiPAP 治疗，所以难以用患者对机器的适应性困难来解释出现的并发症。在患有 OSAHS 的患者进行和未进行 CPAP 治疗的对比中，有关吻合口瘘或其他并发症之间的关联性尚没有充分研究。

减肥手术对 OSAHS 严重程度的影响

肥胖患者在减肥手术后如果体重有效减轻，常常能改善或治愈 OSAHS，尽管这方面的研究数据还很有限，原因是随访不完全或缺乏确切的 PSG 检查。在腹腔镜尚未出现以前，呼吸功能不全是减肥手术的禁忌证。然而，在早期个例报道中提示，对于睡眠呼吸暂停及肥胖所致的肺换气不足来说，手术减肥是有效的治疗方式。评价减肥前后，觉醒或 PSG 检查期间动脉血气得到改善的，但是没有达到正常[70-73]。一些研究者发现，手术后即使 OSAHS，依然存在[74-75]，患者却逐渐感觉他们的睡眠得到改善，这一点说明在术后应该随访患者对于睡眠和呼吸的主观改善,而不仅仅是关心 OSAHS 症状的改善。另一组病例报道，减肥手术后一般 4.5 月后 OSAHS 得到改善，而在平均术后 7.5 年随访时复发，在此期间的体重并没有增加[76]。

对于一系列病例的最新研究显示，鼾症的改善，包括鼾声、睡眠呼吸暂停及白天嗜睡症状的改善等，尽管通过患者主观感受相较于客观临床指标难以得到结论[77-78]。Dixon 等[21]报道在自我感觉的习惯性打鼾、明确的呼吸暂停、晨起头痛及 ESS 评分和睡眠质量等方面，在 1 年内有显著的改善。这个样本包括 313 个患者，但是仅仅 39% 回来接受随访，体重减轻效果的中位数是 31.2 ± 13.0kg，最高为 48% ± 16%。仅有 10 例在术前应用 CPAP 治疗 OSAHS，仅有 3 例在 1 年后需要正压通气治疗。

减肥手术对 PSG 结果的效果已有 3 组病例报道。Scheuller[79]报道了 15 例患者，他们进行了胆胰分流或胃成形术，分别在术前和术后至少一年进行 PSG 检查。这些患者平均减少了 54.7kg 体重，平均的睡眠呼吸紊乱事件从 97 次 / 小时下降到 11 次 / 小时，并且夜间氧饱和度明显改善。然而，在 15 例患者中，有 4 例患者，AHI 仍然大于 20，尽管他们平均减少了 35kg 体重，但是这些病例并没有特意去治疗 OSAHS。8 个患者在减肥手术之前，为改善呼吸阻塞及低氧饱和度，需行气管切开术，所有患者在术后均顺利拔除气管插管。Rasheid 等[80]报道，在 100 个行胃肠旁路术的患者中，在术后 6 个月时，BMI 从术前的 54 ± 1 降到 38 ± 1，ESS 从 12 ± 0.1 降到 6 ± 1。在手术前，58 例患者应用正压通气治疗，但是仅仅 11 例在术后进行了 PSG 检查。在这些患者中，AHI 从术前 56 ± 13 降到 23 ± 7，氧饱和度和睡眠质量均明显改善。在小样本量的研究中，多余体重减轻的百分比与术后 AHI 之间回归分析没有显示相关性。在最新发表的文章中显示，34 例 OSAHS 患者中有 8 人接受了随访，并行多导睡眠图检查，平均随访期为胃旁路术后 28 ± 8 月[81]。在这些患者当中，平均 BMI 减少 13.4 ± 7.8，除一例外所有患者 AHI 改善了至少 50%，但是 3 例患者睡眠呼吸暂停仍然存在，并需要进行 CPAP 治疗。

这些数据强烈提示我们，减肥手术后体重的显著减轻，可使嗜睡症状、睡眠呼吸暂停以及习惯性打鼾和醒后仍不清醒等症状有明显的改善。尽管客观的 OSAHS 改善的指标不明确,但是多数证据显示，绝大多数患者的症状得到改善。遗憾的是，一些患者，尽管他们已经减轻了体重，仍然还有显著的 OSAHS 症状，或许他们的症状有些许改善。目前，对于术后睡眠呼吸暂停获得改善的预测因素尚不清楚。体重没有减轻的患者，OSAHS 症状不太可能改善。由于各个研究中许多患者失随访，所以估计睡眠阻塞的改善情况时可能存在一些偏差。通常，手术效果好的患者，由于他们感觉较好，就不想再麻烦来随访。另外，术后效果较差的患者，可能在继续治疗上没有信心，也不愿意接受随访。

结论

OSAHS 可能存在于 1/4 至 3/4 需要接受减肥手术的患者中，它可能影响这些患者的治疗。对于选择哪些患者进行 OSAHS 筛查，尚没有一个理想的判断方法。然而，BMI 较高，或者有睡眠呼吸暂停的患者，合并有 OSAHS 的风险也越高，伴有心脏或肺部疾病的患者，可能有更加严重的血氧饱和度降低和生理紊乱。临床预测 OSAHS 的方法，例如 BASH'IM，可有助于确定低风险、无需进一步针对 OSAHS 进行检查的患者。对于合并有 OSAHS 的患者来说，围术期是最为危险的时期，尤其是对于那些术前并没有怀疑 OSAHS 的患者。参与减肥手术的麻醉师，应该慎重地应用镇静和止痛药物，并且警惕在手术前后可能出现气道阻塞的并发症。应用客观的评判指标，进行更长期的随访研究，对确定减肥手术后 OSAHS 的改善效果以及预测患者手术后 OSAHS 改善的情况，将非常重要。最后，应用 CPAP 对于 OSAHS 进行治疗能多大程度减少减肥手术并发症，仍需要进一步研究。

（李为民　译　杨仕明　审校）

参考文献

1. Sleep-related breathing disorders in adults: recommendations for syndrome definition and measurement techniques in clinical research. The Report of an American Academy of Sleep Medicine Task Force. Sleep 1999;22:667–689.
2. Young T, Peppard PE, Gottlieb DJ. Epidemiology of obstructive sleep apnea: a population health perspective. Am J Respir Crit Care Med 2002;165:1217–1239.
3. Young T, Shahar E, Nieto FJ, et al. Predictors of sleep-disordered breathing in community-dwelling adults: The Sleep Heart Health Study. Arch Intern Med 2002;162:893–900.
4. Young T, Palta M, Dempsey J, Skatrud J, Weber S, Badr S. The occurrence of sleep-disordered breathing among middle-aged adults. N Engl J Med 1993;328:1230–1235.
5. Perugini RA, Mason R, Czerniach DR, et al. Predictors of complication and suboptimal weight loss after laparoscopic Roux-en-Y gastric bypass: a series of 188 patients. Arch Surg 2003;138:541–545; discussion 545–546.
6. Fernandez AZ Jr, Demaria EJ, Tichansky DS, et al. Multivariate analysis of risk factors for death following gastric bypass for treatment of morbid obesity. Ann Surg 2004; 239:698–702; discussion 702–703.
7. Schauer PR, Ikramuddin S, Gourash W, Ramanathan R, Luketich J. Outcomes after laparoscopic Roux-en-Y gastric bypass for morbid obesity. Ann Surg 2000;232:515–529.
8. O'Keeffe T, Patterson EJ. Evidence supporting routine polysomnography before bariatric surgery. Obes Surg 2004; 14:23–26.
9. Frey WC, Pilcher J. Obstructive sleep-related breathing disorders in patients evaluated for bariatric surgery. Obes Surg 2003;13:676–683.
10. Serafini FM, MacDowell Anderson W, Rosemurgy AS, Strait T, Murr MM. Clinical predictors of sleep apnea in patients undergoing bariatric surgery. Obes Surg 2001;11: 28–31.
11. Akashiba T, Kawahara S, Kosaka N, et al. Determinants of chronic hypercapnia in Japanese men with obstructive sleep apnea syndrome. Chest 2002;121:415–421.
12. Kessler R, Chaouat A, Schinkewitch P, et al. The obesity-hypoventilation syndrome revisited: a prospective study of 34 consecutive cases. Chest 2001;120:369–376.
13. Kimoff RJ, Cosio MG, McGregor M. Clinical features and treatment of obstructive sleep apnea. Can Med Assoc J 1991;144:689–695.
14. Pressman MR, Figueroa WG, Kendrick-Mohamed J, Greenspon LW, Peterson DD. Nocturia. A rarely recognized symptom of sleep apnea and other occult sleep disorders. Arch Intern Med 1996;156:545–550.
15. Loh NK, Dinner DS, Foldvary N, Skobieranda F, Yew WW. Do patients with obstructive sleep apnea wake up with headaches? Arch Intern Med 1999;159:1765–1768.
16. Ohayon MM. The effects of breathing-related sleep disorders on mood disturbances in the general population. J Clin Psychiatry 2003;64:1195–200; quiz, 1274–1276.
17. Gottlieb DJ, Whitney CW, Bonekat WH, et al. Relation of sleepiness to respiratory disturbance index: the Sleep Heart Health Study. Am J Respir Crit Care Med 1999;159: 502–507.
18. Foley D, Ancoli-Israel S, Britz P, Walsh J. Sleep disturbances and chronic disease in older adults: results of the 2003 National Sleep Foundation Sleep in America Survey. J Psychosom Res 2004;56:497–502.
19. Vgontzas AN, Bixler EO, Tan T-L, Kantner D, Martin LF, Kales A. Obesity without sleep apnea is associated with daytime sleepiness. Arch Intern Med 1998;158:1333–1337.
20. Vgontzas AN, Papanicolaou DA, Bixler EO, et al. Sleep apnea and daytime sleepiness and fatigue: relation to visceral obesity, insulin resistance, and hypercytokinemia. J Clin Endocrinol Metab 2000;85:1151–1158.
21. Dixon JB, Schachter LM, O'Brien PE. Sleep disturbance and obesity: changes following surgically induced weight loss. Arch Intern Med 2001;161:102–106.
22. Peppard PE, Young T, Palta M, Skatrud J. Prospective study of the association between sleep-disordered breathing and hypertension. N Engl J Med 2000;342:1378–1384.
23. Shahar E, Whitney CW, Redline S, et al. Sleep-disordered breathing and cardiovascular disease: cross-sectional results of the Sleep Heart Health Study. Am J Respir Crit Care Med 2001;163:19–25.
24. Resnick HE, Redline S, Shahar E, et al. Diabetes and sleep disturbances: findings from the Sleep Heart Health Study. Diabetes Care 2003;26:702–709.
25. Punjabi NM, Sorkin JD, Katzel LI, Goldberg AP, Schwartz AR, Smith PL. Sleep-disordered breathing and insulin resistance in middle-aged and overweight men. Am J Respir Crit Care Med 2002;165:677–682.
26. Teran-Santos J, Jimenez-Gomez A, Cordero-Guevara J. The association between sleep apnea and the risk of traffic accidents. Cooperative Group Burgos-Santander. N Engl J Med 1999;340:847–851.
27. Chervin RD. Sleepiness, fatigue, tiredness, and lack of energy in obstructive sleep apnea. Chest 2000;118:372–379.
28. Young T, Hutton R, Finn L, Badr S, Palta M. The gender bias in sleep apnea diagnosis. Are women missed because they have different symptoms? Arch Intern Med 1996; 156:2445–2451.
29. Johns MW. A new method for measuring daytime sleepiness: the Epworth Sleepiness Scale. Sleep 1991;14:540–545.
30. Dixon JB, O'Brien PE. Predicting sleep apnea and excessive day sleepiness in the severely obese: indicators for polysomnography. Chest 2003;123:1134–1141.
31. Maislin G, Pack AI, Kribbs NB, et al. A survey screen for

prediction of apnea. Sleep 1995;18:158–166.
32. Chesson AL Jr, Berry RB, Pack A. Practice parameters for the use of portable monitoring devices in the investigation of suspected obstructive sleep apnea in adults. Sleep 2003; 26:907–913.
33. Baltzan MA, Verschelden P, Al-Jahdali H, Olha AE, Kimoff RJ. Accuracy of oximetry with thermistor (OxiFlow) for diagnosis of obstructive sleep apnea and hypopnea. Sleep 2000;23:61–69.
34. Schwab RJ, Gefter WB, Hoffman EA, Gupta KB, Pack AI. Dynamic upper airway imaging during awake respiration in normal subjects and patients with sleep disordered breathing. Am Rev Respir Dis 1993;148:1385–1400.
35. Reeves-Hoche MK, Hudgel DW, Meck R, Witteman R, Ross A, Zwillich CW. Continuous versus bilevel positive airway pressure for obstructive sleep apnea. Am J Respir Crit Care Med 1995;151:443–449.
36. Sanders MH, Kern N. Obstructive sleep apnea treated by independently adjusted inspiratory and expiratory positive airway pressures via nasal mask. Physiologic and clinical implications. Chest 1990;98:317–324.
37. Littner M, Hirshkowitz M, Davila D, et al. Practice parameters for the use of auto-titrating continuous positive airway pressure devices for titrating pressures and treating adult patients with obstructive sleep apnea syndrome. An American Academy of Sleep Medicine report. Sleep 2002;25:143–147.
38. Chervin RD, Theut S, Bassetti C, Aldrich MS. Compliance with nasal CPAP can be improved by simple interventions. Sleep 1997;20:284–289.
39. Ferguson KA, Ono T, Lowe AA, Keenan SP, Fleetham JA. A randomized crossover study of an oral appliance vs nasal-continuous positive airway pressure in the treatment of mild-moderate obstructive sleep apnea. Chest 1996;109: 1269–1275.
40. Ferguson KA, Ono T, Lowe AA, al-Majed S, Love LL, Fleetham JA. A short-term controlled trial of an adjustable oral appliance for the treatment of mild to moderate obstructive sleep apnoea. Thorax 1997;52:362–368.
41. Liu Y, Lowe AA, Fleetham JA, Park YC. Cephalometric and physiologic predictors of the efficacy of an adjustable oral appliance for treating obstructive sleep apnea. Am J Orthod Dentofacial Orthop 2001;120:639–647.
42. Larsson LH, Carlsson-Nordlander B, Svanborg E. Four-year follow-up after uvulopalatopharyngoplasty in 50 unselected patients with obstructive sleep apnea syndrome. Laryngoscope 1994;104:1362–1368.
43. Sher AE, Schechtman KB, Piccirillo JF. The efficacy of surgical modifications of the upper airway in adults with obstructive sleep apnea syndrome. Sleep 1996;19:156–177.
44. Walker-Engstrom ML, Tegelberg A, Wilhelmsson B, Ringqvist I. 4-year follow-up of treatment with dental appliance or uvulopalatopharyngoplasty in patients with obstructive sleep apnea: a randomized study. Chest 2002; 121:739–746.
45. Riley RW, Powell NB, Li KK, Troell RJ, Guilleminault C. Surgery and obstructive sleep apnea: long-term clinical outcomes. Otolaryngol Head Neck Surg 2000;122:415–421.
46. Hochban W, Conradt R, Brandenburg U, Heitmann J, Peter JH. Surgical maxillofacial treatment of obstructive sleep apnea. Plast Reconstr Surg 1997;99:619–626; discussion 627–628.
47. Barbe F, Mayoralas LR, Duran J, et al. Treatment with continuous positive airway pressure is not effective in patients with sleep apnea but no daytime sleepiness: a randomized, controlled trial. Ann Intern Med 2001;134:1015–1023.
48. Meyers JR, Lembeck L, O'Kane H, Baue AE. Changes in functional residual capacity of the lung after operation. Arch Surg 1975;110:576–583.
49. Siler JN, Rosenberg H, Mull TD, Kaplan JA, Bardin H, Marshall BE. Hypoxemia after upper abdominal surgery: comparison of venous admixture and ventilation-perfusion inequality components, using a digital computer. Ann Surg 1974;179:149–155.
50. Meoli AL, Rosen CL, Kristo D, et al. Upper airway management of the adult patient with obstructive sleep apnea in the perioperative period—avoiding complications. Sleep 2003;26:1060–1065.
51. Boushra NN. Anaesthetic management of patients with sleep apnoea syndrome. Can J Anaesth 1996;43:599–616.
52. Rosenberg J, Pedersen MH, Ramsing T, Kehlet H. Circadian variation in unexpected postoperative death. Br J Surg 1992;79:1300–1302.
53. Rosenberg-Adamsen S, Kehlet H, Dodds C, Rosenberg J. Postoperative sleep disturbances: mechanisms and clinical implications. Br J Anaesth 1996;76:552–559.
54. Rosenberg J, Wildschiodtz G, Pedersen MH, von Jessen F, Kehlet H. Late postoperative nocturnal episodic hypoxaemia and associated sleep pattern. Br J Anaesth 1994; 72:145–150.
55. Rennotte M, Baele P, Aubert G, Rodenstein D. Nasal continuous positive airway pressure in the perioperative management of patients with obstructive sleep apnea submitted to surgery. Chest 1995;107:367–374.
56. Gupta RM, Parvizi J, Hanssen AD, Gay PC. Postoperative complications in patients with obstructive sleep apnea syndrome undergoing hip or knee replacement: a case-control study. Mayo Clin Proc 2001;76:897–905.
57. Guilleminault C, Connolly SJ, Winkle RA. Cardiac arrhythmia and conduction disturbances during sleep in 400 patients with sleep apnea syndrome. Am J Cardiol 1983;52: 490–494.
58. Roche F, Xuong AN, Court-Fortune I, et al. Relationship among the severity of sleep apnea syndrome, cardiac arrhythmias, and autonomic imbalance. Pacing Clin Electrophysiol 2003;26:669–677.
59. Grimm W, Koehler U, Fus E, et al. Outcome of patients with sleep apnea-associated severe bradyarrhythmias after continuous positive airway pressure therapy. Am J Cardiol 2000;86:688–692.
60. Becker HF, Koehler U, Stammnitz A, Peter JH. Heart block in patients with sleep apnoea. Thorax 1998;53:29S–32.
61. Harbison J, O'Reilly P, McNicholas WT. Cardiac rhythm disturbances in the obstructive sleep apnea syndrome: effects of nasal continuous positive airway pressure therapy. Chest 2000;118:591–595.
62. Fichter J, Bauer D, Arampatzis S, Fries R, Heisel A, Sybrecht GW. Sleep-related breathing disorders are associated with ventricular arrhythmias in patients with an implantable cardioverter-defibrillator. Chest 2002;122:558–561.
63. Block M, Jacobson LB, Rabkin RA. Heart block in patients after bariatric surgery accompanying sleep apnea. Obes Surg 2001;11:627–630.
64. Fernandez AZ Jr, DeMaria EJ, Tichansky DS, et al. Expe-

rience with over 3,000 open and laparoscopic bariatric procedures: multivariate analysis of factors related to leak and resultant mortality. Surg Endosc 2004;18:193–197. Epub 2003 Dec 29.
65. Livingston EH, Huerta S, Arthur D, Lee S, De Shields S, Heber D. Male gender is a predictor of morbidity and age a predictor of mortality for patients undergoing gastric bypass surgery. Ann Surg 2002;236:576–582.
66. Cooney RN, Haluck RS, Ku J, et al. Analysis of cost outliers after gastric bypass surgery: what can we learn? Obes Surg 2003;13:29–36.
67. Fournier MR, Kerr PD, Shoenut JP, Yaffe CS. Effect of nasal continuous positive airway pressure on esophageal function. J Otolaryngol 1999;28:142–144.
68. Huerta S, DeShields S, Shpiner R, et al. Safety and efficacy of postoperative continuous positive airway pressure to prevent pulmonary complications after Roux-en-Y gastric bypass. J Gastrointest Surg 2002;6:354–358.
69. Vasquez TL, Hoddinott K. A potential complication of bilevel positive airway pressure after gastric bypass surgery. Obes Surg 2004;14:282–284.
70. Victor DW Jr, Sarmiento CF, Yanta M, Halverson JD. Obstructive sleep apnea in the morbidly obese. An indication for gastric bypass. Arch Surg 1984;119:970–972.
71. Sugerman HJ, Fairman RP, Lindeman AK, Mathers JA, Greenfield LJ. Gastroplasty for respiratory insufficiency of obesity. Ann Surg 1981;193:677–685.
72. Hamazoe R, Furumoto T, Kaibara N, Inoue Y. Vertical banded gastroplasty for sleep apnea syndrome associated with morbid obesity. Obes Surg 1992;2:271–274.
73. Boone KA, Cullen JJ, Mason EE, Scott DH, Doherty C, Maher JW. Impact of vertical banded gastroplasty on respiratory insufficiency of severe obesity. Obes Surg 1996;6:454–458.
74. Sugerman HJ, Fairman RP, Sood RK, Engle K, Wolfe L, Kellum JM. Long-term effects of gastric surgery for treating respiratory insufficiency of obesity. Am J Clin Nutr 1992;55:597S–601S.
75. Charuzi I, Lavie P, Peiser J, Peled R. Bariatric surgery in morbidly obese sleep-apnea patients: short- and long-term follow-up. Am J Clin Nutr 1992;55:594S–596S.
76. Pillar G, Peled R, Lavie P. Recurrence of sleep apnea without concomitant weight increase 7.5 years after weight reduction surgery. Chest 1994;106:1702–1704.
77. Dhabuwala A, Cannan RJ, Stubbs RS. Improvement in co-morbidities following weight loss from gastric bypass surgery. Obes Surg 2000;10:428–435.
78. Frigg A, Peterli R, Peters T, Ackermann C, Tondelli P. Reduction in co-morbidities 4 years after laparoscopic adjustable gastric banding. Obes Surg 2004;14:216–223.
79. Scheuller M, Weider D. Bariatric surgery for treatment of sleep apnea syndrome in 15 morbidly obese patients: long-term results. Otolaryngol Head Neck Surg 2001;125:299–302.
80. Rasheid S, Banasiak M, Gallagher SF, et al. Gastric bypass is an effective treatment for obstructive sleep apnea in patients with clinically significant obesity. Obes Surg 2003;13:58–61.
81. Guardiano SA, Scott JA, Ware JC, Schechner SA. The long-term results of gastric bypass on indexes of sleep apnea. Chest 2003;124:1615–1619.

第 36 章　减肥外科手术与腹外疝

Paul A. Thodiyil, George M. Eid

腹外疝包括切口疝、脐疝和其他前腹壁疝，普遍发生于病态肥胖症患者中。妥善处理腹外疝对病态肥胖症患者术后恢复起着至关重要的作用。并发腹外疝的病态肥胖症患者治疗上面临两大困境：一是体重使腹外疝复发率增加；二是开放肠道的手术常常伴随的术野感染限制了人工补片的使用。除此之外，切口疝也是开放性减肥手术常见的术后远期并发症。

流行病学和危险因素

在接受腹部手术的一般人群中，切口疝发生率在 3%～13%[1]，而在接受开放性胃旁路手术的病态肥胖症患者中可高达 20%[2]。切口疝较常见于年老患者，平均年龄为 51 岁 [3]，男女比例为 1.6∶1。脐疝也相对较为常见，其最可能发生于 50～60 岁的人群 [3-4]。然而，许多腹疝通常没有被诊断，直到进行另一个腹部手术时才被发现。Nassar 等 [5] 报告接受腹腔镜胆囊切除术患者中，脐和脐旁缺损的发生率达 12%。

病因学

病态肥胖症是导致切口疝的一个主要危险因素，其中接受开放性胃旁路手术的患者约 20% 可发生切口疝。作为腹疝的危险因素，病态肥胖症的危险系数为长期使用激素这一危险因素的 5 倍 [2]。对于接受胃旁路手术的病态肥胖症患者，前次手术已形成的切口疝、严重的伤口感染、2 型糖尿病、睡眠呼吸暂停综合征和肥胖性通气低下综合征均是增加术后切口疝风险的独立危险因素。另外，术前的体重、年龄、性别似乎并不影响切口疝形成的风险 [2]。

超过 90% 的成年人的原发性疝 [6]，如脐疝，往往是一种后天性缺损。其中 8% 是复发性疝，有 30% 可发生网膜嵌顿。疝缺损面积平均为 25.4cm^2，有 5% 为多部位缺损 [7]。

临床表现

虽然绝大多数腹外疝患者可表现为腹壁上突出的肿块，但病态肥胖症患者可能并非如此，这使得诊断较为困难 [8]。病态肥胖症患者可能最初表现为腹痛、恶心或肠梗阻。应该注意的是，受患者体型和腹壁厚度的影响，常无法触及疝缺损，因此，行腹腔 CT 扫描是必要的 [9]。事实上，大约 10% 病态肥胖症患者腹外疝的首次诊断是在术中做出的。

治疗

病态肥胖症患者腹外疝治疗的挑战源于延期手术修复的风险以及在胃旁路手术与疝修补术同期进行的部位发生补片感染的风险。根据作者的经验，接受胃旁路手术而延期修复腹外疝的患者中，术后有 36% 可发生网膜嵌顿而导致肠梗阻。该并发症平均发生于胃旁路术后 63 天（10～150 天）。人工补片受肠内容物污染而发生感染的风险也有很多报道。

从开放性一期修补术到腹腔镜人工补片术，腹壁疝外科修补技术取得了重大进展。开放性一期修补术复发率很高（49%）[10-12]，很大程度上归因于缝合线张力过大、随后的创口缺血坏死以及居高的伤口感染风险。使用人工合成材料的无张力修补术概念的提出有重大的意义，它使疝修补术后复发率降低（8%～17%）[13-14]。

然而，使用补片的开放性疝修补术使伤口并发症和感染发生率增加 [15-16]。筋膜前聚丙烯补片修复术后常见并发症有轻度伤口感染（12%）、重度伤口感染（5%）、血清肿（5%）、血肿（3%）和慢性疼痛（6%）等，术后 20 个月疝复发率为 4%[2]。

无张力疝修补术概念的进步来源于对腹腔内压力机制的认识。将补片置于深筋膜后方，增加的腹腔内压力将起到进一步加强修补的效果，这也是

Rives-Stoppa 技术的基础，该技术进一步通过腹腔镜途径植入一种嵌入式人工补片[11，15]，使疝复发率降至 0% ~ 5%[17-19]。除了能广泛覆盖缺损部位，腹腔镜观察下还可能辨认出未观察到的多发性筋膜缺损。

我们在腹腔镜胃旁路手术的最后阶段放置补片的技术，是以改良的 Rives-Stoppa 技术为基础的。这过程包括到消除疝缺损，并于腹腔镜视野下在腹前壁用记号笔描记疝缺损的轮廓。在这个轮廓以外 3cm 处，再勾勒一个更大的轮廓。将一块润湿的生物补片放入，并根据腹壁上标记的轮廓裁剪成合适的大小。在补片的边角穿上不可吸收缝线，然后将补片卷起通过 Trocar 置入腹腔。利用 Carter-Thomason 缝合器，用之前穿好的缝线将补片固定在目标位置上。用若干钛螺钉约 1cm 间距钉合于补片四周以将其进一步固定。通过若干小穿刺口，利用 Carter-Thomason 缝合器，沿着距补片外缘间隔 3cm 处以不可吸收缝线确保将其固定好。

腹腔镜人工补片修复术相较开放性术式有很多优势，特别是在降低切口并发症方面[17，20-21]。然而，接受腹腔镜修补术的患者中 21% ~ 32% 可发生血清肿[16，22-24]。典型的血清肿是由补片和前腹壁之间的潜在间隙中的血清渗液积聚造成的。一项应用超声检查的前瞻性研究发现[25]，血清肿的自然病程显示，100% 的患者血清肿在第 7 天时体积达最大，而在第 90 天时 80% 完全消退。大多数的血清肿能自发消退或经过多次抽吸之后消退，仅有 0.2% 的患者在第 6 周时需要行再次探查[26]。

脐疝修补术的注意事项略有不同于切口疝修补术，因前者往往缺损较小，并且有相对健全的腹肌和筋膜层。使用缝合技术的开放性脐疝修补术在 20 世纪应用广泛。尽管人们努力地改进缝合技术，一期脐疝修补术效果并不好，疝复发率可达 10% ~ 20%[27-28]。使用补片以达到无张力修补的术式使复发率大幅降低至 1%[27]。然而，当与一个胆道或肠道手术同期进行时，人工补片用于修复脐疝可能就不适宜了，因为存在污染和慢性伤口感染的潜在风险。

腹腔镜经筋膜缝合技术可关闭更大面积的筋膜，不失为这种情况下可供选择的一种极有吸引力的方法。一期手术过程中，如果遇到网膜嵌顿，则通过钝性分离来解除嵌顿。在脐上方戳一个 2mm 的穿刺孔，以便置入 Carter-Thomason 缝合器的尖端[29]。应用此设备，在直视下将不可吸收缝线置入腹腔疝缺损的一侧，然后让缝线通过此设备，再从缺损的另一侧抽出，如图 36-1 所示。至少有 3 根未打结的缝线跨过筋膜缺损处（图 36-2）。在所有的缝线放置完毕之后，解除气腹，然后将缝线打结。皮内缝合关闭切口并将线结埋于皮下。

对于在进行腹腔镜胃旁路术时偶然发现有一个或更多的腹外疝的患者来说，所有现行的治疗方法都不理想。一期修复术公认的失败率可达 22% ~ 49%[7，10]，而在受污染区域使用人工合成材料有导致植入物感

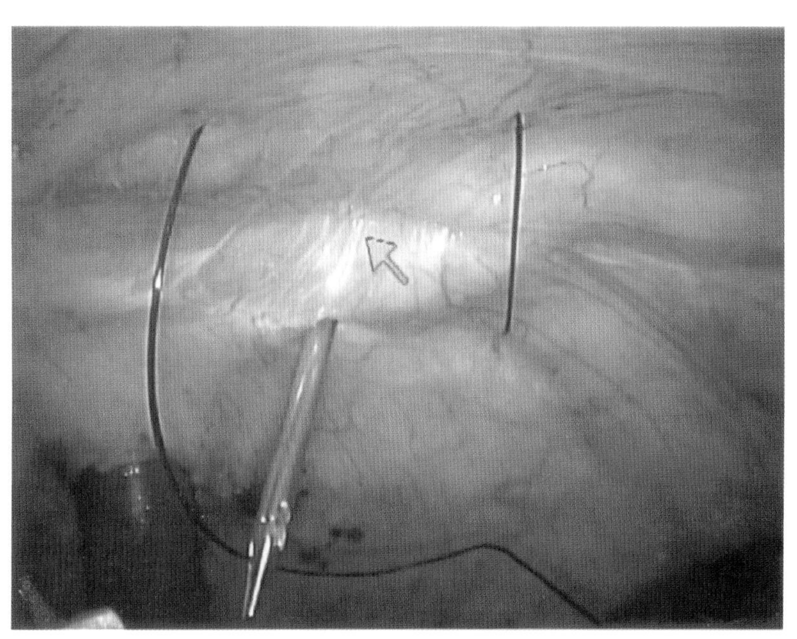

图 36-1　应用 Carter-Thomason 缝合器，将不可吸收缝线从缺损的一侧置入腹腔，再从另外一侧抽出（箭头所示）

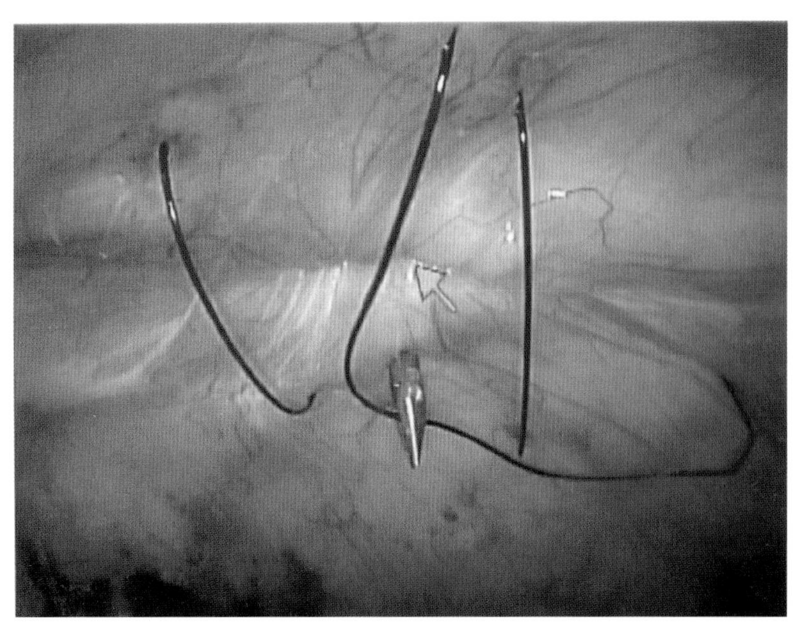

图 36-2 在腹壁筋膜缺损处（箭头所示），置入至少三根缝线，跨过筋膜缺损，在解除气腹后收紧打结

染进而手术失败的风险。将疝修补延期至体重出现明显下降之后，有 36% 的患者在 6 个月内出现小肠梗阻，显示这种方法也是危险的[7]。使用可吸收补片（如 Vicryl 补片）疝复发率可达 75%[30]，因而可能不是一种适宜的选择。

新的生物材料补片的诞生可能提高上述患者腹外疝的修补成功率。这种新型补片具有一个包含若干种生长因子的胶原蛋白构架[31]，刺激自体组织长入胶原基质中，并逐渐被全部重吸收[30]。由于成为感染病灶的可能性很小，使其更适用于污染术野中。

最大的一项针对腹腔镜胃旁路手术患者腹外疝处理的研究表明，与一期缝合修复比较，使用生物补片的疝复发率最低（术后 13 个月，0/12）。术后形成血清肿的情况普遍存在，并且大多数无需特殊治疗而自行消退。约 8%（1/12）的患者发生伤口蜂窝织炎，予抗生素治疗后治愈。经过在术前和术后对患者进行充分的评价和坚持治疗，治疗结果满意。2 例患者出现局灶性持续性伤口疼痛，在应用布比卡因进行一次或两次局部治疗后，疼痛消退。

该研究中，直径小于 3 ~ 4cm 的脐疝使用经腹贯穿缝合法一期修复，与关闭 12mm 的 Trocar 方法一致。不幸的是，使用这种方法疝复发率达 22%。而疝小于 2cm 的患者中（0/8），在 36 个月的随访观察中无 1 例复发[3]。以上结果表明，对于缺损大于 2cm 的脐疝，应用生物材料植入物的 Rives-Stoppa 无张力修补术或许是更佳的选择。

临床要点

病态肥胖症患者腹外疝的治疗依然具有挑战性。重要的是，让病态肥胖症患者意识到术中可能偶然发现腹疝，对其进行修补后复发风险很高。此外，修复病态肥胖症患者减肥手术后并发的切口疝也是至关重要的，尤其在出现网膜嵌顿时[7]，因为术后并发绞窄性肠梗阻的风险很高。

为了降低疝复发率，可应用生物材料补片加固所有的缺损。如果疝缺损较小（直径<2cm），那么可以用 Carter-Thomson 缝合器进行“8”字缝合来进行修补。如果疝缺损较大（直径≥2cm），当修补术和胃旁路术同期进行时，使用生物材料补片可能是合理的选择[3]。然而，对于直径大于 5cm 的疝，作者建议在胃旁路手术前至少 3 个月，应用之前文献提到的双层补片（扩张的聚四氟乙烯 - 聚丙烯，PTFE）[32] 行正规的疝修补术。将 PTFE 的面朝向腹腔，以使再次手术时粘连最小。

（陈贵进 译　董光龙 审校）

参考文献

1. Mudge M, Hughes LE. Incisional hernia: a 10 year prospective study of incidence and attitudes. Br J Surg 1985;72:70–71.
2. Sugerman HJ, et al. Greater risk of incisional hernia with morbidly obese than steroid-dependent patients and low recurrence with prefascial polypropylene mesh. Am J Surg 1996;171:80–84.
3. Eid GM, et al. Laparoscopic repair of umbilical hernias in conjunction with other laparoscopic procedures. JSLS 2006;10:63–65.
4. Harmel RP. Umbilical hernia. In: Nyhus LM, Condon RE. eds. Hernia. Philadelphia: Lippincott, 1989:347–352.
5. Nassar AH, Ashkar KA, Rashed AA, Abdulmoneum MG. Laparoscopic cholecystectomy and the umbilicus. Br J Surg 1997;84:630–633.
6. Morgan WW, White JJ, Stumbaugh S, Haller JA Jr. Prophylactic umbilical hernia repair in childhood to prevent adult incarceration. Surg Clin North Am 1970;50:839–845.
7. Eid GM, et al. Repair of ventral hernias in morbidly obese patients undergoing laparoscopic gastric bypass should not be deferred. Surg Endosc 2004;18:207–210.
8. Ianora AA, Midiri M, Vinci R, Rotondo A, Angelelli G. Abdominal wall hernias: imaging with spiral CT. Eur Radiol 2000;10:914–919.
9. Rubio PA, Del Castillo H, Alvarez BA. Ventral hernia in a massively obese patient: diagnosis by computerized tomography. South Med J 1988;81:1307–1308.
10. Anthony T, et al. Factors affecting recurrence following incisional herniorrhaphy. World J Surg 2000;24:95–100; discussion 101.
11. van der Linden FT, van Vroonhoven TJ. Long-term results after surgical correction of incisional hernia. Neth J Surg 1988;40:127–129.
12. Hesselink VJ, Luijendijk RW, de Wilt JH, Heide R, Jeekel J. An evaluation of risk factors in incisional hernia recurrence. Surg Gynecol Obstet 1993;176:228–234.
13. Liakakos T, Karanikas I, Panagiotidis H, Dendrinos S. Use of Marlex mesh in the repair of recurrent incisional hernia. Br J Surg 1994;81:248–249.
14. Rios A, et al. Factors that affect recurrence after incisional herniorrhaphy with prosthetic material. Eur J Surg 2001; 167:855–859.
15. Stoppa RE. The treatment of complicated groin and incisional hernias. World J Surg 1989;13:545–554.
16. White TJ, Santos MC, Thompson JS. Factors affecting wound complications in repair of ventral hernias. Am Surg 1998;64:276–280.
17. Ramshaw BJ, et al. Comparison of laparoscopic and open ventral herniorrhaphy. Am Surg 1999;65:827–831; discussion 831–832.
18. Birgisson G, Park AE, Mastrangelo MJ Jr, Witzke DB, Chu UB. Obesity and laparoscopic repair of ventral hernias. Surg Endosc 2001;15:1419–1422.
19. Costanza MJ, Heniford BT, Arca MJ, Mayes JT, Gagner M. Laparoscopic repair of recurrent ventral hernias. Am Surg 1998;64:1121–1125; discussion 1126–1127.
20. Park A, Birch DW, Lovrics P. Laparoscopic and open incisional hernia repair: a comparison study. Surgery 1998;124:816–821; discussion 821–822.
21. Holzman MD, Purut CM, Reintgen K, Eubanks S, Pappas TN. Laparoscopic ventral and incisional hernioplasty. Surg Endosc 1997;11:32–35.
22. Chowbey PK, et al. Laparoscopic ventral hernia repair. J Laparoendosc Adv Surg Tech A 2000;10:79–84.
23. Temudom T, Siadati M, Sarr MG. Repair of complex giant or recurrent ventral hernias by using tension-free intraparietal prosthetic mesh (Stoppa technique): lessons learned from our initial experience (fifty patients). Surgery 1996;120:738–743; discussion 743–744.
24. Leber GE, Garb JL, Alexander AI, Reed WP. Long-term complications associated with prosthetic repair of incisional hernias. Arch Surg 1998;133:378–382.
25. Susmallian S, Gewurtz G, Ezri T, Charuzi I. Seroma after laparoscopic repair of hernia with PTFE patch: is it really a complication? Hernia 2001;5:139–141.
26. Schwab JR, et al. After 10 years and 1903 inguinal hernias, what is the outcome for the laparoscopic repair? Surg Endosc 2002;16:1201–1206.
27. Arroyo A, et al. Randomized clinical trial comparing suture and mesh repair of umbilical hernia in adults. Br J Surg 2001;88:1321–1323.
28. Celdran A, Bazire P, Garcia-Urena MA, Marijuan JL. H-hernioplasty: a tension-free repair for umbilical hernia. Br J Surg 1995;82:371–372.
29. Carter JE. A new technique of fascial closure for laparoscopic incisions. J Laparoendosc Surg 1994;4:143–148.
30. Dayton MT, Buchele BA, Shirazi SS, Hunt LB. Use of an absorbable mesh to repair contaminated abdominal-wall defects. Arch Surg 1986;121:954–960.
31. Voytik-Harbin SL, Brightman AO, Kraine MR, Waisner B, Badylak SF. Identification of extractable growth factors from small intestinal submucosa. J Cell Biochem 1997;67: 478–491.
32. Eid GM, et al. Medium-term follow-up confirms the safety and durability of laparoscopic ventral hernia repair with PTFE. Surgery 2003;134:599–603; discussion 603–604.

第 37 章　减肥手术后的体型重塑

Dennis Hurwitz

微创胃肠旁路手术治疗病态肥胖症取得了良好的临床效果，仅在去年，匹兹堡大学减肥外科中心就开展了 1000 余例此类手术，减肥手术后体型重塑的需求也在迅猛增加 [1]，这些患者在体重大幅度减轻以后，出现了令人厌恶的下垂皮赘以及奇形怪状的卷状皮肤脂肪等症状。减肥手术在成功地大幅减轻体重以及肥胖并存疾病危害的同时，也带来了种种问题而导致患者生活质量下降。我们中心的工作人员提前考虑到了这些问题，并鼓励患者通过我们专业的塑形手术来重获新生。

在过去数十年里，许多整形外科医生认为对躯干部和大腿部的冗余皮肤的最好的处理方式是环形腹部成形术与躯体下部提升术 [2-8]。但是手术结果总是有好有坏，而且在技术上难以达成一致意见。与此同时，关于体重大幅度减轻后的塑形手术的文献报道很少，也没有一篇关于微创减肥手术术后的文献。因此，我探索了多种的手术方式、途径及定位，从而形成了一种创新性的手术技术。我们发现了此类患者特征的一致性，在此基础上，考虑个体化的手术方式。此类广泛且复杂的手术都需要在全身麻醉下进行，手术时间一般为 6 ~ 12 小时，手术风险很大。

通过仔细评估各个手术的结果和总结学术会议上的一些报告，我们已经将塑形手术发展到了能够根据患者的畸形和要求量身定做的地步。对于患者身体畸形的全面评估和综合考虑非常重要。整个手术技术是基于艺术性、高效性、牢固缝合、组织损伤最小化等整形外科原则的综合运用（表 37-1）。

表 37-1　**塑形手术原则**

分析畸形及患者情况；
有效的手术设计与实施；
横向切除尽可能多的赘余组织；
切口选择干净利落并充分考虑瘢痕的影响；
重点考虑整体塑形与组织张力；
保护好健康皮肤及皮下筋膜；
从皮瓣上轻柔而又有效地移除脂肪；
保证缝合紧密牢固；
最大程度减少组织水肿、感染、静脉炎及血清肿的发生；
总结手术经验。

这一章将介绍患者特征、手术的计划安排、手术技巧以及一些病例。详细介绍手术治疗的原则，以及对手术效果的评价。在 2000 年 3 月到 2003 年 7 月间，我为 54 例大幅减肥的患者实施了 208 例次手术。其中包括：腹壁成形术（*n*=48），躯体下部提升术（*n*=44），躯体上部提升术（*n*=15），大腿内侧塑形术（*n*=34），纵向大腿内侧塑形术（*n*=7），上臂塑形术（*n*=17），乳房塑形 / 胸部再造术（*n*=19），面部提升术（*n*=8）男性乳房肥大矫正术（*n*=8）以及其他整形手术（*n*=8）。这些患者的 BMI 都没有超过 35，由于重度肥胖患者的手术并发症风险高，所以我们没有治疗这些重度肥胖的患者 [9]。

患者一般情况

肥胖是一种令人难堪的疾病，尤其是在女性当中 [2]，所以寻求治疗的大部分是女性患者。对手术治疗的需求的增长归功于良好的手术结果以及较低并发症发病率，患者之间口头交流，而且学术期刊、网络以及大众传媒起到了推波助澜的作用 [10]。在体重大幅减轻后寻求手术塑形治疗的所有患者中，女性占有 84% 的比例。

大多数患者反映，腹腔镜胃旁路手术术式简单，术后疼痛轻。仅需要 5 ~ 6 个腹壁小切口，患者的腹膜腔就可以在充气之后暴露出肠道，只需要 2 ~ 3 小时，就可以完成胃肠道重建。腹腔镜旁路手术后，患者在几天之内就能出院，一周内就可以开始正常工作。而对于那些因为手术操作考虑而中转为开腹手术的患者，术后恢复过程轻微延长，伤口愈合延迟以及切口疝较为常见。

由于手术缩小了胃容积，并旁路了适当长度小肠（肠道旁路的长度与肥胖程度相关[11]），术后患者由于摄食量、营养吸收减少以及进食后快速出现饱胀感，体重快速减轻。很多患者在进食少量糖和脂肪后可出现轻度的胃肠倾倒症状。与此同时大多数患者对食物失去兴趣，这可能是由于激素改变引起的。手术后，随着时间延长，患者胃肠功能不断恢复增强，所以鼓励患者遵循多餐少食原则，并积极进行运动。通常，术后患者体重减轻主要是由于进食减少和运动，并不主要是由于营养吸收减少。很多术后患者参与了减肥外科支持小组，并成为其他患者的典范，并以其经历来鼓励他人。我们的护士和其他医务人员也通过多种方式为患者介绍减肥之后的塑身手术。我们在匹兹堡大学建立了一个“旁路手术之后的新生”的项目，患者在接受胃旁路手术之后，会很快收到自动安排的整形专科预约和关于塑形手术的知识手册，他们也可以通过网络、病友介绍以及在国家电视台播出的关于全身塑形（作者独创的手术方式）的节目中，找到我们的 Hurwitz 整形外科中心。

在术后的 18 个月中患者会稳步减掉他们 70% 的多余体重，但是大部分会在接下来的数年中反弹 20%[12]。所以当一个患者术后体重下降达到稳定状态，那么等待超过 18 个月以后再进行塑形手术，效果往往适得其反。通常，再接下来进行身体塑形手术的一年中，患者会重新恢复大部分体重。从另一方面来说，某些患者在术后会出现不曾预料到的进一步的体重减轻，幅度为 20 ~ 60 磅，这是由于部分肠道的机械运动功能受阻导致的。由此引发的亚临床营养不良症状，导致血浆前白蛋白下降，并加重皮肤松弛症状。这样的营养不良可能会延缓切口愈合过程，体重的再度减轻也会造成新的皮肤松弛，这样的情况会影响原本非常乐观的手术结果。

与层层堆叠悬垂的皮肤和脂肪做斗争并勇于改变现状的患者最终会选择接受塑形手术，因为对他们来说，之前的巨大体型虽然令人不快但至少还是可以接受的。而悬垂的冗余皮肤扭曲了患者的身体形态、年龄以及外貌，在进行剧烈运动的时候甚至会左右摆动，衣服穿起来不合身，皮肤皱襞内容易出现潮湿、恶臭、发炎的症状。更令人难堪的是下垂的皮肤、阴阜以及大腿让患者的伴侣难以产生亲密的欲望。这就导致即使大多数患者都明白身体塑形手术是他们康复过程中的一个重要环节，他们依旧会对接受旁路手术感到后悔。在这个时期整形外科医生的心理沟通就显得尤为重要了，特别是说服患者接受后续塑形手术的风险以及自负手术费用的时候。如果患者经济状况有限，我们可以为信誉良好的患者通过“全国美容外科资助计划”提供合理的贷款利率。

随着恢复期痛苦逐渐减轻、体重显著下降、运动习惯改进以及在其他先行者的鼓励下，患者们逐渐接受了后续艰巨的塑形手术的事实。施行塑形手术的适当时机是当患者的脂肪充分减少而且与肥胖相关并存疾病显著减轻的时候。这些并发症包括睡眠呼吸暂停、高血压、胃食管反流病（GERD）、心肌病、糖尿病、下肢浮肿、骨关节炎以及精神抑郁。因为这些疾病的存在以及术后将长期存在的负氮平衡（饥饿引起），我们要避免在进行了肠道旁路手术的同时给患者实施脂膜切除术。此外，脂膜切除术的手术瘢痕有可能影响到之后体型矫正手术的最佳方案的设计。

我们发现大多数患者都理解我们计划达成的目标和受到的限制以及多阶段手术的必要甚至反复修改的可能性。我们向患者传达了这样一个观念：非常紧凑的缝合是完美的塑形体验的前提，但同时也伴有缝合口开裂的风险。如果这样的风险是患者不能接受的，那么在手术中患者的皮肤就不会被拉的那么紧。虽然手术的瘢痕一般都是很细的，但是有着增生变粗甚至隆起的可能。我们会提前告知患者他们所接受手术的常见的和严重风险，同时让患者签一份内容详尽的知情同意书。我们建立了一个网站（www.usabodycontouring.com），以便患者就诊前访问并了解相关信息。他们可以在网站上了解更多关于手术的知识，看到其他各类患者的手术结果，并了解手术可能的风险，并且有一份详尽的表格，可以给予患者指导并且为医生收集重要的信息。Hurwitz 整形外科中心会赠送给每位前来咨询的患者一本参考书：《身体整体提升术：在减肥、衰老和妊娠后重塑乳房、胸部、上臂、大腿、臀部、背部、腰部、腹部和膝部》（由纽约医学出版社 2005 年出版）。我们会尝试着排除患有慢性疾病、精神疾病以及抱有不切实际期望的求诊患者。

患者第二次前来就诊，通常在塑形手术前几周，我们会为其进行影像学检查。我们会在显示器上显示患者术前的照片，然后用电子感应笔画出预计的切口，并在多个角度标示出组织张力的方向和最终手术瘢痕的位置。患者术后新的身体轮廓可以被大致画出来，但是不能给予绝对的保证。术式的选择与手术结果因患者的体质而各异。体型过大和胖型体质的人是不能重塑为瘦型体质的。在门诊复诊的患者，无论是不耐烦、对结果感到失望的还是为结果感到开心的患者，当他们在显示器上看到自己术前各个角度全身变形的照片时，都会意识到自己有了多大的改变。

手术医生要考虑到患者的身型（胖型身材、中型身材或瘦型身材）、身体变形的程度、身体尺寸、性别、患者意向、生活方式以及患者对风险的承受能力。在着手进行如此复杂的手术之前，手术医生、手术团队以及医院都应该有相当的基础。患者体型越大，手术过程越长，并发症发生的可能性就越大。

体重减轻后的畸形

体重大幅减轻后患者的体型变化取决于家族性和性别特异性的脂肪沉积以及局部皮肤对筋膜层的附着。最容易受影响的区域是颈前、上臂、胸部、下背部、肋腹部、腹部、阴阜和大腿。男性的脂肪堆积多见于肋腹部、腹内组织以及胸部，女性则多见于堆积在腹部、臀部及大腿的皮下。体型畸变的样式似乎受患者术前 BMI 和 BMI 变化程度的巨大影响。

赘余的皮肤悬挂于皮肤与深筋膜之间的纤维紧密附着处（图 37-1）。躯干部分的皮肤紧密的贴附于乳房下皱襞，向下沿着躯体前正中线、腹白线走行直到腹股沟终止。皮肤在腹直肌腱划处的附着密度不一（大多出现在男性），并且大多以一两块腹直肌的宽度环绕在前肋、侧腹以及背部。皮肤膨起形成皮褶的地方在手术之后会重新贴附腹壁，而且局部皮肤张力会减低，这就解释了为什么在腹壁成形术后第一块腹肌的位置往往会出现多余的皮褶。

不管是前路手术还是后路手术，我们都要进行从中间向两侧对赘余组织的交错清扫。大腿处的皮肤附着于髂前上棘下方，赘余皮肤分布于外侧中至内侧中的区域，在大腿后侧区域分布相对较少。在体重减轻进入平台期的时候，各处赘余皮肤内的脂肪含量有着很大的差别。大范围的皮肤起皱和折叠现象伴随着体重大幅降低而出现。皮肤就像一套尺寸过大的衣服，横向和纵向的皮肤没有一处能被撑起来。与外伤后或者先天性畸形的手术治疗不同，塑形手术无需用移植正常组织来修复畸形，因为所有的皮肤组织都处于错乱状态并需要相应修复。

皮肤松弛的病因

在体重快速降低后的皮肤松弛的病因并没有被完全了解。从患者身上的皮下和筋膜间的纤维组织，在微观研究中可以看到弹性蛋白纤维的断裂。弹性蛋白和胶原蛋白的损伤导致了在体重减轻后皮肤无法回缩。我们没有办法预防随着体重的快速降低而出现的腹部、胸部、臀部以及上臂和大腿内侧的皮肤的下垂。使用质量最好的皮肤来修复腹部是非常重要的，一般从上腹部的皮肤取材。但遗憾的是，在大幅而且迅速的降低体重之后，患者身上往往已经没有高质量的皮肤了。这些问题在超过 55 岁的患者身上显得更加复杂，因为即使没有大幅降低体重，这些患者的皮肤也已经失去了相当大部分的弹性。除非我们能够找到可行的方法去逆转这些复杂畸形及皮下病变，否则，我们就不得不尽量在允许范围内切除最宽程度的皮肤，然后把皮瓣尽可能地拉紧后缝合。

三个因素导致了术后的皮肤松弛：首先是皮肤组织的胶原蛋白和弹性蛋白的病变；其次，离缝合口越远的皮肤张力越小，我将这点视为皮肤松弛的客观规律，另外需要说明的是，靠近缝合口的皮肤松弛得到了矫正，而距离缝合口越远的地方松弛会逐渐加剧；最后，皮肤与皮下筋膜的黏附阻碍了其余部分皮肤被拉紧，外科分离这些常见而又独特的粘连可以获得游离的皮瓣，但是鉴于穿支血管的血液供应往往就在这一结构，皮瓣的存活能力会受到影响。

之前一直没有被证实有效改进皮肤及皮下组织弹性的方法。目前我正在研究 Endermologie 康复理疗仪（LPG, Miami, FL, USA）的应用，使用计算机来调节按摩和抽吸的强度。LPG 公司声称皮肤松弛的症状可以在使用他们的机器进行 20 次 / 周的疗程后得到明显减轻。我们已经开展了此项治疗用以改善手术效果，事实证明疗效确实如同他们

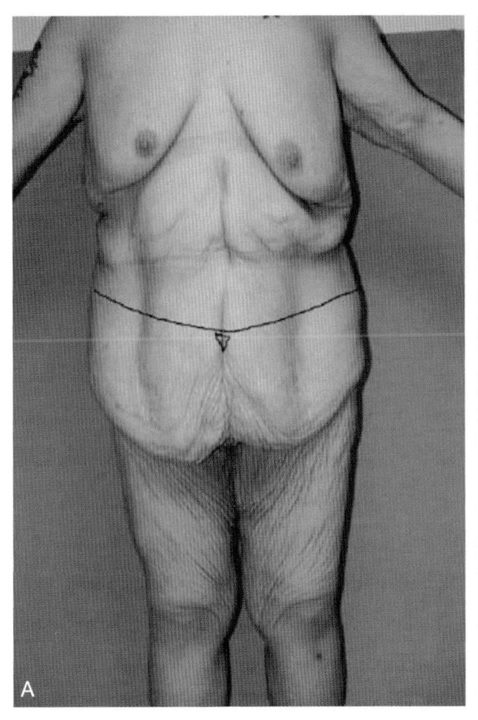

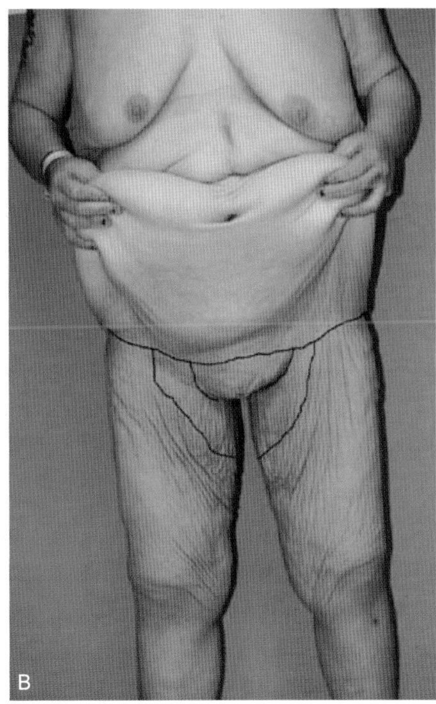

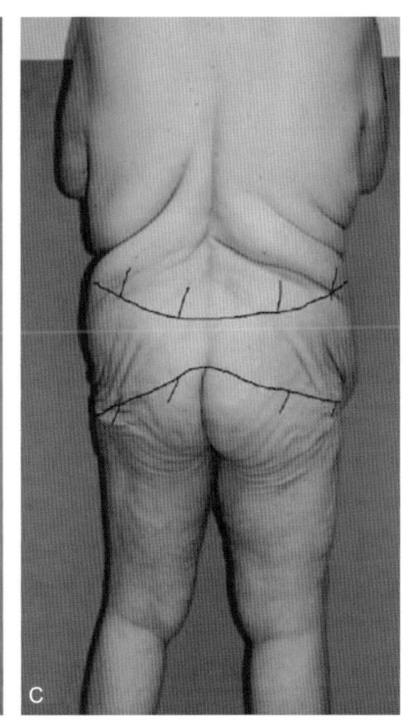

图 37-1　体重大幅降低后患者因为原有脂肪分布和皮肤附着的模式不同而表现出各种各样的畸形。（A）这位 33 岁，203 磅的女性患者在 Y 型胃旁路术后 2 年里减去了 300 磅的体重。她在躯干中部、臀部和内侧大腿有着巨大的赘皮和相当大范围的皮肤松弛。腹部赘余的皮肤与脂肪卷像瀑布一样从中间挂向两侧。腹部中间沿着腹白线和脐的皮肤附着形成了一前正中线，在留有手术瘢痕的上腹部显得更为明显。腹部外侧靠近中央的区域有着垂直的皮肤折痕，反映出由肋缘发出沿着腹直肌侧缘走行直到悬挂着的皮赘的半月线。从乳房下皱襞开始向下，有着阶梯状的不对称的横向皮肤附着。从上往下直至肋缘的皮肤与皮下筋膜广泛附着，而且左侧比右侧要密集。从下往上则有两条横线，反映出腱划从腹直肌外侧缘横越腹上部和脐部。（B）在举起赘皮的时候，可以看见广泛的沿着髂脊的皮肤附着区，穿过耻骨上区，并下移至阴唇和大腿的连接处。从内侧上部至髌骨上区可见进行性加重的皮肤皱褶。（C）背部的皮褶从躯体下部向上蔓延至肩胛骨。在左背部沿着背部筋膜附着处可见两条斜线，在右侧有三条。最后一叠皮褶盖住了盆骨上缘。紧密附着的臀部中央和丰满的臀部由大量的前、侧部的细小皮褶构建。股骨转子下方大腿外侧下部和后侧的皮肤广泛附着于阔筋膜。患者身上的环状腹壁成形术、下部躯体提升术和内侧大腿塑形术的手术标记已经画好。第一阶段的手术切口线在患者躺卧、翻开并扶住皮褶的时候做好。所做的垂直线可以保证适当的对齐缝合。我们标记时先让患者平躺并拉起皮褶，在大阴唇唇前联合上 8cm 做一条 14cm 的横线，然后向斜上方拽起皮赘前缘并固定，再沿着双侧腹股沟和髂前上棘继续画出手术切口线。下方越过髋部的切口在患者侧卧位并外展大腿时作出。将所有需要切除的皮肤拉向头侧，横行切线由后向前直接划过臀部间襞上缘。由图可见，当患者站立的时候，在大腿外侧皮肤松弛处会出现划线的下降。前上部的切口划线越过脐部，通过将上部皮瓣拉至比基尼线得来，因为游离上方的皮肤会受肋缘皮肤附着的影响。内侧大腿塑形作有一道内侧切口线，由唇外侧沟延伸至侧阴阜，这道切口线的外侧的线是对移除皮肤所做的估测，在患者仰卧位抬起大腿时做出。内侧大腿塑形术的后臀划线走行于坐骨结节上方，在臀后皱襞延伸并终止。

宣传的一样。我们确信如果进行熟练规范的操作，Endermologie 康复理疗仪能够加速术后肿胀和硬结的消散，还可以软化大部分的增生瘢痕并减少瘢痕性疼痛。美国食品药物管理局（FDA）已经批准了这种疗法用于改善皮下脂团的短时间治疗。我们发现较小的皮肤畸变经过治疗变得平滑了。应用实验猪上进行的实验证明，经过一段时间治疗之后，皮下组织的胶原蛋白会开始增加[13]。临床研究并没能提示其对于外形畸变的可靠改善，但是对于皮下脂肪团的治疗结果前景可观[14-17]，并且可以作为超声治疗以及传统吸脂手术的辅助治疗手段。该公司已将最新电子科技引入到新产品 Keymodule（LPG One, Miami, FL, USA），相信更好的治疗结果不久就会出现。而在 2006 年上半年里，我们成功的应用了 Thermage 技术（Thermage Inc., Hayward, CA, USA）——一种射频能量源，用以矫正小范围的术后皮肤松弛。

皮肤脂肪切除术

许多患者自己要求做悬垂的皮肤皮下组织切除手术。因为他们知道大多数的保险公司会为治疗有症状的悬垂的皮褶支付医疗费。我们会为患者解释这个手术不足以解决他们大面积的皮肤赘余问题，皮肤脂肪切除术只是简单地做一个腹部前方的横行长切口，然后去掉肚脐与耻骨之间的皮肤与脂肪，用以解决悬垂的皮肤问题。它并不会游离上方的皮瓣、修改并重建肚脐，而且常常需要辅以周边的脂肪抽吸术，同时皮肤凸出的问题也没有得到解决。这个术式的指征是为了修正悬垂的脂肪垫带来的后续炎性症状。它的明确适用者是悬垂皮肤分布于肚脐与耻骨之间的特殊患者。

手术方案和护理

手术方案和顺序要基于畸变的样式和患者本人意愿。主要的工作是做好通过环状腹壁提升术和下部躯体提升术移除躯干下部和大腿上的多余组织的准备。大腿上的赘余皮肤需要在大腿中内侧做一条长的垂直切口，大多数患者都能接受用这样一条长瘢痕来取代原先的皮赘，因为这样的切口一般都能顺利恢复并且能被大腿遮挡。许多患者希望同时把背部的皮褶和下垂的胸部也一起矫正，这些手术一般要等到几个月后才能进行。

上部躯干以及全身的提升

上部躯体提升术用于处理上腹部的皮肤、中背部的皮肤皱襞以及乳房变形。与下部躯体提升术类似，在上部躯体提升术治疗胸部下垂后我们再进一步处理背部的皮褶。对于女性患者，这个术式重点在于构建高而稳固的乳房下皱襞，而在男性皮肤皱襞则应该完全移除。因为在中腹部有明显的皮肤皱褶分割，导致腹部被折叠的皮肤组织被分为上下两层（图 37-1），所以如果不进行上部躯体提升术是无法矫正上腹部畸形的。因为涉及腹部皮褶的血供和手术范围如此巨大，上部躯体提升术通常由下向上分阶段施行。我们曾经对 3 个复杂的男性乳房发育患者以及几个希望在单次手术过程中尽量完成全部手术内容的女性，施行了一步到位的全身提升术，耗时 8 ~ 12h。这种一步到位的手术仅限于最有手术经验的小组施行——小组必须包括一位经验丰富的整形外科医生，一名医师助理以及若干经过大型联合整形手术培训的能干的住院医师。

塑形手术的每一个步骤都要花费 2 ~ 3h。如果没有医学禁忌证，整容手术也包括在塑形手术当中（保险支付）。匹兹堡大学医疗中心附属的 Magee 妇女医院，这样做以后，医疗费，包括设备、麻醉相关费用以及在院恢复期间的费用，得到有效减少。

经验丰富的麻醉专家会为手术的体位改变以及面部和身体承重面的保护措施做好准备。带有气管插管接入孔的泡沫橡胶面垫是我们的首选（Gentle Touch 5 型头枕由 Orthopedic System 公司生产，Union City, CA, USA），因为考虑到手术时需皮下注射一些液体，所以将静脉输液量减少，术中输液和用药管理由麻醉团队负责。在术中我们会考虑患者对胶体和代血浆制品的需求，所有患者都会被持续监护，包括记录尿量。体型较大的患者会在术前自体献血 1 ~ 2 个单位以备术中需要输血时回输，在手术快结束的时候我们会给患者补充羟乙基淀粉、胶体液，必要时还会输血。

在麻醉诱导前，即开始使用腿部间断式气泵血压计和静脉抗生素输入。如果有其他血栓性静脉炎的风险、静脉炎、血栓栓塞、下肢肿胀或者局部压痛病史，则需要使用低分子肝素。

患者术后将住院留观 3 天，补充体液、电解质和控制疼痛，为了尽量避免缝合线承受巨大张力，患者活动时，需要给予协助。

在这一系列患者中，没有一例发生并发症或者血栓静脉炎；52 位患者共有 8 处切口出现小的开裂，需要床旁缝合或者二期愈合；10 位患者出现了小块皮肤坏死；1 位吸烟女性在上部躯体提升术后需要清创及植皮；8 位患者需要多次负压吸引治疗血肿。

手术技术总结

我们的基本手术技术已有报道 [18]。本质上就是沿着比基尼线去除掉一大片皮肤与脂肪的环状腹壁成形术和下部躯体提升术（图 37-1 ~ 图 37-5），皮肤脂肪切除术只是整个手术过程的一小部分，这个手术方法需要患者在术中最少翻一个身。手术流程依据患者躯干皮肤附着的样式以及患者的 BMI 而有所不同。

完整的腹壁成形术的特点是移除下腹部所有的赘余皮肤、中央游离皮下至剑突以及最小程度对质量较好皮瓣皮下组织的横向破坏。长辫一样的缝合口将从剑突延伸至耻骨。手术台被弯曲起来，因为质量较好的皮瓣靠近耻骨及腹股沟的切口，这一部位皮瓣的斜向的应力较大，这种应力会使得腰部变窄并提起大腿前侧部。下部躯体提升术时，患者取俯卧位，在手术台旁边的通用辅助操作台的帮助下固定大腿，合并进行广泛的沿着臀部和大腿的远侧皮下分离，随后进行紧凑的皮下筋膜的缝合。脂肪抽吸术可以在除了远端中心皮瓣以外区域自由使用。在体重大幅减轻的患者，内侧的大腿塑形常常和下部躯体提升同时进行。体型较小的患者可以考虑将其他重要的手术同时进行，比如乳房固定术和上肢提升术。

术前应该根据需要切除的赘余皮肤和估计缝合区张力做好切口标记，这会影响到周围组织的塑形以及瘢痕最后的位置。应该谨慎对待腹部较长的瘢痕，注意避免切口和瘢痕间夹有皮肤组织，手术医生应该要么将瘢痕包含进切口，要么在瘢痕及切口间留下充分空间以保证中间皮肤组织的足够血运。在患者站立的时候标记悬垂组织从操作上来说非常困难，所以我们很多外科手术的划线都是在患者躺卧的情况下画出的，然后让患者站立并重新评估，其他人也推荐类似的方法[4, 6]。

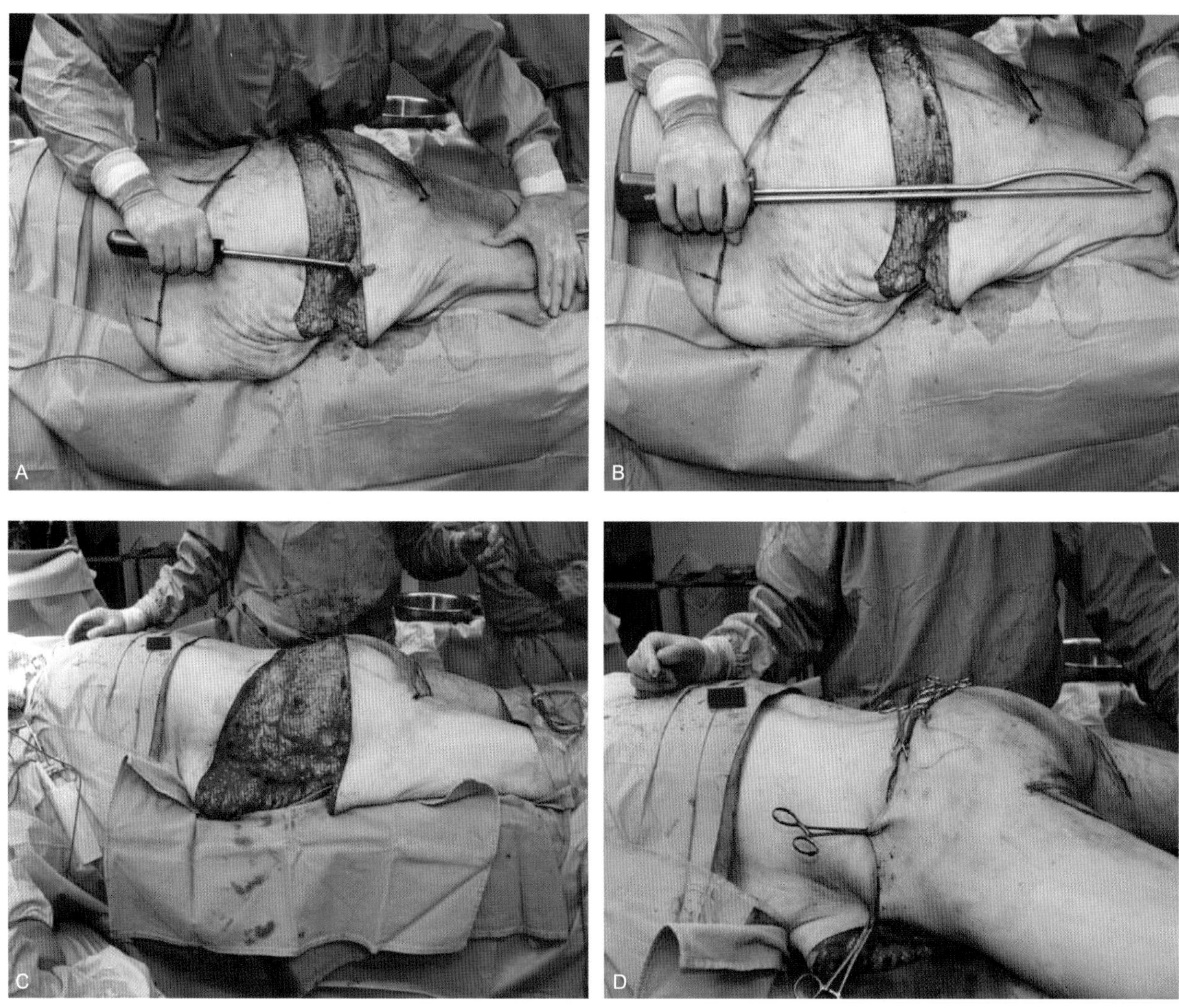

图 37-2　手术由患者俯卧位开始，手术刀先切开下方的切口画线。（A）在股骨转子外侧直接分离皮下，使用的是由 Ted Lockwood 博士设计的长杆钝性分离器。（B）压住皮下筋膜，手术医生反复用钝性分离器分开侧方、后方以及前方的大腿皮下。当皮肤游离完成后，大腿部皮瓣被拉升至先前设计的上部切口线，如果需要，可沿上部的横行切口画线切开。（C）然后切掉中间分离出来的皮肤与脂肪组织，只留下合适体积的球形脂肪，这个创面非常巨大。（D）为了避免术后腿部长期皮肤松弛，这些切口应该缝合得越紧越好。我们运用了一些有助于紧密缝合的策略：使用在手术台旁边的带护垫辅助多功能台完全固定患者的大腿；使用巾钳合理估测创缘；使用大号的尼龙编织线紧密缝合皮下筋膜系统。在将患者翻身做腹壁成形术之前，内侧大腿塑形术的侧边三角形皮瓣就会被切除并缝合

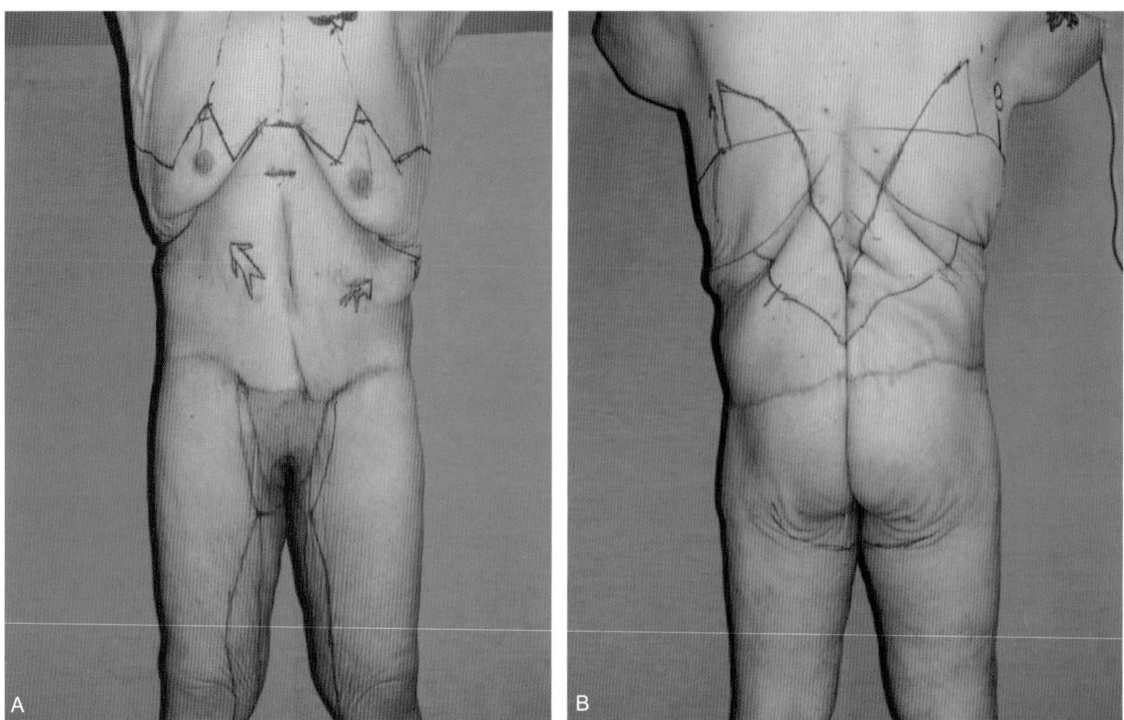

图 37-3 （A，B）第一阶段手术后 4 个月的结果如图所示，图中的画线是为上部躯体提升术、乳房固定术、纵向大腿塑形而准备的。（A）大腿内侧的纵向切除是因为单纯高处的横向大腿内侧塑形不足以完全矫正大腿内侧的皮赘。在下胸部和乳房下皱襞之间我们将切除一条宽大的环形皮肤。（B）切口线继续延伸，直至在背部连接成环，由于背部的皮肤松弛过于严重，我们必须做一个斜行的大型皮瓣越过胸横带区域。手术以患者俯卧位开始，在背面腹壁成形术完成以后，做乳房固定术完成上部躯体提升。最后完成内侧大腿塑形术

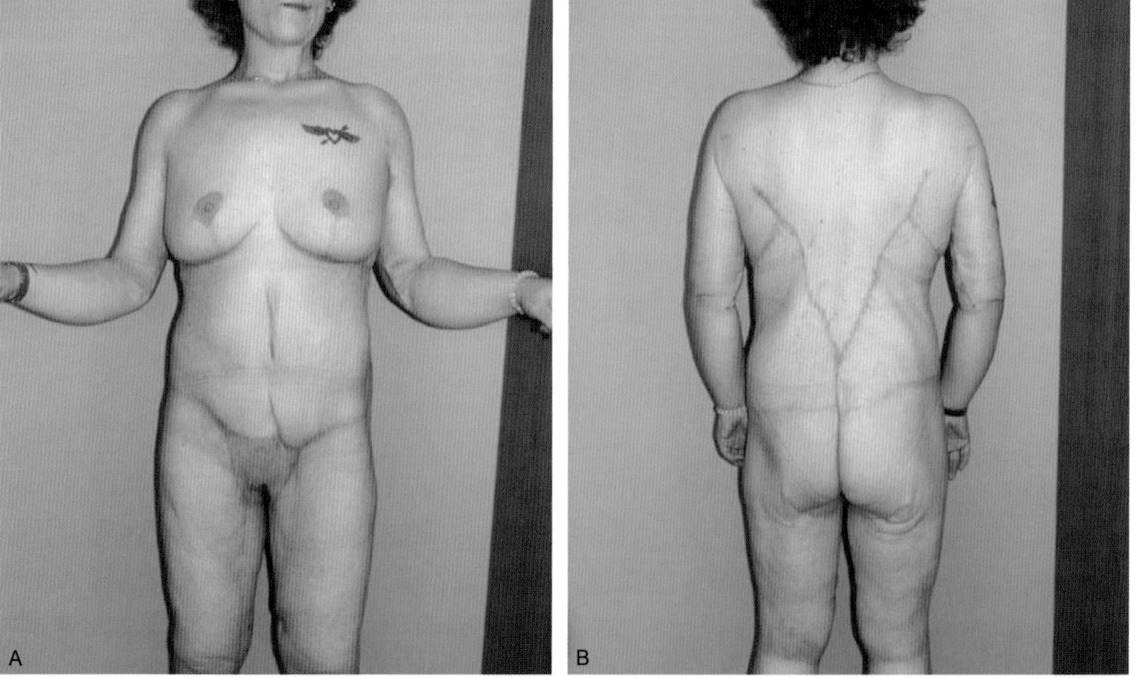

图 37-4 （A，B）这是图 37-3 术后 6 个月，刚结束双侧上肢塑形的结果。患者已经完整的完成了所有阶段的全身提升。在塑形手术之前她体重 210 磅，而现在体重 170 磅。（A）她的乳房现在形态美观而且对称，所有的赘余皮肤都被移除，臀部、腰部的自然曲线也建立起来了。（B）大腿现在有着自然的倒锥形轮廓，背部的巨大瘢痕大部分都能被内衣遮盖

治疗原则

这些联合手术是长时程的、涵盖一个巨大体型患者的大部分体表、需要术中变化体位以及皮下层与轻薄皮瓣高张力缝合的复杂手术。因此，为了提高手术成功率和降低并发症发生率，我们在这里列出相关的整形手术原则。由于患者的畸变和术者个人偏好的不同，精细的技巧应用也各不相同，但是手术原则是不会改变的（表 37-1）。

第一条原则是之前已经谈到的分析患者和畸变情况。我们需要强调的是，离缝合线越远的地方，拉力效应越低。因此，在沿着比基尼线缝合伤口以后，残余的松弛皮肤会出现在腹上部、躯体侧面的中央以及大腿远端。这种松弛可以通过二期反转腹壁成形术来治疗，我们现在已经将其发展成为上部躯体提升术和内侧大腿松弛皮肤直接切除。过大的腹围限制了皮肤牢固缝合的有效性，这种情况可通过术前进行一个月时间的腹带捆扎、几天的肠道清洗以及在腹壁手术中避免使用氧化亚氮作为麻醉药（膨胀性气体）而减轻。

第二条原则是效率。低效率会延长本就很长的手术时间，增加术中出血和各类并发症的风险，以及术者疲劳和手术成本。手术医生应该建立一致性手术方式，这样外科助理就能提前知道医生的需要。特殊的设备或缝线应该提前要求准备。有经验的术前评估会使手术切除范围变得精确起来（尤其是对稍微瘦点的患者），但是让患者以躺、坐、站各个姿势来完成标记依旧需要接近 1 小时的时间。

固定和旋转患者的最有效和最高效的方法并没有定论。然而我认为在患者使用俯卧位和仰卧位（包括最近改良的将腿完全外展固定至辅助多功能台的体位）的手术中，我们已经取得了最好的结果[19]。

先俯卧位手术然后转到仰卧位只需要一个体位变化。活动度最大的皮瓣将首先被提升，手术从患者俯卧位开始，从下部躯体提升术的下切口做起。在吸出脂肪和皮下游离之后，臀部和大腿部的皮瓣被大幅拉升，预期的上切口线的位置就会被定位并切开。介于中间的背下部和侧部的皮肤和脂肪被整块地从一侧切除到另一侧。适当的牵引与反牵引可以让术者快速地切过具有出血风险或者解剖复杂的部位。需要注意的是，在侧腹部保留合适体积的脂肪中，背部的缝合不要太紧，最好为之后的腹部缝合需要的弯曲部留有余地。在把患者翻转之前，沿着臀下皱襞进行大腿内侧塑形的后侧部分手术。接着患者被翻转过来，以仰卧位放置在手术室第二张手术台上，重新铺单准备进行腹壁成形术。有经验的住院医师亲自或者作为助手操作一部分手术内容，主治医师和住院医师一起进行吸脂和缝合的工作。

第三条原则是横向切除皮肤。皮赘的走向主要以垂直方向为主，而且与垂直切口交叉的地方会造成不够理想的皮瓣。横行的瘢痕很容易被隐藏在内衣区皮肤里，并且不大可能增生。

沿着比基尼线设计躯干的瘢痕，不仅容易遮盖，而且还能体现出女性躯体最美的轮廓（图 37-5）。当相对较窄的腰部过多皮肤超过髂前上棘时，则需要横向切除过多的皮赘。

对于宽大的手术疤痕，采用前正中线上部倒“V”形方式切除。背部 V 形切除仅限于臀部中线皮瓣，以帮助旋转过度冗余的大腿外侧皮肤。宽阔且垂直的背部中线皮肤附着紧密，所以以向上圆弧形的方式进行切除。另外一些不能做横向皮肤切除的例外情况是矫正重度男性乳房发育和背中部，在这些地方可以倾斜的椭圆线方式进行切除。

第四条原则是合理的切口设计。如同前面所提到的，重点是将水平瘢痕留在比基尼线上。大多数切口的设计在患者倾斜体位时候做出，但需要在站立位检查核对。同时切除中上腹部的横向瘢痕，以避免可能发生的皮肤坏死。

第五条原则是优先考虑外形塑造后的组织张力，就像做乳房缩小成形术时一样。当巨大的缝合张力出现时，后期皮下组织变薄是可以预计的，特别是在侧臀区。除此之外，随着时间的推移，臀部中央的形状会逐渐变成球面形。

第六条原则是保护皮肤及皮下筋膜。我们通常沿着切口线注入几百毫升乳酸林格氏液，其中含有 1mg 肾上腺素和 40ml 的 1% 利多卡因。这种预处理可以减少出血及电凝的使用。因为皮瓣存在张力，切开切口时要轻微倾斜着切开皮肤组织，垂直切开脂肪层。在这里要遵从第二条原则——效率，所以使用血管收缩药，这样可以保证手术时不必频繁止血。

第七条原则是移除脂肪的操作要轻柔，即使是使用吸脂器前脂肪组织已经使用利多卡因与肾上腺素浸润过。使用超声探头简单通过一下就能

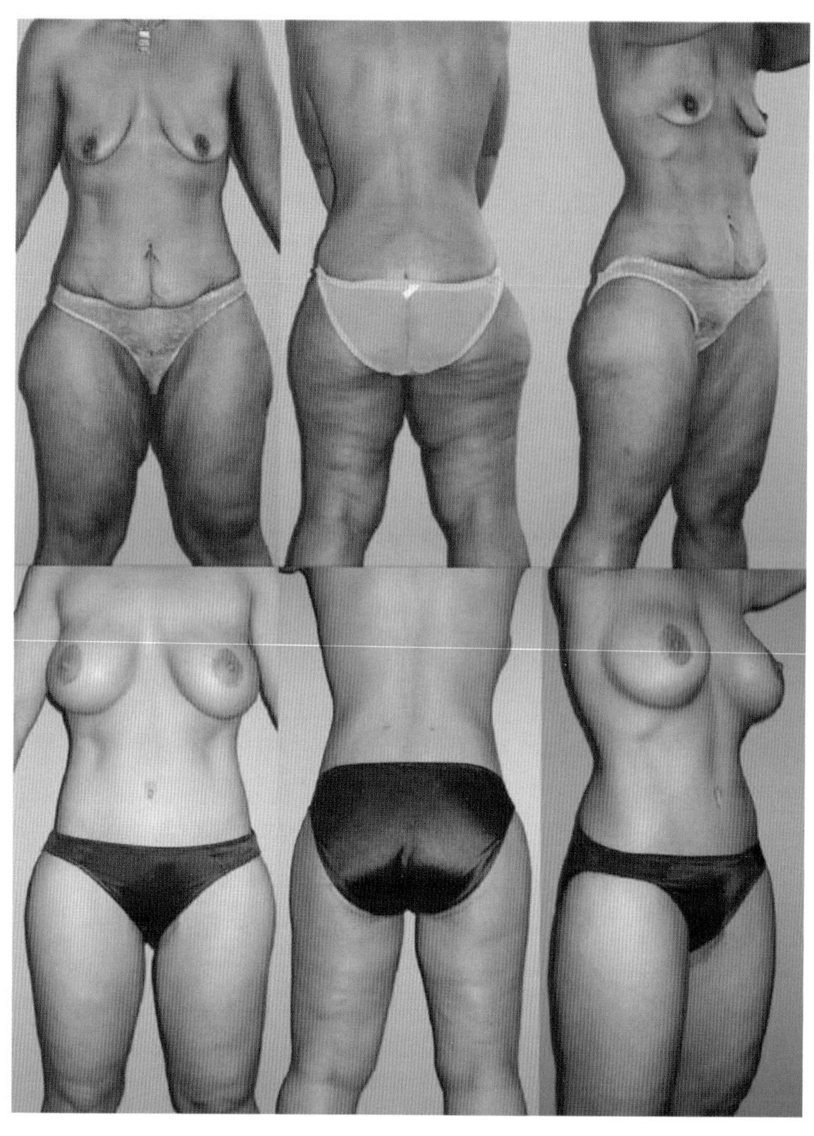

图 37-5 这是一名 34 岁的女性公司高管术前和术后的对比。在减去了 170 磅的体重之后，现在体重为 160 磅。我们为她做了一步到位的手术，包括环状腹壁成形术、下部躯体提升、内侧大腿塑型以及在乳房固定术的同轴圆下一个方 450ml 的乳房光面硅胶假体胸大肌下置入隆胸。她的瘢痕都处于短内衣裤内，透过网状面料看起来也不明显。虽然大腿还是比较粗，但是除去了赘皮以后有着不错的外形。她丰满、匀称的胸部正好与丰满的臀部和大腿相得益彰。她下垂的阴阜在做下部躯体提升术时得到了提升与外观修整

减少吸脂术中的组织黏度。在小口径吸脂器技术上，低能量多环 VASER 超声系统（Sound Surgical Technologies, Louisville, CO, USA）有许多优点。一般出血较为罕见，所以如果在套管中发现出血，就可以认为发生了显著的血管损伤，吸脂术应该立即停止。皮瓣边缘直接切除筋膜下脂肪不会降低表层皮肤的血运。

第八条原则是要求高张力的皮肤缝合。在体重大幅降低后，躯干皮瓣的弹性会相对降低。皮瓣的血管都很粗大，这是之前的肥胖遗留下来的，这就导致皮瓣的血运比较丰富，允许术者进行比正常条件更大范围的皮下游离和更大张力的缝合。大腿外侧鞍囊样皮肤畸形的矫正已经因为患者在俯卧位时应用辅助多功能台对大腿的固定而得到了改进（图 37-2）[19]。用巾钳提前粗略估计皮肤的对合情况，然后在缝合期间保持皮肤张力。最理想的腹部整形缝合需要在弯曲躯干后，使用巾钳粗略估计创缘，然后使用 1 号编织尼龙线缝合巨大的皮下组织。在将上腹部皮瓣高张力拉至肋骨骨膜水平，以再造新的乳房下皱襞后，上部躯体提升的核心手术—逆向腹壁成形术即告完成。

第九条原则是留置长的负压吸引管后，越迅速关闭伤口，术后组织肿胀、感染、静脉炎和血清肿的发病率及程度就越低。使用能保持最小压力的弹力服包裹患者下腹部会让其感觉既舒适又放心。除了将皮瓣用粗线缝接到腹股沟的区域，我们并没有关闭其他所有死腔的必要。偶有患者合并有多发血清肿，多可自愈。

第十条原则是术后 1 年甚至更多年对手术美容效果和治疗效果进行分析，这非常有指导意义。通常较重的组织，特别是大腿处的，降低横向瘢痕并保持压迫瘢痕轮廓。回顾标准化的影像资料是我们工作最好的评估方式。我们现在已经总结出了术前畸形与术后结果的分级量表，并已经将其应用到我们的临床工作之中[19-20]。

外科手术的挑战性

最近很多健康的、但重视体形的、体重大幅减轻的患者给了我一个难得的手术机会与挑战。制订并施行复杂的手术方案需要有临床经验、艺术技巧、良好的体力及繁冗的步骤，但是惊人的身体变化会让所有人都觉得付出是值得的。这种质的变化可以从患者欣喜和感激的表情体现出来，这就是整形外科的魅力，它融合了身体塑形和美容。随着手术的有效性、可靠性以及风险性不断改善，相信会有越来越多的医生立志投身此项工作[21-23]。

（张颖杰 译　韩岩 审校）

参考文献

1. Schauer PR, Ikramuddin S, Gourash W, Ramanathan R, Luketich J. Outcomes after laparoscopic Roux-en-Y gastric bypass for morbid obesity. Ann Surg 2000;4:515–529.
2. Lockwood TE. Lower body lift with superficial fascial system suspension. Plast Reconstr Surg 1993;92:1112–1122.
3. Lockwood TE. Lower body lift. Aesth Surg J 2001;21:355–360.
4. Hamra S. Circumferential body lift. Aesth Surg J 1999; 19(3):244–251.
5. Pascal JF, Le Louarn C. Remodeling body lift with high lateral tension. Aesth Plast Surg 2002;26:223–230.
6. Aly AS, Cram AE, Chao M, et al. Belt lipectomy for circumferential truncal excess: the University of Iowa experience. Plast Reconstr Surg 2003;111:398–413.
7. Van Geertruyden JP, Vandeweyer E, de Fontanie S, et al. Circumferential torsoplasty. Br J Plast Surg 1999;52:623–630.
8. Hunstad JP. Addressing difficult areas in body contouring with emphasis on combined tumescent and syringe techniques. Clin Plast Surg 1996;23:57–80.
9. Matory WE Jr, O'Sullivan J, Fudem G, et al. Abdominal surgery in patients with severe morbid obesity. Plast Reconstr Surg 1994;94:976–980.
10. Mitka M. Surgery for obesity, demand soars amid scientific, ethical questions. JAMA 2003;289(14):1761.
11. Schauer PR, Ikramuddin I. Laparoscopic surgery for morbid obesity. Surg Clin North Am 2001;81:1145–1151.
12. Buchwald H. Overview of bariatric surgery. J Am Coll Surg 2002;194:367–375.
13. Adcock D, Paulsen S, Davis S, Nanney L, Shack RB. Analysis of the cutaneous and systemic effects of Endermologie in the Porcine model. Aesth Surg J 1998;18:414–420.
14. Latrenta GS. Endermologie versus liposuction with external ultrasound assist. Aesth Surg J 1999;19:1110–1114.
15. Ersek RA, Mann GE II, Salisbury S, Salisbury AV. Noninvasive mechanical body contouring: a preliminary clinical outcome study. Aesth Plast Surg 1997;21:61–67.
16. Latrenta GS, Mick S. Endermologie after external ultrasonic assisted lipoplasty (EUAL) versus EUAL alone. Aesth Surg J 2001;21:128–136.
17. Dabb RW. A combined program of small-volume liposuction, Endermologie, and nutrition: a logical alternative. Aesth Surg J 1999;19:388–393.
18. Hurwitz DJ, Zewert TE. Body contouring after bariatric surgery. Oper Tech Plast Reconstr Surg 2002;8(2):77–85.
19. Hurwitz DJ, Rubin JP, Risen M, Sejjadian A, Serieka S. Correcting the saddlebag deformity in the massive weight loss patient. Plast Reconstr Surg 2004;114(5):1313–1325.
20. Song AY, Jean RD, Hurwitz DJ, Fernstrom MH, Scott JA, Rubin JP. A classification of contour deformities after massive weight loss: the Pittsburgh Rating Scale. Plast Reconstr Surg 2005;116(5):1535–1544.
21. Hurwitz DJ. Single stage total body lift after massive weight loss. Ann Plast Surg 2004;52(5):435–441.
22. Hurwitz DJ, Holland SW. The L brachioplasty: an innovative approach to correct excess tissue of the upper arm, axilla and lateral chest. Plast Reconstr Surg 2006;117(2):403–411.
23. Hurwitz DJ, Agha-Mohammadi S. Post bariatric surgery breast reshaping: the spiral flap. Ann Plast Surg 2006; 56(5):481–486.

第 38 章　减肥手术后妊娠及妇科问题

Giselle Hamad, George M. Eid

女性多囊卵巢综合征与病态肥胖症

近 7% 的育龄妇女罹患有多囊卵巢综合征（PCOS）[1]。该综合症最初被命名为 Stein-Leventhal 综合征，因这两名医生在 1935 年首先描述了这一疾病的临床三联征：包括妇女多毛症、闭经及肥胖。后来，美国国立卫生研究院（NIH）将该疾病重新定义为“排除其他继发原因所致的闭经和雄激素过多症”。PCOS 的病因不明，有研究认为肥胖症是主导因素，也有学说认为促性腺激素释放激素（GnRH）水平增多是罪魁祸首，还有研究指出卵巢功能不全和雄性激素合成失调是始作俑者[2]，众说纷纭。PCOS 的分子遗传机制同样也不明确。

PCOS 主要是由卵巢功能失调导致的月经周期紊乱、不育以及雄激素过多等一类症候群。其中雄激素过多可以表现为多毛症和痤疮，此外，PCOS 还经常伴随有诸如血脂异常和葡萄糖耐受不良在内的一系列代谢异常症状[3]。这些内分泌和代谢异常使患有 PCOS 的妇女更易发生高血压、糖尿病、冠心病和子宫内膜癌[4]。

肥胖和 PCOS 的因果关系仍有待阐明。然而，大多数患有 PCOS 的妇女表现为肥胖，这点是毫无疑问的。根据研究人群的不同，肥胖的发病率在 PCOS 妇女中波动于 35% ~ 80%[3]。一些研究者认为肥胖是 PCOS 妇女的一种首要代谢异常的表现，而其他人则认为肥胖症的亚型表现为 PCOS[5]。在美国，肥胖人口基数正在迅速增加。据估计，肥胖症在妇女中的发生率为 33% ~ 49%，罹患肥胖症的妇女大约有 3500 万甚至更多[5]。肥胖与许多疾病，包括心血管疾病、高血压、糖尿病、睡眠呼吸暂停综合征、骨关节炎、功能障碍性子宫出血及子宫内膜癌等相关。与未患有肥胖症的 PCOS 妇女或者无 PCOS 的肥胖症妇女相比，同时罹患这两种疾病的患者发生上述疾病的风险更高。换言之，危险因素的作用能被叠加[6]。

前已述及，PCOS 的病因不明，但是 PCOS 的临床表现已达成共识。除了颇具争议的肥胖症外，PCOS 的另外两个临床表现包括雄激素过多症和高胰岛素血症，这两个生化指标的异常广泛存在于 PCOS 患者中，然而，关于二者的因果关系同样悬而未解。基于这一现状，对于 PCOS 的治疗，可针对雄激素过多症、高胰岛素血症或者直接针对肥胖症。

胰岛素增敏剂是针对 PCOS 高胰岛素血症的治疗方法之一。这一疗法的倡导者认为高胰岛素水平触发了内分泌失调的级联反应，并且最终导致了排卵停止和雄激素过多。采用二甲双胍治疗 PCOS 妇女患者显示了良好的总体疗效。已被证实，二甲双胍能够降低血清胰岛素和葡萄糖水平，减轻雄激素过多症和降低体重，并且有助于提高月经周期的规律性。然而，血清雄激素水平的下降幅度往往不足以改善临床症状[7]。

针对雄激素过多症的治疗是 PCOS 治疗的另一治疗策略。治疗雄激素过多症的一种方法是给予抗雄激素治疗。这一疗法的支持者认为，减少血清雄激素的产生不但能够促进恢复正常的排卵周期，并且对胰岛素抵抗同样有效。但是，大多数抗雄激素疗法只关注雄激素过多症，尤其是妇女多毛症的治疗[8]。用于治疗 PCOS 的抗雄激素制剂包括孕激素、螺内酯和氟他米特。

口服避孕药是现今另一种基于雄激素过多症的 PCOS 治疗方法。这一疗法有助于调节月经周期和改善雄激素过多症，但是对胰岛素抵抗和肥胖则往往无效。

目前，仍没有治疗 PCOS 的理想办法，因为以上介绍的方法没有一种能够纠正 PCOS 的所有生化指标异常及改善症状和消除体征。相反，大多数疗法都仅仅是旨在治疗 PCOS 的一项或者几项症状。然而通过减轻体重治疗 PCOS 却是一个例外，它可以改善 PCOS 的大多数症状。支持减轻体重是治疗 PCOS 有效手段的证据有很多。许多研究发现减轻体重能够改善包括胰岛素抵抗、月经失调和雄激素过多在内的诸多 PCOS 症状[9-10]。体重减轻同时还伴发有血清睾酮水平的下降[11]。除此之外，体重下降还一直被认为能够减轻罹患心血管疾病、糖尿病和关节炎的风险。众所周知，减低体重这一目标很难实现，尤其是在 PCOS 的病理性肥胖状态下，更是难上加难。现今推荐的治疗手段主要有营养咨询、精神鼓励、低热量饮食以及加强运动[11]。尽管减肥被推荐作为治疗 PCOS 的一线方法，但现实中极少有患者通过单纯改变生活方式而如愿减低体重[11]。

手术减肥方法已被证明是治疗病理性肥胖的有效手段[12-13]。在接受了空肠回肠旁路术后，患者月经周期得到恢复[13]。虽然这种术式是一种有效的减肥形式，但其经常伴发有许多并发症，如肝功能衰竭、肾结石、维生素缺乏症以及其他代谢障碍和激素水平异常，因而备受诟病。许多新兴的手术方式，包括胃绑带术[12, 14]和Y型胃旁路术[13, 15]，则大大减少了不良反应的发生。此外，这些术式现在还能在腹腔镜下进行操作，这也大大降低了并发症发生率和死亡率[12, 16]。

我们初步的研究数据显示，胃旁路术能够显著改善 PCOS 的症状。一项研究显示，从 1997 年到 2001 年之间，24 名 PCOS 患者在匹兹堡大学进行了Y型胃旁路术后，月经周期、妇女多毛症、不育以及 2 型糖尿病等得到明显改善[17]。各项指标均得到显著改善（图 38-1）。术前平均体重为 306 磅，相应的 BMI 为 50。平均随访时间为 27.5 个月，在其中表现有月经周期紊乱的患者中，81% 的妇女平均在术后 3.4 个月恢复了正常的月经周期。1/3 的多毛症妇女症状得到改善或显示治疗有效，1/4 的不育症患者平均在术后 2 年减掉多余体重的 80%，并且受孕。11 名患有 2 型糖尿病的患者得到治愈。虽然这项回顾性研究提供了胃旁路术治疗合并 PCOS 的女性病态肥胖症有效的证据，但它缺乏确诊 PCOS 的生化实验指标。当前，一项前瞻性研究正在进行，有望为胃旁路术能消除或者减轻 PCOS 的症状、体征和激素水平异常这一结论提供更多有力证据。

表 38-1 胃旁路术前后患者各项指标比较

	术前	术后	下降百分比
年龄（岁）	34 ± 9.7	N/A	N/A
体重（磅）	306 ± 44	201 ± 30	-
体重指数	50 ± 7.5	30 ± 4.5	-
高血压	9	2	77
糖尿病	11	0	100
血红蛋白 A_{1c}（%）	8.2	5.14	62*
胃食管反流病	12	0	100
血脂异常	12	1	92
多毛症	23	5	79
抑郁症	10	0	100
月经失调	24	0	100
抗高血压治疗药物种类	1.3（9 名患者，共 12 种）	0.67（2 名患者，共 3 种）	N/A
抗糖尿病治疗药物种类	1.1（11 名患者，共 12 种）	0	100
每名患者平均用药种类	2.5	0.6	75

* 基于 5 名患者手术前后的 HbA_{1c} 水平（表中数据来源于 Eid 等报道[17]）

减肥手术与妊娠

育龄期女性患者在考虑减肥手术时普遍关注的是手术安全性和术后最佳的受孕时机。减肥手术后，月经失调通常得到纠正，因而处于育龄期的女性易于受孕。

肥胖能增加妊娠期的风险，具体包括先兆子痫、妊娠糖尿病、高血压、巨大胎儿、过期妊娠、羊水粪染、产程并发症以及剖宫产[18]。然而，减肥手术引起的体重迅速下降和相对营养不良对胎儿也能产生有害作用。因此，减重术后 18 ~ 24 个月内应持续采取节育措施，这点显得至关重要。育龄期妇女患者在接受减肥手术之前和手术当天应进行尿妊娠试验筛查。

胃旁路术与妊娠

胃旁路术后的体重迅速下降时期也是易于受孕期。Printen 和 Scott[19] 报道了 45 名妇女在接受胃旁路术后共发生 54 次妊娠，其中有 46 次分娩。大多数在术后 24 个月之内分娩，其中 20 名母亲体重增加，5 名母亲体重降低，8 名孕妇发生了自发性流产，7 例婴儿是早产儿，其中 1 例是小头早产儿。对这 7 例早产儿的母亲调查发现，6 名年龄超过 30 岁，2 名以前有过明确的导致妊娠失败的妇科疾患病史。

尽管出现了这些早产儿现象，但是，与未接受手术而出生的对照组婴儿相比，接受手术后分娩的大部分婴儿出生时体重更高。作者建议应当避免在体重迅速下降期间进行妊娠。

其他报道显示，由胃旁路术所致的体重降低同时也降低了妊娠期并发症的发生。Richard 等[20]选择了 57 例术后妊娠的妇女，并且与病理性肥胖病患进行了对照研究。结果显示，手术组妇女发生高血压及巨大婴儿的概率更低，两组孕妇妊娠并发症的发生率无统计学差异。Wittgrove 等[21]报道在接受减肥手术的 2000 例患者中，41 例受孕，研究发现，与她们在接受减肥手术以前的各次妊娠相比，诸如妊娠糖尿病、巨大胎儿、剖宫产等妊娠期并发症的发病率较低。

胃容量限制性手术与妊娠

研究报道，妊娠期并发症在接受单纯胃容量限制性手术的患者中发病率较低。Bilenka 等[22]研究发现，接受垂直胃绑带术（VBG）的 9 名妇女共妊娠 14 次，仅有 1 例因为毒血症导致流产；而在她们接受手术以前，共妊娠 18 次，当中 7 次流产。另外，VBG 术前，6 名患者当中 5 名出现孕期并发症，而 VBG 术后，9 名患者中仅有 3 名出现了并发症。

可调节胃绑带术（AGB）的优点之一是绑带在怀孕过程中可适当放松绑带，从而使体重降低变慢或减轻剧吐程度。Martin 等[23]对 20 例曾接受 AGB 的女性的 23 次妊娠进行研究后发现，18 例是足月妊娠，1 例是异位妊娠，4 例流产（2 例选择性妊娠终止和 2 例自发性流产）。在 18 例足月妊娠中，4 例通过剖宫产分娩。婴儿平均出生体重为 3676g。在整个孕期中，5 名妇女体重减轻量从 1.8kg 到 17.6kg 不等。3 名妇女由于恶心和呕吐而将绑带完全放松。2 名怀孕妇女由于放松绑带而体重增加。来自奥地利 Weiss 等[24]的研究发现，在 215 名病理性肥胖妇女中，7 名意外怀孕，其中 5 名足月妊娠，2 名妇女在怀孕早期流产。所有这 7 名患者绑带都完全放松，以防止恶心和呕吐。还有 2 名患者因为绑带引起的并发症而接受了再次手术（1 例绑带胃内移位，1 例球囊破损）。

Dixon 等[25]通过实例说明了 AGB 是控制肥胖妊娠妇女体重的理想方法[25]。他们在 1382 名接受了这一手术的妇女中选择了 79 名受孕者作为研究对象，分别进行了这些患者术前与术后的怀孕情况的自身对照研究、接受手术以后与未接受手术的肥胖妊娠期女性的对照研究以及接受手术以后与整个社区的统计资料的对比研究。结果显示，接受手术后怀孕的妇女出生的婴儿体重与整个社区人口数据相比，无统计学差异；妊娠糖尿病、妊高征的发病率与整个社区相比无差异；但与未接受手术的肥胖人群相比，这二者发生率均低。死胎、早产和异常出生体重与整个社区统计数据相比也无差异。

如若在产前发现有胎儿发育异常，则应加强营养监测。据 Granstrom 研究团队[26]报道，一名瑞典籍 35 岁妇女在接受了胃绑带成形术后 15 个月受孕，此时体重已经减轻了 55kg。在妊娠晚期，由于剧烈呕吐，她还额外减轻 6kg 体重。超声检测发现有羊水过少和胎儿生长迟缓程度达 38%，给予肠内营养使羊水恢复正常并且体重增加后，剖宫产出生一体重为 2470g 的婴儿。

胆胰转流术与妊娠

一项持续 18 年的随访研究阐明了胆胰转流术与妊娠的关系：1136 名曾接受胆胰转流术（BPD）[27]的女性患者中，共有 239 次妊娠受孕，截止到论文发表时，仍有 14 例妊娠。结果，发生 73 次流产；85% 得到足月分娩，28% 是小于胎龄儿。需要全肠外营养的占 21%，并且有 2 名出生畸形和 3 名死胎。在手术减重成功后，35 名妇女生育能力得到提高。

在另一项 BPD 术后怀孕的妇女人群调查研究中，共有 783 名女性患者，术后 47% 的女性生育能力得到提高[28]。同时，尽管 BPD 术后巨大胎儿的现象得到改善，但是，流产率仍然高达 26%。作者建议应当待体重稳定后再受孕。

妊娠期腹内疝

内疝形成是潜在的足以导致孕妇和胎儿死亡的严重并发症[28-31]。妊娠子宫往往使小肠向孕妇头侧移位，从而为闭袢性肠梗阻的形成，甚至肠梗死或肠穿孔的发生提供了可能。伴有肥胖的孕妇发生腹痛时，其临床表现和影像学检查往往不典型，难以诊断。因此，在患者发生不明原因的腹痛时，应当考虑进行剖腹探查术或者诊断性腹腔镜检查。

营养问题

胃旁路术可引起微量营养素吸收障碍。因此，在接受过胃旁路术的孕妇人群中，外源性补充维生素和微量元素显得尤为重要。

由于月经的缘故，未绝经的妇女往往易于发生缺铁性贫血；而胃旁路术则使她们更易产生缺铁性贫血。食物中的铁和维生素 B_{12} 主要在胃酸中得到释放，进而铁主要在十二指肠被吸收，维生素 B_{12} 主要在末段回肠吸收。胃旁路术减少了远端胃中的壁细胞，从而使胃酸度下降，造成铁和维生素 B_{12} 的吸收障碍。因此，对于接受胃旁路术的人群，必须每日补充铁剂。孕期维生素制剂或含铁的多重维他命补充制剂往往不能满足这类人群的需求，她们需要额外单独补充铁制剂。

钙是另外一种主要在十二指肠吸收的二价阳离子，胃旁路术同样也阻碍了钙的吸收。报道证实[32-33]，接受了胃旁路术的患者可发生代谢性骨病。

神经管缺陷

神经管缺陷（NTDs）是一种常见的先天畸形，其发生与叶酸缺乏和肥胖有关，NTDs 的发生风险与孕妇妊娠前体重及体重指数相关[34]。

一些研究证实，补充维生素制剂，并且给予密切监测对于接受过胃旁路术的孕妇来说，具有重要意义。Haddow 等[35]对胃旁路术后娩出 3 例 NTDs 患儿的 3 名妇女进行了 2 到 7 年不等时间的跟踪调查，发现这 3 名孕妇均伴有维生素 B_{12} 或叶酸缺乏，并且 3 人均未在开始怀孕时补充维生素制剂，其中 1 人有过量饮酒史，这可能也影响了叶酸的代谢，1 人有 2 次流产史，还有 2 人有无脑畸形胎儿怀孕史。

一项来自瑞典和丹麦部分医院出生登记处的研究显示，小肠旁路术后的女性分娩的 77 名婴儿中，均未发生 NTDs[36]，但是，与总人口范围内的单胎出生数据相比，这群单胎婴儿存在着较多的低出生体重和生长迟缓情况。因此，小肠旁路术后或者胃旁路术后的妇女在妊娠期间，应当密切监测有无营养元素的缺乏。

爱荷华大学的一组数据报告，在胃旁路术后 4 年或 4 年以上的女性中，每 110 次妊娠中发生 3 例 NTDs[37]，尽管所有孕妇都被建议补充维生素制剂，但并不是所有人都能遵照。作者建议，由于娩出神经管缺陷畸形儿的风险较高，故应当为胃旁路术后准备怀孕的妇女设立专门的妊娠咨询。

病理性肥胖与压力性尿失禁

年龄在 30～39 岁的妇女当中，有 15% 患有压力性尿失禁，它与体重指数的增加显著相关[38]。流行病学调查数据显示，在体重指数小于 25 的人群中，压力性尿失禁的发病率是 10%；而在体重指数大于 40 的人群中，压力性尿失禁的发病率则上升到 18%[39]。体重指数是压力性尿失禁的独立危险因素（比值比 4.2；95% 可信区间 2.2～7.9）。

体重指数增加使压力性尿失禁更易发生，这主要是由于腹内压增加[40-41]，而膀胱逼尿肌并无变化[42]。腹内压增加使膀胱内压的增加程度超过了尿道括约肌收缩的阈值，从而引起尿失禁[43]。

减轻体重是压力性尿失禁的有效缓解因素。通过非手术的方式[44]减轻超过 5% 的体重，则可减少 50% 尿失禁频率；如若体重减轻小于 5%，则只可减少 25% 的尿失禁频度（$P<0.03$），这一结果说明体重减低与压力性尿失禁改善的关系。

目前，关于减肥手术对压力性尿失禁的治疗效果鲜有报道。Deitel 等[45]报道了手术减重能有效降低压力性尿失禁的发生，在接受调查的 138 名妇女中，多余体重减低 50% 以上，可使压力性尿失禁的发生从 61.2% 降到 11.6%（$P<0.001$）。

研究显示，在肥胖症妇女中，无张力阴道悬吊术[46]能够治愈 90% 的真性压力性尿失禁（GSI），其余 10% 的患者则有症状的显著改善，并且在所有分组人群中生活质量得到明显改善（$P<0.001$）。对于 Burch 悬吊术或者局部注射治疗[47]来说，肥胖有时是这些传统手术方式的相对禁忌证，但也有报道肥胖并非是这些治疗方式的禁忌证[48]。

结论

肥胖和 PCOS 密切相关，手术减重能够改善月经失调、多毛症以及不孕不育。减肥手术后的妇女更易受孕，减肥外科医师应当建议这些女性在体重快速下降期采取节育措施。此外，在妊娠期间，合理补充维生素制剂是非常重要的，如果可能，还应该由在高危妊娠方面有丰富经验的产科医生对患者进行密切监测。体重指数的升高是压力性尿失禁的危险因素，通过手术减肥可使其得以改善。

（杨雁灵 译）

参考文献

1. Franks S. Polycystic Ovary Syndrome. N Engl J Med 1995; 333:853–861.
2. Poretsky L. The insulin related ovarian regulatory system in health and disease. Endocr Rev 1999;20:535–582.
3. Patel SR, Korytkowski MT. Polycystic ovary syndrome: How best to establish the diagnosis. Women's Health in Primary Care 2000;3:55–67.
4. Rogerio CL. Importance of diagnosing the polycystic ovary syndrome. Ann Intern Med 2000;132:989–993.
5. Legro R. The genetics of obesity: Lessons for polycystic ovary syndrome. Ann NY Acad Sci 2000;900:193–202.
6. Hoeger K. Obesity and weight loss in polycystic ovary syndrome. Obstet Gynecol Clin North Am 2001;28:85–97.
7. Futterweit W. Polycystic ovary syndrome: clinical perspectives and management. Obstet Gynecol Surv 1999;54:403–413.
8. Diamanti-Kandarakis E, Zapatni E. Insulin sensitizers and antiandrogens in the treatment of polycystic ovary syndrome. Ann NY Acad Sci 2000;900:203–212.
9. Hollmann M, Runnebaum B, Gerhard I. Effects of weight loss on the hormonal profile in obese infertile women. Hum Reprod 1996;11:1884–1891.
10. Pasquali R, Antenucci D, Casimirri F, et al. Clinical and hormonal characteristics of obese amenorrheic hyperandrogenic women before and after weight loss. J Clin Endocrinol Metab 1989;68:173–179.
11. Kopelman PG, White N, Pilkington TRE, et al. The effect of weight loss on sex steroid secretion and binding in massively obese women. Clin Endocrinol 1981;15:113–116.
12. Dixon JB, Dixon ME, O'Brien PE. Birth outcomes in obese women after laparoscopic adjustable gastric banding. Obstet Gynecol 2005;106:965–972.
13. Schauer PR, Ikramuddin S. Laparoscopic surgery for morbid obesity. Surg Clin North Am 2001;81:1145–1179.
14. Favretti F, Cadiere GB, Segato G, et al. Laparoscopic banding: selection and technique in 830 Patients. Obes Surg 2002;12:385–390.
15. Pories WJ, Swanson MS, MacDonald KG, et al. Who would have thought it? An operation proves to be the most effective therapy for adult-onset diabetes mellitus. Ann Surg 1995;222:339–352.
16. O'Brien PE, Brown WA, Smith A, McMurrick PJ, Stephens M. Prospective study of a laparoscopically placed, adjustable gastric band in the treatment of morbid obesity. Br J Surg 1999;85:113–118.
17. Eid GM, Cottam DR, Velcu LM, et al. Effective treatment of polycystic ovarian syndrome with Roux-en-Y gastric bypass. Surg Obes Relat Dis 2005;1:77–80.
18. Johnson JWC, Longmate JA, Frentzen B. Excessive maternal weight and pregnancy outcome. Am J Obstet Gynecol 192;167:353–372.
19. Printen KJ, Scott D. Pregnancy following gastric bypass for the treatment of morbid obesity. Am Surg 1982;8:363–365.
20. Richards DS, Miller DK, Goodman GN. Pregnancy after gastric bypass for morbid obesity. J Reprod Med 1987;32: 172–176.
21. Wittgrove AC, Jester L, Wittgrove P, et al. Pregnancy following gastric bypass for morbid obesity. Obes Surg 1998;8:461–464; discussion 465–466.
22. Bilenka B, Ben-Shlomo I, Cozacov C, et al. Fertility, miscarriage, and pregnancy after vertical banded gastroplasty operation for morbid obesity. Acta Obstet Gynecol Scand 1995;74:42–44.
23. Martin LF, Finigan KM, Nolan TE. Pregnancy after adjustable gastric banding. Obstet Gynecol 2000;95(6 pt 1):927–930.
24. Weiss HG, Nehoda H, Labeck B, et al. Pregnancies after adjustable gastric banding. Obes Surg 2001;11(3):303–306.
25. Dixon JB, Dixon ME, O'Brien PE. Pregnancy after Lap-Band surgery: management of the band to achieve healthy weight outcomes. Obes Surg 2001;11:59–65.
26. Granstrom L, Granstrom L, Backman L. Fetal growth retardation after gastric banding. Acta Obstet Gynecol Scand 1990;69:533–536.
27. Friedman D, Cuneo S, Valenzano M, et al. Pregnancies in an 18–year follow-up after biliopancreatic diversion. Obes Surg 1995;5:308–313.
28. Marceau P, Kaufman D, Biron S, et al. Outcome of pregnancy after biliopancreatic diversion. Obes Surg 2004;14: 318–324.
29. Charles A, Domingo S, Goldfadden A, et al. Small bowel ischemia after Roux-en-Y gastric bypass complicated by pregnancy: a case report. Am Surg 2005;71:231–234.
30. Kakarla N, Dailey C, Marino T, et al. Pregnancy after gastric bypass surgery and internal hernia formation. Obstet Gynecol 2005;105:1195–1198.
31. Moore KA, Ouyang W, Whang EE. Maternal and fetal deaths after gastric bypass surgery for morbid obesity. N Engl J Med 2004;351:721–722.
32. Ott MT, Fanti P, Malluche H, et al. Biochemical evidence of metabolic bone disease in women following Roux-Y gastric bypass for morbid obesity. Obes Surg 1992;2; 341–348.
33. Goldner WS, O'Dorisio TM, Dillon JS, et al. Severe metabolic bone disease as a long-term complication of obesity surgery. Obes Surg 2002;12:685–692.
34. Werler MM, Louik C, Shapiro S, et al. Prepregnant weight in relation to risk of neural tube defects. JAMA 1996;275: 1089–1092.
35. Haddow JE, Hill LE, Kloza EM, et al. Neural tube defects after gastric bypass. Lancet 1986;1:1330.
36. Knudsen LB, Kallen B. Gastric bypass, pregnancy, and neural tube defects. Lancet 1986;2:227.
37. Martin L, Chavez GF, Adams MJ Jr, et al. Gastric bypass surgery as maternal risk factor for neural tube defects. Lancet 1988;1:640–641.
38. Mommsen S, Foldspang, A. Body mass index and adult female urinary incontinence. World J Urol 1994;12:319–322.
39. Hannestad YS, Rortveit G, Daltveit AK, Hunskaar S. Are smoking and other lifestyle factors associated with female urinary incontinence? The Norwegian EPINCONT Study. Bjog 2003;110:247–254.
40. Bai SW, Kang JY, Rha KH, et al. Relationship of urodynamic parameters and obesity in women with stress urinary incontinence. J Reprod Med 2002;47:559–563.
41. Noblett KL, Jensen, JK, Ostergard DR. The relationship of body mass index to intra-abdominal pressure as measured

by multichannel cystometry. Int Urogynecol J Pelvic Floor Dysfunct 1997;8:323–326.
42. Dwyer PL, Lee ET, Hay DM. Obesity and urinary incontinence in women. Br J Obstet Gynaecol 1988;95:91–96.
43. Kolbl H, Riss P. Obesity and stress urinary incontinence: significance of indices of relative weight. Urol Int 1988;43: 7–10.
44. Subak LL, Johnson C, Whitcomb E, et al. Does weight loss improve incontinence in moderately obese women? Int Urogynecol J Pelvic Floor Dysfunct 2002;13:40–43.
45. Deitel M, Stone E, Kassam HA, et al. Gynecologic-obstetric changes after loss of massive excess weight following bariatric surgery. J Am Coll Nutr 1988;7:147–153.
46. Mukherjee K, Constantine G. Urinary stress incontinence in obese women: tension-free vaginal tape is the answer. BJU Int 2001;88:881–883.
47. Brieger G, Korda A. The effect of obesity on the outcome of successful surgery for genuine stress incontinence. Aust N Z J Obstet Gynaecol 1992;32:71–72.
48. Zivkovic F, Tamussino K, Pieber D. et al. Body mass index and outcome of incontinence surgery. Obstet Gynecol 1999; 93:753–756.

第 39 章　医学法学问题：减肥外科实践中的隐患与陷阱

Kathleen M. McCauley

随着医疗技术的快速进步，关于医疗差错的诉讼也不断增长。在所有医学领域中，外科治疗肥胖在技术进步和医疗差错诉讼两方面都明显多于其他领域。减肥手术中的诉讼多被归因于几个因素，包括减肥手术数量不断增加[1]，术者的经验不足[2]，减肥手术因其复杂的操作而存在的固有风险以及患者多变复杂的自身条件。这样一来的后果就是会对医生交纳专业责任保险[3-4]、医生的认证过程以及在全国范围内管理和培训从事减肥手术的卫生保健从业者产生负面影响。

根据美国减肥外科协会 (ASBS) 估计，2004 全年美国一共做了 140600 例减肥手术。手术量是十年前的 8 倍[5]。随着手术量的激增和患者需求继续增长，这种高度专业的手术将会保持良好的增长势头。然而，就像任何急剧增长的事物都会伴随着成长的烦恼一样，对减肥手术来说其中最痛苦的是法律的缺陷和漏洞。

历史回顾

普通外科的医师们不论在手术室内外都能感受到医疗事故诉讼的数量近年来呈爆发式增长所带来的影响。对医疗过失诉诸法律的历史已经超过了两个世纪，这一类型的诉讼对如今美国的影响已经延续了几十年。它表明我们正在进入一个充满危机的时期，该时期从 20 世纪 80 年代中期就开始了[6]。

医疗事故索赔法律背后的理论源于可以追溯到 18 世纪的英国法律，然而，直到 19 世纪中叶以前医疗事故诉讼案件在美国十分少见[7]。到了 1850 年，医疗事故诉讼案件正如我们今天所知道的才开始进入美国法典。历史学家们认为急剧增加的医疗疏忽行为在于人们越发不相信宿命论，并且不断追求宗教完美主义的美国文化哲学思想背景下产生的，而宿命论和宗教完美主义这两个概念是从基督教复兴的 19 世纪 20 年代和 30 年代开始的[8]。在 19 世纪最后的数十年中医疗事故诉讼的增长，是将专业医疗服务市场化的后果[9]。专业服务市场化这一概念是美国在国家发展至该阶段时特有的概念，也体现出美国职业演进与传统欧洲模式的不同[10]。历史上，在西欧地区，一些高度专业化的职业（指医学、法律及神学三种职业）通常都会被统治阶级授予权力。然而在美国，这种模式却不被美国社会所接受，最明显的就是在 19 世纪 30 年代，诸如金融家、垄断企业家以及精英这类社会地位的概念都广泛受到公众的批评[11]。各种职业包括律师和医生都不得不在奉行达尔文优胜劣汰理论的市场中自谋生路。结果就是，医疗行业完全没有注重质量控制，不论是否接受过医学技能培训，以传统方法还是新兴手段都能够行医。与此同时，律师们发现与自己竞争的医疗行业也同样身处敌视环境中，于是医疗事故的官司就成为了律师们利润的新增长点[12]。

这两个行业竞争导致美国医疗事故官司空前的激增。1840—1860 年，医疗事故的诉讼增长了 950%[13]。尽管 19 世纪中期的这次医疗事故诉讼暴增是由于文化转变的结果，但每一次科学革新都会伴随着人们对进一步加强职业监管的要求，这个现象确实是长久以来不曾改变的。从历史上看，历次医疗行业的进步和革新都伴随着医疗事故索赔的增长，一旦发展进入成熟阶段，诉讼的数量也会有所下降，但绝不会消失[14]。

尽管人们都承认行医过程中总会难免有不完美，医生也并不能做到一点错不犯，但人们要求必须要对每一个失误都有一个量化的评价标准。因此，19 世纪中期开始出现各种包括美国医学协会在内的专业组织。由于这种自我管理规范，不合格的医生被区分出来并驱逐出医师的行业。然而，受到影响的仍然是那些被专家建立统一评判标准的普通医师。随着这些新许可要求和护理的标准引入，像通过所处理的案件数来评判一个律师一样，医生可以通过专家制订的标准来评判[15]。

最后，在19世纪后期引入职业责任保险被证明对医生来说忧喜参半。职业责任保险为个体行医者免去了财政风险，但同时也使得医疗事故的官司层出不穷[16]。结果，在医疗行业中引入职业责任保险制度使得医疗事故诉讼一直持续到20世纪及更远[17]。今天，医疗事故诉讼是非常普遍的事情。一项由美国国会联合经济委员会的研究报告指出，目前美国国内的医疗事故诉讼体系对于职业责任保险的成本控制、卫生保健的质量以及成本控制都有负面影响[18]。对于美国现有的医疗责任体系在将来会发生什么样的变动，我们并不清楚，谨慎的减肥外科医生们必须要能知道手术中哪些地方会有诉讼风险，并且最好能避免让诉讼发生。

医疗差错诉讼与减肥外科医师

医疗事故是什么？原告如何证明发生了医疗事故？为什么激增的医疗事故索赔会涉及减肥手术？为什么人们要起诉他们的医生？医疗事故诉讼对医生职业生涯有何影响？什么因素影响了对医生工作满意度的评价和个人生活质量？这些问题使医学界焦虑、绝望和寝食难安。对某些人来说，这个话题会引起他们的愤怒和不知所措。

“事故（malpractice）”这个词被定义为“任何专业性失当行为、专业水平不够、对医疗职业忠诚度的缺失或者辜负了患者的生命之托以及恶意的临床实践或非法或不道德的行为”[19]。医疗事故（medical malpractice）这个词来源于拉丁语 mala praxis，意思是不好的实践，在1768年第一次被 William Blackstone 爵士应用在医学专业上[20]。想要打赢一个医疗过失诉讼，原告必须有大量的证据来证明自己确实遭受医疗事故，总共有四个元素构成医疗过失。即为了证明一个案件的医疗过失，原告必须建立：

（1）一个医生有责任救治的患者；

（2）有违反这些医疗规范或标准治疗的行为；

（3）一个可补偿的损害；

（4）伤害或损害的近因[21-22]。

一旦建立了医患关系，医生就需要担负起对他的患者救治关怀等应尽的责任。“应尽的职责”被定义为一个合格的医生在他所从事的领域在同样或者相似的情形下对患者进行治疗[23]。在大多数情况下，必须要由专家的证词来决定何为应尽的职责或者标准的救治程序。同样的，任何涉嫌违反治疗标准和近因的问题也必须是通过引入专家证词来证明。原告经常要使用到文档，如医疗记录、医学文献和其他辅助文件，如模型、表格、医疗年表、实验图表等。

指控医生的理由包罗万象，有合理的，也有荒谬的。即便如此，医疗事故官司的理由一般有以下一些情况：

- 医生与患者没有良好的沟通或产生了误解
- 诊断失误
- 治疗失误
- 病案记录失误
- 手术失误
- 未寻求适当的会诊
- 不合理的医嘱和授权
- 违反保密原则
- 未让患者及时转诊或者是让患者过早出院
- 未能给予恰当的诊断检查
- 对检查结果解释错误
- 治疗效果差和对治疗结果不合理的期望
- 并发症和未能及时处理已经发现的并发症
- 未能使患者及家属充分知情同意或根本就没有知情同意
- 未能进行随访以及患者放弃随访

然而，患者和他们的家属也会因为他们生气不满或悲痛而起诉医生。同时，据我们所知，原告经常使用诉讼过程来减轻自责感、转移责任、应对悲伤和内疚，并寻求安慰。

由于类似原因减肥外科医生也面临着越来越多的医疗事故索赔，虽然在医疗诉讼领域减肥手术和病态肥胖症患者具有其特殊性。对减肥外科医生的指控不光有上面提到的原因，还包括下列原因：

- 术者缺乏减肥手术经验
- 针对肥胖患者的医疗设施和设备配备不足
- 未给予监护或者术后监护不足
- 未能及时诊断或及时发现致命的并发症
- 术前准备不充分或选择患者标准不当
- 手术禁忌证，包括既往有胆结石或胆囊炎病史
- 术后随访和支持治疗不足
- 未查明或未治疗患者原有的精神问题
- 手术的动机存在误导

如今，大多数减肥手术的诉讼都集中在术后存在医疗过失、患者术后早期治疗以及出院回家后对患者的随访上[24]。不管外科医生在现有责任理论下有多不利，诉讼都和这个手术一起保持着增长。

知情同意

知情同意是一个过程，而不仅是一页纸。我们常犯的一个错误就是以为签署了“同意治疗”就能证明已经做过知情同意。恰恰相反，签署了同意书只是一张证明主治医生完成了知情同意过程的证据。知情同意原则是基于一个前提，人们有权决定如何处置他们自己的身体和思想。这一切都是基于一个牢牢根植于哲学而不是法律的概念——自主！自治或自决的概念都认为人们有权按照自己的价值观、风俗习惯、宗教信仰和生活目标选择他们自己的治疗过程。无论这些意愿是否“正确”，只要个体的决定不影响另一个个体，那么就不应该有其他的人、单位或其他组织机构来干预否决一个人的意愿，这是自治或自决概念的大前提[25]。然而，只有在对关于诊断、预后、治疗过程中的风险和获益以及拒绝治疗的后果都十分清楚的情况下才能做出这样的选择。

知情同意原则是由两部分组成，即患者对疾病了解，并同意采取选择的治疗方案。患者有权允许一个医生治疗自己，这个允许是基于患者对医生认为重要的信息有充分的了解的基础上。也就是说，患者的现任医生必须告知患者所有必要信息，患者对于治疗做出充分合理的选择。在所选的诊治过程中知情同意也是极其重要的，这当中就包含了同意在危急情况下允许医生做出处理。减肥手术本质上是一种高风险的选择治疗手段，知情同意的过程就必须有计划并且被坚定地执行。

有关减肥手术中的因知情同意被起诉原因主要有两类：侵权治疗（不同意）或过失（不完全同意）。侵权的治疗或未经授权的治疗发生在当医生未能获得患者知情同意或超过知情同意范围的诊治。过失的知情同意是基于对病情不充分了解情况下做出的同意。在大多数地区，知情同意是基于“合理”标准；也就是说，谨慎的外科医生会在向他的患者诉说知情同意的内容时一并转达需要患者授权同意进行诊疗。起诉过失的知情同意是通常需要该领域内专家的证词，而指控侵权治疗时就不需要。

通常，知情同意过程应该包括以下几点：

（1）能使非专业人士理解的简要治疗过程解释；

（2）对诊治过程中重大的风险和获益进行说明；

（3）对手术计划的替代方案给予说明；

（4）向患者说明术后可能会造成生活质量的下降；

（5）将知情同意的过程及患者的真实意图都记录在案，包括：患者签署的知情同意表格和医生在病程记录、医疗病历和手术记录中表现出来。

医生应该对患者错误的和不切实际的治疗期望非常敏感，并打消患者对治疗效果的错误期望。医生需要意识到，患者及其家属能够从网站、资料宣传片、宣传手册或电视上了解到减肥手术，外科医生应该对手术效果做出谨慎的承诺和预测。

医疗文档记录

诉讼中最可信的证据是医疗文书记录。因此，医疗文书必须完整、简明、准确、清晰、及时且可靠。这一工作看来非常艰巨，而医生常要在提供医疗服务数年后诠释和依靠医疗文书。在繁重的医疗工作中，特别是在教学医院，准确和全面的记录极端重要。

为什么需要记录医疗文书？记录是否单纯是为了避免外科医生卷入诉讼？不是的。医疗文书是在医疗护理工作中做出记录，以便促进医疗的连续性、医疗团队成员间的联系、保留数据以便回顾和分析、保护卷入诉讼的医生。

准确和完整的记录可能是减肥手术患者处置手段中最重要的工具。在这类高度专业性的手术中，术前和术后阶段的处理需要多个学科间的交流（例如内科、外科、营养科、心理学以及职业治疗和理疗），并且需要充分的资料以便全面、及时、安全地处理这类特殊患者。总的来说，住院患者的有效记录应客观描述患者的表现、病史和查体、处理意见、医疗护理过程和随访中需要注意的资料。及时记录病情的最新进展，以便确保患者记录能为医疗提供可靠信息来源，并证明患者接受了合理、及时的处置。医疗记录是维系医疗服务的渠道，联系医疗卫生业者的纽带，因而应当包含适当的临床资料，包括对实验室、影像和其他检查的评估和处理。外科医生常疏于给出临床决策的依据，包括鉴别诊断的资料，而这又是非常重要的资料。很重要一点，医师应该记录鉴别诊断，尤其是当一些证据证明其他诊断有可能成立的情况下。断言一位外科医生在记录完善的情况下考虑不到所有的诊断是站不住脚的，特别是在潜在并发症较多、有致命可能且发生较早的疾病。

不管何种术式，应迅速进行手术记录（理想状态下应在手术当日），应该包含所有的发现与并发症，并有相关处理的记录。术后数周或数月后进行的手术记录在诉讼中是危险信号，特别是遇到手术并发症的情况下。除非是某些手术的常规术式，应避免使用模板化的语言，而应该对于每个患者进行个性化的记录。此外，所有的手术记录应检查并更正，立即签字，包含纱布和器械核对结果。类似地，术后医嘱应清晰易懂并有手术医师签字，随访或出院说明应有患者或授权委托人签字。

在减肥外科门诊应详细记录术前患者的接诊、转诊和会诊。术前监测应全面且在病历中有所记录，此外还应包括与患者、家属及会诊医生的讨论情况。记录中应有所有的会诊记录以及患者术前实验室、影像及其他相关检查。记录知情同意时，应包括风险、获益、选择，还应包括是否向患者及家属提供了其他资料（如录像带、手册、小册子、介绍支持小组以及其他患者教育方式）。多数情况下，减肥手术的知情同意告知过程都漫长而坦率，并可能纳入到患者监测体系中。需要完善记录，以便在出现不良事件时使医疗团队免受知情同意不到位的指控。

术后随访

术后随访可以说是减肥手术患者治疗中最重要的一环。相应地，外科医生或专业人员应清楚记录全部的随访说明、预约、转诊、处方和补充以及进一步的医疗计划。医疗文书是医患沟通的工具和下一步医疗的记录，因而所有的电话沟通和错过预约、取消预约、重新预约均应该有所记录。最重要的是记录和涵盖医师决定终止医患关系或患者通知医生不再需要提供服务的相关沟通内容。

有效记录中的“务必”

- 务必使用准确、简洁、具体的表达。
- 务必使用客观、真实的陈述。
- 务必记录患者的陈述。
- 医疗记录上务必体现每次登记的日期与时间。
- 登记前记录上务必出现患者姓名。
- 每次填写后务必在空项处画斜线。
- 务必记录药物或治疗的副反应。
- 务必标注所有过敏反应。
- 务必确保所有的过程记录和填写都及时准确。
- 联署医疗记录前务必确保已经阅读过。
- 所有的出院指导中务必包括时间和具体要求。
- 务必包括与住院医师、主治医师、护理人员和会诊医师的沟通。
- 如有必要，务必添加附录或事后记录。
- 务必出现“附录”、“事后记录”等描述，记录要有时间和日期。

有效记录中的“避免”

- 绝对避免篡改医疗记录，这是一种犯罪行为。
- 避免在记录中涂抹错误或者移除记录页。
- 避免使用自造的缩写、姓名首字母、“同上”标识。
- 避免出现贬义的、歧视性的评论。
- 避免记录与其他医师或护理人员的争议。
- 避免出现对之前治疗或不良预后的主观评论。
- 避免不良事件后添加事后记录。
- 避免出现与治疗患者无关的医疗记录。
- 避免长期维持错误记录。
- 避免出现任何指责性或自利性的记录。
- 避免在被索赔或者复制记录后对现有记录或保留部分进行篡改。
- 避免使用暗示风险的短语。
- 绝对避免在患者记录中出现事故报告、保证信息或与法律程序有关的内容。

患者记录首先是医疗文书，但同时也是一份法律文件。它是应对医疗差错的各种索赔的最好保护措施，并需要体现谨慎的减肥外科医师对必要细节的关注。

保密

从克林顿任总统的时代起，患者隐私和医疗记录的保密就获得广泛的公众和政治上的关注。国会于1996年通过了健康保险携带性和责任法案

（HIPAA），即 Kassebaum-Kennedy 法案[26]。该法案主要是为了在保护某些与健康有关的敏感信息隐私的同时改善医疗服务的连续性和可携带性[27]。此外，该法案还致力于"反对医疗保险和医疗服务中的浪费、欺诈和滥用……（并且）简化医疗保险的管理"[28]。为了在科技时代实现以上目标，HIPAA 专注于医疗产业的三个领域：①医疗保险的可携带性；②反欺诈执法；③简化管理[29]。HIPAA 中有关简化管理的章节专注于患者隐私，而这也是医疗行业的专业人员和工作人员最感兴趣的[30]。

HIPAA 中对隐私的规定（隐私权规范）是为了为患者提供一定的途径以保持某些受保护健康信息（PHI）的机密性。隐私权规范的最终版于 2000 年 12 月公布，2001 年 4 月实施[31]。它适用于某些特定实体，包括在联邦法规覆盖的范围内以电子形式传输健康信息的卫生规划、医疗结算公司和医疗服务人员[32]。隐私权规范的最新修正案于 2002 年 8 月公布[33]，所有机构需要在 2003 年 4 月 14 日前符合隐私权规范要求[34]。

隐私权规范保护由适用机构以口头或书面形式所保存或传输的个人医疗信息（PHI）[35]。个人医疗信息甚至包括从个人处采集到的基本人口统计信息[36]。卫生规划单位、患者的雇主、医疗结算公司或者与患者既往、当前或将来的生理或心理状况相关的医疗服务人员创建或接收的信息也属于个人医疗信息[37]。此外，隐私权规范还涉及患者既往、现在、将来有关医疗服务的支付信息，前提是这些信息能确定患者身份[38]。

隐私权规范并不禁止披露个人医疗信息（PHI），确切地说，它要求仅在符合 HIPAA 的要求时才可披露这些信息[39]。即当某一机构披露 PHI 或者向另一机构索取受保护的信息时，必须尽可能减少受保护信息在传播中的泄露，以满足要求[40]。但是，在以下情况下隐私权规范不适用：

（1）出于治疗目的的信息索取或披露；

（2）向患者本人披露 PHI；

（3）向美国卫生与人类服务部的披露；

（4）法律规定的披露或要求；

（5）符合隐私权规范的披露或要求[41]。

隐私权规范要求适用机构除非符合法律规定，在未经授权的情况下不得披露或使用 PHI[42]。根据 HIPAA，有效的授权必须包括：

（1）对于所披露内容的描述；

（2）可授权给他人使用或披露 PHI 的人员身份或类型；

（3）被授权使用或披露 PHI 的人员身份或类型；

（4）对于使用或者披露目的的描述；

（5）明确的截止日期或者突发事件；

（6）个人的签名和日期；

（7）如由代理人签字，则要有代表本人的签字权限的说明[43]。

HIPAA 规定的披露授权还必须包括：

（1）声明个人有权撤回授权，并有如何撤回授权的说明；

（2）声明若在隐私权规范禁止的情况下获得授权，则治疗、参与医疗计划或者给付条件无效。在不违反隐私权规范的情况下，授权中必须声明非授权使用和 / 或披露的后果；

（3）声明接收者披露 PHI 的可能性[44]。

以下活动不需获得患者的披露授权：公共健康活动；报告虐待、疏忽、家庭暴力的受害者；卫生监督活动；司法与行政诉讼；法律强制的目的（例如依照法院指令或传唤）[45]。

正如人们所料，根据 HIPAA 的隐私权规范，患者对本人的 PHI 享有权利。特别地，患者可以要求对披露[46]、审阅和复制[47]、修改本人 PHI[48]、由适用机构处获得 HIPAA 声明的副本[49]以及获得对 PHI 披露的统计[50]等权利施加特定限制。

需要注意的是，HIPAA 的隐私权规范中的一些条款，与个人所在州法律相抵触时，优先于所在州法律[51]。尽管如此，当州法律有关于防范与医疗服务的偿付有关的欺诈与滥用，确保州政府对保险行业和卫生服务规划的调控，申报卫生服务及相关支出，满足公共卫生、安全或福利的强制要求，或者管理管制物质时，联邦法律并不优先于州法律[52]。此外，当州法律比联邦法律更为严格时，HIPAA 并不优先于州法律[53]。医师需要特别注意本州保密法中对于个人信息何时及如何披露的相关规定。

由于近来对于患者隐私权的关注，外科医师及专业人员对于 HIPAA 的规定日益敏感。但是，法律背后的诸多原则在几个世纪以来一直是良好的医疗行为中不可缺少的部分。患者隐私权的概念基于真实与保密的原则，这些设想在希波克拉底誓言和迈蒙尼德祷文均有明确阐述。相应地，医疗实践过程中需要遵守 HIPAA 中的伦理学规范以及保护出于治疗目的而提供给外科医师的信息。

风险管理和防范

当代美国的医师无法决定自己是否会被控告，但他们可以决定如何保护自己。诉讼中最好的辩护就是临床中的最佳实践。

医师

良好的教育对于外科实践是必要的，而在减肥手术实践中，成功的基础在于经验。近来由于减肥手术受到媒体的聚焦，许多外科医生在自己的业务范围增加了减肥手术。外科医师群体本身即承认这些手术获利颇丰，而对于那些其他减重减肥彻底失败的人群来说，这类手术也带来了希望和治愈手段。减肥手术可以挽救生命，但也不应忘记，由没有经验或经验不足的外科医师操作时，这类手术是非常危险的。直到最近，普通外科住院医师培训中通常并不包含减肥手术，甚至在今天这类手术也没有被广泛开展。因此，许多外科医生在周末学习班和短期培训项目中学习减肥手术。尽管这类培训常由最好的减重减肥医师开展，但这并不足以帮助学员掌握安全实施减肥手术的技巧和经验。

美国减肥外科医师协会（ASBS）给出了颁发减肥手术医师证书的指南。尽管 ASBS 本身并不是证书颁发单位，但在 2003 年也发布了针对实施减肥手术权限的指南[54]。该指南按经验与技术水平分为 5 类：①已有实施开放减肥手术的证书的外科医师；②已有实施开放和腹腔镜减肥手术的证书的外科医师；③在过去三年普通外科住院医师生涯中完成 25 台完整的开放和腹腔镜减肥手术的外科医师；④在认证的专科培训项目中，作为有经验的减肥外科医师的第一助手；⑤不符合以上任何一类的外科医师。

该指南给出了 4 种收治住院的权限：①完全的减肥手术权限；②临时性进行减肥手术权限；③开放式减肥手术权限；④开放和腹腔镜减肥手术权限。每一级别需要满足特定标准。更重要的是，这些分类在评估这类复杂手术的安全性和伦理时提到了经验的重要性。

完整的减肥手术权限认证要求：

（1）拥有认证机构颁发的开展胃肠及胆道手术的证书；

（2）书面证明他或她的工作体系可以在适当的辅助条件下处理或治疗病态肥胖症；

（3）书面证明有预防、监测、处理与减肥手术相关的并发症的程序；

（4）书面证明有对所有患者进行至少 5 年的随访的适当程序。

临时性进行减肥手术的权限的认证表示该医师将进一步获得完全的减肥手术权限认证。临时减肥手术认证要求：

（1）顺利接受包括理论授课和动手参与尸体教学在内的至少 2 天的减肥手术培训；

（2）书面证明至少有 3 个在指导下进行的病例，其中助手是受过完整减肥手术训练的医师；

（3）由认证的指导医师完成的书面证明。

开放式减肥手术认证授予满足减肥手术整体认证标准，并有以下书面证明的医师：

（1）3 个在指导下进行的病例，其中助手是受过完整减肥手术训练的医师；

（2）至少顺利实施 10 例开放减肥手术。

腹腔镜减肥手术认证授予满足完整的减肥手术权限认证标准，并满足以下条件的医师：

（1）已获得开放式减肥手术认证；

（2）有开展高级腹腔镜手术的权限；

（3）书面证明完成 3 个在指导下进行的病例，其中助手是受过完整减肥手术训练的医师；

（4）书面证明作为主刀医师完成 15 例腹腔镜减肥手术，且围术期并发症发生率合乎要求。

即使医师们所在的医院并不采纳 ASBS 指南，他们仍有必要关注该指南的建议，因为这些建议由减重减肥领域的领导者制订并认可。在当前的诉讼环境下，术者的经验日益受到质疑，专业知识可能是诉讼中应对这一主张的最好回应。

正如在本章前面讨论过的，医生在诉讼中的最佳防线是书面记录。记录应该简明、清楚、完整，因为医疗诉讼中的胜负常取决于医疗文书的内容和质量。医生今天所做的记录可能在几年后用于诉讼，因此，减肥外科医师在日常工作中应做好记录工作。由于严密的记录是诉讼中的最好证据，执业医师的工作中应该充斥着记录、记录、记录……以及记录。

患者和家属提出诉讼的原因很多，有些是医生可以控制的，有些则不能。减肥手术中最重要的关系是患者和医生之间的关系，而非医生和律师之间的关系。因此，医生应该认真处理医患关系。在日益险恶的医疗环境中这一人际关系越发重要。治疗过程中获得同情和尊重的患者在法庭上不会那么坚定，医生应该腾出时间全心全意关注患者。

尽管医疗过程中有时不可避免会出现疗效较差的情况，但是为此致歉的医生可能会较少被卷入医疗诉讼。愤怒通常是诉讼的源动力，同情和真诚对待患者则会使患者在寻求诉讼前打消怒意[55]。医患间的良好沟通可以减少患者四处求医、低依从性和对医疗差错的索赔[56]。不光沟通与真诚对医患关系有积极影响，而且，与患者沟通的态度也会影响到患者是否对较差的疗效寻求起诉[57]。

医疗设施

随着减肥手术在国内的空前发展，越来越多的医院开始建立减肥外科的场所，但并没有配备合适的设备和器材。成功并且安全实施减肥手术的关键在于对适应人群的战略统筹、投入足够的资金翻新设备或者制造合适的装备、合理配置人员和人员培训。

尽管减肥手术是选择性手术，但它并不是美容手术。减肥手术患者常病情较重，需要综合治疗，医院和医务人员需要充分准备并且装备设备以应对术前、围术期和术后状况。因此，手术设备中应包含合适尺寸的手术器械、血压计袖带、气管插管和鼻胃管、包括 CT 和 MRI 在内的影像设备。此外，减肥手术患者还需要专门的病床、座椅和重症监护设备。

门诊需要装备大号的检查台和足够的座椅以满足患者和家属的需求。满足此类患者的需求并关注其特殊之处非常重要。需要考虑所有细节，甚至包括等待室里提供的杂志。

2000 年，美国外科医师学会印发了处理病态肥胖症患者所需设施设备的建议[58]。这一指南推荐了减肥手术实施场所的装备和管理，更重要的是对于随访阶段也提出了建议。

人员培训与合理装备同等重要。手术医师不可能全天候陪伴患者，因此，受过良好训练的工作人员就需要成为整个团队的耳目。出现围术期并发症时若不能早期诊断和处理则会延误时机，因此，护理人员需要适应减肥手术的特殊要求，并能早期识别和处理相关临床情况。最好的方案是专职的减肥外科手术团队以及专用设备楼层，当以上方案难以实现时，对内外科人员的专业训练和教育是应对漏诊围术期并发症以及护理疏忽指控的最佳辩护。

减肥外科项目

减肥外科医师处理的是普通外科中最为复杂的患者——病态肥胖症患者。这些患者常存在多种不同的合并症，使得护理和处理这类患者充满挑战性。符合减肥手术指征的患者常有多种健康问题，包括哮喘、睡眠呼吸暂停、心脏病、卒中、糖尿病、胆囊疾病、高血压、高胆固醇血症、骨关节炎等，且肿瘤发病率也较高。因此，许多患者储备能力较低，抵抗能力极差，出现减肥手术有关并发症时难以恢复。全面的围术期监控手段、详尽的知情同意告知、适当和充分的长期随访对于成功实施减肥手术至关重要。

最为安全和成功的减肥手术要建立在多学科医疗团队合作治疗上。多学科治疗需要考虑病态肥胖症患者的特殊需求和健康关注，成功的减肥手术项目包括对减肥手术的全面介绍、患者 / 家庭教育和对患者的关怀。

减肥外科项目需要按照多学科治疗模式，包括详尽的术前检查和完整记录的知情同意过程。病态肥胖症患者常存在多种诊断，需要在手术和随访的全程予以关注和处理，因此，术前和术后需要内科的不同亚专科（包括心内科、内分泌科、呼吸科等）、精神科和营养科会诊，并配合物理治疗和职业治疗。需要结合患者诊断、危险因素和其他要求为患者选择个体化的减肥术式。这一决定过程需要被详细记录，包括外科医生为患者选择医疗计划的思路。

谨慎开展的减肥外科项目还包括由专家和支持人员对患者进行长期随访，并有一套保证随访连续性的机制。在友好和尊重的环境下，接受富有同情心和耐心的从业者提供的优质护理和治疗的患者会更幸福健康。同样，对病态肥胖症患者深思熟虑的诊疗程序也能保护医疗人员免于受到计划不足、设施不足、装备不当和人员培训不足的指控。

结论

由于对减肥手术的需求不断增长，可以预见减肥外科从业人员会继续发展。随着肥胖医学的进一步发展，需要注意到在这一激动人心、富有价值的领域的医疗实践中也存在着风险。通过培训，负责任的外科医生尽管可以规避很多法律陷阱，但在临床实践过程中，仍然不可能完全避免受到诉讼。尽管如此，谨慎执业、详尽记录、合适的知情同意程序和良好的医患关系是外科医生面对诉讼时最好的辩护手段。

（陈贵进 译　董光龙 审校）

参考文献

1. Mathias JM. Increase in bariatric surgery brings a surge in legal cases. OR Manager 2002;18(2).
2. Kowalczyk L. Gastric bypass risk is linked to inexperience. Boston Globe 2004, January 4.
3. Alt SJ. Market memo: liability insurance premiums on bariatric surgery soar. Health Care Strategic Manag 2004;22(1):1.
4. Rice B. How high now? Med Econ 2004;81:57–59.
5. Twiddy D. Associated Press 2004, August 26.
6. For a more extensive discussion about the current medical malpractice crisis in the United States, see Studdert DM, Mello MM, Brennan TA, Medical malpractice. N Engl J Med 2003;348(23):2281, corrected in N Engl J Med 2003; 349(10):1010; and Mello MM, Studdert DM, Brennan TA. The new medical malpractice crisis. N Engl J Med 2004; 350(3):283.
7. Mohr JC. American medical malpractice litigation in historical perspective, JAMA 2000;283(13):1731.
8. Ibid., p. 1732.
9. Ibid., citing Mohr JC. Doctors and the Law: Medical Jurisprudence in Nineteenth-Century America. New York: Oxford University Press, 1993.
10. Ibid.
11. Ibid.
12. Ibid.
13. Ibid.
14. Ibid., p. 1734.
15. Ibid.
16. Ibid., p. 1735.
17. Ibid.
18. Miller D. Liability for medical malpractice: issues and evidence. Joint Economic Committee, U.S. Congress, Vice Chair Jim Saxton (R-NJ), May 2003 (www.house.gov), accessed September 6, 2004.
19. Black's Law Dictionary, citing Mathews v. Walker, 34 Ohio App.2d 128, 296 N.E.ed 569, 571.
20. Mohr JC. American medical malpractice litigation in historical perspective. JAMA 2000;283(13):1731, citing Blackstone W. Commentaries on the Laws of England, vol 3. Oxford, England: Clarendon Press, 1768:122.
21. See, generally, Fiscina S, et al. Medical Liability. Eagan, MN: West Group, 2004:209. West Publishing, 1991.
22. It is important to note that the law of torts is customarily controlled by the individual states. Accordingly, medical negligence case law may vary from jurisdiction to jurisdiction, although it is based on the more general common law.
23. Pike v. Honsinger, 155 N.Y. 201, 49 N.E. 760 (1898).
24. Misreading Obesity Surgery Risk, www.rmf.harvard.edu, accessed August 7, 2004.
25. Furrow BR, et al. Bioethics: Health Care Law and Ethics, 3rd ed. St. Paul, MN.
26. Pub. L. No. 104–191, 110 Stat. 1936 (1996) (codified in portions of 29 U.S.C., 42 U.S.C., and 18 U.S.C.).
27. Ibid.
28. Ibid.
29. For a more comprehensive discussion of the administrative simplification process, see Perrow et al. The Health Insurance Portability and Accountability Act: An Overview of Administrative Simplification, XIV J. Civ. L. 231 (2002).
30. 42 U.S.C. § 1320d et seq (2002).
31. Standards for Privacy of Individually Identifiable Health Information. 65 Fed. Reg. 82462 (December 28, 2000).
32. Standards for Privacy of Individually Identifiable Health Information. 45 C.F.R. § 164.502 (2001).
33. Standards for Privacy of Individually Identifiable Health Information. 67 Fed. Reg. 53181 (August 14, 2002).
34. 42 U.S.C. § 1320d-3 (2002). Small health plans must have complied by April 14, 2004. Ibid.
35. 45 C.F.R. § 164.501 (2001).
36. Ibid.
37. Ibid.
38. Ibid.
39. 45 C.F.R. § 164.502 (2001).
40. Ibid.
41. 45 C.F.R. § 164.506.
42. 45 C.F.R. § 164.508 (2001).
43. 45 C.F.R. § 164.
44. Ibid.
45. 45 C.F. R. § 164.512 (2001).
46. 45 C.F.R. § 164.522 (2001).
47. 45 C.F.R. § 164.524 (2001).
48. 45 C.F.R. § 164.526 (2001).
49. 45 C.F.R § 164.520 (2001).
50. 45 C.F.R. § 164.528 (2001).
51. 42 U.S.C. § 1320d-7 (2002). "Contrary to state law" is defined as impossible to comport with both state and federal law or that the state law is a major obstacle to the implementation to the Privacy Rule. 45 C.F.R. § 160.203 (2001).
52. 45 C.F.R. § 160.203(a) (2001).
53. Ibid.
54. Guidelines for Granting Privileges in Bariatric Surgery, www.asbs.org/html/guidelines.html, accessed September 1, 2004.